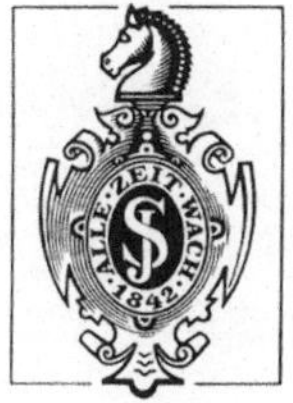

W. Tackmann   H.-P. Richter   M. Stöhr

Kompressionssyndrome peripherer Nerven

Mit 185 Abbildungen in 307 Einzeldarstellungen

Springer-Verlag
Berlin Heidelberg New York
London Paris Tokyo

Prof. Dr. Wolfgang Tackmann
Neurologische Klinik der Weserberglandklinik
Grüne Mühle, D-3470 Höxter

Prof. Dr. Hans-Peter Richter
Neurochirurgische Klinik der Städtischen Kliniken Fulda
Pacelliallee 4, D-6400 Fulda

Prof. Dr. Manfred Stöhr
Neurologische Klinik des Zentralklinikums Augsburg
Stenglinstraße 2, D-8900 Augsburg

ISBN-13: 978-3-642-71769-7   e-ISBN-13: 978-3-642-71768-0
DOI: 10.1007/978-3-642-71768-0

CIP-Titelaufnahme der Deutschen Bibliothek. Tackmann, Wolfgang: Kompressionssyndrome peripherer Nerven / W. Tackmann ; H.-P. Richter ; M. Stöhr. – Berlin ; Heidelberg ; New York ; London ; Paris ; Tokyo : Springer, 1989

NE: Richter, Hans-Peter: ; Stöhr, Manfred:

Zeichnungen: Albert E. Gattung, D-6803 Edingen

*Unseren Frauen
Ulrike, Ingrid und Tina
gewidmet*

Vorwort

Kompressionssyndrome einzelner peripherer Nerven sind bereits Mitte des vorigen Jahrhunderts bekannt gewesen. So wird Paget (1853) die Erstmitteilung des Karpaltunnelsyndroms zugeschrieben. Hunt (1908) hat wohl als erster auf die Kompression von N. medianus und N. ulnaris als mögliche Ursache der Atrophie der intrinsischen Handmuskeln aufmerksam gemacht. Ein Pseudoneurom proximal des Lig. carpi transversum und eine Abplattung des N. medianus unter dieser Struktur ist von Marie u. Foix (1913) bei einer Autopsie beobachtet worden. Diese Autoren haben wohl als erste auf die Möglichkeit aufmerksam gemacht, daß durch die Spaltung des Lig. carpi transversum die Kompression behoben werden könne. Allerdings dauerte es weitere 20 Jahre, ehe Learmonth 1933 bei einer 71jährigen Patientin diese Operation erfolgreich durchführte.

Kompressionsschäden des N. ulnaris als Folge einer Ellenbogengelenksfraktur wurden 1878 von Panas, später von Mouchet (1898) beschrieben. Auf die Luxation als mögliche Ursache hatten Blattmann (1851) und Zuckerkandl (1880) hingewiesen. Auch die Ulnariskompressionen im Handgelenks- und Handbereich und die pathogenetischen Zusammenhänge zwischen bestimmten beruflichen Tätigkeiten (Glasbläser, Glasschleifer, Diamantschneider, Uhrmacher, Graveure, Schneider) und dem Auftreten von Atrophien der vom N. ulnaris versorgten kleinen Handmuskeln sind bereits seit langem bekannt.

Kompressionssyndrome der Nerven der unteren Extremitäten sind ebenfalls lange bekannt. So hat Hoadley (1893) ein Pseudoneurom bei der Morton-Metatarsalgie als mögliche Ursache der Beschwerden angesehen. Jedoch geriet diese Beschreibung bis zur Wiederentdeckung durch Betts im Jahre 1940, der durch die Resektion des „Morton-Neuroms" die Schmerzen erfolgreich therapierte, in Vergessenheit.

Wir, zwei Neurologen und ein Neurochirurg, die sich seit vielen Jahren mit der Klinik, Diagnostik und Therapie der Kompressionssyndrome peripherer Nerven beschäftigen, haben nun versucht, mit diesem Buch quasi eine Bestandsaufnahme der derzeitigen Kenntnis der Kompressionssyndrome peripherer Nerven zu geben. Dabei sind wir auf die Hirnnerven und die Nervenwurzeln bewußt nicht eingegangen.

Die Anatomie ist zum Teil ausführlich dargestellt worden, insbesondere wurde auf Innervationsanomalien Bezug genommen, da diese für die oft nicht lehrbuchmäßigen Krankheitsfälle von großer Bedeutung sind. Grundlagen und Methodik elektrophysiologischer Untersuchungen, die in der Diagnostik der Kompressionssyndrome peripherer Nerven zweifelsohne eine große Rolle spielen, wurden nur kursorisch behandelt; hier sei auf andere Monographien verwiesen. Wesentlicher erschien uns, den Wert elektrophysiologischer Untersuchungsmethoden bei den einzelnen Kompressionssyndromen darzustellen. Wir haben uns bemüht, möglichst viele Aspekte dieser Erkrankungen zu beleuchten. Dabei sind wir uns durchaus bewußt, daß nicht alle Gesichtspunkte Berücksichtigung finden konnten. Des weiteren haben wir das Für und Wider bei der Wahl unterschiedlicher Therapieverfahren gegeneinander abzuwägen versucht.

Unser Dank gilt der Bibliothekarin der Neurologischen Universitätsklinik Bonn, Frau Mutlaq, die uns unermüdlich bei der Literatursammlung unterstützt hat, und unseren Sekretärinnen, Frau R. Kleinle, Frau A. Schmidt und Frau B. Pfiffner, sowie Frau Böhle und Frau Böhm, Städtische Kliniken Fulda und Herrn von Rossum, Neurologische Universitätsklinik Bonn, die die fotografischen Arbeiten ausgeführt haben. Zu Dank verpflichtet sind wir insbesondere auch Herrn Dr. Thiekötter und seinen Mitarbeitern vom Springer-Verlag für die großzügige Ausstattung dieses Buches.

Höxter, Fulda und Augsburg, Februar 1989   W. TACKMANN
                                                             H.-P. RICHTER
                                                             M. STÖHR

Literatur

Betts LO (1940) Morton's metatarsalgia; neuritis of the fourth digital nerve. Med J Aust 1: 514–515

Blattmann A (1851) Beobachtung einer Dislokation des N. ulnaris. Dtsch Klin 435–437

Hoadley AE (1893) Six cases of metatarsalgia. Chicago Med Rec 5: 32–37

Hunt JR (1908) Occupation neuritis of the deep palmar branch of the ulnar nerve. A well defined clinical type of professional palsy of the hand. J Nerv Ment Dis 35: 673–689

Learmonth (1933) The principle of decompression in the treatment of certain diseases of peripheral nerves. Surg Clin North Am 13: 905–913

Marie P, Foix C (1913) Atropie isolée de l'éminence thénar d'origine neuritique. Rev Neurol 26: 647–649

Mouchet A (1898) Fractures de l'extrémité inferieure de l'humérus. Avec radiographiques. Steindhel, Paris

Paget J (1853) Lectures on surgical pathology. Longman, London

Panas P (1878) Sur une cause peu connue de paralysie du nerf cubital. Arch Gén Med 2: 5–22

Zuckerkandl E (1980) Über das Gleiten des Ulnarnerven auf die volare Seite des Epicondylus internus. Wien Med Jahrb 10: 135–140

Inhaltsverzeichnis

Teil II. Klinik

WOLFGANG TACKMANN

Pathomorphologie peripherer Nerven. Elektroneurographie und somatosensorisch evozierte Potentiale. N. dorsalis scapulae. N. suprascapularis. N. axillaris. N. musculocutaneus. N. ulnaris. Rr. cutanei mediales der Interkostalnerven. Rr. dorsales der Spinalnerven. Plexus lumbosacralis. N. genitofemoralis. N. obturatorius. Nervus ischiadicus – Kompressionen in der Gesäßgegend. N. cutaneus femoris posterior. N. tibialis. N. suralis.

HANS-PETER RICHTER

Röntgendiagnostik, Dopplersonographie und Thermographie. Therapeutische Möglichkeiten, Grundlagen und Richtlinien. N. medianus. N. radialis. N. cutaneus femoris lateralis. N. peronaeus. Morton-Metatarsalgie.

MANFRED STÖHR

Pathophysiologie der Erregungsleitung. Elektromyographie. N. thoracicus longus. Thoracic-outlet-Syndrom. N. iliohypogastricus und N. ilioinguinalis. N. femoralis. N. saphenus. Nn. glutaei.

Teil I
Theoretische und methodische Grundlagen

1 Pathomorphologie peripherer Nerven

Es bestehen Unterschiede zwischen einer akuten und einer chronischen Kompression. Nach den tierexperimentellen Untersuchungen von Fowler et al. (1972) führt bereits eine kurzdauernde Kompression von 1 h mit einem Tourniquet zu strukturellen Veränderungen am peripheren Nerven. Der dabei verwendete Druck von 1000 mmHg ($=1,36$ kg/cm^2) war aber ungewöhnlich hoch. Drücke von 250–500 mmHg führten zu keinen faßbaren morphologischen Veränderungen (Ochoa et al. 1972). Beim Menschen scheinen nach den Mitteilungen von Brunner (1951), Moldaver (1954), Rudge (1974), Bolton u. McFarlane (1978) aufgrund klinischer und elektrophysiologischer Untersuchungsergebnisse bereits wesentlich niedrigere Drücke von 250 mmHg zu Läsionen am peripheren Nerven zu führen. Ochoa et al. (1972), Rudge et al. (1974), Ochoa (1980) sowie Gilliatt u. Harrison (1984) haben mehrfach darauf hingewiesen, daß der Druckgradient zwischen komprimierter und nicht komprimierter Zone für das Auftreten morphologischer Veränderungen verantwortlich ist; diese waren dort am ausgeprägtesten, wo der Druckgradient am größten war, während in der Mitte der Tourniquet keine Veränderungen auftraten. Die von Denny-Brown u. Brenner (1944) vertretene Hypothese, daß Nervenschäden durch eine Ischämie, hervorgerufen durch Verschluß und Ruptur der intraneuralen Blutgefäße, zustandekommen, läßt sich durch Untersuchungsergebnisse der genannten Autoren nicht aufrechterhalten. So haben auch Williams et al. (1980) nachweisen können, daß bei einer distal gelegenen, durch einen mit einem Gewicht von 1,5 kg belasteten Nylonfaden hervorgerufenen Kompression elektrophysiologische und morphologische Veränderungen nicht ausgeprägter waren, wenn zusätzlich weiter proximal noch eine Ischämie durch einen Tourniquet erzeugt worden waren, als in den Nerven, die nur komprimiert wurden.

Histologisch findet man in den ersten Tagen nach einer akuten Kompression in leichten Fällen eine geringfügige Invagination des distal der Kompression gelegenen paranodalen Abschnitts des proximalen Internodiums (Abb. 1a–c). Der nodale Spalt ist dabei nahezu verstrichen. In ausgeprägten Fällen ist der ursprüngliche Ranviersche Knoten lichtmikroskopisch nicht mehr zu erkennen (Abb. 2a–c). Es kommt zu grotesken Einstülpungen mit Aufwerfungen von Teilen des Axolemms und der ehemaligen terminalen Myelinlamellen mit einer erheblichen Kompression des Axons. Die Schwann-Zelle behält ihre Lage bei. Die Berührungspunkte zweier Schwann-Zellen (ehemaliger Ranviersche Knoten) sind lichtmikroskopisch durch eine Indentation des Myelins gekennzeichnet. Elektronenmikroskopisch läßt sich an diesen Stellen eine Unterbrechung des Schwann-Zellzytoplasmas mit Mikrovilli und einer Anhäufung von Mitochondrien nachweisen. Das Zytoplasma der Schwann-Zellen zeigt innerhalb der ersten 2 Wochen häufig ein homogenes, granuläres Material, oft von Vakuolen durchsetzt. Das paranodale Myelin weist eine Ruptur der Myelinlamellen auf, ferner

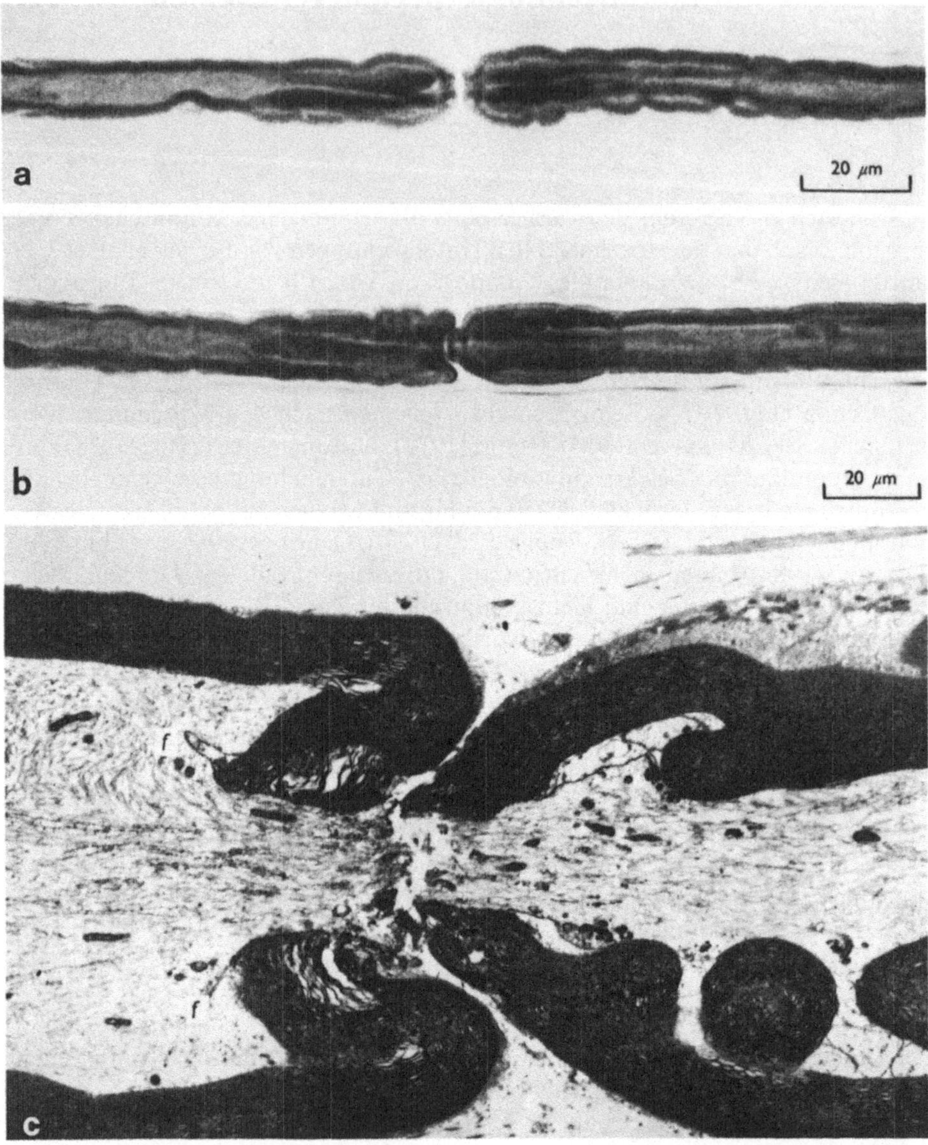

Abb. 1 a–c. Akute Nervenkompression. **a** Normaler Ranvierscher Knoten. **b** Pathologisch veränderter Ranvierscher Knoten mit geringer Invagination des links gelegenen paranodalen Abschnitts durch das rechts gelegene paranodale Myelin. Der nodale Spalt ist nahezu verstrichen. **c** Elektronenmikroskopische Vergrößerung von **b**. (Aus Ochoa et al. 1972)

sind die Myelinlamellen durch ein amorphes Material voneinander getrennt. Ochoa et al. (1972) nehmen an, daß es sich dabei um ein intramyelinär gelegenes Ödem handelt, das sich in späteren Stadien nur noch in geringer Ausprägung nachweisen läßt.

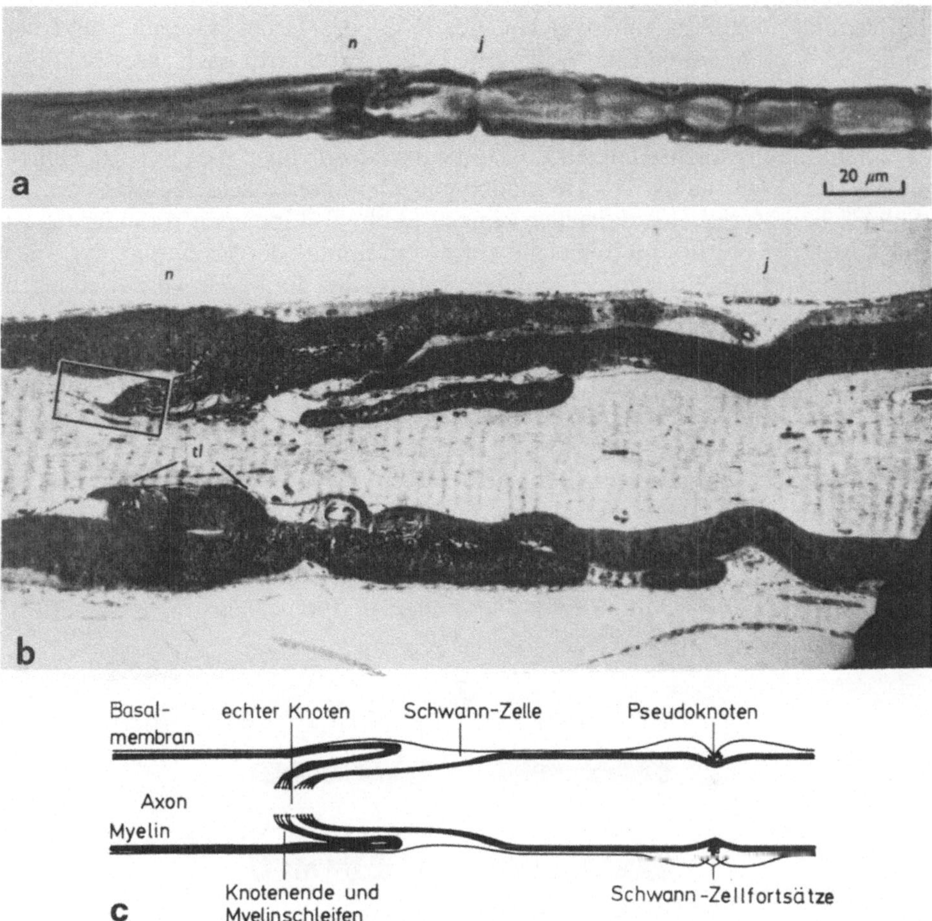

Abb. 2. a Pathologisch veränderter Ranvierscher Knoten 4 Tage nach Kompression. Lichtmikroskopisch ist der frühere Knotenbereich an einer Einkerbung des Myelins zu erkennen (*j*). **b** Im Elektronenmikroskop wird die erhebliche Invagination des linken Internodiums durch das Myelin des rechten um etwa 150 µm sichtbar. Das Axon ist im Bereich der terminalen Myelinschleifen (*tl*) erheblich komprimiert. **c** Schematische Darstellung der Myelinverschiebungen. (Aus Ochoa et al. 1972)

Zwei Wochen nach der Kompression werden meist keine Invaginationen mehr gefunden, sondern es tritt eine paranodale Demyelinisierung der betroffenen Internodalsysteme in den Vordergrund, selten eine komplette Demyelinisierung. Diese Veränderungen sind von einer sich über mehrere Monate hinziehenden Remyelinisierung mit Auftreten sog. interkalierter Segmente gefolgt (Lubinska 1958).

Folgende Besonderheiten sind von Ochoa et al. (1972) sowie Ochoa u. Marotte (1973) in mehreren Publikationen herausgearbeitet worden. Großkalibrige myelinisierte Nervenfasern sind wesentlich häufiger und stärker betroffen als kleinkalibrige myelinisierte Nervenfasern und marklose C-Fasern. Das Ausmaß der Veränderungen ist abhängig von der Höhe des Druckgradienten und der Dauer der Kompression. Eine Wallersche Degeneration tritt nach exzessiv hohen Drücken und/oder langanhaltender Kompression auf.

Anders müssen dagegen die Befunde bei chronischer Kompression, bei den in der Klinik häufig anzutreffenden Entrapmentsyndromen gesehen werden. Ochoa u. Marotte (1973) haben am Tiermodell eine charakteristische Abfolge von pathologischen Merkmalen darstellen können (Abb. 3). Eine erste Veränderung ist eine Distorsion des Internodiums mit einer Verdünnung des Myelins an der einen und einer Anschwellung an der anderen Seite, wobei die Myelinanschwellungen an der der Kompression abgewandten Seite liegen (Anderson et al. 1970; Ochoa u. Marotte 1973) (Abb. 4a–c). Dieses Aussehen wird, so postuliert die Ochoa-Gruppe, durch eine Verschiebung innerer, dem Axon benachbarter Myelinlamellen verursacht, ausgelöst durch Druckwellen im Bereich der Kompressionsstelle. Mit zunehmender Entfernung vom Ort der Kompression werden diese Veränderungen seltener und geringer. Bei Fortbestehen der Kompression kommt es zu einer paranodalen Demyelinisierung. Großkalibrige myelinisierte Fasern sind auch bei der chronischen Kompression früher und ausgeprägter betroffen als kleinkalibrige myelinisierte Fasern. Beim Menschen liegen nur wenige systematische Untersuchungen vor (Thomas u. Fullerton 1963; Neary u. Eames 1975;

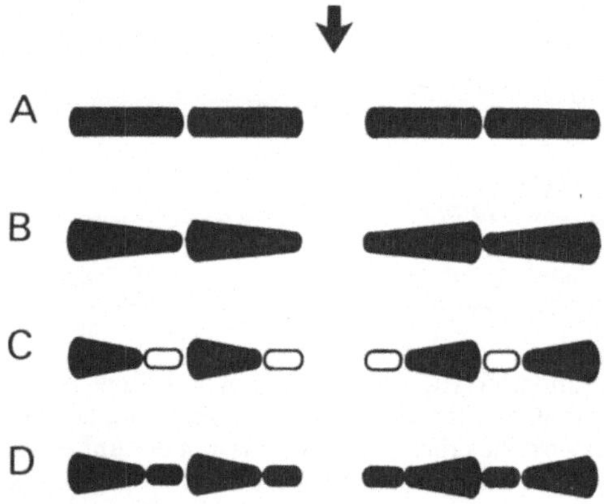

Abb. 3. Schematische Darstellung der zeitlichen Abfolge des Auftretens von Veränderungen des Myelins bei chronischer Kompression. *A* Ausgangsbefund, *B* Myelinanschwellungen im jeweils distal der Kompression gelegenen Abschnitt des einzelnen Internodiums mit Verdünnung in dem der Kompression zugewandten Bereich, *C* paranodale Demyelinisierung, *D* einsetzende Remyelinisierung mit Bildung von interkalierten Segmenten

Abb. 4a–c. Einzelfaserpräparationen bei chronischer Kompression des N. medianus bzw. N. ulnaris des Meerschweinchens. **a** Proximal; **b** distal des Handgelenks. Verdünnung des paranodalen Myelins in der dem Gelenk jeweils zugewandten Seite des Internodiums sowie deutliche Anschwellung im der Kompression zugewandten Seite. **c** Elektronenmikroskopische Darstellung eines Knotenabschnitts mit erheblicher paranodaler Demyelinisierung. (Aus Ochoa u. Marotte 1973)

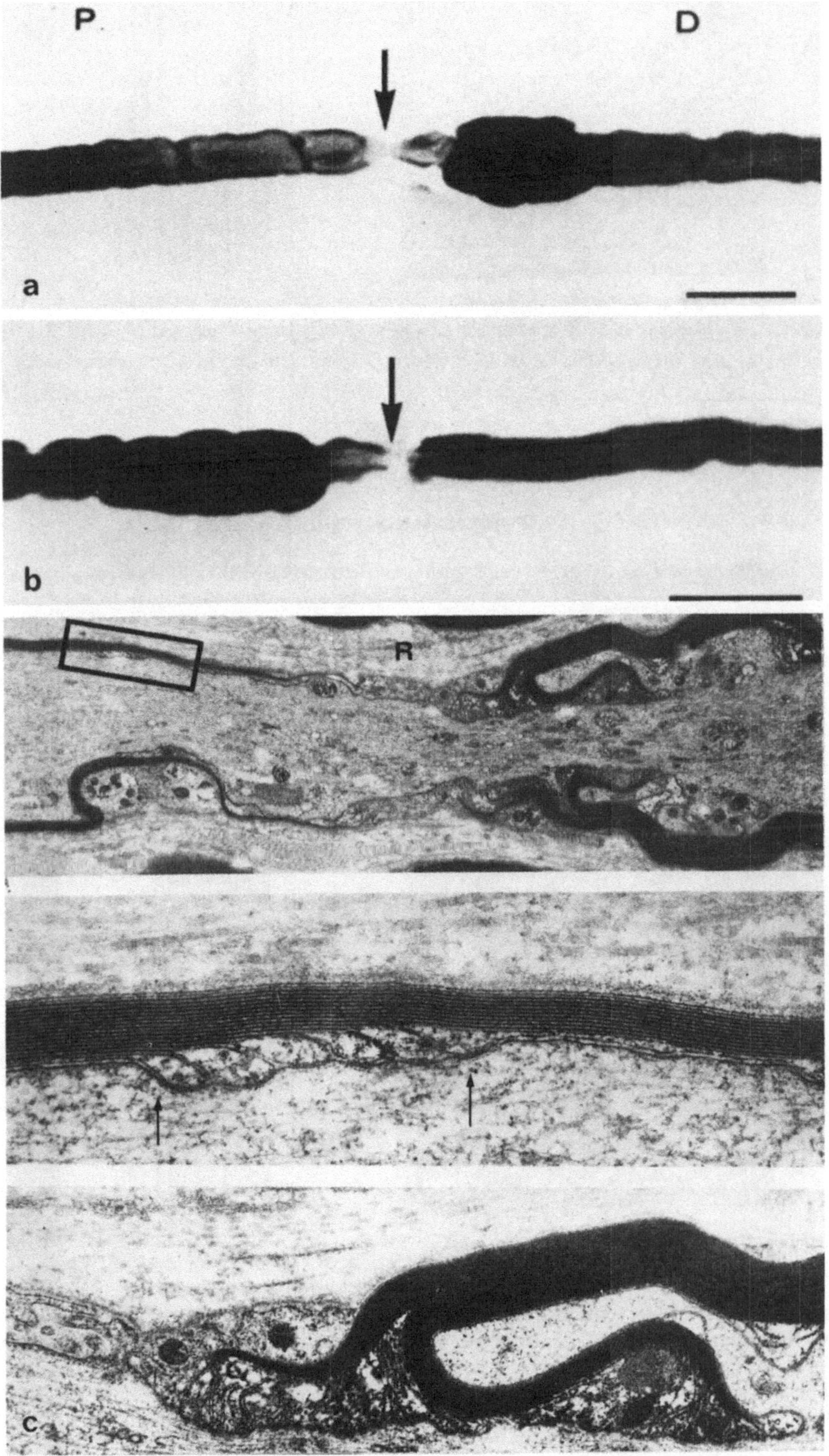

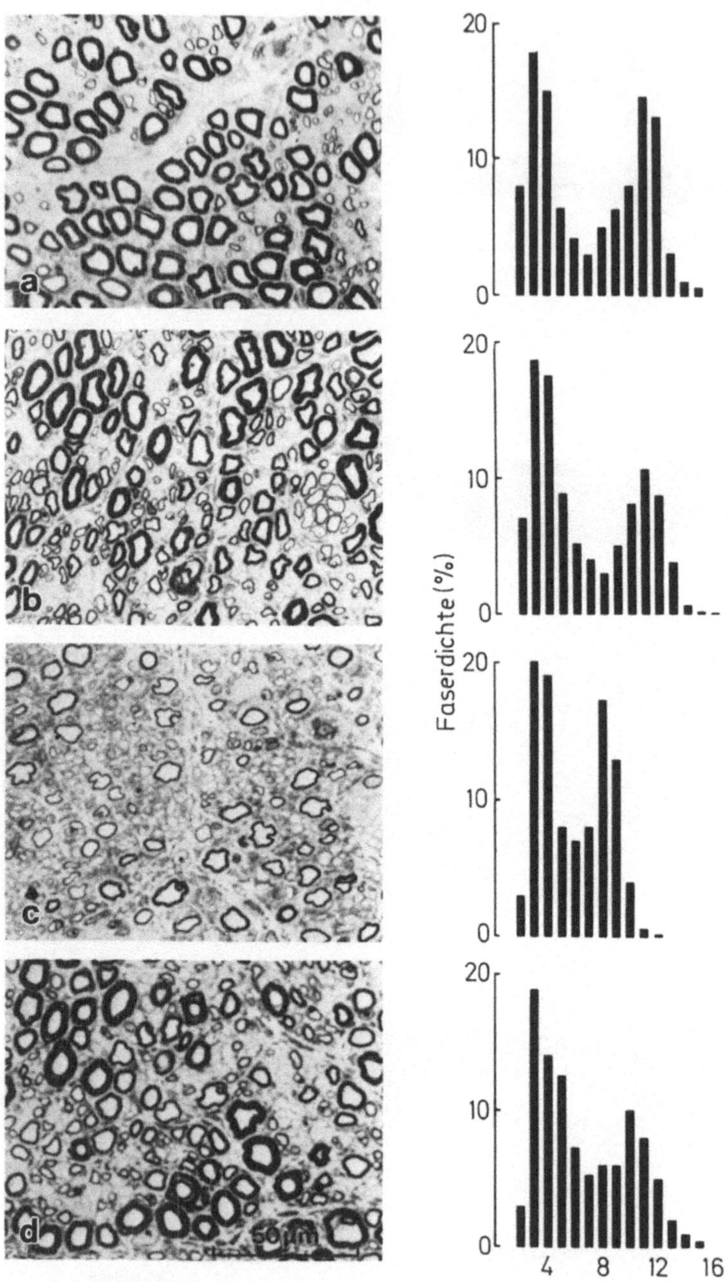

Abb. 5a–d. Repräsentative Faszikelquerschnitte und Verteilungsspektren der äußeren Durchmesser myelinisierter Nervenfasern bei chronischer Kompression im Bereich des Sehnenbogens des M. flexor carpi ulnaris. **a** Oberarmmitte; **b** 5 cm proximal der Kompression; **c** im Bereich der Kompression; **d** distal der Kompression. Abnahme der Faserdichte in **b** und **c** durch eine erhebliche Vermehrung des interstitiellen Raumes; in Höhe der Kompression (**c**) Verlust der großkalibrigen Fasern mit Vermehrung der kleinkalibrigen und nahezu unimodales Verteilungsspektrum. Diese Verschiebung ist zum Teil durch eine Demyelinisierung großkalibriger Fasern, zum Teil durch einen Verlust von Fasern zustande gekommen. In **d** Nachweis von Clustern und bleibender Verlust großkalibriger Fasern

Neary et al. 1975; Jefferson u. Eames 1979). Faszikel können einzeln und in unterschiedlichem Ausmaß betroffen sein, ein Befund, der die gelegentlich auftretenden deutlichen Divergenzen zwischen klinischen und elektrophysiologischen Untersuchungsergebnissen zum Teil erklärt. Jefferson u. Eames (1979) fanden bei der Untersuchung des N. cutaneus femoris lateralis z. T. eine Vergrößerung des Nervenquerschnittes auf Höhe des Lig. inguinale aufgrund einer Zunahme der Faszikelfläche. Gleiche Befunde wurden von Neary u. Eames (1975) am N. medianus in Höhe des Lig. carpi transversum und am N. ulnaris in Höhe des Ellenbogens gesehen. Diese Veränderungen wurden durch eine Vermehrung des endoneuralen Kollagens hervorgerufen.

Die Zahl der Renaut-Körper im Kompressionsbereich war, verglichen mit den nicht komprimierten Segmenten, signifikant erhöht. Die Bedeutung dieser Formationen ist nach wie vor unklar. Nach tierexperimentellen Untersuchungen von Ortman et al. (1983) handelt es sich um das Resultat einer wiederholten mechanischen Irritation eines Nervs, die im Endoneurium zum Auftreten eines fast immer subperineural gelegenes Ödems führt, gefolgt von Spaltbildungen in dieser Struktur, die schließlich von Fibroblasten ausgefüllt werden. Asbury (1973) betrachtete Renaut-Körper als Folge einer Degeneration endoneural gelegener Kapillaren. Nach Jefferson et al. (1981) sind bei chronischen Kompressionen Renaut-Körper häufiger anzutreffen als Nervenfaserdegenerationen. Uneinheitlich wurden Befunde an endoneuralen Kapillaren beschrieben. Während Neary et al. (1975) normale Kapillaren fanden, sahen Lassmann et al. (1976) und Jefferson u. Eames (1979) Reduplikationen der Basalmembran. Veränderungen an myelinisierten Nervenfasern waren weniger einheitlich als im Tierexperiment. Neben den fokalen Schwellungen des Myelins wurden Faserverluste, zahlreiche, nur dünn myelinisierte Nervenfasern sowie Cluster regenerierender Nervenfasern gefunden.

Zwiebelschalenformationen, wie sie nach wiederholter De- und Remyelinisierung zu beobachten sind, wurden nur von Neary et al. (1975) beobachtet. Ein fast konstanter Befund war bei fortgeschrittenen Fällen eine Abnahme großkalibriger Fasern im Faserdurchmesserspektrum auf Höhe der Kompression, die distal nur zum Teil kompensiert wurde (Abb. 5).

Literatur

Anderson MH, Fullerton PM, Gilliatt RW, Hern JEC (1970) Changes in the forearm associated with median nerve compression at the wrist in the guinea-pig. J Neurol Neurosurg Psychiatry 33:70–79

Asbury AK (1973) Renaut bodies – a forgotten endoneurial structure. J Neuropathology Exp Neurol 32:334–343

Bolton CF, McFarlane RM (1978) Human pneumatic tourniquet paralysis. Neurology 28: 787–793

Brunner JM (1951) Safety factors in the use of pneumatic tourniquet for hemostasis in surgery of the hand. J Bone Joint Surg [Am] 33:221–224

Denny-Brown D, Brenner C (1944) Lesion in peripheral nerve resulting from compression by spring clip. Arch Neurol Psychiatry 52:1–19

Fowler TJ, Danta G, Gilliatt GW (1972) Recovery of nerve conduction after a pneumaic tourniquet: Observations on the hind-limb of the baboon. J Neurol Neurosurg Psychiatry 35:638–647

Gilliatt RW, Harrison MJG (1984) Nerve compression and entrapment. In: Asbury AK, Gilliatt RW (eds) Peripheral nerve disorders. Butterworth, London, pp. 243–286

Jefferson D, Eames RA (1979) Subclinical entrapment of the lateral femoral cutaneous nerve: An autopsy study. Muscle Nerve 2:145–154

Jefferson D, Neary D, Eames RA (1981) Renaut body distribution at sites of human peripheral nerve entrapment. J Neurol Sci 49:19–29

Lassmann G, Lassmann H, Stockinger R (1976) Morton's metatarsalgia. Light and electron microscopic observations and their relation to entrapment neuropathies. Virchows Arch (A) 370:307–321

Lubinska L (1958) "Intercalated" internodes in nerve fibres. Nature 181:957–958

Moldaver J (1954) Tourniquet paralysis syndrome. Arch Surg 68:136–144.

Neary D, Eames RA (1975) The pathology of ulnar nerve compression in man. Neuropathol Appl Neurobiol 1:69–88

Neary D, Ochoa J, Gilliatt TW (1975) Sub-clinical entrapment neuropathy in man. J Neurol Sci 24:283–298

Ochoa J (1980) Nerve fiber pathology in acute and chronic compression. In: Omer G, Spinner M (eds) Management of peripheral nerve problems. Saunders, Philadelphia, pp. 487–501

Ochoa J, Marotte LR (1973) The nature of the nerve lesion caused by chronic entrapment in the guinea-pig. J Neurol Sci 19:491–495

Ochoa J, Fowler TJ, Gilliatt RW (1972) Anatomical changes in peripheral nerves compressed by a pneumatic tourniquet. J Anat 113:433–455

Ortman JA; Sahenk Z, Mendell JR (1983) The experimental production of Renaut bodies in response to mechanical stress. J Neurol Sci 62:233–241

Rudge P (1974) Tourniquet paralysis with prolonged conduction block. J Bone Joint Surg [Br] 56:716–720

Rudge P, Ochoa J, Gilliatt RW (1974) Acute peripheral nerve compression in the baboon. J Neurol Sci 23:403–420

Thomas PK, Fullerton PM (1963) Nerve fibre size in the carpal tunnel syndrome. J Neurol Neurosurg Psychiatry 26:520–527

Williams IR, Jefferson D, Gilliatt RW (1980) Acute nerve compression during limb ischemia. J Neurol Sci 46:199–207

2 Pathophysiologie der Erregungsleitung

Einleitung

Nervenkompressionssyndrome gehen in Abhängigkeit von den jeweiligen anatomischen und pathogenetischen Gegebenheiten mit unterschiedlichen Schädigungsmustern einher, deren morphologische Besonderheiten in Kap. 1 dargestellt wurden. Diese verschiedenartigen Läsionstypen wirken sich nachteilig auf die Impulsleitung in den betroffenen Nervenfasern –mit entsprechenden motorischen, sensiblen und vegetativen Funktionsstörungen – aus. Außerdem kann es am Ort der Läsion zu einer pathologischen, d. h. ektopischen Impulsentstehung mit motorischen und besonders sensiblen Reizsymptomen kommen. Im folgenden werden die normale Impulsleitung und deren Modifikationen bei Nervenkompressionssyndromen – und die entsprechenden klinischen und elektrodiagnostischen Konsequenzen – dargestellt.

Unberücksichtigt bleiben die allgemeinen Gesetzmäßigkeiten (z. B. die Ionentheorie) der Erregung, außerdem die einer fortgeleiteten Erregung folgenden Änderungen der Membranerregbarkeit in Form einer Abfolge von Refraktärität, Supernormalität und Subnormalität.

1 Physiologie der Impulsleitung

Die durch ein Rezeptorpotential bzw. durch elektrische Reizung induzierte *Erregung einer Nervenfaser* pflanzt sich entsprechend den Gesetzen der Längsausbreitung von Potentialen von dem jeweils erregten zu dem noch nicht erregten Membranbezirk fort. Dies geschieht durch einen Einstrom positiver Ladungen im erregten Membranbezirk, deren Überschuß im Faserinneren nach beiden Seiten abfließt. Der in der Leitungsrichtung gelegene Membranabschnitt wird dadurch elektrotonisch depolarisiert. Erreicht die elektrotonische Depolarisation die Schwelle, wird dort durch Na^+-Einwärtsstrom ein Aktionspotential ausgelöst. In marklosen Nervenfasern liegt eine gleichmäßige Erregbarkeit der Axonmembran vor, woraus sich eine kontinuierliche Erregungsausbreitung ergibt. An markhaltigen Nervenfasern erfolgt die Erregungsausbreitung dagegen saltatorisch (Huxley u. Stämpfli 1949), da nur die Ranvierschen Schnürringe eine Zellmembran mit einer genügend großen Dichte an Na^+-Kanälen besitzen. Die dazwischenliegenden Internodien weisen aufgrund der Umhüllung mit einer Markscheide einen hohen Membranwiderstand auf. In ihnen fließt daher bei einer Potentialänderung fast kein Strom durch die Membran, so daß sich ein Aktionspotential von einem Schnürring fast verlustlos elektrotonisch über das Internodium zum nächsten Schnürring ausbreitet. Daraus resultiert eine beträchtliche Beschleunigung der Impulsleitung, die bis zu einem gewissen Grad mit der Länge der Internodien

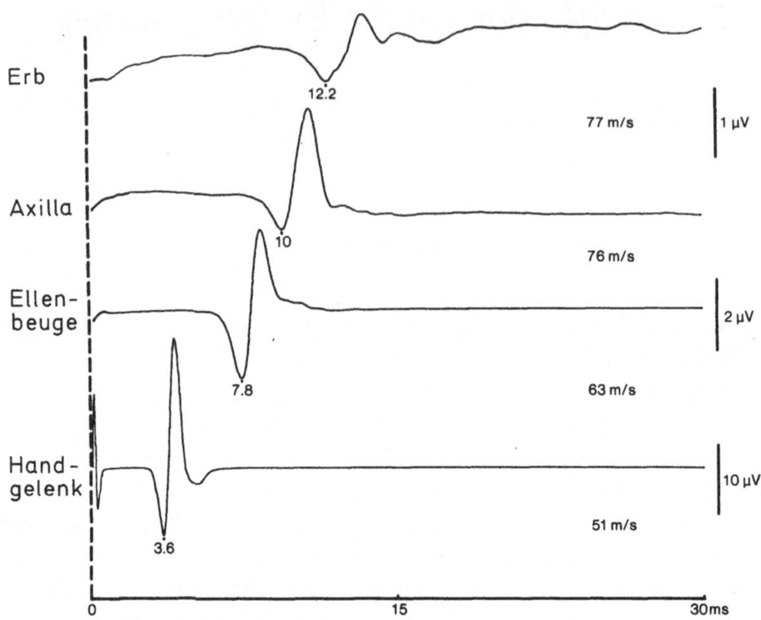

Abb. 6. Normale Nervenleitgeschwindigkeiten in distalen und proximalen Gliedmaßenabschnit-
ten. Physiologische Zunahme der Nervenleitgeschwindigkeit von distal nach proximal, dargestellt am Beispiel der sensiblen Nervenleitgeschwindigkeit des N. medianus bei einer Normalper-
son. Die Leitgeschwindigkeit wächst von 51 m/s zwischen Zeigefinger (Stimulationsort) und
Handgelenk auf 76 m/s zwischen Ellenbeuge und Axilla

zunimmt (Paintal 1978). Auf die größere Länge der Internodalsegmente in proximalen Abschnitten wird (neben anderen Faktoren) die Zunahme der Nervenleitgeschwindigkeit von distal nach proximal zurückgeführt (Abb. 6).

Die *Leitgeschwindigkeit* in einer Nervenfaser hängt von verschiedenen Faktoren ab (Waxman 1980a). Der wichtigste Faktor ist die Faserdicke, mit der die
Leitgeschwindigkeit in einer annähernd linearen Beziehung steht (Waxman u.
Bennett 1972). Die Geschwindigkeit der elektrotonischen Ausbreitung der Mem-
branströme nimmt nämlich mit dem Faserdurchmesser zu, da der Längswider-
stand des Faserinneren durch den Faserquerschnitt bestimmt wird. Bei markhaltigen Nervenfasern gibt es einen hinsichtlich der Leitgeschwindigkeit optimalen
Anteil der Markscheidendicke am Gesamtdurchmesser der Nervenfaser [entspre-
chend einem Verhältnis von Axon- zu Gesamtdurchmesser von 0,6–0,7 (Smith
u. Koles 1970)]. Für jeden gegebenen Faserdurchmesser besteht weiter eine optimale Länge des Internodalsegments, die dem 100–200fachen Wert der Faserdicke
entspricht (Brill et al. 1977). Bei zunehmender Ausdehnung des Areals, das der
Ranviersche Knoten einnimmt, wächst die Leitgeschwindigkeit bis zu einem
Wert, der dem in normalen markhaltigen Nervenfasern entspricht. Eine weitere
Vergrößerung, wie sie z. B. bei paranodaler Demyelinisierung vorkommt, vermindert dagegen die Leitgeschwindigkeit erneut (Hardy 1971).

Außer diesen morphologischen Faktoren ist die Amplitude des Na^+-Ein-
stroms von Bedeutung. Physiologischerweise ist die mit dem Na^+-Einstrom

korrelierte Anstiegssteilheit des Aktionspotentials größer in dicken als in dünnen markhaltigen Fasern. Bei 37 °C variiert die Dauer der Anstiegsphase je nach Faserdicke zwischen 70 und 400 µs, die des gesamten Aktionspotentials zwischen 0,3 und 1,6 ms (Paintal 1978). Bei gleich großen Internodalabständen wird daher eine dicke Faser schneller leiten, da wegen der kürzeren Anstiegsphase des Aktionspotentials die Schwellenerregbarkeit des benachbarten Schnürrings rascher erreicht wird. Messungen an der Katze haben gezeigt, daß die internodale Leitungszeit an dicken Fasern 16 µs, an dünnen markhaltigen Fasern 20 µs beträgt. An den dicken Fasern wird der nächste Schnürring erregt, sobald das Aktionspotential etwa 21%, an den dünnen, sobald es etwa 14% seiner Gesamtamplitude erreicht hat, woraus sich ein *Sicherheitsfaktor der Impulsübertragung* auf den nächsten Ranvierschen Knoten von 5 bzw. 7 ergibt (Paintal 1978). Dieser Sicherheitsfaktor ist im Hinblick auf mögliche Impulsblockierungen von Bedeutung, wobei eine Erniedrigung unter folgenden Bedingungen eintritt:

– Erniedrigung der Aktionspotentialamplitude,
– Schwellenerhöhung,
– Zunahme der Stromverluste zwischen dem erregten und dem benachbarten erregbaren Knoten, z. B. durch Markscheidendefekte,
– Temperaturerhöhung mit verkürzter Dauer des Aktionspotentials.

2 Pathophysiologie der Impulsleitung

Im Zusammenhang mit Nervenkompressionssyndromen kommen De- und Remyelinisierungen, Axonde- und -regenerationen sowie kollaterale Axonsprossungen vor (Abb. 7), deren funktionelle Konsequenzen im folgenden dargestellt werden. Im konkreten Fall können diese Veränderungen in wechselnden Kombinationen bestehen, aus denen entsprechend komplexere Konsequenzen hinsichtlich der Impulsleitung resultieren, wie sie in Abschn. 2.3 zusammengefaßt werden. Bei lange bestehender Nervenkompression kommen schließlich retrograde Axondegenerationen bis hin zum Untergang von Vorderhorn- bzw. Spinalganglienzellen mit entsprechend negativen Konsequenzen hinsichtlich der Prognose vor.

Die innerhalb eines anatomischen Engpasses eintretenden lokalen Nervenveränderungen führen nicht allzu selten außer zu Impulsleitungsstörungen auch zu spontanen bzw. induzierten *ektopischen Impulsentstehungen.* Da diese „Plussymptomatik" am einfachsten mittels einer elektromyographischen Ableitung erfaßt werden kann, werden diese Phänomene in Kapitel 3 beschrieben.

2.1 Impulsleitung in demyelinisierten und remyelinisierten Axonen

Die *Demyelinisierung* umfaßt ein weites Spektrum morphologischer Veränderungen an markhaltigen Axonen und reicht von diskreten paranodalen Läsionen bis hin zum völligen Verschwinden der Markscheide über ganze Internodien hinweg (s. Abb. 7). Unabhängig von der Ätiologie manifestiert sich der demyelinisierende Prozeß häufig primär in der Paranodalregion (Spencer u. Weinberg 1978), wobei bereits diskrete paranodale Veränderungen zu Störungen der Impulsleitung führen können (Koles u. Rasminsky 1972). Eine höhergradige Demyelinisierung von Nervenfasern führt zum Leitungsblock, während weniger schwere Veränderungen eine Leitungsverzögerung zur Folge haben (McDonald 1963; Cragg u. Thomas 1964a; Lehmann u. Ule 1964). Durch eine lokale *Remyelinisierung* kann eine zuvor blockierte Faser wieder leitfähig werden, wobei die Leitgeschwindigkeit in dem remyelinisierten Segment vermindert ist. Sofern nicht einzelne Fasern, sondern ein Faserkollektiv betrachtet werden, führt die unterschiedliche Leitungsverzögerung in verschiedenen Fasern zu einer Desynchronisation der Impulswelle mit zeitlicher Dispersion und Amplitudenminderung des Summenpotentials.

Experimentelle Untersuchungen über Impulsleitungsstörungen in demyelinisierten Axonen

Die *Leitungsverzögerung in einem demyelinisierten Axon* kann theoretisch durch 2 Mechanismen bedingt sein:

- Verlängerung der internodalen Überleitungszeit bei erhaltener saltatorischer Erregungsleitung;
- Übergang von saltatorischer in kontinuierliche Impulsleitung.

Verschiedene experimentelle Befunde sprechen für das Vorkommen beider Mechanismen (Rasminsky u. Sears 1972; Bostock u. Sears 1976; Sears 1979).

In normalen markhaltigen Nervenfasern der Ratte ermittelten Rasminsky u. Sears (1972) eine durchschnittliche internodale Überleitungszeit von etwa 20 µs. An demyelinisierten Fasern zeigte sich eine ausgeprägte Leitungsverzögerung zwischen aufeinanderfolgenden Schnürringen, wobei die Überleitungszeiten Werte von maximal 600 µs erreichten.

Abb. 7. Übersicht über charakteristische Änderungen der Impulsleitung bei Nervenkompressionssyndrom. Eine *akute Nervenkompression* führt meist in einem Teil oder in allen Fasern des betroffenen Nerven zu einem Leitungsblock; bei einer Nervenstimulation proximal der Läsionsstelle wird die dadurch ausgelöste Impulswelle am Ort der Schädigung blockiert. Es läßt sich demgemäß kein motorisches Antwortpotential (*EMAP*) in den zugehörigen Muskeln ableiten (und keine Muskelzuckung beobachten). Bei Stimulation distal der Läsion sind dagegen sowohl eine kräftige Muskelkontraktion als auch ein normal hohes motorisches Antwortpotential sichtbar, da die Nervenerregbarkeit ober- und unterhalb des Läsionsortes normal bleibt. Eine *chronische Nervenkompression* („Nerveneinklemmung") bewirkt in frisch demyelinisierten Fasern gleichfalls einen Leitungsblock mit den beschriebenen Konsequenzen. Dieser wird im Zusammenhang mit Remyelinisierungsvorgängen aufgehoben. Da die Impulswelle den remyelinisierten Abschnitt langsamer durchläuft, ist die Latenz bis zum Eintreffen der Erregung im Muskel verlängert (im gewählten Beispiel auf 10 ms). Da die Leitungsverzögerung in verschiedenen Fasern des geschädigten Nerven unterschiedlich ausgeprägt ist, resultiert außerdem eine zeitliche Dispersion der Impulswelle mit entsprechender Verlängerung und Aufsplitterung des motorischen Antwortpotentials. Eine – meist nur partielle – *Axondegeneration* kann bei akuten und chronischen Kompressionssyndromen auftreten und bedingt eine Erniedrigung des Antwortpotentials (unabhängig davon, ob die Nervenstimulation distal oder proximal der Läsionsstelle vorgenommen wird). Da die schnelleitenden dicken Axone vulnerabler sind und somit bevorzugt ausfallen, kann die Impulsleitung etwas verzögert erfolgen. Im Zusammenhang mit kollateralen Sprossungsvorgängen wird das Antwortpotential wieder höher und – durch Hinzutreten später Anteile von kollateral reinnervierten Muskelfasern – komplexer

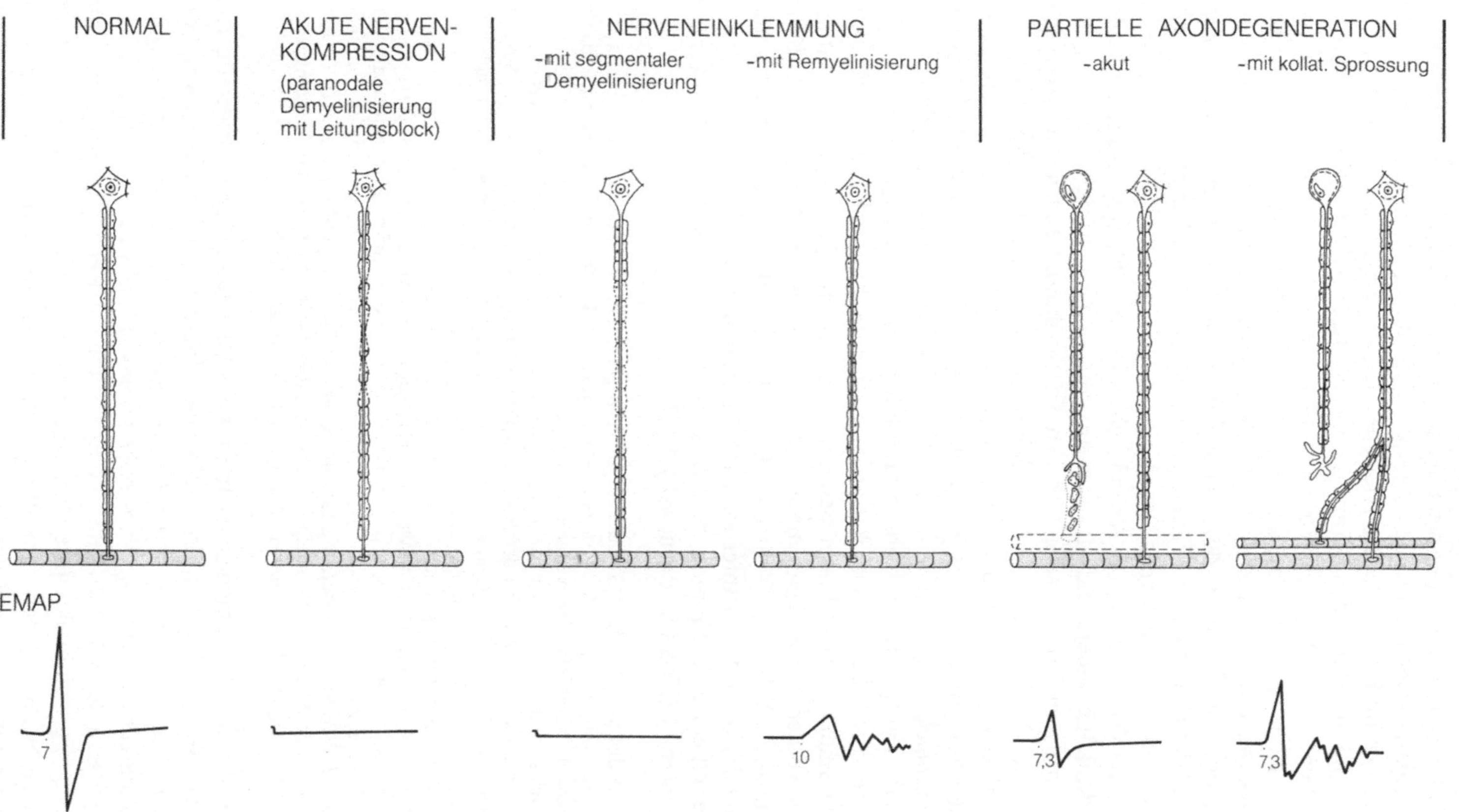

NORMAL
AKUTE NERVEN-KOMPRESSION
(paranodale Demyelinisierung mit Leitungsblock)
NERVENEINKLEMMUNG
-mit segmentaler Demyelinisierung
-mit Remyelinisierung
PARTIELLE AXONDEGENERATION
-akut
-mit kollat. Sprossung
EMAP
7
10
7,3
7,3

Als Ursache der Leitungsverzögerung werden Stromverluste durch mangelhafte Isolation der Internodien (Tasaki 1955) und eine verminderte Membranerregbarkeit im Bereich der Ranvierschen Knoten angegeben (Rasminsky 1978). Letztere könnte durch den Verlust der paranodalen polyanionischen Matrix mitbedingt sein, die offensichtlich bei der Aufrechterhaltung normaler Ionengradienten eine Rolle spielt (DeBaecqué et al. 1976; Landon u. Hall 1976). Die Bedeutung des Ionenmilieus für die Geschwindigkeit der Impulsleitung wird ersichtlich aus raschen Änderungen der Nervenleitgeschwindigkeit bei Urämiepatienten während der Hämodialyse (Fleming et al. 1972) und aus Leitgeschwindigkeitsänderungen unter ischämischer Depolarisation (Stöhr 1981 b). Als 3. Faktor trägt eine lokale Verkleinerung des Axondurchmessers mit hieraus resultierender Erhöhung des Längswiderstands des Faserinneren zu der Leitungsverzögerung bei. In *remyelinisierten Fasern* spielen daneben eine verminderte Dicke der Markscheide sowie eine Verkürzung der Internodalsegmente eine Rolle (s. Abb. 7).

Fällt der Sicherheitsfaktor der Impulsübertragung, z. B. durch exzessive Stromverluste innerhalb des demyelinisierten Internodiums, unter 1, resultiert ein *Leitungsblock*. Computersimulationen der Impulsleitung in demyelinisierten Fasern haben aufgezeigt, daß ein erstaunlicher Grad an Demyelinisierung toleriert wird, bevor ein Leitungsblock eintritt. Sofern die Entmarkung auf ein einzelnes Internodium der Modellfaser beschränkt ist, erfolgt eine Impulsfortleitung, bis die Dicke der Markscheide unter 2,7% des normalen Werts abfällt (Koles u. Rasminsky 1972). Die Wahrscheinlichkeit des Leitungsblocks wächst mit der Anzahl der betroffenen Internodien. So werden z. B. 2 aufeinanderfolgende Segmente mit einer Verdünnung der Markscheide auf 4% des normalen Werts nicht mehr passiert (Koles u. Rasminsky 1972).

Die 2. diskutierte Möglichkeit der Impulsverzögerung in einem demyelinisierten Axon, nämlich die der *kontinuierlichen Impulsleitung,* erschien bis vor kurzem unwahrscheinlich, da die entsprechenden Abschnitte der Axonmembran durch ein weitgehendes Fehlen von Na^+-Kanälen charakterisiert sind. Bostock u. Sears (1976, 1978) und Sears (1979) demonstrierten jedoch an demyelinisierten Nervenfasern der Ratte das Vorkommen kontinuierlicher Impulsleitung über Distanzen von bis zu 1,8 mm hinweg. Die Leitgeschwindigkeit in dem kontinuierlich leitenden Segment erwies sich dabei als bis auf 2–5% des normalen Werts reduziert.
Diese Beobachtung spricht für die prinzipielle Fähigkeit demyelinisierter Axonsegmente, Aktionspotentiale zu generieren, was die vorhergegangene Ausbildung einer genügend großen Zahl von Na^+-Kanälen voraussetzt. Vermutlich setzt im Anschluß an eine segmentale Demyelinisierung eine Neuverteilung der Na^+-Kanäle in der Axonmembran ein, die zumindest in manchen Fällen die Voraussetzung für eine kontinuierliche Impulsleitung schafft (Rasminsky 1978). Bei nachfolgender Remyelinisierung resultiert wohl eine erneute Konzentrierung im Bereich der neugebildeten Ranvierschen Knoten (Waxman 1980 b).

Außer den Phänomenen der Impulsblockierung und Leitungsverzögerung in demyelinisierten Nervenfasern sind weitere funktionelle Veränderungen von klinischer Bedeutung. So besitzen demyelinisierte Nervenfasern eine *verminderte Fähigkeit zur Übermittlung frequenter Impulsfolgen.* An demyelinisierten Hinterstrangfasern der Katze konnte eine Erhöhung der Refraktärperiode der Impulsübertragung (minimales Interstimulusintervall, bei dem der 2. von 2 in einem lädierten Nervensegment eintreffenden Impulsen dieses nicht mehr zu passieren vermag) von normalerweise 0,5–1 ms auf bis zu 4,2 ms festgestellt werden (McDonald u. Sears 1970). Die Übertragung von Impulsserien („trains") ist bis herab zu Frequenzen von 80 Hz – die innerhalb des physiologischen Frequenzspektrums gelegen sind – gestört (Rasminsky u. Sears 1972).

Für die Übermittlung frequenter Impulsfolgen ist die *Refraktärzeit* der Nervenfasern von Bedeutung. Laufen 2 Impulse dicht hintereinander über eine normale Nervenfaser, trifft der 2. Impuls auf Schnürringe mit erhöhter Erregbarkeitsschwelle, die außerdem – nach ausreichender elektrotonischer Depolarisierung – niedrigere Aktionspotentiale erzeugen. Der Sicherheitsfaktor der Erregungsübertragung ist damit für den 2. Impuls niedriger als für den 1. (Tasaki 1953). Liegt in einer demyelinisierten Nervenfaser bereits eine kritische Erniedrigung des Sicherheitsfaktors vor, kann diese eine weitere Reduktion nicht mehr tolerieren, und es resultiert ein Leitungsblock für den 2. Impuls. Dabei reicht es aus, wenn der Sicherheitsfaktor der Impulsübermittlung an einer einzigen Faserstelle unter 1 abfällt, so daß eng umschriebene Läsionen große funktionelle Auswirkungen haben können. (Im Unterschied dazu reflektiert die Leitgeschwindigkeit einer Nervenfaser die Leitungseigenschaften der Gesamtheit der Nervensegmente.)

Läuft nicht nur ein Doppelimpuls, sondern eine Impulsserie über die demyelinisierte Nervenfaser, resultiert eine weitere Erhöhung des kritischen Interstimulusintervalls, d. h. des Intervalls, bei dessen Unterschreitung die Impulsübertragung wegen zunehmender Verringerung der Potentialamplitude ausfällt oder nur noch intermittierend gelingt (McDonald u. Sears 1970; Rasminsky u. Sears 1972). Vermutlich spielen dabei Änderungen der axonalen Erregbarkeit infolge intra- und perineuraler Verschiebungen der Elektrolytkonzentrationen eine Rolle.

Daraus folgt, daß in demyelinisierten Nervenfasern außer den Extremen der erhaltenen oder blockierten Impulsleitung die Möglichkeit der *intermittierenden Blockierung* besteht, deren Wahrscheinlichkeit mit zunehmender Impulsfrequenz wächst (s. Kap. 3).

Die Impulsleitgeschwindigkeit und die Sicherheit der Erregungsübertragung hängen nicht nur von der Beschaffenheit der Axone selbst ab, sondern unterliegen auch *metabolischen* und *Temperatureinflüssen.* Diese Einflüsse sind von besonderer funktioneller Bedeutung, wenn der Sicherheitsfaktor der Impulsübertragung bereits auf einen kritischen Wert abgesunken ist.

Die *Temperaturabhängigkeit der Impulsleitung* in demyelinisierten Axonen ist tierexperimentell wiederholt nachgewiesen worden (Davis u. Jacobson 1971; Paintal 1978). Rasminsky (1973) demonstrierte an demyelinisierten Nervenfasern mit stark verlängerter internodaler Überleitungszeit einen Leitungsblock bei Temperaturerhöhung, der sich bei nachfolgender Temperatursenkung wieder zurückbildete. Unter gleichzeitiger Anoxie trat die Blockierung bereits bei niedrigeren Temperaturen ein. Als Grund des Leitungsblocks bei ansteigender Temperatur werden eine Verminderung des Membranstroms (Rasminsky 1973) und eine Verkürzung des Aktionspotentials (Stämpfli u. Hille 1976) mit entsprechender Erniedrigung des Sicherheitsfaktors der Impulsübertragung angeführt.

Außer der Temperatur wirken sich alle *metabolischen Faktoren,* die die Membranerregbarkeit beeinflussen, auf den Sicherheitsfaktor der Impulsübertragung aus. Von negativem Einfluß sind jene Faktoren, die zu einer Verminderung des Na^+-Einwärtsstroms am Ranvierschen Knoten führen, z. B. eine Erniedrigung der extraneuralen Na^+-Konzentration und eine Herabsetzung des Ruhemembranpotentials mit dadurch bedingter (verstärkter) Inaktivierung des Na^+-Systems. Dagegen setzt eine verminderte extrazelluläre Ca^{++}-Konzentration die Schwellenerregbarkeit herab und verbessert damit die Überleitung in Nervensegmente mit niedrigem Sicherheitsfaktor (Rasminsky 1978).

Klinische und elektrodiagnostische Konsequenzen demyelinisierender Prozesse in peripheren Nerven

Die aufgezeigten Störungen der Erregungsleitung in demyelinisierten Axonen ermöglichen das Verständnis sowohl bestimmter klinischer Phänomene als auch der dabei auftretenden elektrophysiologischen Veränderungen.

Klinische Auswirkungen. Der Ausfall von Nervenfasern in einem Nerven durch Leitungsblock führt zu entsprechenden *motorischen, sensiblen bzw. vegetativen Ausfallerscheinungen,* wobei allerdings oft ein erheblicher Teil des Faserbestands betroffen sein muß, ehe eindeutige, mit klinischen Methoden faßbare Symptome resultieren (McDonald u. Kocen 1975; Bernstein et al. 1978). Die Auswirkungen einer isolierten Leitungsverzögerung sind nicht genau bekannt und vermutlich wegen zentralnervöser Adaptationsvorgänge von geringerer Bedeutung. Eine ungleichmäßige Leitungsverzögerung in den Axonen eines Nervs mit entsprechender zeitlicher Dispersion des Summenpotentials wird dagegen Funktionen beeinträchtigen, die an eine exakte zeitliche Folge von Impulsmustern geknüpft sind, wie z. B. das Vibrationsempfinden (McDonald 1974; McDonald u. Kocen 1975). Intermittierende Impulsblockierungen in demyelinisierten Nervenfasern wurden als mögliche Erklärung für aktivitätsabhängige Funktionseinbußen angeführt (McDonald u. Sears 1970); vermutlich spielen dabei aktivitätsabhängige Variationen der Membranerregbarkeit eine Rolle (Raymond u. Lettvin 1978; Swadlow u. Waxman 1978; Stöhr 1981 a).

Die bei vielen Patienten im Vordergrund der Symptomatik stehenden *Reizerscheinungen* in Form von Schmerzen und Parästhesien lassen sich durch die genannten Mechanismen nicht erklären. Hier spielen vermutlich die bereits erwähnten spontanen oder reizinduzierten ektopischen Impulsentstehungen in afferenten Fasern eine wichtige Rolle (s. Kap. 3). Möglicherweise wirken am Zustandekommen der Schmerzen auch ephaptische Impulsübertragungen, z. B. von Hautafferenzen auf schmerzleitende Fasern, mit, obwohl eindeutige experimentelle Belege für einen solchen Mechanismus bislang fehlen.

Bei manchen Patienten mit Engpaßsyndromen werden trotz weiterbestehender Kompression *intermittierende Besserungen* der Symptomatik berichtet. Diese sind teilweise nur vorgetäuscht, da die den Patienten besonders störenden sensiblen Reizerscheinungen und Schmerzen durch weniger lästige sensible Ausfallsymptome abgelöst werden. Eine verminderte ektopische Impulsproduktion, z. B. infolge schmerzbedingter Schonung der betroffenen Gliedmaßen, kann jedoch auch zu einem Nachlassen der Reizsymptome ohne verstärkten Sensibilitätsausfall führen. Außerdem spielen hierbei sicher auch regeneratorische Vorgänge in Form der Aufhebung eines Leitungsblocks durch Remyelinisierung eine Rolle (Gilliatt u. Harrison 1984; Neary u. Eames 1975; Schröder 1968).

Im Anschluß an eine einmalige Nervenschädigung (z. B. infolge akuter exogener Druckeinwirkung) oder nach operativer Dekompression eines chronischen Nervenkompressionssyndroms laufen verschiedenartige *regeneratorische Prozesse* ab. Sofern lediglich eine geringgradige paranodale Demyelinisierung vorlag, ist eine Wiederherstellung der normalen Verhältnisse durch bloße Längsausdehnung der Myelinscheide möglich. Ansonsten erfolgt diese als Bildung neuer Internodien durch Schwannsche Zellen, wobei die Anordnung der Ranvierschen Knoten in den remyelinisierten Nervenabschnitten unregelmäßiger ist als normal (Spencer u. Weinberg 1978) und kürzere Internodalabstände vorliegen (s. Abb. 7). Parallel dazu tritt im Verlauf der Remyelinisierung eine progrediente Beschleunigung der Nervenleitgeschwindigkeit ein (Morgan-Hughes 1968; Kraft 1975), ohne daß normale Werte erreicht werden. Sofern die akute oder chronische Kompression zur Wallerschen Degeneration von Fasern geführt hat, kommt es in

Abhängigkeit von der Regenerationstendenz und einer etwaigen endo- und perineuralen Fibrose zum Auswachsen von Axonsprossen, die im günstigsten Fall die zugeordneten Zielorgane erreichen und diese reinnervieren. Parallel zu diesen regeneratorischen Vorgängen erfolgt eine mehr oder weniger vollständige Rückbildung der sensomotorischen Ausfallerscheinungen, wobei Defektsymptome um so häufiger und ausgeprägter zurückbleiben, je länger und intensiver die Druckeinwirkung erfolgte.

Elektrodiagnostische Konsequenzen. Im Zusammenhang mit der Ableitung von Nerven- und Muskelaktionspotentialen sind weniger die Veränderungen in einzelnen Nervenfasern als vielmehr diejenigen der gesamten Faserpopulation bedeutsam. Die Gesamtzahl der in einem Nerven befindlichen Nervenfasern wird bei einem chronischen Nervenkompressionssyndrom meist unterschiedlich schwer betroffen sein, wobei sich im Extremfall ein Funktionsausfall aller Fasern mit einer entsprechend kompletten Lähmung ergibt. Häufiger ist eine Impulsblockierung und eine Axondegeneration in je einem Teil der Fasern, eine variable Impulsleitungsverzögerung in den übrigen Fasern mit der einleitend erwähnten häufigen Kombination von *Latenzzunahme, Amplitudenminderung* und *Dispersion der Gesamtimpulswelle* anzutreffen (Abb. 8–11). Die Latenzzunahme ist vermutlich vorwiegend durch die verlangsamte Leitgeschwindigkeit in de- bzw. remyelinisierten Axonen bedingt. Da die Aktionspotentiale in den rasch leitenden dicken Nervenfasern kürzer sind und der Sicherheitsgrad der Impulsübertragung dort niedriger liegt (Paintal 1978), dürften die dicken häufiger als die dünneren markhaltigen Fasern eine Blockierung erfahren, was sich ebenfalls negativ auf die Leitungszeiten auswirkt.

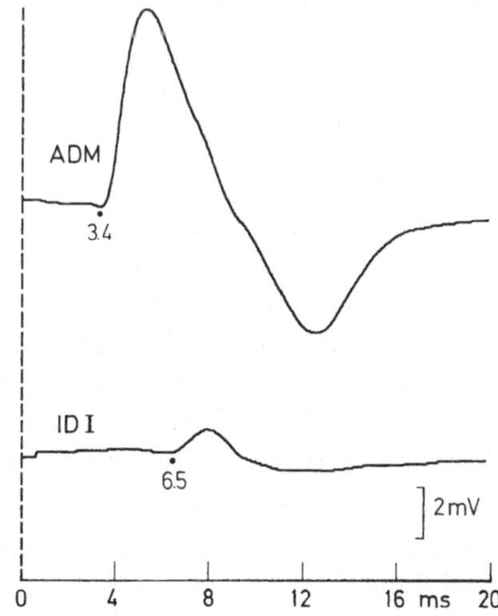

Abb. 8. *Inkompletter Leitungsblock.* Kompressionsbedingter inkompletter Leitungsblock im R. profundus nervi ulnaris. Bei Stimulation des N. ulnaris am Handgelenk findet sich im M. abductor digiti minimi (*ADM*) ein normales Antwortpotential, während dieses im M. interosseus dorsalis I (*ID I*) stark erniedrigt ist. Simultane Ableitung von beiden Muskeln mittels Oberflächenelektroden

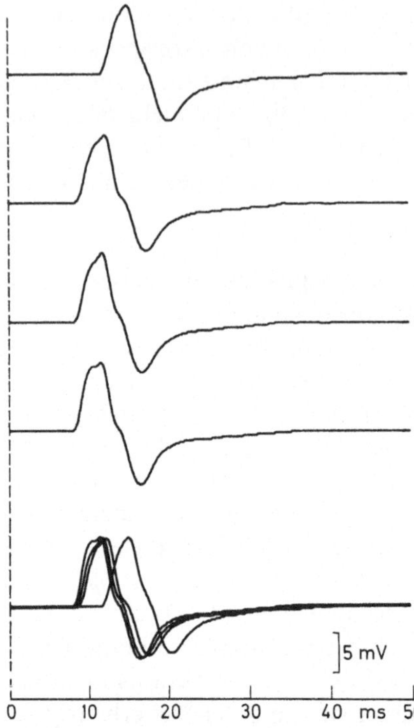

Abb. 9. *Umschriebene Impulsleitungsverzögerung.* Isolierte lokale Impulsleitungsverzögerung (ohne begleitenden Leitungsblock) im Ellenbogensegment des N. ulnaris bei chronischer Nervenkompression. Gezeigt sind die Antwortpotentiale des M. abductor digiti minimi nach repetitiver Stimulation des N. ulnaris in Abständen von 1 cm zwischen dem distalen (*Spur 4*) und dem proximalen (*Spur 1*) Abschnitt des Sulcus ulnaris. Bei Superposition der 4 Reizantworten (*Spur 5*) erkennt man den deutlichen Latenzsprung zwischen den Reizorten 3 und 4 (d. h. im proximalen Abschnitt des Sulcus ulnaris) als Hinweis auf eine dort lokalisierte chronische Kompressionsschädigung des Ellennerven

Den durch *Leitungsblock* bedingten – prinzipiell reversiblen – Anteil an der *Amplitudenreduktion des Summenpotentials* kann man bei der motorischen Neurographie dadurch abschätzen, daß man den Nerven distal und proximal der Läsion stimuliert und die Amplituden der dabei registrierten evozierten Muskelaktionspotentiale (EMAP) vergleicht. Je stärker die Amplitudenreduktion des EMAP nach proximaler Stimulation im Vergleich zu distaler Stimulation ausgeprägt ist, um so größer ist der Anteil von Fasern, die im Bereich des Engpasses lediglich blockiert sind (Nielsen et al. 1980). Bei starker Dispersion der Impulswelle und entsprechend ausgeprägter Verlängerung und Aufsplitterung des Antwortpotentials nach proximaler Stimulation ist dieses Verfahren allerdings nicht sehr zuverlässig, so daß sich hier Berechnungen des Flächenintegrals des EMAP anbieten (Olney u. Miller 1984). Für therapeutische Entscheidungen ist wichtig, daß die *Prognose* bereits bestehender sensomotorischer Ausfallerscheinungen im Gefolge einer operativen Dekompression um so besser ist, je mehr diese auf Leitungsblockaden zurückgeführt werden können. In analoger Weise ist die Spontanprognose nach akuten Nervenkompressionen günstiger, wenn alle Fa-

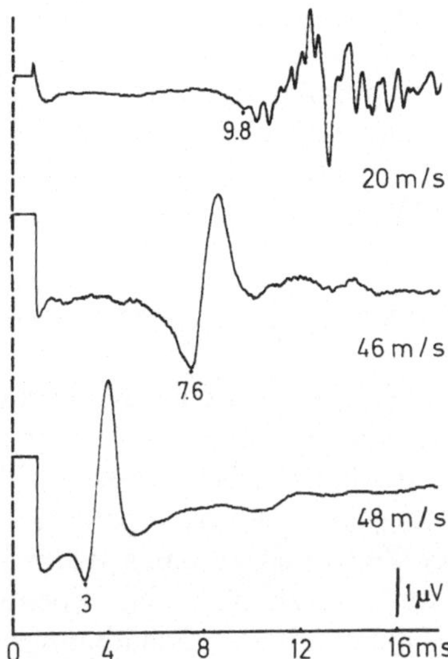

Abb. 10. *Kombination von Leitungsverzögerung und temporaler Dispersion.* Sensible Neurographie des N. ulnaris bei Ulnarisrinnensyndrom: Die nach Kleinfingerstimulation registrierten sensiblen Nervenaktionspotentiale sind in Höhe des Handgelenks und knapp distal des Ellenbogens hinsichtlich Latenz und Form regelrecht, während das proximal des Sulcus ulnaris abgeleitete Potential eine deutliche Verzögerung und starke Aufsplitterung aufweist und damit eine umschriebene Herabsetzung der Nervenleitgeschwindigkeit und eine gleichzeitige temporale Dispersion der Impulswelle anzeigt

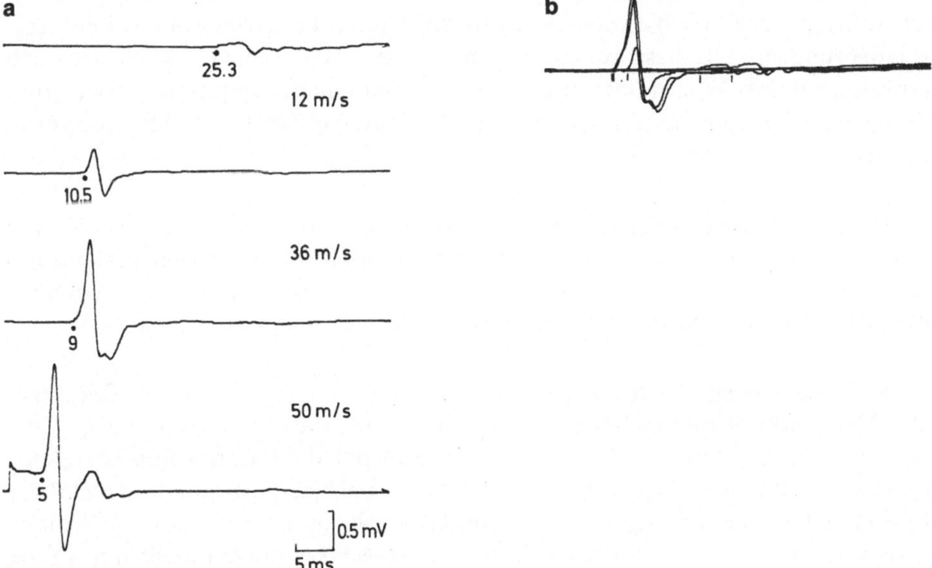

Abb. 11 a, b. *Kombination von Leitungsverzögerung und Leitungsblock.* Motorische Neurographie des N. ulnaris bei Ulnarisrinnensyndrom. **a** Normale Reizantworten nach Ulnarisstimulation am Handgelenk und distal des Sulcus ulnaris (*Spur 4* und *3*). Mäßige Latenzverzögerung und Amplitudenerniedrigung nach Stimulation in der Mitte des Sulcus ulnaris (*Spur 2*) mit noch stärkerer Verspätung und Amplitudenreduktion des motorischen Antwortpotentials bei Reizung proximal des Sulcus ulnaris (*Spur 1*). **b** Repetitive Ulnarisstimulation im Bereich des Sulcus ulnaris in Abständen von 1 cm: Von den beiden Stimulationsorten distal des Sulcus wird ein bezüglich Latenz und Amplitude normales Antwortpotential erhalten; bei Stimulation in der Mitte des Sulcus besteht bereits ein deutlicher Latenz- und Amplitudensprung, der bei Reizung 1 bzw. 2 cm weiter proximal noch wesentlich deutlicher wird

sern oder ein Großteil der Faserpopulation nur im Sinne der Neurapraxie geschädigt sind; allerdings kann besonders bei langstreckiger Läsion auch die Rückbildung eines Leitungsblocks gelegentlich mehrere Monate in Anspruch nehmen (Rudge 1974; Trojaborg 1977).

2.2 Impulsleitung bei Axondegeneration

Die bei Engpaß- und anderen chronischen Kompressionssyndromen wirksame Konstriktion und/oder Distorsion eines Nerven durch fibromuskuläre Strukturen, Exostosen oder innerhalb eines fibroossären Tunnels mit anhaltender bzw. (haltungs- oder belastungsabhängiger) repetitiver Traumatisierung kann nach kürzerer oder längerer Zeit auch zu einer *Wallerschen Degeneration von Nervenfasern* führen (Gilliatt u. Harrison 1984). Ebenso resultiert bei akuter Nervenkompression – nach einer initialen Schädigungsphase mit rasch reversiblem Leitungsblock – mit anhaltender Druckeinwirkung in allen oder einem Teil der Nervenfasern eine Wallersche Degeneration.

Bei der Wallerschen Form der Nervendegeneration findet sich ein kombinierter Untergang von Axon- und Myelinscheide, der simultan an verschiedenen Stellen im Verlauf der Nervenfaser beginnt. Elektrophysiologisch besteht beim Betroffensein der gesamten Nervenfaserpopulation die früheste Veränderung in einer progredienten Amplitudenreduktion des Summenaktionspotentials bei unveränderter Nervenleitgeschwindigkeit. Erst kurz vor dem Erlöschen der elektrischen Erregbarkeit nach etwa 6–8 Tagen tritt häufig eine geringgradige Leitungsverzögerung ein. Ob diese auf einer Abnahme der Leitgeschwindigkeit der noch funktionsfähigen Fasern oder auf einem längeren Überleben physiologisch langsam leitender Axone beruht, ist unbekannt (Causey u. Stratman 1953; Kaeser u. Lambert 1962; Sumner 1978).

Klinische Konsequenzen der Axondegeneration sind sensible, motorische und vegetative Ausfallerscheinungen, d. h. Hautempfindungsstörungen im autonomen Versorgungsareal des betroffenen Nerven, atrophische Paresen der zugehörigen Muskeln sowie Störungen der Schweißsekretion und der Vasomotorik.

Elektrodiagnostische Konsequenzen sind Amplitudenminderungen des sensiblen Nervenaktionspotentials und des evozierten Muskelaktionspotentials, wobei der Grad der Amplitudenreduktion mit dem Ausmaß des Faserausfalls korreliert, und zwar – im Unterschied zum Leitungsblock – bei Nervenstimulation distal der Läsionsstelle. Die bei schweren chronischen Nervenkompressionssyndromen manchmal zu findenden hochgradigen Leitungsverzögerungen nicht nur an der Stelle der Kompression, sondern auch in dem distal davon gelegenen Nervenabschnitt sind vermutlich darauf zurückzuführen, daß die Impulsleitung in diesen Fällen in ursprünglich degenerierten und in der Folgezeit regenerierten Nervenfasern erfolgt (Gilliatt u. Harrison 1984) (Abb. 12). Diese Impulsleitung verläuft anfangs nicht nur stark verzögert, sondern außerdem instabil, so daß z. B. bei repetitiver Nervenstimulation die Antwortpotentiale im Muskel nach variablen Intervallen eintreffen („neurogener Jitter") oder einzelne Komponenten des evo-

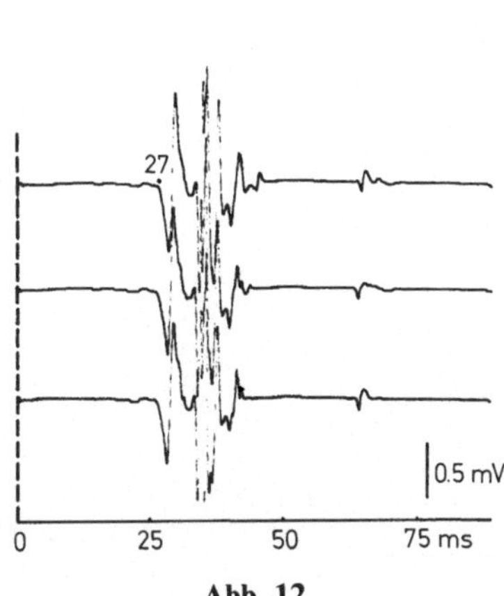

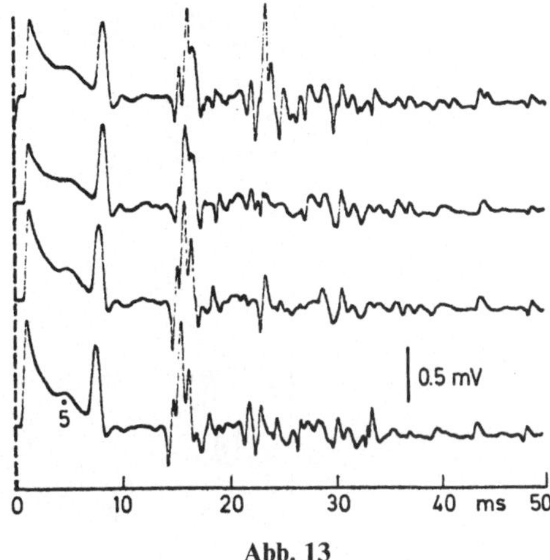

Abb. 12   **Abb. 13**

Abb. 12. *Hochgradige Verlangsamung der motorischen Nervenleitgeschwindigkeit bei Karpaltunnelsyndrom.* Die distale Latenzzeit vom N. medianus am Handgelenk zum M. abductor pollicis brevis ist mit 27 ms hochgradig verlängert. Eine derart extreme Herabsetzung der Nervenleitgeschwindigkeit ist nur durch eine Impulsleitung in ursprünglich de-, in der Folgezeit regenerierten Nervenfasern erklärbar

Abb. 13. Instabile Impulsleitung bei frischer Reinnervation. Frische Reinnervation des M. frontalis nach akuter Kompressionsschädigung des Fazialisstirnastes. Bei repetitiver Fazialisstimulation ist das Antwortpotential im M. frontalis nicht nur mäßig verzögert und hochgradig aufgesplittert (letzteres als Ausdruck der in den einzelnen ausgesproßten Fasern unterschiedlich starken Impulsleitungsverzögerung), sondern es besteht außerdem ein intermittierender Ausfall einzelner später Komponenten

zierten Muskelaktionspotentials durch Blockierung der Impulsleitung in einzelnen regenerierten Axonen intermittierend ausfallen (Stöhr 1975) (Abb. 13).

Einer besonderen Besprechung bedürfen die *kollateralen Sprossungsvorgänge,* die bei Degeneration eines Teils der motorischen Fasern einsetzen. Hier erfolgt durch terminale Axonkollateralen eine (kollaterale) Reinnervation denervierter Muskelfasern über die erhalten gebliebenen motorischen Axone, so daß sich deren Territorium vergrößert (s. Abb. 7). Dieser Regenerationsvorgang führt zu einer Verbesserung der Kraftentfaltung, da an jede noch funktionsfähige motorische Nervenfaser eine größere Anzahl von Muskelfasern angeschlossen ist. Bei elektromyographischer Ableitung aus einem solchen Muskel zeigt sich demgemäß eine erhebliche Diskrepanz zwischen der oft starken Lichtung des Aktivitätsmusters bei Maximalinnervation und der im Vergleich dazu guten Kraftentfaltung. Da die Impulsleitung in den kollateralen Axonsprossen langsamer erfolgt als in den regulären Axonendaufzweigungen, folgt der Anteil der kollateral reinnervierten Muskelfasern am Einheitspotential als späte Komponente (s. Kap. 3). Bei elektrischer Stimulation eines solchen Nerven bilden die späten Komponenten aller aktivierten motorischen Einheiten den Endteil des motorischen Antwortpotentials, der besonders in frühen Stadien infolge einer *Instabilität der Impulsleitung* von Reiz zu Reiz eine variable Ausprägung aufweisen kann (Abb. 14, s. Abb. 13).

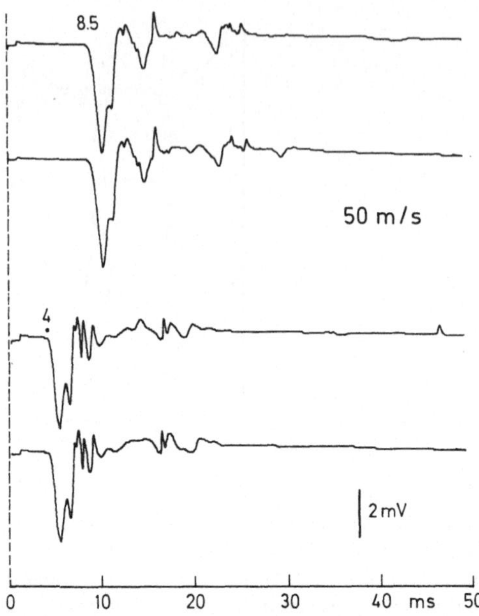

Abb. 14. Partielle Axondegeneration mit nachfolgender kollateraler Reinnervation. Deutliche Verlängerung und Aufsplitterung des motorischen Antwortpotentials infolge kollateraler Reinnervation: Potentialdauer und Ausmaß der Aufsplitterung sind nach distaler und proximaler Nervenstimulation annähernd identisch (s. demgegenüber Abb. 15)

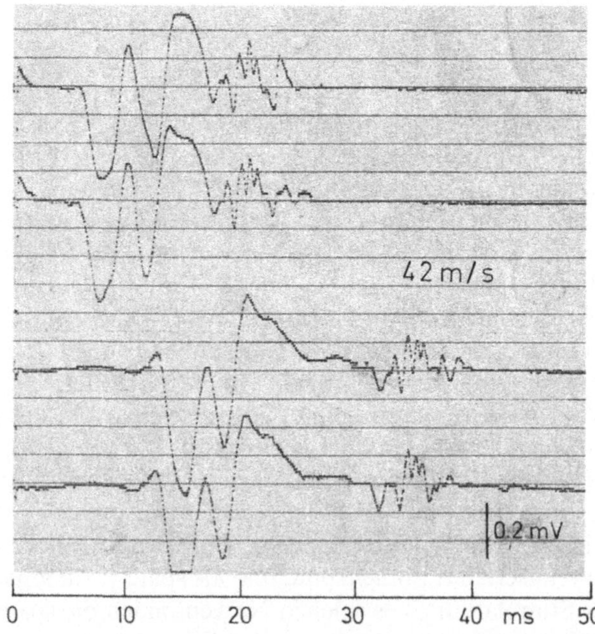

Abb. 15. Aufsplitterung des motorischen Antwortpotentials infolge Demyelinisierung. Der späte Anteil des motorischen Antwortpotentials folgt dem Hauptteil nach distaler Nervenstimulation unmittelbar, nach proximaler Nervenstimulation etwa 10 ms später als Hinweis auf eine zwischen den beiden Stimulationsorten bestehende herabgesetzte Leitgeschwindigkeit in den entsprechenden motorischen Nervenfasern

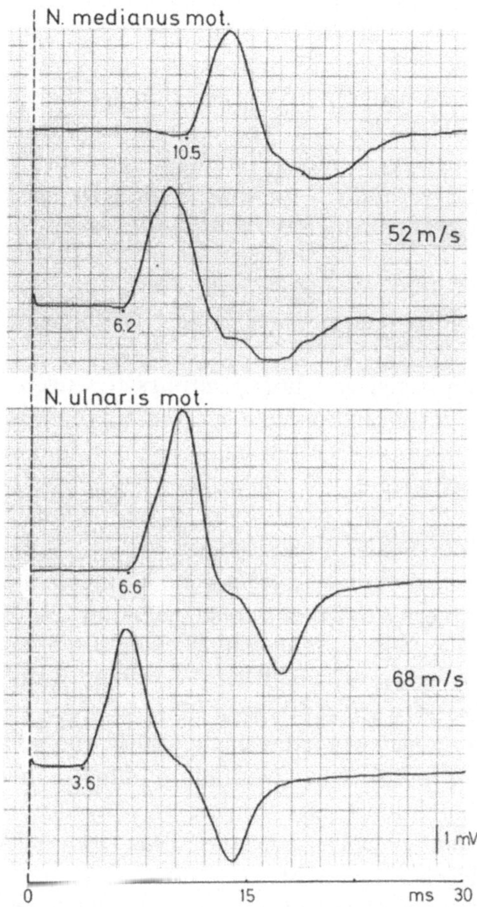

Abb. 16. Verzögerte Impulsleitung proximal eines Engpaßsyndroms. Beim Vorliegen eines mäßig ausgeprägten Karpaltunnelsyndroms ist die motorische Nervenleitgeschwindigkeit des N. medianus im Unterarmschnitt (also proximal des anatomischen Engpasses) auf 76% derjenigen des ipsilateralen N. ulnaris herabgesetzt (52 gegenüber 68 m/s)

Ob späte Anteile des motorischen Antwortpotentials auf eine kollaterale Sprossung oder auf eine verzögerte Impulsleitung in demyelinisierten oder regenerierten motorischen Axonen zurückzuführen sind (Abb. 15), läßt sich am besten durch eine zusätzliche sensible Neurographie differenzieren, die nur in letzterem Fall eine analoge Aufsplitterung des sensiblen Nervenaktionspotentials ergibt (s. Abb. 10).

Außer infraläsionalen Veränderungen können umschriebene Nervenläsionen auch zu *degenerativen Erscheinungen proximal der Läsion* führen (Abb. 16). Cragg u. Thomas (1961) ermittelten tierexperimentell proximal einer Nervenquetschung eine Verkleinerung des Axondurchmessers, die mit einer Herabsetzung der maximalen Leitgeschwindigkeit um 10−20% einherging. Proximal einer Nervendurchschneidung resultierte eine Nervenleitgeschwindigkeitsminderung um 40%, sofern eine nachfolgende Nervenregeneration verhindert wurde. Ähnlich ausgeprägte Leitgeschwindigkeitsänderungen finden sich beim Menschen proximal von traumatischen Nervenläsionen und Engpaßsyndromen (Ebeling et al. 1960; Thomas 1960; Anderson et al. 1970; Stöhr et al. 1977, 1978). Vermutlich liegt dieser Leitungsverzögerung eine Kombination von vermindertem Axondurchmesser und bevorzugter retrograder Degeneration der dicken markhaltigen Nervenfasern zugrunde. Solche bis zur Degeneration der Vorderhorn- bzw. Spinalganglienzellen führenden retrograden Veränderungen sind ein prognostisch ungünstiges Zeichen und vermutlich für die oft unbefriedigenden Ergebnisse bei Spätoperationen mitverantwortlich (Gilliatt u. Harrison 1984).

2.3 Kombination verschiedener pathophysiologischer Faktoren

Die beschriebenen Arten von Impulsleitungsstörungen bei verschiedenartigen Nervenfaserveränderungen kommen bei Nervenkompressionssyndromen sowohl isoliert als auch in variablen Kombinationen vor, und zwar in Abhängigkeit von der Dauer und Schwere der Kompression. Bei *akuter Druckeinwirkung* auf einen Nerven (z. B. bei lagerungsbedingter Kompression zwischen Haut und Knochen vom Typ der Schlafdrucklähmung des N. radialis am Oberarm, s. S. 275) resultiert zunächst ein *Leitungsblock;* mit zunehmender Dauer und Stärke der Druckeinwirkung unterliegen immer mehr und schließlich alle Nervenfasern einer *Wallerschen Degeneration.* Damit reicht das Spektrum der bei akuten Nervenkompressionssyndromen möglichen Veränderungen vom partiellen, innerhalb von Tagen bis Wochen reversiblen Leitungsblock bis hin zur Degeneration sämtlicher Faseranteile mit entsprechend verzögerter und oft unvollständiger Rückbildung der sensomotorischen Ausfälle durch Reinnervation. Häufig besteht auch eine Kombination beider Schädigungstypen mit Leitungsblock in einem Teil der Axone und einer Degeneration in anderen – druckempfindlicheren oder exponierter gelegenen – Fasern.

Sofern die klinische Untersuchung nur eine *unvollständige Nervenlähmung* ergibt, kann prinzipiell von einer prognostisch günstigen Schädigung mit zu erwartender Besserung nach Tagen bis Wochen ausgegangen werden. Bei *kompletter Lähmung* ist mit klinischen Mitteln eine Unterscheidung zwischen den prognostisch günstigen Fällen mit reinem oder überwiegendem Leitungsblock und den weniger günstigen Fällen mit vollständiger oder vorwiegender Axondegeneration nicht möglich. Hier läßt sich das Ausmaß der Faserdegeneration am einfachsten durch die faradische Reizung der paretischen Muskeln ermitteln, bei der die Zuckungsstärke um so schwächer wird, je mehr motorische Axone degeneriert sind. Exakter ist die Bestimmung des Grads der Amplitudenreduktion der motorischen und sensiblen Antwortpotentiale bei Stimulation und Ableitung distal der Schädigungsstelle. (Da die Erregbarkeit einer degenerierenden Nervenfaser erst einige Tage nach Eintritt der Schädigung erlischt, sind diese Untersuchungen erst 6–8 Tage nach dieser aussagekräftig.)

Bei *chronischer Nervenkompression* sind die Verhältnisse komplizierter. Einerseits bestehen dabei variable Kombinationen von *Leitungsblock* und *Leitungsverzögerung* (infolge paranodaler oder segmentaler Demyelinisierung), z. T. kombiniert mit einer *Wallerschen Degeneration* in besonders schwer geschädigten Fasern. Andererseits spielen sich gleichzeitig regeneratorische Vorgänge in Form einer *Remyelinisierung* innerhalb des betroffenen Segments sowie u. U. einer echten und einer *kollateralen Reinnervation* ab. Entsprechend variabel sind die im Einzelfall anzutreffenden klinischen und elektrophysiologischen Befunde, wobei das diagnostisch entscheidende Kriterium meist die lokale (oder zumindest lokal akzentuierte) Impulsleitungsverzögerung innerhalb des geschädigten Nervensegments ist. Dazu können sich Leitungsblockierungen, Denervierungszeichen, Hinweise auf kollaterale oder echte Reinnervationsvorgänge und schließlich retrograde Veränderungen gesellen, auf die in Kap. 3 und 4 detailliert eingegangen wird.

Die *Reversibilität* dieser Veränderungen nach einer – in den meisten Fällen indizierten – operativen Dekompression ist naturgemäß um so rascher und vollständiger, je früher sie erfolgt. Das oft unmittelbare Verschwinden der Schmerzen und Dysästhesien beruht vermutlich auf dem Nachlassen einer ektopischen Impulsproduktion in sensiblen Fasern, die ebenfalls häufige rasche Besserung der sensomotorischen Ausfälle auf einer Rückbildung des Leitungsblocks in dem davon betroffenen Teil der Faserpopulation (nach Brown et al. [1976] $\frac{1}{4}$ bzw. $\frac{1}{3}$ der Faserpopulationen im N. medianus bzw. ulnaris). Allmählich einsetzende späte Funktionsverbesserungen beruhen auf postoperativen Regenerationsprozessen mit segmentaler Remyelinisierung und Auswachsen degenerierter Axone, wobei eine Restitutio ad integrum nur bei frühzeitiger Diagnose und Therapie erreicht werden kann.

Literatur

Anderson MH, Fullerton PM, Gilliatt RW, Hern JEC (1970) Changes on the forearm associated with median nerve compression at the wrist in the guinea-pig. J Neurol Neurosurg Psychiatry 33:70–79

Bernstein JJ, Bernstein ME, Wells MR (1978) Spinal cord regeneration and axonal sprouting in mammals. In: Waxman SG (ed) Physiology and pathobiology of axons. Raven, New York, pp 407–420

Bostock H, Sears TA (1976) Continuous conduction in demyelinated mammalian nerve fibers. Nature 263:786–787

Bostock H, Sears TA (1978) The internodal axon membrane: electrical excitability and continuous conduction in segmental demyelination. J Physiol (Lond) 280:273–301

Brill MH, Waxman SG, Moore JW, Joyner RW (1977) Conduction velocity and spike configuration in myelinated fibres: computed dependence on internode distance. J Neurol Neurosurg Psychiatry 40:769–774

Brown WF, Ferguson GG, Jones MW, Yates SK (1976) The location of conduction abnormalities in human entrapment neuropathies. Can J Neurol Sci 3:111–122

Causey G, Stratman CJ (1953) The spread of failure of conduction in degenerated mammalian nerve. J Physiol (Lond) 121:215–223

Cragg BG, Thomas PK (1961) Changes in conduction velocity and fiber size proximal to peripheral nerve lesions. J Physiol (Lond) 157:315–327

Cragg BG, Thomas PK (1964a) Changes in nerve conduction in experimental allergic neuritis. J Neurol Neurosurg Psychiatry 27:106–115

Cragg BG, Thomas PK (1964b) The conduction velocity of regenerated peripheral nerve fibers. J Physiol (Lond) 171:164–175

Davis FA, Jacobson S (1971) Altered thermal sensitivity in injured and demyelinated nerve: A possible model of temperature effects in multiple sclerosis. J Neurol Neurosurg Psychiatry 34:551–561

DeBaecqué C, Raine CS, Spencer PS (1976) Copper binding at PNS nodes of Ranvier during demyelination and remyelination in the peripheral window. Neuropathol Appl Neurobiol 6:459–470

Ebeling P, Gilliatt RW, Thomas PK (1960) A clinical and electrical study of ulnar nerve lesions in the hand. J Neurol Neurosurg Psychiatry 23:1–9

Fleming JW, Lenman JAR, Stewart WK (1972) Effect of magnesium on nerve conduction velocity during regular dialysis. J Neurol Neurosurg Psychiatry 35:342–355

Gilliatt RW, Harrison JG (1984) Nerve compression and entrapment. In: Asbury AK, Gilliatt RW (eds) Peripheral nerve disorders. Butterworth, London, pp 243–286

Hardy WL (1971) Computed dependence of conduction speed in myelinated axons of geometric parameters (Abstract). Biophys J 11:238

Huxley AF, Stämpfli R (1949) Evidence for saltatory conduction in peripheral myelinated nerve fibres. J Physiol (Lond) 108:315–339

Kaeser HE, Lambert EH (1962) Nerve function studies in experimental polyneuritis. Electroencephalogr Clin Neurophysiol (Suppl) 22:29–35

Koles ZJ, Rasminsky M (1972) A computer simulation of conduction in demyelinated nerve fibres. J Physiol (Lond) 227:351–364

Kraft GH (1975) Serial nerve conduction and electromyographic studies in experimental allergic neuritis. Arch Phys Med Rehabil 56:333–340

Landon DN, Hall S (1976) The myelinated nerve fibre. In: Landon DN (ed) The peripheral nerve. Chapman & Hall, London, pp 1–105

Lehmann HJ, Ule G (1964) Electrophysiological findings and structural changes in circumscript inflammation of peripheral nerves. Prog Brain Res 6:169–173

McDonald WI (1963) The effects of experimental demyelinisation on conduction in peripheral nerve: A histological and electrophysiological study. 1. Clinical and histological observations. Brain 86:481–500

McDonald WI (1974) Pathophysiology in multiple sclerosis. Brain 97:179–196

McDonald WI, Kocen RS (1975) Diphtheritic neuropathy. In: Dyck PJ, Thomas PK, Lambert EH (eds) Peripheral neuropathy. Saunders, Philadelphia, pp 1281–1300

McDonald WI, Sears TA (1970) The effects in experimental demyelination on conduction in the central nervous system. Brain 93:583–598

Morgan-Hughes JA (1968) Experimental diphtheritic neuropathy. A pathological and electrophysiological study. J Neurol Sci 7:157–175

Neary D, Eames RA (1975) The pathology of ulnar nerve compression in man. Neuropath Appl Neurobiol 1:69–88

Nielsen VK, Osgaard O, Trojaborg W (1980) Interfascicular neurolysis in chronic ulnar nerve lesions at the elbow: An electrophysiological study. J Neurol Neurosurg Psychiatry 43:272–280

Olney RK, Miller RG (1984) Conduction block in compression neuropathy: Recognition and quantification. Muscle Nerve 7:662–667

Paintal AS (1978) Conduction properties of normal peripheral mammalian axons. In: Waxman SG (ed) Physiology and pathobiology of axons. Raven, New York, pp 131–144

Rasminsky M (1973) The effects of temperature on conduction in demyelinated single nerve fibers. Arch Neurol 28:287–292

Rasminsky M (1978) Physiology of conduction in demyelinated axons. In: Waxman SG (ed) Physiology and pathobiology of axons. Raven, New York, pp 361–376

Rasminsky M, Sears TA (1972) Internodal conduction in undissected demyelinated nerve fibres. J Physiol (Lond) 277:323–350

Raymond SA, Lettvin JY (1978) Aftereffects of activity in peripheral axons as a clue to nervous coding. In: Waxman SG (ed) Physiology and pathobiology of axons. Raven, New York, pp 203–225

Rudge P (1974) Tourniquet paralysis with prolonged conduction block: An electrophysiological study. J Bone Joint Surg [Br] 56:716–720

Schröder JM (1968) Die Hyperneurotisation Büngnerscher Bänder bei der experimentellen Isoniazid-Neuropathie. Virchows Arch [Cell Pathol] 1:131–156

Sears TA (1979) Nerve conduction in demyelination, amyelination and early regeneration. In: Aguayo AJ, Karpati G (eds) Current topics in nerve and muscle research: Selected papers of the symposia held at the 4th International Congress on Neuromuscular Diseases, Montreal, Canada, Sept. 17–21. 1978. Excerpta Medica, Amsterdam Oxford, pp 181–188

Smith RS, Koles ZJ (1970) Myelinated nerve fibres: Computed effect of myelin thickness on conduction velocity. Am J Physiol 219:1256–1258

Spencer PS, Weinberg HJ (1978) Axonal specification of Schwann cell expression and myelination. In: Waxman SG (ed) Physiology and pathobiology of axons. Raven, New York, pp 389–405

Stämpfli R, Hille B (1976) Electrophysiology of the peripheral myelinated nerve. In: Llinas R, Precht W (eds) Frog neurobiology. Springer, Berlin Heidelberg New York, pp 3–32

Stöhr M (1975) Neurogener Jitter und intermittierende Blockierungen bei posttraumatischer Reinnervation. EEG EMG 6:63–69

Stöhr M (1981 a) Activity-dependent variations in threshold and conduction velocity of human sensory fibers. J Neurol Sci 49:47–54

Stöhr M (1981 b) Modification of the recovery-cycle of human median nerve by ischemia. J Neurol Sci 51:171–180

Stöhr M, Schumm F, Reill P (1977) Retrograde changes in motor and sensory conduction velocity after nerve injury. J Neurol 214:281–287

Stöhr M, Petruch F, Scheglmann K, Schilling K (1978) Retrograde changes of nerve fibers with the Carpal Tunnel Syndrome. J Neurol 218:287–292

Sumner A (1978) Physiology of dying-back neuropathies. In: Waxman SG (ed) Physiology and pathobiology of axons. Raven, New York, pp 349–359

Swadlow HA, Waxman SG (1978) Activity-dependent variations in the conduction properties of central axons. In: Waxman SG (ed) Physiology and pathobiology of axons. Raven, New York, pp 191–202

Tasaki I (1953) Nervous transmission. Thomas, Springfield/IL

Tasaki I (1955) New measurement of the capacity and the resistance of the myelin sheath and the nodal membrane of the isolated frog nerve fiber. Am J Physiol 181:639–650

Thomas PK (1960) Motor nerve conduction in the carpal tunnel syndrome. Neurology (Minneap) 10:1045–1050

Trojaborg W (1977) Prolonged conduction block with axonal degeneration: An electrophysiological study. J Neurol Neurosurg Psychiatry 4:50–57

Waxman SG (1980 a) Determinations of conduction velocity in myelinated nerve fibers. Muscle Nerve 3:141–150

Waxman SG (1980 b) The structural basis for axonal conduction abnormalities in demyelinating diseases. In: Desmedt JE (ed) Clinical uses of cerebral, brainstem and spinal somatosensory evoked potentials. Karger, Basel, pp 170–189

Waxman SG, Bennett MVL (1972) Relative conduction velocities of small myelinated and non-myelinated fibres in the central nervous system. Nature 238:217–219

3 Elektromyographie

Die elektromyographischen Befunde bei Engpaß- und anderen Nervenkompressionssyndromen variieren je nach Schwere der Nervenschädigung zwischen dem Normalbefund und einem Verlust der Willküraktivität. Im Einzelfall hängen die EMG-Befunde vom Schädigungstyp an den betroffenen motorischen Nervenfasern ab, so daß sie diesen zugeordnet behandelt werden sollen.

Bei einer leichten, nur zum *Leitungsblock* (*Neurapraxie*) in einem Teil der motorischen Nervenfasern führenden Läsion, wie sie in frühen Stadien von Engpaßsyndromen vorkommen kann, besteht die einzige elektromyographische Veränderung in einer *Lichtung des Aktivitätsmusters* bei maximaler Willkürinnervation (Abb. 17). Da die Dichte dieses Musters einerseits von der Mitarbeit des Patienten, andererseits von der Art des Muskels (genauer: der Zahl der an eine motorische Nervenfaser angeschlossenen Muskelfasern) abhängt, ist ein solcher Befund nur bei kooperativen Patienten und beim Vergleich mit dem identischen Muskel der Gegenseite als pathologisch anzusehen.

Bei etwas ausgeprägterer Schädigung motorischer Axone mit *segmentaler Demyelinisierung* kann es zu einer *spontanen ektopischen Impulsentstehung* in einzelnen Fasern kommen. Das sich nach distal ausbreitende Aktionspotential führt zur Aktivierung einer motorischen Einheit und damit zu einer faszikulationsartigen Muskelzuckung. Bei elektromyographischer Ableitung imponieren diese Spontanentladungen meist als *repetitive Entladungen ein und derselben motorischen Einheit;* d. h. im Unterschied zu den bei Vorderhornprozessen registrierten Faszikulationspotentialen sind die bei Engpaßsyndromen vorkommenden Spontanentladungen motorischer Aktionspotentiale oft uniform (Stöhr u. Bluthardt 1987; Abb. 18). Darüber hinaus ist die Entladungsfrequenz meist höher und der Entladungsrhythmus regelmäßiger bis hin zu streng rhythmischer Aufeinanderfolge der Potentiale. Solche rhythmischen Spontanentladungen wurden von Spaans (1982) an 18 von 164 Patienten mit Karpaltunnelsyndrom registriert und blieben durch eine Leitungsblockade des N. medianus in Höhe der Ellenbeuge unbeeinflußt.

Außer solchen Einzelentladungen – als spezielle Form von Faszikulationen – kommen auch *Doppel-, Gruppen-* und *Serienentladungen* vor, die aus meist rhythmisch aufeinanderfolgenden identischen Einzelpotentialen bestehen (Stöhr 1976; Albers et al. 1981; Spaans 1982; Stöhr 1982) (Abb. 19a, b, 20a, b). Die Entladungsfrequenz innerhalb der Potentialgruppe („interimpulse frequency") variiert dabei zwischen 11 und 110 Hz, die der einzelnen Gruppen („interburst frequency") zwischen 0,2 und 8 Hz (Stöhr 1976). Diese Werte liegen im selben Bereich, wie sie an lumbosakralen Nervenwurzeln dystrophischer Mäuse gefunden werden, die eine kongenitale Störung der Markscheidenbildung aufweisen (Rasminsky 1981). Die dabei außerdem beobachtete Mechanosensitivität, d. h. die Erhöhung der spontanen Impulsrate auf mechanische Reize, ist uns dagegen bei Engpaßsyndromen bisher nicht begegnet.

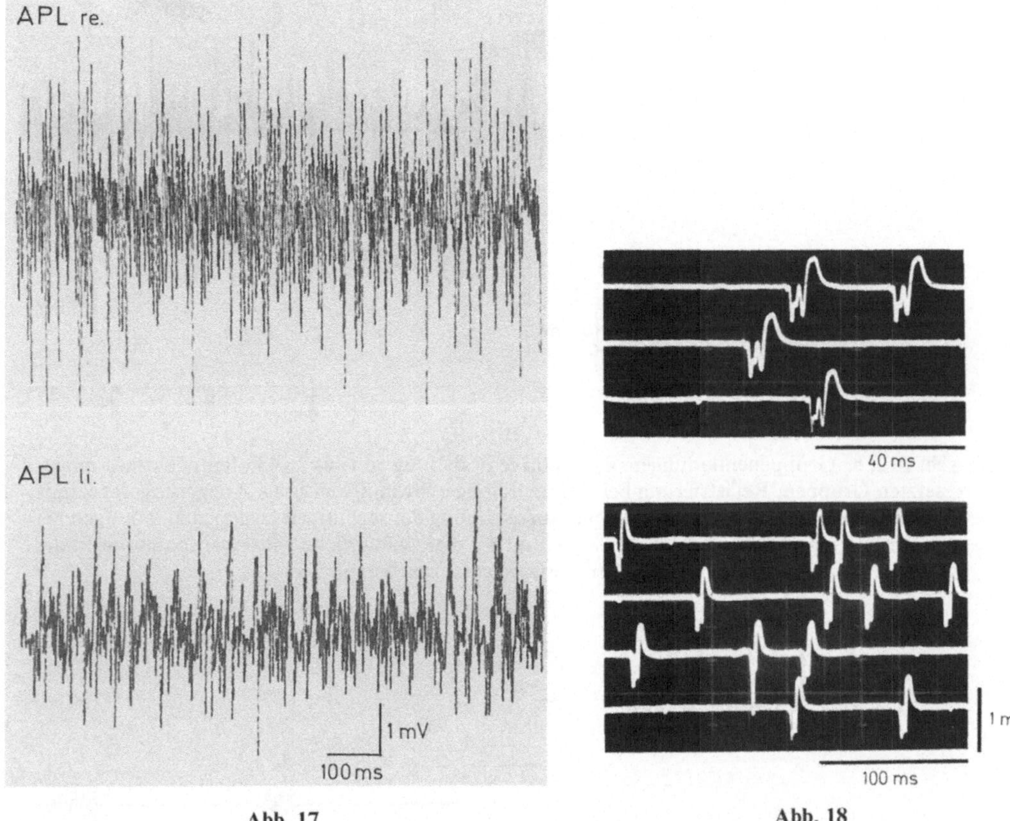

Abb. 17   Abb. 18

Abb. 17. EMG bei partiellem Leitungsblock. Gelichtetes Aktivitätsmuster im M. abductor pollicis longus (*APL*) links (*unten*) als einzig pathologischer elektromyographischer Befund bei leichterer Kompressionsschädigung des linken N. radialis. Pathogenetisch kann ein Leitungsblock in einem Teil der motorischen Axone dieses Nervs angenommen werden

Abb. 18. Uniforme, faszikulationsartige Spontanentladung einer motorischen Einheit im M. extensor digitorum communis bei chronischer Kompression des N. radialis (*oben* rasche, *unten* langsamere Kippgeschwindigkeit)

Solche ektopischen Impulsbildungen beruhen vermutlich auf einer erhöhten Erregbarkeit von Nervenfasern an Stellen lokaler Demyelinisierung bei intaktem Axon. Dabei hängen Frequenz und Dauer dieser rhythmischen Entladungsfolgen vom Exzitationsgrad des Fokus ab. Bei nur geringer Exzitabilität resultieren keine spontanen, sondern nur durch Nervenstimulation oder Willkürinnervation induzierte Entladungen, wie sie auch nach experimentellen Nervenläsionen gefunden wurden (Kugelberg u. Petersen 1949; Stöhr 1976; Stöhr u. Bluthardt 1987). Kuno (1976) beschreibt dieses Phänomen als „Autoexzitation". Die einfachste und häufigste Form einer solchen reizinduzierten Entladung stellen die *Doppelentladungen eines Muskelaktionspotentials bei leichter Willkürinnervation*

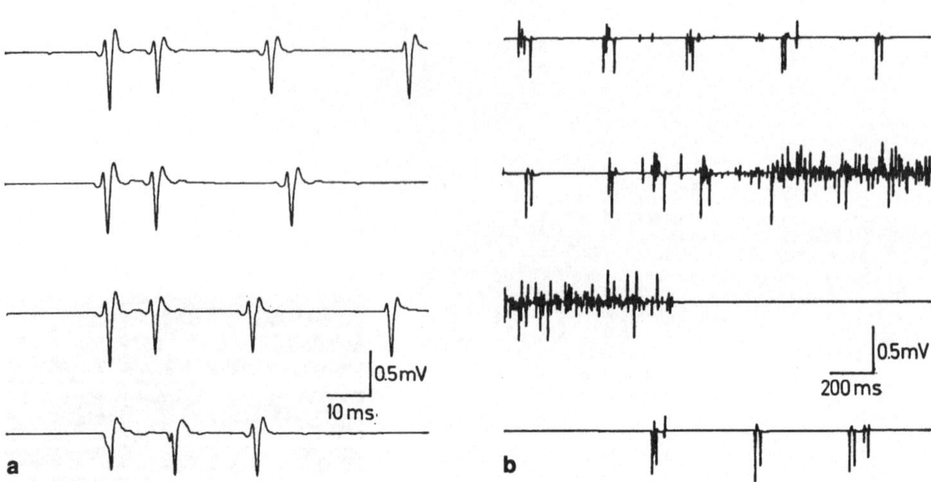

Abb. 19 a, b. Gruppenentladungen. **a** Repetitive Entladung von aus 2–4 Potentialen zusammengesetzten Gruppen. Registrierung bei rascher Kippgeschwindigkeit unter Triggerung des Kipps durch das 1. Potential. **b** Kontinuierliche Aufzeichnung der repetitiven Gruppenentladungen bei langsamer Kippgeschwindigkeit. Im Anschluß an eine willkürliche Muskelanspannung findet sich eine Entladungspause von knapp 2 s

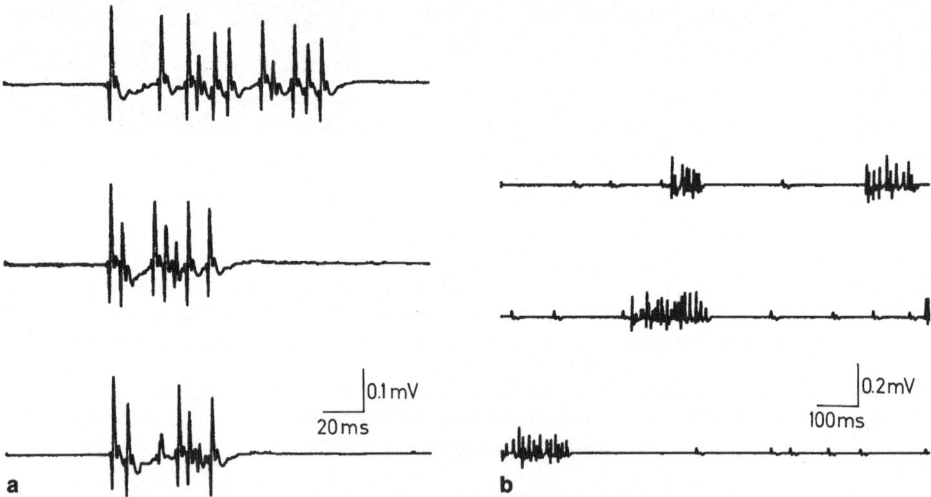

Abb. 20 a, b. Gruppenentladungen. Repetitive Entladung von aus 7–15 teilweise deformierten Einzelpotentialen zusammengesetzten Gruppen. Registrierung bei **a** rascher und **b** langsamer Kippgeschwindigkeit

(„double discharges") (Abb. 21) dar, wie sie besonders zu Beginn der willkürlichen Aktivierung einer motorischen Einheit vorkommen (Simpson 1969; Partanen u. Lang 1978; Koenig u. Stöhr 1987). Sowohl die spontan auftretenden Einzel-, Doppel-, Gruppen- und Serienentladungen als auch die reizinduzierten Nachentladungen weisen auf eine erhöhte fokale Erregbarkeit der demyelinisierten Nervenfaser hin, die sich durch die Impulsentstehung vermindert und ein Sistieren der ektopischen Impulsentstehung zur Folge hat („post-tetanic conduc-

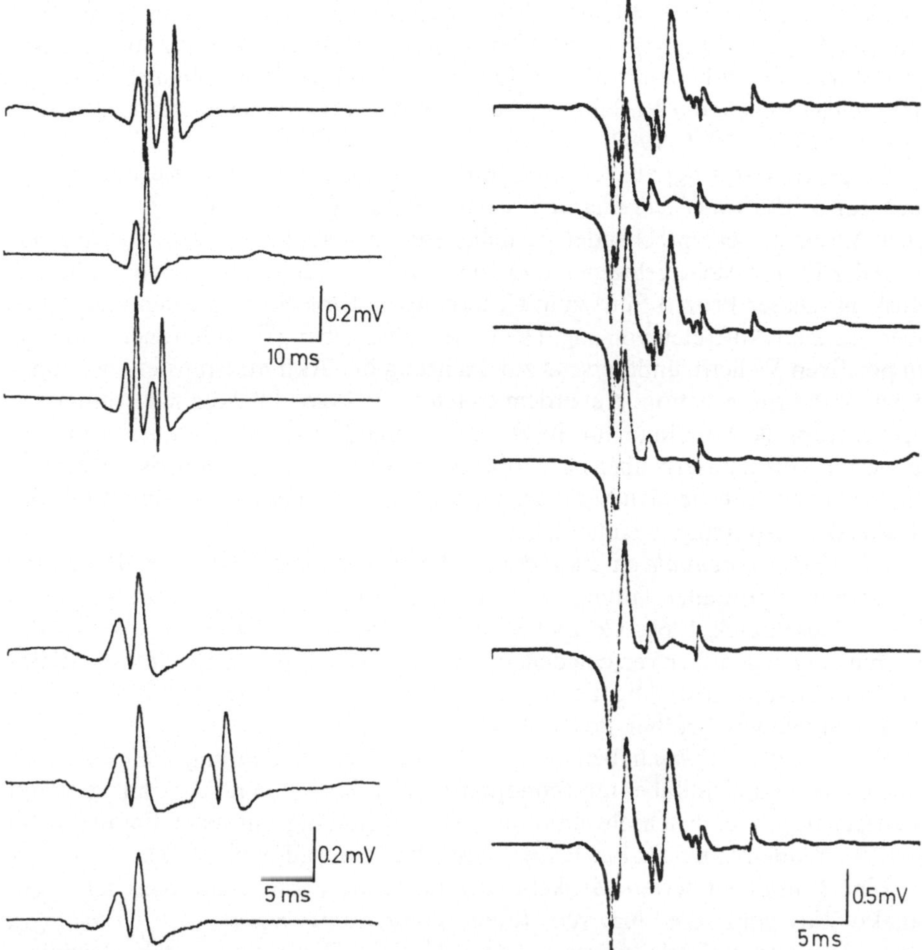

Abb. 21. Intermittierende Doppelentladungen von Muskelaktionspotentialen („double discharges"). Die bei leichter Willkürinnervation registrierten Muskelaktionspotentiale werden teilweise von einer Nachentladung desselben Potentials gefolgt, wobei die Intervalle zwischen beiden Potentialen leichte Variationen aufweisen

tion block"). In variablen Intervallen nach dem Sistieren der Entladung wird der Fokus erneut aktiv, so daß man bei manchen Patienten eine periodische Wiederholung dieses Vorgangs über lange Zeiträume verfolgen kann (Stöhr 1976).

Für die Genese solcher spontaner oder induzierter ektopischer Erregungen ist vermutlich von Bedeutung, daß das Ruhemembranpotential in pathologisch veränderten Fasern näher an der Erregungsschwelle liegt und daß bereits leichte Oszillationen des Ruhemembranpotentials ausreichen, damit ein oder mehrere aufeinanderfolgende Aktionspotentiale entstehen (Stöhr 1976; Rasminsky 1981). Als mögliche Auslöser sind Stromfluß in benachbarten Nervenfasern, Änderungen im periaxonalen Ionenmilieu, mechanische Reize sowie Ischämie (wie sie innerhalb eingeklemmter Nervenabschnitte zumindest intermittierend anzunehmen ist) wahrscheinlich.

Sehr selten ist eine ektopische Impulsentstehung bei Engpaßsyndromen verknüpft mit einer ephaptischen Impulsübertragung auf gleichfalls demyelinisierte

benachbarte Nervenfasern [„artifizielle Synapse" nach Granit et al. (1944) und
Granit u. Skoglund (1945)], woraus eine annähernd simultane Entladung mehrerer motorischer Einheiten resultiert. Elektromyographisch werden diese als feine
Myoklonien sichtbaren Entladungen als Komplexe variabler Form und Dauer
registriert (Stöhr 1976, 1982).

Ausgeprägtere Engpaßsyndrome führen über eine Demyelinisierung hinaus
auch zur *Wallerschen Degeneration* einer unterschiedlich großen Zahl motorischer Axone mit entsprechender partieller (selten kompletter) Denervierung der
distal der Läsionsstelle gelegenen und von dem geschädigten Nerven innervierten
Muskeln. Dieser Prozeß führt zum Untergang motorischer Einheiten und damit
einerseits zum Auftreten von sog. Denervierungszeichen (Fibrillationen und stei-
len positiven Wellen), andererseits zur Lichtung des Aktivitätsmusters bei maximaler Willkürinnervation. Außerdem treten nach Tagen bis Wochen beginnende
regeneratorische Vorgänge auf, insbesondere eine kollaterale Reinnervation denervierter Muskelfasern über benachbarte intakt gebliebene motorische Einheiten, die mit entsprechenden Veränderungen von Form, Dauer und Amplitude der
Muskelaktionspotentiale einhergehen.

Fibrillationspotentiale sind kurze bi- oder triphasische Potentiale, denen eine
rhythmische Spontanentladung denervierter Muskelfasern zugrundeliegt (Buchthal u. Rosenfalck 1966; Conrad et al. 1972; Stöhr 1977) (Abb. 22). Bei der
Abgrenzung gegenüber verschiedenen Formen physiologischer Spontanaktivität
sind der initial positive Abgang und die Regelmäßigkeit in der Aufeinanderfolge
der Potentiale von größter Bedeutung.

Steile positive Wellen haben dieselbe diagnostische Bedeutung wie Fibrillationen. Es handelt sich dabei um monophasisch positive Potentiale – teilweise mit
niedriger negativer Nachschwankung –, die regelmäßig mit einer Frequenz um
4–12/s entladen (Buchthal u. Rosenfalck 1966; Conrad et al. 1972).

Eine 3. in denervierten Muskeln vorkommende Form pathologischer Spontanaktivität sind die *bizarren* (oder *komplexen*) *repetitiven Entladungen*
(„pseudomyotone Entladungen") (Abb. 23–26). Diese sind durch gleichblei-
bende Entladungsfrequenz und Amplitude sowie abrupten Beginn und Schluß
charakterisiert. Je komplexer die Form des repetitiv wiederkehrenden Potentials
ist, um so niedriger ist in der Regel die Entladungsfrequenz, wobei diese von

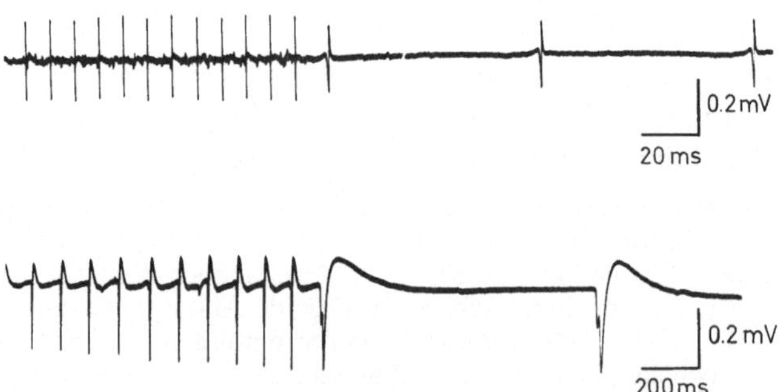

Abb. 22. Fibrillationen und steile positive Wellen. *Oben* Fibrillationspotentiale; *unten* steile
positive Wellen mit rhythmischer Entladungsfolge. Der *linke* Bildanteil zeigt die Registrierung
bei langsamer, der *rechte* bei rascher Kippgeschwindigkeit

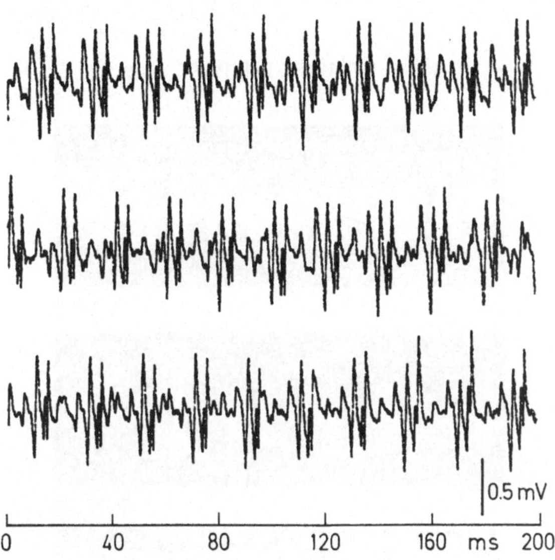

Abb. 23. Hochfrequente komplexe (bizarre) Entladungen (pseudomyotone Entladungen)

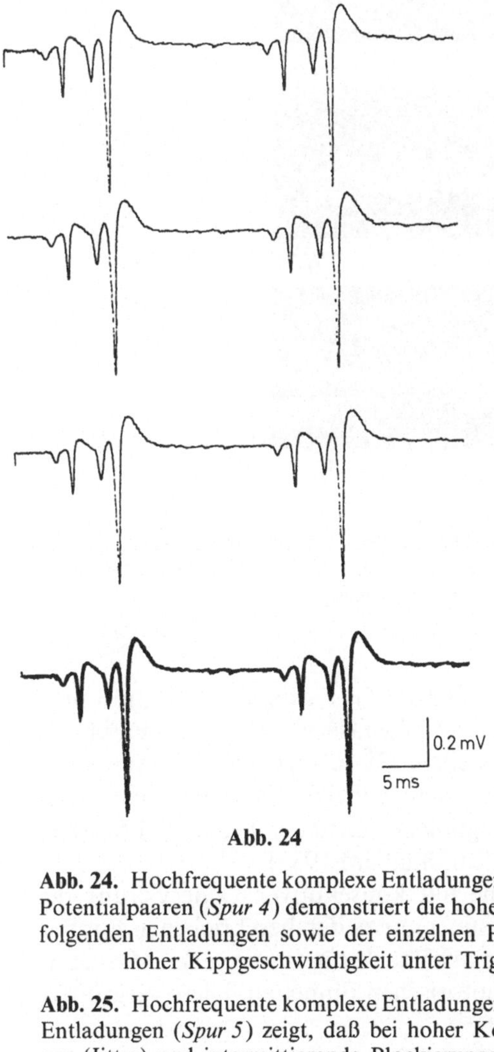

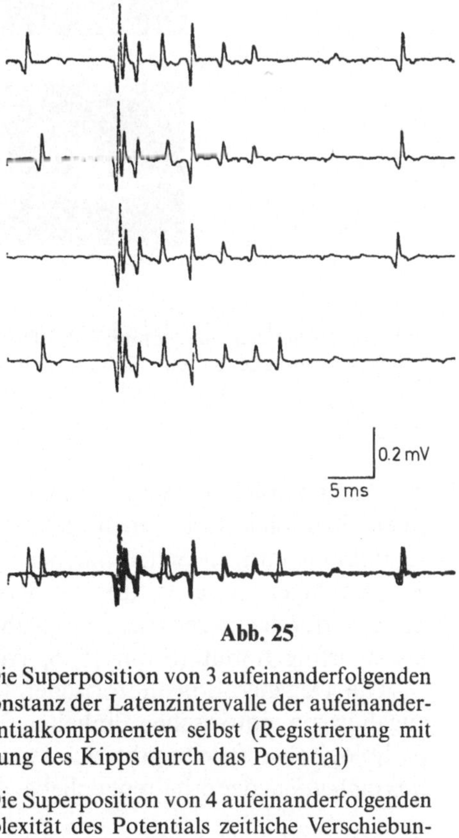

Abb. 24   **Abb. 25**

Abb. 24. Hochfrequente komplexe Entladungen. Die Superposition von 3 aufeinanderfolgenden Potentialpaaren (*Spur 4*) demonstriert die hohe Konstanz der Latenzintervalle der aufeinanderfolgenden Entladungen sowie der einzelnen Potentialkomponenten selbst (Registrierung mit hoher Kippgeschwindigkeit unter Triggerung des Kipps durch das Potential)

Abb. 25. Hochfrequente komplexe Entladungen. Die Superposition von 4 aufeinanderfolgenden Entladungen (*Spur 5*) zeigt, daß bei hoher Komplexität des Potentials zeitliche Verschiebungen (Jitter) und intermittierende Blockierungen einzelner Potentialkomponenten vorkommen können

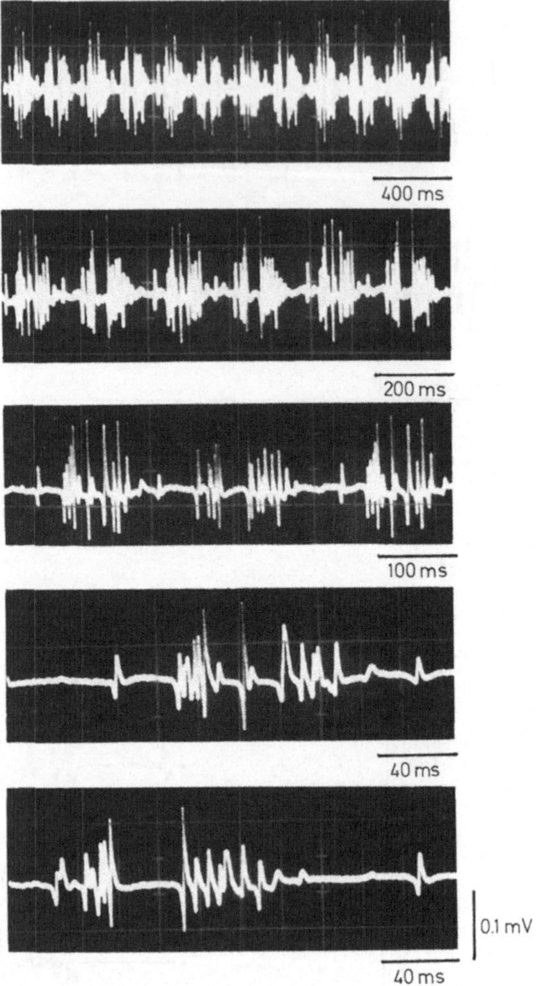

Abb. 26. Niederfrequente komplexe Entladungen. Die Analyse der Entladung bei verschiedenen Kippgeschwindigkeiten zeigt, daß diese aus 2 unterschiedlichen, rhythmisch aufeinanderfolgenden Komplexen (*Zeilen 4* und *5*) zusammengesetzt ist

0,3–150/s variiert (Emeryk et al. 1974; Stöhr 1976). Pathogenetisch muß man einen Komplex funktionell gekoppelter Muskelfasern mit *einer* Faser als rhythmisch tätigem Schrittmacher unterstellen. Die übrigen Fasern werden in gesetzmäßiger zeitlicher Aufeinanderfolge erregt, wobei ihre Kopplung extraneural, d. h. durch ephaptische Impulsübertragung zwischen den beteiligten Muskelfasern erfolgen muß (Stöhr 1976; Trontelj u. Stålberg 1983).

Die Degeneration motorischer Axone mit konsekutiver Denervierung der zugehörigen motorischen Einheiten führt nicht nur zu den beschriebenen Formen pathologischer Spontanaktivität, sondern auch zu *Veränderungen der Muskelaktionspotentiale* der erhaltengebliebenen motorischen Einheiten. Diese vergrößern

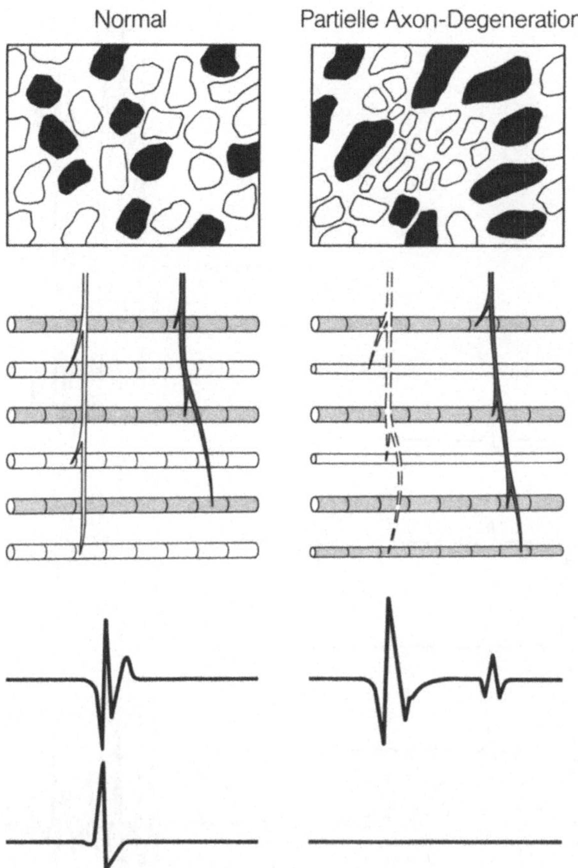

Abb. 27. Veränderungen der motorischen Einheiten und der Muskelaktionspotentiale bei partieller Axondegeneration. Der Degeneration eines motorischen Axons folgt die Denervierung der zugehörigen Muskelfasern, die in der Folgezeit atrophieren (helle Muskelfasern *rechts oben*). Ein Teil der denervierten Muskelfasern wird von benachbarten motorischen Einheiten „kollateral" reinnerviert, so daß sich deren Territorium vergrößert. Wegen der zunächst verzögerten Leitungsgeschwindigkeiten in den kollateralen Axonsprossen erscheint der Anteil der kollateral reinnervierten Muskelfasern am Muskelaktionspotential verspätet („späte Komponente"; *rechts unten*)

ihr Territorium durch kollaterale Reinnervation einzelner denervierter Muskelfasern, woraus sich die *Zunahme der Potentialdauer und -amplitude* erklärt (Buchthal u. Pinelli 1953; Ludin 1981). Da die Impulsleitung in den kollateralen Axonsprossen langsamer erfolgt als in den regulären axonalen Endaufzweigungen, werden die kollateral reinnervierten Muskelfasern später erregt, so daß sich ihre Faserpotentiale am Schluß des Einheitspotentials finden und nicht nur zur Verlängerung der Potentialdauer beitragen, sondern auch zu einer *polyphasischen Aufsplitterung* (wobei man ein Muskelaktionspotential mit mehr als 4 Phasen, d. h. mindestens 4 Durchgängen durch die Nullinie als polyphasisch bezeichnet). Ist zwischen einer solchen Potentialkomponente und dem Hauptteil des Muskel-

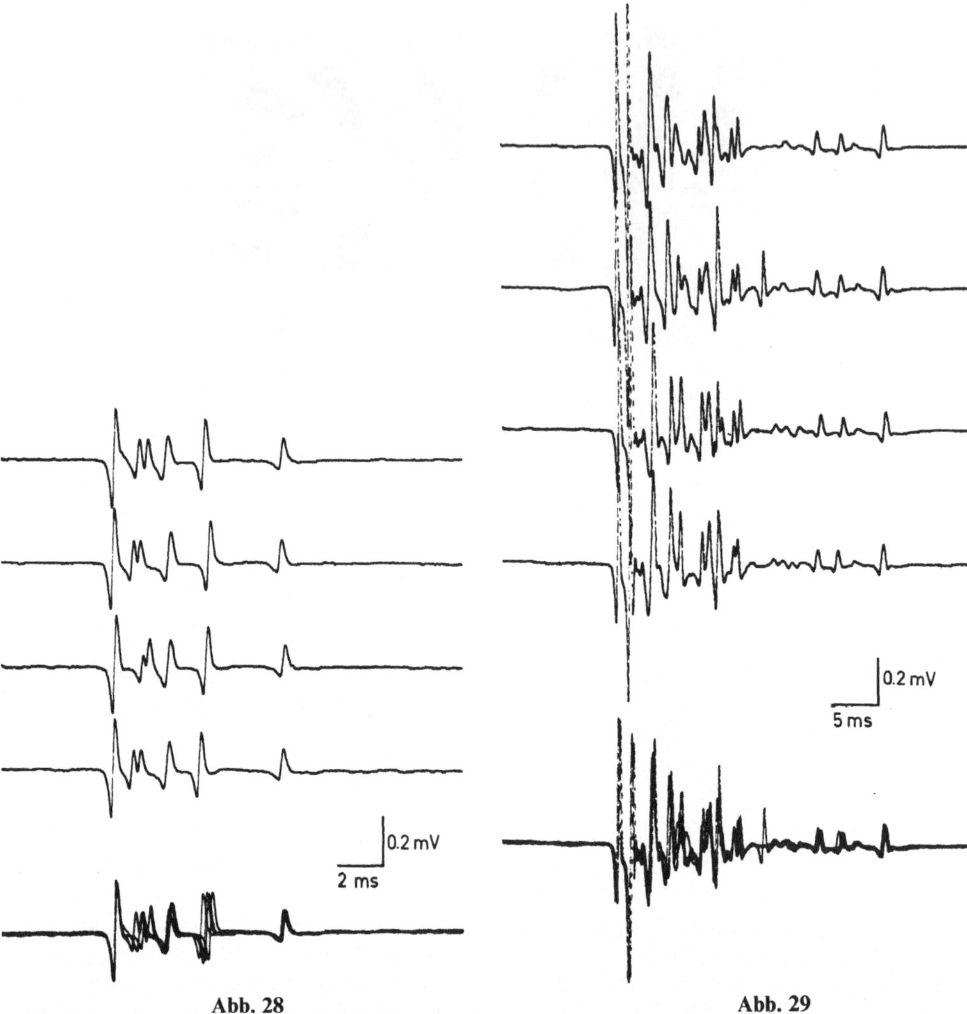

Abb. 28　　　　　　　　　　　　　　　　　　　　　　　　Abb. 29

Abb. 28. Polyphasisches Muskelaktionspotential bei frischer kollateraler Sprossung. Die Komponenten 2 und 4 des Potentials zeigen eine pathologische zeitliche Varianz („Jitter") als Hinweis auf die Instabilität der Erregungsausbreitung innerhalb der motorischen Einheit (Registrierung mit Einzelfaserelektrode)

Abb. 29. Hochkomplexes Muskelaktionspotential bei älterer Reinnervation. Trotz der hohen Komplexität des Muskelaktionspotentials sind die zeitlichen Intervalle der späten Potentialanteile zum Hauptteil des Potentials weitgehend konstant, was als Hinweis auf die weitgehend stabile Erregungsausbreitung innerhalb der motorischen Einheit angesehen werden kann. Lediglich der viertletzte Spike weist eine intermittierende Blockierung auf und ist nur in *Spur 2* sichtbar

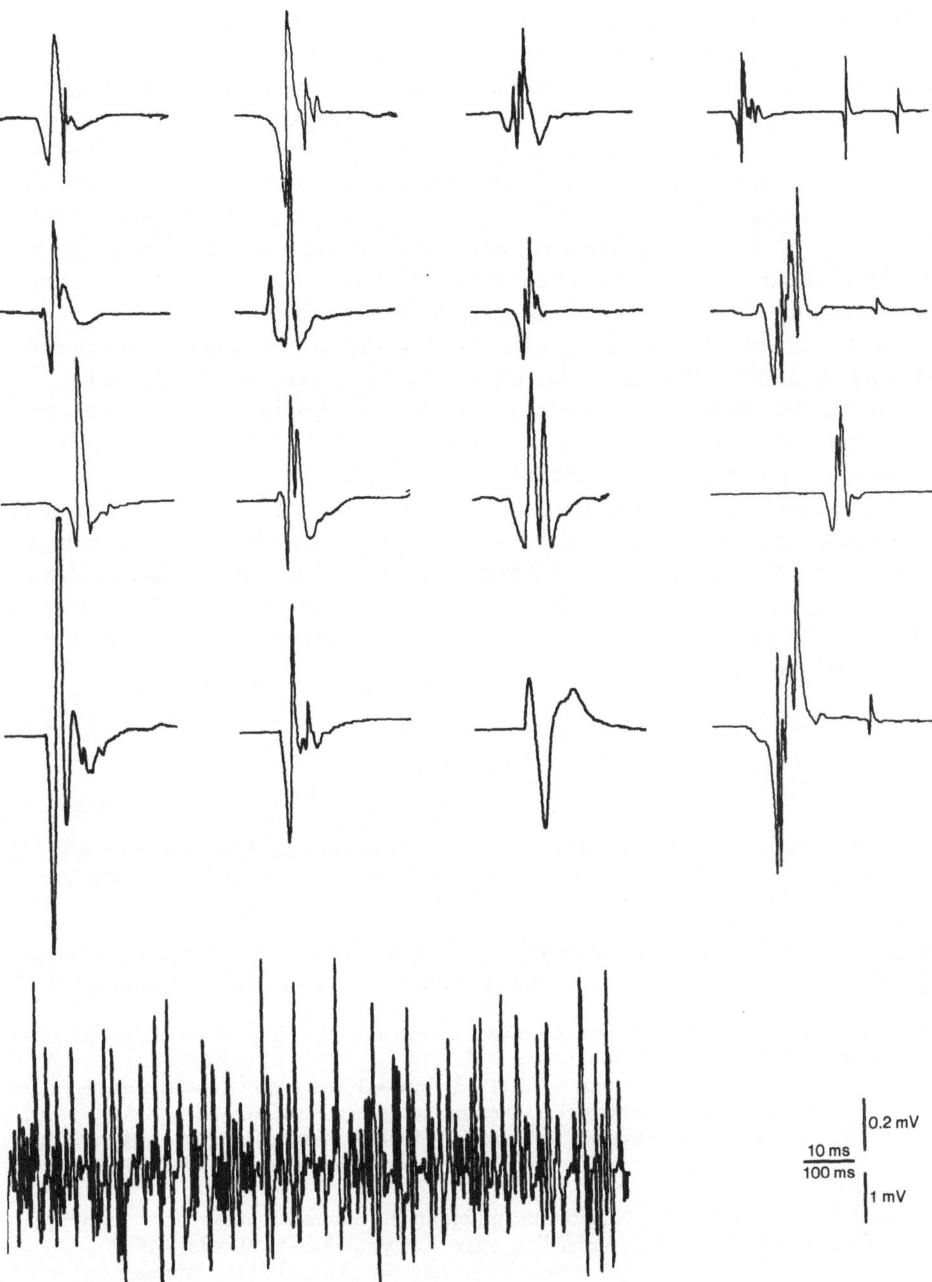

Abb. 30. EMG bei partieller Axondegeneration. Die Potentialanalyse zeigt bei einer partiellen Axondegeneration mit nachfolgender kollateraler Sprossung einen „neurogenen Umbau"; im vorliegenden Beispiel ist die Polyphasierate auf 55% erhöht und die mittlere Potentialdauer auf 17 ms verlängert (Ableitung aus dem M. tibialis anterior). Bei maximaler Muskelanspannung wirkt sich der Ausfall motorischer Einheiten in Form einer Lichtung des Aktivitätsmusters aus (Einzelentladungs- bis Übergangsmuster)

aktionspotentials die Grundlinie sichtbar, wird jene als *späte Komponente* bezeichnet (Borenstein u. Desmedt 1975) (Abb. 27). Bei frischer kollateraler Sprossung erfolgt die Impulsleitung in den neu gebildeten Axonkollateralen nicht nur verzögert, sondern es besteht außerdem eine *Instabilität der Impulsleitung* mit variabler Verzögerung („neurogener Jitter") und evtl. intermittierender Blockierung des Aktionspotentials (Abb. 28). Der Nachweis eines neurogenen Jitters und einer intermittierenden Blockierung erlaubt also den Schluß auf ein aktuelles Geschehen, während umgekehrt ein fixes Zeitintervall zwischen dem Hauptteil des Muskelaktionspotentials und der späten Komponente auf eine bereits eingetretene Stabilisierung der Impulsleitung hinweist (Abb. 29).

Wenn die bei Registrierung und Auswertung von möglichst 20 Muskelaktionspotentialen ermittelten Werte der Potentialdauer, -amplitude und -polyphasierate die oberen Normwerte (Buchthal 1958; Ludin 1981) überschreiten, kann man daraus auf eine zugrundeliegende partielle Denervierung motorischer Einheiten mit konsekutiven Umbauvorgängen schließen (Abb. 30).

Hinsichtlich der elektromyographischen Ableittechnik bei Engpaßsyndromen ist zu beachten, daß nicht nur der Nachweis der beschriebenen Veränderungen in den von dem eingeklemmten Nerven versorgten Muskeln von diagnostischer Bedeutung ist, sondern ebenso ein Ausschluß pathologischer Befunde in anderen Muskeln, die z. B. von derselben Nervenwurzel, aber einem anderen Einzelnerven innerviert werden.

Literatur

Albers JW, Allen AA, Bastron JA, Daube JR (1981) Limb myokymia. Muscle Nerve 4:494–504

Borenstein S, Desmedt JE (1975) Late component of the motor unit potential in muscle disease. In: Kunze K, Desmedt JE (eds) Studies in neuromuscular diseases. Karger, Basel, pp 130–140

Buchthal F (1958) Einführung in die Elektromyographie. Urban & Schwarzenberg, München

Buchthal F, Pinelli P (1953) Muscle action potentials in polymyositis. Neurology (NY) 3:424–429

Buchthal F, Rosenfalck P (1966) Spontaneous electrical activity of human muscle. Electroencephalogr Clin Neurophysiol 20:321–336

Conrad B, Sindermann F, Prochazka VJ (1972) Interval analysis of repetitive denervation potentials of human skeletal muscle. J Neurol Neurosurg Psychiatry 35:834–840

Emeryk B, Hausmanova-Petrusewicz J, Nowak T (1974) Spontaneous volley of bizarre high frequency potentials in neuromuscular diseases. Electromyogr Clin Neurophysiol 14:303–312

Granit R, Skoglund CR (1945) Facilitation, inhibition and depression at the „artificial synapse" formed by the cut end of a mammalian nerve. J Physiol (Lond) 103:434–448

Granit R, Leksell L, Skoglund CR (1944) Fibre interaction in injured or compressed regions of nerve. Brain 67:125–140

Koenig E, Stöhr M (1986) The characteristics of double discharges in electromyography during steady weak contraction. Electromyogr Clin Neurophysiol 26:169–179

Kugelberg E, Petersen I (1949) "Insertion activity" in electromyography. J Neurol Neurosurg Psychiatry 12:268–273

Kuno M (1976) Electrophysiological analysis of motoneuron properties in dystrophic mice. In: Andrews JM, Johnson RT, Brazier MAB (eds) Amyotrophic lateral sclerosis: Recent research trends. Academic Press, New York, pp 135–143

Ludin HP (1981) Praktische Elektromyographie. Enke, Stuttgart

Partanen VSJ, Lang AH (1978) An analysis of double discharges in the human electromyogram. J Neurol Sci 36:363–375

Rasminsky M (1981) Hyperexcitability of pathologically myelinated axons and positive symptoms in multiple sclerosis. In: Waxman SG, Ritchie JM (eds) Demyelinating diseases: Basic and clinical electrophysiology. Raven Press, New York, pp 289–299

Simpson JA (1969) Terminology of electromyography. Electroencephalogr Clin Neurophysiol 26:224–226

Spaans F (1982) Spontaneous rhythmic motor unit potentials in the carpal tunnel syndrome. J Neurol Neurosurg Psychiatry 45:19–28

Stöhr M (1975) Neurogener Jitter und intermittierende Blockierungen bei posttraumatischer Reinnervation. EEG EMG 6:63–69

Stöhr M (1976) Elektromyographische Untersuchungen seltener Formen von Spontanaktivität im menschlichen Skelettmuskel. Habilitationsschrift, Universität Tübingen

Stöhr M (1977) Benign fibrillation potentials in normal muscle and their correlation with endplate and denervation potentials. J Neurol Neurosurg Psychiatr 40:765–768

Stöhr M (1982) Special types of spontaneous electrical activity in radiogenic nerve injuries. Muscle Nerve 5:78–83

Stöhr M, Bluthardt M (1987) Atlas der klinischen Elektromyographie und Neurographie. 2. Aufl. Kohlhammer, Stuttgart Berlin Köln Mainz

Trontelj J, Stålberg E (1983) Bizarre repetitive discharges recorded with single fibre EMG. J Neurol Neurosurg Psychiatry 46:310–316

4 Elektroneurographie und somatosensorisch evozierte Potentiale

Es würde den Rahmen dieses Buches sprengen, eine ausführliche Darstellung der klinischen Elektroneurographie zu geben. Wir stellen deshalb die verschiedenen Techniken nur kursorisch dar und erwähnen einzelne, wie z. B. die Mikroneurographie, nicht weiter, da für die Routineuntersuchung bisher zu wenige Erfahrungen damit vorliegen. Auf die Wiedergabe von „Normwerten" haben wir gänzlich verzichtet; dazu sei auf entsprechende Publikationen von Ludin (1981), Ludin u. Tackmann (1981), Rosenfalck u. Rosenfalck (1975), Stöhr u. Bluthardt (1987), Stöhr et al. (1982) verwiesen.

1 Elektroneurographie motorischer Nerven

Im motorischen Nerv werden in der Routinediagnostik die *Amplituden der evozierten Muskelaktionspotentiale,* die *distale motorische Latenz* und die *Leitgeschwindigkeit* in den verschiedenen Segmenten des Nervs bestimmt. Dazu wird der Nerv an 2 oder, wenn erforderlich, auch mehreren Punkten mit supramaximaler Intensität elektrisch gereizt, und die durch die Reize ausgelösten Muskelaktionspotentiale werden mit Oberflächenelektroden abgeleitet und registriert.

1.1 Muskelaktionspotentiale

Bei Verwendung von Oberflächenelektroden wird die differente Elektrode über dem Muskelbauch in Höhe der Endplattenzone, die indifferente über der Sehne oder einem Knochen fixiert. Die mit dieser Technik abgeleiteten Muskelaktionspotentiale sind meist diphasisch mit einer initialen negativen Phase, gefolgt von einer positiven Nachschwankung. Im N. ulnaris ist die 1. Komponente des Muskelaktionspotentials bei Ableitung vom Hypothenar häufig doppelgipflig, in Einzelfällen kann es auch tetraphasisch sein. Dies ist auf die unterschiedliche Lage der Endplattenzone in den einzelnen den Hypothenar bildenden Muskeln zurückzuführen. Unter pathologischen Bedingungen finden sich Aufsplitterungen auch in Muskeln, von denen normalerweise nur biphasische Aktionspotentiale abgeleitet werden können. Die Amplitude des mit Oberflächenelektroden abgeleiteten Muskelaktionspotentials soll nach Kaeser (1970) ein ungefähres Maß für die Zahl der aktivierten motorischen Einheiten und damit auch der aktivierten Muskelfasern sein. Nach Daube (1980) ist die Fläche der negativen Phase des Muskelaktionspotentials jedoch besser dazu geeignet, Aussagen über die Zahl aktivierter motorischer Einheiten zu machen. Amplitude und Fläche hängen jedoch vom Abstand der aktivierten Muskelfasern zur Elektrode ab. Deshalb ermöglichen nach Wagner u. Buchthal (1972) intramuskulär applizierte

Drahtelektroden eine bessere Korrelation. Eine Reihe von Autoren hat auch in den Muskel eingestochene konzentrische Nadelelektroden zur Ableitung von evozierten Muskelaktionspotentialen verwendet. Diese Technik hat den Vorteil, daß der initiale Abgang des Potentials steiler ist, was eine exaktere Latenzmessung ermöglicht. Die mit konzentrischen Nadelelektroden abgeleiteten Muskelaktionspotentiale erlauben jedoch keine Aussagen über die Zahl der aktivierten Muskelfasern, auch sind bei Verlaufsuntersuchungen Aussagen über Änderungen der Amplitude nicht möglich. Ein weiterer Nachteil liegt im Verrutschen der Elektroden nach dem Stimulus, so daß nach distaler und proximaler Reizung nicht mehr von denselben motorischen Einheiten abgeleitet wird. Ein Vorteil der Anwendung von Nadelelektroden ist jedoch, daß selbst von stark atrophischen Muskeln, wie z. B. der Thenarmuskulatur bei weit fortgeschrittenem Karpaltunnelsyndrom, meist noch Aktionspotentiale ableitbar sind.

Am evozierten Muskelaktionspotential können eine Reihe von Parametern gemessen werden (Abb. 31):

- die Amplitude zwischen dem höchsten negativen und dem höchsten positiven Gipfel des Potentials;
- die Amplitude der negativen Phase;
- die Dauer der negativen Phase;
- die Gesamtdauer des Muskelaktionspotentials. Die Messung dieses Parameters ist aber mit einer erheblichen Fehlerquote belastet, da das Ende der positiven Nachschwankung vielfach nur sehr schwer festzulegen ist;
- die Fläche unter der negativen Phase.

Durch die Quotientenbildung aus den Meßwerten dieser Parameter nach distaler und proximaler Reizung lassen sich aufgrund der Untersuchungen von Brown et al. (1976), Tackmann u. Hoffmeyer (1978), Brown u. Yates (1982), Onley u. Miller (1984) Aussagen über den Grad der Blockierung myelinisierter Nervenfasern machen (Abb. 32).

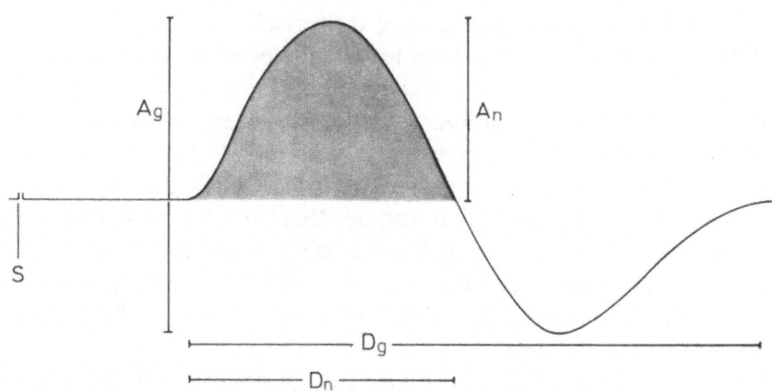

Abb. 31. Schematische Darstellung der am evozierten Muskelaktionspotential untersuchten Parameter. A_g Gesamtamplitude, gemessen zwischen dem höchsten negativen und höchsten positiven Gipfel, A_n Amplitude der negativen Phase, D_n Dauer der negativen Phase, D_g Gesamtdauer. Fläche der negativen Phase *schattiert, S,* Stimulus

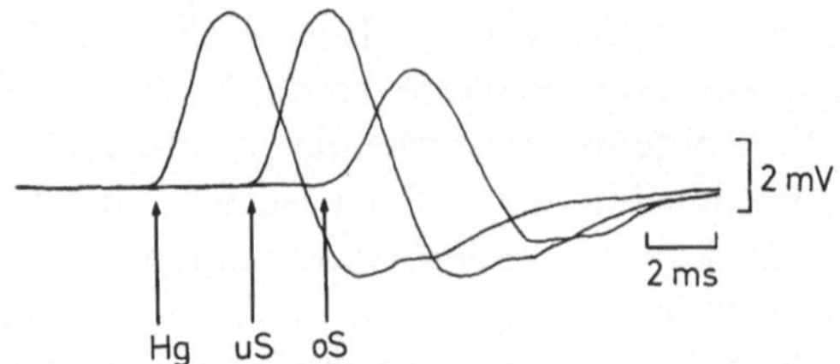

Abb. 32. Blockierung eines Teils motorischer Nervenfasern im N. ulnaris bei einem Patienten mit einem Sulcus-nervi-ulnaris-Syndrom nach Stimulation des Nervs proximal des Ellenbogens. Ableitung vom M. interosseus dorsalis I in Höhe des Handgelenks (*Hg*), unterhalb des Sulkus (*uS*) und oberhalb des Sulkus (*oS*). Die Amplitude des Muskelaktionspotentials ist nach Stimulation proximal des Sulkus verglichen mit dem Potential nach Stimulation distal des Sulkus um 36% abgefallen

1.2 Distale motorische Latenz, Nervenleitgeschwindigkeit

Eine Messung der Leitgeschwindigkeit im terminalen Segment, d. h. zwischen distalem Reizpunkt und Muskelendplatte, ist nicht möglich, da der äußere Durchmesser der motorischen Nervenfasern nach distal hin zunehmend kleiner und die Nervenfasern kurz vor Bildung der der präsynaptischen Endplattenstrukturen marklos werden. Die Impulsfortleitung erfährt durch diese morphologischen Gegebenheiten im terminalen Segment von proximal nach distal eine zunehmende Verlangsamung, deren Gradient nicht bekannt ist. Dennoch stellt die distale motorische Latenz einen aussagekräftigen Parameter dar, wenn die Meßwerte auf eine Standarddistanz korrigiert werden. Dies geschieht nach der Formel von Slomic et al. (1968):

$$\text{Latenz}_{korr.} = \text{Latenz}_{gem.} - (D - d)/NLG.$$

In dieser Formel bedeuten $\text{Latenz}_{korr.}$ = normierte distale motorische Latenz; $\text{Latenz}_{gem.}$ = tatsächlich gemessene distale motorische Latenz; D = Distanz zwischen distaler Reizkathode und differenter Ableitelektrode; d = Standarddistanz; NLG = Leitgeschwindigkeit in proximaler Latenz. Diese Korrektur geschieht unter der nicht ganz richtigen Annahme, daß die Nervenleitgeschwindigkeit in allen Segmenten den gleichen Wert aufweist.

Die *Residuallatenz* stellt eine rein rechnerische Größe dar. Sie wird aus der Differenz der tatsächlich gemessenen und der theoretisch errechneten Latenzzeit bestimmt, ebenfalls unter der Annahme, daß die Leitgeschwindigkeit in distalen und proximalen Segmenten des Nervs gleich ist. Die Bestimmung dieses Parameters bringt für die Diagnostik nach den Untersuchungen von Tackmann (1980) aber keinen zusätzlichen Gewinn.

Die *Nervenleitgeschwindigkeit* wird aus dem Quotienten der Distanz zwischen 2 Reizpunkten und der Differenz der Latenzen der evozierten Muskelaktionspotentiale errechnet. Die Latenzen werden jeweils vom Beginn des Reizartefakts bis zum Beginn der Auslenkung des evozierten Muskelaktionspotentials von der Grundlinie gemessen.

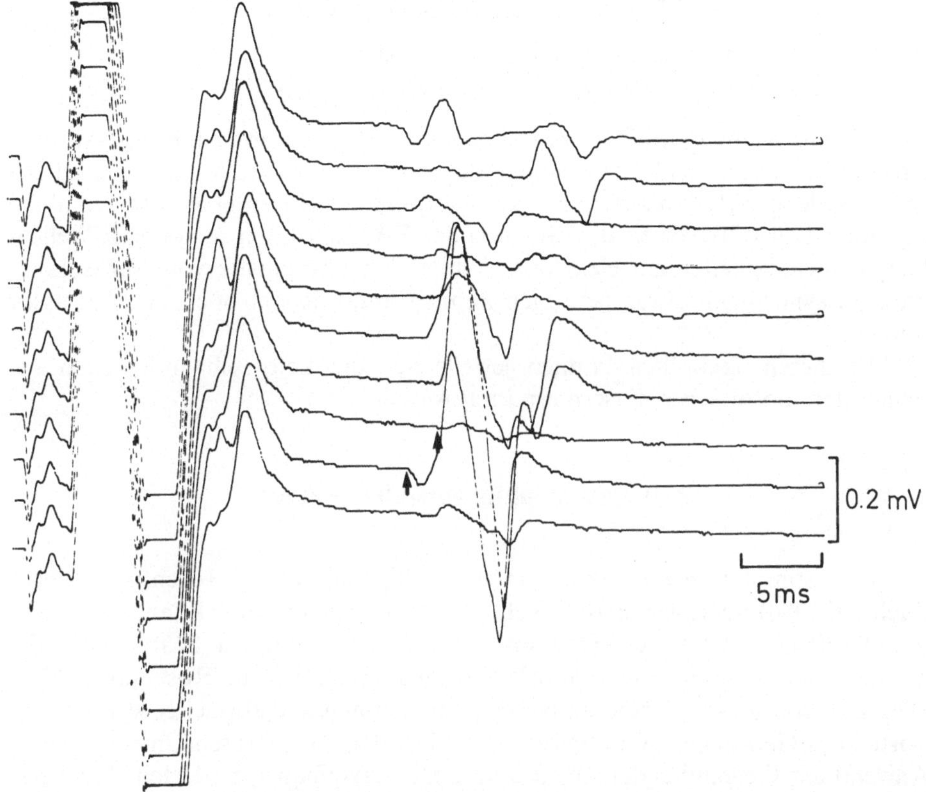

Abb. 33. F-Wellen, abgeleitet vom M. abductor pollicis brevis nach Stimulation des N. medianus in Höhe des Handgelenks

1.3 F-Wellen-Latenzen

Nach elektrischer Reizung eines motorischen Nervs wird die Erregung einmal orthodrom nach distal fortgeleitet. Sie löst im Muskel die M-Antwort aus: Die gleichzeitig sich nach proximal antidrom ausbreitende Erregung löst in einigen motorischen Vorderhornzellen eine rekurrente Erregung aus (Dawson u. Merton 1956; Thorne 1965; Miglietta 1973), durch die in einem zeitlichen variablen Abstand zur M-Antwort ein Teil der motorischen Einheiten ein zweites Mal aktiviert wird. Magladery u. McDougal (1950) haben diese Komponente als F-Welle bezeichnet (Abb. 33). Mit Hilfe der F-Wellen-Latenzmessungen lassen sich in proximalen Segmenten motorischer Nerven Störungen der Impulsfortleitung erfassen, die durch die sonst übliche Technik nicht nachzuweisen sind. Durch simultane Doppelreizung an einem distalen und proximalen Ort und die dadurch bewirkte Blockierung der M-Antwort des proximal applizierten Reizes und Blockierung der F-Wellen nach distalem Reiz gelingt es, sogar F-Wellen-Latenzen in sehr weit proximal gelegenen Segmenten motorischer Nerven zu messen (Kimura 1974).

Die Leitgeschwindigkeit für Armnerven kann nach folgender Formel errechnet werden:

$$\text{F-Wellenleitgeschwindigkeit (m/s)}$$
$$= \frac{\text{Distanz Reizpunkt-Dornfortsatz C7 (mm)} \times 2}{\text{(F-Latenz} - \text{M-Latenz)} - 1 \text{ (ms)}}.$$

Dabei wird eine zentrale Verzögerung von 1 ms angenommen. Einige Autoren errechnen nicht die Leitgeschwindigkeit der F-Wellen, sondern setzen die Latenz der F-Welle in Relation zur Arm- oder Körperlänge (Eisen et al. 1977; Shahani u. Young 1980). Inwieweit die Messung der F-Wellen-Latenzen oder F-Wellen-Leitgeschwindigkeiten zur elektrophysiologischen Diagnostik von Nervenkompressionssyndromen etwas beitragen können, muß derzeit noch offen gelassen werden.

Mit diesen Techniken können jeweils nur die Leitgeschwindigkeiten der schnellsten motorischen Fasern ermittelt werden.

2 Neurographie sensibler Nerven

Nach Stimulation mit taktilen (Sears 1959; Buchthal u. Rosenfalck 1966a; Buchthal 1980) oder, wie meist üblich, mit elektrischen Stimuli können entweder mit Oberflächenelektroden (Dawson u. Scott 1949; Gilliatt u. Sears 1958) oder mit nervennah applizierten Nadelelektroden (Buchthal u. Rosenfalck 1965, 1966a, b) von sensiblen Nerven Nervenaktionspotentiale abgeleitet werden. Der Vorteil des Gebrauchs von Oberflächenelektroden ist die rasche, nicht invasive Anwendung. Gegenüber der Ableittechnik mit nervennah applizierten Nadelelektroden hat sie aber nach unserer Meinung einige entscheidende Nachteile. Die Amplituden der mit Oberflächenelektroden abgeleiteten Nervenaktionspotentiale erreichen nach den Berechnungen von Lorente de Nó (1947) sowie Buchthal u. Rosenfalck (1966a) nur etwa ⅓ der Amplituden der mit Nadelelektroden abgeleiteten Nervenaktionspotentiale. Die Impedanz der Nadelelektroden ist kleiner als die der Oberflächenelektroden. Durch das bei geringerer Impedanz verbesserte Signal-Rausch-Verhältnis können kleinere Komponenten besser diskriminiert werden (Abb. 34). Dies ist wichtig bei der Bestimmung der Zahl der Komponenten und der Dauer eines Potententials. Kleine Nervenaktionspoten-

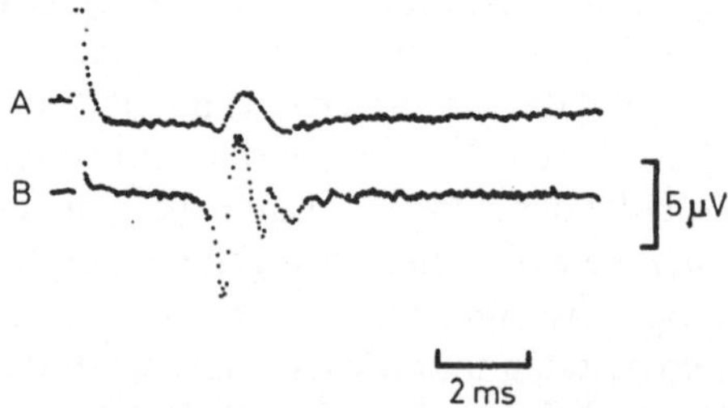

Abb. 34. Vergleich der Ableitungen sensibler Nervenaktionspotentiale mit Oberflächenelektroden (*A*) und mit nervennah applizierter Nadelelektrode (*B*) am selben Ableitungsort. Das mit einer Oberflächenelektrode registrierte Nervenaktionspotential erreicht nur 29% der Amplitude des mit einer Nadelelektrode abgeleiteten Nervenaktionpotentials. Niederamplitudige Potentialkomponenten sind nicht zu erkennen.

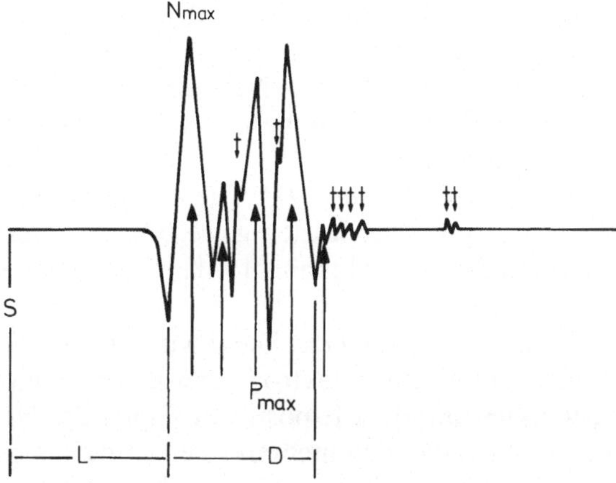

Abb. 35. Parameter, die am sensiblen Nervenaktionspotential untersucht werden. Einzelheiten s. Text

tiale, z. B. mit Amplituden von 0,1 µV, lassen sich bei Verwendung von Oberflächenelektroden in einem vertretbaren Zeitaufwand auch mit elektronischer Mittelwertbildung nicht mehr vom Rauschen diskriminieren (Buchthal u. Rosenfalck 1966a). Die Ableitung von sensiblen Nervenaktionspotentialen kann mit orthodromer oder antidromer Technik erfolgen. Bei orthodromer Technik wird das sensible Nervenaktionspotential an einem proximal gelegenen Ableitort nach physiologischer, von distal nach proximal fortschreitender Ausbreitung der Impulsfortleitung abgeleitet.

Bei antidromer Technik erfolgt die Stimulation proximal, die Ableitung distal. Die Impulsfortleitung geschieht entgegen der physiologischen Richtung. Die mit beiden Techniken ermittelten Leitgeschwindigkeiten sind für die einzelnen Nervensegmente nahezu identisch (Ludin et al. 1977; Tackmann et al. 1981). Die antidrome Technik ist aber nach den Ausführungen von Ludin et al. (1977) nur bei der Untersuchung des Karpaltunnelsyndroms, nicht aber bei Polyneuropathien anwendbar.

Bei Ableitung mit Nadelelektroden wird die differente Elektrode möglichst nervennah plaziert (Buchthal u. Rosenfalck 1966a). Die indifferente Elektrode wird intrakutan, mindestens 3 cm transversal zur differenten eingestochen. Nur so ist eine einigermaßen „unipolare" Ableitung zu gewährleisten. Bei bipolarer Ableitung – differente und indifferente Elektrode liegen in Verlaufsrichtung des Nervs in unterschiedlichem Abstand zueinander – ist das abgeleitete Potential abhängig vom Spektrum der Leitgeschwindigkeiten aller myelinisierten Fasern sowie der Distanz zwischen den Elektroden (genaueres s. Ludin u. Tackmann 1981). Ableitungen mit dieser Elektrodenanordnung erlauben keine Aussagen über Amplitude und Konfiguration des Nervenaktionspotentials.

Am sensiblen, unipolar abgeleiteten Nervenaktionspotential werden folgende Parameter bestimmt (Abb. 35):

– Die *Amplitude,* gemessen von der höchsten negativen (N_{max}) bis zur höchsten positiven (P_{max}) Komponente.

- Die *Anzahl der Komponenten*. Für die klinische Routine hat es sich als nützlich erwiesen, nur solche Komponenten zu berücksichtigen, die mindestens 10% der Amplitude des größten Spikes des Nervenaktionspotentials aufweisen (*Pfeile* in Abb. 35). Alle übrigen Komponenten (*durchgestrichene Pfeile* in Abb. 35) werden nicht gewertet.
- Die *Dauer des Nervenaktionspotentials (D)*: Die Zeit zwischen der 1. positiven Spitze und der positiven Spitze der letzten gewerteten Komponente des Nervenaktionspotentials (Ludin u. Tackmann 1981), da diese beiden Punkte am besten definiert sind.
- Die *maximale Nervenleitgeschwindigkeit*. Diese wird aus der Distanz zwischen Reizkathode und differenter Ableitelektrode sowie der Latenz zwischen dem Beginn des Reizartefaktes und dem 1. positiven Gipfel des Nervenaktionspotentials bestimmt; bei Untersuchung mehrerer benachbart liegender Segmente eines Nervs aus den Distanzen zwischen den einzelnen Ableitpunkten und den Differenzen der Latenzen, gemessen zum jeweiligen 1. positiven Gipfel.
- Die *Leitgeschwindigkeit langsam fortgeleiteter Komponenten*. Tackmann u. Minkenberg (1977) verstehen darunter die Leitgeschwindigkeit der letzten Komponente eines Nervenaktionspotentials, die noch eine Amplitude von 0,1 µV erreichte. Buchthal (1973) definierte die Leitgeschwindigkeit langsam fortgeleiteter Komponenten als die Leitgeschwindigkeit der letzten vom Rauschen unterscheidbaren Komponente. Bei der von Buchthal (1973) sowie Buchthal u. Behse (1978) verwendeten Technik ist die Bestimmung der letzten noch vom Rauschen unterscheidbaren Komponente in ausgeprägtem Maße von der Impedanz der Elektroden, der Zuleitungskabel zum Verstärker, dem Verstärkersystem, der Zahl der summierten Reizantworten und der Nadellage abhängig. Für die klinische Anwendung hat sich das von Tackmann u. Minkenberg (1977) beschriebene Verfahren bewährt, da Messungen dieser langsamen Komponenten auch mit den meisten heute kommerziell erhältlichen Verstärkern und einer elektronischen Mittelwertbildung von 500–1000 Reizantworten durchgeführt werden können, während das von Buchthal (1973) propagierte Verfahren besonders rauscharme, niederohmige Verstärker (Andersen u. Buchthal 1970) und eine Mittelung von 2000–4000 Reizantworten notwendig macht.

3 Impulsfortleitung mit Doppel- und Mehrfachimpulsen

Ist die Impulsfortleitung nur in einzelnen Internodien markhaltiger Nervenfasern verlangsamt, so braucht sich diese Verlangsamung nicht signifikant auf die Leitgeschwindigkeit auszuwirken, die ja nur eine Summation der Leitungszeiten entlang von 100–200 Internodien bei einer Distanz von 15–20 cm darstellt. Dennoch können diese Fasern weitgehend ihre physiologische Funktion, nämlich Impulsserien unterschiedlicher Frequenz, die zur Signalkodierung dienen, ohne zeitliches Inkrement zu übermitteln, verloren haben. Untersuchungen an gemischten (Lowitzsch u. Hopf 1972, 1973) und an sensiblen Nerven (Tackmann et al. 1974, 1975, Tackmann u. Lehmann 1974a, b, 1980) haben erkennen lassen, daß durch die Stimulation mit Doppel- und Mehrfachimpulsen Störungen der

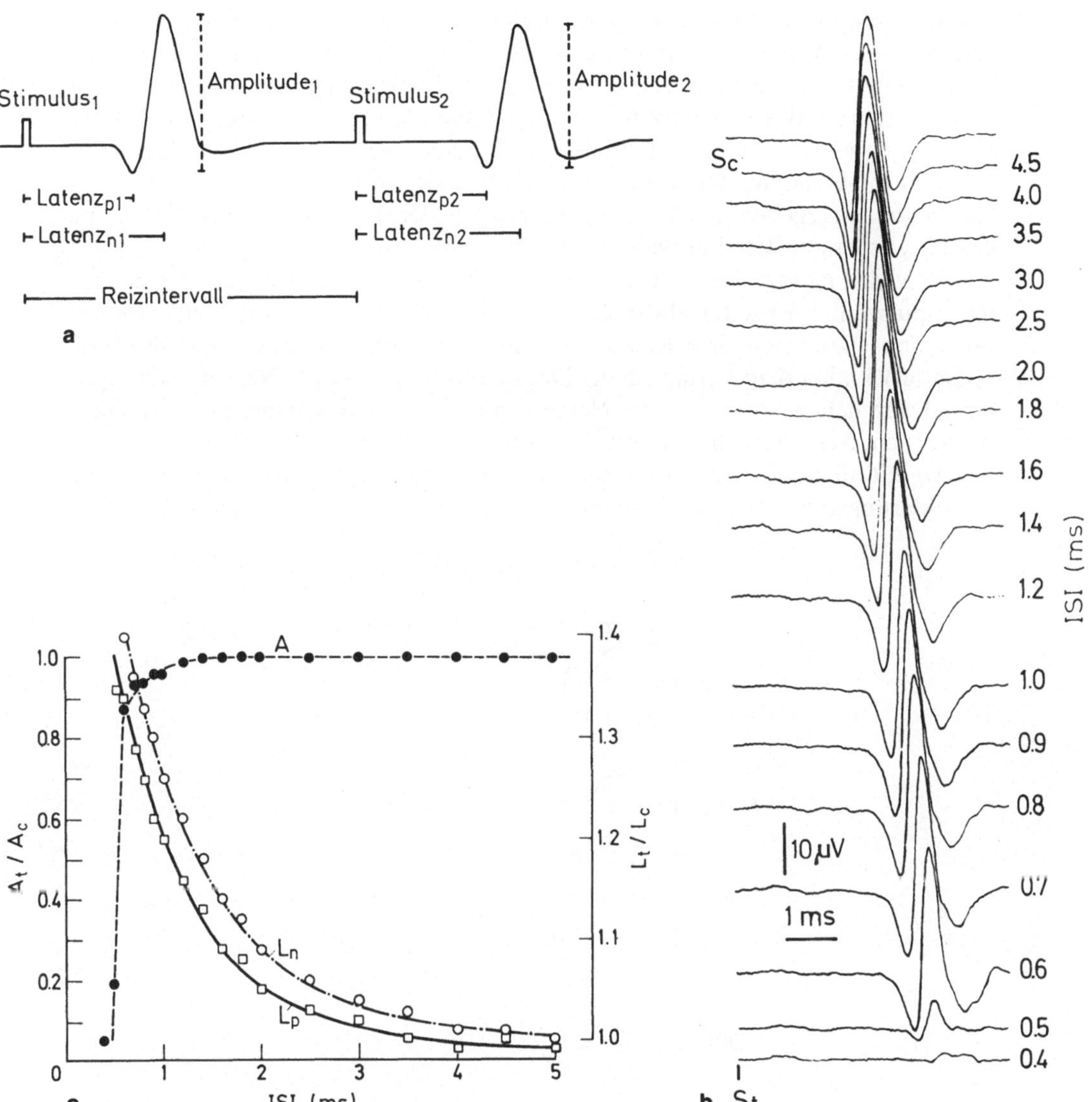

Abb. 36 a–c. Refraktärphase sensibler Nervenaktionspotentiale. **a** Schematische Darstellung der am Nervenaktionspotential untersuchten Parameter; **b** sensible Nervenaktionspotentiale des N. medianus einer 27 Jahre alten gesunden Probandin während der relativen Refraktärperiode. Es sind nur die Potentiale, die durch den Testreiz ausgelöst wurden, dargestellt. Die *Zahlen* links der Potentiale geben das Interstimulusintervall (*ISI*) an. **c** Resultierende Änderungen der relativen Amplituden und relativen Latenzen

Impulsfortleitung nachgewiesen werden können, die durch Messung der Nervenleitgeschwindigkeit sowie Amplitude, Komponentenzahl und Dauer des Nervenaktionspotentials allein nicht erfaßt werden. Bei Doppelimpulsen wurden Amplituden, Latenzen des 1. positiven und 1. negativen Gipfels der durch den 2. Reiz
ausgelösten Nervenaktionspotentiale mit den entsprechenden Werten des durch
1. konditionierenden, Reiz ausgelösten Nervenaktionspotentials verglichen, als
Quotienten angegeben (A_t/A_c; L_t/L_c) und die Änderungen dieser Quotienten mit
kleiner werdenden Reizintervall untersucht (Abb. 36).

Bei Mehrfachimpulsen werden die peripheren Nerven mit Reizserien konstanter Impulszahl, aber unterschiedlicher Frequenz stimuliert und die Meßwerte des
durch den letzten Reiz einer Reizserie ausgelösten Nervenaktionspotentials (Test-
potential) analog dem Verfahren bei Doppelreizen mit dem 1. Nervenaktionspotential verglichen (Abb. 37). In Nerven von Gesunden kommt es bei kleiner
werdendem Reizintervall bzw. mit Erhöhung der Reizfrequenz zu einer Abnahme
der Amplitude des Testpotentials und zu einer Verlängerung der Latenzen. Diese
Veränderungen waren in Patientennerven aber wesentlich deutlicher ausgeprägt.

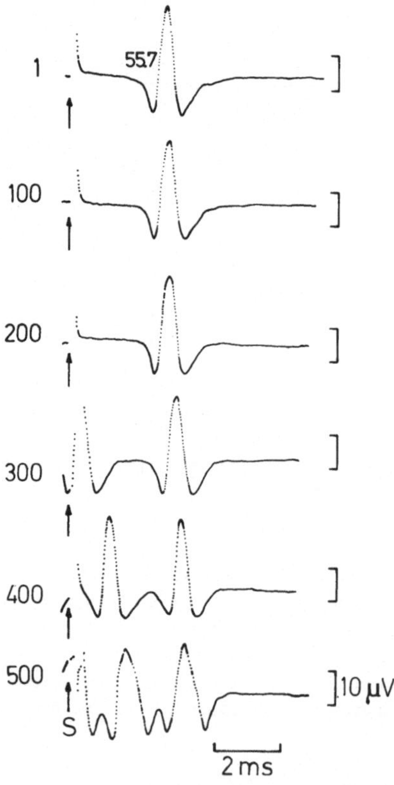

Abb. 37. Nervenaktionspotentiale, abgeleitet vom N. medianus in Höhe des Handgelenks nach
Stimulation des 3. Fingers bei Reizung mit Impulsserien mit jeweils 10 Reizen und Frequenzen
von 100/s bis 500/s. Mit Ausnahme des Potentials in der *1. Zeile,* registriert nach einem Einzel-
reiz, sind nur die letzten Potentiale der einzelnen Reizserien dargestellt. Es kommt nur zu einer
geringfügigen Latenzzunahme und einer geringen Amplitudenabnahme der jeweils 10. Nervenaktionspotentiale der einzelnen Reizserien

4 Faktoren, die die Meßwerte neurographischer Parameter beeinflussen

Eine *Temperaturerniedrigung* führt zu einer deutlichen Verlangsamung der Impulsfortleitung und damit zu einer Verlängerung der distalen motorischen Latenzen und zu einer Herabsetzung der Leitgeschwindigkeiten. Die Abnahme der Nervenleitgeschwindigkeiten beträgt nach Buchthal u. Rosenfalck (1966a) etwa 2 m/s/°C, während Lowitsch et al. (1977) für den Bereich von 25–35°C mit 1,36 m/s/°C, Ludin u. Beyeler (1977) für den Bereich von 22–36°C mit 1,51 m/s/°C niedrigere Werte fanden. Relative und absolute Refraktärzeiten weisen mit einem Q_{10} von 3,21 bzw. 3,18 noch größere Temperaturabhängigkeiten auf als die Nervenleitgeschwindigkeit (Lowitzsch et al. 1977).

Die Amplituden der evozierten Nerven- und Muskelaktionspotentiale weisen mit steigender Temperatur eine signifikante Abnahme auf (Ludin u. Beyeler 1977; Ricker et al. 1977; Lang u. Puusa 1981; Lang 1986).

Die Meßwerte fast aller neurographischen Parameter lassen eine deutliche *Altersabhängigkeit* erkennen (Buchthal u. Rosenfalck 1966a; Rosenfalck u. Rosenfalck 1975, Tackmann 1980; Ludin u. Tackmann 1981; Taylor 1984). So ist die Leitungszeit im peripheren Nerv verlangsamt, die Amplitude evozierter Nerven- und Muskelaktionpotentiale mit zunehmendem Alter vermindert. Die Ursache der Verlangsamung der Impulsfortleitung ist bisher nicht eindeutig geklärt. Die Amplitudenreduktion in sensiblen Nerven ist auf die signifikante Abnahme der Faserdichte mit zunehmendem Lebensalter zurückzuführen (Dyck et al. 1971; Toghi et al. 1977). Wie Brown (1972) und Campbell et al. (1973) mit der allerdings nicht überall akzeptierten Technik zur Bestimmung der Anzahl aktivierbarer motorischer Einheiten (McComas et al. 1971) nachgewiesen haben, nimmt die Zahl motorischer Einheiten mit steigendem Lebensalter ab. Auch die mittlere Amplitude aktivierbarer motorischer Einheiten ist im Alter reduziert. Dieser Befund konnte von Ballantyne u. Hansen (1974) mit einer verbesserten Technik aber nicht bestätigt werden, er würde jedoch gut zu den Ergebnissen morphologischer Untersuchungen von Tomlinson u. Irving (1977), Kawamura u. Dyck (1977) passen, die in höherem Lebensalter eine abnehmende Zahl von Motoneuronen fanden.

Die Resultate von Untersuchungen über den Einfluß der *Körperlänge* auf die Nervenleitgeschwindigkeiten sind widersprüchlich. Wagman u. Lesse (1952) sowie Kato (1960) beschrieben keine Abhängigkeit, während Lang u. Björkquist (1971) sowie Lang et al. (1977) in 6 von 10 untersuchten Nerven an den oberen und unteren Extremitäten eine Abnahme der Nervenleitgeschwindigkeit mit zunehmender Körperlänge gefunden wurde. Soudmand et al. (1982) fanden dagegen nur in Nerven der unteren Extremitäten eine inverse Korrelation zwischen den Leitgeschwindigkeiten und der Körperlänge.

Kemble (1967) sah im sensiblen und gemischten N. medianus bei *Männern* in Relation eine signifikant stärkere Abnahme als bei *Frauen*. Bei Messung motorischer Nervenleitgeschwindigkeiten wurden von LaFratta u. Smith (1964) sowie Gregersen (1967) bei Frauen signifikant höhere Nervenleitgeschwindigkeiten gefunden als bei Männern; Lang u. Björkquist (1971) hatten allerdings einen gegenteiligen Befund beschrieben. Bolton u. Carter (1980) fanden bei Frauen signifikant höhere Amplituden der antidrom von den Digitalnerven des N. medianus und N. ulnaris abgeleiteten Nervenaktionspotentials als bei Männern.

5 Somatosensorisch evozierte Potentiale

Der diagnostische Wert der Untersuchung somatosensorisch evozierter Potentiale bei Kompressionssyndromen peripherer Nerven ist nach wie vor unklar. Am ehesten ist ein Nutzen bei proximal gelegenen Kompressionssyndromen wie beim Thoracic-outlet-Syndrom zu erwarten (s. Kap. 11); gerade hier finden sich jedoch vielfach falsch negative Befunde.

Die Anwendung dieser Methode sollte nur solchen Fällen vorbehalten bleiben, bei denen mit konventioneller Technik kein Nerven- und Muskelaktionspotential mehr abgeleitet werden kann (Stöhr et al. 1982). Fehler ergeben sich aus der Mitreizung anderer Nerven.

Literatur

Andersen VO, Buchthal F (1970) Low noise alternating current amplifier and compensator to reduce stimulus artefact. Med Biol Eng 8:501–508

Ballantyne JP, Hansen S (1974) New method for the estimation of the number of motor units in a muscle. 2. Duchenne, limb-girdle and facioscapulohumeral, and myotonic muscular dystrophies. J Neurol Neurosurg Psychiatry 37:1195–1201

Bolton CF, Carter KM (1980) Human sensory nerve compound action potential amplitude variation with sex and finger circumference. J Neurol Neurosurg Psychiatry 43:925–928

Brown WF (1972) A method for estimating the number of motor units in thenar muscles and the changes in motor unit count with ageing. J Neurol Neurosurg Psychiatry 35:845–852

Brown WR, Yates SK (1982) The quantitative assessment of conduction block in human entrapment neuropathies. Can J Neurol Sci 9:391–400

Brown WF, Ferguson GG, Jones MW, Yates SK (1976) Percutaneous localization of conduction abnormalities in human entrapment neuropathies. Can J Neurol Sci 3:111–122

Buchthal F (1973) Sensory and motor conduction in polyneuropathies. In: Desmedt JE (ed) New developments in electromyography and clinical neurophysiology, vol 2. Karger, Basel, pp 259–271

Buchthal F (1980) Action potentials in the sural nerve evoked by tactile stimuli. Mayo Clin Proc 55:223–227

Buchthal F, Behse F (1978) Sensory action potentials and biopsy of the sural nerve in neuropathy. In: Canal N, Pozza G (eds) Peripheral neuropathies. Elsevier/North-Holland Biomedical, Amsterdam pp 1–22

Buchthal F, Rosenfalck A (1965) Action potentials from sensory nerve in man: physiology and clinical application. Acta Neurol Scand 41 [Suppl 13]:263–266

Buchthal F, Rosenfalck A (1966a) Evoked action potentials and conduction velocity in human sensory nerves. Brain Res 3:1–122

Buchthal F, Rosenfalck A (1966b) Action potentials of the sensory nerves in man, physiological and clinical aspects. The Horowitz Lectures 1965. Institute of Physical Medicine and Rehabilitation, University Medical Center, New York (Rehabilitation Monograph XXIX, pp 1–23)

Campbell MJ, McComas AJ, Petito F (1973) Physiological changes in ageing muscles. J Neurol Neurosurg Psychiatry 36:174–182

Daube JR (1980) Nerve conduction studies. In: Aminoff MJ (ed) Electrodiagnosis in clinical neurology. Churchill & Livingstone, London Edinburgh, pp 229–264

Dawson GD, Merton PA (1956) Recurrent discharges from motoneurons (Abstract). 2nd Int Congr Physiol Sci, Bruxelles, p 221

Dawson GD, Scott JW (1949) The recording of nerve action potentials through the skin in man. J Neurol Neurosurg Psychiatry 12:259–267

Dyck PJ, Lambert EH, Nichols P (1971) Quantitative measurement of sensation related to compound action potential and number and sizes of myelinated and unmyelinated fibres of sural nerve in health, Friedreich's ataxia, hereditary sensory neuropathy and tabes dorsalis. In: Rémond A (ed) Handbook of electroencephalography and clinical neurophysiology, vol 9. Elsevier, Amsterdam, pp 81–118

Eisen A, Schomer D, Melmed C (1977) The application of F-wave measurements in the differentiation of proximal and distal upper limb entrapments. Neurology 27:662–668

Gilliatt RW, Sears TA (1958) Sensory nerve action potentials in patients with peripheral nerve lesions. J Neurol Neurosurg Psychiatry 21:109–118

Gregersen NG (1967) Diabetic neuropathy: Influence of age, sex, metabolic control, and duration of diabetes on motor conduction velocity. Neurology 17:972–980

Kaeser HE (1970) Nerve conduction velocity measurements. In: Vinken PJ, Bruyn GW (eds) Handbook of clinical neurology, vol 7. North-Holland, Amsterdam, pp 116–196

Kato M (1960) The conduction velocity of the ulnar nerve and the spinal reflex time measured by means of the H wave in average adults and athlets. Tohoku J Exp Med 73:74–85

Kawamura Y, Dyck PJ (1977) The morphometric myelinated fibre composition of D11 as compared to L3, 14 and L5 ventral spinal roots of man. J Neuropathol Exp Neurol 36:846

Kemble F (1967) Conduction in the normal adult median nerve: The different effect of ageing in men and in women. Electromyography 7:275–288

Kimura J (1974) F-wave velocity in the central segment of the median and ulnar nerves. Neurology 24:539–546

LaFratta CW, Smith OH (1964) A study of the relationship of motor nerve conduction velocity in the adult to age, sex, and handedness. Arch Phys Med Rehabil 45:407–412

Lang AH (1986) Effect of temperature on NCV and NAP of human nerve. Muscle Nerve 9:573

Lang AH, Björkquist SE (1971) Die Nervenleitgeschwindigkeit peripherer Nerven beeinflussende konstitutionelle Faktoren beim Menschen. EEG EMG 2:162–170

Lang AH, Puusa A (1981) Dual influence of temperature on compound nerve action potential. J Neurol Sci 51:81–88

Lang AH, Forsström J, Björkquist SE, Kuusela V (1977) Statistical variation of nerve conduction velocity. J Neurol Sci 33:229–241

Lorente de Nó R (1947) Studies from the Rockefeller Institute for Medical Research 132:384–477

Lowitzsch K, Hopf HC (1972) Refraktärperiode und Übermittlung frequenter Impulsserien im gemischten peripheren Nerven des Menschen. J Neurol Sci 17:255–270

Lowitzsch K, Hopf HC (1973) Refraktärperioden und frequente Impulsleitung im gemischten N. ulnaris des Menschen bei Polyneuritiden. Z Neurol 205:123–144

Lowitzsch K, Hopf HC, Galland J (1977) Changes of sensory conduction velocity and refractory periods with decreasing tissue temperature in man. J Neurol 216:181–188

Ludin HP (1981) Praktische Elektromyographie, 2. Aufl. Enke, Stuttgart

Ludin HP, Beyeler F (1977) Temperature dependence of normal sensory nerve action potentials. J Neurol 216:173–180

Ludin HP, Tackmann W (1981) Sensory neurography. Thieme & Stratton, Stuttgart New York

Ludin HP, Lütschg J, Valsangiacomo F (1977) Vergleichende Untersuchung orthodromer und antidromer sensibler Nervenleitgeschwindigkeiten. I. Befunde bei Normalen und beim Karpaltunnelsyndrom. EEG EMG 8:173–179

Magladery JW, McDougal DB (1950) Electrophysiological studies of nerve and reflex activity in normal man. I. Identification of certain reflexes in the electromyogram and the conduction velocity of peripheral nerve fibres. Bull Johns Hopkins Hosp 86:265–290

McComas AJ, Fawcett PRW, Campbell MJ, Sica REP (1971) Electrophysiological estimation of the number of motor units within a human muscle. J Neurol Neurosurg Psychiatry 34:121–131

Miglietta OE (1973) The F response after transverse myelotomy. In: Desmedt JE (ed) New developments in electromyography and clinical neurophysiology, vol 3. Karger, Basel, pp 323–327

Onley RK, Miller RG (1984) Conduction block in compression neuropathy: recognition and quantification. Muscle Nerve 7:662–667

Ricker K, Hertel G, Stodieck G (1977) Increased voltage of the human muscle action potential of normal subjects after cooling. J Neurol 216:33–38

Rosenfalck A, Rosenfalck P (1975) Electromyography – sensory and motor conduction. Findings in normal subjects. Laboratory of Clinical Neurophysiology, Rigshospitalet, Copenhagen

Sears TA (1959) Action potentials evoked in digital nerves by stimulation of mechanoreceptors in the human finger. J Physiol 148:30P

Shahani BT, Young RR (1980) Studies of reflex activity from a clinical viewpoint. In: Aminoff JM (ed) Electrodiagnosis in clinical neurology. Churchill & Livingstone, New York Edinburgh London, pp 290–304

Slomic A, Rosenfalck A, Buchthal F (1968) Electrical and mechanical responses of normal and myasthenic muscle. Brain Res 10:1–78

Soudmand R, Ward LC, Swift TR (1982) Effect of height on nerve conduction velocity. Neurology 32:407–410

Stöhr M, Bluthardt M (1987) Atlas der klinischen Elektromyographie und Neurographie. 2. Aufl. Kohlhammer, Stuttgart Berlin Köln Mainz

Stöhr M, Dichgans J, Diener HC, Buettner UW (1982) Evozierte Potentiale. Springer, Berlin Heidelberg New York

Tackmann W (1980) Die Wertigkeit verschiedener neurographischer Parameter in der Diagnostik der Polyneuropathien. Habilitationsschrift, Universität Basel

Tackmann W, Hoffmeyer F (1978) Das motorische Antwortpotential nach distaler und proximaler Stimulation: Untersuchungen an gesunden Probanden und bei Polyneuropathien. Fortschr Neurol Psychiatr 46:508–516

Tackmann W, Lehmann HJ (1974a) Refractory period in human sensory nerve fibres. Eur Neurol 12:277–292

Tackmann W, Lehmann HJ (1974b) Relative refractory period of median nerve sensory fibres in the carpal tunnel syndrome. Eur Neurol 12:309–316

Tackmann W, Lehmann HJ (1980) Conduction of electrically elicited impulses in peripheral nerves of diabetic patients. Eur Neurol 19:20–29

Tackmann W, Minkenberg R (1977) Nerve conduction velocity of small components in human sensory nerves. Eur Neurol 16:270–279

Tackmann W, Ullerich D, Lehmann HJ (1974) Transmission of frequent impulse series in human sensory nerve fibres. Eur Neurol 12:261–276

Tackmann W, Ullerich D, Lehmann HJ (1975) Impulse series neurography and paired stimuli in early stages of human polyneuropathy. In: Kunze K, Desmedt JE (eds) Studies on neuromuscular diseases. Karger, Basel, pp 251–257

Tackmann W, Kaeser HE, Magun HG (1981) Comparison of orthodromic and antidromic sensory nerve conduction velocity measurements in the carpal tunnel syndrome. J Neurol 224:257–266

Taylor PK (1984) Non-linear effects of age on nerve conduction in adults. J Neurol Sci 66:223–234

Thorne J (1965) Central responses to electrical activation of the peripheral nerves supplying the intrinsic hand muscles. J Neurol Neurosurg Psychiatry 28:482–495

Tohgi H, Tsukagoshi H, Toyokura Y (1977) Quantitative changes with age in normal sural nerves. Acta Neuropath 38:213

Tomlinson BE, Irving D (1977) The numbers of limb motor neurones in the human lumbosacral cord throughout life. J Neurol Sci 34:213–219

Wagman JH, Lesse H (1952) Maximum conduction velocities of motor fibres of ulnar nerve in human subjects of various ages and sizes. J Neurophysiol 15:235–244

Wagner AL, Buchthal F (1972) Motor and sensory conduction in infancy and childhood: Reappraisal. Dev Med Child Neurol 14:189–216

5 Röntgendiagnostik, Doppler-Sonographie und Thermographie

Unter den Hilfsmethoden für die Diagnostik der Kompressionssyndrome peripherer Nerven stehen radiologische Untersuchungen ganz im Vordergrund. In Frage kommen röntgenologische Nativdiagnostik, Angiographie und Computertomographie. Die sog. Neurographie oder Neuroradiographie, bei der ein Kontrastmittel in den Nerven eingespritzt wird (Gaizler u. Kómár 1972; Razemon et al. 1972), hat sich für die Diagnostik von Nervenläsionen erfreulicherweise nicht durchsetzen können. Den radiologischen Methoden gegenüber treten andere apparative Verfahren wie Dopplersonographie und Thermographie in den Hintergrund. Der Moberg-Ninhydrintest zum Nachweis von Störungen der Schweißsekretion, also der vegetativen Fasern, hat für die Diagnostik von Nervenengpaßsyndromen keine wirkliche Bedeutung.

1 Röntgenologische Nativdiagnostik

Nativaufnahmen dienen im wesentlichen dem Nachweis oder Ausschluß knöcherner Besonderheiten und sind bei vielen Kompressionssyndromen indiziert. Bei einigen von ihnen sind spezielle Einstellungen nötig.

Thoracic-outlet-Syndrom

Auf der anterior-posterior Aufnahme der oberen Thoraxapertur sind Halsrippe oder breiter Querfortsatz des 7. Halswirbelkörpers (HWK) erkennbar (Abb. 38), gelegentlich auch ein Pancoast-Tumor. Bei jedem Schultergürtelsyndrom ist deshalb die röntgenologische Untersuchung der Halswirbelsäule, der oberen Thoraxapertur und des Thorax indiziert.

N. radialis

Bei einer Radialisparese am Oberarm, in der Ellenbeuge und am proximalen Unterarm (N. interosseus posterior) sind Aufnahmen in 2 Ebenen indiziert. Gelenkveränderungen im Rahmen einer primär chronischen Polyarthritis sind ebenso sichtbar wie z. B. eine alte Monteggia-Fraktur. Beide können eine Radialisläsion verursachen.

N. medianus

Ein Processus supracondylaris ist am besten auf Schrägaufnahmen des distalen Oberarms zu erkennen (Abb. 68 b). Im übrigen ist die radiologische Diagnostik bei Medianusläsionen recht unergiebig. Beim Karpaltunnelsyndrom ist eine routinemäßige Röntgenuntersuchung der Handgelenksregion nicht nötig, auch

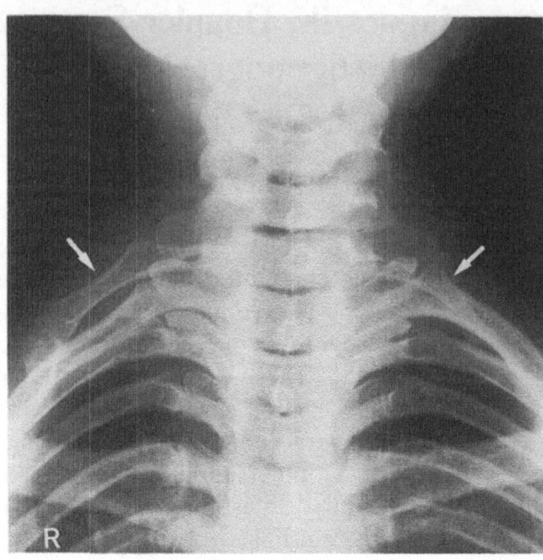

Abb. 38. Anterior-posteriore Röntgenaufnahme der oberen Thoraxapertur. Rechtsbetonte Halsrippe beidseits (*Pfeile*). Die rechtsseitige Halsrippe füllte die Supraklavikulargrube aus und war hier leicht zu tasten

wenn Wessinghage (1974) sie bei jedem Patienten durchführt. Bei Patienten mit einem Karpaltunnelsyndrom nach distaler Unterarmfraktur, nach Handgelenks- oder Handwurzelfraktur und bei Verdacht auf knöcherne Prozesse im Karpalkanal darf sie jedoch nicht unterbleiben. Es werden dann eine anterior-posteriore und eine seitliche Aufnahme angefertigt, bei Bedarf auch eine Tangentialaufnahme des Karpalkanals.

N. ulnaris

Die Ellenbogenregion ist der mit Abstand häufigste Ort einer Ulnariskompression. Röntgenaufnahmen in 2 Ebenen geben u. a. Aufschluß über posttraumatische Veränderungen, degenerative Gelenkprozesse und einen Cubitus valgus. (Abb. 39). Knöcherne Besonderheiten im Sulcus nervi ulnaris hinter dem Epicondylus medialis sind jedoch auf diesen Standardaufnahmen nicht sichtbar. Deshalb muß stets zusätzlich eine Tangentialaufnahme des Sulcus nervi ulnaris angefertigt werden (Abb. 40). In jedem Fall sollte man die symptomatische Seite mit der gesunden vergleichen.

N. peronaeus

Gelegentlich sind knöcherne Exostosen, selten auch eine Fabella, ein Sesambein im lateralen Kopf des M. gastrocnemius, die Ursache einer Peroneusschädigung am Knie. Diese Veränderungen sind auf Aufnahmen der Knieregion in 2 Ebenen zu erkennen (Abb. 41 a, b, Abb. 42).

Bei Engpaßsyndromen, die keine knöchernen Veränderungen erwarten lassen, bei denen Röntgenaufnahmen also erfahrungsgemäß unergiebig sind, sollte

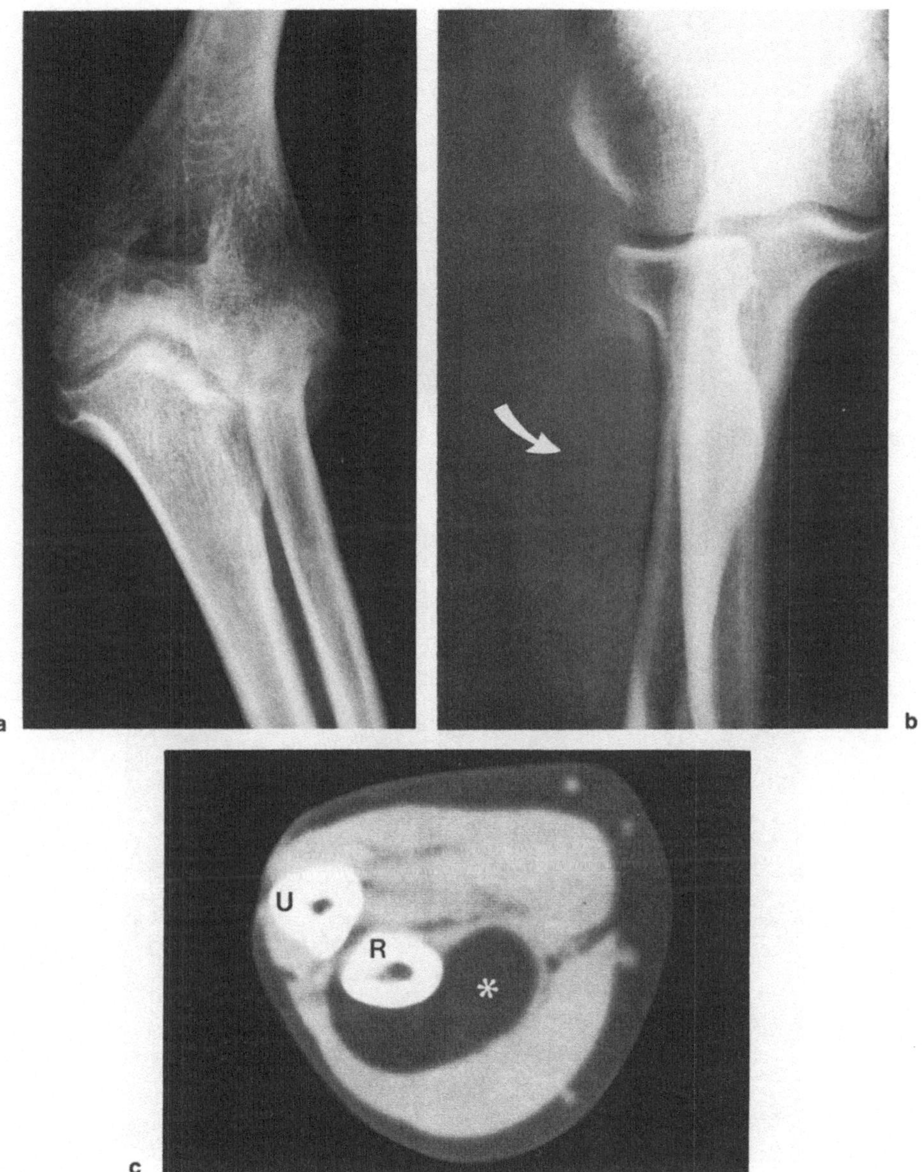

Abb. 39. a Anterior-posteriore Röntgenaufnahme der Ellenbogenregion links. Cubitus valgus.
b Großes parostales Lipom am rechten proximalen Unterarm (*Pfeil*). Lipome dieser Größe
können selbst auf konventionellen Röntgenaufnahmen sichtbar sein, wie auf dieser anteroposterioren Aufnahme des Unterarms. **c** Computertomogramm eines parostalen Lipoms am rechten
Unterarm. Gleiche Patientin wie **b** und Abb. 121. *R*, Radius; *U*, Ulna

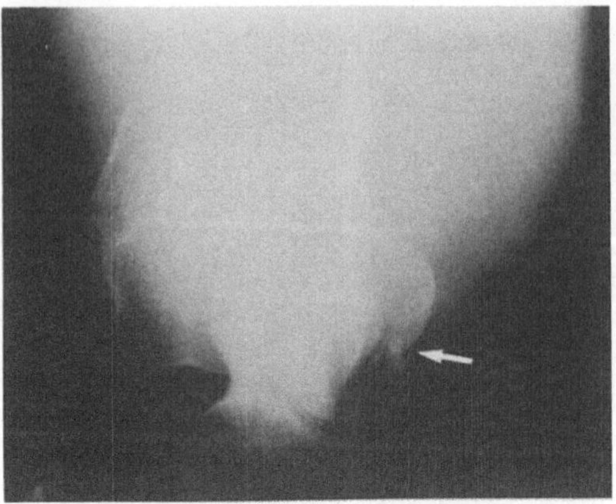

Abb. 40. Tangentialaufnahme des Ellenbogens zur Darstellung des Sulkus nervi ulnaris. Kalkdichter Schatten im Bereich der Ulnarisrinne (*Pfeil*)

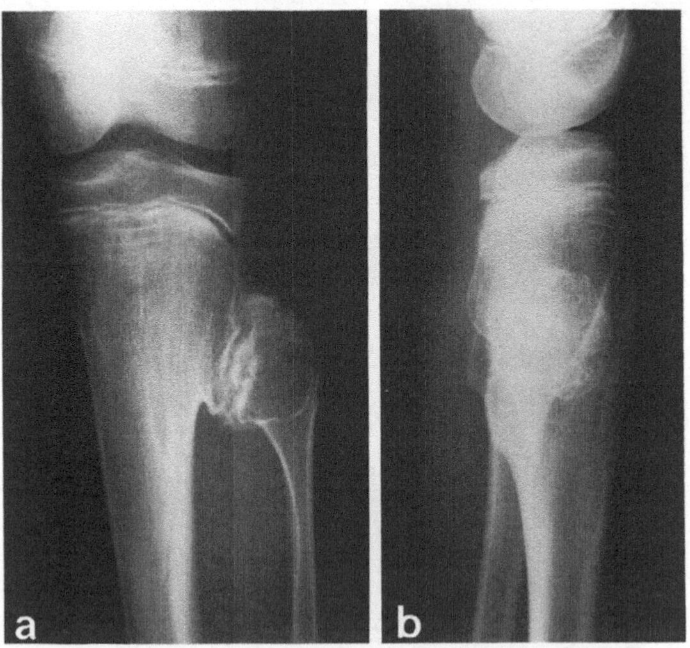

Abb. 41. Exostosen im Bereich des Caput fibulae in **a** anterior-posteriorem- und **b** seitlichem Strahlengang

grundsätzlich dann geröntgt werden, wenn aufgrund der Anamnese (Trauma) oder des klinischen Untersuchungsbefundes der Verdacht auf eine knöcherne Besonderheit besteht. Zu diesen Engpaßsyndromen gehören u. a. das Engpaßsyndrom des N. suprascapularis in der Incisura scapulae, das schon erwähnte Karpaltunnelsyndrom, die Meralgia paraesthetica und die Morton-Metatarsalgie.

Ausgedehnte Weichteiltumoren wie Lipome und Ganglien sind gelegentlich mit Weichteiltechnik röntgenologisch darstellbar.

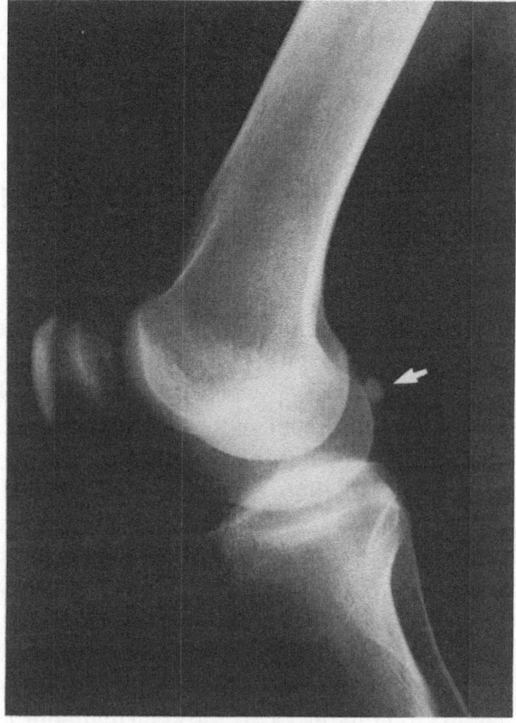

Abb. 42. Fabella, Sesambein im lateralen Kopf des M. gastrocnemius (*Pfeil*) (seitliche Röntgenaufnahme des Knies)

2 Angiographie

Arteriographie und Phlebographie kommen heute fast ausschließlich für das
Thoracic-outlet-Syndrom in Betracht. Eine Arteriographie ist auch dann indiziert, wenn z. B. ein Aneurysma spurium einer Armarterie oder ein arteriovenöses
Angiom als Ursache einer Nervenkompression vermutet wird. Solche Ursachen
sind jedoch extrem selten. Auch eine offene persistierende A. mediana als Ursache
eines Karpaltunnelsyndroms kann arteriographisch abgebildet werden. Eine solche Untersuchung wäre aber eher von akademischem Interesse.

Eine angiographische Untersuchung ist nicht bei jedem Thoracic-outlet-
Syndrom angezeigt, sondern im wesentlichen nur bei den Fällen mit im Vordergrund stehenden vaskulären Symptomen, die aber selten sind. Arteriographisch
und phlebographisch sind bei diesem Engpaßsyndrom 2 qualitativ unterschiedliche Arten von Veränderungen erkennnbar:

Funktioneller Verschluß der A. und/oder V. subclavia in bestimmten Armhaltungen (s. Abb. 63a, b). Am besten ist dafür die Abduktion des Arms um 90° bei
gleichzeitiger Außenrotation geeignet. Entscheidet man sich bei einem Patienten
mit Thoracic-outlet-Syndrom zu einer Angiographie, dann sollten nach Aufnah-

men mit herabhängendem Arm solche in dieser Provokationshaltung angefertigt werden. Bestimmte Autoren haben für eine derartige funktionelle Angiographie bis zu 13 verschiedene Armhaltungen zum Nachweis oder Ausschluß eines Verschlusses der A. und/oder V. subclavia eingesetzt (Roy 1972; Scherrer et al. 1979).

Pathologische Veränderungen der Gefäße selbst, wie Thromben in der A. und/oder V. subclavia, Embolien in peripheren Gefäßen, thrombotische Verschlüsse der V. und/oder A. subclavia oder poststenotische Dilatationen der A. subclavia (Adler u. Hooshmand 1973; Distelmeier et al. 1979).

Nur wenige Autoren empfehlen eine arteriographische Untersuchung für jeden Patienten mit Thoracic-outlet-Syndrom (Bussat 1973; Doyon 1977; Lang 1962, 1972; Lord 1971; McBurney u. Howard 1966; Mercier 1973). Die meisten reservieren sie für bestimmte, aber recht unterschiedliche Indikationen, z. B. für Patienten mit unklarem klinischem Befund (Kremer u. Ahlquist 1975; Lascelles et al. 1977; McBurney u. Howard 1966; Strugalla et al. 1974). Dale (1977) empfiehlt eine Arteriographie, wenn knöcherne Veränderungen wie z. B. eine Halsrippe vorliegen, Sällström u. Gjöres (1983) dann, wenn eine Halsrippe und vaskuläre Symptome bestehen, Castaigne et al. (1969) und Elbaz (1975) hingegen bei den Patienten mit klinisch klarem Thoracic-outlet-Syndrom, die keine Halsrippe haben. Die meisten Autoren befürworten eine Arteriographie für Patienten mit vaskulären Symptomen (Castaigne et al. 1969; Conn 1974; Crawford 1980; Eklöf 1976; Gilliatt 1984; Hehne u. Dunant 1979; Judy u. Heymann 1972; Martin et al. 1976; McBurney u. Howard 1966; Neuerer 1977; Pisko-Dubienski u. Hollingsworth 1978; Sadler et al. 1975; Sällström u. Gjöres 1983; Stallworth 1977; Strugalla et al. 1974; Voegele et al. 1980). Da beim Thoracic-outlet-Syndrom aber in der Regel neurologische Symptome und nur ausnahmsweise vaskuläre Erscheinungen im Vordergrund stehen, ist eine Angiographie nur selten erforderlich.

Ein phlebographisch sichtbarer funktioneller Verschluß der V. subclavia in Extrem- oder Provokationsstellung des Armes hat keine besondere Aussagekraft. Pisko-Dubienski u. Hollingsworth (1978) fanden bei 96,3% der 160 normalen Patienten Doppler-sonographisch ein Sistieren des venösen Rückflusses in der V. subclavia in tiefer Inspiration. Dunant et al. (1975) und Hehne u. Dunant (1979) untersuchten eine große Zahl von Patienten ohne Schultergürtelsyndrom und beobachteten bei 60–70% von ihnen eine Abflußbehinderung im Phlebogramm der V. subclavia.

Ein Thoracic-outlet-Syndrom kann fast immer klinisch diagnostiziert werden. Eine routinemäßige Angiographie ist abzulehnen und oft von zweifelhaftem Wert oder in ihrer Aussage enttäuschend (Dale 1971; McGough et al. 1979; Rosenberg 1966; Sanders et al. 1968). Sie ist angezeigt bei den wenigen Patienten, bei denen vaskuläre Symptome ganz im Vordergrund stehen, und kann auch dann indiziert sein, wenn der operative Eingriff erfolglos blieb, obwohl der Ort des Engpasses eindeutig feststand (Doyon 1977).

3 Computertomographie

Die Computertomographie (CT) spielt für die Diagnostik der meisten Kompressionssyndrome peripherer Nerven keine oder eine nur untergeordnete Rolle. Bei Patienten mit Karpaltunnelsyndrom z. B. ist ein CT in erster Linie von akademischem Interesse (Nau 1982), auch wenn Gazzeri et al. (1984), John et al. (1983) und Zucker-Pinchoff et al. (1981) es sowohl prä- als auch postoperativ für sehr nützlich halten. Lipome und Ganglien sind computertomographisch gut darstellbar und zeigen ein typisches Absorptionsverhalten für Röntgenstrahlen. Lipome habe eine Dichte von etwa −70 bis −80 HU (Hounsfield-Einheiten), Ganglien von etwa 18 HU (Firooznia et al. 1983; Millefiorini et al. 1980; Present et al. 1986). Für ihre Abbildung wird eine Schichtdicke von 3–5 mm empfohlen (Firooznia et al. 1983).

Liegt der Ort der Kompression hingegen in einer Körperregion, die mit den sonstigen diagnostischen Verfahren schlecht beurteilt werden kann, dann ist die Computertomographie unverzichtbar. Vermutlich wird die Kernspintomographie ähnlich aussagekräftig sein. Spontane Hämatome, Tumoren und Abszesse des Retroperitonealraums und Tumoren des Plexus brachialis und seiner Umgebung sind computertomographisch ebenso schnell und sicher zu erkennen wie deren Lagebeziehungen (Galzio et al. 1983; Gebarski et al. 1982; Massey 1981; Sagel et al. 1977; Stewart et al. 1983; Tysvaer 1982; Uncini et al. 1981; Usselman et al. 1980; Webb et al. 1981; Zarranz u. Salisachs 1979).

Schließlich ist die Computertomographie zur differential-diagnostischen Abklärung einer peripher-neurogenen Läsion gegenüber einem spinalen oder radikulären Prozeß indiziert. Zu denken ist dabei an Bandscheibenvorfälle und spinale Tumoren, für die ggf. auch die Myelographie eingesetzt werden kann oder muß. Die Kernspintomographie eignet sich besonders zur Untersuchung intramedullärer Prozesse.

4 Doppler-Sonographie

Die Doppler-Sonographie hat für die Abklärung von Kompressionssyndromen peripherer Nerven keine wirkliche Bedeutung und kann höchstens bei Patienten mit Thoracic-outlet-Syndrom erwogen werden; ihre Aussagekraft ist jedoch auch hier gering. Zwar sind pathologische Doppler-sonographische Befunde der A. subclavia unter Provokation, z. B. in „Hab-acht-Stellung" häufiger als bei Gesunden (50% gegenüber 17%; Pisko-Dubienski u. Hollingsworth 1978); Sällström u. Gjöres (1983) beobachteten aber keinen Unterschied zwischen klinisch betroffener und gesunder Seite. Man kann deshalb auch für die Diagnostik des Thoracic-outlet-Syndroms auf die Doppler-Sonographie verzichten.

5 Thermographie

Bei der Thermographie wird die Temperatur der Körperoberfläche in Arealen definierter Größe gemessen und je nach ihrer Höhe farblich unterschiedlich abgebildet. Dieses teure apparative Verfahren bedient sich der Tatsache, daß die Hauttemperatur durch sympathische Efferenzen gesteuert wird. Da das sympathische Versorgungsgebiet eines peripheren Nervs weitestgehend dem Gebiet seiner sensiblen Innervation entspricht (Guttmann 1940), kann ein sensibler Ausfall mit temperaturempfindlichen Detektoren erfaßt und damit objektiviert werden, vorausgesetzt, daß der Nerv sympathische Fasern führt. Ein solches Meßverfahren vermeidet die jeder klinischen Sensibilitätsprüfung innewohnenden subjektiven Faktoren und ermöglicht sogar, psychogene Störungen festzustellen und Simulation zu erfassen (Uematsu 1985). Dies setzt aber voraus, daß die Untersuchung nicht nur qualitative, sondern auch quantitative Aussagen gestattet. Meßergebnisse vergleichbarer Hautareale beider Körperseiten werden deshalb gegenübergestellt und computergesteuert ausgewertet.

Bei der Thermographie wird mit Detektoren die von der Körperoberfläche abgegebene Infrarotstrahlung einer Wellenlänge zwischen 3 µ und 10 µ gemessen. Bei der von Uematsu entwickelten sog. Telethermographie kommen die Detektoren nicht mit der Haut in Berührung und verändern deshalb deren thermische Eigenschaften nicht (Brelsford u. Uematsu 1985; Uematsu 1985), ein Nachteil der sog. Flüssigkeitskristallthermographie (Pochaczevsky et al. 1982), bei der die Detektoren auf die Haut gesetzt werden.

Die Lidocainblockade peripherer Nerven – die auch die vasokonstriktorischen Fasern erfaßt – wird bei Rhesusaffen von Vasodilatation und Anstieg der Hauttemperatur im sympathischen Versorgungsgebiet dieser Nerven gefolgt (Brelsford u. Uematsu 1985). Während bei gesunden Probanden kaum Temperaturunterschiede zwischen vergleichbaren Regionen beider Körperseiten bestanden (0,24 ± 0,73 °C; Uematsu 1985), war bei Patienten mit sympathischer Reflexdystrophie die Temperatur in den betroffenen Hautarealen in 67% der Fälle um mehr als 2 °C niedriger als auf der gesunden Seite (Uematsu et al. 1981). Bei Patienten mit komplettem Ausfall der sympathischen Nervenfunktion – diese Patienten hatten auch einen vollständigen Sensibilitätsverlust im Versorgungsgebiet des geschädigten Nervs – war die Hauttemperatur auf der Seite der Schädigung im Durchschnitt um 1,92 ± 0,939 °C höher als im entsprechenden Hautareal auf der gesunden Seite.

Die Telethermographie eignet sich also zur Objektivierung vor allem von Störungen der sympathischen Innervation und wäre deshalb z. B. bei Patienten mit sympathischer Reflexdystrophie sinnvoll, die aber auch klinisch diagnostiziert werden kann. Als komplementäre Untersuchung ist sie zur Objektivierung der Schädigung eines peripheren Nervs und zur Abgrenzung gegenüber entzündlichen Veränderungen oder einem M. Raynaud einsetzbar. Zur Diagnostik von Kompressionssyndromen peripherer Nerven eignet sie sich kaum, da der betroffene Nerv in aller Regel nur partiell geschädigt ist und deshalb keine eindeutigen Temperaturunterschiede zwischen kranker und gesunder Seite zu erwarten sind. Eine nur qualitative, aber nicht quantitative thermographische Untersuchung bei 60 Patienten mit Karpaltunnelsyndrom war wenig eindrucksvoll (Dumoulin et al. 1981).

Literatur

Adler J, Hooshmand I (1973) The angiographic spectrum of the thoracic outlet syndrome. With emphasis on mural thrombosis and emboli and congenital vascular anomalies. Clin Radiol 24:35–42

Brelsford KL, Uematsu S (1985) Thermographic presentation of cutaneous sensory and vasomotor activity in the injured peripheral nerve. J Neurosurg 62:711–715

Bussat P (1973) Aspects radiologiques des syndromes du défilé costo-claviculaire. Rev Med Suisse Rom 93:335–341

Castaigne P, Laplane D, Turpin JC, Degos JD Poisson M (1969) Etude de neuf cas de côte cervicale et d'un cas d'apophysomégalie avec complications neurologiques, tous opérés, dont huit comportant une artériographie sous-clavière. Rev Neurol 120:210–214

Conn J (1979) Thoracic outlet syndromes. Surg Clin North Am 54:155–164

Crawford FA (1980) Thoracic outlet syndrome. Surg Clin North Am 60:947–956

Dale WA (1971) In Diskussion zu Lord JW: Thoracic outlet syndromes: Current management. Ann Surg 173:704

Dale WA (1977) Diskussion zu Stallworth JM, Quinn GJ, Aiken AF: Is rib resection necessary for relief of thoracic outlet syndrome? Ann Surg 185:590–591

Dale WA, Lewis MR (1975) Management of thoracic outlet syndrome. Ann Surg 181:575–585

Distelmaier P, Koischwitz D, Brecht Th, Lins E, Vlajić I (1979) Zur arteriographischen Diagnostik beim neurovaskulären Kompressionssyndrom der oberen Thoraxapertur. Nervenarzt 50:436–441

Doyon D (1977) Intérêt de l'angiographie dans le bilan pré-opératoire des côtes cervicales. Nouv Presse Med 6:277

Dumoulin J, Clauses I, de Bisschop G (1981) Canal carpien: Vitesses de conduction et thermographie. Electrodiagn Ther 18:13–18

Dunant JH (1979) Neue Aspekte über Ätiologie, Diagnostik und chirurgische Therapie des Schultergürtelsyndroms. Vasa 8:167–169

Dunant JH, Hehne HJ, Gauer EF, Waibel PP (1975) Phlebographische Untersuchungen über Kompressionserscheinungen beim Schultergürtelsyndrom. Thoraxchir Vask Chir 23:23–25

Eklöf B (1976) Vascular compression syndromes of the upper extremity. Acta Chir Scand [Suppl] 465:74–77

Elbaz C (1975) Le syndrome de la traversée thoraco-brachiale. Phlébologie 28:397–418

Firooznia H, Golimbu C, Rafii M; Chapnick J (1983) Computerized tomography in diagnosis of compression of the common peroneal nerve by ganglion cysts. Comput Radiol 7:343–345

Gaizler G, Kómár J (1972) Neurographie. Kontrastmitteldarstellung der peripheren Nerven. Fortschr Röntgenstr 115:614

Galzio R, Lucantoni D, Zenobii J, Cristuib-Grizzi L, Adaleta A, Caffagni E (1983) Femoral neuropathy caused by iliacus hematoma. Surg Neurol 20:354–357

Gazzeri G, Natali G, Santucci N (1987) La tomographia computerizzata nella diagnosi della sindrome del tunnel carpale. Riv Neurol 54:405–410

Gebarski SK, Glanzer GM, Gebarski SS (1982) Brachial plexus: Anatomic, radiologic, and pathologic correlation using computed tomography. J Comput Assist Tomogr 6:1058–1063

Gilliatt RW (1984) Thoracic outlet syndromes. In: Dyck PJ, Thomas PK, Lambert EH, Bunge R (eds) Peripheral neuropathy, 2nd edn. Saunders, Philadelphia, pp 1409–1424

Guttmann L (1940) Topographic studies of disturbances of sweat secretion after complete lesions of peripheral nerves. J Neurol Psychiatry 3:197–210

Hehne HJ, Dunant HJ (1979) Neurovaskuläre Kompressionsyndrome im Schultergürtelbereich. Z Orthop 117:889–897

John V, Nau HE, Nahser HC, Reinhardt V, Venjacob K (1983) CT of carpal tunnel syndrome. AJNR 4:770–772

Judy KL, Heymann RL (1972) Vascular complications of thoracic outlet syndrome. Am J Surg 123:521–531

Kremer RM, Ahlquist RE jr (1975) Thoracic outlet compression syndrome. Am J Surg 130:612–616

Lang EK (1962) Roentgenographic diagnosis of the neurovascular compression syndromes. Radiology 79:58–63

Lang EK (1972) Arteriography and venography in the assessment of thoracic outlet syndromes. South Med J 65:129–136

Lascelles RG, Mohr PD, Neary D, Bloor K (1977) The thoracic outlet syndrome. Brain 100:601–612

Lord JW Jr (1971) Thoracic outlet syndromes. Current management. Ann Surg 173:700–705

Martin J, Gaspard DJ, Johnston PW, Kohl RD jr, Dietrick W (1976) Vascular manifestations of the thoracic outlet syndrome. A surgical urgency. Arch Surg 111:779–782

Massey EW (1981) CT evaluation of lumbosacral plexus disorders. Postgrad Med 69:116–118

McBurney RP, Howard H (1966) Resection of the first rib for thoracic outlet compression. Report of nine cases. Am Surg 32:165–169

McGough EC, Pearce MB, Byrne JP (1979) Management of the thoracic outlet syndrome. J Thorac Cardiovasc Surg 77:169–174

Mercier C (1973) Le syndrome de la traversée thoraco-brachiale. Intérêt de la résection de la première côte. Chirurgie 99:385–391

Millefiorini M, Guerrisi R, Antonini G, Cortesani F, Ganino F (1980) Considerazioni su un caso di paralisi del nervo radiale di lipoma. Ruolo della T.A.C. nella diagnosi e peculiarità cliniche. Riv Neurol (Napoli) 50:406–414

Nau HE (1982) Klinische und tierexperimentelle Untersuchungen zu Druckläsionen peripherer Nerven. Habilitationsschrift, Universität Essen

Neuerer G (1977) Funktionelle Arteriographie bei „Thoracic outlet syndrome". Vasa 6:292–294

Pisko-Dubienski ZA, Hollingsworth J (1978) Clinical application of Doppler ultrasonography in the thoracic outlet syndrome. Can J Surg 21:145–147

Pochaczevsky R, Wexler CE, Meyers HP, Epstein JA, Marc JA (1982) Liquid crystal thermography of the spine and extremities. Its value in the diagnosis of spinal root syndromes. J Neurosurg 56:386–395

Present DA, Hudson TM, Enneking WF (1986) Computed tomography of extraosseous ganglia. Clin Orthop 202:249–253

Razemon JP, Petyt B, Bonte G (1972) La neuroradiographie dans les lésions des nerfs périphériques. J Radiol Electrol 53:827–829

Rosenberg JC (1966) Arteriographic demonstration of compression syndromes of the thoracic outlet. South Med J 59:400–403

Roy P (1972) Les syndromes de l'émérgence du membre supérieur: évaluation fonctionelle par l'artériographie posturale. Union Med Can 101:2398–2406

Sadler TR, Rainer WG, Twombley G (1975) Thoracic outlet compression. Application of positional arteriographic and nerve conduction studies. Am J Surg 130:704–705

Sagel SS, Siegel MJ, Stanley RJ Jost RG (1977) Detection of retroperitoneal hemorrhage by computed tomography. Am J Radiol 129:403–407

Sällström J, Gjöres JE (1983) Surgical treatment of the thoracic outlet syndrome. Acta Chir Scand 149:555–560

Sanders JR, Monsour JW, Baer SB (1968) Transaxillary first rib resection for the thoracic outlet syndrome. Arch Surg 97:1014–1022

Scherrer A, Roy P, Fontaine A (1979) Syndrome d'émérgence du membre supérieur. Une réévaluation de l'intérêt de l'angiographie posturale. J Radiol 60:417–422

Stallworth JM (1977) Diskussion zu: Stallworth JM, Quinn GJ, Aiken AF: Is rib resection necessary for relief of thoracic outlet syndrome? Ann Surg 185:591–592

Stewart JD, Schmidt B, Wee R (1983) Computed tomography in the evaluation of plexopathies and proximal neuropathies. Can J Neurol Sci 10:244–247

Strugalla G, Eger H, Ritter H (1974) Die Bedeutung der arteriographischen Diagnostik bei der differentialdiagnostischen Abklärung des Kompressionssyndroms der oberen Thoraxapertur. Z Ärztl Fortb (Jena) 68:220–223

Tysvaer AT (1982) Computerized tomography and surgical treatment of femoral compression neuropathy. Report of two cases. J Neurosurg 57:137–139

Uematsu S (1985) Thermographic imaging of cutaneous sensory segment in patients with peripheral nerve injury. J Neurosurg 62:716–720

Uematsu S, Hendler N, Hungerford D, Long D, Ono N (1981) Thermography and electromyography in the differential diagnosis of chronic pain syndromes and reflex sympathetic dystrophy. Electromyogr Clin Neurophysiol 21:165–182

Uncini A, Tonali P, Falappa P, Danza FM (1981) Femoral neuropathy from iliac muscle hematoma induced by oral anticoagulation therapy. Report of three cases with CT demonstration. J Neurol 226:137–141

Usselman J, Vint V, Waltz T (1980) CT demonstration of a brachial plexus neuroma. AJNR 1:346–347

Voegele LD, Prioleau WH Jr, Hairston P (1980) Modern concepts of diagnosis and management of thoracic outlet syndrome. J SC Med Assoc 76:409–412

Webb WR, Jeffrey RB, Godwin JD (1981) Thoracic computed tomography in superior sulcus tumors. J Comput Assist Tomogr 5:361–365

Wessinghage D (1971) Das Carpaltunnelsyndrom. Materia Medica Nordmark 26:169–180

Zarranz JJ, Salisachs P (1979) Femoral neuropathy due to compression by retroperitoneal hemorrhage: A modern evaluation. J Neurol Sci 43:479–482

Zucker-Pinchoff B, Hermann G; Srinivasan R (1981) Computed tomography of the carpal tunnel: A radioanatomical study. J Comput Assist Tomogr 5:525–528

6 Therapeutische Möglichkeiten, Grundlagen und Richtlinien

Sobald ein Nervenengpaßsyndrom diagnostiziert ist und damit der betroffene Nerv und die Höhe seiner Läsion feststehen, stellt sich die Frage der angemessenen Behandlung dieser Erkrankung. Sie kann konservativ oder operativ sein. Die Entscheidung für die eine oder andere Therapieform hängt von verschiedenen Faktoren ab: Vom Ausmaß der subjektiven Beschwerden und neurologischen Ausfälle, vom betroffenen Nerven und der Ursache der Nervenstörung. Das Alter des Patienten spielt hingegen eine höchstens untergeordnete Rolle. Hohes Alter spricht keinesfalls gegen eine Operation, und ihr Ergebnis ist grundsätzlich nicht schlechter als bei jüngeren Patienten. Einzelheiten der Therapie werden bei den verschiedenen Engpaßsyndromen abgehandelt, im folgenden sollen nur allgemeine Grundlagen angesprochen werden.

1 Konservative Therapie

Bei einem Patienten, der lediglich subjektive Beschwerden wie Schmerzen und Parästhesien hat und bei dem diese Beschwerden noch nicht lange bestehen, wird man sich zunächst zu konservativen Behandlungsmaßnahmen entschließen.

Diese konservative Behandlung kann in Ruhigstellung, in Vermeidung der die Beschwerden auslösenden Bewegungen oder Haltungen, in oral applizierten Medikamenten und in Injektionen eines Kortikosteroids bestehen.

Ein beginnendes Karpaltunnelsyndrom spricht häufig sehr gut auf die *Ruhigstellung* der Handgelenksregion mittels einer Schiene an. Einem Patienten, bei dem die Beschwerden eines Thoracic-outlet-Syndroms regelmäßig bei Arbeiten mit erhobenen Armen auftreten, wird man raten, solche Tätigkeiten zu vermeiden. Für dieses Kompressionssyndrom wurden Übungsprogramme vorgeschlagen, die die Kräftigung der Schultermuskulatur und eine Anhebung des Schultergürtels zum Ziel haben (Dale 1971; Dale u. Lewis 1975; Peet et al. 1956). Wenn die Beschwerden stets bei berufsspezifischen Tätigkeiten auftreten, müssen die Arbeitsgewohnheiten überprüft und ggf. geändert werden.

Oral applizierte *Medikamente* wie Vitamin-B-Präparate, Antiphlogistika, Diuretika u.a. sind in aller Regel wirkungslos. Über die neuerdings auf dem Markt befindlichen Ganglioside liegen keine klinischen Erfahrungen bei Nervenkompressionssyndromen vor, ihre Wirksamkeit gegenüber Plazebo wird auch schwer zu beweisen sein. Seit 1976 empfiehlt eine Arbeitsgruppe aus Austin, Texas, immer wieder Vitamin B_6 (Pyridoxin), neuerdings auch Vitamin B_2 (Riboflavin), zur Behandlung des Karpaltunnelsyndroms (Ellis et al. 1976, 1977, 1979, 1980, 1981, 1982; Folkers et al. 1978, 1984; Shizukuishi et al. 1988; Wolaniuk et al. 1983). Die Wirkung konnte jedoch von anderen Autoren nicht bestätigt werden, nach dem heutigen Stand des Wissens ist diese Therapie unnütz. Ähnliches gilt für Antiphlogistika und Diuretika. Allerdings wurden bei während der Schwangerschaft und im Puerperium aufgetretenen Karpaltunnelsyndromen gute Erfolge nach Gabe von Diuretika berichtet (Bauer u. Welsch 1978; Gould u. Wissinger 1978; Snell et al. 1980). Es gibt Nervenengpaßsyndrome, die im Rahmen übergeordneter Störungen auftreten. Ein Karpaltunnelsyndrom kann z. B. bei Akromegalie oder Myxödem auftreten und verschwindet dann praktisch immer unter Behandlung der Grundkrankheit.

Die *Injektion eine Kortikosteroids* in den Engpaß, aber außerhalb des Nervs, ist zwar bei vielen Kompressionssyndromen peripherer Nerven wirksam, die Frage ihres Einsatzes wird jedoch kontrovers diskutiert und auch von vielen Ärzten abgelehnt, die Erfahrungen mit solchen Patienten haben. Solche Injektionen sollten immer auf die Patienten beschränkt bleiben, bei denen lediglich subjektive Symptome und keine neurologischen Ausfälle bestehen. Diese Behandlung wird besonders häufig beim Karpaltunnelsyndrom und bei der Meralgia paraesthetica eingesetzt, dem Engpaßsyndrom des N. cutaneus femoris lateralis, aber auch für das Kubitaltunnelsyndrom empfohlen (Pechan u. Kredba 1980 a, b). Die meisten Patienten mit Meralgia paraesthetica werden unter alleiniger Kortikoidinjektion symptomfrei, eine Operation ist bei diesen Patienten nur selten indiziert.

Das Kortikoid darf auf keinen Fall in den Nerven injiziert werden. Berichtet der Patient beim Vorschieben der Nadel oder unter Injektion über ausstrahlende Schmerzen oder Parästhesien im Ausbreitungsgebiet des Nervs, so muß die Injektion sofort abgebrochen und die Nadel zurückgezogen werden. Eine intrafaszikuläre Injektion führt je nach verwendetem Präparat zu schweren nervalen Störungen, die experimentell und klinisch belegt sind (Lemaire et al. 1979; Mackinnon et al. 1982). Gleiches gilt für die interfaszikuläre Injektion von Lokalanästhetika (Gentili et al. 1980 a, b). Unter 5 verschiedenen Kortikosteroiden waren die Veränderungen an Nervenfasern und Blut-Nerven-Schranke nach Injektion von Dexamethason am geringsten, nach Hydrokortison und Triamcinolon am stärksten (Mackinnon et al. 1982).

Ist bereits die 1. Injektion von z. B. 8 mg Dexamethason ohne Wirkung, so erübrigt sich ein 2. Versuch. Ist die Injektion wirksam, treten die Beschwerden jedoch nach einer gewissen Zeit wieder auf, so kann die Behandlung durchaus 2- bis 3mal wiederholt werden. Führen insgesamt 3 bis 4 Injektionen nicht zu anhaltender Beschwerdefreiheit, so ist die operative Beseitigung der Nervenkompression indiziert, auch wenn nur subjektive Symptome bestehen.

2 Operative Therapie

Die operative Therapie eines Engpaßsyndroms ist immer dann angezeigt, wenn

- neurologische Ausfälle bestehen;
- konservative Maßnahmen nur zu einer vorübergehenden Besserung subjektiver Beschwerden geführt haben;
- konservative Maßnahmen wirkungslos bleiben.

Von diesen Regeln gibt es nur wenige Ausnahmen: Die subjektiven und objektiven Symptome eines z. B. während der Schwangerschaft oder im Wochenbett aufgetretenen Karpaltunnelsyndroms bilden sich nach Entbindung bzw. Abstillen fast ausnahmslos zurück. Diese Patientinnen sollen nicht operiert werden. Auch andere Ausnahmen wurden bereits erwähnt: Karpaltunnelsyndrome bei endokrinen Störungen wie Akromegalie und Myxödem bilden sich in aller Regel unter deren Behandlung zurück. Die Meralgia paraesthetica spricht meistens auch dann auf die lokale Kortikoidinjektion an, wenn nicht nur Schmerzen und Parästhesien, sondern auch sensible Ausfälle im Versorgungsgebiet des N. cutaneus femoris lateralis bestehen.

Grundsätzlich sollte die Diagnose des Nervenengpaßsyndroms elektrophysiologisch abgesichert sein, auch und gerade bei dem bei weitem häufigsten Kompressionssyndrom peripherer Nerven, dem Karpaltunnelsyndrom. Einige dieser Patienten haben erhebliche subjektive Beschwerden, jedoch normale neurophysiologische Befunde. Schlagen bei ihnen die genannten konservativen Behandlungsversuche fehl, so ist die Operation trotz normaler motorischer und sensibler Nervenleitgeschwindigkeit des N. medianus im Karpalkanal indiziert (Grundberg 1983).

Ziel des operativen Eingriffs ist die Beseitigung des Engpasses bzw. der Kompression. Dieses Ziel soll mit dem einfachsten Verfahren der höchsten Wirksamkeit erreicht werden. Unnötige Manipulationen am Nerven sind grundsätzlich zu vermeiden.

Folgende operative Verfahren kommen in Frage:

- einfache Dekompression des Nervs;
- äußere Neurolyse;
- Eingriffe im Nerven selbst: Epineurotomie, Epineurektomie, interfaszikuläre (innere, interne) Neurolyse;
- Nervenverlagerung (Transposition);
- Resektion des Nervs.

2.1 Dekompression des Nervs

Den meisten Engpaßsyndromen liegt eine Kompression des betreffenden Nervs durch besondere anatomische Strukturen zugrunde. Bei der Mehrzahl der Patienten ist die Dekompression ohne Manipulationen am Nerven selbst zu erreichen und deshalb die adäquate Therapie: Beispiele dafür sind die Durchtrennung des Lig. carpi transversum beim Karpaltunnelsyndrom, die Spaltung der Arkade von Frohse beim Interosseus-posterior-Syndrom (tiefer Radialisast), die Entfernung einer Halsrippe oder eines von einem breiten Querfortsatz des 7. HWK zur 1. Rippe ziehenden Bandes als Ursache eines Thoracic-outlet-Syndroms. Der Nerv oder die Nerven selbst werden bei diesem Eingriff möglichst nicht angetastet. Das Ziel der Operation wird allein durch die Beseitigung der Kompression erreicht.

2.2 Äußere Neurolyse

Bei der äußeren oder externen Neurolyse wird der Nerv dargestellt und aus seiner äußeren Umgebung herausgelöst. Je nach intraoperativem Befund kann sie makrochirurgisch oder muß sie mikrochirurgisch erfolgen. Die äußere Neurolyse ist immer dann indiziert, wenn zunächst der Nerv und ggf. auch seine Äste isoliert werden müssen, bevor der zugrundeliegende pathologische Prozeß entfernt werden kann. Bei Kompression eines Nervs durch ein Lipom oder ein Ganglion ist eine solche Neurolyse in aller Regel unvermeidlich.

Sachgerecht, d. h. ohne Traumatisierung des Nervs selbst, durchgeführt, ist die äußere Neurolyse ungefährlich. Sie kann auch bei Patienten in höherem Alter ausgeführt werden, ohne daß die Prognose schlechter wäre als in jüngerem Alter (Levine u. Spinner 1971; Spinner 1980). Manipulationen am gesunden Nerven führen im Tierexperiment allerdings zu einem Ausfall von bis zu 5% der oberflächlich gelegenen Nervenfasern (Hudson u. Kline 1975). Für die klinische Praxis ist dies jedoch bei sorgfältiger operativer Technik ohne Bedeutung. Bei einer Sekundäroperation hingegen finden sich mehr oder weniger stark ausgeprägte Narben, aus denen der Nerv freipräpariert werden muß. Bei diesen Patienten kann sich die klinische Symptomatik postoperativ zumindest anfänglich verschlechtern. Über diese Möglichkeit muß präoperativ aufgeklärt werden.

Auch eine Zweitoperation führt natürlich zur Bildung einer neuen Narbe um den Nerven. Wird die Neurolyse aber sorgfältig, d. h. mikrochirurgisch, ausgeführt, dann kann man davon ausgehen, daß diese neue Narbe geringer ausgeprägt ist als die Narbe, deretwegen operiert wurde. Dies entspricht klinischer Erfahrung und kann durch Verlaufsbeobachtungen und Kontrolle der neurophysiologischen Befunde belegt werden.

2.3 Eingriffe im Nerven selbst: Epineurotomie, Epineurektomie, interfaszikuläre Neurolyse

Operationen im Nerven selbst – Epineurotomie, Epineurektomie und interfaszikuläre (innere, interne) Neurolyse – dienen fast ausnahmslos dem Zweck, narbige Veränderungen im Nerven zu entfernen. Diese können auf das Epineurium beschränkt sein oder sich zwischen Faszikelgruppen und Faszikel fortsetzen (Abb. 43a–c, 44a–d). Derartige Eingriffe müssen mikrochirurgisch erfolgen. Sie setzen ein Operationsmikroskop, spezielles Instrumentarium und beim Operateur besondere Erfahrung in der Chirurgie peripherer Nerven voraus. Die früher häufig praktizierte „Neurolyse" durch Einspritzen von physiologischer Kochsalzlösung in den Nerven ist unwirksam und deshalb abzulehnen. Immerhin bewirkt eine solche Injektion zumindest im Tierexperiment keine strukturellen Schäden an Faszikeln und Nervenfasern (Gentili et al. 1980a, b, c; Mackinnon et al. 1982).

Die *Epineurotomie* (s. Abb. 44b) besteht in longitudinaler Spaltung des narbig verdickten Epineuriums. Bei der *Epineurektomie* (s. Abb. 44c) wird das verdickte Epineurium in einem umschriebenen Bereich reseziert. Sie bleibt auf den betroffenen Anteil des Nervs beschränkt und braucht ganz und gar nicht immer zirkulär

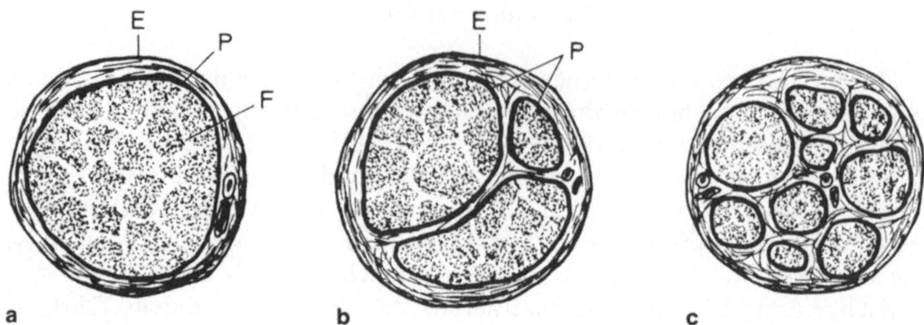

Abb. 43. Schematische Abbildung eines **a** monofaszikulären, **b** oligofaszikulären und **c** polyfaszikulären peripheren Nervs. Das Epineurium (*E*) ist die äußere bindegewebige Hülle des Nervs und setzt sich zwischen die Faszikel (*F*) in die Tiefe fort. Jeder einzelne Faszikel ist vom Perineurium (*P*) umgeben. Jeder Faszikel besteht aus den einzelnen jeweils vom Endoneurium (nicht abgebildet) umgebenen Nervenfasern. Einzelne Faszikel eines polyfaszikulären Nervs können auch in Gruppen zusammenliegen

zu erfolgen. Bei der Epineurektomie werden die subepineuralen Gefäßplexus obligat verletzt. Eversmann (1982) warnte vor der Entfernung des Epineuriums, da er Schäden für den Nerven selbst befürchtete. Solche Schäden sind aber nicht zu erwarten, da die perineurale und endoneurale Blutversorgung für die Aufrechterhaltung des inneren Milieus der Nervenfasern ausreicht (Lundborg 1970, 1975; Lundborg u. Brånemark 1968; Sunderland 1978).

Seit Curtis u. Eversmann 1973 die *interfaszikuläre Neurolyse* des N. medianus für Patienten mit Karpaltunnelsyndrom und erheblichen motorischen und/oder sensiblen Ausfällen vorschlugen, scheint sie von vielen Operateuren routinemäßig eingesetzt zu werden. Nach Epineurotomie oder Epineurektomie löst man dabei die betroffenen Faszikelgruppen aus dem Narbengewebe heraus und entfernt dieses (Abb. 44 d).

Die meisten Berichte über die interfaszikuläre Neurolyse beziehen sich erwartungsgemäß auf das Karpaltunnelsyndrom als häufigstes Engpaßsyndrom peripherer Nerven. Die Operationsmethode wurde aber auch für proximale Medianusläsionen sowie Kompressionen des N. radialis, N. ulnaris, N. peronaeus und N. cutaneus femoris lateralis eingesetzt (s. die entsprechenden Kap.).

Vor dem Entschluß zur Epineurotomie, Epineurektomie und inneren Neurolyse ist zu fragen, was man mit solchen Eingriffen erreichen kann. Ein Segment des narbig verdickten Epineuriums kann gefahrlos reseziert werden. Auch sind Narben zwischen den Faszikelgruppen resezierbar. Eine Schädigung des Perineuriums hingegen führt zu einer Störung der Blut-Nerven-Schranke, deren morphologisches Substrat die inneren Schichten des Perineuriums und das Endothel der endoneuralen Blutgefäße ist. Diese Blut-Nerven-Schranke ist für das innere Milieu, die Homöostase, des Faszikels essentiell (Lundborg 1970; Pencek et al. 1980; Sjöstrand et al. 1980). Ihre Läsion hat wiederum eine Schädigung der intrafaszikulären Nervenfasern zur Folge.

Die Resektion eines Stücks Perineurium führte im Tierexperiment zu ausgedehnter Demyelinisierung des von ihm umschlossenen Faszikels (Pencek et al.

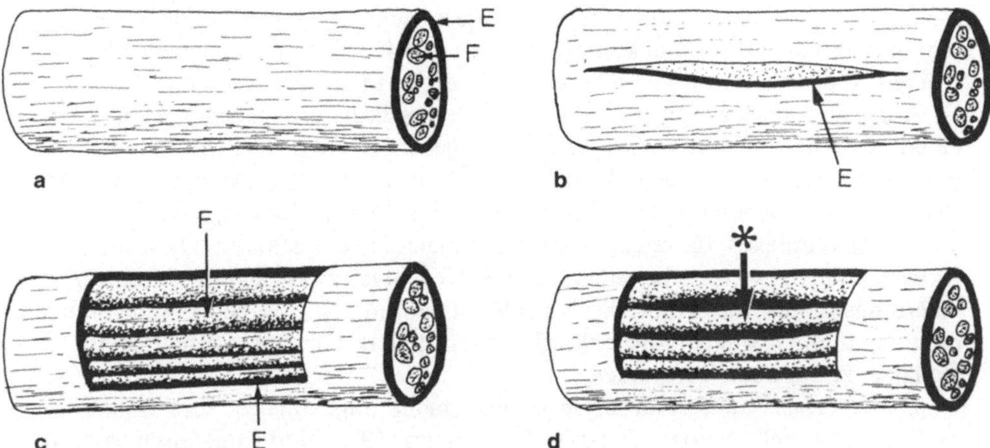

Abb. 44 a–d. Operative Eingriffe am Nerven. **a** *Normaler Nerv.* Das Epineurium *E* umschließt den Gesamtnerven als äußere bindegewebige Hülle. Fortsätze des Epineuriums breiten sich zwischen die Nervenfaszikel *F* aus. Jeder Faszikel ist vom bindegewebigen Perineurium umgeben. **b** *Epineurotomie.* Inzision des Epineuriums. **c** *Epineurektomie.* Resektion eines Teils des Epineuriums. Dabei wird nur der pathologisch veränderte Teil des Epineuriums entfernt. Die zirkuläre Entfernung des Epineuriums über eine gewisse Strecke des Nervs ist bei Primäreingriffen nur selten indiziert. **d** *Interfaszikuläre Neurolyse.* Freipräparieren fibrotisch eingeengter Faszikel. Die interfaszikuläre Neurolyse ist auf derart veränderte Faszikel zu beschränken. Eine Neurolyse aller Faszikel oder Faszikelgruppen ist bei Primäreingriffen fast nie angezeigt. Im dargestellten Fall wurde nur bei dem mit einem *Stern* markierten Faszikel eine Neurolyse durchgeführt. Alle diese Eingriffe am Nerven müssen mikrochirurgisch erfolgen

1980). An normalen Extremitätennerven der Ratte war die interfaszikuläre Neurolyse von einer vorübergehenden Störung der Blut-Nerven-Schranke gefolgt (Gentili et al. 1981). Andere Autoren beobachteten jedoch deutliche epi-, peri- und endoneurale Fibrosen [Martini u. Solz (1983) an der Ratte; Rydevik et al. (1976) am Kaninchen].

Es ist richtig einzuwenden, daß diese Ergebnisse tierexperimenteller Untersuchungen nicht ohne weiteres auf den Menschen übertragbar sind, zumal sie nicht an Primaten gewonnen wurden. Ferner ist der Einwand berechtigt, daß man bei Patienten mit Kompressionssyndromen nicht normale, sondern geschädigte Nerven vor sich hat. Morphologische Untersuchungen nach interfaszikulärer Neurolyse menschlicher Nerven können natürlich nicht vorliegen. Da die mechanische Schädigung eines Nervs seine Leitfähigkeit beeinflußt, können aber die Folgen einer inneren Neurolyse mit elektrophysiologischen Methoden untersucht werden. Eversmann u. Ritsick (1978) sahen bei 6 von 7 Patienten 15 min nach interfaszikulärer Neurolyse des N. medianus im Karpalkanal eine Verbesserung seiner Leitfähigkeit. Yates et al. (1981) kontrollierten diese Mitteilung und kamen zu einem ganz anderen Ergebnis: Bei keinem ihrer 8 Patienten besserte sich die Leitfähigkeit, bei 3 verschlechterte sie sich vielmehr, übrigens auch bei 1 der 7 Patienten von Eversmann u. Ritsick (1978). Nach innerer Neurolyse des N. ulnaris am Ellenbogen waren klinische und neurophysiologische Ergebnisse wesentlich schlechter als nach konventioneller Mobilisierung ohne innere Neurolyse

(Kamp Nielsen et al. 1980). Das verwundert nicht, da der N. ulnaris hier ein monofaszikulärer Nerv sein kann (Sunderland 1945, 1978) und der Versuch einer inneren Neurolyse an dieser Stelle zwangsläufig das Perineurium zerstören muß.

Auch aus anderen Gründen ist die interfaszikuläre Neurolyse nicht ohne Gefahren: Auf Serienquerschnitten über die gesamte Länge aller gemischten peripheren Nerven ändert sich deren Faszikelmuster ständig (Sunderland 1945, 1978). Nervale Verbindungen zwischen den einzelnen Faszikeln, sog. interfaszikuläre Nervenplexus, führen zu einem vielfältigen Faseraustausch. Diese interfaszikulären Plexus werden bei einer inneren Neurolyse zwangsläufig durchtrennt. Allerdings nimmt ihre Häufigkeit distalwärts ab und ist z. B. beim N. medianus oder N. ulnaris am Handgelenk, also unmittelbar vor der Aufteilung in die Endäste, kaum noch vorhanden.

Die interfaszikuläre Neurolyse ist also nicht ungefährlich; ihre Indikation muß streng gestellt werden. Curtis u. Eversmann (1973) sind ganz falsch verstanden, wenn etwa gemeint wird, daß sie sie routinemäßig für alle Operationen wegen Engpaßsyndromen vorgeschlagen hätten. Eversmann hat ihre Indikationen 1982 erneut dargelegt: Sie wird ausdrücklich auf N. medianus und N. ulnaris am Handgelenk und distal davon sowie auf den N. radialis in der Ellenbeuge und am proximalen Unterarm beschränkt, also auf polyfaszikuläre Nerven kurz vor der Aufteilung in ihre Endäste. Hier findet praktisch kein interfaszikulärer Faseraustausch mehr statt. Auf keinen Fall darf die interfaszikuläre Neurolyse an einem monofaszikulären Nerven durchgeführt werden, z. B. dem N. radialis im Canalis spiralis oder dem N. ulnaris am Ellenbogen (Sunderland 1978).

Nachdem erläutert wurde, wo eine innere Neurolyse mit relativ geringen Gefahren einsetzbar ist, muß eine weitere grundsätzliche Frage beantwortet werden: Ist bei einer Primäroperation eines Engpaßsyndroms eine solche innere Neurolyse überhaupt notwendig? Diese Frage läßt sich am besten anhand des Karpaltunnelsyndroms beantworten, über das entsprechende pathophysiologische, pathomorphologische sowie klinische und neurophysiologische Untersuchungen vorliegen.

Bei Druckerhöhung im Engpaß, z. B. dem Karpalkanal, werden zunächst die Venolen mit ihrem geringen intraluminalen Druck komprimiert, der venöse Abfluß verschlechtert sich. Folgen sind eine Verschlechterung der Durchblutung des Nervs mit Verminderung des kapillaren Flows, Anoxie, Endothelschäden, Extravasation osmotisch wirksamer Proteine sowie ein zunächst epineurales und später endoneurales Ödem (Lundborg 1980; Lundborg u. Brånemark 1968; Rydevik et al. 1976; Sunderland 1976; Weiss 1944). Dieses Ödem wird von der Diffusionsbarriere des Perineuriums zurückgehalten. Zwischen dem Karpalkanal und dem Verlauf des N. medianus proximal und distal davon besteht ein Druckgradient. Der Druck ist am Ort der Kompression höher als proximal und distal. Da der N. medianus vor dem Karpalkanal freier und oberflächlicher liegt als in der Hohlhand, ist der Druck des ihn umgebenden Gewebes geringer als in der Hohlhand. Das Ödem breitet sich deshalb druckpassiv vom Ort der Kompression bevorzugt proximalwärts aus, sichtbar an der Schwellung des Nervs vor dem Engpaß. Dieses *Pseudoneurom* wird also durch ein epi- und endoneurales Ödem hervorgerufen. Im weiteren Verlauf proliferieren Fibroblasten in die ödematösen Bezirke. Wird die Kompression nicht behoben, bildet sich schließlich eine endo-, peri- und epineurale Fibrose mit Untergang der Nervenfasern aus. Bei den beiden bisher einzigen pathohistologischen Untersuchungen des N. medianus bei schwerem Karpaltunnelsyndrom (Marie u. Foix 1913; Thomas u. Fullerton 1963) waren perineurale und endoneurale Fibrose sowie Verminderung der dick-bemarkten Nervenfasern die hervorstechenden morphologischen Merkmale. In der Biopsie aus einem Pseudoneurom des N. peroneus superficialis beobachtete Said (1976) Proliferation von Schwann-Zellen, Fibroblasten und Histiozyten sowie ein massives endoneurales Ödem.

Eine solche Fibrose wäre nur unter Opferung des Perineuriums entfernbar. Dieses muß aber in Hinblick auf Erhaltung des inneren Milieus der Nervenfasern erhalten bleiben. Es ist ebensowenig gerechtfertigt, ein epi- oder endoneurales Ödem operativ zu behandeln. Ein sog. Pseudoneurom als Ausdruck dieses Ödems bildet sich nach Beseitigung der Nervenkompression und damit der Druckgradienten zurück, gelegentlich schon innerhalb von Minuten (Garland et al. 1957).

Im Rahmen eines Primäreingriffs sind sowohl interfaszikuläre Neurolyse als auch Epineurotomie und Epineurektomie nur selten nötig. Erscheint das Epineurium verdickt, so ist zu bedenken, daß es an dieser Stelle vielleicht physiologischerweise einen höheren Anteil am Gesamtquerschnitt des Nervs ausmacht als weiter proximal. Dies ist z. B. beim N. medianus im Karpalkanal der Fall. Sein Epineurium ist hier auch beim Gesunden dicker als proximal des Handgelenks (Castelli et al. 1980; Neary et al. 1975).

Es hängt also letztlich von der Erfahrung des Operateurs ab, ob er im konkreten Fall die Notwendigkeit einer solchen Erweiterung des operativen Eingriffs sieht. Verschiedene Autoren halten sie z. B. bei einem einfachen Karpaltunnelsyndrom für überhaupt nicht indiziert (Dawson et al. 1983; Hudson et al. 1982; Posch u. Prpic 1975; Rengachary 1985), andere stellen die Indikation sehr zurückhaltend (Benini 1975; Bureau et al. 1982; Cracchiolo 1971; Nigst 1981; Phalen 1972, 1981; Roffe et al. 1981; Sandzen 1981; Spinner 1984). Eversmann (1982) führte eine innere Neurolyse bei 10–15% von mehr als 500 Patienten mit Karpaltunnelsyndrom durch. Sie muß in jedem Fall auf das absolut notwendige Maß beschränkt bleiben, also auf den Teil des Nervs, der klinisch betroffen ist. Es ist unsinnig, etwa das Epineurium über eine gewisse Strecke zirkulär zu entfernen und den gesamten Nerven in seine Faszikelgruppen aufzuspalten, wie man es auf Abbildungen von Gassmann u. Segmüller (1976), Gassmann et al. (1977) und Samii (1976) sieht.

Ganz vereinzelt sind Einschnürungen einzelner Faszikel oder Faszikelgruppen ohne äußerlich erkennbare Ursache beschrieben worden, und zwar für den N. radialis am distalen Oberarm (Stöhr u. Reill 1980) und den N. medianus oder N. interosseus anterior in der Ellenbeuge (Englert 1976; Haußmann 1982; Haußmann u. Kendel 1981). Bei keinem dieser Patienten war ein Trauma vorausgegangen, alle wurden operativ freigelegt und durch eine interfaszikuläre Neurolyse erfolgreich behandelt. Meist sah der Nerv selbst unauffällig aus, das Epineurium erschien nicht verdickt. Dies erschwert die Lokalisierung solcher Veränderungen, die sich allerdings in einem Fall über 5 cm erstreckten (Stöhr u. Reill 1980), sicherlich erheblich. Ursächlich wird eine chronisch mechanische Irritation des Nervs angenommen, es ist aber unklar, weshalb die Veränderungen auf einen umschriebenen Anteil des Nervs beschränkt sind. Solche extrem seltenen Einzelbeobachtungen berechtigen keinesfalls zur routinemäßigen inneren Neurolyse aller Patienten mit einem Engpaßsyndrom in der Annahme, es könnten derartige Alterationen im Nerven vorliegen.

Man könnte schließlich die interfaszikuläre Neurolyse noch befürworten, wenn die postoperativen Ergebnisse besser wären als nach einfacher Dekompression des Nervs. Das ist aber nicht der Fall. Randomisierte Studien mit ausreichender Zahl von Patienten gibt es nur für das Karpaltunnelsyndrom. Sie zeigen keinen Vorteil der interfaszikulären Neurolyse, weder bezüglich des klinischen noch des neurophysiologischen Ergebnisses (Fissette u. Onkelinx 1979; Freshwater u. Arons 1978; Holmgren-Larsson et al. 1985; MacDonald et al. 1978).

Anders ist die Situation bei Sekundäreingriffen. Hier ist die Indikation zur inneren Neurolyse weiter zu stellen. Häufig bis regelmäßig hat man es bei diesen Patienten mit Narben zu tun, die sich zwischen die Faszikel fortsetzen. In jedem Fall ist kritisch zu prüfen, ob erwartet werden kann, daß die postoperative Narbenbildung geringer ist als die Fibrose, die man zum Zeitpunkt der Operation vorfindet.

2.4 Nervenverlagerung

Bei einer Nervenverlagerung wird der Nerv mobilisiert, aus seinem Bett genommen und in eine neue Lage verbracht. Da die peripheren Nerven redundant vaskularisiert sind (Bentley u. Schlapp 1943), können sie auch über längere Strecken mobilisiert werden, ohne daß dadurch ihre Funktion beeinträchtigt wird (Kline et al. 1972).

Eine solche Transposition kommt bei Engpaßsyndromen nur für den N. ulnaris in Betracht, der aus seinem Bett hinter dem Epicondylus medialis humeri auf die Beugeseite des Ellenbogengelenks verlagert wird. Bei dieser Operation ist darauf zu achten, daß der Nerv wirklich in geradem Verlauf vom Oberarm zum Unterarm zieht und nicht nach der Transposition proximal am Septum intermusculare mediale und distal am Eintritt in oder unter die am Epicondylus medialis humeri entspringende Flexorengruppe abknickt.

2.5 Resektion des Nervs

Die Resektion eines Nervs im Rahmen eines Engpaßsyndroms ist lediglich bei der Morton-Metatarsalgie indiziert, dem Kompressionssyndrom plantarer Digitalnerven am Fuß. Ähnlich positive Ergebnisse wurden aber auch nach Neurolyse des betroffenen Nervs berichtet (Gauthier 1979). Gewisse Autoren empfahlen die Resektion des N. cutaneus femoris lateralis zur Behandlung der Meralgia paraesthetica. Die anschließenden Neuromschmerzen können aber schlimmer sein als die präoperativen Beschwerden (Bramwell 1903, Stevens 1957).

Nervennaht und Nerventransplantation

Sehr selten kann die Kompression ein so massives Ausmaß annehmen, daß der Nerv in diesem Bereich nur noch einen Bruchteil seines normalen Kalibers hat und glasig-durchsichtig erscheint. Ein so hochgradig verändertes Nervenstück sollte entfernt werden. Anschließend werden die Nervenstümpfe entweder End-zu-End wiedervereinigt oder durch ein autologes Transplantat überbrückt. Es ist aber zu betonen, daß derartig hochgradige Veränderungen eine extreme Rarität darstellen.

2.6 Nachbehandlung

Unmittelbar postoperativ wird die Extremität hochgelagert, um einen guten venösen Abfluß zu gewährleisten. Finger bzw. Fuß und Zehen müssen aber sofort und regelmäßig bewegt werden. Der Operationsbereich selbst sollte dort, wo er nahe an vielbewegten Gelenken liegt (Handgelenk, Ellenbogengelenk), für 2 Wochen mit einer Schiene ruhiggestellt werden.

Nach dieser Phase einer relativen Ruhigstellung sind alle Bewegungen wieder durchführbar. Bestehen motorische Ausfälle, so muß in vielen Fällen eine krankengymnastische Übungsbehandlung erfolgen. Dies gilt insbesondere für Patienten mit Nervenläsionen in proximalen Extremitätenabschnitten.

Der Wert der Reizstromtherapie für die Behandlung von peripher-neurogenen Paresen ist nach wie vor zweifelhaft. Eine Beschleunigung der motorischen Regeneration ist nicht bewiesen.

2.7 Postoperativer Verlauf

Nach Beseitigung der Kompression verschwinden Schmerzen und Parästhesien, Folgen der Ischämie des Nervs, in aller Regel sehr schnell, häufig schlagartig oder innerhalb von wenigen Tagen. Sind die neurologischen Ausfälle, insbesondere die Paresen, noch nicht zu weit fortgeschritten und bestehen sie noch nicht zu lange, so ist die Beseitigung der Kompression fast immer von einer klinischen Besserung bis Heilung gefolgt. Grundsätzlich bilden sich die neurologischen Symptome wie objektive sensible und motorische Störungen langsamer zurück als Schmerzen und Parästhesien. Bei den meisten Engpaßsyndromen liegt eine Axonotmesis nach Seddon (1943) bzw. eine Typ-2-Läsion nach Sunderland (1951) mit Wallerscher Degeneration distal der Kompression vor. Die Besserung der motorischen und sensiblen Störungen hängt vom Ausmaß der präoperativen Ausfälle ab. Ob die Dauer der Anamnese ebenso entscheidend ist, wird kontrovers diskutiert.

Da präoperativ oft nicht alle Nervenfasern gleichermaßen geschädigt sind, kann sich das Innervationsgebiet des Nervs inhomogen erholen. Sensible Ausfälle nach starker und langdauernder Nervenkompression haben postoperativ eine bessere Prognose als motorische. Bei Muskelatrophien, die länger als 16 Monate bestehen, ist selbst bei distalen Nervenkompressionssyndromen kaum mit einer postoperativen Besserung zu rechnen (Spinner 1978). Ein über lange Zeiträume denervierter Muskel wird durch Binde- und Fettgewebe ersetzt und ist in diesem Stadium nicht mehr regenerationsfähig (Richter u. Ketelsen 1982). Auch nach Operationen bei distalen Nervenläsionen kann die klinische Besserung über längere Zeiträume erfolgen, nach Karpaltunnelsyndromoperationen bis zu 18 Monate postoperativ (Gerl u. Fuchs 1980; Phalen 1970). Erfolgt die Dekompression des Nervs zu spät und bleibt die Regeneration der atrophierten Muskeln aus, so können Ersatzoperationen durch Sehnentransfers nötig werden. Dies ist bei Paresen des N. radialis und N. peroneus, aber auch des N. medianus und N. ulnaris der Fall (Omer 1980a, b; Schink 1983). Ziel dieser Ersatzoperationen ist es, ein gewisses Gleichgewicht in den Bewegungen der betroffenen Gelenke und damit bestimmte essentielle Funktionen wiederherzustellen. Dazu können je nach zugrundeliegendem Nerven und Ausmaß der Paresen bei ein und demselben Patienten mehrere Eingriffe nötig sein.

Neben den zu weit fortgeschrittenen – besonders motorischen – Ausfällen gibt es noch andere Gründe für das Ausbleiben einer postoperativen Besserung; gelegentlich treten nach der Operation sogar Verschlechterungen bzw. neue Symptome auf. Die Ursachen dafür sind unterschiedlich:

Die präoperative Diagnose war falsch. Ein Patient wurde an einer Halsrippe operiert, litt aber in Wirklichkeit an einem Kompressionssyndrom des N. ulnaris am Ellenbogen. Eine Kompression der C-7-Wurzel durch einen Bandscheibenvorfall wurde als Karpaltunnelsyndrom oder eine Kompression der L-5-Wurzel als Engpaßsyndrom des N. peroneus am Knie angesehen. Solche Fehldeutungen können in aller Regel durch exakte klinisch-neurologische und neurophysiologische Untersuchung vermieden werden.

Die Operation wurde unzureichend durchgeführt. Wird die Kompression nicht oder nur unvollständig beseitigt, so bleiben die Beschwerden nach der Operation entweder unverändert bestehen oder stellen sich nach einer kurzen Phase der klinischen Besserung wieder ein (Hudson 1984). In diesem Fall ist der betroffene Nerv erneut freizulegen und die Kompression vollständig zu beseitigen.

Während der Operation kommt es zu einer zusätzlichen Läsion des Nervs. Solche iatrogenen Läsionen von Teilen des Nervs bis zur kompletten Durchtrennung des N. medianus wurden v.a. beim Karpaltunnelsyndrom beschrieben (Hudson 1983; Lilly u. Magnell 1985; Louis et al. 1985; MacDonald et al. 1978; Semple u. Cargill 1969). Sie zeigen sich unmittelbar postoperativ durch eine Zunahme bestehender oder durch ganz neue Ausfälle, wie z.B. ein Taubheitsgefühl über dem volaren Thenar nach Durchtrennung des R. palmaris nervi mediani nach Karpaltunneloperation. Wenn ein durchtrennter Nerv oder Nervenäste nicht schon während des Eingriffs rekonstruiert werden, so muß dies sekundär geschehen, am besten etwa 3 Wochen nach dem primären Eingriff. Eine Ausnahme ist z.B. der R. palmaris nervi mediani, dessen distaler Stumpf bei dem 2. Eingriff meist nicht mehr zu identifizieren ist.

Verschlechterungen der klinischen Symptomatik wurden auch bei anderen Engpaßsyndromen beschrieben. Hervorzuheben sind Schädigungen des Plexus brachialis bei Operationen zur Behandlung eines Thoracic-outlet-Syndroms, vor allem nach transaxillärer Entfernung der 1. Rippe (Cherington et al. 1986; Dale 1982) und postoperative Verschlechterung nach Operationen des N. ulnaris im Cubitaltunnel bzw. der Ulnarisrinne am Ellenbogen (Miller u. Hummel 1980; Paine 1970).

Postoperative Narbenbildung. Üblicherweise ist die Narbenbildung nach Operation eines Engpasses so gering, daß sie klinisch irrelevant ist, vorausgesetzt, daß die Operation sorgfältig erfolgte und alle Blutungen minuziös gestillt wurden. Da sich die Narben erst allmählich bilden, bessern sich die klinischen Symptome postoperativ zunächst, nehmen dann aber im Lauf einiger Monate wieder zu. Bei entsprechenden Beschwerden und Ausfällen ist die erneute Freilegung des Nervs angezeigt. Die externe Neurolyse sollte mikrochirurgisch erfolgen und muß nicht selten durch eine interfaszikuläre Neurolyse ergänzt werden. Die meisten solcher ungünstigen postoperativen Verläufe sind durch exakte klinische und apparative Diagnostik, kritische Überprüfung der operativen Indikation und sorgfältige chirurgische Technik zu vermeiden. Während des Eingriffs sollte man sich auf das unbedingt nötige beschränken. In fast allen Fällen der Primäroperation ist die Dekompression des Nervs am Ort des Engpasses ausreichend. Diese Region muß in ihrem ganzen Verlauf unter Sicht freigelegt werden. Eine blinde Durchtrennung auch des Lig. carpi transversum ist außerordentlich gefährlich und deshalb unbedingt zu unterlassen.

3 Anästhesie

Die Operationen von Engpaßsyndromen peripherer Nerven können in Allgemein- oder Regionalanästhesie durchgeführt werden. Regionalanästhesien werden besonders bei Eingriffen an Arm und Hand eingesetzt, am häufigsten in Form der Blockade des Plexus brachialis (meist axillär, aber auch supraklavikulär möglich), der Leitungsanästhesie einzelner Nerven, wie z. B. des N. medianus oder N. ulnaris am Handgelenk bei Eingriffen an der Hand, oder auch der intravenösen Regionalanästhesie. Die einzelnen Methoden haben ihre besonderen Indikationen, Kontraindikationen, Vor- und Nachteile sowie spezifischen Komplikationen (Hoffmann u. Gerber 1981; Ramamurthy 1982; Vincent-Espinasse u. Le Goaziou 1985).

4 Blutleere

Operationen in Blutleere gestatten das Präparieren feinster Strukturen in blutfreiem Operationsfeld und sind deshalb für Handchirurgen „eine unumstößliche Grundforderung der allgemeinen handchirurgischen Operationstechnik" (Buck-Gramcko u. Dietrich 1981). Bunnell (1944) schrieb, eine Hand ohne Blutleere zu operieren sei so, als versuche man, eine Uhr in einem Tintenfaß zu reparieren. Für die chirurgische Behandlung der Nervenengpaßsyndrome gilt dies nicht derart apodiktisch. Es ist nicht erforderlich, die Dekompression des N. medianus im Karpalkanal oder des N. ulnaris in der Loge de Guyon am exsanguinierten Arm durchzuführen. Bei richtiger operativer Technik besteht keine Gefahr der Durchtrennung solch dünner Äste wie des R. palmaris oder R. thenaris des N. medianus. Bei proximalen Engpaßsyndromen erleichtert die Operation in Blutleere den Eingriff und verkürzt die Operationsdauer. Gleiches gilt für die Freilegung von

Digitalnerven am Fuß und für Sekundäroperationen auch an Handgelenk und Hand. Feine Blutgefäße können trotz Blutleere identifiziert, koaguliert und durchtrennt werden. Dünne Nervenäste sind sehr gut zu erkennen und zu schonen. Narben sind meist stark vaskularisiert. Ohne Blutleere stören diese Blutungen die Präparation des Nervs und müssen deshalb fortlaufend gestillt werden. Dies ist zeitaufwendig. Die Blutleere ermöglicht es dem Operateur, sich sogleich auf den Nerven selbst zu konzentrieren. Selbstverständlich müssen nach Beendigung der Präparation und Öffnen der Blutleere alle Blutungen sorgfältig gestillt werden.

Im Unterschied zur Blutsperre, bei der vor Anlegen der erstmals von dem Neurochirurgen Cushing (1904) beschriebenen pneumatischen Manschette (Tourniquet) der Arm lediglich für 2–3 min hochgehalten wird, also eine gewisse Blutmenge im Arm bleibt, wird bei der Blutleere der Arm vor Anlegen der Manschette mit einer Esmarch-Binde ausgewickelt. Bei Infektionen und bei Tumoren der Extremitäten ist die Blutleere wegen der Gefahr der Verschleppung von Keimen bzw. Tumorzellen durch das Auswickeln kontraindiziert. Als Druck in der unterpolsterten Manschette sind 70–80 mmHg über dem systolischen Blutdruck ausreichend, für Erwachsene werden 250–300 mmHg (33,3–40 kPa), für Kinder 200 mmHg empfohlen. Wie lange die Blutleere bestehen bleiben darf, ist unbekannt. Empirisch sind je nach Kreislaufsituation des Patienten 1–2 h gefahrlos (Klenerman 1962). Bei Anlegen einer Blutleere sind verschiedene Vorsichtsmaßnahmen zu berücksichtigen (Bruner 1951; Buck-Gramcko u. Dietrich 1981; Tubiana 1985):

Zur Blutleere darf nur eine pneumatische Manschette mit einem Manometer verwendet werden, das regelmäßig geeicht werden muß. Bruner (1970) empfiehlt sogar, das Manometer am Morgen jedes Operationstages zu überprüfen. Die wichtigste Komplikation der Blutleere, die Tourniquetlähmung, war in allen berichteten Fällen auf ein defektes Manometer zurückzuführen, das gegenüber dem reellen Druck bis zu 180 mmHg niedrigere Werte anzeigte (Calderwood u. Dickie 1972; Durkin u. Crabtree 1982; Flatt 1972; Hamilton u. Sokoll 1967; Klenerman 1962; Moldaver 1954). Tourniquetlähmungen am Arm betreffen alle Nerven, bevorzugen aber den N. radialis. Sie können leicht sein und schnell verschwinden, aber auch zu einer vollständigen Paralyse der Muskeln distal der Manschette führen. Solche schweren Lähmungen bilden sich zwar in der Regel innerhalb von mehreren Monaten zurück, Restparesen und sensible Ausfälle noch 2½ Jahre später sind jedoch beschrieben worden (Calderwood u. Dickie 1972). Ursache dieser Lähmungen ist nicht die Ischämie, wie von Denny-Brown u. Brenner (1944) angenommen, sondern eine mechanische Schädigung der Nerven unter der Manschette (Fowler et al. 1972; Lundborg 1975; Ochoa et al. 1972). Elektromyographisch finden sich nach einer Blutleere in den Muskeln distal der Manschette häufig Zeichen einer neurogenen Schädigung als Ausdruck einer Läsion von Motoneuronen, ohne daß eine Parese vorliegen muß. Saunders et al. (1979) untersuchten 48 Patienten, bei denen in Blutleere eine Arthrotomie des Kniegelenks durchgeführt wurde und fanden in 62,5% EMG-Veränderungen im M. quadriceps femoris. Bis zu 90% der Motoneurone können ausgefallen sein, bevor eine solche Nervenschädigung durch eine Parese klinisch apparent wird (Lerique 1974).

Literatur

Bauer H, Welsch KH (1978) Schwangerschaftsoedem als Ursache eines Karpaltunnel-Syndroms. MMW 120:701–702

Benini A (1975) Das Karpaltunnelsyndrom und die übrigen Kompressionssyndrome des Nervus medianus. Thieme, Stuttgart

Bentley FH, Schlapp W (1943) Experiments on the blood supply of nerves. J Physiol 102:62–71

Bramwell E (1903) A case of meralgia paresthetica (Bernhardt's Sensibilitätsstörung), with a short account of the condition. Edinburgh Med J 14:26–33

Bruner JM (1951) Safety factors in the use of the pneumatic tourniquet for hemostasis in surgery of the hand. J Bone Joint Surg [Am] 33:221–224

Bruner JM (1970) Time, pressure and temperature factors in the safe use of the tourniquet. Hand 2:39–42

Buck-Gramcko D, Dietrich FE (1981) Allgemeine Operationstechnik. In: Nigst H, Buck-Gramcko D, Millesi H (Hrsg) Handchirurgie, Bd I. Thieme, Stuttgart New York, S 8.1–8.13

Bunnell S (1944) Surgery of the hand. Lippincott, Philadelphia

Bureau H, Magalon G, Roffe JL (1982) Le syndrome du canal carpien. J Chir (Paris) 119:739–747

Calderwood JW, Dickie WR (1972) Tourniquet paresis complicating tendon grafting. Hand 4:53–55

Castelli WA, Evans FG, Diaz-Perez R, Armstrong TJ (1980) Intraneural connective tissue proliferation of the median nerve in the carpal tunnel. Arch Phys Med Rehabil 61:418–422

Cherington M, Happer I, Machanic B, Parry L (1986) Surgery for thoracic outlet syndrome may be hazardous to your health. Muscle Nerve 9:632–634

Cracchiolo A (ed) (1971) The carpal tunnel syndrome. Semin Arthritis Rheum 1:87–95

Curtis RM, Eversmann WW (1973) Internal neurolysis as an adjunct to the treatment of the carpal tunnel syndrome. J Bone Joint Surg [Am] 55:733–740

Cushing H (1904) Pneumatic tourniquets. With especial reference to their use in craniotomies. Med News (New York) 84:577–580

Dale WA (1971) Thoracic outlet syndrome. J Tenn Med Assoc 64:941–948

Dale WA (1982) Thoracic outlet compression syndrome. Critique in 1982. Arch Surg 117:1437–1445

Dale WA, Lewis MR (1975) Management of thoracic outlet syndrome. Ann Surg 181:575–585

Dawson DM, Hallett M, Millender LH (1983) Entrapment neuropathies. Little & Brown, Boston Toronto

Denny-Brown D, Brenner C (1944) Paralysis of nerve induced by direct pressure and by tourniquet. Arch Neurol Psychiatry 51:1–26

Durkin MA, Crabtree SD (1982) Hazard of pneumatic tourniquet application. J R Soc Med 75:658–660

Ellis JM, Kishi T, Azuma J, Folkers K (1976) Vitamin B_6 deficiency in patients with a clinical syndrome including the carpal tunnel defect. Biochemical and clinical response to therapy with pyridoxine. Res Commun Chem Pathol Pharmacol 13:743–757

Ellis JM, Azuma J, Watanabe T et al. (1977) Survey and new data on treatment with pyridoxine of patients having a clinical syndrome including the carpal tunnel and other defects. Res Commun Chem Pathol Pharmacol 17:165–177

Ellis J, Folkers K, Watanabe T et al. (1979) Clinical results of a cross-over treatment with pyridoxine and placebo of the carpal tunnel syndrome. Am J Clin Nutr 32:2040–2046

Ellis JM, Folkers K, Levy M, Takemura K, Shizukuishi S, Ulrich R, Harrison P (1981) Therapy with vitamin B_6 with and without surgery for treatment of patients having the idiopathic carpal tunnel syndrome. Res Commun Chem Pathol Pharmacol 33:331–344

Ellis JM, Folkers K, Levy M et al. (1982) Response of vitamin B-6 deficiency and the carpal tunnel syndrome to pyridoxine. Proc Natl Acad Sci USA 79:7494–7498

Englert HM (1976) Partielle faszikuläre Medianus-Atrophie ungeklärter Genese. Handchirurgie 8:61–62

Eversmann WW (1982) Entrapment and compression neuropathies. In: Green JP (ed) Operative hand surgery. Churchill & Livingstone, New York, pp 957–1009

Eversmann WW, Ritsick JA (1978) Intraoperative changes in motor nerve conduction latency in carpal tunnel syndrome. J Hand Surg 3:77–81

Fissette J, Onkelinx A (1979) Treatment of carpal tunnel syndrome. Hand 11:206–210

Flatt AE (1972) Tourniquet time in hand surgery. Arch Surg 104:190–192

Folkers K, Ellis J, Watanabe T, Saji S, Kaji M (1978) Biochemical evidence for a deficiency of vitamin B_6 in the carpal tunnel syndrome based on a crossover clinical study. Proc Natl Acad Sci USA 75:3410–3412

Folkers K, Wolaniuk A, Vadhanavikit S (1984) Enzymology of the response of the carpal tunnel syndrome to riboflavin and to combined riboflavin and pyridoxine. Proc Natl Acad Sci USA 81:7076–7078

Fowler TJ, Danta G, Gilliatt RW (1972) Recovery of nerve conduction after a pneumatic tourniquet: Observations on the hind-limb of the baboon. J Neurol Neurosurg Psychiatry 35:638–647

Freshwater MF, Arons MS (1978) The effect of various adjuncts on the surgical treatment of carpal tunnel syndrome secondary to chronic tenosynovitis. Plast Reconstr Surg 61:93–96

Garland M, Bradshaw JPP, Clark JMP (1957) Compression of median nerve in carpal tunnel and its relation to acroparaesthesiae. Br Med J 1:730–734

Gassmann N, Segmüller G (1976) Das Karpaltunnelsyndrom: Indikation und Technik der epineuralen und der interfaszikulären Neurolyse. Helv Chir Acta 43:699–702

Gassmann N, Segmüller G, Stanisic M (1977) Das Karpaltunnelsyndrom. Indikation, Technik und Resultate nach epineuraler und interfaszikulärer Neurolyse. Handchirurgie 9:137–142

Gauthier G (1979) Thomas Morton's disease: A nerve entrapment syndrome. A new surgical technique. Clin Orthop 142:90–92

Gentili F, Hudson AR, Hunter D (1980a) Clinical and experimental aspects of injection injuries of peripheral nerves. Can J Neurol Sci 7:143–151

Gentili F, Hudson AR, Hunter D, Kline DG (1980b) Nerve injection injury with local anesthetic agents: A light and electron microscopic, fluorescent microscopic, and horseradish peroxidase study. Neurosurgery 6:263–272

Gentili F, Hudson AR, Kline D, Hunter D (1980c) Early changes following injection injury of peripheral nerves. Can J Surg 23:177–182

Gentili F, Hudson AR, Kline DC, Hunter D (1981) Morphological and physiological alterations following internal neurolysis of normal rat sciatic nerve. In: Gorio A, Millesi H, Mingrino S (eds) Posttraumatic peripheral nerve regeneration. Raven, New York, pp 183–196

Gerl A, Fuchs T (1980) Die Operation des Karpaltunnelsyndroms ohne interfaszikuläre Neurolyse. Zentralbl Neurochir 41:139–148

Gould JS, Wissinger HA (1978) Carpal tunnel syndrome in pregnancy. South Med J 71:144–145, 154

Grundberg AB (1983) Carpal tunnel decompression in spite of normal electromyography. J Hand Surg 8:348–349

Hamilton WK, Sokoll MD (1967) Tourniquet paralysis. JAMA 199:95

Haußmann P (1982) Intratrunkuläre faszikuläre Kompression des N. interosseus anterior. Handchirurgie 14:183–185

Haußmann P, Kendel K (1981) Oligofaszikuläres Medianus-Kompressionssyndrom. Handchirurgie 13:268–271

Hoffmann H, Gerber H (1981) Anästhesie. In: Nigst, H, Buck-Gramcko D, Millesi H (Hrsg) Handchirurgie, Bd I. Thieme, Stuttgart New York, S 6.1–6.13

Holmgren-Larsson H, Leshniewski W, Linden U, Rabow L, Thorling J (1985) Internal neurolysis or ligament division only in carpal tunnel syndrome – results of a randomized study. Acta Neurochir (Wien) 74:118–121

Hudson AR (1983) Carpal tunnel syndrome in pregnancy (letter). Can Med Assoc J 128:1348–1349

Hudson AR (1984) Peripheral nerve surgery. In: Dyck PJ, Lambert EH, Bunge R (eds) Peripheral neuropathy, 2nd edn. Saunders, Philadelphia, pp 420–437

Hudson AR, Kline DG (1975) Progression of partial experimental injury to peripheral nerve. Part 2: Light and electron microscopic study. J Neurosurg 42:15–22

Hudson AR, Berry H, Mayfield F (1982) Chronic injuries of peripheral nerves by entrapment. In: Youmans JR (ed) Neurological surgery, 2nd edn. Saunders, Philadelphia, pp 2430–2474

Kamp Nielsen V, Osgaard O, Trojaborg W (1980) Interfascicular neurolysis in chronic ulnar nerve lesions at the elbow: An electrophysiological study. J Neurol Neurosurg Psychiatry 43:272–280

Klenerman L (1962) The tourniquet in surgery. J Bone Joint Surg [Br] 44:937–943

Kline DG, Hackett AR, Davis GD, Myers MB (1972) Effect of mobilization on the blood supply and regeneration of injured nerves. J Surg Res 12:254–266

Lemaire R, Lejeune G, Leclercq D, Carlier A (1979) Une pathologie méconnue: Les neuropathies par compression des troncs nerveux périphériques. Rév Méd Liège 34:314–327

Lerique JL (1974) A propos du garrot ischémique en chirurgie réparatrice. Ann Chir 28:327–330

Levine J, Spinner M (1971) Neurolysis in elderly patients. Clin Orthop 80:13–16

Lilly CJ, Magnell TD (1985) Severance of the thenar branch of the median nerve as a complication of carpal tunnel release. J Hand Surg 10:399–402

Louis DS, Greene TL, Noellert RC (1985) Complications of carpal tunnel surgery. J Neurosurg 62:352–356

Lundborg G (1970) Ischemic nerve injury. Experimental studies on intraneural microvascular pathophysiology and nerve function in a limb subjected to temporary circulatory arrest. Scand J Plast Reconstr Surg 6 [Suppl]

Lundborg G (1975) Structure and function of the intraneural microvessels as related to trauma, edema formation, and nerve function. J Bone Joint Surg [Am] 57:938–948

Lundborg G (1980) Intraneural microcirculation and peripheral nerve barriers: Techniques for evaluation – clinical implications. In: Omer GE, Spinner M (eds) Management of peripheral nerve problems. Saunders, Philadelphia, pp 903–916

Lundborg G, Brånemark PI (1968) Microvascular structure and function of peripheral nerves. Vital microscopic studies of the tibial nerve in the rabbit. Adv Microcirc 1:66–88

MacDonald RI, Lichtman DM, Hanlon JJ, Wilson JN (1978) Complications of surgical release for carpal tunnel syndrome. J Hand Surg 3:70–76

Mackinnon SE, Hudson AR, Gentili F, Kline DG, Hunter D (1982) Peripheral nerve injection injury with steroid agents. Plast Reconstr Surg 69:482–489

Marie P, Foix C (1913) Atrophie isolée de l'éminence thénar d'origine névritique: Rôle du ligament annulaire antérieur du carpe dans la pathogénie de la lésion. Rev Neurol 26:647–649

Martini AK, Solz H (1983) Die interfaszikuläre Neurolyse: Indikation, Effekt und Gewebsreaktion (klinische und tierexperimentelle Studie). Handchirurgie [Suppl] 15:29–32

Miller RG, Hummel EE (1980) The cubital tunnel syndrome: Treatment with simple decompression. Ann Neurol 7:567–569

Moldaver J (1954) Tourniquet paralysis syndrome. Arch Surg 68:136–144

Neary D, Ochoa J, Gilliatt RW (1975) Sub-clinical entrapment neuropathy in man. J Neurol Sci 24:283–298

Nigst H (1981) Zum Platz der Mikrochirurgie in der operativen Behandlung der Kompressionssyndrome an der oberen Extremität. Ther Umsch 38:1208–1216

Ochoa J, Fowler TJ, Gilliatt RW (1972) Anatomical changes in peripheral nerves compressed by a pneumatic tourniquet. J Anat 113:433–455

Omer GE (1980a) Tendon transfers for reconstruction of the forearm and hand following peripheral nerve injuries. In: Omer GE, Spinner M (eds) Management of peripheral nerve problems. Saunders, Philadelphia, pp 817–846

Omer GE (1980b) Tendon transfers as reconstructive procedures in the leg and foot. In: Omer GE, Spinner M (eds) Management of peripheral nerve problems. Saunders, Philadelphia, pp 873–880

Paine KWE (1970) Tardy ulnar palsy. Can J Surg 13:255–261

Pechan J, Kredba J (1980a) Treatment of cubital tunnel syndrome by means of local administration of cortisonoids. I. Short-term follow-up. Acta Univ Carol Med 26:125–133

Pechan J, Kredba J (1980b) Treatment of cubital tunnel syndrome by means of local administration of cortisonoids. II. Long-term follow-up. Acta Univ Carol Med 26:135–140

Peet RM, Hendrickson JD, Anderson TP, Martin GM (1956) Thoracic outlet syndrome: Evaluation of a therapeutic exercise program. Mayo Clin Proc 31:281–287

Pencek TL, Schauf CL, Low PA, Eisenberg BR, Davis FA (1980) Disruption of the perineurium in amphibian peripheral nerve: Morphology and physiology. Neurology 30:593–599

Phalen GS (1970) Reflections on 21 years' experience with the carpal tunnel syndrome. JAMA 212:1365–1367

Phalen GS (1972) The carpal tunnel syndrome. Clinical evaluation of 598 hands. Clin Orthop 83:29–40

Phalen GS (1981) The birth of a syndrome, or carpal tunnel revisited (editorial). J Hand Surg 6:109–110

Posch L, Prpic I (1975) Surgical treatment of the carpal tunnel syndrome. Handchirurgie 7:95–98

Ramamurthy S (1982) Anesthesia. In: Green DP (ed) Operative hand surgery. Churchill & Livingstone, New York, pp 23–54

Rengachary SS (1985) Entrapment neuropathies. In: Wilkins RH, Rengachary SS (eds) Neurosurgery. McGraw-Hill, New York, pp 1771–1795

Richter H-P, Ketelsen UP (1982) Impairment of motor recovery after late nerve suture: Experimental study in the rabbit. Part 2: Morphological findings. Neurosurgery 10:75–85

Roffe JL, Magalon G, Decaillet JM, Latil F, Bureau H (1981) Le syndrome du canal carpien. Aspects étiologiques et thérapeutiques actuels. 250 malades opérés et revus. Nouv Presse Med 10:1205–1208

Rydevik B, Lundborg G, Nordborg C (1976) Intraneural tissue reactions by internal neurolysis. Scand J Plast Reconstr Surg 10:3–8

Said G (1976) Renflement fusiforme d'origine mécanique d'un nerf périphérique. Étude anatomique. Acta Neuropathol (Berl) 35:47–54

Samii M (1976) Intraneurale Neurolyse des Nervus medianus beim Karpaltunnel-Syndrom. Handchirurgie 8:117–119

Sandzen SC jr (1981) Carpal tunnel syndrome. Am Fam Physician 24:190–204

Saunders KC, Louis DL, Weingarden SI, Waylonis GW (1979) Effect of tourniquet time on postoperative quadriceps function. Clin Orthop Relat Res 143:194–199

Schink W (1983) Motorische Ersatzoperationen nach Nervenverletzungen In: Nigst H, Buck-Gramcko D, Millesi M (Hrsg) Handchirurgie, Bd II. Thieme, Stuttgart, S. 40.1–40.23

Seddon HJ (1943) Three types of nerve injury. Brain 66:237–288

Semple JC, Cargill AO (1969) Carpal tunnel syndrome. Results of surgical decompression. Lancet I:918–919

Shizukuishi S, Nishii S, Ellis J, Folkers K (1980) The carpal tunnel syndrome as a probable primary deficiency of vitamin B_6 rather than a deficiency of a dependency state. Biochem Biophys Res Commun 95:1126–1130

Sjöstrand J, Rydevik B, Lundborg G, McLean WG (1980) Effects of graded compression on axonal transport and nerve barriers. In: Jewett DL, McCarroll HR (eds) Nerve repair and regeneration. Its clinical and experimental basis. Mosby, St. Louis, pp 90–94

Snell NJ, Coysh HL, Snell BJ (1980) Carpal tunnel syndrome presenting in the puerperium. Practioner 224:191–193

Spinner M (1978) Injuries to the major branches of peripheral nerves of the forearm, 2nd edn. Saunders, Philadelphia

Spinner M (1980) Management of nerve compression lesions of the upper extremity. In: Omer GE, Spinner M (eds) Management of peripheral nerve problems. Saunders, Philadelphia, pp 569–592

Spinner M (1984) Management of nerve compression lesions. American Academy of Orthopaedic Surgeons. Instr Course Lect 33:498–512

Stevens M (1957) Meralgia paresthetica. Arch Neurol Psychiatry 77:557–574

Stöhr M, Reill P (1980) Chronic compression syndrome of the radial nerve above the elbow (letter). Muscle Nerve 3:446–447

Sunderland S (1945) The intraneural topography of the radial, median and ulnar nerves. Brain 68:243–299

Sunderland S (1951) A classification of peripheral nerve injuries producing loss of function. Brain 74:491–516

Sunderland S (1976) The nerve lesion in the carpal tunnel syndrome. J Neurol Neurosurg Psychiatry 39:615–626

Sunderland S (1978) Nerves and nerve injuries, 2nd edn. Churchill & Livingstone, Edinburgh

Thomas PK, Fullerton PM (1963) Nerve fibre size in the carpal tunnel syndrome. J Neurol Neurosurg Psychiatry 26:520–527

Tubiana R (1985) The use of the tourniquet. In: Tubiana R (ed) The hand, vol II. Saunders, Philadelphia, pp 31–37

Vincent-Espinasse J, Le Goaziou F (1985) Anesthesia in surgery of the hand. In: Tubiana R (ed) The hand, vol II. Saunders, Philadelphia, pp 18–30

Weiss P (1944) Endoneurial edema in constricted nerve. Anat Rec 86:491–522

Wolaniuk A, Vadhanavikit S, Folkers K (1983) Electromyographic data differentiate patients with the carpal tunnel syndrome when double blindly treated with pyridoxine and placebo. Res Commun Chem Pathol Pharmacol 41:501–511

Yates SK, Hurst LN, Brown WF (1981) Physiological observations in the median nerve during carpal tunnel surgery. Ann Neurol 10:227–229

Teil II
Klinik

7 Nervus dorsalis scapulae

1 Anatomie

Der N. dorsalis scapulae geht gewöhnlich aus der 5. Zervikalwurzel hervor, er erhält gelegentlich aber auch zusätzlich Fasern aus den benachbarten Wurzeln C_4 und C_6. Er durchbohrt den M. scalenus medius und zieht zwischen dem M. scalenus posterior und dem M. levator scapulae zum Angulus superior des Schulterblattes und von hier aus nach kaudal unter die Mm. rhomboidei. Er versorgt den M. levator scapulae sowie die Mm. rhomboidei (Abb. 45). Kaplan u. Spinner (1980) beschrieben einen seltenen Fall, bei dem aus dem Ast zu den Mm. rhomboidei sensible Fasern hervorgingen, die den M. trapezius durchbohrten und ein Hautareal in Höhe des 5. und 6. Brustwirbels versorgten.

2 Symptomatik

Bei einer Schädigung des N. dorsalis scapulae steht in Ruhe der mediale Rand des Schulterblattes und besonders dessen Angulus inferior vom Brustkorb etwas

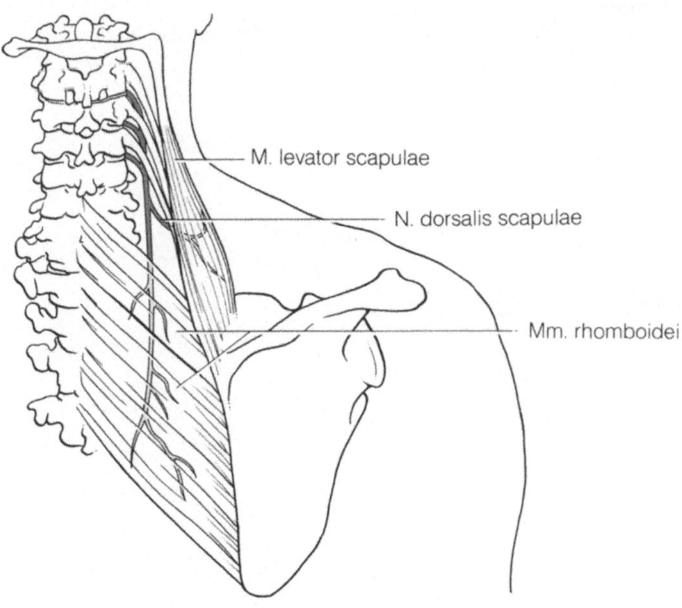

Abb. 45. N. dorsalis scapulae

ab. Beim Vorheben der Arme wird aufgrund des Ausfalls des M. levator scapulae und der Mm. rhomboidei der untere Schulterblattwinkel nach außen und vorn rotiert. Am deutlichsten sind diese Ausfälle bei dem Versuch, die Schulterblätter kräftig zusammenzuziehen.

Außerdem werden Schmerzen medial des medialen Schulterblattrands angegeben.

3 Vorkommen

Isolierte Läsionen des N. dorsalis scapulae sind selten und fast immer traumatischer Natur. Ein Kompressionssyndrom des N. dorsalis scapulae wurde von Kopell u. Thompson (1963) bei einer Hypertrophie des M. scalenus medius gesehen. Nakano (1978) sowie Fisher u. Gorelick (1985) weisen ebenfalls auf die Hypertrophie des M. scalenus medius als mögliche Ursache hin; jedoch finden sich keine Falldarstellungen.

Literatur

Fisher MA, Gorelick PB (1985) Entrapment neuropathies. Differential diagnosis and management. Postgrad Med 77:160–174
Kaplan EB, Spinner M (1980) Normal and anomalous innervation patterns in the upper extremity. In: Omer GE, Spinner M (eds) Management of peripheral nerve problems. Saunders, Philadelphia, pp 75–99
Kopell HP, Thompson WAL (1963) Peripheral entrapment neuropathies. William & Wilkins, Baltimore
Nakano KK (1978) The entrapment neuropathies. Muscle Nerve 1:264–279

8 Nervus suprascapularis

Eine Kompression des N. suprascapularis gehört zu den seltenen Diagnosen: In der Literatur sind nur etwa 100 Fälle beschrieben worden. Dennoch sollte dieses Kompressionssyndrom in der Differentialdiagnose des Schulterschmerzes, zumal bei gleichzeitig bestehenden Atrophien und Paresen der Mm. supra- und infraspinati immer mit in Erwägung gezogen werden.

1 Anatomie

Der N. suprascapularis geht aus dem oberen Primärstrang des Plexus brachialis hervor. Er enthält hauptsächlich Fasern der 4., 5. und 6. Zervikalwurzeln. Er verläuft in der Fossa supraclavicularis zusammen mit der A. supraclavicularis zur Seite und dorsalwärts entlang des unteren Bauches des M. omohyoideus und erreicht, bedeckt vom M. trapezius, die Incisura scapulae, die kranial vom Lig. transversum scapulae superius überdacht wird. Er zieht dann durch die Fossa supraspinata, um das Collum scapulae herum unter dem Lig. transversum scapulae inferius in die Fossa infraspinata. Er gibt Zweige zum M. scalenus medius

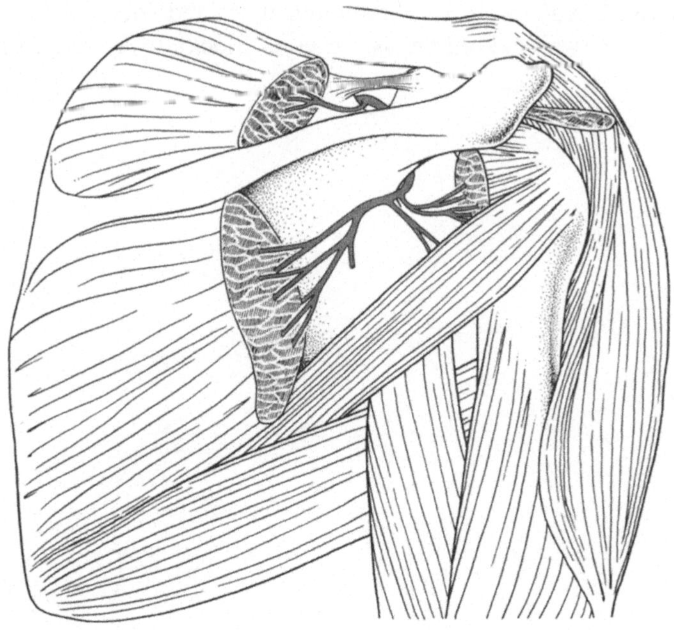

Abb. 46. Verlauf des N. suprascapularis

ab, versorgt die Mm. supra- und infraspinati sowie die Gelenkkapseln des Glenohumeral- und Akromioklavikulargelenks (Abb. 46). Nach den Untersuchungen von Murakami et al. (1977), Horiguchi (1980) und nach einer eigenen Beobachtung enthält der N. suprascapularis auch vereinzelt sensible Fasern zur Versorgung der Haut der lateralen Schulterregion mit Zweigen, die von dem Ast, der den M. supraspinatus versorgt, abgehen und zwischen dem Lig. coracoclaviculare und dem Lig. coracoacromiale in der Nähe des Acromion die Haut erreichen.

2 Symptomatik

Von den meisten Patienten wird ein tiefer dumpfer Schmerz in der hinteren, lateralen Schulterregion angegeben (Abb. 47), der auch in den Arm ausstrahlen kann (Rengachary et al. 1979; Yoon et al. 1981; Hadley et al. 1986). Sie werden gelegentlich als nächtlich besonders intensiv geschildert, wenn die Patienten auf der betroffenen Körperseite schlafen (Kopell u. Thompson 1963; Weaver 1983; Laulund et al. 1984). Die Schmerzen exazerbieren bei bestimmten Bewegungen. So ist das Auftreten von einschießenden, ziehenden Schmerzen sehr charakteristisch, wenn der Arm der betroffenen Seite ventral aktiv oder passiv maximal zur kontralateralen Seite geführt wird (Kopell u. Thompson 1963; Weaver 1983; Laulund et al. 1984). Gelegentlich findet sich eine Druckschmerzhaftigkeit in Höhe der Incisura scapulae (Rask 1977). Es besteht häufig eine Atrophie der Mm. supra- und infraspinatus, wobei die Atrophie des M. supraspinatus weniger deutlich in Erscheinung tritt, da der darüberliegende M. trapezius die Atrophie teilweise kaschiert. Die Spina scapulae tritt deutlicher hervor. Die Kraft bei Abduktions- und Außenrotationsbewegungen ist reduziert. Wie Colachis u. Strohm (1971) nachweisen konnten, ist bei einer Blockade des N. suprascapularis

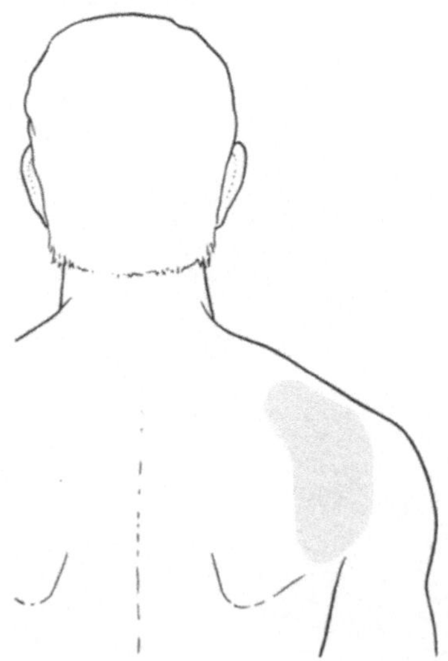

Abb. 47. Schmerzlokalisation bei Kompression des N. suprascapularis

mit einem Lokalanästhetikum in der Incisura scapulae die Kraft der Außenrotation um 50% reduziert, die der Abduktion bei anliegendem Arm um 35%, bei am 60° abduzierten Arm um 60% vermindert.

Ein beidseitiges Kompressionssyndrom des N. suprascapularis wurde von Drez (1976), Garcia u. McQueen (1981), Thompson et al. (1982) und Sarno (1983) beschrieben.

3 Ursachen

Häufigste Ursache eines Kompressionssyndroms des N. suprascapularis sind nach Hadley et al. (1986) *Schultertraumen,* die nachfolgend zu Narbenbildungen des Lig. transversum scapulae und des umliegenden Bindegewebes führen (Kopell u. Thompson 1963; Weaver 1983; Laulund et al. 1984). In einigen Fällen trat ein Kompressionssyndrom nach *Frakturen des Schulterblattes,* die die Incisura scapulae miterfaßten (Edeland u. Zachrisson 1975; Solheim u. Roaas 1978), des *proximalen Humerusendes* (Weaver 1983), nach *Schulterdislokationen* (Zoltan 1979), *Luxation der Clavicula im Akromioklavikulargelenk* (Esslen et al. 1967), nach *Ruptur der Rotatorenmanschette* (Augereau et al. 1983; Kaplan u. Kernahan 1984) oder nach *stumpfen Traumen* (Augustin et al. 1976; Yoon et al. 1981) auf.

Da der Nerv in der Incisura scapulae relativ fixiert ist (Sunderland 1972), kommt es besonders bei stereotyp wiederholten, forcierten Außen-Innen-Rotationsbewegungen in der Schulter verbunden mit Adduktionsbewegungen des Arms zur kontralateralen Körperseite („forced cross-body adduction") zu einem Reibungsschaden des Nervs mit Entzündung und Schwellung des epineuralen Gewebes (Magun 1961; Sunderland 1972). Ein derartiger Mechanismus wurde z. B. von Reid u. Hazelton (1979) bei einer Patientin, die mit großer Intensität über mehrere Stunden ihr Auto poliert hatte, angenommen. Auch abrupte Überkopfbewegungen (Swafford u. Lichtman 1982), Tennisspielen (Yoon et al. 1981), Maurer- und Malerarbeiten (Montagna 1983), Tischlern (Schilf 1952; Dittmann 1987), Boxen (Esslen et al. 1967; Komar 1976) können zu einem Kompressionssyndrom führen. Weitere Ursachen sind *Ganglien* (Ganzhorn et al. 1981; Hirayama u. Takemitsu 1981; Mumenthaler u. Schliack 1982; Thompson et al. 1982; Hadley et al. 1986). Diese können von den benachbarten Gelenken ausgehen und nur den Ast zum M. infraspinatus komprimieren. Rask (1977) beschrieb eine Kompression des N. suprascapularis als Folge einer *Arthritis;* von Sarno (1983) wurden 2 Fälle mitgeteilt, bei denen ein *Lupus erythematodes* als Ursache angenommen wurde. Wir sahen isolierte Lähmungen des M. infraspinatus bei *Volleyballspielern* (Abb. 48).

4 Diagnostik

Die Provokation einer Schmerzverstärkung oder die Auslösung von Schmerzen durch forcierte Adduktion des Armes der betroffenen Seite vor dem Körper zur kontralateralen Seite kann als diagnostisch richtungsweisend angesehen wer-

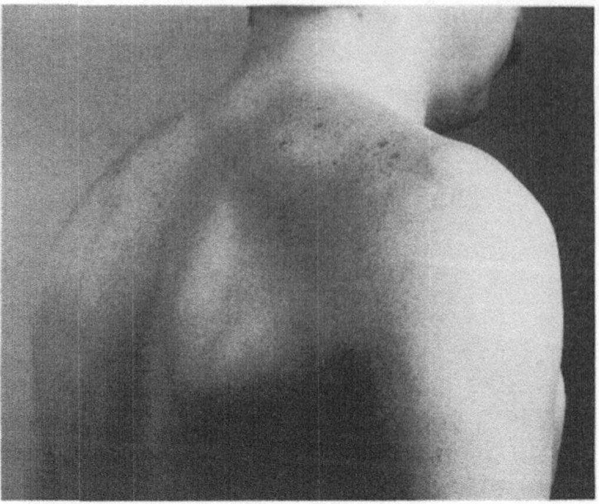

Abb. 48. Isolierte Atrophie des M. infraspinatus bei Läsion des N. suprascapularis bei einem
Volleyballspieler

den. Auch das Verschwinden der Beschwerden nach Nervenblockade durch Applikation eines Lokalanästhetikums in die Incisura scapulae unterstützt die Diagnose (Clein 1975; Donovan u. Kraft 1974; Komar 1976; Ganzhorn et al. 1981; Garcia u. McQueen 1981; Sarno 1983).

Röntgenologisch sollten Aufnahmen der Schulter in anterior-posterior- und lateraler Projektion gemacht werden, um Frakturen der Skapula, der Spina scapulae bzw. Veränderungen im glenohumeralen und akromioklavikularen Gelenk erkennen zu können. Eine weitere anterior-posterior-Aufnahme mit nach 15° bis 30° kaudalwärts gekippter Röhre ermöglicht es, die Region der Incisura scapulae ohne Überlagerung der Klavikula, der Spina scapulae und der Rippen darzustellen. Einen wesentlichen Beitrag liefert die Elektromyographie durch den Nachweis eines Denervierungsprozesses im M. supra- und infraspinatus bei normalen Befunden in den anderen Schultergürtelmuskeln (Donovan u. Kraft 1974; Clein 1975; Reid u. Hazelton 1979; Augereau et al. 1983; Montagna 1983; Kaplan u. Kernahan 1984). Elektroneurographisch wird häufig eine Latenzverlängerung nach Stimulation des N. suprascapularis in Höhe des Erbschen Punktes und Ableitung vom M. supra- und infraspinatus gefunden (Swafford u. Lichtman 1982; Augereau et al. 1983; Montagna 1983; Kaplan u. Kernahan 1984) (Abb. 49). Bei Gesunden liegen die oberen Normwerte der Latenzen bei Ableitung vom M. supraspinatus bei 3,3 ms, bei Ableitung vom M. infraspinatus bei 4,2 ms (Gassel 1964). Ob die von Inouye (1978) vorgeschlagene Technik der Ableitung des sensiblen, zum Schultergelenk führenden Astes eine empfindlichere Methode darstellt, muß offengelassen werden.

5 Differentialdiagnose

Abgegrenzt werden muß das Kompressionssyndrom des N. suprascapularis von einer Periarthropathia humeroscapularis; diese ruft jedoch keine Muskel-

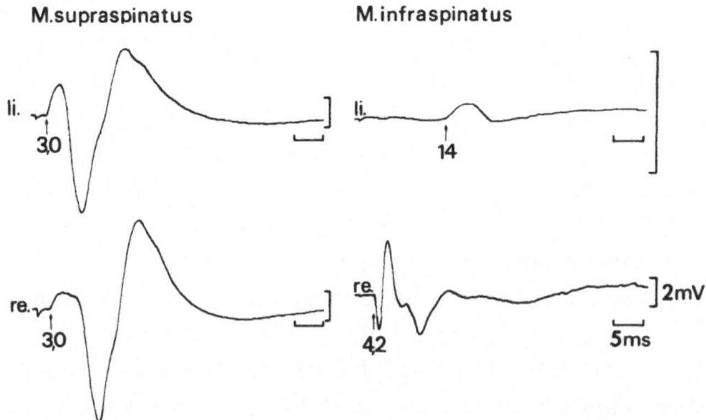

Abb. 49. Neurographische Befunde bei Läsion des N. suprascapularis links. Während sich beiderseits keine signifikante Latenz- und Amplitudendifferenz bei Ableitung vom M. supraspinatus zeigte, war bei Ableitung vom M. infraspinatus links die Latenz mit 14 ms gegenüber 3,1 ms auf der gesunden Seite beträchtlich verlängert

atrophien hervor, und das EMG ergibt immer Normalbefunde. Röntgenologisch finden sich gelegentlich Verkalkungen im Bereich der Bizepssehne oder Bursa subacromialis. Bei der Periarthropathia humeroscapularis tendinotica simplex ist im Gegensatz zur Kompression des N. suprascapularis die Abduktion bei Befall der Supraspinatussehne, die Beugung im Ellenbogen bei Irritation der kurzen oder langen Bizepssehne schmerzhaft. Völlig unmöglich sind passive Bewegungen bei der Periarthropathia humeroscapularis acuta.

Die Unterscheidung von einer Ruptur der Rotatorenmanschette allein aufgrund klinischer Symptome kann manchmal schwierig sein (Donovan u. Kraft 1974; Drez 1976; Nixon u. DiStefano 1975; Rengachary et al. 1979; Dittmann 1987). Bei beiden Erkrankungen bestehen Schwierigkeiten bei der Abduktion; auch bei der Ruptur der Rotatorenmanschette kann es zu einer durch Inaktivität hervorgerufenen Atrophie der Mm. supra- und infraspinatus kommen (Donovan u. Kraft 1974). In beiden Fällen läßt sich durch Instillation eines Lokalanästhetikums in den Bereich der Incisura scapulae eine zeitweilige Besserung erreichen (Dittmann 1987). Röntgenologisch sieht man bei der Ruptur der Rotatorenmanschette jedoch häufig zystische Veränderungen im Collum anatomicum des Humerus, eine Erweiterung des Gelenkspaltes des Glenohumeralgelenks, eine Verminderung der Weite des Gelenkspaltes des Akromioklavikulargelenks auf weniger als 7 mm, subkortikale Aufhellungen im Akromion und Kalzifikationen in den Rotatoren oder der Bursa subacromialis. Bei der Arthrographie des Glenohumeralgelenks kann ein größeres Kontrastmittelvolumen als normal instilliert werden. Ein Ausfließen des Kontrastmittels in die Bursa subacromialis oder in den Bereich der Tubercula humeri ist beweisend für eine Ruptur der Rotatorenmanschette (Wolfgang 1978).

Radikuläre Läsionen der Wurzeln C_5 oder C_6 rufen typischerweise in Schulter und Arm ausstrahlende Schmerzen hervor. Meist lassen sich Sensibilitätsstörungen in den Dermatomen C_5 und C_6 nachweisen. Ferner bestehen neben Paresen der Mm. supra- und infraspinatus auch eine Schwäche des M. deltoideus und der

Beugergruppe des Ellenbogengelenkes. Der skapulohumerale Reflex sowie die Muskeldehnungsreflexe des M. biceps brachii und des M. brachioradialis sind abgeschwächt oder fehlen.

Bei der neuralgischen Schulteramyotrophie fehlen bei ¾ aller Patienten wie beim Kompressionssyndrom des N. suprascapularis Sensibilitätsstörungen. Der Schmerzcharakter ist jedoch anders. Es handelt sich um einen intensiven reißenden Ruheschmerz, häufig mit nächtlicher Akzentuierung. Paresen und Atrophien betreffen meist mehrere vom oberen Armplexus innervierte Muskeln.

Eine „heredofamiliäre Mononeuritis multiplex mit bevorzugtem Befall des Plexus brachialis", die von Geiger et al. (1974) beschrieben wurde, ist außerordentlich selten. Sie betrifft bevorzugt Frauen während der Gravidität oder im Wochenbett und manifestiert sich als sehr schmerzhafte Parese des Plexus brachialis. Auch einzelne Nerven können affiziert sein. Bei der „familiären Neuropathie mit Neigung zu Druckparesen" können zwar auch initial einmal isoliert einzelne Nerven des Plexus brachialis betroffen sein (Matiar-Vahar u. Rohrer 1970), die elektroneurographische Untersuchung läßt jedoch häufig eine „subklinische" Affektion weiterer, außerhalb des Schultergürtelbereichs liegender Nerven erkennen.

6 Therapie

Die Behandlung richtet sich nach Dauer, Ursache und Lokalisation der Beschwerden. Bei erst kurz bestehenden Schmerzen scheint eine konservative Therapie mit krankengymnastischer Übungsbehandlung zur Kräftigung der Schulterheber (Drez 1976) und lokaler Applikation von Lokalanästhetika, ggf. verbunden mit lokaler Injektion von Kortikosteroiden, gerechtfertigt (Wilkinson 1980; Yoon et al. 1981; Hadley et al. 1986). Durch diese Maßnahmen kann in einigen Fällen eine bleibende Symptomfreiheit erreicht werden. Drez (1976) empfiehlt, diese Maßnahmen bis zu einer Dauer von 4–6 Monaten durchzuführen. Bei therapie-

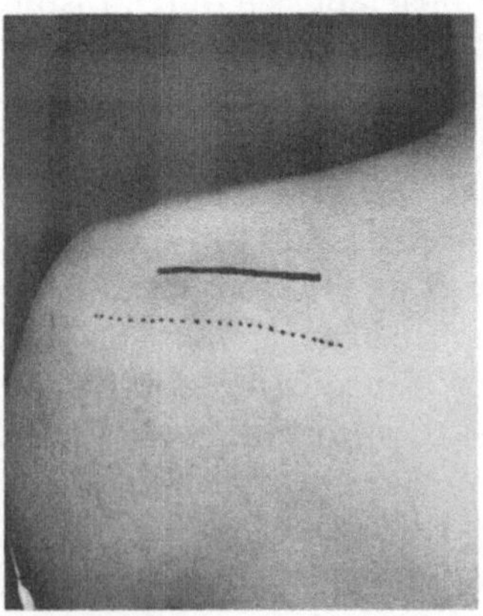

Abb. 50. Schnittführung zur operativen Freilegung des N. suprascapularis in der Incisura scapulae links. *Durchgezogene Linie,* Schnittführung; *unterbrochene Linie,* Spina scapulae

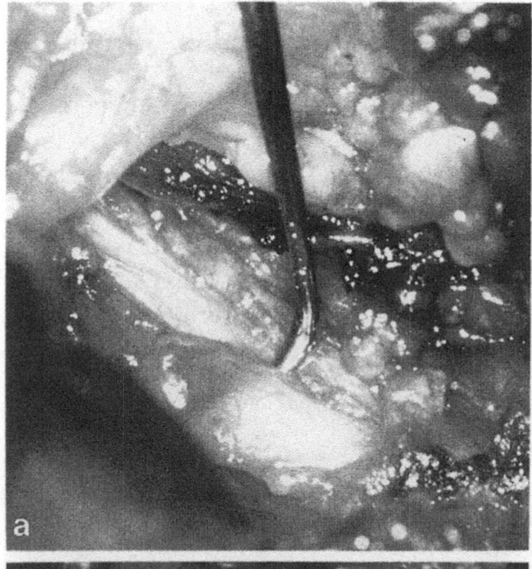

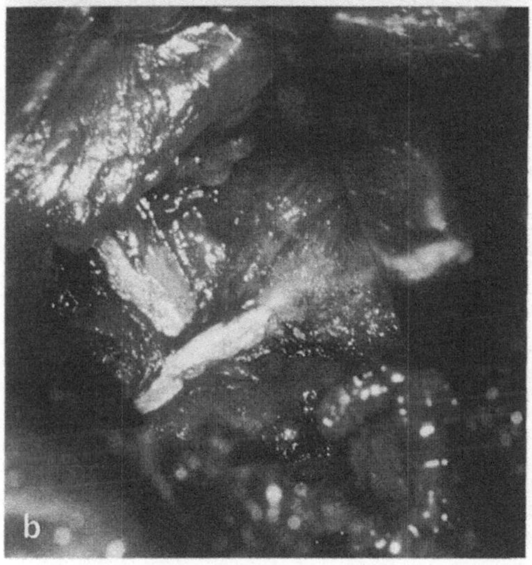

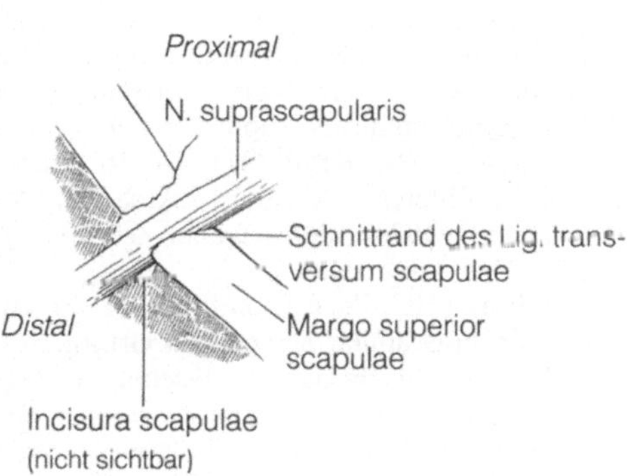

Abb. 51 a, b. Kompression des N. suprascapularis in der Incisura scapulae. **a** Das Häkchen hebt das Lig. transversum scapulae an. **b** Nach Durchtrennung dieses Bandes ist der N. suprascapularis frei

refraktären Fällen, langdauernden Beschwerden sowie Ganglienzysten, Lipomen und Frakturen ist dagegen eine operative Revision angezeigt. Die meisten Autoren (Clein 1976; Rask 1977; Rengachary et al. 1979; Swafford u. Lichtman 1982; Hadley et al. 1986) bevorzugen den posterioren Zugang zum Lig. transversum scapulae über einen Hautschnitt etwa 2 cm oberhalb und parallel zur Spina scapulae (Abb. 50). Während Rengachary et al. (1979) sowie Swafford u. Lichtman (1982) den M. trapezius an seinem Ansatz an der Spina scapulae durchtrennen und nach kranialwärts klappen, gehen Hadley et al. (1986) stumpf durch die Fasern des M. trapezius, um die Incisura scapulae zu erreichen. Lediglich Murray (1974, 1976) bevorzugt einen ventralen Zugang, da seiner Meinung nach hierbei die Gefahr kleiner ist, den N. suprascapularis oder einen seiner Äste zu verletzen. Vielfach reicht es aus, nur das Lig. transversum scapulae zu resezieren (Esslen et al. 1967; Murray 1974; Augustin et al. 1976; Gelmers u. Buys 1977; Swafford u. Lichtman 1982; Laulund et al. 1984; Hadley et al. 1986) (Abb. 51), während andere Autoren vorschlugen, auch die Incisura scapulae großzügig zu erweitern (Rask 1977; Solheim u. Roaas 1978). Dies birgt jedoch die Gefahr einer eventuellen heterotopen Knochenneubildung (Murray 1974).

Bei isolierten Läsionen des zum M. infraspinatus ziehenden Astes (Ganzhorn et al. 1981; Aiello et al. 1982; Thompson et al. 1982; Hashimoto et al. 1983), haben Aiello et al. (1982) den M. deltoideus und den M. infraspinatus von der Spina scapulae abgelöst, um an den Ort der Kompression, dem Lig. transversum scapulae inferius zu gelangen. Thompson et al. (1982) durchtrennten auch die Ansatzsehne des M. infraspinatus vom Ansatz am Humeruskopf.

Literatur

Aiello I, Serra A, Traina GC, Tugnoli V (1982) Entrapment of the suprascapular nerve at the spinoglenoid notch. Ann Neurol 12:314–316

Augereau H, D'Ythurbide B, Apoil A (1983) A propos d'un cas de syndrome de la coiffe des rotateurs de l'épaule par parésie du nerf sus-scapulaire. Approche pathogénique et incidences thérapeutiques. Ann Chir 37:689–691

Augustin P, Verdure L, Samson M (1976) Le syndrome du nerf sus-scapulaire a l'étroit. Rev Neurol (Paris) 132:219–222

Clein LJ (1975) Suprascapular entrapment neuropathy. J Neurosurg 43:337–342

Colachis SC, Strohm BR (1971) Effect of suprascapular and axillary nerve blocks on muscle force in upper extremity. Arch Phys Med Rehabil 52:22–29

Dittmann W (1987) Zur Differentialdiagnose des Schulterschmerzes. Das isolierte Engpaßsyndrom des N. suprascapularis. Aktuel Neurol 14:122–126

Donovan WH, Kraft GH (1974) Rotator cuff tear versus suprascapular nerve injury: A problem in differential diagnosis. Arch Phys Med Rehabil 55:424–428

Drez D (1976) Suprascapular neuropathy in the differential diagnosis of rotator cuff injuries. Am J Sports Med 4:43–45

Edeland HG, Zachrisson BE (1975) Fracture of the scapular notch associated with lesion of the suprascapular nerve. Acta Orthop Scand 46:758–763

Esslen E, Flachsmann H, Bischoff A, Regli F, Ricklin P (1967) Die Einklemmungsneuropathie des N. suprascapularis. Nervenarzt 38:311–331

Ganzhorn RW, Hocker JT, Horowitz M, Switzer HE (1981) Suprascapular-nerve entrapment. J Bone Joint Surg [Am] 63:492–494

Garcia G, McQueen D (1981) Bilateral suprascapular-nerve entrapment syndrome. J Bone Joint Surg [Am] 63:491–492

Gassel MM (1964) A test of nerve conduction to muscles of the shoulder girdle as an aid in the diagnosis of proximal neurogenic and muscular disease. J Neurol Neurosurg Psychiatry 27:200–205

Geiger LR, Mancall EL, Penn AS, Tucker SH (1974) Familial neuralgic amyotrophy. Brain 97:87–102

Gelmers HJ, Buys DA (1977) Suprascapular entrapment neuropathy. Acta Neurochir (Wien) 38:121–124

Hadley MN, Sonntag VKH, Pittman HW (1986) Suprascapular nerve entrapment. J Neurosurg 64:843–848

Hashimoto K, Oda KI, Kuroda Y, Shibasaki H (1983) A case of the suprascapular nerve palsy manifesting selective atrophy of the infraspinatus muscle. Clin Neurol 23:970–973

Hirayama T, Takemitsu Y (1981) Compression of the suprascapular nerve by a ganglion at the suprascapular notch. Clin Orthop 155:95–96

Horiguchi M (1980) The cutaneous branch of some human suprascapular nerves. J Anat 130:191–195

Inouye Y (1978) Conduction along the articular branch of the suprascapular nerve. Acta Neurol Scand 58:230–240

Kaplan PE, Kernahan WT (1984) Rotator cuff rupture: Management with suprascapular neuropathy. Arch Phys Med Rehabil 65:273–275

Komar J (1976) Eine wichtige Ursache des Schulterschmerzes: Incisura-scapulae-Syndrom. Fortschr Neurol Psychiatr 44:644–648

Kopell HP, Thompson WAL (1963) Peripheral entrapment neuropathies. William & Wilkins, Baltimore

Laulund T, Fedders O, Soegard I, Kornum M (1984) Suprascapular nerve compression syndrome. Surg Neurol 22:308–312

Magun R (1961) Drucklähmungen der Nerven. In: Bader EW (Hrsg) Handbuch der gesamten Arbeitsmedizin, Bd 2. Urban & Schwarzenberg, München, S 520–541

Matiar-Vahar H, Rohrer H (1970) Die familiäre rezidivierende polytope Neuropathie. Fortschr Neurol Psychiatr 38:493–523

Montagna P (1983) Suprascapular neuropathy after muscular effort. Electromyogr Clin Neurophysiol 23:553–557

Mumenthaler M, Schliack H (1982) Läsionen peripherer Nerven, 4. Aufl. Thieme, Stuttgart

Murakami T, Ohtani O, Outi H (1977) Suprascapular nerve with cutaneous branch to the upper arm. Acta Anat Nipponica 52:96

Murray JWG (1974) A surgical approach for entrapment neuropathy of the suprascapular nerve. Orthop Rev 3:33–35

Murray JWG (1976) Suprascapular entrapment neuropathy. Letter to the editor. J Neurosurg 44:649–650

Nixon JE, DiStefano V (1975) Ruptures of the rotator cuff. Orthop Clin North Am 6:423–447

Rask MR (1977) Suprascapular nerve entrapment. A report of two cases treated with suprascapular notch resection. Clin Orthop 123:73–75

Reid AC, Hazelton RA (1979) Suprascapular nerve entrapment in the differential diagnosis of shoulder pain. Lancet II:477

Rengachary SS, Neff JP, Singer PA, Brackett CE (1979) Suprascapular entrapment neuropathy: A clinical, anatomical, and comparative study. I. Clinical study. Neurosurg 5:441–446

Sarno JB (1983) Suprascapular nerve entrapment. Surg Neurol 20:493–497

Schilf E (1952) Über eine einseitige Lähmung des N. suprascapularis. Nervenarzt 23:306–307

Solheim LF, Roaas A (1978) Compression of the suprascapular nerve after fracture of the scapular notch. Acta Orthop Scand 49:338–340

Sunderland S (1972) Nerves and nerve injuries. Churchill & Livingstone, Edinburgh London

Swafford AR, Lichtman DH (1982) Suprascapular nerve entrapment: Case report. J Hand-Surg 7:57–60

Thompson RC, Schneider W, Kennedy T (1982) Entrapment neuropathy of the inferior branch of the suprascapular nerve by ganglia. Clin Orthop 166:185–187

Weaver HL (1983) Isolated suprascapular nerve lesions. Injury 15:117–126

Wilkinson HA (1980) Suprascapular entrapment neuropathy (Letter). J Neurosurg 6:728

Wolfgang GL (1978) Rupture of the musculotendineous cuff of the shoulder. Clin Orthop 134:230–243

Yoon TN, Grabois M, Guillen M (1981) Suprascapular nerve injury following trauma to the shoulder. J Trauma 21:652–655

Zoltan JD (1979) Injury to the suprascapular nerve associated with anterior dislocation of the shoulder. J Trauma 19:203–206

9 Nervus axillaris

1 Anatomie

Der N. axillaris geht aus den Wurzeln C_5 und C_6 hervor. Er entspringt in der Achselhöhle aus dem Fasciculus posterior des Plexus brachialis. Der Nerv verläuft hinter der A. axillaris, später unter der A. circumflexa humeri durch die laterale Achsellücke, die kranial vom M. teres minor, lateral vom glenohumeralen Gelenk und dem Humerus, medial vom Caput longum des M. triceps brachii, kaudal vom M. teres major abgeschlossen wird. Der N. axillaris zieht dann, dem Collum chirurgicum des Humerus anliegend, lateralwärts um den Humerus herum, vom M. deltoideus bedeckt. Er gibt Rr. articulares zum Schultergelenk, Rr. musculares zum M. teres minor und M. deltoideus sowie einen R. intertubercularis zum Humerus ab. Der Ast zum M. teres minor weist an der Stelle, wo er um das Caput longum des M. triceps zieht, eine Anschwellung auf (Pseudoganglion; Gitlin 1957). Der N. axillaris endet als N. cutaneus brachii lateralis, der zwischen dem M. deltoideus und dem Caput longum des M. triceps hervorkommt und die Haut über dem dorsalen Abschnitt des M. deltoideus und über dem hinteren lateralen Anteil des Oberarms versorgt. Anastomosen bestehen mit den Nn. cutanei brachii posterior und antebrachii dorsalis (Abb. 52).

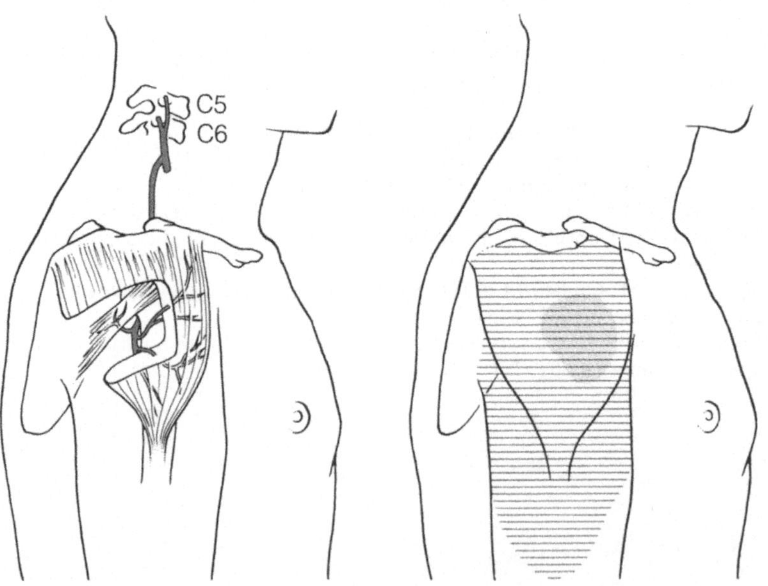

Abb. 52. Verlauf sowie motorische und sensible Innervation des N. axillaris. (Aus Mumenthaler u. Schliack 1982)

2 Symptomatik

Schädigungen des N. axillaris durch Kompression sind bisher nur ganz vereinzelt beobachtet worden. Dabei bestanden heftige brennende Schmerzen im Bereich der Schulter, verbunden mit einer Deltoideusparese (Aita 1984; Kirby u. Kraft 1972; Dawson et al. 1983). Bei den von Cahill u. Palmer (1983) untersuchten 18 Fällen mit einem Syndrom der lateralen Achsellücke war meist die dominante Seite betroffen. Das Krankheitsbild begann mit Schmerzen und Parästhesien, die aber schlecht zu lokalisieren waren und in die Schulter, den Oberunterarm und die Hand ausstrahlten. Die Beschwerden traten bei Vorwärtshebung, Abduktion oder Außenrotation des Arms verstärkt auf. Es bestand eine deutliche Druckschmerzhaftigkeit über der lateralen Achsellücke. Eine Deltoideusatrophie wurde nur bei 2 Fällen beobachtet. Sensibilitätsausfälle bestanden nicht. Eine zum Teil dramatische Besserung wurde nach operativer Revision der lateralen Achsellücke bei 16 Patienten gefunden.

3 Ursachen

Läsionen des N. axillaris sind in der überwiegenden Zahl traumatisch bedingt (Mumenthaler u. Schliack 1982). Kirby u. Kraft (1972), Dawson et al. (1983), Aita (1984) nehmen bei den von ihnen beobachteten Fällen eine Kompression des Nervs durch *Einengung der lateralen Achsellücke* an, verursacht durch eine übergroße Kontraktion der Schultermuskulatur beim Sport oder durch eine abnorme Lagerung des Armes bei der Narkose. Cahill u. Palmer (1983) fanden bei allen von ihnen operierten Fällen mit einem Syndrom der lateralen Achsellücke *Narbengewebe,* das das Gefäßnervenbündel konstringierte.

4 Diagnostik

Ein Kompressionssyndrom des N. axillaris dürfte aufgrund der Seltenheit und der nicht sehr charakteristischen Symptome oft übersehen werden. Das Syndrom der lateralen Achsellücke ist radiologisch durch den Nachweis eines Kontrastmittelstops in der A. circumflexa humeri bei um 60° abduziertem und außenrotiertem Arm zu erkennen.

Elektroneurographisch wurden bisher nur die motorischen Latenzen zum M. deltoideus nach Stimulation am Erbschen Punkt untersucht. Gassel (1964) fand eine mittlere Latenz von 4,3 ± 0,5 ms bei Distanzen von 15,5–18,5 cm, die mit einem Zirkel bestimmt worden waren; Kraft (1972) fand Latenzen von 2,8–5,0 ms bei Distanzen von 14,8–21 cm.

Der nadelelektromyographische Nachweis von Spontanpotentialen nur im M. deltoideus, nicht aber im M. teres minor, kann in derartigen Fällen zur Lokalisation des Läsionsortes von Nutzen sein (McGahan u. Rab 1980).

5 Differentialdiagnose

Neben traumatisch bedingten Axillarisschäden muß differentialdiagnostisch eine C_5-Läsion in Erwägung gezogen werden. Hierbei sind aber die Mm. supraspinatus und infraspinatus mitbetroffen, und der Dehnungsreflex des M. biceps ist meist abgeschwächt. Bei der neuralgischen Schulteramyotrophie (Parsonage-Turner-Syndrom), einer häufigen Ursache umschriebener Schulterschmerzen, sind der M. supraspinatus, der M. infraspinatus und sehr häufig der M. serratus anterior paretisch.

Sensibilitätsstörungen sind bei dieser Erkrankung selten. Ferner muß an eine Rotatorenmanschettenruptur, eine Periarthropathia humeroscapularis und eine Polymyalgia rheumatica gedacht werden. Auch eine chronische Polyarthritis kann initial isoliert ein einzelnes Schultergelenk befallen.

6 Therapie

Cahill u. Palmer (1983) empfehlen eine operative Dekompression von dorsal her über einen Zugang unterhalb der Spina scapulae mit nachfolgender Ablösung der Pars spinalis des M. deltoideus von der Spina scapulae.

Literatur

Aita J (1984) An unusual compressive neuropathy. Arch Neurol 41:341

Cahill BR, Palmer RE (1983) Quadrilateral space syndrome. J Hand Surg 8:65–69

Dawson DM, Hallett M, Millender LH (1983) Entrapment neuropathies. Little & Brown, Boston

Gassel MM (1964) A test of nerve conduction to muscles of the shoulder girdle as an aid in the diagnosis of proximal neurogenic and muscular disease. J Neurol Neurosurg Psychiatry 27:200–205

Gitlin G (1957) Concerning the gangliform enlargement („pseudoganglion") on the nerve to the teres minor muscle. J Anat 91:466–470

Kirby JF, Kraft GH (1972) Entrapment neuropathy of anterior branch of axillary nerve: Report of case. Arch Phys Med Rehabil 53:338–340

Kraft GH (1972) Axillary, musculocutaneous, and suprascapular nerve latency studies. Arch Phys Med Rehabil 53:383–387

McGahan JP, Rab GT (1980) Fracture of the acromion associated with an axillary nerve deficit. Clin Orthop 147:216–218

Mumenthaler M, Schliack H (1982) Läsionen peripherer Nerven, 4. Aufl. Thieme, Stuttgart

10 Nervus thoracicus longus

1 Anatomie

Der N. thoracicus longus bildet sich in 84% aus Rr. anteriores des 5.–7. Zervikalnervs; in je 8% fehlt die Beteiligung aus C_7 bzw. besteht eine zusätzliche Beteiligung des 8. Zervikalnervs (Horwitz u. Tocantins 1938). Der N. thoracicus longus stellt somit keinen Ast des Armplexus dar, sondern entspringt proximal von diesem und ist in seinem weiteren Verlauf dorsal des Armplexus gelegen. Üblicherweise verlaufen die Anteile aus C_5 und C_6 durch den M. scalenus medius, die aus C_7 (und ggf. C_8) zwischen diesem und dem M. scalenus minimus. Nach Vereinigung aller Anteile zieht der Nerv zwischen Klavikula und 1. Rippe nach lateral und kaudal und liegt anschließend dem M. serratus anterior auf, dessen einzelne Zacken er mit den Rami musculares innerviert (Abb. 53).

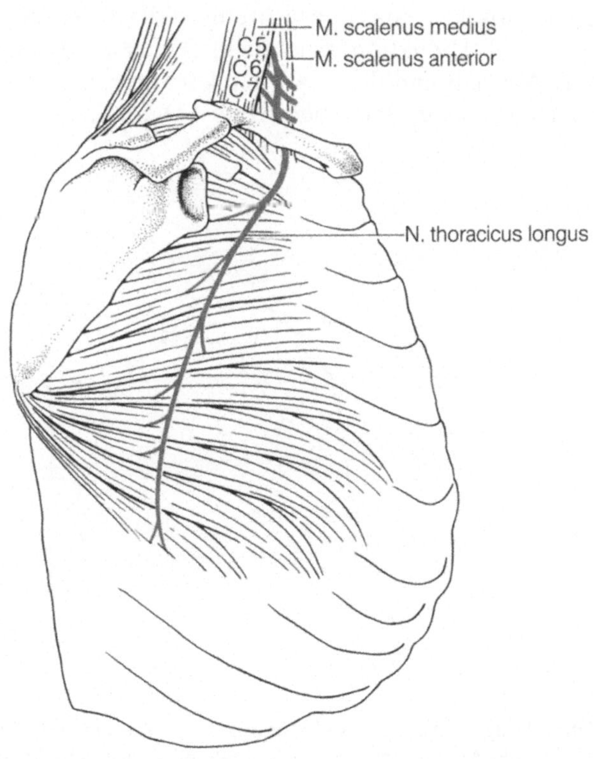

Abb. 53. Verlauf des N. thoracicus longus

2 Symptomatik

Die einzige Aufgabe des N. thoracicus longus besteht in der Innervation des M. serratus anterior. Dieser Muskel fixiert – gemeinsam mit den Mm. rhomboidei und trapezius – den medialen Skapularand am Brustkorb. Darüber hinaus wird durch seine Kontraktion das Schulterblatt nach lateral und kaudal verlagert (was besonders bei einer Lähmung des teilweise antagonistisch wirkenden M. trapezius sichtbar wird). Da die Lateralisation des Schulterblatts bevorzugt dessen Angulus inferior betrifft, bewirkt die hieraus resultierende Rotation der Skapula eine leichte Zunahme des Bewegungsumfangs bei Abduktion des Armes (Prescott u. Zollinger 1944).

Aus diesen Funktionen des M. serratus anterior lassen sich die Auswirkungen einer Läsion des ihn versorgenden N. thoracicus longus leicht ableiten. Das wichtigste Symptom ist die *Fehlstellung der Skapula,* die durch Ausfall der Zugwirkung des M. serratus anterior nach lateral und kaudal näher an die Wirbelsäule heranrückt sowie etwas nach oben verlagert und mit dem Angulus inferior nach medial rotiert ist (Abb. 54). Außerdem steht der Margo medialis ähnlich wie bei einer Akzessoriuslähmung zu weit vom Thorax ab (Scapula alata). Diese Fehlstellung wird akzentuiert durch Armhaltungen, die normalerweise mit einer Anspannung des M. serratus anterior einhergehen (also Abduktion oder Elevation des Armes).

Bei der motorischen Funktionsprüfung ist der Bewegungsumfang des Armes für Elevation und Abduktion meist nicht faßbar eingeschränkt. Gemindert ist lediglich das Ausmaß und die Kraft der Vorwärtsverlagerung der Schulter und mit ihr des nach vorn angehobenen Armes. Damit ist die Schub- und Stoßkraft

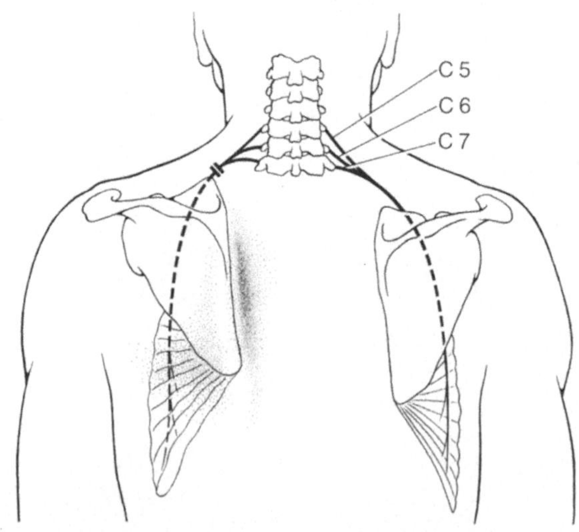

Abb. 54. Fehlstellung der Skapula bei Lähmung des N. thoracicus longus. Bei einer Serratusparese ist besonders der Angulus inferior der Skapula nach medial und rostral verlagert; außerdem steht der Margo medialis etwas von der Thoraxwand ab, was sich bei Elevation des Armes deutlich verstärkt (Scapula alata)

des betreffenden Armes (wie sie z. B. beim Schieben eines Gegenstandes, beim Liegestütz oder bei einem Faustschlag gegen einen Punchingball benötigt wird) deutlich beeinträchtigt.

Darüber hinaus können Funktionsstörungen auch beim Anheben des Armes über die Horizontale und bei Arbeiten über Kopf auftreten, wie dies bei allen Lähmungen, die einzelne Muskeln des Schultergürtels betreffen, der Fall ist. Jede Verschiebung des ausgewogenen Gleichgewichts der am Schultergürtel angreifenden Muskulatur führt zu Fehlbelastungen mit oft erst verzögert einsetzenden und meist schmerzbedingten Gebrauchsbehinderungen, die teilweise erst während manueller Tätigkeit verspürt und vom Patienten oft als vorzeitige Ermüdbarkeit berichtet werden. Der Schmerz betrifft in der Regel diffus den gesamten Schultergürtel, manchmal auch den Arm (Overpeck u. Ghormley 1940).

3 Ursachen

Kompressionsschäden des N. thoracicus longus resultieren vorwiegend aus *äußerer Druckeinwirkung*. Eine Nervenkompression in der medialen Achselhöhle kann z. B. durch eng anliegende Verbände, ein Gipskorsett, eine Abduktionsschiene oder durch anhaltenden Druck von schlecht gepolsterten Krücken entstehen (Dhunér 1950; Stöhr 1980; Mumenthaler u. Schliack 1982). Bei Operationen im Bereich der Axilla – z. B. einer Ausräumung der axillaren Lymphknoten – kommen neben direkten Nervenverletzungen auch stumpfe Läsionen durch den Druck von Operationsinstrumenten vor.

Häufig werden Läsionen des N. thoracicus longus durch eine akute oder lang anhaltende Kaudalverlagerung der Schulter hervorgerufen, wie z. B. Sturz oder Schlag auf die Schulter, Lagerung in Trendelenburgscher Position mit Schulterstützen oder Tragen von Lasten auf der Schulter bzw. in einem schweren Rucksack (Horwitz u. Tocantins 1938; Overpeck u. Ghormley 1940; Goodman et al. 1975; Stöhr 1980; Mumenthaler u. Schliack 1982). Dabei soll eine *Nervenkompression* zwischen dem nach unten verlagerten *Processus coracoideus* und der *1. oder 2. Rippe* auftreten (Overpeck u. Ghormley 1940). Denkbar ist allerdings auch eine Traktionsschädigung v. a. bei gleichzeitiger Neigung des Kopfes zur Gegenseite (Kaplan 1980).

Differentialdiagnostisch muß in erster Linie eine den N. thoracicus longus isoliert oder vorwiegend betreffende neuralgische Schulteramyotrophie berücksichtigt werden, bei der oft schon im Initialstadium Schulterschmerzen bestehen.

4 Diagnostik

Die Diagnose einer Serratusparese ist meist bereits aufgrund der klinischen Untersuchung eindeutig zu stellen. In Zweifelsfällen kann die elektromyographische Ableitung aus einer der Ursprungszacken des Muskels (Stöhr u. Bluthardt

1987) hilfreich sein. Dasselbe gilt für Verlaufsuntersuchungen, bei denen die elektromyographische Untersuchung den frühzeitigen Nachweis von Reinnervationszeichen ermöglicht. Darüber hinaus läßt sich die Impulsleitung im N. thoracicus longus durch Nervenstimulation am Erbschen Punkt (Kaplan 1980) oder in der medialen Axilla und Ableitung des evozierten Muskelaktionspotentials vom Serratus anterior untersuchen. Diese Messungen sind besonders bei der Untersuchung von Patienten mit partieller Serratusparese von Bedeutung, die erst in einem späten Stadium zur Untersuchung kommen. Bei primär partiellen Paresen ist die Impulsleitungsgeschwindigkeit normal oder nur leicht verzögert, während bei primär kompletten Paresen mit nachfolgender Reinnervation eine teils ausgeprägte Herabsetzung der Nervenleitgeschwindigkeit gefunden wird.

Bei Serratusparesen im Rahmen einer neuralgischen Schulteramyotrophie sind elektromyographische Untersuchungen geeignet, klinisch latente Mitbeteiligungen weiterer Muskeln des Schultergürtels zu erfassen.

5 Therapie

Die Prognose der meisten nichttraumatischen Läsionen des N. thoracicus longus ist gut (Goodman et al. 1975), so daß konservative Maßnahmen ausreichen. Diese bestehen in einer Vermeidung zusätzlicher schädigender Einflüsse (Tragen von Lasten auf der Schulter, anstrengende Arbeiten über Kopf, kraftvolle Schub- und Stoßbewegungen des Armes) sowie in einer dosierten krankengymnastischen Übungsbehandlung. Das sekundäre Hinzutreten arthrogener oder myogener Schmerzen kann die vorübergehende Gabe von Analgetika, eventuell unterstützt durch lokale Eisanwendung oder andere physikalische Maßnahmen, notwendig machen.

Bei fehlender Rückbildung einer Serratuslähmung kann die gestörte Fixation des Schulterblatts durch verschiedene *Ersatzoperationen* wieder erreicht werden. Der einfachste Eingriff ist die Verbindung der Margo medialis der erkrankten mit der der gesunden Seite mittels eines Faszienstreifens (Mumenthaler u. Schliack 1982), möglich sind außerdem die Fixation des Angulus inferior an der darunterliegenden Rippe, die Verlagerung des M. teres major vom Humerus auf die Ursprungszacken des M. serratus anterior oder die Verlagerung des kaudalen Anteils des M. pectoralis major von seiner Ansatzstelle auf den Angulus inferior scapulae (Samter 1930; Hass 1931; Overpeck u. Ghormley 1940; Marmor u. Bechtol 1963).

Literatur

Dhunér KG (1950) Nerve injuries following operations: A survey of cases occuring during a six-year period. Anesthesiology 11:289–293

Goodman CE, Kenrick MM, Blum MV (1975) Long thoracic nerve palsy: A follow-up study. Arch Phys Med Rehabil 56:352–355

Hass J (1931) Muskelplastik bei Serratuslähmung (Ersatz des gelähmten Musculus serratus anterior durch den Musculus teres major). Z Orthop Chir 55:617–622

Horwitz MT, Tocantins LM (1938) An anatomical study of the role of the long thoracic nerve and the related scapular bursae in the pathogenesis of local paralysis of the serratus anterior muscle. Anat Rec 71:375–385

Kaplan PE (1980) Electrodiagnostic confirmation of long thoracic nerve palsy. J Neurol Neurosurg Psychiatry 43:50–52

Marmor L, Bechtol CHO (1963) Paralysis of the serratus anterior due to electric shock, relieved by transplantation of the pectoralis major muscle. A case report. J Bone Joint Surg [Am] 45:156–160

Mumenthaler M, Schliack H (1982) Läsionen peripherer Nerven. Thieme, Stuttgart New York

Overpeck DO, Ghormley R (1940) Paralysis of the serratus magnus muscle. JAMA 114:1994–1996

Prescott MU, Zollinger RW (1944) Alar scapula: An unusual surgical complication. Am J Surg 65:98–103

Samter J (1930) Sur le traitement opératoire de la paralysie du grand dentelé. J Chir (Paris) 1:299

Stöhr M (1980) Iatrogene Nervenläsionen. Thieme, Stuttgart New York

Stöhr M, Bluthardt M (1987) Atlas der klinischen Elektromyographie und Neurographie. 2. Aufl. Kohlhammer, Stuttgart Berlin Köln Mainz

11 Armplexus (Thoracic-outlet-Syndrom)

Im Bereich der oberen Thoraxapertur können im Zusammenhang mit verschiedenartigen strukturellen Anomalien Kompressionen des aus dem Truncus inferior des Armplexus und der A. subclavia gebildeten neurovaskulären Bündels eintreten, für die der Terminus „thoracic outlet syndrome" (*TOS*) vorgeschlagen wurde (Peet et al. 1956). Entsprechend der kausal als entscheidend angesehenen Strukturen wurden von einzelnen Autoren Unterformen wie etwa das „Skalenussyndrom", das „Halsrippen-Syndrom", das „kostoklavikuläre Syndrom" usw. unterschieden. Da im Einzelfall mehrere anatomische Besonderheiten zu einer Kompression beitragen können und das klinische Bild keine klare Differenzierung dieser Unterformen zuläßt, wird im folgenden der globale Begriff Thoracic-outlet-Syndrom gebraucht und auf die teilweise erst intraoperativ sichtbaren komprimierenden Strukturen im Abschnitt über mögliche Ursachen detailliert eingegangen.

Die *Häufigkeit* von Engpaßsyndromen des Armplexus steht in umgekehrtem Verhältnis zu ihrer Popularität. Letztere rührt daher, daß zwischen 1930 und 1950 die meisten Brachialgien auf eine Armplexus-Kompression bezogen wurden und erst in der Folgezeit klar wurde, daß den meisten dieser Fälle ein Karpaltunnelsyndrom, ein Ulnarisrinnensyndrom oder eine Kompression von Zervikalwurzeln zugrundelag. Pikanterweise handelte es sich selbst bei der umfassenden Erstbeschreibung eines TOS durch Wilson (1913) mit größter Wahrscheinlichkeit um ein Karpaltunnelsyndrom (Gilliatt et al. 1970). Bei Zugrundelegung strenger diagnostischer Kriterien und kritischer Beurteilung der Operationsergebnisse muß man davon ausgehen, daß ein Thoracic-outlet-Syndrom nur in seltenen Fällen als Ursache von Armschmerzen, Parästhesien und/oder Muskelatrophien an der Hand in Betracht kommt. Gilliatt (1984) schätzt die jährliche Häufigkeit eines Thoracic-outlet-Syndroms in England auf 1 Krankheitsfall je 1 Million Einwohner mit einem deutlichen Überwiegen von Frauen. Diese wenigen Patienten sollten allerdings rasch diagnostiziert und behandelt werden, bevor sich irreversible sensomotorische Ausfälle eingestellt haben. Bedauerlicherweise gibt es bis heute keine klinische oder apparative Untersuchungsmethode, die eine zuverlässige Diagnose ermöglicht. Nur die Gesamtheit von eingehender Exploration, sorgfältiger neurologischer Untersuchung sowie neurophysiologischen, radiologischen und eventuell angiologischen Verfahren führt zu einer ausreichenden diagnostischen Sicherheit.

1 Anatomie

Die aus den Nervenwurzeln C_5 bis Th_1 gebildeten 3 Primärfaszikel des Armplexus teilen sich in je 1 ventralen und dorsalen Ast auf (Abb. 55). Der beim

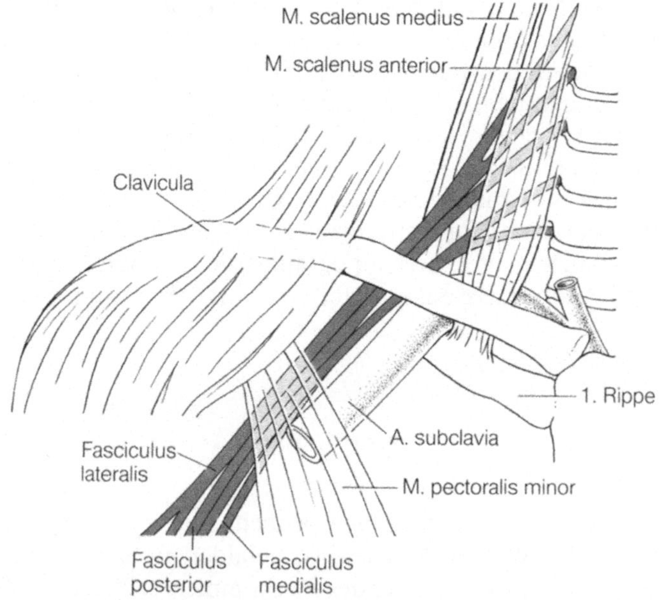

Abb. 55. Verlauf und topographische Beziehungen des Plexus brachialis

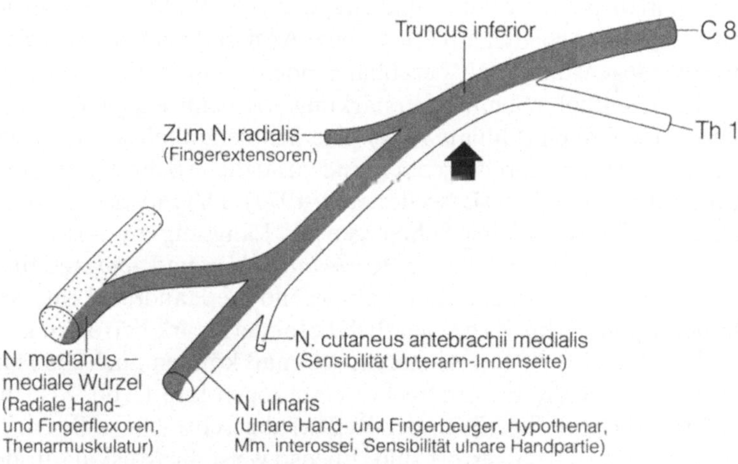

Abb. 56. Aufzweigung des unteren Primärstrangs des Armplexus. Der aus den Spinalnerven C_8 und Th_1 hervorgehende Truncus inferior entläßt – größtenteils über den medialen Sekundärfaszikel – die folgenden Äste: N. ulnaris, N. medianus (mediale Wurzel), Nn. cutaneus brachii et antebrachii medialis, sowie – über den dorsalen Sekundärfaszikel – Fasern für den N. radialis. Die Symptome des Thoracic-outlet-Syndroms erklären sich aus einer Irritation bzw. einem Ausfall dieser Plexusanteile (*Pfeil*)

Thoracic-outlet-Syndrom komprimierte *Truncus inferior,* der aus der Vereinigung der ventralen Äste der Spinalnerven C_8 und Th_1 (Abb. 56) entsteht, geht mit seinem ventralen Ast in den Fasciculus medialis über, aus dem die Nn. ulnaris, cutaneus brachii und antebrachii medialis sowie der für die Versorgung der Fingerbeuger und der lateralen Thenarmuskulatur bestimmte Anteil des N. medianus hervorgehen. Der dorsale Ast beteiligt sich über den dorsalen Sekundärfaszikel am Aufbau des N. radialis und über diesen an der Innervation der Fingerextensoren. Wurzeln und Primärstränge liegen supraklavikulär, die Sekundärstränge infraklavikulär. Auf feinere topographische Besonderheiten wird bei der Besprechung der Pathogenese der einzelnen Formen der Armplexuskompression hingewiesen.

2 Symptomatik

Entsprechend den anatomischen Gegebenheiten ist von der Kompression am häufigsten der aus den Wurzeln Th_1 und C_8 gebildete untere Primärstrang einer Seite betroffen, während ein bilaterales Vorkommen selten ist. Wie bei allen Engpaßsyndromen finden sich anfangs meist Reizerscheinungen in Form von *Parästhesien* oder *Schmerzen,* die zunächst meist das Dermatom Th_1 am ulnaren Unterarm, später auch die ulnare Handpartie (Dermatom C_8) betreffen. Nicht selten bestehen in dieser Krankheitsphase außerdem dumpfe, diffuse *Armschmerzen,* die bevorzugt bei Arbeiten mit erhobenem Arm und bei längerem Tragen vor allem schwerer Gegenstände mit herabhängendem Arm (z. B. Einkaufstaschen) auftreten. Eine nächtliche Schmerzverstärkung wie beim Karpaltunnelsyndrom ist dagegen ungewöhnlich (Gilliatt 1984). Die Schmerzlokalisation ist typischerweise an der Unterarminnenseite, jedoch sind zusätzliche Schmerzen im Schulter- und Oberarmbereich möglich (Lascelles et al. 1977). Diagnostisch bedeutsam ist die häufige Provokation solcher Schmerzen bei Längszug am Arm nach unten (Lascelles et al. 1977). Hinzutretende *Muskelatrophien* und *-paresen* finden sich erst in späteren Stadien und betreffen vorwiegend die Handmuskeln, von denen der M. abductor pollicis brevis gelegentlich besonders stark betroffen ist (Gilliatt 1984; Lascelles et al. 1977). In geringerem Ausmaß können auch die Hand- und Fingerbeuger, seltener die Fingerstrecker einbezogen sein (Abb. 57). In diesem Fall ist der Fingerbeugereflex (Trömner-Reflex) abgeschwächt, während die übrigen Armeigenreflexe stets ungestört sind. Ebenso weist die Muskulatur des Oberarms und Schultergürtels keine Funktionsausfälle auf. Die *sensiblen Ausfälle* sind initial am häufigsten am ulnaren Unterarm lokalisiert und können sich von dort in die ulnare Handpartie unter Einschluß der Finger V und IV ausbreiten. Ihre Objektivierung sowie die differentialdiagnostische Abgrenzung gegenüber radikulären und spinalen Prozeßlokalisationen gelingt durch den Histamintest (Gilliatt 1984) und durch die sensible Neurographie (s. Abschn. 4).

Von geringerer diagnostischer Bedeutung sind die durch eine begleitende Kompression der A. subclavia hervorgerufenen *vaskulären Begleitsymptome,* die häufiger isoliert und nur bei 1–10% der Patienten mit Armplexuskompression vorkommen (Roos 1976; Dale u. Lewis 1975). Lediglich Lascelles et al. (1977)

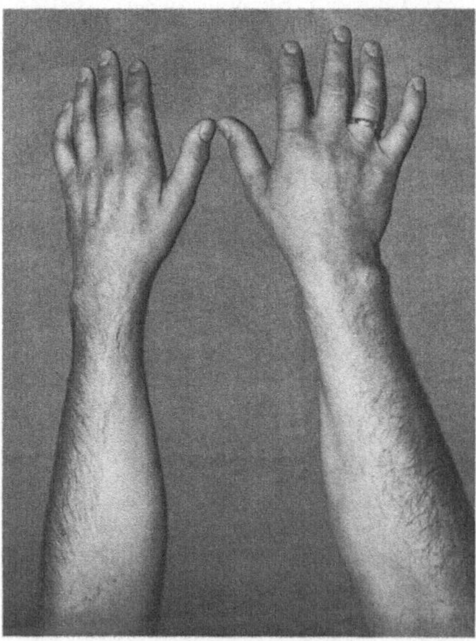

Abb. 57. Chronisches Kompressionssyndrom des unteren Primärstrangs. Atrophie der gesamten Hand- und distalen Unterarmmuskulatur bei ausgeprägter chronischer Kompression des unteren Primärstrangs (*links*)

beschreiben bei 17 von 31 Patienten mit Thoracic-outlet-Syndrom vaskuläre Symptome, die sich allerdings bis auf 2 Fälle auf intermittierende Verfärbungen der betroffenen Hand beschränkten. Der Druck der Halsrippe oder anderer Strukturen auf die Arterienwand bedingt gelegentlich eine lokale Stenosierung, teilweise mit poststenotischer Erweiterung. Außerdem kann sich ein Thrombus – mit weiterer Lumeneinengung – entwickeln und zum Ausgangspunkt von rezidivierenden Fingerembolien mit möglicher Fingergangrän werden (Simon et al. 1977; Banis et al. 1977; Heyden u. Vollmar 1979). Weitere mögliche Folgen sind ein einseitiges Raynaud-Syndrom, ein Stenosegeräusch in der Supraklavikulargrube sowie ein Verschwinden des Radialispulses bei Längszug am Arm oder bei Abduktion des Armes (Gilliatt 1984; Dawson et al. 1983). Das häufigste vaskuläre Begleitsymptom stellt nach Lascelles et al. (1977) eine intermittierende bläuliche Verfärbung der betroffenen Hand dar, die durch Zug nach unten ausgelöst wird und sich beim Anheben des Arms bessert. Diese Symptomatik dürfte weniger auf eine unmittelbare Kompression der A. subclavia selbst als vielmehr auf eine Reizung der periarteriellen sympathischen Fasern zurückgehen (Urschel et al. 1971; Kremer u. Ahlquist 1975). Bei starker Einengung des Arterienlumens kommen im Zusammenhang mit den genannten manuellen Beanspruchungen dumpfe diffuse Armschmerzen, Parästhesien und Schwächeerscheinungen verbunden mit einer Blässe oder Zyanose der betroffenen Hand als Ausdruck einer globalen Mangeldurchblutung (im Sinne einer Claudicatio intermittens) vor (Dawson et al. 1983).

Ein Thoracic-outlet-Syndrom kommt bei Frauen deutlich häufiger als bei Männern zur Beobachtung, ohne daß ein klarer Grund für diese *Geschlechtsbe-*

vorzugung ersichtlich wäre. Dieses Überwiegen der Frauen ist allerdings selten so ausgeprägt wie im Krankengut von Lascelles et al. (1977), in dem 27 von 31 Patienten weiblichen Geschlechts waren. Das Manifestationsalter variierte in diesem Kollektiv zwischen 10 und 59 Jahren (im Mittel etwa 30 Jahre).

Bezüglich der Vielzahl angegebener *Provokationstests* – z. B. des sehr populären Adson-Manövers (Kopfwendung zur betroffenen Seite mit Anheben des Kinns und tiefer Inspiration) – ist größte Zurückhaltung angezeigt, da hier auch bei zahlreichen Gesunden ein Verschwinden des Radialispulses auftritt (Telford u. Mottershead 1948). Das gilt auch für die oben angeführten Prüfungen auf eine Stenosierung der A. subclavia (Armabduktion bzw. Längszug am Arm), so daß man aus deren Ergebnis keine weitreichenden diagnostischen Schlüsse ziehen darf, sondern diese lediglich als die Diagnose stützende Zeichen betrachten sollte.

Roos (1976) mißt einem Verschwinden des Radialispulses bei Elevation des Arms, beim Zurücknehmen der Schultern bzw. bei maximaler Kopfwendung nach einer Seite keinerlei Bedeutung für die Diagnose bei, ebensowenig einem Stenosegeräusch in der Supraklavikulargrube. Er stützt sich dabei auf eigene Beobachtungen an 250 Patienten mit Thoracic-outlet-Syndrom, die bei diesen Manövern auf der asymptomatischen Seite fast ebenso häufig Pulsabschwächungen zeigten wie auf der symptomatischen Seite. Untersuchungen von Wright (1945), Raaf (1955) sowie Gilroy u. Meyer (1963) an Normalpersonen oder Patienten ohne Thoracic-outlet-Syndrom zeigten in einem (kaum glaubhaft hohen) Prozentsatz von 60–92,6% ein Verschwinden des Radialispulses bei den genannten Provokationstests, so daß armhaltungsabhängige Kompressionen der A. subclavia nicht als pathologisch gewertet wurden. Dieselbe Schlußfolgerung gilt konsequenterweise auch für die Doppler-Sonographie und die Angiographie, so daß den viel publizierten Abbrüchen der Kontrastmittelsäule in der A. subclavia bei abduziertem Arm keine große Beweiskraft für die diagnostische Annahme eines Thoracic-outlet-Syndroms zukommen dürfte (Rainer u. Sadler 1975). Wichtigere Provokationstests sind nach Roos (1976) die durch 3minütige Abduktion der Arme bzw. die bei Längszug an dem betroffenen Arm auslösbaren Schmerzen und Parästhesien an der Ulnarseite von Unterarm und Hand.

3 Ursachen

Seit den Erstbeschreibungen des Thoracic-outlet-Syndroms durch Thorburn (1907) und Wilson (1913) sind eine Vielzahl anatomischer Strukturen als mögliche Ursache beschrieben worden. Heute herrscht Einigkeit darüber, daß die häufigsten Veränderungen eine (oft partielle) *Halsrippe* (Abb. 58) oder ein verlängerter Querfortsatz des 7. HWK mit einem von dort zur 1. Rippe verlaufenden *fibrösen Band* oder auch andersartige *fibromuskuläre Strukturen* darstellen (Roos 1976; Lascelles et al. 1977; Dawson et al. 1983; Gilliatt 1984). Dabei ist zu beachten, daß einerseits die genannten fibrösen Strukturen sich der röntgenologischen Darstellung entziehen und daß andererseits röntgenologisch nachweisbare knöcherne Anomalien am zervikothorakalen Übergang bei über 0,5% der Bevölkerung vorkommen und damit ungleich häufiger sind als ein Thoracic-outlet-Syndrom. Die Mehrzahl der kompletten und partiellen Halsrippen muß daher als Normvariante ohne Krankheitswert angesehen werden, so daß dem röntgenologischen Nachweis dieser Anomalie nur in Verbindung mit einem typischen Beschwerdekomplex sowie einem entsprechenden neurologischen Ausfallsmuster eine pathogenetische Bedeutung beizumessen ist.

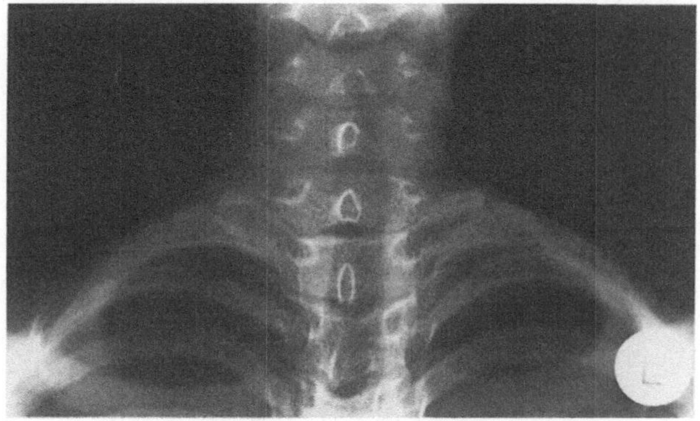

Abb. 58. Beiderseitige Halsrippe

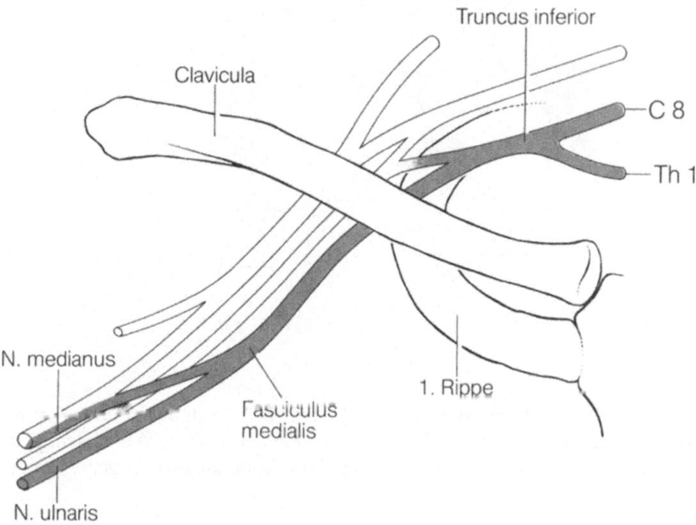

Abb. 59. Topographische Beziehungen des Armplexus zu Klavikula und 1. Rippe

Hinsichtlich der Pathogenese der Armplexusschädigung ist zu beachten, daß
der Truncus inferior die obere Thoraxapertur zwischen den Mm. scalenus anterior und medius verläßt, wobei er hinter der A. subclavia und auf der 1. Rippe
gelegen ist (Abb. 59; s. Abb. 55). Beim Vorhandensein einer Halsrippe oder eines
zwischen (normalem oder verlängertem) Querfortsatz des 7. HWK und der
1. Rippe ausgespannten fibrösen Bandes oder auch eines M. scalenus minimus
wird der *Truncus inferior von kaudal her angehoben* und mehr oder weniger stark
komprimiert (Abb. 60). Darüber hinaus kann der untere Plexusstrang gegen den
Hinterrand des M. scalenus anterior gepreßt und besonders bei scharfrandiger
Muskelkante dadurch zusätzlich geschädigt werden. Schließlich sind zusätzliche
Kompressionsschäden durch eine scharfe sehnige Begrenzung des M. scalenus
medius möglich (Lascelles et al. 1977). Solche Plexuskompressionen durch – die

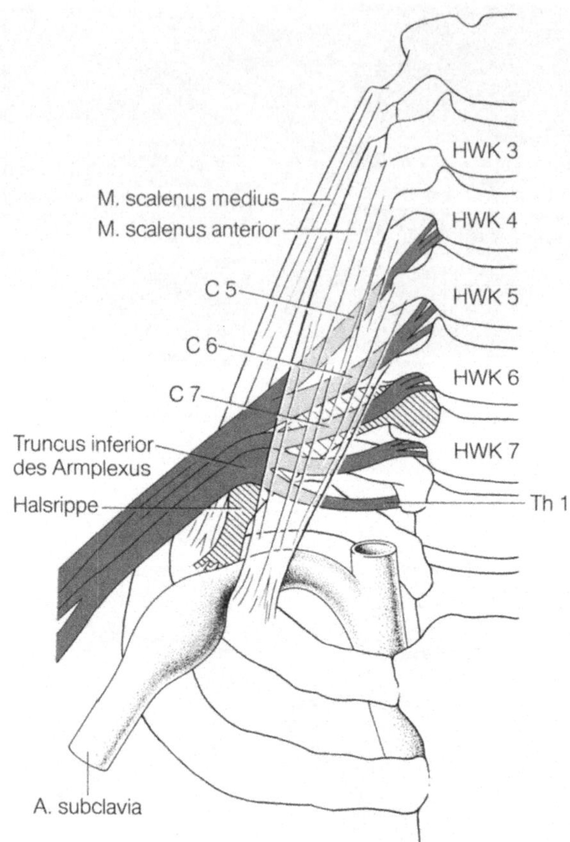

Abb. 60. Thoracic-outlet-Syndrom durch eine Halsrippe. Anhebung und Kompression des Truncus inferior des Armplexus von kaudal her durch eine Halsrippe. Außerdem poststenotische Erweiterung der zwischen Scalenus anterior und Halsrippenansatz eingeengten A. subclavia

Skalenuslücke begrenzende – scharfe Muskelränder sind besonders dann zu erwarten, wenn diese Lücke durch eng benachbarte oder breitbasige Ansätze der Mm. scaleni anterior und medius oder durch eine Muskelhypertrophie eingeengt ist (Vo 1984).

In einem weiteren Sinn kann schließlich von einem TOS auch dann gesprochen werden, wenn eine Kompression durch Kallusbildung und/oder Dislokation nach Fraktur der 1. Rippe bzw. der Klavikula im Sinne einer langsam progredienten *posttraumatischen Spätlähmung* entsteht (Gangahan u. Flogaites 1978).

Dagegen stellt das vielfach in diesem Zusammenhang genannte *Hyperabduktionssyndrom* (Wright 1945) kein Engpaßsyndrom dar, sondern entweder eine passagere Durchblutungsminderung des längere Zeit angehobenen Armes mit handschuhförmigen (!) Parästhesien oder – bei fehlender Lagekorrektur in diesem Stadium – eine Traktionsschädigung oberer Armplexusanteile, wie sie in analoger Weise in Narkose am ausgelagerten Arm vorkommt (Stöhr 1980).

4 Elektrophysiologische Diagnostik

Elektromyographische und neurographische Untersuchungen können die klinische Verdachtsdiagnose einer Schädigung des „unteren Armplexus" (Truncus inferior) stützen, ohne viel über deren Ursache auszusagen.

EMG

Die elektromyographische Untersuchung stellt eine Ergänzung der motorischen Funktionsprüfung dar, da damit auch klinisch latent betroffene Muskeln erfaßt werden können. Die Diagnose eines Thoracic-outlet-Syndroms wird gestützt durch pathologische Befunde in den vom Truncus inferior innervierten Muskeln (medianus- und ulnarisinnervierte Handmuskulatur, evtl. Hand- und Fingerbeuger, selten Fingerstrecker), außerdem durch einen Normalbefund in der paravertebralen Muskulatur der Segmente C_8 bzw. Th_1. Entsprechend der oft langsamen Progression der Schädigung lassen sich nur bei einem kleineren Teil der Patienten floride Denervierungszeichen (Fibrillationen und positive Wellen) nachweisen; meist beschränken sich die Veränderungen auf einen sog. neurogenen Umbau und eine Lichtung des Aktivitätsmusters bei Maximalinnervation (Gilliatt et al. 1970; Caldwell et al. 1971).

Motorische und sensible Neurographie

Messungen der motorischen Nervenleitgeschwindigkeit spielen in der Diagnostik des Thoracic-outlet-Syndroms eine untergeordnete Rolle. Die maximale motorische Leitgeschwindigkeit der Nn. medianus und ulnaris im Bereich des Unterarms sind normal oder grenzwertig, und lediglich die Amplitude der evozierten Muskelaktionspotentiale ist – abhängig vom Grad der Degeneration motorischer Axone – evtl. erniedrigt, was am besten durch Messungen im Seitenvergleich erfaßt werden kann. Wichtiger sind motorische Nervenleitgeschwindigkeitsmessungen beim differentialdiagnostischen Ausschluß eines Karpaltunnelsyndroms oder eines Engpaßsyndroms des N. ulnaris.

Die motorische Neurographie des N. ulnaris zwischen Erbschem Punkt und Oberarm zeigt nach Caldwell et al. (1971) und Urschel et al. (1971) selbst in leichten Fällen eine herabgesetzte motorische Nervenleitgeschwindigkeit; verschiedene andere Untersucher konnten diesen Befund allerdings nicht bestätigen (Dale u. Lewis 1975; Daube 1975; Kremer u. Ahlquist 1975; Lascelles et al. 1977). Grundsätzlich muß betont werden, daß dieser Meßmethode 2 Ungenauigkeiten anhaften:
– Die Messung der Distanz zwischen den Stimulationsorten ist ungenau: mit einem Maßband werden zu lange, mit einem Meßzirkel zu kurze Abstände gemessen.
– Der Stimulationsort am Erbschen Punkt liegt nicht proximal, sondern distal der üblichen Läsionsstelle (Roos 1976). Zumindest kann sich der Strom bei den benötigten hohen Stromstärken über einen größeren Plexusabschnitt ausbreiten und eine fortgeleitete Erregung distal der Schädigung hervorrufen (Dawson et al. 1983), so daß der komprimierte Abschnitt des Truncus inferior außerhalb der Meßstrecke liegt.

Die sensiblen Nervenleitgeschwindigkeitsmessungen der einzelnen Armnerven ergeben Normalwerte. Außerdem sind die Amplituden der sensiblen Nervenaktionspotentiale der Nn. medianus und radialis normal, da deren sensible Fasern nicht über den Truncus inferior laufen; dagegen ist das *sensible Nervenaktionspotential des N. ulnaris* in Abhängigkeit vom Ausmaß der Degeneration sensibler Axone erniedrigt oder mit Oberflächenelektroden nicht mehr registrierbar (Gilliatt et al. 1970, 1978; Lascelles et al. 1977). Da der Seitenvergleich der Amplitude wichtig ist, empfehlen sich Ableitungen mit Oberflächenelektroden, da diese im Unterschied zu Nadelelektroden auf beiden Seiten in identischer Weise plaziert werden können.

F-Antworten

Die Messung der minimalen F-Wellen-Latenz im Hypothenar nach distaler Stimulation des N. ulnaris sollte eine sensitive Methode bei der Erfassung einer motorischen Leitungsverzögerung innerhalb des betreffenden Faserbündels im Truncus inferior darstellen, zumal die Impulswelle den Schädigungsort zweimal durchlaufen muß. Wulff u. Gilliatt (1979) fanden demgemäß bei 5 Patienten mit Thoracic-outlet-Syndrom eine im Vergleich zum kontralateralen Vergleichswert verlängerte minimale F-Wellen-Latenz; im Hinblick auf eine gleichzeitig ermittelte leichte Herabsetzung der motorischen Leitgeschwindigkeit des N. ulnaris im Unterarmsegment wurde dieser Befund als Ausdruck eines Ausfalls der am schnellsten leitenden motorischen Axone des N. ulnaris und nicht als Hinweis auf eine fokale Demyelinisierung am Schädigungsort interpretiert (Abb. 61). Positive Erfahrungen mit dieser Technik wurden auch von Weber u. Piero (1978) und von Ryding et al. (1985) berichtet, allerdings nur bei einem Teil der Patienten. Zur Früherkennung eines Thoracic-outlet-Syndroms scheint die Methode ebensowenig geeignet wie zur diagnostischen Sicherung, da verlängerte F-Wellen-Latenzen ebenso bei peripheren Nervenläsionen und bei Zervikalwurzelläsionen vorkommen.

Die nicht sehr eindrucksvollen Befunde der F-Wellen-Messungen bei Thoracic-outlet-Syndrom beruhen vermutlich darauf, daß nicht alle, sondern nur ein Teil der motorischen Ulnarisfasern im Plexusbereich geschädigt sind und daß über die nicht oder nur leicht betroffenen Axone F-Antworten mit normaler oder nur gering herabgesetzter Geschwindigkeit geleitet werden können. Dagegen sollten stärker betroffene – aber noch nicht degenerierte – Motoaxone eine deutlichere Leitungsverzögerung mit entsprechend verlängerten F-Wellen-Latenzen aufweisen. Sofern diese Annahme zutrifft, wäre eine vermehrte Streubreite der F-Wellen-Latenzen (*Chronodispersion*) zu erwarten, für die es bislang nur Hinweise aufgrund von Einzelmessungen gibt (Stöhr u. Bluthardt 1987).

Somatosensibel evozierte Potentiale

In den letzten Jahren wurden Messungen von somatosensibel evozierten Potentialen (SEPs) nach Medianus- und Ulnarisstimulation als objektives und aussagefähiges Verfahren dargestellt. So beschreiben Glover et al. (1981) bei 13 von 19 Fällen von Thoracic-outlet-Syndrom pathologische Reizantworten, die sich bei 7 von 8 operierten Patienten postoperativ normalisierten. Allerdings werden in dieser Studie keine klaren Beurteilungskriterien genannt. Siivola et al. (1982) registrierten lediglich die Reizantworten vom Erbschen Punkt nach Medianus- und Ulnarisstimulation am Ellenbogen und fanden bei 9 von 13 Patienten eine pathologische Amplitudenminderung des Potentials vom Erbschen Punkt (weniger als 51 bzw. 46% des kontralateralen Amplitudenwertes), in 2 Fällen darüber

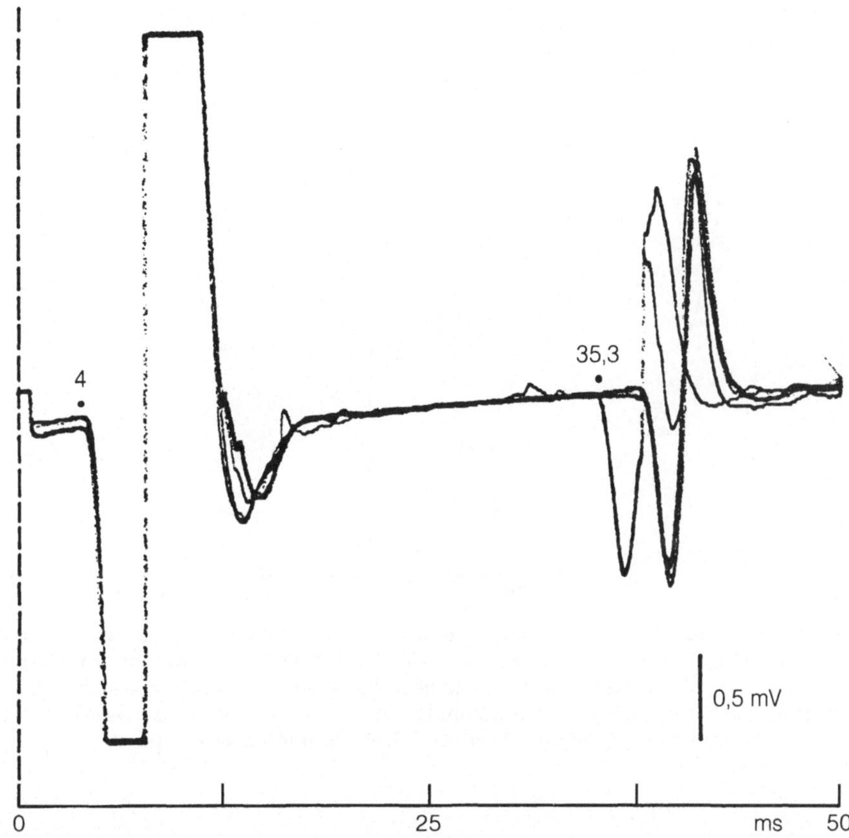

Abb. 61. Verlängerung der minimalen F-Wellen-Latenz zum M. abductor pollicis brevis nach distaler Medianusstimulation auf 35,3 ms (kontralateraler Vergleichswert 31,7 ms)

hinaus eine signifikante Verzögerung dieser Welle. Bei postoperativer Kontrollmessung nach 2 Monaten hatten sich die Befunde in 3 Fällen normalisiert; bei 2 weiteren Patienten erbrachte die Verlaufskontrolle zwischen dem 1. und 2. postoperativen Jahr eine Normalisierung (Siivola et al. 1983). Eine bessere Übereinstimmung mit den eigenen Erfahrungen und den unter Berücksichtigung des Schädigungsortes zu erwartenden Befunden zeigt eine Studie von Jerret et al. (1984) mit normalen Reizantworten nach Medianusstimulation, einer *Erniedrigung des Potentials vom Erbschen Punkt nach Ulnarisstimulation* (Abb. 62) bei 12 von 18 Patienten sowie einer *Verlängerung des Latenzintervalls zwischen dem EP-Potential und der* über dem Nacken abgeleiteten *Komponente N 13* bei 7 von 18 Patienten. Insgesamt ergaben die SEP-Messungen nach Ulnarisstimulation bei 15 von 18 Patienten ein pathologisches Ergebnis. Chodoroff et al. (1985) messen dem Verschwinden der N-13-Komponente bei Abduktion und Außenrotation des Armes während der Messung („dynamische Armposition") eine wichtige Bedeutung bei. Allerdings vermögen die in dieser Arbeit enthaltenen Abbildungsbeispiele nicht zu überzeugen.

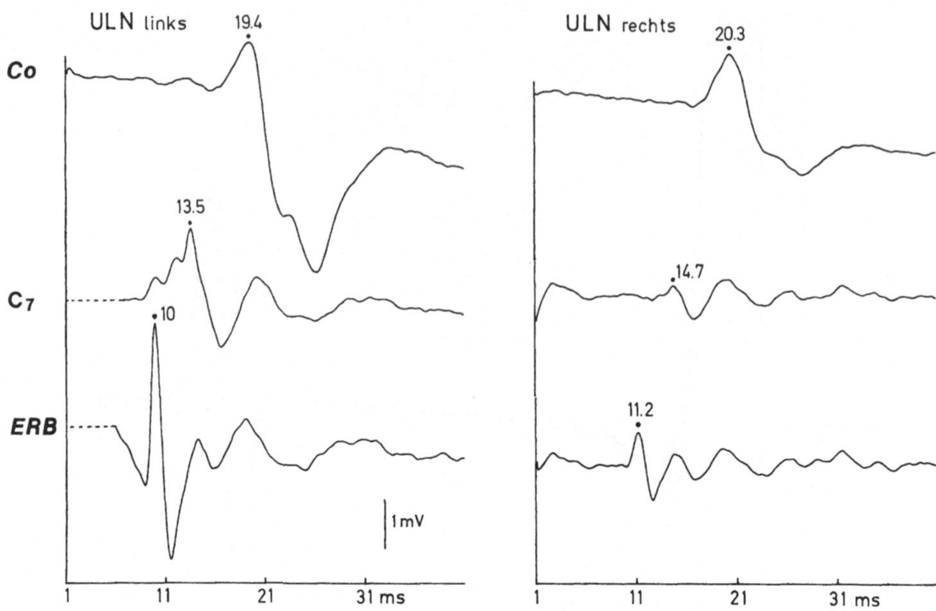

Abb. 62. Somatosensibel evozierte Potentiale nach Ulnarisstimulation bei Thoracic-outlet-Syndrom. Nach linksseitiger Ulnarisstimulation (*ULN*) sind die Reizantworten vom Erb-Punkt (*ERB*), von der unteren Nackenpartie (C_7) und über dem kontralateralen sensiblen Kortex (*Co*) normgerecht. Nach rechtsseitiger Ulnarisstimulation sind die Reizantworten vom Erb-Punkt sowie von C_7 gering verzögert und deutlich amplitudengemindert

5 Radiologische Diagnostik

Eine *anterior-posteriore Aufnahme der Halswirbelsäule* – evtl. ergänzt durch eine Aufnahme der oberen Thoraxapertur in Knochentechnik – ist die wichtigste radiologische Untersuchung. Zu achten ist auf uni- oder bilaterale Halsrippen bzw. verlängerte Querfortsätze des 7. HWK sowie auf andersartige abnorme Strukturen (s. Abb. 58, S. 111).

Eine *Aortenbogenarteriographie* ist einerseits indiziert bei klinischen und/oder Doppler-sonographischen Hinweisen auf eine stärkere Lumeneinengung der A. subclavia (mit oder ohne begleitende Fingerembolien), andererseits, sofern der Nachweis einer Subklaviakompression zur Absicherung der Diagnose benötigt wird (was selten der Fall sein dürfte). Eine nur bei abduziertem Arm auftretende Stenosierung der A. subclavia (Abb. 63) muß äußerst zurückhaltend interpretiert werden, da in dieser Armhaltung auch bei Gesunden eine Abknickung („kinking") auftreten kann (Weibel u. Fields 1967). Dieselbe Zurückhaltung bei der Interpretation der Befunde gilt für die *Doppler-sonographische Untersuchung der A. subclavia* bei adduziertem und abduziertem Arm, die zudem durch eine Verschiebung der Sonde bei Änderung der Armposition technische Probleme liefert, so daß für Flußmessungen bei verschiedenen Arm- und Kopfhaltungen (s. Provokationstests) besser die A. radialis verwendet wird. Sällström u. Thulesius

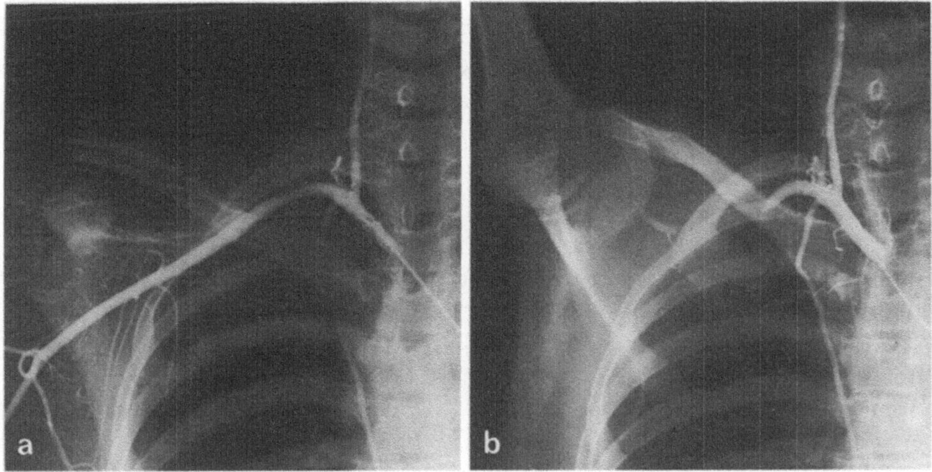

Abb. 63a, b. Subklaviaangiographie bei Thoracic-outlet-Syndrom. **a** Weitgehend unauffällige Darstellung der A. subclavia bei adduziertem Arm; **b** Abbruch der Kontrastmittelsäule bei maximaler Abduktion des Arms. (Prof. Schuhmacher, Univ. Freiburg)

(1982) fanden mit dieser Methode zwar eine signifikante Korrelation zwischen Doppler-sonographisch ermittelter arterieller und Armplexuskompression, sind jedoch der Meinung, daß die Doppler-Sonographie der klinisch-angiologischen Untersuchung nur wenig überlegen ist.

6 Differentialdiagnose und sonstige Armplexuskompressionssyndrome

Sofern die neurologischen und neurophysiologischen Befunde eindeutig auf eine Läsion unterer Anteile des Armplexus hinweisen, müssen sonstige Möglichkeiten einer Armplexusschädigung erwogen werden. Unter Mitberücksichtigung des Verlaufs mit schleichendem Beginn und langsamer Progredienz können *Schwannome* (*Neurinome*) sowie den Plexus infiltrierende *metastatische Prozesse* ein Thoracic-outlet-Syndrom imitieren.

Letztere gehen allerdings oft mit heftigeren und belastungsunabhängigen Schmerzen sowie einem Horner-Syndrom (durch Mitbeteiligung des Halssympathikus) einher. Weiterführende diagnostische Maßnahmen sind Röntgenaufnahmen der Lungen und des zervikothorakalen Wirbelsäulenabschnittes, eine Skelettszintigraphie sowie eine Computertomographie der supra- und infraklavikulären paravertebralen Weichteile. Eine *radiogene Spätlähmung* ist durch die Vorgeschichte, eine gelegentlich untere Armplexusanteile betreffende *neuralgische Schulteramyotrophie* (Armplexusneuritis) durch den akuten Beginn abgrenzbar.

Akute Kompressionsschäden des Armplexus durch ein *Hämatom* oder ein *Aneurysma spurium* wurden nach Axillarisangiographien beobachtet, wobei die Symptome im Unterschied zu den durch die Punktionsnadel selbst hervorgerufenen Läsionen erst Stunden bis Tage nach dem Eingriff einsetzen (Staal et al. 1966; Carroll u. Wilkins 1970; Stuecker 1985). Ebenso können penetrierende Verletzungen im Bereich des Schultergürtels sowie supraklavikuläre Punktionen von Venen und Arterien zur Entstehung von Hämatomen und falschen Aneurysmen mit nachfolgender progredienter Armplexusparese führen (Raju u. Carner 1981; nicht publizierte eigene Beobachtungen).

Kompressionssyndrome von Armnerven als wesentlich häufigere Ursachen einer Brachialgie machen bei exakter Diagnostik keine großen Abgrenzungsschwierigkeiten. Beim Karpaltunnelsyndrom sind die Parästhesien und Sensibilitätsstörungen meist nur oder überwiegend in der radialen und nicht in der ulnaren Handpartie lokalisiert, und bei Engpaßsyndromen des N. ulnaris bleibt die laterale Daumenballenmuskulatur verschont (es sei denn, daß eine Innervationsanomalie vom Typ der „all ulnar hand" vorliegt). In Zweifelsfällen helfen die genannten neurographischen Messungen weiter.

Wurzelkompressionssyndrome zeigen häufig einen akuten Beginn, begleitende Nackenschmerzen sowie eine Abhängigkeit der Brachialgie von Kopfbewegungen. Zudem betreffen die sensomotorischen Ausfälle bei den häufigen C_6- und C_7-Syndromen vorwiegend die Beuger- bzw. die Streckergruppe am Oberarm, und es besteht meist eine Abschwächung des Bizeps- bzw. Trizepsreflexes. Größere Schwierigkeiten macht die Abgrenzung des Thoracic-outlet-Syndroms von einem C_8-Syndrom, da nahezu identische sensomotorische Ausfälle und Schmerzlokalisationen bestehen. Wichtig ist hier der für das Thoracic-outlet-Syndrom typische Beginn der Parästhesien und Sensibilitätsstörungen am ulnaren Unterarm (d. h. im Dermatom Th_1) sowie besonders die Ergebnisse der sensiblen Neurographie und der SEP-Diagnostik mit fehlender Amplitudenminderung des sensiblen Nervenaktionspotentials des N. ulnaris und des Armplexuspotentials bei einem supraganglionären (z. B. radikulären) Sitz der Schädigung (Stöhr u. Bluthardt 1987).

Schließlich müssen vor Annahme eines Thoracic-outlet-Syndroms verschiedene *Halsmarkprozesse* ausgeschlossen werden. Die progressive spinale Muskelatrophie (Typ Duchenne-Aran) geht ohne Schmerzen und Sensibilitätsstörungen einher und zeigt selbst bei isolierten Muskelatrophien an einer Hand typische EMG-Veränderungen auch in der kontralateralen Handmuskulatur. Intramedulläre Tumoren und die Syringomyelie zeigen häufig eine dissoziierte Sensibilitätsstörung und – ebenso wie extramedulläre Tumoren und die zervikale Myelopathie – eine Beteiligung langer Bahnen. Außerdem fehlen die beschriebenen Amplitudenreduktionen bei der sensiblen Neurographie des N. ulnaris und beim Ulnaris-SEP. In Zweifelsfällen helfen Kernspintomographie und zervikale Myelographie weiter. Letztere muß die zervikookzipitale Übergangsregion einbeziehen, da auch Tumoren in Höhe des Foramen magnum und im oberen Halsmark – über eine vaskuläre Fernschädigung – zu Handmuskelatrophien führen können.

Bei Patienten, die lediglich über belastungsabhängige Armschmerzen klagen, müssen schließlich verschiedenartige *orthopädische Schmerzursachen* Berücksichtigung finden, wie z. B. Zervikobrachialsyndrome mit pseudoradikulärer Schmerzausbreitung, Erkrankungen der Gelenke und Gelenkkapseln, eine Epikondylitis sowie eine sympathische Reflexdystrophie unterschiedlicher Genese.

7 Konservative Therapie

Eine über Wochen bis Monate fortgesetzte konservative Therapie eines Thoracic-outlet-Syndroms ist nur sinnvoll, wenn lediglich Schmerzen und Parästhesien, jedoch keine sensomotorischen Ausfälle vorliegen. Sie besteht aus 3 Maßnahmen:

– Armhaltungen, die die Plexuskompression und damit die Schmerzen und Mißempfindungen auslösen oder verstärken, sollten so weit als möglich vermieden werden. Hierzu zählen besonders Abduktion und Elevation im Schultergelenk (z. B. bei Arbeiten über dem Kopf) sowie das passive Herabgezogenwerden der Schulter (z. B. beim Tragen von Koffern und Einkaufstaschen).

Ob die Abduktion des Arms im Schlaf mittels Schienung oder Fixierung vermieden werden sollte, ist umstritten; unseres Erachtens ist eine solche Maßnahme nur dann zu erwägen, wenn eine regelmäßige nächtliche Verstärkung der Symptome eintritt, was bekanntlich selten der Fall ist und eher an andere Schmerzursachen denken lassen muß.

– Durch konsequente krankengymnastische Behandlung wird eine Haltungsverbesserung sowie eine Kräftigung und – falls Verspannungen vorliegen – auch eine Lockerung der Schultergürtelmuskulatur intendiert (Peet et al. 1956). Besonderes Augenmerk wird auf die Korrektur hängender Schultern gelegt.
– Über einen Zeitraum von 4–8 Wochen hinweg ist außerdem der Einsatz leichterer Analgetika und ggf. Muskelrelaxanzien vertretbar, besonders dann, wenn die Symptome durch Überbelastung oder durch ein den Nacken-Schulter-Bereich treffendes Trauma ausgelöst wurden.

Sofern trotz der genannten Maßnahmen keine ausreichende Schmerzlinderung erreicht wird oder wenn im Verlauf der konservativen Therapie neurologische Ausfallserscheinungen hinzutreten, stellt dies eine Indikation zum operativen Vorgehen dar.

8 Operative Therapie

Im Gegensatz zu den meisten anderen Kompressionssyndromen peripherer Nerven ist die Diagnose eines Thoracic-outlet-Syndroms im wesentlichen eine klinische Diagnose. Apparative Verfahren einschließlich der neurophysiologischen Verfahren sind in vielen Fällen nicht hilfreich. Aus diesem Grunde stellen Patienten mit den Beschwerden eines Thoracic-outlet-Syndroms hohe Anforderungen an die Seriosität des Untersuchers und auch des Arztes, der mit der Frage konfrontiert wird, ob eine Indikation zu einem operativen Eingriff besteht. Die großen und einzigartigen Zahlen, die Roos aus den USA aufweisen kann, legen den Verdacht nahe, daß die Indikation zur Operation sehr großzügig gehandhabt wurde. 1982 berichtete er über 1336 Entfernungen der 1. Rippe. Kein anderer Autor hat eine derartig große Anzahl derartiger Operationen publiziert.
Zur operativen Behandlung des Thoracic-outlet-Syndroms sind vornehmlich zwei Techniken angewendet worden: Die von Roos (1966) eingeführte transaxilläre Resektion der 1. Rippe (und ggf. weiterer Strukturen) und der supraklavikuläre Zugang zur oberen Thoraxapertur. Wegen der Komplikationsmöglichkeiten

dieser operativen Technik wird allerdings in letzter Zeit vermehrt ein supraklavikulärer Zugang mit vorderer Skalenektomie (nicht zu verwechseln mit der früher
geübten Skalenotomie) empfohlen und die transaxilläre Rippenresektion nur
beim Versagen dieser Maßnahme als 2. Schritt der operativen Therapie durchgeführt (Sanders et al. 1979; Hempel et al. 1981; Dale 1982). Roos (1982) sieht die
Skalenektomie nur beim Betroffensein oberer Armplexusanteile als operative
Technik der ersten Wahl an, wobei hinzugefügt werden muß, daß das Vorkommen
eines solchen Ausfallsmusters im Rahmen eines Armplexuskompressionssyn-
droms bislang nicht als gesichert angesehen werden kann.

Beim *transaxillären Zugang* werden Armplexus und A. axillaris von unten her
aufgesucht. Dieser Zugang eignet sich gut, um die 1. Rippe zu entfernen. Für die
Resektion einer Halsrippe oder den Plexus brachialis komprimierender Bänder ist
er wesentlich weniger gut geeignet als der supraklavikuläre Zugang. Auch Roos,
der zunächst (1966) in der 1. Rippe den „gemeinsamen Nenner" aller Thoracic-
outlet-Syndrome sah, betonte später zunehmend die Wichtigkeit fibromuskulärer
Strukturen für diese Nervenkompression (Roos 1976). Unter Stallworths 194
Operationen war nur ausnahmsweise eine knöcherne Anomalität Ursache einer
Kompression des Truncus inferior. Bei den übrigen 90% waren Weichteile Ursache der Kompression (Stallworth 1982). Auch wir haben Patienten nachoperiert,
da ihre Beschwerden nach transaxillärer Operation unverändert bestehen blieben.
Bei supraklavikulärer Revision zeigte sich, daß Strukturen wie eine Sibonsche
Faszie oder ein M. scalenus minimus den unteren Plexus komprimierten und bei
der ersten Operation nicht entfernt worden waren. Nach ihrer Resektion wurden die Patienten schnell beschwerdefrei.

Eine wichtige Komplikation der transaxillären Resektion der ersten Rippe ist
eine reversible oder auch irreversible Armplexusschädigung, die keineswegs selten
zu sein scheint (Lord 1981; Dale 1982; Cherrington et al. 1986). Weitere Nachteile
sind das mögliche Übersehen einengender Strukturen und stärkere Narbenbildungen im Bett der entfernten 1. Rippe mit Einbeziehung des Truncus inferior,
so daß ein unbefriedigender Operationserfolg bzw. ein Rezidiv nicht selten ist
(Dale u. Lewis 1975; Sanders et al. 1979). Urschel et al. (1976) beobachteten
einen Beginn der Rezidivsymptomatik zwischen 1 Monat und 7 Jahren nach der
initialen Resektion der 1. Rippe mit einem Häufigkeitsgipfel nach 3 Monaten.

Für *Rezidiveingriffe* wird eine *hohe hintere Thorakotomie* empfohlen, um eine sichere Neurolyse des Armplexus sowie eine vollständige Exzision des Rippenrestes und des periostalen
Narbengewebes im Bett der 1. Rippe durchführen zu können (Urschel et al. 1976; Kline et al.
1978). Sanders et al. (1979) fanden nach initialer transaxillarer Resektion der 1. Rippe in mehr
als 15% ein Rezidiv, als dessen Ursache ein erneutes Ansetzen des M. scalenus anterior im Bett
der 1. Rippe angesehen wurde. In diesen Fällen brachte die Resektion der Mm. scaleni anterior
und medius (= vordere und mittlere Skalenektomie) Heilung.

Beim *supraklavikulären Vorgehen* ist die Übersicht über die relevanten neurovaskulären Strukturen besser als beim transaxillaren Vorgehen; insbesondere liegen eine evtl. vorhandene Halsrippe bzw. ein von einem Rippenstummel oder
vom Querfortsatz des 7. HWK ausgehender fibröser Strang und andere fibromuskuläre Strukturen unmittelbar im Operationsgebiet. Sofern diese meist den Truncus inferior von hinten und unten einengenden Gebilde entfernt werden können,

ist damit eine wirksame Entlastung geschaffen und die Entfernung der 1. Rippe
– nach Lascelles et al. (1977) – überflüssig.

In den letzten Jahren wird allerdings von verschiedenen Seiten außer den
genannten Maßnahmen eine vordere und mittlere Skalenektomie als zusätzliche
primäre Dekompressionsmaßnahme empfohlen (Sanders et al. 1979; Dale 1982).
Hempel et al. (1981) empfehlen schließlich noch die zusätzliche Resektion der
1. Rippe (über den supraklavikulären Zugang).

Dieselben Autoren führen als weitere Vorteile des supraklavikulären Zugangs die Möglichkeit der zusätzlichen Sympathektomie an, die als indiziert angesehen wird, wenn der Patient vaskuläre Symptome oder eine Kausalgie aufweist. Eine ergänzende Tenotomie des M. pectoralis
minor wird dagegen als unnötig erachtet, da die übrigen Maßnahmen bereits eine ausreichende
Entlastung des neurovaskulären Bündels sichern.

Ovarfordt et al. (1984) kombinieren wegen der höheren Besserungsquote und der geringeren
Rezidivrate die supraklavikuläre Skalenektomie mit der transaxillaren Resektion der 1. Rippe.

Sofern eine begleitende ausgeprägte Subklaviastenose besteht, kann diese im
unmittelbaren Anschluß an die Plexusdekompression mittels Endarterektomie
angegangen werden (Lascelles et al. 1977; Hempel et al. 1981).

Nachteile des supraklavikulären Zugangs sind dabei vorkommende Druckschäden der Nn. phrenicus und thoracicus longus sowie die deutlicher sichtbare
Operationsnarbe.

Literatur

Banis JC, Rich N, Whelan TJ (1977) Ischemia of the upper extremity due to noncardiac emboli.
Am J Surg 134:131–137

Caldwell JR, Crance CR, Krusen EM (1971) Nerve conduction studies: An aid in the diagnosis
of the thoracic outlet syndrome. South Med J 64:210 212

Carroll SE, Wilkins WW (1970) Two cases of brachial injury following percutaneous arterio-
grams. CMAJ 102:861–862

Cherington M, Happer I, Machanic B, Parry L (1986) Surgery for thoracic outlet syndrome
may be hazardous to your health. Muscle Nerve 9:632–634

Chodoroff G, Dong WL, Honet JC (1985) Dynamic approach in the diagnosis of thoracic outlet
syndrome using somtosensory evoked responses. Arch Phys Med Rehabil 66:3–6

Dale WA (1982) Thoracic outlet compression syndrome. Arch Surg 117:1437–1445

Dale WA, Lewis MR (1975) Management of thoracic outlet syndrome. Ann Surg 181:575–585

Daube JR (1975) Nerve conduction studies in thoracic outlet syndrome. Neurology 25:347

Dawson DM, Hallett M, Millender LH (1983) Entrapment neuropathies. Little & Brown,
Boston Toronto

Gangahar DM, Flogaites T (1978) Retrosternal dislocation of the clavicle producing thoracic
outlet syndrome. J Trauma 18:369–372

Gilliatt RW (1984) Thoracic outlet syndromes. In: Dyck PJ, Thomas PK, Lambert EH, Bunge
R (eds) Peripheral neuropathy, vol II. Saunders, Philadelphia, pp 1409–1424

Gilliatt RW, LeQuesne PM, Logue V, Sumner AJ (1970) Wasting of the hand associated with
a cervical rib or band. J Neurol Neurosurg Psychiatry 33:615–624

Gilliatt RW, Willison RG, Dietz V, Williams JR (1978) Peripheral nerve conduction in patients
with a cervical rib and band. Ann Neurol 4:124–129

Gilroy J, Meyer JS (1963) Compression of the subclavian artery as a cause of ischaemic brachial
neuropathy. Brain 86:733–745

Glover JL, Worth RM, Bendick PJ, Hall PV, Markand OM (1981) Evoked responses in the
diagnosis of thoracic outlet syndrome. Surgery 89:86–93

Hempel GK, Rusher AH, Wheeler CG, Hunt DG, Bukhari HI (1981) Supraclavicular resection of the first rib for thoracic outlet syndrome. Am J Surg 141:213–215

Heyden B, Vollmar J (1979) Thoracic outlet syndrome with vascular complications. J Cardiovasc Surg 20:531–536

Jerret SA, Cuzzone LJ, Pasternak BM (1984) Thoracic outlet syndrome. Arch Neurol 41:960–968

Kline DG, Kott J, Barnes G, Bryant L (1978) Exploration of selected brachial plexus lesions by the posterior subscapular approach. J Neurosurg 49:872–880

Kremer RM, Ahlquist RE (1975) Thoracic outlet compression syndrome. Ann Surg 181:575

Lascelles RG, Mohr PD, Neary D, Bloor K (1977) The thoracic outlet syndrome. Brain 100:601–612

Lord JW (1981) Thoracic outlet syndromes. NY State J Med 81:1488–1489

Peet RM, Hendricksen JD, Gunderson TP, Martin GM (1956) Thoracic outlet syndrome: Evaluation of a therapeutic exercise program. Proc Mayo Clin 31:281–287

Ovarfordt PG, Ehrenfeld WK, Stoney PJ (1984) Supraclavicular radical scalenectomy and transaxillary first rib resection for the thoracic outlet syndrome. Am J Surg 148:111–116

Raaf J (1955) Surgery for cervical rib and scalenus anticus syndrome. JAMA 157:219–223

Rainer GW, Sadler TR (1975) Thoracic outlet compression. Application of positional arteriographic and nerve conduction studies. J Surg 130:704

Raju S, Carner DV (1981) Brachial plexus compression: Complication of delayed recognition of arterial injuries of the shoulder girdle. Arch Surg 116:175–178

Roos DB (1966) Transaxillary approach for first rib resection to relieve thoracic outlet syndrome. Ann Surg 163:354–358

Roos DB (1976) Congenital anomalies associated with thoracic outlet syndrome. Am J Surg 132:771–778

Roos DB (1982) The place for scalenectomy and first-rib resection in thoracic outlet syndrome. Surgery 92:1077–1085

Ryding E, Ribbe E, Rosén I, Norgren L (1985) A neurophysiologic investigation of thoracic outlet syndrome. Acta Chir Scand 151:327–331

Sällström J, Thulesius O (1982) Non-invasive investigation of vascular compression in patients with thoracic outlet syndrome. Clin Physiol 2:117–125

Sanders RJ, Monsour JW, Gerber WF, Adams WR, Thompson N (1979) Scalenectomy versus first rib resection for treatment of the thoracic outlet syndrome. Surgery 85:109–121

Siivola J, Sulg I, Pokela R (1982) Somatosensory evoked responses as a diagnostic aid in thoracic outlet syndrome. Acta Chir Scand 148:647–652

Siivola J, Pokela R, Sulg I (1983) Somatosensory evoked responses as a diagnostic aid in thoracic outlet syndrome. Acta Chir Scand 149:147–150

Simon H, Gryska PF, Carlson DH (1977) The thoracic outlet syndrome as a cause of aneurysm formation, thrombosis, and embolization. South Med J 70:1282–1284

Staal A, van Voorthuisen AE, van Dijk LM (1966) Neurological complications following arterial catheterisation by the axillary approach. Br J Radiol 39:115–116

Stallworth JM, Quinn CJ, Aken AF (1977) Is rib resection necessary for relief of thoracic outlet syndrome? Ann Surg 80:581–592

Stallworth JM (1982) Diskussionsbeitrag zu Dale (1982) Arch Surg 117:1442–1443

Stöhr M (1980) Iatrogene Nervenläsionen. Thieme, Stuttgart New York

Stöhr M, Bluthardt M (1987) Atlas der klinischen Elektromyographie und Neurographie. 2. Aufl. Kohlhammer, Stuttgart Berlin Köln Mainz

Stuecker FJ (1985) Periphere neurologische Komplikationen nach percutaner transaxillärer Aortographie. Chirurg 56:332–336

Telford ED, Mottershead S (1948) Pressure at the cervico-brachial junction: An operative and anatomical study. J Bone Joint Surg 30:249–265

Thornburn W (1907) The symptoms due to cervical ribs. Med Chron 14:165–192

Urschel HC, Razzuk MA, Wood RE, Parekh U, Paulson DL (1971) Objective diagnosis and current therapy of the thoracic outlet syndrome. Ann Thor Surg 12:608–620

Urschel HC, Razzuk MA, Albers JE, Wood RE, Paulson DL (1976) Reoperation for recurrent thoracic outlet syndrome. Ann Thorac Surg 21:19–25

Vo MN (1984) Thoracic outlet syndrome: Ten years later. Conn Med 48:143–146

Weber RJ, Piero DL (1978) F wave evaluation of thoracic outlet syndrome: A multiple regression derived F wave latency predicting technique. Arch Phys Med Rehabil 59:464–469
Weibel J, Fields W (1967) Arteriographic studies of thoracic outlet syndrome. Br J Radiol 40:676–684
Wilson SAK (1913) Some points in the symptomatology of cervical rib with especial reference to muscular wasting. Proc R Soc Med 6:133–141
Wright IS (1945) The neurovascular syndrome produced by hyperabduction of the arms. Am Heart J 157:1–19
Wulff CH, Gilliatt RW (1979) F waves in patients with hand wasting caused by a cervical rib and band. Muscle Nerve 2:452–457

12 Nervus musculocutaneus

1 Anatomie

Der N. musculocutaneus enthält Fasern aus dem 5. und 6., gelegentlich auch aus dem 7. Zervikalsegment. Er geht etwa in Höhe des Unterrandes des M. pectoralis minor aus dem lateralen Faszikel des Plexus cervicalis hervor (Abb. 64), zieht schräg nach kaudal und lateral zwischen der A. axillaris und dem N. medianus sowie dem M. coracobrachialis, in den er etwa auf der Höhe des Ansatzes der Sehne des M. latissimus dorsi eintritt. Nach dem Durchtritt durch diesen verläuft er distalwärts zwischen dem M. brachialis und dem M. biceps brachii. Der N. musculocutaneus innerviert die Mm. coracobrachialis, brachialis und biceps brachii, versorgt über einen R. periostalis den Humerus, ferner das Ellenbogengelenk. Er zieht dann zur lateralen Seite der Bizepssehne und durchbohrt die Fascia brachii oberhalb der Fossa cubiti. Von hier aus verläuft er subkutan als N. cutaneus antebrachii lateralis, der die Haut der radialen Hälfte der Volarseite des Unterarmes, Teile über dem Daumenballen und dem Handrükken innerviert. Anastomosen und Überlappungen bestehen mit dem N. cutaneus antebrachii medialis und dem R. superficialis des N. radialis, so daß selbst bei einem totalen Ausfall Sensibilitätsstörungen sehr gering sind. Der N. musculocutaneus weist in Verlauf und Stärke große Variationen auf. Besonders ausgeprägt sind Anastomosen mit dem N. medianus, der ihn in der muskulären und sensiblen Versorgung ganz oder teilweise ersetzen kann (Clara 1959; Sunderland 1972).

2 Symptomatik

Der N. musculocutaneus ist einmal in Höhe des Eintritts in den M. coracobrachialis, zum andern beim Durchtritt durch die Fascia brachii besonders vulnerabel. Bei proximal gelegenen Kompressionen kommt es zu einer inkompletten Lähmung der Ellenbogenbeugung, da der vom N. radialis innervierte M. brachioradialis noch intakt ist. Es besteht eine An- oder Hypästhesie und An- oder Hypalgesie auf der radialen volaren Hälfte des Unterarms. Schmerzen werden nicht angegeben (Trojaborg 1976; Bassett u. Nunley 1982).

Eine distale, in Höhe des Austrittspunktes des N. cutaneus antebrachii lateralis lateral der Bizepssehne liegende Kompression ist dagegen durch heftige Schmerzen anterolateral im Ellenbogenbereich charakterisiert. Hinzu kommen brennende Parästhesien auf der radialen, volaren Hälfte des Unterarms, gelegentlich wird auch über eine Ausstrahlung nach proximal berichtet. Die Beschwerden treten verstärkt bei Extension des Ellenbogengelenkes oder bei wiederholten Pro-

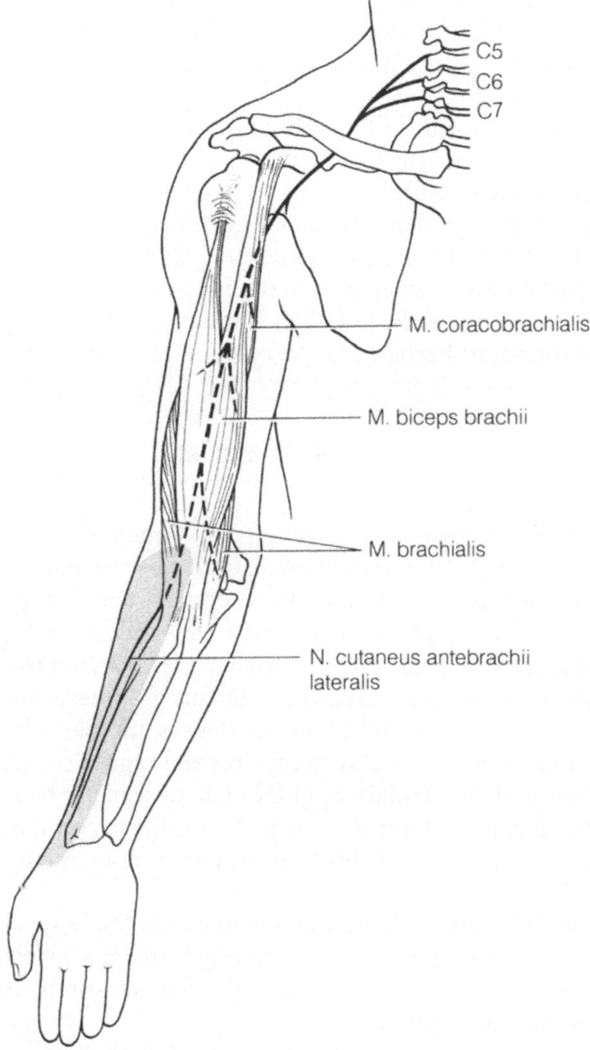

Abb. 64. Motorische Innervation und sensibles Versorgungsareal des N. musculocutaneus

und Supinationsbewegungen auf. Das Hoffmann-Tinel-Zeichen ist bei Beklopfen des Nervs lateral der Bizepssehne positiv (Mathews u. Ferlic 1983; Felsenthal et al. 1984).

3 Ursachen

Für das Auftreten eines Kompressionssyndroms des N. musculocutaneus sind eine ganze Reihe verschiedener Ursachen verantwortlich gemacht worden. Burke et al. (1957) beschrieben eine „rifle sliding palsy", Marinacci (1960) sowie Braddom u. Wolfe (1978) sahen das Tragen schwerer Lasten als Auslöser an. Lagerung des Armes in Außenrotation und Abduktion um 90° bei Allgemeinnarkosen können ebenfalls die Ursache sein (Ewing 1950; Zeuke u. Heidrich 1974; Dundore u. DeLisa 1979).

Bei einem der von Bassett u. Nunley (1982) untersuchten Patienten war ein distales Kompressionssyndrom des N. musculocutaneus nach dem Eindrehen von 3000 Schrauben aufgetreten. Bei 3 ihrer Patienten waren forcierte Rückhandschläge beim Tennisspielen auslösendes Moment. Hale (1976) beobachtete eine Patientin, bei der es durch das Tragen einer schweren Handtasche, die über den Unterarm gehängt war, zu einer Schädigung des N. cutaneus antebrachii lateralis gekommen war. In einzelnen Fällen konnte eine Ursache jedoch nicht eruiert werden (Mathews u. Ferlic 1983; Mumenthaler u. Schliack 1982).

4 Diagnostik

Elektrophysiologische Untersuchungen können wesentlich zur Diagnose beitragen, da zum einen differentialdiagnostisch zu erwägende Erkrankungen ausgeschlossen werden können, zum anderen der Ort der Kompression genau lokalisiert werden kann. Bei proximal gelegenen Schädigungen finden sich in den vom N. musculocutaneus versorgten Muskeln Denervierungspotentiale (Trojaborg 1976; Dundore u. DeLisa 1979). Elektroneurographisch werden verlängerte motorische Latenzen bei Stimulation des Nervs im Bereich des vorderen Halsdreiecks und Ableitung vom M. biceps brachii registriert (Trojaborg 1976; Dundore u. DeLisa 1979). Trojaborg (1976) leitete sensible Nervenaktionspotentiale in Höhe der Axilla und am Erbschen Punkt mit nervennah applizierten Nadelelektroden nach Stimulation des N. cutaneus antebrachii in Höhe der Ellenbeuge ab (Abb. 65).

Bei Kompression in Höhe des Ellenbogens fanden Felsenthal et al. (1984) verminderte Amplituden der antidrom abgeleiteten sensiblen Nervenaktionspotentiale, wenn sie den Nerv lateral der Bizepssehne stimulierten und 12 cm distal des Reizpunktes ableiteten.

5 Differentialdiagnose

Unterschieden werden muß von einer Schädigung der Wurzel C_6, bei der sich jedoch meist eine Sensibilitätsstörung in Daumen und Zeigefinger sowie eine Schwäche der Mm. supra- und infraspinatus und des M. brachioradialis findet. Auch ist der Brachioradialisdehnungsreflex abgeschwächt. Das distale Kompressionssyndrom des N. musculocutaneus kann mit einer Epicondylitis lateralis humeri (Tennisellenbogen) verwechselt werden, diese ruft jedoch keine Sensibilitätsstörungen hervor. Da bei dem proximal gelegenen Kompressionssyndrom des N. musculocutaneus Schmerzen eigenartigerweise fast immer fehlen, sollte dieses nicht mit der ebenfalls schmerzlosen und wesentlich häufiger auftretenden Ruptur der Bizepssehne verwechselt werden.

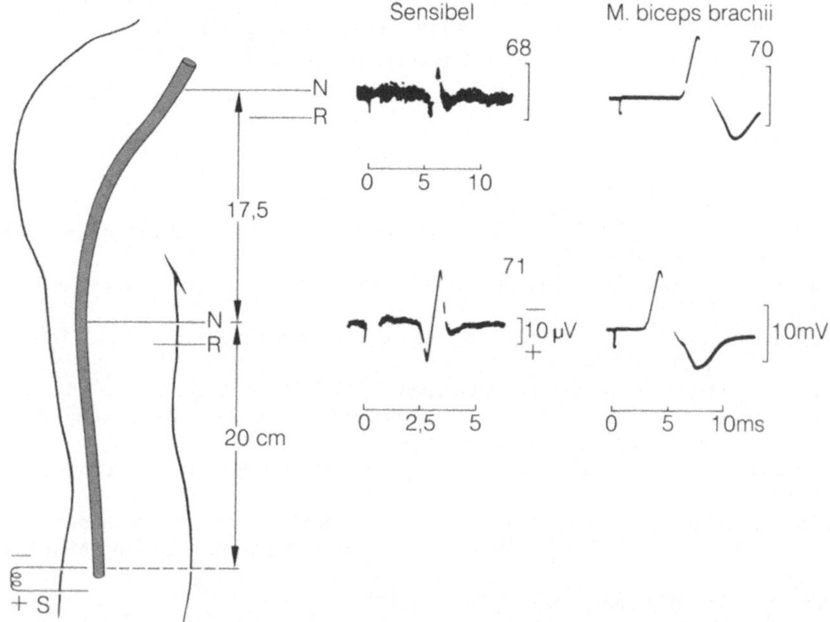

Abb. 65. Motorische und sensible Nervenaktionspotentiale nach Stimulation des N. musculocutaneus. Reizung (*R*) in Höhe des Erbschen Punktes und der Axilla, Ableitung vom M. biceps brachii (Potentiale *rechts*). Stimulation (*S*) des sensiblen Anteils in Höhe des Ellenbogens (N. cutaneus antebrachii lateralis) und Ableitung der Nervenaktionspotentiale in der Axilla und am Erbschen Punkt (Potentiale *links*). Die *Zahlen* über den Potentialen geben die Nervenleitgeschwindigkeiten an. (Aus Trojaborg 1976)

6 Therapie

Die Behandlung unterscheidet sich je nach Lokalisation der Kompression. Bei einer distal gelegenen Schädigung scheint nach den Beobachtungen von Basset u. Nunley (1982) eine konservative Therapie über 6–12 Wochen mit oraler Gabe von nichtsteroidalen Antiphlogistika und der Ruhigstellung des Armes gerechtfertigt. Bei Persistieren der Beschwerden über diesen Zeitraum hinaus ist ein Versuch mit lokal applizierten Steroiden und Lokalanästhetika angezeigt. In Einzelfällen verschaffte die transkutane Nervenstimulation eine deutliche Linderung der Schmerzen. Erst, wenn auch diese Maßnahmen fehlschlagen, ist eine operative Revision indiziert. Dazu wird der Nerv nach einem bogenförmigen Hautschnitt in der Fossa cubiti lateral der Bizepssehne aufgesucht. Durch Lösen narbiger Stränge, mit denen der Nerv häufig verbacken war, und durch eine keilförmige Inzision der Bizepssehne konnten Bassett u. Nunley (1982) und Felsenthal et al. (1984) bei allen Patienten eine vollständige Beschwerdefreiheit erreichen.

Wegen der nur kleinen Anzahl der Fälle mit einer Kompression in Höhe des M. coracobrachialis und der dabei zu beobachtenden spontanen Besserung sind Aussagen über den Nutzen einer operativen Revision nicht möglich.

Literatur

Bassett FH, Nunley JA (1982) Compression of the musculocutaneous nerve at the elbow. J Bone Joint Surg [Am] 64:1050–1052

Braddom RL, Wolfe C (1978) Musculocutaneous nerve injury after heavy exercise. Arch Phys Med Rehabil 59:290–293

Burke EL, Glenn CG, Wales JF (1957) Rifle-sliding palsy in marine corps recruits. US Armed Forces Med J 8:1189–1194

Clara M (1959) Das Nervensystem des Menschen, 3. Aufl. Barth, Leipzig

Dundore DE, DeLisa JA (1979) Musculocutaneous nerve palsy: An isolated complication of surgery. Arch Phys Med Rehabil 60:130–133

Ewing MR (1950) Postoperative paralysis in upper extremity: Report of five cases. Lancet I:99–103

Felsenthal G, Mondell DL, Reischer MA, Mack RH (1984) Forearm pain secondary to compression syndrome of the lateral cutaneous nerve of the forearm. Arch Phys Med Rehabil 65:139–141

Hale BR (1976) Handbag paresthesia. Lancet II:470

Marinacci AA (1960) Some unusual causes of pressure neuropathies. Bull Los Angeles Neurol Soc 25:223–231

Mathews WA, Ferlic TP (1983) Spontaneous compression neuropathy of the musculocutaneous nerve. Nebr Med J 33:366–367

Mumenthaler M, Schliack H (1982) Läsionen peripherer Nerven, 4. Aufl. Thieme, Stuttgart

Spindler HA, Felsenthal G (1978) Sensory conduction in musculocutaneous nerve. Arch Phys Med Rehabil 59:20–23

Spinner M (1980) Management of nerve compression lesions of the upper extremity. In: Omer GE, Spinner M (eds) Management of peripheral nerve problems. Saunders, Philadelphia London Toronto, pp 569–592

Sunderland S (1972) Nerves and nerve injuries. Churchill & Livingstone, Edinburgh London

Trojaborg W (1976) Motor and sensory conduction in the musculocutaneous nerve. J Neurol Neurosurg Psychiatry 39:890–899

Zeuke VW, Heidrich R (1974) Pathogenese der isolierten, postoperativen Lähmung des Nervus musculocutaneus. Schweiz Arch Neurol Psychiatr 114:289–294

13 Nervus medianus

Das bekannteste und mit Abstand häufigste Engpaßsyndrom eines peripheren Nerven ist das Karpaltunnelsyndrom, die Druckschädigung des N. medianus im Karpalkanal. Unter Mumenthalers (1974) 1574 nicht mechanischen Nervenläsionen machte es mit 45% fast die Hälfte aller dieser Kompressionsneuropathien aus. Engpaßsyndrome des N. medianus am Ober- und Unterarm sind wesentlich seltener und werden bei den genannten 1574 Patienten gar nicht erwähnt. Mögliche Engpässe sind die Axilla, der distale Oberarm (Processus supracondylaris, Ligamentum von Struthers) und der proximale Unterarm (Pronator-teres-Syndrom, Interosseus-anterior-Syndrom).

Die einzelnen Regionen werden getrennt abgehandelt.

13.1 Kompressionssyndrome des Nervus medianus in der Achselhöhle und am Oberarm

1 Anatomie

Gewöhnlich wird der N. medianus in der distalen Achselstrecke aus je 1 gleich starken Teil des Fasciculus lateralis und medialis des Plexus brachialis gebildet (Abb. 66), es gibt aber zahlreiche Abweichungen von dieser Norm, die besonders den lateralen Faszikel betreffen. Er kann sehr dünn sein und aus 1, 2 oder 3 Ästen bestehen, manchmal verläuft er ein beträchtliches Stück mit dem ebenfalls dem lateralen Faszikel entspringenden N. musculocutaneus und verläßt diesen erst am Oberarm. In anderen Fällen vereinigen sich medialer und lateraler Ursprung erst in der oberen Hälfte des Oberarms zum N. medianus (Kaplan u. Spinner 1980).

In der Axilla verläuft der N. medianus unter der Fascia axillaris im Gefäßnervenstrang. Radial von ihm liegen Mm. coracobrachialis und biceps brachii, dorsoradial das Caput longum des M. triceps brachii, hinter ihm der M. latissimus dorsi und vor ihm der M. pectoralis minor. Der N. medianus begleitet die A. brachialis auf der ulnaren Seite des Oberarms vor dem Septum intermusculare mediale. Zunächst lateral der A. brachialis verlaufend, überkreuzt der Nerv die Arterie regelmäßig im distalen Drittel des Oberarms, um dann medial von ihr zu liegen. Ausnahmsweise kann sich die A. brachialis am Oberarm in Aa. radialis und ulnaris teilen (sog. hohe Teilung der A. brachialis) (Lanz u. Wachsmuth 1959). Diese Lagebeziehung besteht auch dort, wo beide in der Ellenbeuge medial der Bizepssehne unter dem Lacertus fibrosus in den Unterarm eintreten.

Der erste Ast des N. medianus ist der Muskelast zum Pronator teres. Er entspringt regulär etwa in Höhe der Ellenbogenfalte, selten distal, aber häufig proximal davon, gelegentlich sogar am unteren Drittel des Oberarms (Hovelacque 1927).

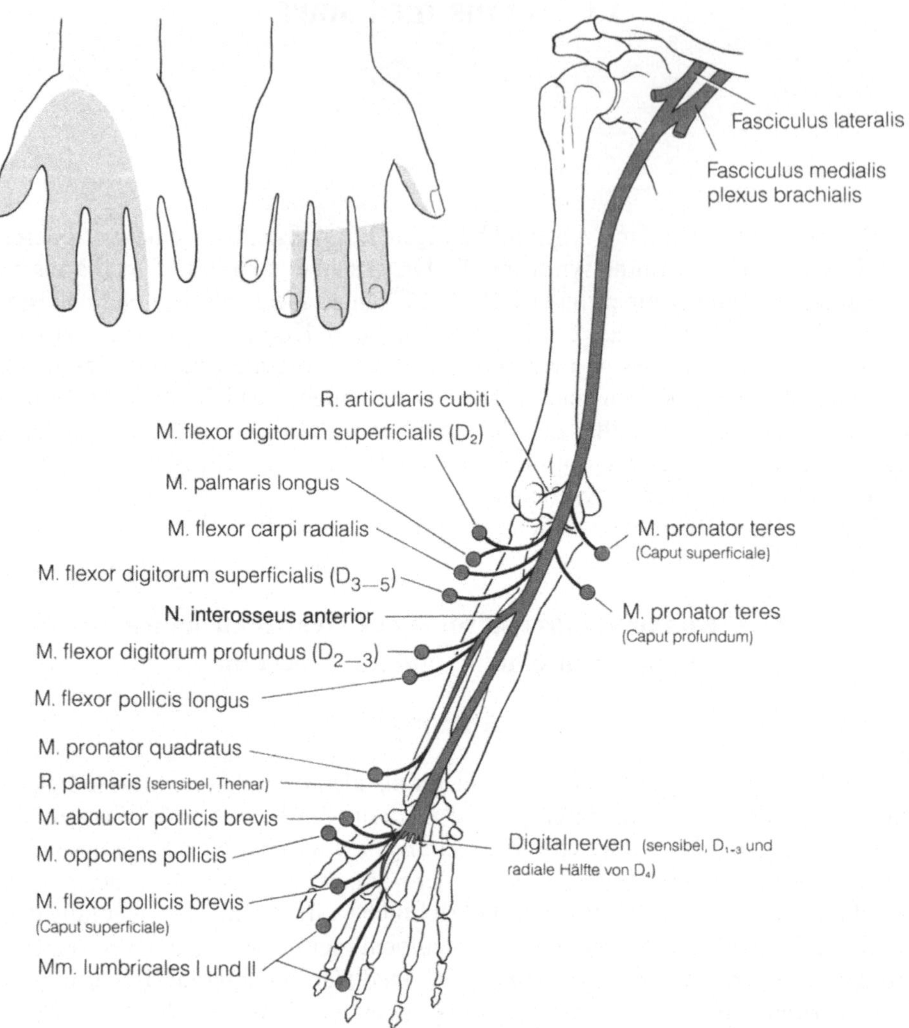

Abb. 66. Astfolge und sensibles Versorgungsgebiet des N. medianus

1.1 Engpässe durch anatomische Besonderheiten

Axilla

Muskuläre Varianten. Bei 3% der Arme kommt ein sog. Langerscher Muskel vor, der von der Sehne des M. latissimus dorsi vor dem Gefäßnervenbündel zum Ansatz an der Sehne des M. pectoralis major in der ulnaren Oberarmrinne verläuft (Kaplan 1945, zit. nach Spinner 1980).

Abnorme Gefäßverläufe. Spinner (1976, 1980) beobachtete 6 Fälle, bei denen Gefäße, meist die A. oder V. circumflexa humeri posterior, N. medianus oder einen seiner beiden Ursprünge penetrierten.

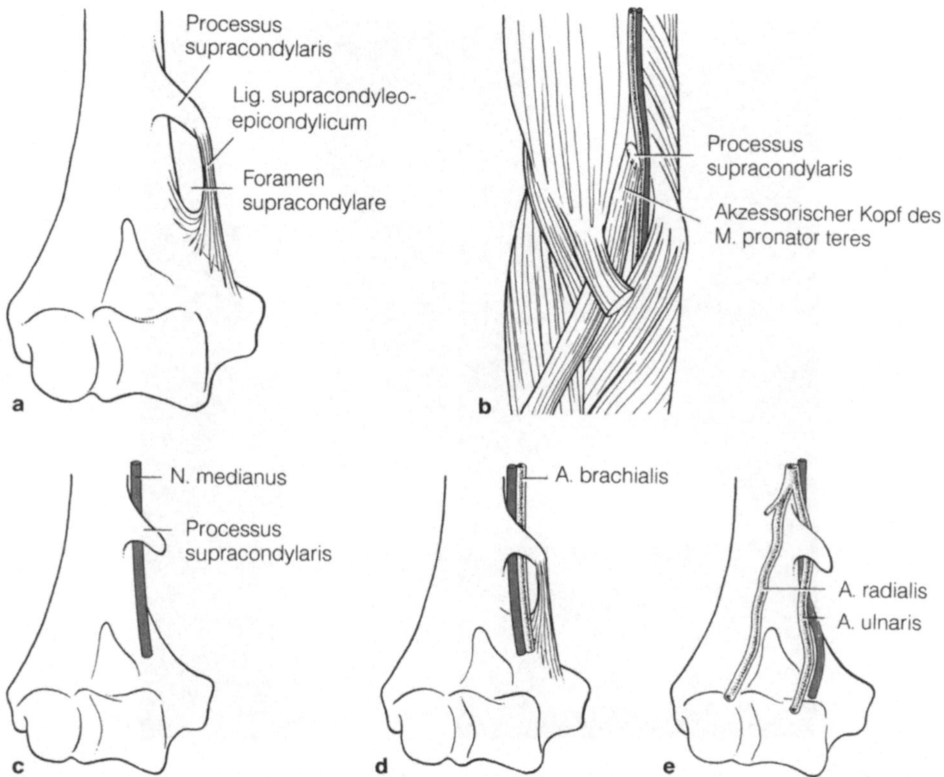

Abb. 67. a Processus supracondylaris humeri am anteromedialen Humerus. (Nach Struthers 1848.) Ist das Lig. supracondyleoepicondylicum in der abgebildeten Form vorhanden, dann entsteht ein Foramen supracondylare. **b** Der Processus supracondylaris ist nach Gruber (1865) ein Tuberculum musculare. Ein akzessorischer Kopf des M. pronator teres oder der oberflächliche Kopf dieses Muskels kann von einem solchen Knochensporn entspringen (nach Nicolas 1891). **c–e** Lagebeziehung des N. medianus und der A. brachialis zum Processus supracondylaris humeri. Der N. medianus verläuft stets hinter dem Processus supracondylaris, die A. brachialis kann ihn begleiten, liegt aber nicht obligat hinter dem Processus supracondylaris. Bei hoher Teilung der A. brachialis (**e**) verläuft die A. ulnaris, nie aber die A. radialis, hinter diesem Knochensporn

Distaler Oberarm (Processus supracondylaris, Ligament von Struthers, Canalis supracondylaris) (Abb. 67 a–d, 68 a, b)

Struthers berichtete 1848 erstmals über 7 Fälle eines nach unten gebogenen hakenförmigen Knochensporns, der etwa 3–5 cm proximal des Epicondylus medialis von der Anteromedialseite des Oberarms entspringt (s. Abb. 67a). Diese Anomalität war zuvor schon von Tiedemann (1822; zit. n. Torres 1971), Knox (1841) und Quain (1844; zit. n. Torres 1971) beschrieben worden. Struthers (1848, 1854, 1881) fand bei 2,7% seiner anatomischen Präparate einen solchen Processus supracondylaris, Testut (1889) bei etwa 1%. Terry (1921) sah diesen meist beidseitigen Knochensporn bei 0,9% von 1040 untersuchten Gesunden. Die Spitze dieses

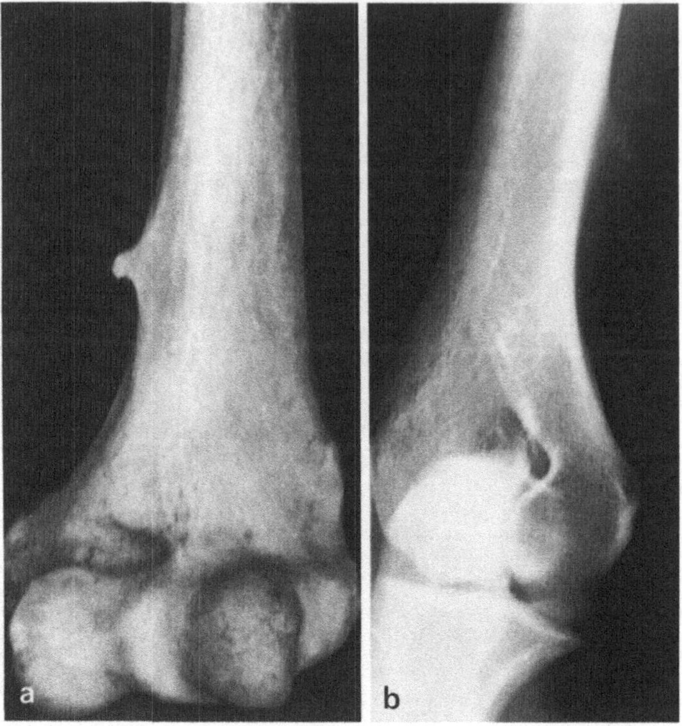

Abb. 68. a Anatomisches Präparat und **b** Röntgenaufnahme eines Processus supracondylaris humeri in leicht gedrehter anterioposteriorer Projektion. (Aus Sunderland 1978; Aufnahme Prof. J. P. Haas, Radiologisches Institut der Städtischen Kliniken Fulda)

Processus supracondylaris (Magendie, zit. n. Struthers 1848) weist in Richtung des Epicondylus medialis humeri und kann über ein Band, das Lig. supracondyleo-epicondylicum (*Ligament von Struthers*), mit dem Epicondylus medialis verbunden sein. Dadurch wird dann ein fibröser Kanal gebildet, der *Canalis supracondylaris* (s. Abb. 67a). Funktionell ist der Processus supracondylaris offenbar ein Tuberculum musculare, an dem entweder ein akzessorischer Kopf des M. pronator teres oder seltener des M. brachialis entspringt (Gruber 1865; Nicolas 1891). Das Lig. Struthers kommt auch ohne Processus supracondylaris vor (Gantert u. Alzheimer 1956; Gessini et al. 1983; Smith u. Fisher 1973; Suranyi 1983). An diesem Band entspringt häufig der humerale (oberflächliche) Kopf des M. pronator teres (s. Abb. 67b). Schließlich kommen auch rudimentäre Formen des Processus supracondylaris vor (Struthers 1881).

Der N. medianus liegt ausnahmslos hinter und unter dem Processus supracondylaris und zieht stets durch den Canalis supracondylaris, sofern dieser vorhanden ist (s. Abb. 67c–e). Meist, aber nicht immer, begleitet ihn hier die A. brachialis (Nicolas 1891; Struthers 1848, 1854, 1881; Testut 1889). Bei hoher Teilung der A. brachialis kann die A. brachialis oder die A. ulnaris, nie aber die A. radialis mit dem Nerven verlaufen (Grosgurin 1931; Hovelacque 1927; Lanz u. Wachsmuth 1959, Nicolas 1891; Spinner u. Spencer 1974). Der Processus supracondylaris kommt bei verschiedenen Tiergattungen regelmäßig vor, nicht aber bei den Menschenaffen. Beim Menschen gilt er als atavistische Remineszenz. Theoretisch kann das Ligament von Struthers verkalken, so daß ein rein knöcherner Canalis supracondylaris entsteht (Kessel u. Rang 1966; Laha et al. 1977), wie er bei bestimmten Tieren vorkommt. Dies ist aber bisher beim Menschen unseres Wissens noch nie beschrieben worden.

2 Symptomatik

Axilla

Kompressionsläsionen des N. medianus in der Axilla wurden lediglich von Spinner (1980) beschrieben. Da die ursächlichen Strukturen vor dem Nerven lagen oder ihn perforierten, nahmen die klinischen Symptome bei Abduktion des Armes zu. Die Patienten hatten partielle oder komplette Medianusschädigungen. Bei einem vollständigen Medianusausfall in Höhe der Axilla ist eine Paralyse aller durch den Medianus versorgten Muskeln zu erwarten, also von Mm. pronator teres, flexor carpi radialis, palmaris longus, flexor digitorum superficialis, flexor digitorum profundus des 2. und oft auch 3. Fingers, flexor pollicis longus, pronator quadratus, abductor pollicis brevis, opponens pollicis, flexor pollicis brevis und der Mm. lumbricales I und II (2. und 3. Finger). Das typische sensible Versorgungsgebiet des N. medianus betrifft die radiale Hälfte der Hohlhand, die radialen 3 Finger sowie die Radialseite des 4. Fingers, auf der Dorsalseite am 2. und 3. Finger ein Gebiet, das von der Fingerspitze bis zum proximalen Interphalangealgelenk reicht. Abweichungen von diesem typischen Innervationsbild kommen vor. Bei den Patienten mit einer Kompressionsläsion im Bereich der Axilla war gelegentlich lediglich die Beugung der Endphalanx des Daumens (M. flexor pollicis longus) betroffen. War die Medianusläsion nur partiell, fehlten sensible Ausfälle regelmäßig. Gelegentlich ließ sich ein Hoffmann-Tinelsches Zeichen bei Beklopfen des N. medianus in der Achselhöhle auslösen.

Distaler Oberarm

Obwohl der Processus supracondylaris stets ein Hypomochlion für den N. medianus darstellt, verursacht er nur selten klinische Symptome und wird meist zufällig auf Röntgenaufnahmen entdeckt (Barnard u. McCoy 1948; Marquis et al. 1957; Terry 1921) (s. Abb. 68a, b). Viele dieser asymptomatischen Patienten hatten eine sichtbare Schwellung am distalen anteromedialen Oberarm (Marquis et al. 1957). Solieri beschrieb 1929 erstmals einen symptomatischen Processus supracondylaris. Da häufig A. brachialis oder A. ulnaris den Nerven begleiten, könnte man gleichermaßen Störungen von seiten des N. medianus oder vaskuläre Symptome erwarten (Sunderland 1978). Praktisch stehen aber die neurologischen Störungen ganz im Vordergrund. Thomsen (1977) beobachtete einen Patienten mit lediglich vaskulären Symptomen: Unterarm und Hand waren kälteempfindlich und schwitzten verstärkt.

Nach den in der Literatur berichteten Fällen scheinen Frauen häufiger betroffen zu sein als Männer. Die Symptome beginnen im jüngeren bis mittleren Erwachsenenalter. Der jüngste Patient war ein Kind von 4 Jahren (Bell u. Goldner 1956). Die Symptome beginnen leicht und nehmen im Laufe der Zeit an Intensität zu. Fast alle Patienten berichten über Schmerzen in der Gegend des Ellenbogens, die distalwärts in den volaren Unterarm und das sensible Medianusgebiet an der Hand, manchmal auch nach proximal in Oberarm und Schulter ausstrahlen (Gantert u. Alzheimer 1956; Smith u. Fisher 1973; Thomsen 1977; Suranyi 1983; Witt 1950). Elektrisierende oder kribbelnde Parästhesien an Hand und Fingern sind die Regel und können ebenso wie die Schmerzen nur einen oder einige Finger betreffen (Bell u. Goldner 1956; Crotti et al. 1981; Laha et al. 1977; Rofes Capo et al. 1981; Smith u. Fisher 1973). Die Beschwerden verstärken sich bei Beugung und Pronation des Unterarms. Nur wenige Patienten klagen über Taubheitsgefühl oder motorische Schwäche (Kessel u. Rang 1966; Smith u. Fisher 1973).

Der Processus supracondylaris ist bei weitem nicht immer tastbar. Ein negativer palpatorischer Befund schließt also ein Engpaßsyndrom des N. medianus an dieser Stelle nicht aus. Durch Beklopfen des Nervs am Ort des Engpasses auf der Anteromedialseite des Oberarms 3–5 cm proximal des Epicondylus medialis humeri läßt sich mit wenigen Ausnahmen (Gessini et al. 1983) ein positives Hoffmann-Tinelsches Zeichen auslösen, für Crotti et al. (1981) der wichtigste klinische Test dieses Engpaßsyndroms. Das Phalensche Zeichen, Provokationstest für das Karpaltunnelsyndrom, ist stets negativ. Neurologische Ausfälle können völlig fehlen (Barnard u. McCoy 1948; Crotti et al. 1981; Laha et al. 1977). Eine Hypästhesie in einem variablen Anteil des Medianusgebiets an Hand und Fingern oder Paresen unterschiedlicher Verteilung kommen relativ häufig vor. Das klassische Bild einer proximalen Medianusläsion mit Parese aller von diesem Nerven versorgten Muskeln einschließlich des M. pronator teres und Sensibilitätsstörungen im Medianusgebiet ist selten (Crisci 1963; Gessini et al. 1983; Mandruzzato 1938; Suranyi 1983).

3 Ursachen

Eine nichttraumatische Kompression des N. medianus in der Axilla und am Oberarm kann durch anatomische Besonderheiten hervorgerufen werden: Durch muskuläre und vaskuläre Anomalien in der Achselhöhle und durch ein isoliert oder in Verbindung mit einem Processus supracondylaris vorkommendes Ligament von Struthers (s. Abschn. 1). Eine in der Folge eines Traumas verdickte Fascia deltoideopectoralis kann eine weitere Ursache einer axillaren Medianuskompression sein (Spinner 1980). Roth et al. (1982) berichteten über 4 Patienten, die morgens mit einer hohen Medianusparese aufwachten. Bei 3 von ihnen war stärkerer Alkoholgenuß vorausgegangen. Die Autoren nahmen eine lagerungsbedingte Kompression des N. medianus im sog. *Canalis brachialis Cruveilhier* an. Dieser wird medial von der oberflächlichen Fascia brachii, lateral vom Humerusschaft, vorn vom M. biceps brachii und hinten vom Septum intermusculare mediale gebildet (Hovelacque 1927). Ein ähnlicher Mechanismus liegt der seltenen Medianuskompression durch Druck des auf dem Oberarm ruhenden Kopfes des Partners zugrunde. Diese Form einer hohen Medianusläsion wird als „paralysie des amants" bezeichnet (Mumenthaler u. Schliack 1982).

4 Apparative Diagnostik

Neurophysiologische Untersuchungen

Da der Schweregrad der neurologischen Symptome bei Kompression des N. medianus in der Axilla und am Oberarm sehr unterschiedlich sein kann, ist auch das Ausmaß der neurophysiologischen Befunde sehr variabel. Eine isolierte Verzögerung der motorischen oder sensiblen Nervenleitgeschwindigkeit am Ort der Kompression ist häufig, aber nicht immer vorhanden (Crotti et al. 1981; Gessini et al. 1983; Laha et al. 1977; Rofes Capo et al. 1981; Roth et al. 1982; Suranyi 1983). Gelegentlich ist nur die Amplitude des sensiblen Nervenaktionspotentials im Bereich des Engpasses herabgesetzt (Rofes Capo et al. 1981). Auch die elektromyographische Untersuchung kann unauffällig sein (Crotti et al. 1981; Rofes Capo et al. 1981; Roth et al. 1982), kann aber auch schon im am weitesten proximalen medianusversorgten Muskel, dem M. pronator teres, pathologische Spontanaktivität zeigen (Gessini et al. 1983; Suranyi 1983). Trotz oft negativen Befundes ist eine exakte neurophysiologische Untersuchung bei jedem Verdacht einer hohen Medianusläsion erforderlich, nicht zuletzt auch aus differentialdiagnostischen Gründen.

Radiologische Untersuchungen

Ein Processus supracondylaris ist röntgenologisch erkennbar (s. Abb. 68 a, b). Zu seiner Darstellung eignet sich eine Schrägaufnahme des distalen Oberarms besser als die Standardaufnahmen im anteroposterioren und seitlichen Strahlengang (Rengachary 1985). Der Processus supracondylaris kann unterschiedlich lang und nur rudimentär ausgebildet sein (Struthers 1881). Auf Röntgenaufnahmen ist ein Ligament von Struthers nicht sichtbar. Es kommt auch ohne einen Processus supracondylaris vor (Gessini et al. 1983; Smith u. Fisher 1973; Suranyi 1983) und kann die gleichen klinischen Symptome verursachen wie ein Processus supracondylaris.

Bei einer Kompression des N. medianus durch muskuläre Varianten oder abnorm verlaufende Gefäße sind die Standardröntgenaufnahmen ebenfalls unauffällig.

Eine Arteriographie der A. subclavia bzw. axillaris kann bei Verdacht auf Penetration des N. medianus durch Gefäße hilfreich sein. Spinner (1980) beschrieb einen Abbruch der A. circumflexa humeri posterior bei einem solchen Patienten in Abduktionsstellung des Armes.

5 Differentialdiagnose

Da seine klinisch-neurologischen Erscheinungsformen überaus variabel sind, kann die differentialdiagnostische Abgrenzung eines Kompressionssyndroms des N. medianus am Oberarm außerordentlich schwierig sein. Kompressionen des Nervs in der *Axilla* wurden lediglich von Spinner (1980) beschrieben. Schmerzen und positives Tinelsches Zeichen in der Axilla sowie Zunahme der Beschwerden bei Abduktion des Arms weisen auf die Achselhöhle hin. Eine isolierte Parese des M. flexor pollicis longus ist von einer *Spontanruptur der Sehne* dieses Muskels abzugrenzen, wie sie z. B. bei Patienten mit primär chronischer Polyarthritis vorkommen kann. In diesen Fällen bestehen aber noch andere klinische Zeichen der Grunderkrankung, z. B. eine Tendovaginitis der Beugesehnen, Einschränkung der Beweglichkeit im Handgelenk oder röntgenologisch sichtbare Veränderungen im Bereich der Handwurzelknochen wie Subluxation der Articulatio intercarpea oder Knochensporn am Tuberculum ossis navicularis (Dawson et al. 1983; Spinner 1972).

Eine Kompression des N. medianus durch einen *Processus supracondylaris* wird durch die Provokation der Schmerzen und Parästhesien bei Beugung und Pronation des Unterarms, durch Palpation des distalen anteromedialen Oberarms mit oft positivem Tinelschem Zeichen, Röntgenaufnahmen des Oberarms und neurophysiologische Untersuchung verifiziert. Die einzelnen Untersuchungsbefunde sind häufig negativ, das Ausmaß neurologischer Störungen ist sehr unterschiedlich. Ebenso wie bei einer Kompression in der Axilla muß eine Kompression des Nervs am Oberarm gegenüber weiter distal gelegenen Medianusläsionen abgeklärt werden gegenüber Pronator-teres-Syndrom, Interosseus-anterior-Syndrom und Karpaltunnelsyndrom. Bei Kompression des N. medianus durch den Processus supracondylaris oder durch ein Ligament von Struthers werden die Schmerzen und Parästhesien durch Beugung und Pronation des Unterarms provoziert oder verstärkt, beim *Pronator-teres-Syndrom* hingegen durch Extension und Pronation des Arms. Beim Pronator-teres-Syndrom ist der M. pronator teres stets ausgespart, bei einer Kompression des Medianus am Oberarm kann er betroffen sein. Dieser Muskel wird bei gestrecktem Arm getestet. Bei sensiblen Störungen im Medianusgebiet der Hand scheidet ein *Interosseus-anterior-Syndrom* differentialdiagnostisch aus, da der N. interosseus anterior ein rein motorischer Nerv ist. Beim *Karpaltunnelsyndrom* ist im Gegensatz zu weiter proximal gelegenen Kompressionssyndromen des N. medianus die nächtliche Zunahme der subjektiven Beschwerden typisch, das Phalensche Zeichen ist häufig positiv (Aufstellen der Ellenbogen auf die Tischplatte und rechtwinklige Beugung des Handgelenks für 1 min). Vielfach hilft die neurophysiologische Untersuchung bei der Klärung der Diagnose und Lokalisation der Nervenschädigung.

6 Therapie

6.1 Konservative Therapie

Treten die Beschwerden und neurologischen Störungen lediglich bei Abduktion des Armes auf, so wird man dem Patienten raten, diese Bewegungen zu unterlassen. Damit ist in den meisten Fällen der ohnehin sehr seltenen Kompression des N. medianus in der Axilla Beschwerdefreiheit zu erzielen. Nur bei therapierefraktären Symptomen, die die normalen Aktivitäten beeinträchtigen, wäre eine operative Revision des Nervs in der Axilla indiziert.

Eine im Schlaf aufgetretene Medianusparese am Oberarm, z. B. durch Druck der Bettkante bei alkoholisierten Patienten oder im Rahmen einer Paralysie des amants, ist prognostisch günstig. Solche Lähmungen bessern sich spontan. Roth et al. (1982) konnten 3 ihrer 4 Patienten mit solchen Läsionen nachuntersuchen. Bei allen bildeten sich die Symptome vollständig zurück.

Gantert u. Alzheimer (1956) empfahlen bei Patienten mit Medianusschädigung durch einen Processus supracondylaris grundsätzlich konservative Maßnahmen in Form von Ruhigstellung, Kurzwellenbestrahlung, Vitamin-B-Präparaten, Antirheumatika und durchblutungsfördernden Mitteln. Eine operative Behandlung kommt ihres Erachtens nur bei therapieresistenten Fällen oder bei Patienten mit häufig rezidivierenden Beschwerden in Betracht. Es ist offensichtlich, daß diese Autoren das Krankheitsbild nicht einzuordnen wußten und auch die relevante Literatur zum Processus supracondylaris nicht kannten. Sie sind deshalb die einzigen Autoren, die eine konservative Therapie empfehlen. Alle anderen sind sich darin einig, daß ein Processus supracondylaris oder ein Ligament von Struthers ohne den vorherigen Versuch einer konservativen Therapie operiert werden sollen, sobald sie Symptome verursachen (Sunderland 1978; Rengachary 1985).

6.2 Operative Therapie

In den überaus seltenen und nur von Spinner (1980) beschriebenen Fällen einer Kompression des N. medianus in der *Axilla* wird der Nerv von einem Hautschnitt über dem Gefäßnervenstrang in der Achselhöhle aus freigelegt. Eine Erweiterung des Hautschnitts proximalwärts im Sulcus deltoideopectoralis ist kaum nötig. Die Fascia axillaris über dem Gefäßnervenstrang wird gespalten und der N. medianus lateral der A. axillaris aufgesucht. Medial von ihm befinden sich in gleicher Ebene der N. cutaneus antebrachii ulnaris und die V. axillaris. Von hier aus kann der N. medianus ohne Schwierigkeiten bis zu seinen Ursprüngen aus Fasciculus lateralis und medialis verfolgt werden.

Die Freilegung des Nervs bei einem *Processus supracondylaris* oder Ligament von Struthers geschieht von einem geraden Hautschnitt über dem Nerven am anteromedialen distalen Oberarm aus. Knochensporn und Band werden entfernt. Ersterer muß mit seinem Periost reseziert werden, da sonst die Gefahr eines Rezidivs besteht (Laha et al. 1977). Der N. medianus kann im Bereich der Kompression stark kalibergemindert und proximal davon pseudoneuromatös verdickt sein. Die funktionellen Ergebnisse der Dekompression des Nervs sind ausnahmslos sehr gut. Die Besserung setzt unmittelbar nach dem Eingriff ein und ist längerfristig in aller Regel vollständig (Barnard u. McCoy 1948; Bell u. Goldner 1956; Crisci 1963; Gessini et al. 1983; Kessel u. Rang 1966; Laha et al. 1977; Mandruzzato 1938; Melis 1978; Rofes Capo et al. 1981; Smith u. Fisher 1973; Solieri 1929; Suranyi 1983). Abgesehen von einer leichten Rückkehr der Symptome 6 Monate postoperativ bei einem einzigen Patienten (Solieri 1929) sind keine Rezidive bekannt.

Literatur zu Kapitel 13.1 s. nach Kapitel 13.2, S. 159.

13.2 Kompressionssyndrome des Nervus medianus am proximalen Unterarm (Pronator-teres-Syndrom, Interosseus-anterior-Syndrom)

1 Anatomie

1.1 Nervus medianus

In der Ellenbeuge liegt lateral vom N. medianus die Bizepssehne, medial von ihm der M. pronator teres und vor ihm die Aponeurose des M. biceps brachii, der Lacertus fibrosus. Nach hinten ist er vom Ellenbogengelenk durch die Sehne des M. brachialis oder seinen Muskelbauch getrennt. Bevor er den M. pronator teres erreicht, hat er neben Ästen zum Ellenbogengelenk Muskeläste für M. pronator teres sowie die Mm. flexor carpi radialis, flexor digitorum superficialis und palmaris longus abgegeben.

Seine Lagebeziehung zum Pronator teres ist unterschiedlich. Bei 82,5 (Beaton u. Anson 1939) – 95,5% (Lanz u. Wachsmuth 1959) tritt er zwischen dem oberflächlichen humeralen und tiefen ulnaren Kopf dieses Muskels nach distal. Er kann aber auch den gesamten Muskel (Beaton u. Anson 1939: 6,25%; Lanz u. Wachsmuth 1959: 3%) oder bei Fehlen des ulnaren Kopfes den humeralen Kopf unterlaufen (Beaton u. Anson 1939: 8,75%) (Abb. 69). Er kann das Caput humerale penetrieren (Beaton u. Anson 1939: 2,5% Lanz u. Wachsmuth 1959: 1,5%) und sogar auf dem M. pronator teres liegen (Benini u. Tedeschi 1974; Ferner 1937; Sunderland 1978). Distal des Pronator teres liegt der N. medianus in der Tiefe zwischen Mm. flexor digitorum superficialis und profundus und ist dabei enger an ersteren als an letzteren gebunden. Deshalb folgt der N. medianus dem oberflächlichen Fingerbeuger, wenn dieser angehoben wird. In der Mittelstraße des volaren Unterarms – deshalb seine Bezeichnung N. *medianus* – verläuft der Nerv geradlinig in Richtung auf das Handgelenk und liegt zuvor in der Tiefe zwischen den Sehnen des M. flexor carpi radialis (lateral) und M. palmaris longus (medial).

Anatomische Engpässe des N. medianus

Lacertus fibrosus. Der N. medianus kann durch den Lacertus fibrosus gegen den Epicondylus medialis humeri gedrückt werden (Kopell u. Thompson 1976; Wertsch u. Melvin 1982). Dies ist auch ohne knöcherne Besonderheiten am Epicondylus medialis humeri möglich.

Passage durch den M. pronator teres. Eintritt unter den Ursprung des M. flexor digitorum superficialis, insbesondere dann, wenn dieser als scharfkantiger Sehnenbogen ausgebildet ist (sog. Superfizialisarkade).

1.2 Nervus interosseus anterior

Ein klinisch besonders bedeutsamer Ast des N. medianus ist der N. interosseus anterior (Abb. 70). Er entspringt aus dem N. medianus etwa 5–8 cm distal des Epicondylus medialis humeri (Spinner 1972, 1980; Testut u. Latarjet 1949) gerade distal des M. pronator teres, ist aber vor seiner Trennung vom N. media-

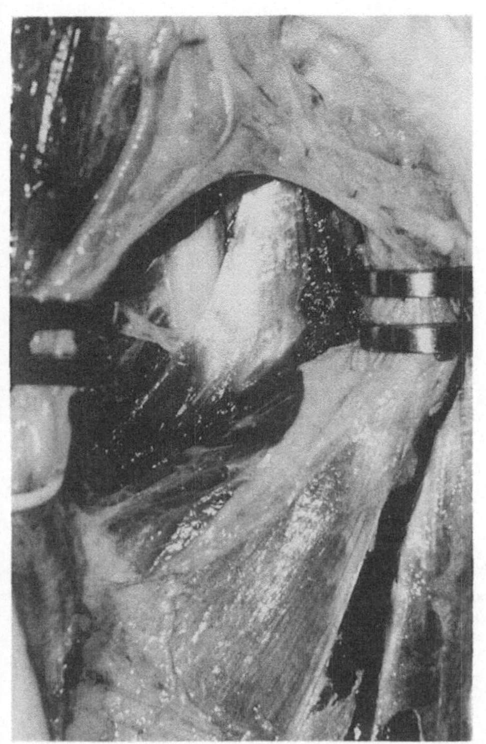
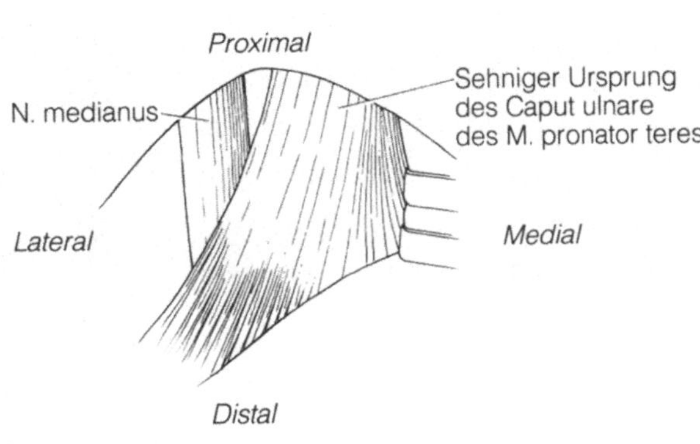

Abb. 69. Der N. medianus verläuft nicht, wie üblich, zwischen Caput humerale und ulnare des M. pronator teres, sondern unter dem Caput ulnare dieses Muskels. Zusätzlich sehniger Ursprung des Caput ulnare (linker Arm). Der *mediale Haken* hält das Caput humerale zurück

nus schon über eine Länge von etwa 2,5 cm als eigenständiges Nervenfaserbündel im Medianus ausgebildet (Sunderland 1945, 1978). In 10% der Fälle kann er sich schon im Pronatortunnel vom N. medianus trennen. Eine Teilung proximal des Pronator teres kommt nicht vor (Johnson et al. 1979). Der N. interosseus anterior liegt posteroradial des N. medianus und verläuft in der volaren Zwischenknochenstraße zwischen M. flexor digitorum profundus (medial) und flexor pollicis longus (lateral) auf der Membrana interossea in geradem Verlaufe nach distal, kann aber auch streckenweise auf ihrer Dorsalseite liegen (Lanz u. Wachsmuth 1959). Mit seinen Muskelästen versorgt er M. flexor digitorum profundus zum 2. und 3. Finger, M. flexor pollicis longus sowie M. pronator quadratus. Zusätzlich gibt er Gelenkäste für das Handgelenk ab, innerviert kein Hautareal und ist deshalb funktionell ein rein motorischer Nerv.

Anatomische Engpässe des N. interosseus anterior

Der N. interosseus anterior ist in der Nähe seines Abgangs aus dem Medianus durch folgende anatomische Besonderheiten mechanisch gefährdet (Spinner 1978, 1980) (Abb. 71 a – g):

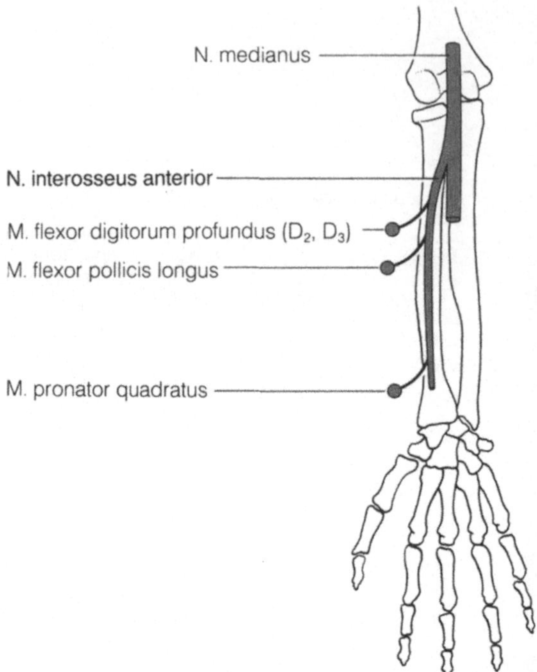

Abb. 70. Astfolge des N. interosseus anterior

- Sehniger Ursprung des Caput ulnare seu profundum des Pronator teres.
- Sehniger Ursprung des Flexor digitorum superficialis zum 2. Finger.
- Akzessorische oder sehnige Verbindung zwischen M. flexor digitorum superficialis und M. flexor pollicis longus.
- Akzessorischer Kopf des M. flexor pollicis longus (sog. Gantzerscher Muskel). Dieser kommt bei ⅔ der menschlichen Arme vor, entspringt vom Epicondylus medialis humeri und setzt an der Sehne des M. flexor pollicis longus an. Eine Variation ist sein Ursprung in Form zweier Köpfe, wobei der eine vom Epicondylus medialis humeri, der andere vom Processus coronoideus ulnae ausgeht. Er wird meist vom N. interosseus anterior innerviert.
- Sehniger Ursprung eines akzessorischen M. palmaris profundus (von Frohse u. Fränkel 1908). Er entspringt nahe dem N. medianus von fibroossären Strukturen des Unterarms. Seine Sehne zieht durch den Karpalkanal und setzt im hinteren Teil der Palmaraponeurose an.

Abb. 71 a–g. Anatomische Besonderheiten während des Verlaufs des N. interosseus anterior in der Ellenbeuge. **a** Normaler Verlauf zwischen Caput superficiale und Caput profundum des M. pronator teres. **b** Kompression durch ein Band, das von der Faszie des tiefen Pronatorkopfes zur Faszie des M. brachialis verläuft; **c** Kompression durch einen Bindegewebszug auf dem tiefen Pronatorkopf. **d** Kompression durch ein vom oberflächlichen Kopf des M. pronator teres ausgehendes fibröses Band. **e** Medianus und Interosseus anterior verlaufen unter den beiden Köpfen des M. pronator teres. **f** Kompression durch die Superfizialisarkade. **g** Kompression durch einen doppelten Lacertus fibrosus. (Nach Hill et al. 1985)

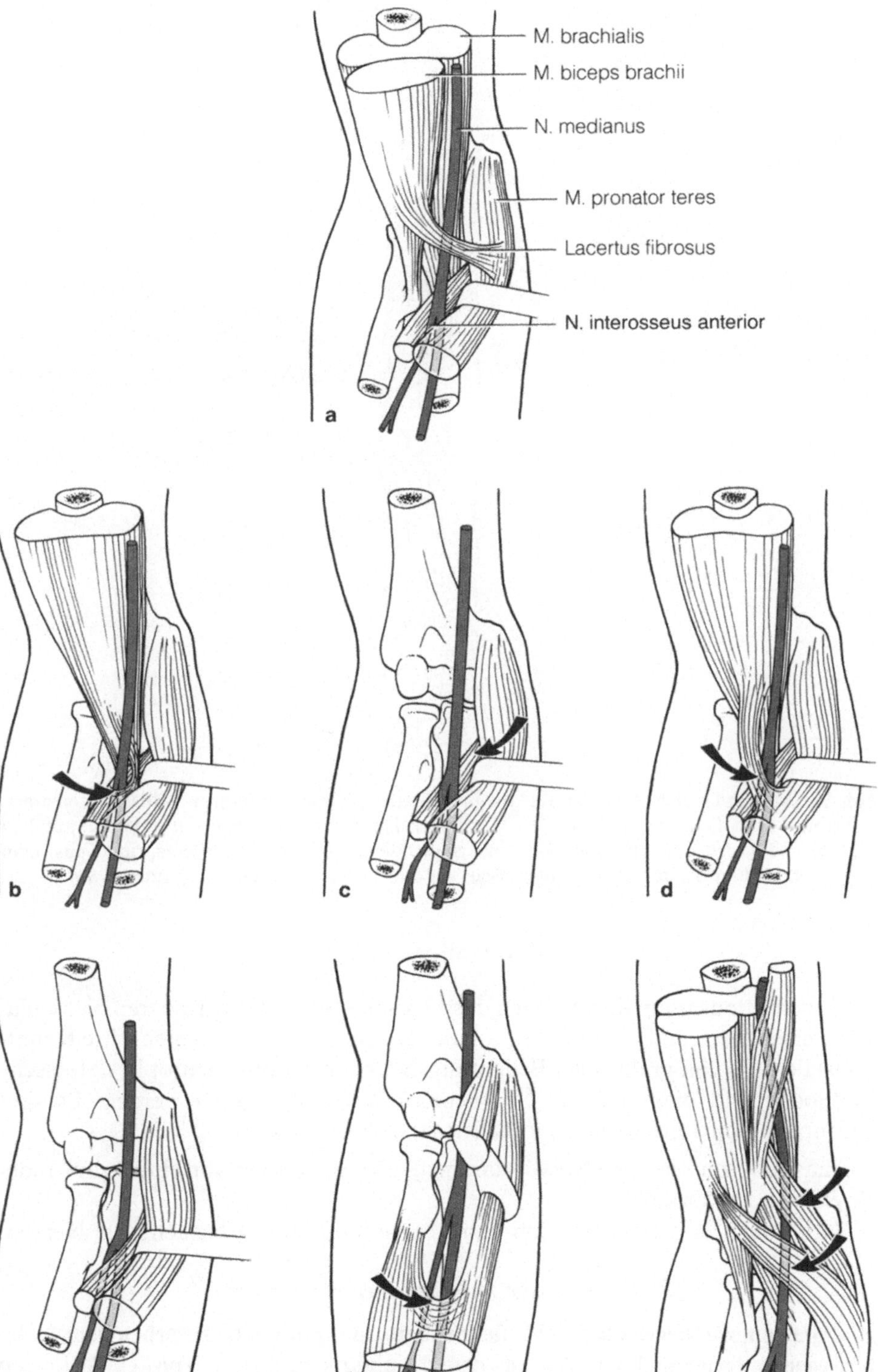
M. brachialis
M. biceps brachii
N. medianus
M. pronator teres
Lacertus fibrosus
N. interosseus anterior
a
b
c
d
e
f
g

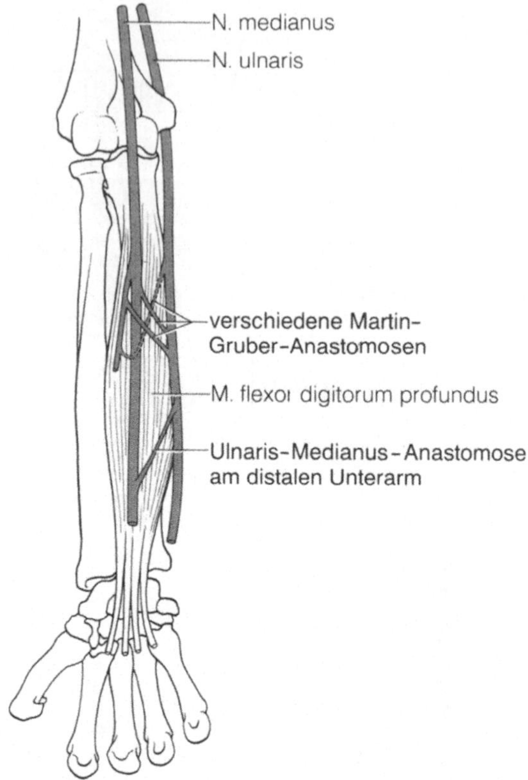

Abb. 72. Martin-Gruber-Anastomose am proximalen rechten Unterarm, Ulnaris-Medianus-Anastomose am distalen Unterarm. Die Martin-Gruber-Anastomose liegt entweder nur auf dem M. flexor digitorum profundus oder innerhalb dieses Muskels. Sie entspringt aus dem N. medianus oder dem N. interosseus anterior. (Nach Kaplan u. Spinner 1980)

1.3 Innervationsanomalien

Innervationsanomalien können das klinische Bild einer peripheren Nervenläsion verschleiern und die Lokalisation der Kompression erschweren. Ihre Kenntnis ist deshalb von praktischer Bedeutung. Sie können durch neurophysiologische Methoden und diagnostische Nervenblockade nachgewiesen werden. Es sind 2 Gruppen von Innervationsanomalien zu unterscheiden:

– Anastomosen zwischen Nervenstämmen, über die Fasern von einem zum anderen Nerven verlaufen;
– Variationen in der Innervation von Muskeln durch eng benachbarte Nerven.

Anastomosen zwischen Nervenstämmen

Anastomose innerhalb des M. flexor digitorum profundus zwischen dem N. interosseus anterior und dem Ast aus dem N. ulnaris zu diesem Muskel. Aufgrund dieser Anastomose kann die Innervation des M. flexor digitorum profundus äußerst variabel sein. Normalerweise versorgt der N. medianus über den N. in-

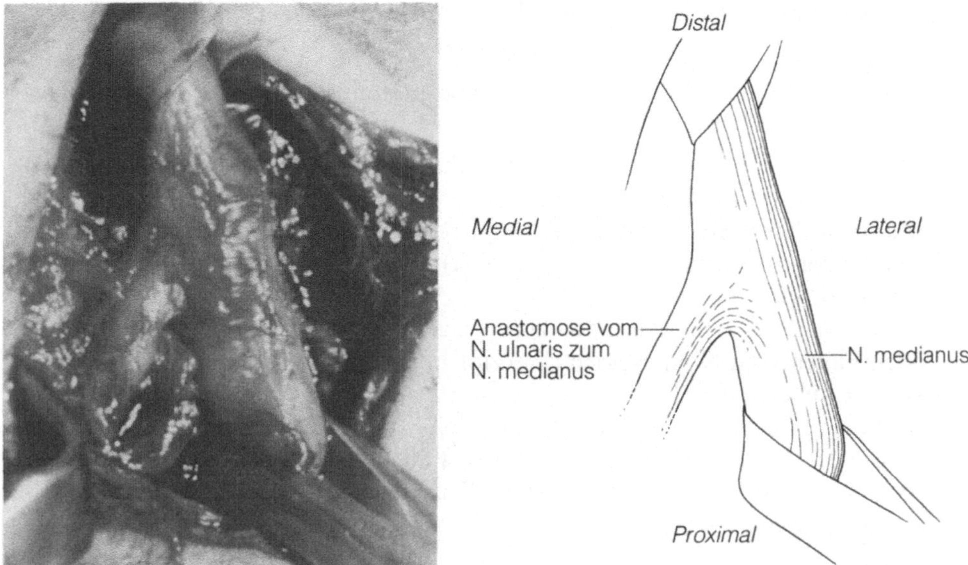

Abb. 73. Ulnaris-Medianus-Anastomose am distalen rechten Unterarm. Der N. medianus ist angeschlungen, der N. ulnaris nicht sichtbar

terosseus anterior den Anteil für den 2. und 3. Finger und der N. ulnaris den Anteil für den 4. und 5. Finger. Bei der „all median hand" kann der N. medianus den gesamten Muskel innervieren (Kaplan u. Spinner 1980; Spinner 1972, 1980). Ebenso vollständig kann ihn der N. ulnaris innervieren, sogar den tiefen Beuger des Zeigefingers (Kaplan u. Spinner 1980), der an sich ganz konstant vom N. medianus versorgt wird. Sunderland (1978) hat diese Variante jedoch nie gesehen. Nach seiner Erfahrung ist der tiefe Beuger des Zeigefingers vielmehr der einzige Teil des M. flexor digitorum profundus, der stets und ausnahmslos vom N. medianus (durch den N. interosseus anterior) versorgt wird.

Martin-Grubersche Anastomose (Martin 1763; Gruber 1870). Die Martin-Grubersche Anastomose (Abb. 72), eine Verbindung zwischen N. medianus und ulnaris am proximalen Unterarm, kommt bei 15% der Menschen vor (Gruber 1870; zit. n. Spinner 1978). Sie geht etwa gleich häufig vom N. medianus und N. interosseus anterior aus, verläuft auf dem M. flexor digitorum profundus und erreicht den N. ulnaris am Übergang vom proximalen und mittleren Drittel des Unterarms (Thomson 1893). Nach Hirasawas (1931) anatomischen Untersuchungen in Japan entsprang sie in 6,2% der Fälle nur aus dem Interosseus anterior und bei 10,7% zugleich aus dem N. medianus und N. interosseus anterior. Über die Martin-Grubersche Anastomose verlaufen die motorischen Fasern für viele oder alle ulnarisversorgten intrinsischen Handmuskeln.

Anastomose vom N. ulnaris zum N. medianus am distalen Unterarm (Abb. 73, s. Abb. 72). Sie ist wesentlich seltener als die Martin-Grubersche Anastomose und kann sensible Fasern für den 3. und 4. Finger führen (Kaplan u. Spinner 1980).

Variationen in der Versorgung der volaren Unterarmmuskeln durch N. medianus und N. interosseus anterior

Hier seien Sunderlands (1978) Ergebnisse anatomischer Präparationen aufgeführt:

- Mm. pronator teres and flexor carpi radialis wurden ausnahmslos durch den N. medianus innerviert.
- M. flexor digitorum superficialis: 14 (70%) der untersuchten Muskeln wurden ausschließlich vom N. medianus, 6 (30%) zusätzlich vom N. interosseus anterior versorgt.
- M. flexor digitorum profundus zum Zeigefinger und Mittelfinger wurden in allen Fällen vom N. interosseus anterior innerviert, ausnahmsweise zusätzlich vom N. medianus.
- M. flexor pollicis longus: Alle untersuchten Muskeln erhielten ihre Innervation vom N. interosseus anterior, in einigen Fällen zusätzlich vom N. medianus.
- Der M. pronator quadratus wurde in allen Fällen ausschließlich vom N. interosseus anterior versorgt.

2 Pronator-teres-Syndrom

2.1 Symptomatik

Häufigstes initiales subjektives Symptom bei praktisch allen Patienten sind diffuse Schmerzen im volaren Unterarm, deren Beginn gelegentlich sehr intensiv sein kann, meist nehmen sie aber nach leichtem Beginn an Intensität zu. Männer und Frauen sind gleich häufig betroffen. Das mittlere Lebensalter wird bevorzugt. Auslösende Faktoren sind Tätigkeiten mit häufig wechselnder Pronation und Supination des Armes, das Tragen einer schweren Last auf dem gebeugten Unterarm oder forciertes Werfen eines Balls. Dies erklärt vielleicht die Tatsache, daß der Arbeitsarm bevorzugt betroffen ist.

Die Schmerzen können vom Unterarm proximalwärts bis in Oberarm, Schulter und Nacken ausstrahlen, nehmen in typischer Weise bei Belastung zu, v. a. bei Pronation des Unterarms gegen Widerstand, und lassen in Ruhe nach. Nachts sind die Patienten beschwerdefrei. Viele klagen über Parästhesien in den radialen 3 oder 3 ½ Fingern, die bei Belastung ebenso zunehmen wie gelegentlich angegebenes Taubheitsgefühl. Dies kann zwar oft schlecht lokalisiert werden, bevorzugt aber doch die radialen 3 Finger. Häufig fällt eine zunehmende Ungeschicklichkeit der Hand oder eine Schwäche beim Greifen auf, die die Patienten erstmals z. B. beim Klavier- oder Gitarrespielen bemerken (Kopell u. Thompson 1958; Laha et al. 1978). Viele berichten über einen Schreibkrampf (Johnson et al. 1979; King u. Dunkerton 1982; Komar u. Szegvari 1983; Seyffarth 1951). Da die subjektiven Symptome oft unspezifisch sind, werden sie fälschlicherweise nicht selten als psychogen betrachtet (Hartz et al. 1981; Kopell u. Thompson 1958).

Häufigstes objektives Symptom ist die reproduzierbare Verstärkung oder Auslösung der Schmerzen durch bestimmte Provokationsmanöver. Spinner (1978, 1980) beschrieb 3 verschiedene klinische Tests, die zugleich auf den genauen Ort der Kompression hinweisen:

- Führen Beugung und Supination des Unterarms gegen Widerstand zu Auftreten oder Zunahme von Schmerzen, so ist der N. medianus durch den Lacertus fibrosus komprimiert.
- Bei Kompression durch den M. pronator teres nehmen die Schmerzen dann zu, wenn der pronierte Unterarm gegen Widerstand gestreckt wird.
- Bei Kompression durch den sehnigen Ursprung des M. flexor digitorum superficialis nehmen sie zu, wenn der Mittelfinger gegen Widerstand gebeugt wird.

Fast regelmäßig ist der M. pronator teres druckschmerzhaft, ein Tinelsches Zeichen im Bereich des Engpasses läßt sich häufig, aber nicht immer auslösen. Es tritt manchmal erst Monate nach der 1. ärztlichen Untersuchung auf, die in der Regel wegen der bei muskulärer Anspannung zunehmenden Schmerzen am volaren Unterarm erfolgt (Spinner 1980). Bei allen 17 Patienten Seyffarths (1951) und auch bei denen von Kopell u. Thompson (1958) war der Thenar druckschmerzhaft. Andere Autoren beobachteten dies jedoch nur in der Minderzahl ihrer Fälle. Art und Häufigkeit der neurologischen Ausfälle sind unterschiedlich. Nur in sehr fortgeschrittenen Stadien der Kompression tritt eine Schwäche der Medianusversorgten intrinsischen Handmuskeln auf (Mm. abductor pollicis brevis, extensor pollicis brevis, opponens pollicis, flexor pollicis brevis, lumbricales I und II) mit Abduktions-, Extensions- und Oppositionsschwäche des Daumens. Da die Muskeläste zu Pronator teres, Flexor carpi radialis, Flexor digitorum superficialis und Palmaris longus den Medianus schon vor dem Pronator teres verlassen haben, sind diese Muskeln nicht betroffen, es sei denn, der N. medianus ist in Höhe des Lacertus fibrosus komprimiert (King u. Dunkerton 1982; Laha et al. 1978; Martinelli et al. 1982). Die vom N. interosseus anterior innervierten Muskeln (M. flexor digitorum profundus des Zeige- und Mittelfingers, M. flexor pollicis longus und M. pronator quadratus) sind ebenfalls ausgespart. Sie können jedoch bei tiefem Abgang dieses Nervs aus dem Medianus beteiligt sein (Sunderland 1978). Auch sensible Störungen im Medianusgebiet der Hand sind nicht regelmäßig vorhanden, da die Patienten wegen ihrer Schmerzen meist frühzeitig ärztliche Hilfe in Anspruch nehmen und in dieser Phase noch keine sensiblen Ausfälle bestehen. Einige Patienten geben ein subjektives Taubheitsgefühl an, ohne daß dies objektivierbar ist (Spinner 1978).

Da die meisten Publikationen nur kleine Fallzahlen umfassen, sind exakte Aussagen über die Häufigkeit der einzelnen subjektiven und objektiven Symptome schwer zu treffen. Am wertvollsten sind die Publikationen von Seyffarth (1951; 17 Patienten), Hartz et al. (1981; 39 Patienten) und Werner et al. (1985; 9 Patienten). In der Arbeit mit der größten Zahl an Patienten (Johnson et al. 1979; 71 Patienten) fehlen genaue Angaben leider gänzlich.

2.2 Ursachen

Die häufigste Ursache des seltenen Pronator-teres-Syndroms sind anatomische Besonderheiten, die spontan oder nach einem unerheblichen Trauma wie wiederholten Pronationen und Supinationen des Armes oder Tragen schwerer

Gegenstände auf dem gebeugten Unterarm ausgelöst werden können. Kopell u. Thompson (1976) berichteten über ein Pronator-teres-Syndrom bei einem Musiker, der den pronierten Unterarm für längere Zeit gegen die Kante seiner Gitarre hielt. Der N. medianus kann z. B. geschädigt werden, wenn der Kopf auf dem proximalen Unterarm des Partners ruht (sog. Honeymoon paralysis; Kopell u. Thompson 1976) oder wenn ein Baby zum Füttern so gehalten wird, daß sein Kopf auf dem proximalen Unterarm liegt. Ein Pronator-teres-Syndrom fand sich bei Kindern mit zerebralen Lähmungen und Pronationskontrakturen des Unterarms, bei denen der Arm durch einen Gipsverband in forcierter Supination gehalten wurde (Bell u. Goldner 1956). Häufiger ist die Kompression auf Druck durch den Lacertus fibrosus, den M. pronator teres, den sehnigen Ursprung des M. flexor digitorum superficialis oder eine akzessorische Sehne des M. brachialis zurückzuführen. Kompressionen des N. medianus durch mehrere dieser Strukturen bei ein und demselben Patienten kommen vor (Flory u. Borger 1985; Goldner 1984). Eine Hypertrophie des M. pronator teres kann den Nerven ebenso komprimieren wie ein erhöhter Druck im Flexorenkompartiment durch eine spontane Blutung unter Antikoagulantientherapie, eine Blutung nach Punktion der A. brachialis (Angiographie) oder eine Volkmannsche Ischämie (Dawson et al. 1983; Kopell u. Thompson 1976; Seddon 1972). Bei der Volkmannschen Ischämie ist der N. medianus deshalb besonders exponiert, weil er durch das Zentrum der ischämischen Muskelmasse verläuft, während der N. ulnaris mehr an ihrem Rand liegt und deshalb selten betroffen ist (Seddon 1972) (s. Abb. 74). Goldner (1984) berichtete über ein ausgedehntes Hämangiom der Flexoren am Unterarm bei einem Säugling, das zu einer Medianus- und Ulnarisschädigung geführt hatte.

2.3 Apparative Diagnostik

Die Diagnose eines Pronator-teres-Syndroms wird im wesentlichen klinisch gestellt. Röntgenologische Untersuchungen haben nur dann Bedeutung, wenn sie dem Ausschluß lokaler knöcherner Veränderungen um das Ellenbogengelenk oder vaskulärer Veränderungen wie Aneurysmen oder arteriovenöser Fisteln dienen sollen (Dawson et al. 1983).

Die neurophysiologische Untersuchung ist häufig ebenfalls unergiebig (Dawson et al. 1983; Gessini et al. 1980; Hartz et al. 1981; Johnson et al. 1979; Morgan et al. 1985; Spinner 1978, 1980; Sunderland 1978; Werner et al. 1985). Dies betrifft sowohl die Elektromyographie als auch die Messung der motorischen und sensiblen Nervenleitgeschwindigkeit des N. medianus. Pathologische Befunde sind von der Nadelableitung eher zu erwarten als von der Elektroneurographie (Dawson et al. 1983; Werner et al. 1985). Manchmal läßt sich lediglich vereinzelt pathologische Spontanaktivität in den betroffenen Muskeln ableiten (Buchthal et al. 1974). Eversmann (1982) empfiehlt eine Wiederholung der neurophysiologischen Messungen 4–6 Wochen nach der 1. Untersuchung, wenn diese den klinischen Verdacht auf ein Pronator-teres-Syndrom nicht bestätigen konnte. Dawson et al. (1983) erinnern daran, daß ein pathologisches sensibles Nervenaktionspotential bei Reizung am Finger und Ableitung proximal des Handgelenks nicht zwangsläufig auf ein Karpaltunnelsyndrom hinweist, sondern auch bei proximalen Schäden des N. medianus vorkommt.

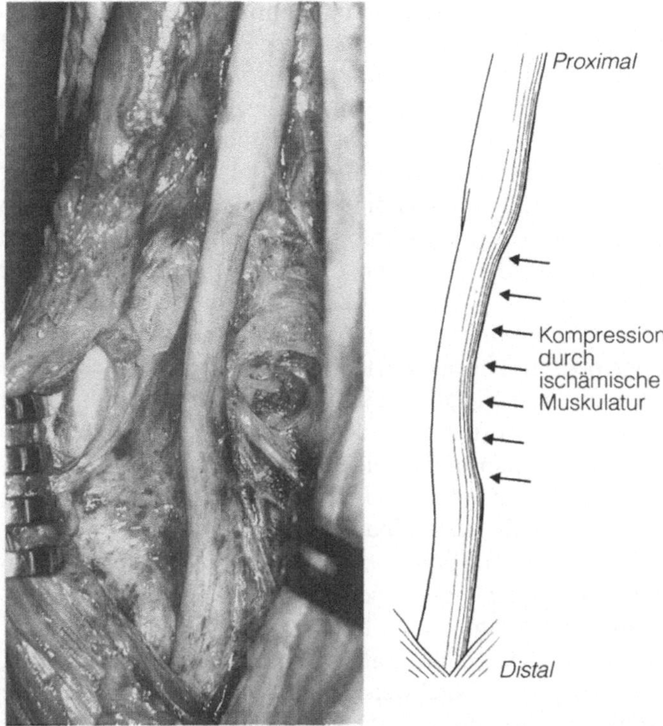

Abb. 74. Kompression des N. medianus distal der Mitte des rechten Unterarms nach Volkmannscher Ischämie. Klinisch komplette Medianus- und partielle Ulnaris- und Radialisparese

Auch wenn die neurophysiologische Untersuchung bei einem Pronator-teres-
Syndrom häufig unauffällig ist, berechtigt dies nicht dazu, auf sie zu verzichten.
Nicht zuletzt ist sie auch für die Abgrenzung dieser Kompressionsneuropathie
gegenüber anderen differentialdiagnostisch in Frage kommenden Störungen
wertvoll.

2.4 Differentialdiagnose

Die Diagnose eines Pronator-teres-Syndroms wird vorwiegend klinisch gestellt und ist in den Fällen mit plötzlich auftretenden Schmerzen, die von typischen neurologischen Störungen gefolgt sind, recht einfach. Ein Pronator-teres-
Syndrom mit intermittierenden und leichten Symptomen oder bei nur partieller
Beteiligung des N. medianus hingegen ist schwieriger zu erkennen. Die neurophysiologische Untersuchung ergibt oft Normalbefunde und trägt dann zur Er-
härtung der Diagnose wenig bei.

Differentialdiagnostisch kommen besonders Beeinträchtigungen des N. medianus und seiner Ursprünge an anderer Stelle in Frage. Bei einer *Radikulopathie
C_6 oder C_7*, z. B. durch einen Bandscheibenvorfall in Höhe $C_{5/6}$ oder $C_{6/7}$, bestehen häufig Beschwerden in der Halswirbelsäule, die bei bestimmten Kopfbewe-

gungen zunehmen können. Eine Kompression der C_6-Wurzel ist oft von einer Abschwächung des Bizepssehnenreflexes, einer Parese des M. biceps brachii und einer Hypästhesie des Daumens gefolgt. Für eine Schädigung der C_7-Wurzel sprechen Abschwächung des Trizepssehnenreflexes, Parese des M. triceps brachii und Hypästhesie des 3. Fingers. Die neurologischen Ausfälle einer Wurzelschädigung im Zervikalbereich betreffen also andere Muskeln und andere sensible Areale als die einer Medianusschädigung. Das EMG ist bei der Abgrenzung hilfreich. Den Nachweis eines pathologischen raumfordernden Prozesses, z. B. eines Bandscheibenvorfalls, erbringen CT und Myelographie, heute ggf. auch Kernspintomographie.

Auch beim *Thoracic-outlet-Syndrom,* dem Kompressionssyndrom des Plexus brachialis in der oberen Thoraxapertur, nehmen die Beschwerden bei gewissen Betätigungen zu und in Ruhe ab. Da in aller Regel die Wurzeln C_8 und Th_1 oder der Truncus inferior betroffen sind, aus denen Fasciculus medialis und weiter distal der N. ulnaris entspringen, ziehen die Schmerzen bei diesen Patienten typischerweise in die Ulnarseite des Unterarms bis in die Kleinfinger. Das Taubheitsgefühl betrifft deshalb auch ulnaren Unterarm und 5. Finger.

Bei einer *Medianusschädigung am Oberarm* ist auch der M. pronator teres betroffen. Dieser kann aber auch bei einer Medianuskompression durch den Lacertus fibrosus am proximalen Unterarm geschädigt sein (King u. Dunkerton 1982; Laha et al. 1978; Martinelli et al. 1982). Lokaler Druckschmerz, Tinelsches Zeichen, röntgenologischer Nachweis eines Processus supracondylaris und neurophysiologische Untersuchung können für die Abgrenzung hilfreich sein.

Veränderungen der Muskeln und Knochen in der Umgebung des Ellenbogengelenks sind durch klinische und radiologische Untersuchungen abgrenzbar. Dazu gehören Zerrungen der am Epicondylus medialis humeri ansetzenden Muskelgruppe (M. pronator teres und Flexoren), Überbeanspruchung, Exostosen und vaskuläre Anomalien wie Aneurysmen der A. brachialis oder arteriovenöse Fisteln (Dawson et al. 1983).

Schwierig kann die Abgrenzung eines Pronator-teres-Syndroms gegenüber einem *Interosseus-anterior-Syndrom* sein. Da aber die Behandlung der beiden identisch ist, hat diese Frage keine wirkliche praktische Bedeutung (Sunderland 1978).

Ein sich durch sensible Störungen manifestierendes Pronator-teres-Syndrom ist mit einem Karpaltunnelsyndrom verwechselbar, bei dem die Schmerzen in etwa der Hälfte der Fälle bis in Oberarm, Schulter und sogar Nacken ausstrahlen können. Während bei Kompression des N. medianus im Karpalkanal Schmerzen und Parästhesien typischerweise in Ruhe zunehmen, werden diese Symptome beim Pronator-teres-Syndrom bei Betätigungen stärker und nehmen in Ruhe ab. Falls vorhanden, ist das Tinelsche Zeichen beim Pronator-teres-Syndrom am proximalen volaren Oberarm, beim Karpaltunnelsyndrom am volaren Handgelenk auslösbar. Das Phalensche Zeichen ist beim Karpaltunnelsyndrom häufig, beim Pronator-teres-Syndrom selten positiv. Hartz et al. (1981) fanden diesen Test allerdings bei der Hälfte ihrer 39 Patienten mit Pronator-teres-Syndrom positiv. Schließlich ist ein Karpaltunnelsyndrom fast ausnahmslos durch eine isolierte Verzögerung der motorischen und/oder sensiblen Nervenleitgeschwindigkeit am Handgelenk zu diagnostizieren.

2.5 Therapie

Konservative Therapie

Die initiale Therapie eines Pronator-teres-Syndroms ist stets konservativ (Dawson et al. 1983; Kopell u. Thompson 1976; Mumenthaler u. Schliack 1982; Rengachary 1985; Spinner 1980; Sunderland 1978). Ruhigstellung des Armes, evtl. durch eine Schiene, lokale Injektion von Steroiden um den Nerven in der Gegend des Engpasses, Antiphlogistika, Physiotherapie und transkutane Nervenstimulation werden empfohlen. 5 der 7 Patienten von Morris u. Peters (1976) besserten sich deutlich auf Infiltration des M. pronator teres mit einem Kortikosteroid. Falls die Beschwerden durch stereotype Bewegungen im Rahmen der beruflichen Tätigkeit ausgelöst oder verstärkt werden, müssen die Arbeitsgewohnheiten geändert werden (Feldman et al. 1983). Unter den genannten Maßnahmen werden Patienten mit nur leichten und intermittierenden Symptomen in der Regel beschwerdefrei. Bei Patienten mit erheblichen neurologischen Ausfällen und Patienten, die sich unter konservativer Therapie nicht bessern oder gar verschlechtern, ist die operative Behandlung indiziert. Eine Ausnahme von dieser Regel ist eine Blutung in die Flexorenmasse am Unterarm, die sofort operiert werden muß (Dawson et al. 1983).

Operative Therapie

Ziel der Operation ist die Beseitigung der Kompression des N. medianus. Ist sie durch eine intramuskuläre Blutung bedingt, so werden der Nerv dekomprimiert und die Faszie des Muskels gespalten. Grundsätzlich soll der N. medianus in seinem ganzen Verlauf vom Lacertus fibrosus bis zum Eintritt unter den M. flexor digitorum superficialis freigelegt werden, da er an mehreren Stellen komprimiert sein kann (Hartz et al. 1981). Dafür wird ein Hautschnitt gewählt, der in der Ellenbeuge medial der Bizepssehne beginnt und S- oder Z-förmig am volaren Unterarm distalwärts verläuft (Abb. 75, 76). Gerade Inzisionen in der Achse des Unterarms können von schweren subkutanen Narben gefolgt sein (Kopell u. Thompson 1976). Nn. cutaneus brachii und antebrachii medialis liegen medial der Hautinzision und sollen geschont werden. Nach ihrer Durchtrennung können schmerzhafte Neurome auftreten (Dawson et al. 1983; Spinner u. Spencer 1974). Zunächst wird der Nerv medial der Bizepssehne identifiziert und der Lacertus fibrosus durchtrennt. Dies ist funktionell ohne nachteilige Folgen. Bei der weiteren Präparation des Nervs bleibt man auf seiner Lateralseite, da die Muskeläste ihn auf der Medial- bzw. Ulnarseite verlassen. Spinner (1980) empfiehlt, den Nerven dann zunächst am Oberrand des M. flexor digitorum superficialis darzustellen, also distal. Dazu geht man zwischen dem Unterrand des M. pronator teres und lateralen Rand des M. flexor carpi radialis ein. Dann wird der Medianus von proximal und von distal her präpariert, alle komprimierenden Strukturen wie Bänder innerhalb des Pronator teres, der sehnige Ursprung des Caput ulnare dieses Muskels und der akzessorische sehnige Ursprung des M. flexor carpi radialis von der Ulna werden beseitigt. Die von Spinner u. Spencer (1974) vorgeschlagene Verlagerung des N. medianus vor den M. pronator teres ist in der Regel nicht erforderlich. Bei Volkmannscher Ischämie und bei Hypertrophie des humeralen

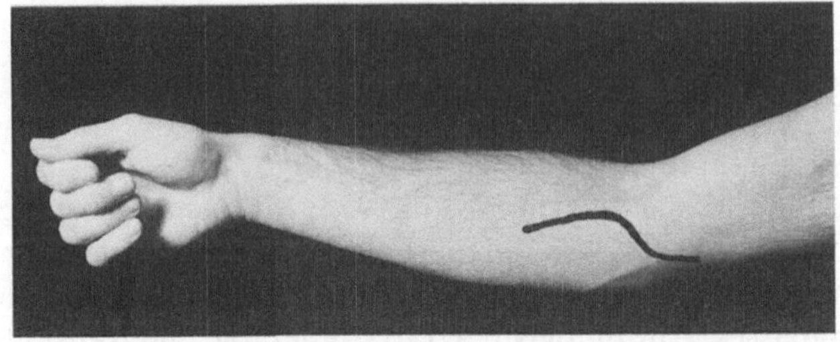

Abb. 75. Schnittführung zur Freilegung des N. medianus am proximalen Unterarm bei Pronator-teres-Syndrom oder Interosseus-anterior-Syndrom. Die Beugefalten in der Ellenbeuge sollen wegen der Gefahr postoperativer Keloidbildung nicht rechtwinklig überschritten werden. Zur Freilegung des Processus supracondylaris ist ein vertikaler Hautschnitt am distalen antero-medialen Oberarm geeignet

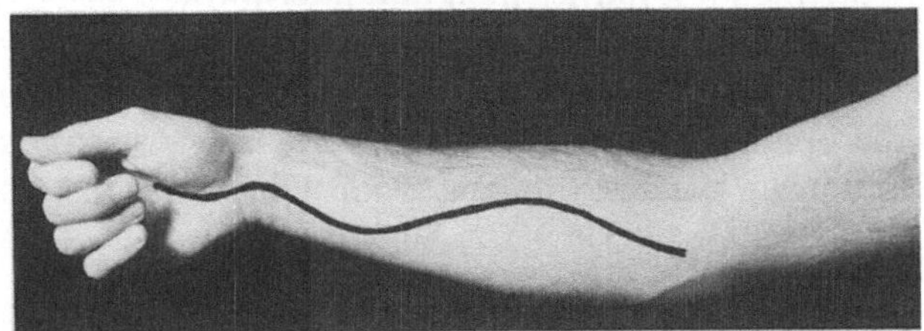

Abb. 76. Schnittführung zur Freilegung des gesamten N. medianus vom proximalen Unterarm bis zur Handfläche. Die Schnittführung erfolgt S-förmig, um postoperativer Keloidbildung vorzubeugen. Eine solche Schnittführung ist bei Engpaßsyndromen des N. medianus kaum indiziert

Kopfes des M. pronator teres ist die Kompression des N. medianus in der Regel nur durch eine Z-förmige Durchtrennung und Verlängerung des pronator teres und anschließende subkutane Verlagerung des Nervs zu beseitigen, also durch Verlagerung vor diesen Muskel (Dawson et al. 1983; Spinner 1980). Dafür müssen häufig Medianusäste mobilisiert werden.

Stellt man die intraoperativen Befunde bei 136 Patienten (141 Arme) aus 20 Publikationen zusammen, so fand sich bei 7 Patienten (5%) keine mechanische Ursache für die Medianusschädigung. Am häufigsten war der Nerv im Bereich des M. pronator teres komprimiert (84 Arme = 60%), deutlich seltener im Bereich des Lacertus fibrosus (23 Arme = 16%) und des sehnigen Ursprungs des M. flexor digitorum superficialis (22 Arme = 16%). In 12% der Fälle lagen verschiedene andere mechanische Ursachen vor, wie Penetration des N. medianus durch ein Gefäß, Aneurysma spurium der A. brachialis oder akzessorischer Ursprung des M. flexor carpi radialis von der Ulna, oder die Art der Kompression war nicht näher beschrieben. Da bei einigen Patienten eine Druckschädigung an mehreren Stellen vorlag (Hartz et al. 1981), ergeben sich additiv mehr als 100% (Bayerl u. Fischer 1979; Dick u. Nigst 1981; Farrell 1976; Gessini et al. 1980, 1983; Habermann u. Cabot 1974; Hartz et al. 1981; Johnson et al. 1979; Kelly u. Jackson 1976; King u. Dunkerton 1982; Komar u. Szegyati 1983; Kopell u. Thompson 1958; Laha et al. 1978; Martinelli et al. 1982; Souquet et al. 1981, 1982; Tørring u. Sommer 1980; Vaccari et al. 1982/83; Werner et al. 1985; Wiggins 1982).

Im Anschluß an den Eingriff wird der Arm für 2–3 Wochen durch eine vom Oberarm bis zur Hand reichende Schiene ruhiggestellt. Das Handgelenk soll in neutraler Stellung, der Unterarm 45° proniert und das Ellenbogengelenk 45° gebeugt sein. Das Schultergelenk muß regelmäßig bewegt werden, um einer Kontraktur vorzubeugen. Am Ende der 1. Woche wird mit Beugung und Streckung des Ellenbogengelenks begonnen, mit Pronation und Supination des Unterarms aber nur dann, wenn der M. pronator teres bei der Operation nicht durchtrennt wurde. War er durchtrennt worden, so wird mit diesen Bewegungen erst später begonnen (Eversmann 1982; Hartz et al. 1981).

Postoperativ verschwinden Schmerzen und Parästhesien in der Regel schnell und vollständig, oft schon unmittelbar nach dem Eingriff. Sensible Ausfälle bilden sich langsamer, aber auch meist ganz zurück, während die Besserung der motorischen Ausfälle nicht nur noch langsamer, sondern bei erheblichem Ausmaß oft nur partiell erfolgt. Bleibt der Erfolg trotz korrekter präoperativer Diagnose aus, so ist dies darauf zurückzuführen, daß die Kompression des Nervs nicht vollständig beseitigt wurde (Hartz et al. 1981).

3 Interosseus-anterior-Syndrom (Kiloh-Nevin-Syndrom)

Parsonage u. Turner berichteten 1948 in ihrer Erstbeschreibung der neuralgischen Schulteramyotrophie von einem Patienten mit Schmerzen in Arm und Schulter, die von einer Beugeschwäche der Endphalanx des Daumens und Zeigefingers gefolgt waren. Sie meinten, daß diese Ausfälle nur durch eine Vorderhornerkrankung zu erklären seien und vermuteten ursächlich eine Poliomyelitis. Kiloh u. Nevin teilten 1952 2 Patienten mit ähnlicher Symptomatik mit, ordneten die Störungen dem N. interosseus anterior zu und nahmen eine Neuritis dieses Nervs als deren Ursache an. Es dauerte noch 13 Jahre – inzwischen hatte Thomas (1962) über 2 weitere Fälle berichtet –, bis Fearn u. Goodfellow (1965) den ersten Bericht über eine erfolgreiche operative Behandlung einer spontanen Parese dieses Nervs bei einem 9jährigen Jungen vorlegten und damit die Aufmerksamkeit auf deren mechanische Ursache lenkten. Sie schlugen vor, dieses seltene Krankheitsbild als Interosseus-anterior-Syndrom zu bezeichnen.

3.1 Symptomatik

Bei einem Teil der Patienten treten die Beschwerden plötzlich auf, sozusagen über Nacht, bei anderen ist ihnen ein Armtrauma vorausgegangen. Oft hatten die Patienten zuvor lediglich etwas außergewöhnlich Schweres gehoben. Ein Interosseus-anterior-Syndrom tritt gehäuft bei Berufen auf, deren Tätigkeit mit häufiger Pronation und Beugung des Unterarms verbunden ist, z. B. bei Schlachtern u. Tischlern (Rask 1979 b). Männer und Frauen sind etwa gleich häufig betroffen. Der dominante Arm wird nicht unbedingt bevorzugt. Der Häufigkeitsgipfel der Erkrankung liegt in der 4. Lebensdekade, sie kommt aber auch im jugendlichen und hohen Alter vor.

Initiales Symptom sind entweder Schmerzen am proximalen volaren Unterarm, z. T. brennenden Charakters, oder eine Beugeschwäche der Endphalanx des Daumens (M. flexor pollicis longus) und Zeigefingers (M. flexor digitorum profundus) sowie der Pronation der Hand bei gebeugtem Unterarm (M. pronator quadratus). Sind initial Schmerzen vorhanden, so können sie schon einige Stunden nach ihrem Auftreten von den genannten motorischen Ausfällen gefolgt werden. Bestehen Paresen nicht schon primär, so folgen sie den Schmerzen obligat. Die motorischen Ausfälle betreffen beim Vollbild des Interosseus-anterior-Syndroms den M. flexor digitorum profundus des Zeige- und Mittelfingers, den Flexor pollicis longus und den Pronator quadratus. Die Patienten sind nicht in der Lage, feine Gegenstände aufzuheben. Sterns (1984) Patienten hatten ausnahmslos Schwierigkeiten beim Schreiben, er wertet dies als besonders wichtigen Hinweis. Der M. flexor pollicis longus oder der tiefe Beuger des Zeigefingers können isoliert betroffen sein. Der tiefe Beuger des Mittelfingers ist nur selten beteiligt.

Die Gegend der Kompression des N. interosseus anterior medial der Bizepssehne bzw. des Lacertus fibrosus am proximalen Unterarm ist oft, aber nicht immer druckschmerzhaft (Spinner 1970). Von hier lassen sich manchmal auch Parästhesien im Sinne eines Tinelschen Zeichens mit Ausstrahlung in den M. pronator quadratus auslösen (Rask 1979 b). Typisches Zeichen ist die Unmöglichkeit, die Fingerkuppen des Daumens und Zeigefingers gegeneinander zu pressen und mit diesen Fingern einen Kreis zu bilden [sog. Pinch sign von Kaplan u. Spinner (1969) und Circle sign von Sunderland (1978)] (Abb. 77). Bei Patienten mit Interosseus-anterior-Parese wird bei einem solchen Versuch der Zeigefinger im distalen Interphalangealgelenk gestreckt und im proximalen Interphalangealgelenk stark gebeugt (Parese des N. flexor digitorum profundus zum Zeigefinger),

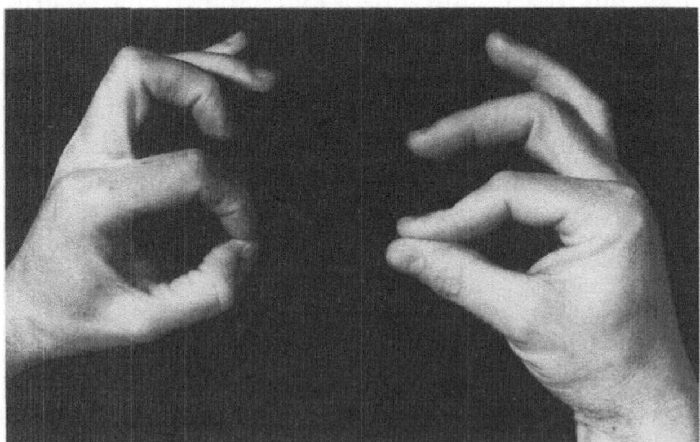

Abb. 77. Sogenanntes Pinch sign von Kaplan u. Spinner (1969) bei rechtsseitigem Interosseus-anterior-Syndrom (*linke* Hand: normaler „pinch"). Bei dem Versuch, die Kuppen des Daumens und Zeigefingers gegeneinander zu pressen, wird beim Interosseus-anterior-Syndrom der Zeigefinger im distalen Interphalangealgelenk gestreckt und im proximalen Interphalangealgelenk stark gebeugt (Parese des M. flexor digitorum profundus zum Zeigefinger). Der Daumen wird im Metakarpophalangealgelenk gebeugt und im Interphalangealgelenk überstreckt (Parese des M. flexor pollicis longus)

der Daumen ist im Metakarpophalangealgelenk verstärkt gebeugt und im Interphalangealgelenk überstreckt (Parese des N. flexor pollicis longus). Die Kontaktzone der Spitze des Zeigefingers mit dem Daumen liegt weiter proximal als normal (Kaplan u. Spinner 1969; Spinner 1972).

Um die Parese des M. pronator quadratus zu prüfen, muß die drehende Kraft des Pronator teres durch starke Beugung des Armes im Ellenbogengelenk ausgeschaltet werden. Dadurch wird allerdings nur die drehende Kraft des humeralen Kopfes dieses Muskels wirkungslos, die pronatorische Kraft des Caput ulnare bleibt noch bestehen. Sie macht aber nur 25% der Gesamtkraft des M. pronator teres aus, so daß in dieser Armstellung die Stärke der Pronation sicher mit der der gesunden Seite verglichen werden kann (Spinner 1970). Dies gelingt noch besser, wenn das Caput ulnare des M. pronator teres nicht angelegt ist [nach Beaton u. Anson (1939) bei 9% der Arme].

Rask beschrieb 1979 (a, b) den Flexor-pollicis-longus-Reflex und fand ihn bei den meisten Patienten mit Interosseus-anterior-Syndrom abgeschwächt bis aufgehoben. Dabei wird die Sehne des M. flexor pollicis longus etwa 3 Querfinger proximal des Os naviculare am volaren radialen Unterarm beklopft, nachdem der Untersucher die Hand des Patienten dorsalflektiert hat. Dieser Dehnungsreflex fällt aber auch bei einer Schädigung der C_7-Wurzel aus.

Sensible Ausfälle fehlen beim typischen Interosseus-anterior-Syndrom immer. Sie weisen auf eine zusätzliche Schädigung des N. medianus (Fearn u. Goodfellow 1965; Knight u. Kozub 1979; Rask 1979 b; Wertsch et al. 1985) bzw. eine Kompression proximal des Abgangs des Interosseus anterior aus dem N. medianus hin. Hier liegen die Fasern des Interosseus anterior auf der Dorsoradialseite des N. medianus (Sunderland 1945, 1978).

Abweichungen vom typischen klinischen Bild sind bei nur partieller Läsion des Nervs oder bei Vorliegen anatomischer Varianten zu erwarten:

- Sind neben den genannten Muskeln noch die vom N. ulnaris versorgten intrinsischen Handmuskeln betroffen, dann hat der Patient mit großer Sicherheit eine Martin-Grubersche Anastomose zwischen N. interosseus anterior und N. ulnaris.
- Bei einer sog. „all median hand" ist der Pinchtest pathologisch. Zusätzlich zu Zeigefinger und 3. Finger sind aber auch die übrigen Teile des M. flexor digitorum profundus betroffen, da dieser dann vollständig vom N. medianus versorgt wird.
- Bei einer „all-ulnar hand" kann trotz des Vorliegens eines Interosseus-anterior-Syndroms der M. flexor profundus zum Zeigefinger normale Kraft oder eine nur geringfügige Schwäche aufweisen, da er dann ganz vom nicht betroffenen N. ulnaris innerviert wird (Spinner 1972). Das widerspricht den Untersuchungen Sunderlands (1978), der den M. flexor digitorum profundus zum Zeigefinger ausnahmslos vom N. interosseus anterior innerviert fand.
- Wird der M. flexor digitorum superficialis zusätzlich zum N. medianus auch vom N. interosseus anterior versorgt, kann beim Interosseus-anterior-Syndrom auch eine gewisse Schwäche dieses Muskels erwartet werden.

3.2 Ursachen

Die Ursache des Interosseus-anterior-Syndroms wird auch heute noch gelegentlich kontrovers diskutiert. Dies betrifft nicht etwa die traumatische Parese, z. B. nach suprakondylärer Humerusfraktur, Frakturen des Radiusschaftes oder nach penetrierenden Verletzungen, und auch nicht die iatrogenen Läsionen, z. B. nach Injektionen in die V. cubitalis (Huffmann u. Leven 1976; Lake 1974; Wertsch et al. 1985), sondern die ohne ein solches Trauma auftretenden spontanen Paresen des Nervs. Unter Spinners 22 Patienten, über die dieser 1972 berichtete, waren 12 posttraumatisch oder nach offener Reposition einer Radiusfraktur aufgetreten und 10 spontan entstanden. Das Interosseus-anterior-Syndrom nimmt unter den Engpaßsyndromen deshalb eine Sonderstellung ein, weil sich die klinisch-neurologischen Ausfälle bei einem Teil der Patienten spontan zurückbilden, während sie z. B. beim Karpaltunnel- und Kubitaltunnelsyndrom progredient sind. Yanase et al. (1977) vermuteten deshalb andere Ursachen, wie z. B. eine Neuritis.

Wenn eine spontane Besserung eintritt, nimmt sie in der Regel einen sehr langen Zeitraum in Anspruch und ist oft unvollständig. Nach operativer Dekompression tritt die Besserung der Beschwerden und Ausfallserscheinungen schneller und vollständiger ein. Dies spricht für eine mechanische Genese des Interosseus-anterior-Syndroms, die heute nur noch ausnahmsweise angezweifelt wird. Allen Ursachen der Kompression des N. interosseus anterior ist ihr Ort gemeinsam: der proximale Unterarm. Auslösende Faktoren sind nicht selten kleinere Traumen wie das Tragen einer Tasche oder eines schweren Gegenstandes auf dem Unterarm, forcierte Bewegung wie das Werfen eines Balles oder Tätigkeiten mit starker Pronation und Beugung des Unterarms. Solche „Traumen" können vermutlich nur dann zu einem Interosseus-anterior-Syndrom führen, wenn zugleich eine anatomische Enge für den Nerven vorliegt (Sunderland 1978). Kausal kommen in Frage: *Akzessorische Muskeln, sehnige Ursprünge* oder *Bänder* zwischen Muskeln und Faszien, *aberrierende* oder *thrombosierte Gefäße,* die den Verlauf des Nervs kreuzen, eine *vergrößerte Bursa bicipitoradialis* oder *muskuläre Kompression* im Rahmen einer Volkmannschen Ischämie (Spinner 1970, 1980). Unter diesen möglichen Ursachen werden einige relativ häufig, andere äußerst selten angetroffen. Eine Aussage über die Häufigkeit ist nur anhand von Berichten über intraoperative Befunde möglich. Mit Ausnahme der Arbeit von Hill et al. (1985), die von 24 operierten Patienten berichtet, handelt es sich bei den meisten Publikationen um die Darstellung nur eines Falls oder einzelner Fälle.

Am häufigsten ist der N. interosseus anterior in Höhe des M. pronator teres bindegewebig komprimiert: Durch ein Band, das entweder vom oberflächlichen oder vom tiefen Kopf dieses Muskels kommend vor ihm zur Faszie des M. brachialis verläuft, durch einen sehnigen Ursprung des Caput ulnare des M. pronator teres oder eine bindegewebige Leiste auf diesem tiefen Kopf, über die der Nerv gespannt ist (Fearn u. Goodfellow 1965; Hill et al. 1985; Mills et al. 1969; Neundörfer u. Kröger 1976; Rask 1979 b; Spinner 1970, 1978; Wiens u. Lau 1978), (s. Abb. 71).

Relativ häufig ist der N. interosseus anterior auch am sehnigen Rand des M. flexor digitorum superficialis, der sog. Superfizialisarkade, komprimiert, entweder durch diese selbst oder durch ein Band, das von hier zum Pronator teres zieht (Chan u. Lamb 1984; Gutmann et al. 1973; Hill et al. 1985; Schmidt u. Eiken 1971; Stern et al. 1967; Vichare 1968; Wiens u. Lau 1978), (s. Abb. 71).

Vereinzelt wurden noch andere bindegewebige Anomalien beobachtet (Benini u. Tedeschi 1974; Chan u. Lamb 1984; Hill et al. 1985; Stern 1984; Stern u. Kutz 1980; Sharrard 1968). Für Spinner (1978, 1980) ist ein sehniger Ursprung des Caput ulnare des M. pronator teres die häufigste Ursache, für Morgan et al. (1985) sind es fibröse Gewebszüge im ulnaren Kopf des M. pronator teres oder die Superfizialisarkade.

Operativ bestätigte akzessorische Muskeln, vaskuläre Kompression des Nervs, Kompression im Rahmen einer Volkmannschen Ischämie oder durch eine vergrößerte Bursa bicipitoradialis sind nur sehr selten berichtet worden (Assmus et al. 1975; Lipscomb u. Burleson 1955; Nelson u. Currier 1980; Spinner 1978) und treten gegenüber den obengenannten Ursachen ganz in den Hintergrund. Peters u. Todd (1983) beobachteten eine Bronchialkarzinommetastase, die den N. interosseus anterior von dorsal komprimiert hatte.

3.3 Apparative Diagnostik

Die Diagnose eines Interosseus-anterior-Syndroms wird zwar überwiegend klinisch gestellt, auf eine exakte neurophysiologische Untersuchung darf aber ebensowenig wie bei anderen Engpaßsyndromen verzichtet werden. Diese dient nicht nur der Absicherung der Diagnose, sondern auch der differentialdiagnostischen Abgrenzung gegenüber anderen neurologischen Störungen. Radiologische Untersuchungen bei spontan aufgetretenen Interosseus-anterior-Paresen sind ihr gegenüber zwar unergiebig, aber bei traumatischer Genese, z. B. durch eine suprakondyläre Humerusfraktur, oder bei der Abgrenzung einer Interosseus-anterior-Parese gegenüber einer Ruptur der Sehne des M. flexor pollicis longus oder der tiefen Beugesehne zum Zeigefinger indiziert. Bei letzteren finden sich oft röntgenologische Veränderungen an den Handwurzelknochen im Sinne der zugrundeliegenden rheumatoiden Arthritis.

Da ein Interosseus-anterior-Syndrom stets zu motorischen Ausfällen führt, kommt der neurophysiologischen Untersuchung größere Bedeutung zu als beim Pronator-teres-Syndrom. Die Elektromyographie ist technisch nicht ganz einfach, da aus tiefliegenden Muskeln abgeleitet werden muß. Am relativ einfachsten ist der M. pronator quadratus zu erreichen. Bei der Beurteilung des myographischen Befundes muß sichergestellt sein, daß die interessierenden Muskeln – nämlich Mm. flexor pollicis longus, flexor digitorum profundus zum Zeigefinger sowie M. pronator quadratus – auch wirklich untersucht wurden (Hudson et al. 1982). Zeigen diese Muskeln Zeichen einer neurogenen Schädigung (pathologische Spontanaktivität, Potentialumbau), nicht aber die anderen vom N. medianus versorgten Muskeln, so besteht an der Diagnose eines Interosseus-anterior-Syndroms kein Zweifel. Nakano et al. (1977) fanden bei allen 7 untersuchten Patienten mit Interosseus-anterior-Syndrom pathologische Spontanaktivität und ein gelichtetes Interferenzmuster im Pronator quadratus und Flexor pollicis longus, ähnliche Veränderungen im Flexor digitorum profundus zum Zeige- und

Mittelfinger jedoch nur bei einem Teil dieser Patienten. Andere Autoren hingegen beobachteten Patienten mit klinisch klarem Interosseus-anterior-Syndrom, bei denen keine Denervierungspotentiale ableitbar waren (Assmus et al. 1975; Farber u. Bryan 1968; Rask 1979 b; Stern 1984; Vichare 1968).

Die Nadelableitungen sind aussagekräftiger als die Messung der Nervenleitgeschwindigkeit (Dawson et al. 1983; Wertsch u. Melvin 1982). Da der N. interosseus anterior funktionell ein rein motorischer Nerv ist, hat für seine Untersuchung lediglich die Messung der motorischen Latenz Bedeutung. Abgeleitet wird am besten aus dem M. pronator quadratus, stimuliert wird in Höhe des Ellenbogengelenkes. Bei 5 der 7 Patienten von Nakano et al. (1977) war die motorische Latenz erhöht, bei allen das Muskelantwortpotential verlängert. O'Brien u. Uptron (1972) leiteten über dem Thenar ab und maßen erwartungsgemäß eine normale motorische Nervenleitgeschwindigkeit, da sie damit nicht den N. interosseus anterior, sondern den N. medianus selbst untersuchten.

3.4 Differentialdiagnose

Die differentialdiagnostische Abgrenzung eines Interosseus-anterior-Syndroms gegenüber *Läsionen des N. medianus* selbst ist in der Regel nicht schwierig, da bei diesem meist auch sensible Störungen bestehen. Bei einer Läsion des Ursprungs des N. medianus aus dem Fasciculus medialis des Plexus brachialis ist neben M. flexor pollicis longus und tiefem Beuger des Zeige- und Mittelfingers auch die Zeigefinger- und Thenarmuskulatur betroffen; Flexor carpi radialis und M. pronator quadratus hingegen sind unauffällig (Spinner 1978). Ein Engpaßsyndrom des N. medianus in der Axilla (Spinner 1976) kann eine isolierte Parese des Flexor pollicis longus verursachen. Dann bestehen aber auch Schmerzen in der Achselhöhle, der Nerv ist hier druckempfindlich (Spinner 1980). Auch beim Interosseus-anterior-Syndrom kommen isolierte Paresen des M. flexor pollicis longus vor und können differentialdiagnostische Schwierigkeiten machen. Bei einer Neuritis des Plexus brachialis [Parsonage-Turner-Syndrom (Parsonage u. Turner 1948), *neuralgische Schulteramyotrophie*] haben die Patienten initial Schmerzen im Schulterbereich, gefolgt von Paresen und Atrophien der Schultermuskulatur. Bei spontaner Ruptur der Sehne des M. flexor pollicis longus und M. flexor digitorum profundus des Zeigefingers kann die Endphalanx des betroffenen Fingers nicht gebeugt werden: Solche Sehnenrupturen kommen bei primär chronischer Polyarthritis und beim Morbus Kienböck vor. In der Regel haben die Patienten zugleich eine erhebliche Tendovaginits und Veränderungen an Handgelenk oder Handwurzel, die oft radiologisch erkennbar sind, z. B. einen Knochensporn am Tuberculum ossis navicularis, eine Subluxation der Articulatia intercarpea oder eine volare Luxation der proximalen Reihe der Handwurzelknochen (Dawson et al. 1983; Mannerfelt u. Norman 1969; Morgan et al. 1985; Spinner 1978). Elektromyographische Veränderungen fehlen bei einer solchen rheumatischen Genese. Bei Patienten mit einer Agenesie des M. flexor digitorum profundus und flexor pollicis longus fehlen zusätzlich noch andere Muskeln an Armen und Beinen (Spinner 1978). Die elektromyographische Untersuchung ist bei ihnen unauffällig.

3.5 Therapie

Konservative Therapie

Ebenso wie das Pronator-teres-Syndrom wird das Interosseus-anterior-Syndrom primär konservativ behandelt (Dawson et al. 1983; Hudson et al. 1982; Spinner 1978; Sunderland 1978). Auf Ruhigstellung, lokale Injektion eines Kortikosteroids in den M. pronator teres, Antiphlogistika oder schon auf Vermeiden der die Beschwerden auslösenden Bewegungen bessert sich die Symptomatik bei der Hälfte der Patienten innerhalb von 2 Monaten (Morgan et al. 1985; Sunderland 1978). 3 von Spinners 4 Patienten (1970) waren spätestens 6 Wochen nach Beginn der Beschwerden symptomfrei. Eine spontane Besserung kann schon nach einigen Wochen einsetzen (Cherington 1977; Lake 1974; Smith et al. 1974), dauert in der Regel jedoch Monate (Farber u. Bryan 1968; Gardner-Thorpe 1974; Huffmann u. Leven 1976; Knight u. Kozub 1979; Lake 1974; Kiloh u. Nevin 1952; Nakano et al. 1977; Spinner 1970) und kann selbst 1½ Jahre nach Beginn der Symptome noch unvollständig sein (Farber u. Bryan 1968; Kiloh u. Nevin 1952). Aufgrund des einerseits oft unbefriedigenden Ergebnisses für die Patienten, bei denen sich die spontane Besserung nicht schnell einstellt, der andererseits aber zügigen und meist vollständigen Erholung der neurologischen Störungen nach operativer Behandlung ist folgendes Vorgehen zu empfehlen: Wenn nach 6–8 (Kaplan u. Spinner 1969; Spinner 1970, 1978, 1980) oder maximal 12 Wochen (Collins u. Weber 1983; Dawson et al. 1983; Hill et al. 1985; Hudson et al. 1982) immer noch deutliche Ausfälle bestehen, also keine wirkliche Besserung eingetreten ist, dann ist die operative Freilegung des N. interosseus anterior indiziert. Eine Ausnahme von dieser Regel sind Interosseus-anterior-Paresen im Rahmen einer Volkmannschen Ischämie, bei denen der Nerv sofort dekomprimiert werden muß (Dawson et al. 1983).

Operative Therapie

Ziel des Eingriffs ist auch hier die Dekompression des N. interosseus anterior, die stets mit einer äußeren Neurolyse des Nervs verbunden ist. Die von einigen Autoren empfohlene interfaszikuläre Neurolyse ist mit wenigen Ausnahmen nicht nötig. Das operative Vorgehen ist dem beim Pronator-teres-Syndrom ähnlich (s. Abschn. 2). Von einem S-förmigen Hautschnitt am proximalen Unterarm aus wird der N. medianus medial der Bizepssehne aufgesucht (s. Abb. 75), der Lacertus fibrosus durchtrennt und der Nerv distalwärts zum M. pronator teres hin verfolgt. Die Kompression liegt fast ausnahmslos zwischen Oberrand des M. pronator teres und der Superfizialisarkade. Die nächsten Schritte sind die Darstellung des distalen Randes des M. pronator teres und des Eintritts des N. medianus unter die Superfizialisarkade, die äußere Neurolyse des N. medianus von proximal und distal her und schließlich die Exposition des Abgangs des N. interosseus anterior. Während die Muskeläste den N. medianus auf dessen Ulnarseite verlassen, verläßt ihn der N. interosseus anterior radialwärts. Alle komprimierenden Strukturen, wie fibröse Stränge, sehnige Ansätze, akzessorische Muskeln, thrombosierte Gefäße oder Tumoren, werden entfernt, die Superfizialisarkade wird gespalten (Assmus et al. 1975; Benini u. Tedeschi 1974; Chan u. Lamb 1984; Fearn u. Goodfellow 1965; Hill et al. 1985; Nelson u. Currier 1980;

Peters u. Todd 1983; Rask 1979b; Schmidt u. Eiken 1971; Sharrard 1968; Spinner 1970, 1978; Stern 1984; Stern et al. 1967; Stern u. Kutz 1980; Vichare 1968; Wiens u. Lau 1978). Verläuft der N. interosseus anterior hinter dem tiefen (ulnaren) Kopf des M. pronator teres oder ist dieser hypertrophiert, so wird er gespalten (Chan u. Lamb 1984; Hill et al. 1985). Die Nachbehandlung entspricht der des Pronator-teres-Syndroms.

Findet man im Verlauf des Nervs zwischen Pronator teres und Superfizialisarkade keine mechanische Ursache für die Interosseus-anterior-Parese, so muß der N. medianus weiter proximal revidiert werden. Hudson et al. (1982) beschreiben 2 Fälle mit reiner Interosseus-anterior-Parese, bei denen der N. medianus vor dem Abgang des Interosseus anterior komprimiert war. Haußmann u. Kendel (1981) und Haußmann (1982) berichten über 2 Patienten mit einer erheblichen Strangulation eines Faszikels an der Dorsalseite des N. medianus, einmal in Höhe des Ellenbogengelenks, einmal sogar 5 cm proximal davon. Englert (1976) machte eine ähnliche Beobachtung. Isolierte Schädigungen des N. interosseus anterior vor seinem Abgang aus dem N. medianus sind möglich, da jener schon 2,5 cm oberhalb davon als kompaktes Nervenbündel im dorsalen Teil des N. medianus liegt (Sunderland 1945, 1978).

Bei einer Läsion des N. interosseus anterior vor seinem Abgang aus dem N. medianus können zusätzlich Anteile des N. medianus selbst betroffen sein, z.B. der Muskelast zum Pronator teres (Haußmann u. Kendel 1981).

Verschiedene Autoren fanden den N. interosseus anterior bei seiner Exploration nicht komprimiert (Eren et al. 1983; Huffmann u. Leven 1976; Lake 1974; Nakano et al. 1977; Penkert 1983; Vichare 1968; Yanase et al. 1977). Soweit über den postoperativen Verlauf berichtet wurde (Eren et al. 1983; Lake 1974; Nakano et al. 1977; Vichare 1968; Yanase et al. 1977), kam es auch bei diesen Patienten postoperativ zu einer klinischen Besserung. Sie nahm aber häufig wesentlich längere Zeit in Anspruch als bei den Patienten, bei denen eine eindeutige mechanische Druckschädigung bestanden hatte. Möglicherweise steht die klinische Besserung der entsprechenden Patienten nicht in Zusammenhang mit der Operation, sondern entspricht dem Spontanverlauf unter konservativer Behandlung.

Wird eine mechanische Ursache gefunden und beseitigt, so kann mit einer vollständigen Rückbildung der motorischen Ausfälle oft schon innerhalb von 4–6 Wochen gerechnet werden, also wesentlich früher als nach konservativer Behandlung. Die postoperative Besserung kann aber bis zu 2 Jahre beanspruchen. Auch das Ausmaß der Rückbildung neurologischer Ausfälle ist sehr gut. 18 der 22 von Hill et al. (1985) innerhalb von 2 Jahren postoperativ nachuntersuchten Patienten waren asymptomatisch, die 4 übrigen deutlich gebessert.

Bei verschlepptem Interosseus-anterior-Syndrom mit kompletter Paralyse des M. flexor pollicis longus bleibt als therapeutische Maßnahme nur eine Sehnenverpflanzung. Hill et al. (1985) empfehlen, den Sehnentransfer nicht primär vorzunehmen, sondern den Nerven zunächst zu dekomprimieren und eine Neurolyse durchzuführen. Erst wenn danach die klinische Besserung ausbleibt, verpflanzen sie eine Sehne. Als günstig hat sich die Tenodese der Sehnen des M. flexor digitorum superficialis zum Ringfinger und des M. flexor pollicis longus erwiesen. Bei Spinners (1970) 3 Patienten ließ sich dadurch eine volle Flexion des Daumenendglieds erreichen. Omer (1980) bevorzugt den Transfer der Sehne des M. brachioradialis an die des M. flexor pollicis longus. Für die Wiederherstellung der Beugefähigkeit des Zeigefingers (M. flexor digitorum profundus zum Zeigefinger) eignet sich der Transfer der Sehne des M. flexor digitorum profundus des Ringfingers oder der Sehne des M. extensor carpi radialis longus, die dafür über die Radialseite des Unterarms volarwärts verlagert werden müssen. Die letztere Methode ist dann geeignet, wenn zusätzlich zum tiefen Beuger des Zeigefingers auch der des Mittelfingers ausgefallen ist. Ein ähnlicher Effekt kann durch Tenodese der ausgefallenen tiefen Beugesehnen zum 2. und 3. Finger mit den Sehnen der aktiven (vom N. ulnaris versorgten) Köpfe dieses Muskels zum 4. und 5. Finger erreicht werden (Omer 1980).

Literatur
zu Kap. 13.1 und 13.2

Assmus H, Hamer J, Martin K (1975) Das Nervus interosseus-anterior-Syndrom. Nervenarzt 46:659–661

Barnard LB, McCoy SM (1948) The supracondyloid process of the humerus. J Bone Joint Surg 28:845–850

Bayerl W, Fischer K (1979) Das Pronator teres Syndrom. Klinik, Pathogenese und Therapie des nicht traumatischen Kompressions-Syndroms des Nervus medianus in Höhe des Ellenbogengelenkes. Handchirurgie 11:91–98

Beaton LE, Anson BJ (1939) Relation of median nerve to pronator teres muscle. Anat Rec 75:23–26

Bell EG, Goldner JL (1956) Compressive neuropathy of the median nerve. South Med J 49:966–972

Benini A, Tedeschi N (1974) Die Schädigung des N. interosseus anterior (Kiloh-Nevin-Syndrom). Schweiz Med Wochenschr 104:1695–1697

Buchthal F, Rosenfalck A, Trojaborg W (1971) Electrophysiological findings in entrapment of the median nerve at wrist and elbow. J Neurol Neurosurg Psychiatry 37:340–360

Chan KM, Lamb DW (1984) The anterior interosseous nerve syndrome. J R Coll Surg Edinb 29:350–353

Cherington M (1977) Anterior interosseous nerve syndrome straight thumb lign (letter). Neurology 27:800–801

Collins DN, Weber ER (1983) Anterior interosseous nerve syndrome. South Med J 76:1533–1537

Crisci V (1963) Paresi del nervo mediano da processo sopraepitrocleare. Ann Ital Chir 40:578–583

Crotti FM, Mangiagalli EP, Rampini P (1981) Supracondyloid process and anomalous insertion of pronator teres as sources of median nerve neuralgia. J Neurosurg Sci 25:41–44

Dawson DM, Hallett M, Milender LH (1983) Entrapment neuropathies. Little Brown, Boston Toronto

Dick W, Nigst H (1981) Medianus-Kompressionssyndrome am proximalen Unterarm. Orthop Prax 7:557–563

Englert HM (1976) Partielle faszikuläre Medianus-Atrophie ungeklärter Genese. Handchirurgie 8:61–62

Eren S, Brüser P, Meyer-Clement M (1983) Ergebnisse bei der Behandlung des Nervus interosseus anterior-Kompressionssyndromes. Handchirurgie 15:221–222

Eversmann WW (1982) Entrapment and compression neuropathies. In: Green DP (ed) Operative hand surgery vol 2. Churchill Livingstone, New York Edinburgh London Melbourne, pp 957–1009

Farber JS, Bryan RS (1968) The anterior interosseous nerve syndrome. J Bone Joint Surg [Am] 50:521–523

Farrell HF (1976) Pain and the pronator teres syndrome. Bull Hosp Jt Dis 37:59–62

Fearn CB, Goodfellow JW (1965) Anterior interosseous nerve palsy. J Bone Joint Surg [Br] 47:91–93

Feldman RG, Goldman R, Keyserling WM (1983) Classical syndromes in occupational medicine. Peripheral nerve entrapment syndromes and ergonometric factors. Am J Ind Med 4:661–681

Ferner H (1937) Ein abnormer Verlauf des Nervus medianus vor dem M. pronator teres. Anat Anz 84:151–156

Flory PJ, Berger A (1985) Die akzessorische Brachialissehne – seltene Ursache des Pronator teres-Syndroms. Handchirurgie 17:270–272

Frohse F, Fränkel M (1908) Die Muskeln des menschlichen Armes. Fischer, Jena

Gantert F, Alzheimer C (1956) Der Processus supracondylicus humeri als Ursache von Medianusschädigungen. (Ein Beitrag zur Differentialdiagnose der Schmerzzustände im Bereich des Armes). Nervenarzt 27:349–353

Gantzer FL (1813) Dissertatio Anatomica. Muscolorum Varietates. Starck, Berlin

Gardner-Thorpe C (1974) Anterior interosseous nerve palsy: spontaneous recovery in two patients. J Neurol Neurosurg Psychiatry 37:1146–1150

Gessini L, Jandolo B, Pietrangeli A, Bove L (1980) La sindrome di Seyffarth (Sindrome del pronatore rotondo). Considerazioni su 19 casi. Chir Organi Mov 66:481–489

Gessini L, Jandolo B, Pietrangeli A (1983) Entrapment neuropathies of the median nerve at and above the elbow. Surg Neurol 19:112–116

Goldner JL (1984) Median nerve compression lesions. Anatomical and clinical analysis. Bull Hosp Jt Dis 44:199–223

Grosgurin J (1931) Corrélations entre la bifurcation précoce de l'artère humérale et l'existence d'une apophyse sus-épitrochléenne ou l'insertion élevée du rond pronateur. Arch Anat Histol Embryol 13:269–279

Gruber W (1865) Ein Nachtrag zur Kenntnis der Processus supracondyliodeus (internus) humeri des Menschen. Arch Anat Physiol:367–376

Gutman H, Hobbs RK, Wiley JH (1973) The anterior interosseous nerve syndrome (Case report and review of the literature). W Va Med J 69:29–30

Habermann ET, Cabot WD (1974) Median nerve compression secondary to false aneurysm of the brachial artery. Bull Hosp Jt Dis 35:158–161

Hartz CR, Linscheid RL, Gramse RR, Daube JR (1981) The pronator teres syndrome: Compressive neuropathy of the median nerve. J Bone Joint Surg 63-A:885–890

Haußmann P (1982) Intratrunkuläre faszikuläre Kompression des N. interosseus anterior. Handchirurgie 14:183–185

Haußmann P, Kendel K (1981) Oligofaszikuläres Medianus-Kompressionssyndrom. Handchirurgie 13:268–271

Hill NA, Howard FM, Huffer BR (1985) The incomplete anterior interosseous nerve syndrome. J Hand Surg [Am] 10:4–16

Hirasawa K (1931) Untersuchungen über das periphere Nervensystem. Heft 2. Plexus brachialis und die Nerven der oberen Extremität. In: Funaoka S (Hrsg) Arbeiten aus der dritten Abteilung des Anatomischen Instituts der Kaiserlichen Universität Kyoto. Kyoto, S 135–140

Hovelacque A (1927) Anatomie des nerfs craniens et rachidiens et du système grand sympathique chez l'homme. Doin, Paris

Hudson AR, Berry H, Mayfield F (1982) Chronic injuries of peripheral nerves by entrapment. In: Youmans JR (ed) Neurological surgery, 2nd edn. Saunders, Philadelphia, pp 2430–2474

Huffmann G, Leven B (1976) N. interosseus anterior-Syndrom. Bericht über 4 eigene und 49 Fälle aus der Literatur. J Neurol 213:317–326

Johnson RK, Spinner M, Shrewsbury MM (1979) Median nerve entrapment syndrome in the proximal forearm. J Hand Surg 4:48–51

Kaplan EB, Spinner M (1969) The anterior interosseous nerve syndrome. J Bone Joint Surg [Am] 51:1677

Kaplan EB, Spinner M (1980) Normal and anomalous innervation patterns in the upper extremity. In: Omer GE, Spinner M (eds) Management of peripheral nerve problems. Saunders, Philadelphia, pp 75–99

Kelly MJ, Jackson BT (1976) Compression of median nerve at elbow. Br Med J 2:283

Kessel L, Rang M (1966) Supracondylar spur of the humerus. J Bone Joint Surg [Br] 48:765–769
Kiloh LG, Nevin S (1952) Isolated neuritis of the anterior interosseous nerve. Br Med J 1:850–851
King RJ, Dunkerton M (1982) The pronator syndrome. J R Coll Surg Edinb 27:142–145
Knight CR, Kozub P (1979) Anterior interosseous syndrome. Ann Plast Surg 3:72–76
Knox R (1841) On the occasional presence of a supracondyloid process in the human humerus. Edinb Med Surg J 56:125–128
Komar J, Szegvari M (1983) Der peripher-neurologische Hintergrund des Schreibkrampfes: Mittlere N. medianus-Läsion. Nervenarzt 54:322–325
Kopell HP, Thompson WAL (1958) Pronator syndrome. Confirmed case and its diagnosis. N Engl J Med 259:713–715
Kopell HP, Thompson WAL (1976) Peripheral entrapment neuropathies. Krieger, Huntington, NY
Laha RK, Dujovny M, DeCastro SC (1977) Entrapment of median nerve by supracondylar process in the humerus. J Neurosurg 46:252–255
Laha RK, Lunsford LD, Dujovny M (1978) Lacertus fibrosus compression of the median nerve. J Neurosurg 48:838–841
Lake PA (1974) Anterior interosseous nerve syndrome. J Neurosurg 41:306–309
Lanz T v, Wachsmuth W (1959) Praktische Anatomie, 1. Bd, 3. Teil, Arm, 2. Aufl. Springer, Berlin Göttingen Heidelberg
Lipscomb PR, Burleson RJ (1955) Vascular and neural complications in supracondylar fractures in children. J Bone Joint Surg [Am] 37:487–492
Mandruzzato F (1938) Patologia e chirurgia del processo sopra-epitrocleare dell'omero. Chir Organi Mov 24:123–132
Mannerfelt L, Norman O (1969) Attrition ruptures of flexor tendons in rheumatoid arthritis caused by bony spurs in the carpal tunnel. J Bone Joint Surg [Br] 51:270–277
Marquis JW, Bruwer AJ, Keith HM (1957) Supracondyloid process of the humerus. Mayo Clin Proc 32:691–697
Martinelli P, Gabellini AS, Poppi M, Gallassi R, Pozzati E (1982) Pronator syndrome due to thickened bicipital aponeurosis. J Neurol Neurosurg Psychiatry 45:181–182
Melis GC (1978) Sindrome compressiva del nerve mediano da processo sopraepitrocleare dell'omero. Chir Organi Mov 64:535–538
Mills RHB, Mukherjee K, Bassett JB (1969) Anterior interosseous nerve palsy. Br Med J 2:555
Morgan RF, Terranova W, Nichter LS, Edgerton MT (1985) Entrapment neuropathies of the upper extremity. Am Fam Physician 31:123–134
Morris HH, Peters BH (1976) Pronator syndrome: Clinical and electrophysiological features in seven cases. J Neurol Neurosurg Psychiatry 39:461–464
Mumenthaler M (1974) Charakteristische Krankheitsbilder nicht unmittelbar traumatischer peripherer Nervenschäden: Ursachen und Diagnose. Nervenarzt 45:61–66
Mumenthaler M, Schliack H (1982) Läsionen peripherer Nerven. Diagnostik und Therapie, 4. Aufl. Thieme, Stuttgart
Nakano KK, Lundergan C, Okihiro MM (1977) Anterior interosseous nerve syndrome. Arch Neurol 34:477–480
Nelson RM, Currier DP (1980) Anterior interosseous syndrome: A case report. Phys Ther 60:194
Neundörfer B, Kröger M (1976) The anterior interosseous nerve syndrome. J Neurol 213:347–352
Nicolas A (1891) Nouvelles observations d'apophyse sus-épitrochléenne chez l'homme. Revue Biologique du Nord de la France:121–134
O'Brien D, Upton ARM (1972) Anterior interosseous nerve syndrome. J Neurol Neurosurg Psychiatry 35:531–536
Omer GE (1980) Tendon transfers for reconstruction of the forearm and hand following peripheral nerve injuries. In: Omer GE, Spinner M (eds) Management of peripheral nerve problems. Saunders, Philadelphia, pp 817–846
Parsonage MJ, Turner AW (1948) Neuralgic amyotrophy. The shoulder girdle syndrome. Lancet I:973–978
Penkert G (1983) Interosseus anterior-Syndrom. Handchirurgie 15:223–226

Peters WJ, Todd TR (1983) Anterior interosseous nerve compression syndrome from metastatic bronchogenic carcinoma to the forearm. Plast Reconstr Surg 72:706–707

Rask MR (1979a) The flexor pollicis longus deep tendon reflex (FPL-DTR) (letter). Muscle Nerve 2:503–504

Rask MR (1979b) Anterior interosseus nerve entrapment (Kiloh-Nevin syndrome). Report of seven cases. Clin Orthop 142:176–181

Rengachary SS (1985) Entrapment neuropathies. In: Wilkins RH, Rengachary SS (eds) Neurosurgery. McGraw Hill, New York, pp 1771–1785

Rofes Capo S, Ramirez Ruiz G, Bordas Sales JL, Gomez Bonfills J, Lopez de Vega J (1981) Median nerve compression on the level of the ligament of Struthers. Case report. Acta Orthop Belg. 47:884–889

Roth G, Ludy JP, Egloff-Baer S (1982) Isolated proximal median neuropathy. Muscle Nerve 5:247–249

Schmidt H, Eiken O (1971) The anterior interosseous nerve syndrome. Case reports. Scand J Plast Reconstr Surg 5:53–56

Seddon H (1972) Surgical disorders of the peripheral nerves. Churchill & Livingstone, Edinburgh London

Seyffarth H (1951) Primary myoses in the M. pronator teres as cause of lesion of the N. medianus (the pronator-syndrome). Acta Psychiatr Neurol Scand [Suppl 74]:251–254

Sharrard WJW (1968) Anterior interosseous neuritis. J Bone Joint Surg [Br] 50:804–805

Smith BH, Herbst A, Bernadette A (1974) Anterior interosseous nerve palsy. Arch Neurol 30:330–331

Smith RV, Fisher RG (1973) Struthers ligament: A source of median nerve compression above the elbow. Case report. J Neurosurg 38:778–779

Solieri S (1929) Neuralgia del nervo mediano da processo sopraepitrocleare. Chir Organi Mov 14:171–175

Souquet R, Mansat M, Chavoin JP (1981) Les syndromes de compression du nerf médian au coude. Ann Chir 35:718–802

Souquet R, Mansat M, Chavoin JP (1982) Les symptomes de compression du nerf médian au coude. Sem Hop Paris 58:1060–1064

Spinner M (1969) The functional attitude of the hand afflicted with an anterior interosseous nerve paralysis. Bull Hosp Jt Dis 30:21–22

Spinner M (1970) The anterior interosseous nerve syndrome. J Bone Joint Surg [Am] 52:84–94

Spinner M (1972) Injuries of the major branches of peripheral nerves of the forearm. Saunders, Philadelphia

Spinner M (1976) Cryptogenic infraclavicular brachial plexus neuritis. Bull Hosp Jt Dis 37:98–104

Spinner M (1978) Injury to the major branches of peripheral nerves of the forearm, 2nd edn. Saunders, Philadelphia

Spinner M (1980) Management of nerve compression lesions of the upper extremity. In: Omer GE, Spinner M (eds) Management of peripheral nerve problems. Saunders, Philadelphia, pp 569–592

Spinner M, Spencer PS (1974) Nerve compression lesions of the upper extremity. A clinical and experimental review. Clin Orthop Relat Res 104:46–67

Stern MB (1984) The anterior interosseous nerve syndrome (the Kiloh-Nevin-syndrome). Clin Orthop 187:223–227

Stern MB, Rosner JL, Blinderman EE (1967) Kiloh-Nevin-syndrome. Report of a case and review of the literature. Clin Orthop 53:95–98

Stern PJ, Kutz JE (1980) An unusual variant of the anterior interosseous nerve syndrome: A case report and review of the literature. J Hand Surg 5:32–34

Struthers J (1848) On a peculiarity of the humerus and humeral artery. Monthly J Med Sci (Edinburgh) 9:264–267

Struthers J (1854) On some points in the abnormal anatomy of the arm. Quart J Pract Med Surg 13:523–533

Struthers J (1881) On the processus supra-condyloideus humeri of man. Int Congr Med 1:148–150

Sunderland S (1945) The intraneural topography of the radial, median and ulnar nerves. Brain 68:243–299

Sunderland S (1978) Nerves and nerve injuries; 2nd edn. Churchill & Livingstone, Edinburgh
Suranyi L (1983) Median nerve compression by Struthers' ligament. J Neurol Neurosurg Psychiatry 46:1047–1049
Terry RJ (1921) A study of the supracondyloid process in the living. Am J Phys Anthropol 4:129–139
Testut L (1889) L'apophyse sus-épitrochléenne chez l'homme. Int Monatsschr Anat Physiol 6:391–433
Testut L, Latarjet A (1949) Traité d'anatomie humaine, 9e éd. Doin, Paris
Thomas DF (1962) Kiloh-Nevin syndrome. J Bone Joint Surg [Br] 44:962
Thomsen PB (1977) Processus supracondyloidea humeri with concomitant compression of the median nerve and the ulnar nerve. Acta Orthop Scand 48:391–393
Thomson A (1893) Third Annual Report of the Committee of Collective Investigation of the Anatomical Society of Great Britain and Ireland for the Year 1891–92. Frequency and arrangement of communication between the median (or anterior interosseus) and ulnar nerves in the forearm. J Anat Physiol 27:192–194
Torres J (1971) Die klinische Bedeutung des Processus supratrochlearis. Handchirurgie 5:15–19
Tørring S, Sommer J (1980) Pronator teres syndromet. Kompression af nervus medianus proksimalt på antebracheum. Ugeskr Laeger 142:1152–1153
Vaccari A, Pancaldi G, Salsi A, Adani R (1982/83) Su di un raro caso di compressione del nervo mediano alla piega del gomito. Chir Organi Mov 68:785–790
Vichare NA (1968) Spontaneous paralysis of the anterior interosseous nerve. J Bone Joint Surg [Br] 50:806–808
Werner CO, Rosen I, Thorngren KG (1985) Clinical and neurophysiologic characteristics of the pronator syndrome. Clin Orthop 197:231–236
Wertsch JJ, Melvin J (1982) Median nerve anatomy and entrapment syndromes: A review. Arch Phys Med Rehabil 63:623–627
Wertsch JJ, Sanger JR, Matloub HS (1985) Pseudo-anterior interosseous nerve syndrome. Muscle Nerve 8:68–70
Wiens E, Lau SC (1978) The anterior interosseous nerve syndrome. Can J Surg 21:354–357
Wiggins CE (1982) Pronator syndrome. South Med J 75:240–241
Witt CM (1950) The supracondyloid process of the humerus. J Montana Med Assoc 47:445–446
Yanase Y, Ueba Y, Yamamoto K, Sudo Y (1977) Palsy of the flexor pollicis longus and the flexor digitorum profundus to the index finger resembling anterior interosseous nerve syndrome. Nippom Geka Hokan 46:38–45

13.3 Karpaltunnelsyndrom

Das Karpaltunnelsyndrom (KTS), die Kompressionsschädigung des N. medianus im Karpalkanal, ist das mit Abstand häufigste Engpaßsyndrom peripherer Nerven und machte 45% von Mumenthalers (1973, 1974) 1574 Patienten mit nichttraumatischen mechanischen Nervenläsionen aus. Um so verwunderlicher ist es, daß es sehr lange dauerte, bis erkannt wurde, daß das typische klinische Bild eines Karpaltunnelsyndroms Ausdruck einer mechanischen Läsion des N. medianus im Handegelenksbereich ist. Erst 1965 fand es als eigenständiges Krankheitsbild Eingang in den Index Medicus (Taylor 1971). Das erste Nervenkompressionssyndrom, das als solches erkannt wurde, war ein recht seltenes, nämlich die Morton-Metatarsalgie, eine Druckschädigung bestimmter Digitalnerven am Fuß (Morton 1876).

Paget beschrieb 1854 2 Fälle einer distalen Medianusläsion nach fester Umschlingung des Handgelenks mit einem Seil und nach distaler Radiusfraktur (zit. n. Paroski u. Fine 1985). Dies aber waren keine durch den physiologischen Engpaß des Karpaltunnels bedingte Medianusläsionen, sie traten vielmehr posttraumatisch auf. Schultze teilte 1893 8 Patienten mit sog. „Akroparästhesien" mit, die nach heutiger Einschätzung wahrscheinlich an einem Karpaltunnelsyndrom litten. Er vermutete, daß es sich um ein eigenständiges Krankheitsbild handelte, und hoffte auf anatomische Untersuchungen zur Klärung der Ursache der Beschwerden seiner Patienten. Hunt berichtete 1909 über eine isolierte Läsion des motorischen Astes des Nervs. Der Patient hatte eine Thenaratrophie, aber keine sensiblen Ausfälle. Hunt führte diese Störung auf spezifische Tätigkeiten des Patienten zurück. 1911 publizierte er weitere derartige Fälle. 2 Jahre später veröffentlichten Marie u. Foix (1913) die Ergebnisse der autoptischen Untersuchungen des N. medianus bei einem Patienten, der offenbar an einem Karpaltunnelsyndrom gelitten hatte. Neben der von Thomas u. Fullerton (1963) ist sie bis heute die einzige histopathologische Untersuchung im Falle eines Karpaltunnelsyndroms geblieben. Marie u. Foix sahen die mikroskopischen Veränderungen zwar als Folge einer interstitiellen Neuritis an, vermuteten aber bereits, daß das Lig. carpi transversum vielleicht bei der Entstehung der klinischen Symptomatik eine Rolle spielt, und äußerten schließlich die Hoffnung, daß die therapeutische Spaltung dieses Bandes das Fortschreiten der Erkrankung aufhalten könne. Trotz dieser Empfehlung dauerte es fast 20 Jahre, bis Learmonth 1930 erstmals die Spaltung des Lig. carpi transversum bei einer Patientin durchführte, deren Symptomatik im Rahmen einer Akromegalie aufgetreten war (Learmonth 1933; Woltman 1941). Die Patientin war anschließend beschwerdefrei. Learmonths Publikation (1933) war Wartenberg nicht bekannt. 1936 setzte dieser sich mit den sog. Akroparästhesien auseinander, die Schultze 1893 beschrieben hatte. In Anlehnung an die Meralgia paraesthetica, die Kompressionsneuropathie des N. cutaneus femoris lateralis (Bernhardt 1895; Roth 1895), (s. Kap. 21) schuf er für sie den Begriff „Brachialgia statica paraesthetica", da die Beschwerden für ihn Ausdruck einer „statisch bedingten leichten Durckneuritis des Plexus brachialis" waren.

Moersch (1938) empfahl die Operation bei einer Patientin mit, wie wir heute wissen, typischen klinischen Zeichen eines Karpaltunnelsyndroms. Zachary (1945) operierte 2 Fälle, Cannon u. Love berichteten 1946 über 9 und Brain et al. 1947 über 6 erfolgreich operierte Patienten. Damit war die mechanische Genese des Karpaltunnelsyndroms immer klarer geworden. Im wesentlichen ist es aber Phalens Verdienst, gegen damals noch große Widerstände die mechanische Ursache der „Neuritis des N. medianus" propagiert zu haben. Er darf daher zu Recht als der Vater der Karpaltunneloperation bezeichnet werden (Phalen 1951, 1966, 1970, 1972, 1981).

1 Anatomie

Der N. medianus tritt etwa 5 cm proximal des Karpalkanals unter dem Bauch des M. flexor digitorum superficialis hervor, liegt dann recht oberflächlich und begleitet die Sehne seines Leitmuskels, des Flexor carpi radialis, auf dessen Ulnar-

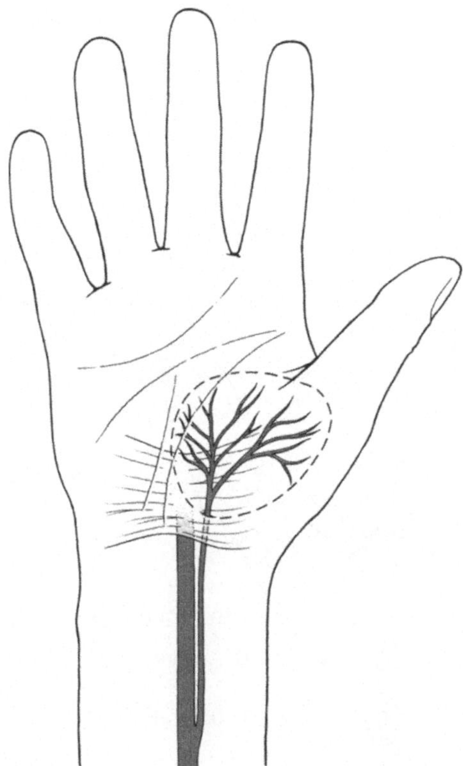

Abb. 78. R. palmaris nervi mediani mit sensiblem Versorgungsgebiet (*gestrichelt*). Der R. palmaris verläuft innerhalb des Lig. carpi transversum in einem eigenen Kanal. Bei Durchtrennung des Lig. carpi transversum auf der Radialseite kann der R. palmaris erfaßt und durchschnitten werden

seite. Nach Testut u. Latarjet (1949) 2–3 cm proximal des Handgelenks, nach anderen Autoren jedoch auf sehr variabler Höhe im distalen Drittel des Unterarms, verläßt den Medianusstamm ein sensibler Ast, der *R. palmaris* (Linell 1921, Hovelacque 1927) (Abb. 78). Er entspringt aus seinem anterolateralen Quadranten, bleibt zunächst über 16–25 mm mit dem Medianus verbunden, trennt sich dann radialwärts von ihm, liegt hier der Unterseite der Fascia antebrachii an und läuft in einem eigenen 9–16 mm langen Tunnel im Lig. carpi transversum zur Hohlhand (Taleisnik 1973). Am distalen Ende dieses Bandes teilt er sich in seinen medialen und lateralen Endast. Der dickere laterale Ast versorgt die Haut des medialen Daumenballens, der dünnere mediale ein sehr kleines Hautareal ulnar davon, das an der Linea cephalica endet (Hovelacque 1927; Linell 1921). Der laterale Ast anastomosiert konstant mit einem Ast des N. cutaneus antebrachii radialis des N. musculocutaneus und mit dem R. superficialis nervi radialis (Hovelacque 1927; Testut u. Latarjet 1949).

Der N. medianus selbst wird ebenso wie die Beugesehnen am Handgelenk vom Lig. carpi volare bedeckt, einer Verstärkung der Fascia antebrachii (Abb.

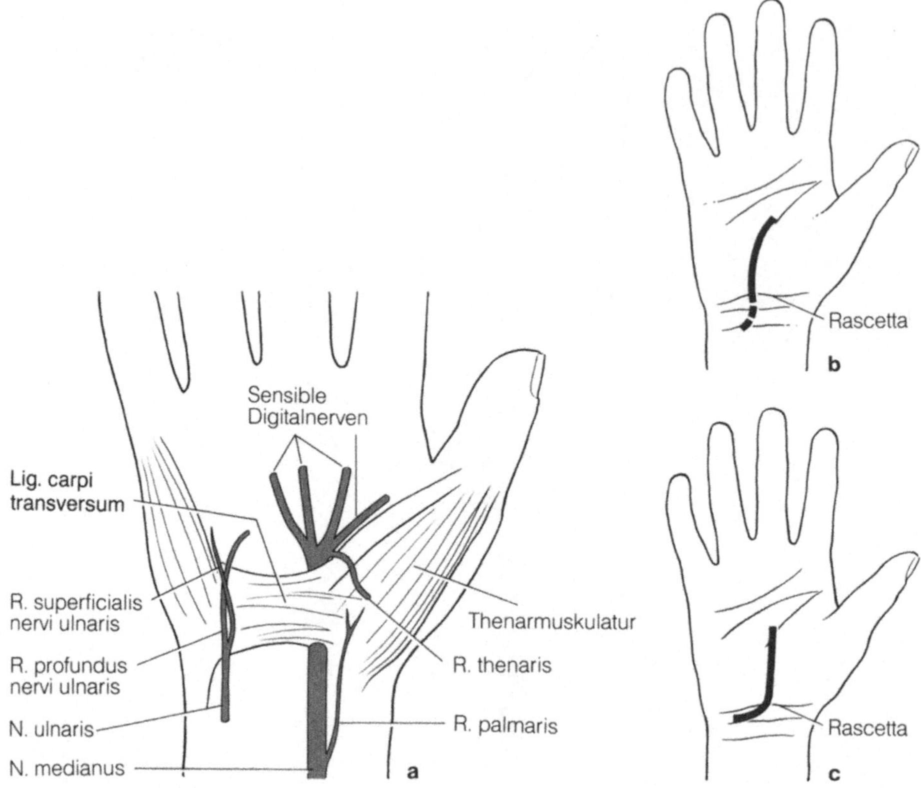

Abb. 79 a–c. Anatomie des Karpalkanals und Schnittführungen zur operativen Behandlung
eines Karpaltunnelsyndroms. **a** Der N. medianus verläuft unter dem Lig. carpi transversum.
Zuvor hat er am Unterarm den R. palmaris abgegeben. Am distalen Rand des Lig. carpi
transversum teilt sich der N. medianus in den motorischen R. thenaris und die sensiblen Digitalnerven. Thenarmuskulatur, N. ulnaris, R. superficialis nervi ulnaris, R. profundus nervi ulnaris.
b, c Alternative Schnittführungen zur operativen Behandlung des Karpaltunnelsyndroms. Bevorzugt wird der Hautschnitt in der Lebenslinie (Linea vitalis) oder der Linea stomachica (**b**),
der die distale Handgelenksfalte (Rascetta), nicht zu überschreiten braucht. Eine Erweiterung
nach proximal muß bogenförmig ulnarwärts erfolgen, die Handgelenksfalten sollen nie senkrecht überschritten werden

79 a – c). Dieses Ringband ist medial am Processus styloideus ulnae und lateral an
der Außenfläche des Radius fixiert. Hier kann der N. medianus medial der Sehne
des Flexor carpi radialis leicht aufgesucht werden.

Fasern des Lig. carpi volare gehen distalwärts in das Lig. carpi transversum
über, welches die vordere Wand des Karpalkanals oder Karpaltunnels bildet
(Abb. 80). Dieser Karpalkanal (Canalis carpi) verbindet den Unterarm mit dem
Mittelfach der tiefen Hohlhandregion und enthält neben dem N. medianus die
Sehnen aller langen Fingerbeuger. Er ist ein physiologischer Nervenengpaß. Eine
Kompression des N. medianus kann entweder durch eine Zunahme des Tunnelin-
halts oder eine Abnahme des Tunnelvolumens hervorgerufen werden. Den Boden
des Canalis carpi bilden die Ligg. radiocarpea, intercarpea und carpometacarpea.

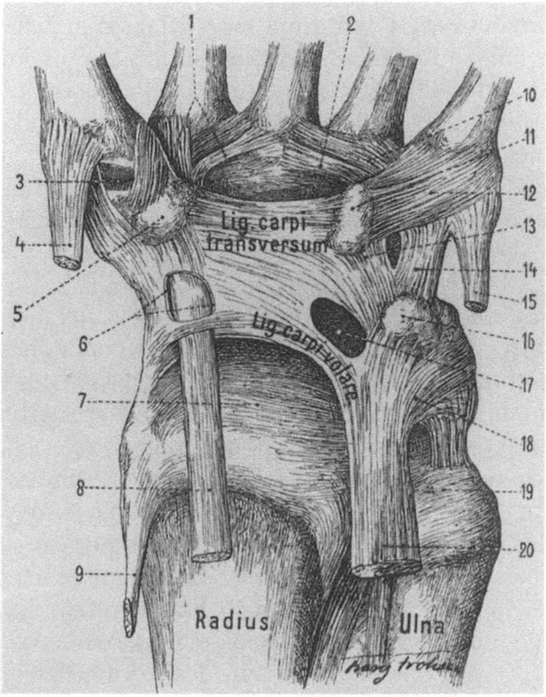

Abb. 80. Frohses Darstellung der Bandapparate der Handwurzel (1908). Das als Lig. carpi volare bezeichnete Band entspricht nicht dem der heutigen anatomischen Nomenklatur. Als Lig. carpi volare bezeichnet man heute eine Verstärkung der Fascia antebrachii, die als Ringband am Processus styloideus ulnae und der Außenfläche des distalen Radius fixiert ist. *8* Sehne des M. flexor carpi radialis, *20* Sehne des M. flexor carpi ulnaris, *5* Tuberculum ossis trapezii, *6* artifizielles Fenster im Lig. carpi transversum. Untei der Sehne des M. flexor carpi radialis liegt das Tuberculum ossis navicularis. *11* Hamulus ossis hamati, *13* Lig. pisohamatum, *16* Os pisiforme. Tuberculum ossis navicularis (*6*) und Tuberculum ossis trapezii (*5*) bilden die Eminentia radialis, Os pisiforme (*16*) und Hamulus ossis hamati die Eminentia ulnaris. Sie sind die mediale und laterale Grenze des Karpalkanals. (Aus Frohse u. Fränkel 1908)

Die Tubercula des Os naviculare und Os trapezium begrenzen ihn als Eminentia radialis auf der Lateralseite, Os pisiforme und Hamulus ossis hamati als Eminentia ulnaris auf der Medialseite. Volarwärts wird dieser Sulcus carpi der Handwurzelknochen durch das Lig. carpi transversum abgeschlossen. Dieses Band besteht radial aus einem oberflächlichen und tiefen Blatt, beide bilden zwischen sich einen Tunnel für die am Os metacarpale II ansetzende Sehne des M. flexor carpi radialis (Robbins 1963). Es ist in Höhe des Os capitatum mit 2 mm am dicksten und verdünnt sich proximal- und distalwärts auf 1 mm (Robbins 1963). Entsprechend der jeweiligen Dicke des Bandes verengt sich der Kanal vom Eingang bis 2–2,5 cm distal davon und wird dann wieder weiter (Robbins 1963; Tanzer 1959). Bei starker Beugung oder Streckung des Handgelenks wird der Tunnel noch enger (Robbins 1963), wie auch intrakanalikuläre Druckmessungen bestätigten (Chaise et al. 1984; Gelberman et al. 1981; Tanzer 1959). Dort, wo das Lig. carpi transversum am dicksten ist, ist der N. medianus regelmäßig elliptisch abgeflacht. Er liegt im Karpalkanal meist auf den Beugesehnen. Die Sehne des Flexor pollicis longus ist radial, die Sehnen des Flexor digitorum superficialis zum Zeige- und Mittelfinger sind ulnar von ihm zu finden. Hier besteht er aus durchschnittlich 24 Faszikeln (6–40; Sunderland 1945). Den Grund für seine Vulnerabilität an dieser Stelle könnte man in einem ungünstigen Verhältnis von Nervenfaszikeln zu schützendem epi- und perineuralen Bindegewebe suchen. Das ist aber nicht der Fall. Der Anteil der Faszikel am Querschnitt des Gesamtnerven beträgt hier durchschnittlich 42%; das Verhältnis zwischen Faszikeln und Bindegewebe ist damit günstiger als in den übrigen Abschnitten des N. medianus (Sunderland 1978; Sunderland u. Bradley 1949).

19–60 mm distal des Processus styloideus radii teilt sich der N. medianus in seine Endäste, den R. thenaris und die Nn. digitales communes (Sunderland u. Ray 1946). Der motorische *R. thenaris* zieht nach Verlassen des Karpalkanals im rechten Winkel um das Lig. carpi transversum radialwärts (Abb. 81) und innerviert Mm. abductor pollicis brevis und opponens pollicis sowie das Caput superficiale des M. flexor pollicis brevis. Die Digitalnerven führen neben sensiblen Fasern für die Haut des Daumens, Zeige- und Mittelfingers sowie für die Radialseite des Ringfingers motorische Fasern für die Mm. lumbricales I und II. Das aus den Lehrbüchern bekannte typische sensible Innervationsgebiet des N. medianus findet sich nur in 72% der Arme (Stopford 1918): Es umfaßt die volaren Flächen von Daumen, Zeige- und Mittelfinger sowie die Radialseite des Ringfingers und reicht dorsal am 2., 3. und an der Radialseite des 4. Fingers bis zum proximalen Interphalangealgelenk oder bis zur Mitte der Grundphalanx (s. Abb. 66, S. 130). Die Dorsalseite des Daumens wird vom R. superficialis nervi radialis versorgt.

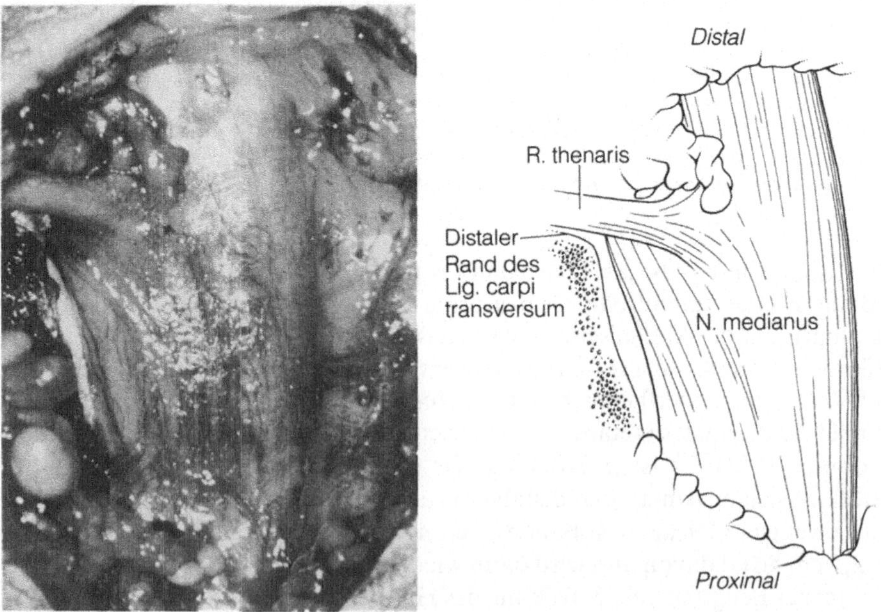

Abb. 81. Regulärer Verlauf des motorischen R. thenaris nervi mediani (linke Hand). Der R. thenaris verläßt den N. medianus im distalen Abschnitt oder am Ende des Karpaltunnels

Das Autonomgebiet des N. medianus sind die Endphalangen von Zeige- und Mittelfinger (Foerster 1929). Das sensible Maximalgebiet des N. medianus umfaßt volar den radialen Handteller und die Metacarpalia I bis IV, den Daumenballen und die radialen 4 Finger, dorsal die gesamten Finger 2–4 sowie die Dorsalseite des Daumens einschließlich der Haut über dem Metacarpale I (Foerster 1929).

1.1 Anatomische Varianten

Die Kenntnis der anatomischen Varianten ist gerade bei einem so häufigen Kompressionssyndrom wie dem Karpaltunnelsyndrom von großer Bedeutung. Sie sind zwar selten, müssen dem Untersucher und v. a. auch dem Operateur aber bekannt sein. Lanz (1975) sah bei 250 Operationen 13mal (5,2%) Abweichungen von der normalen Anatomie.

Hohe Teilung des N. medianus (Abb. 82a–m; s. auch Abb. 90c, S. 187)

Der N. medianus kann sich bereits am Unterarm teilen. Meist ist der radiale Anteil dicker als der ulnare (Eiken et al. 1971; Kessler 1969; Lanz 1975; Nather et al. 1980; Schultz et al. 1973; Schweitzer u. Miller 1973). Diese Anomalie ist meist mit einer persistierenden A. mediana vergesellschaftet, die dann zwischen den beiden Teilen des Nervs verläuft (Chalmers 1978; Eiken et al. 1971; Lanz 1975). Wood u. Frykman (1978) berichteten über einen im Karpalkanal dreigeteilten N. medianus. Die Summe der Querschnitte dieser Einzelnerven ist stets höher als das eines normalen singulären N. medianus (Schultz et al. 1973; Schweitzer u. Miller 1973). Winkelman u. Spinner (1973) beobachteten einen Fall, bei dem der Digitalnerv zum 3. Zwischenfingerraum den N. medianus 4 cm distal des Abgangs des N. interosseus anterior am proximalen Unterarm verließ. Er penetrierte den Flexor digitorum superficialis und lag im weiteren Verlauf unter der Fascia antebrachii, im Karpalkanal selbst ulnar des N. medianus. Zusätzlich bestand eine Martin-Grubersche Anastomose. Gruber hatte bereits 1870 über 4 ähnliche Fälle berichtet (zit. n. Spinner 1978). Ogden (1972) operierte einen Patienten, bei dem ein abnormer Ast den N. medianus am Unterarm verließ und im Lig. carpi transversum selbst verlief, und zwar radial vom N. medianus.

Besonderheiten im Karpalkanal

Üblicherweise liegt der N. medianus im Karpalkanal auf den Beugesehnen unmittelbar unter dem Lig. carpi transversum. In 90% der Fälle befindet er sich in der radialen Hälfte des Tunnels, er kann aber auch in seiner ulnaren Hälfte verlaufen (Tillmann u. Gretenkord 1981). Eskesen et al. (1981) sahen einen Patienten, bei dem N. medianus und ulnaris im Karpalkanal lagen. Tillmann u. Gretenkord (1981) präparierten 222 Extremitäten. Bei 202 der Arme (91%) lag der N. medianus oberflächlich, bei ⅔ von diesen auf den Beugesehnen, bei ⅓ etwas tiefer zwischen den Sehnen II und III des oberflächlichen Fingerbeugers. Bei 9 Armen jedoch drehte sich der Nerv um 90° und trat zwischen diesen beiden Sehnen in die Tiefe. Bei 5% (11 Arme) war der Nerv im Karpalkanal vollständig

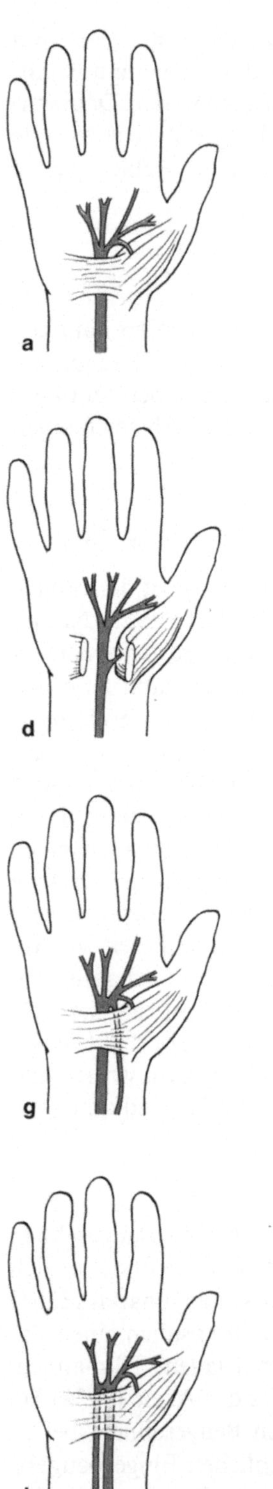
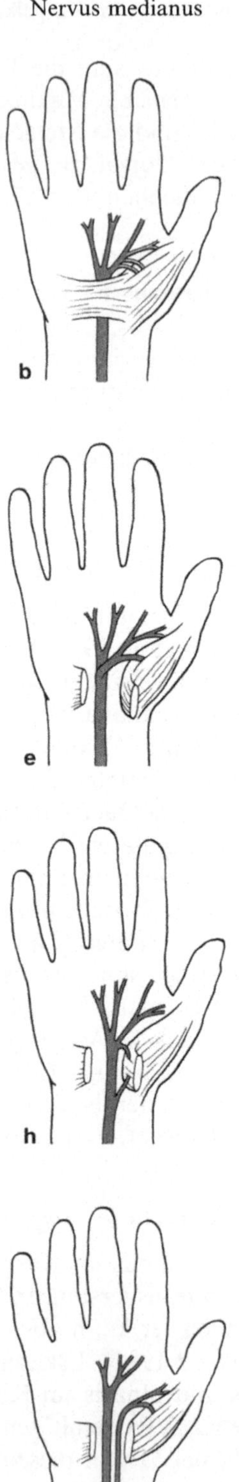
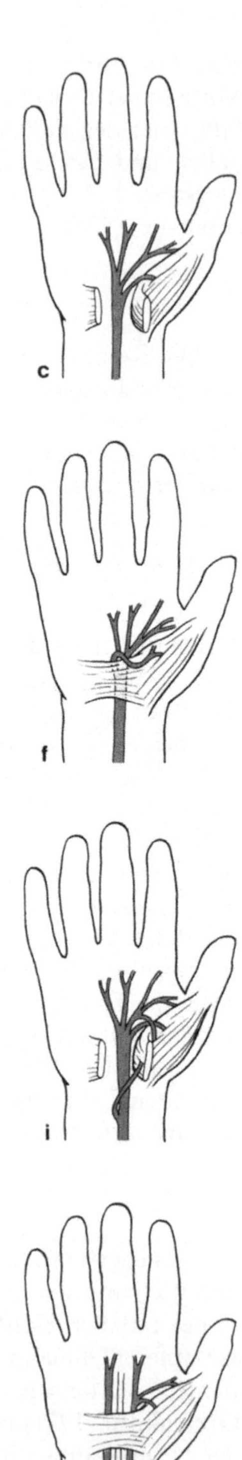

von den Beugesehnen bedeckt und nach Öffnung des Lig. carpi transversum nicht sichtbar. Eine solche Besonderheit wurde jedoch operativ bisher nicht bestätigt.

R. thenaris und Varianten der motorischen Innervation

Gewöhnlich entspringt der R. thenaris auf der Radialseite des N. medianus am Karpalkanalausgang, biegt um das Lig. carpi transversum rechtwinklig nach radial ab und innerviert die Mm. abductor pollicis brevis und opponens pollicis sowie den oberflächlichen Kopf des M. flexor pollicis brevis (s. Abb. 81). Abweichungen von diesem normalen Verlauf wurden von Lanz (1975, 1977) und Poisel (1974) zusammengestellt (Abb. 83a, b; s. Abb. 82a–m). Während Lanz (1975, 1977) die Varianten anhand von Beobachtungen während Operationen am Karpaltunnelsyndrom beschrieb, hatte Poisel (1974) 100 Leichenhände untersucht und 3 grundsätzliche Verlaufsformen dieses Astes gefunden:

- 46% zeigten den sog. extraligamentären Typ: Der Thenarast entsprang distal des Lig. carpi transversum aus dem N. medianus und zog dann zur Thenarmuskulatur.
- Bei 31% der untersuchten Hände verließ der Thenarast den ersten gemeinsamen Fingernerven bereits im Karpalkanal (sog. subligamentärer Typ).
- Bei 23% entsprang er ebenfalls bereits im Karpalkanal und perforierte dann das Lig. carpi transversum (sog. transligamentärer Typ).

Der R. thenaris kann aus mehreren Ästen bestehen, er kann unter dem Band oder auf der ulnaren Seite des N. medianus entspringen oder das Lig. carpi transversum perforieren (s. Abb. 82a–m; Abb. 83a, b). Ein transligamentär verlaufender Thenarast (Abb. 84) kann durchtrennt werden, wenn das Lig. carpi transversum auf der Radialisseite gespalten wird. Die Kenntnis dieser anatomischen Variante ist aus diesem Grunde von großer praktischer Bedeutung. Sie wurde erstmals von Papathanassiou (1968), später von Linburg u. Albright (1970), Johnson u. Shrewsbury (1970), Poisel (1974), Lanz (1977) und Werschkul (1977) beobachtet. Poisel (1974) sah sie erstaunlich häufig, nämlich bei 23% seiner anatomischen Präparate. Demgegenüber fand Lanz (1977) bei 246 Karpaltunneloperationen zwar 29mal (12%) Abweichungen vom lehrbuchmäßigen Verlauf des N. medianus und seiner Äste im Karpalkanal, aber nur einmal eine trans-

Abb. 82a–m. Anatomische Varianten des N. medianus im Karpalkanal. a Regulärer Verlauf: Einzelner N. medianus. Der R. thenaris entspringt distal des Lig. carpi transversum auf der Radialseite des Nervs. b Gedoppelter R. thenaris. c Subligamentärer Ursprung des R. thenaris. Er verläßt den N. medianus im Karpalkanal. d Transligamentärer Verlauf des R. thenaris. Er entspringt auf der Radialseite des N. medianus im Karpalkanal und penetriert das Lig. carpi transversum (vgl. Abb. 84). e Ursprung des R. thenaris auf der Ulnarseite des N. medianus. f Der R. thenaris entspringt auf der Ulnarseite des N. medianus im Karpalkanal und verläuft auf dem Lig. carpi transversum. g Akzessorischer Medianusast, der den Hauptstamm proximal des Karpalkanals verläßt. h Akzessorischer transligamentär verlaufender Medianusast. i Akzessorischer Ast, der auf der Ulnarseite des N. medianus proximal des Karpalkanals entspringt. k Hohe Teilung des N. medianus mit dickem radialem Anteil (häufiger). l Hohe Teilung des N. medianus mit dickem ulnarem Anteil (selten). m Hohe Teilung des N. medianus mit persistierender A. mediana. (In Anlehnung an Lanz 1977)

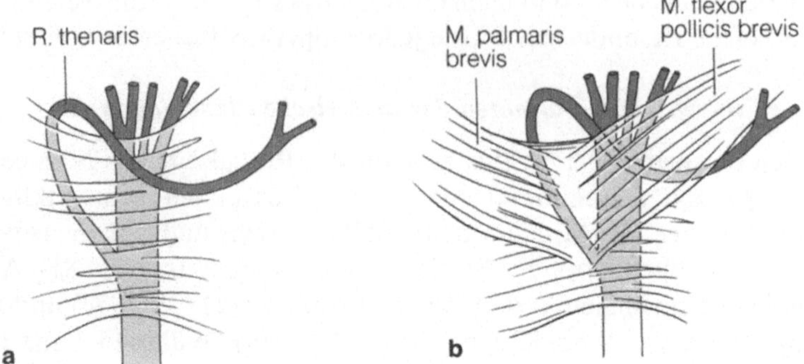

Abb. 83a, b. Abgang des R. thenaris aus der Ulnarseite des N. medianus im Karpalkanal. **a** Der R. thenaris liegt in seinem weiteren Verlauf auf dem Lig. carpi transversum. **b** Bei dem anomalen Ursprung des M. flexor pollicis brevis und des M. palmaris brevis vom Lig. carpi transversum verläuft der R. thenaris zwischen M. flexor pollicis brevis und Lig. carpi transversum und ist schwer identifizierbar. (Nach Mannerfelt u. Hybbinette 1972)

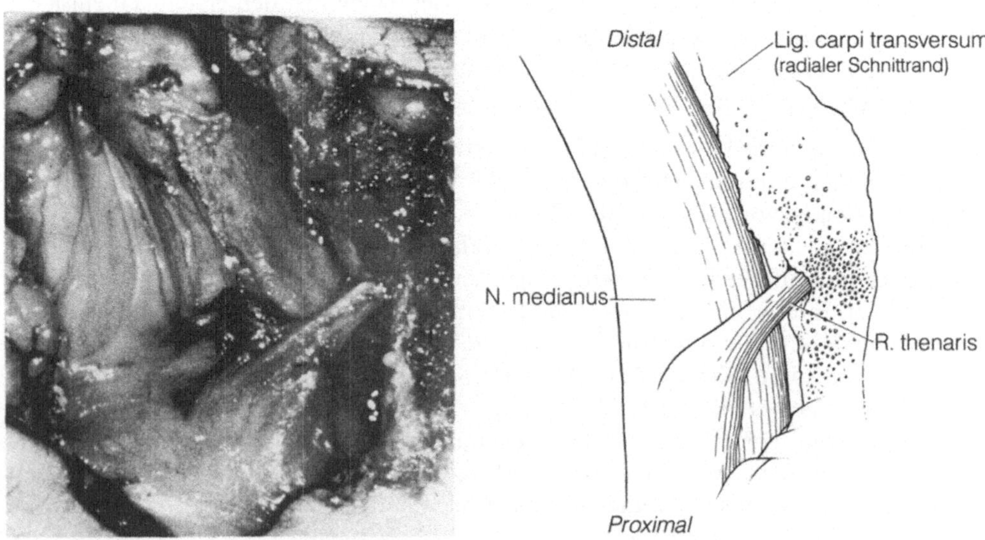

Abb. 84. Transligamentärer Verlauf des R. thenaris nervi mediani (rechte Hand). Der R. thenaris entspringt hier im proximalen Abschnitt des Karpaltunnels aus dem N. medianus und penetriert das Lig. carpi transversum. Wird der Karpaltunnel auf der Radialseite eröffnet, kann dieser Ast leicht durchtrennt werden

ligamentäre Passage. Mannerfelt u. Hybbinette (1972) und Hybbinette (1986) beobachteten Patienten mit atypischem Verlauf des R. thenaris und einem hypertrophierten M. flexor pollicis brevis und M. palmaris brevis auf dem Lig. carpi transversum. Der R. thenaris entsprang auf der Medialseite des N. medianus im Karpalkanal, schlug im distalen Rand des Lig. carpi transversum proximalwärts um und verlief innerhalb der beiden genannten Muskeln, bevor er radialwärts in die Thenarmuskulatur einstrahlte (s. Abb. 83).

Abweichungen der Thenarinnervation von der beschriebenen Norm sind häufig. Rowntree (1949) sah nur bei 33% von 226 Medianusverletzungen die genannten typischen Innervationsverhältnisse. Jeder der Daumenballenmuskeln kann vom N. ulnaris versorgt werden (Highet 1943; Rowntree 1949; Testut u. Latarjet 1949). Bei 2% der Patienten Rowntrees (1949) und 4% der Patienten von Hopf u. Hense (1974) wurde die gesamte Thenarmuskulatur vom N. ulnaris versorgt (sog. „all ulnar hand"). Bei diesen Patienten fehlt der R. thenaris (Spinner 1978). Der N. medianus versorgte bei 2% der Fälle zusätzlich zur Daumenballenmuskulatur den M. adductor pollicis, bei weiteren 2% der Fälle außerdem noch den M. interosseus dorsalis I (Rowntree 1949). Werden alle oder ein Großteil der kleinen Handmuskeln vom Medianus versorgt, so spricht man von einer „all median hand" oder „partial median hand" (Marinacci 1964a, b). Diese Innervationsanomalien sind die Erklärung dafür, daß nach kompletten Durchtrennungen des N. medianus oder des N. ulnaris die Funktion der kleinen Handmuskeln nicht beeinträchtigt sein muß (Bourrel 1974; Cliffton 1948; Foerster 1929; Hopf u. Hense 1974; Merle d'Aubigné u. Valentin 1965; Neundörfer u. Seiberth 1976; Rowntree 1949; Sunderland 1978).

Die genannten Innervationsanomalien sind auf Anastomosen zwischen N. medianus und ulnaris zurückzuführen und können durch Nervenblockaden und neurophysiologisch nachgewiesen werden (Gutmann 1977; Iyer u. Fenichel 1976; Jušić u. Šoštarko 1973; Marinacci 1946b). Solche Anastomosen kommen nur zwischen den Armnerven vor, die ontogenetisch der ventralen Plexusschicht entstammen (Nn. musculocutaneus, medianus, ulnaris) und sind hier recht häufig. Anastomosen zwischen dem Stamm des N. radialis als Nerv der dorsalen Schicht und den Nerven der ventralen Schicht kommen nicht vor (Foerster 1929), abgesehen von Verbindungen zwischen R. palmaris nervi mediani und R. superficialis nervi radialis.

Eine mit 15% häufige Anastomose ist die *Martin-Grubersche Anastomose* (Martin 1763, zit. n. Spinner 1978; Gruber 1870, zit. n. Spinner 1978) zwischen N. medianus oder N. interosseus anterior einerseits und N. ulnaris andererseits am proximalen Unterarm (Gruber 1870, zit. n. Spinner 1978; Srinivasan u. Rhodes 1981; Thompson 1893) (s. Abb. 72, S. 142). Über sie kann die gesamte intrinsische Handmuskulatur vom N. ulnaris versorgt werden. Sie kann auch sensible Fasern führen. Die *Ulnaris-Medianus-Anastomose am distalen Unterarm* ist sehr selten und trägt wahrscheinlich sensible Fasern vom N. ulnaris zum Medianus (Kaplan u. Spinner 1980) (s. Abb. 72, S. 142; Abb. 73, S. 143). Verbindungen zwischen den beiden Nerven in der Hohlhand sind wiederum häufig. Harness u. Sekeles (1971) fanden bei 77% (27 von 35) ihrer anatomischen Präparate Anastomosen zwischen dem R. profundus nervi ulnaris und verschiedenen Ästen des N. medianus; 13 davon hatten eine typische *Riche-Cannieu-Anastomose* (Riche 1897; Cannieu 1897) (Abb. 85). Dabei stellt ein Nervenast aus dem R. profundus N. ulnaris, der auf dem M. adductor pollicis und dem Caput profundum des M. flexor pollicis brevis verläuft, die Verbindung zum R. thenaris des Medianus her. Diese Anastomose ermöglicht die Innervation der gesamten Thenarmuskulatur oder einzelner Muskeln des Daumenballens durch den N. ulnaris. Diese Muskeln können aber auch durch direkte Äste des tiefen Ulnarisastes erreicht werden (Foerster 1929). Letztlich ist aber unklar, ob die Riche-Cannieu-

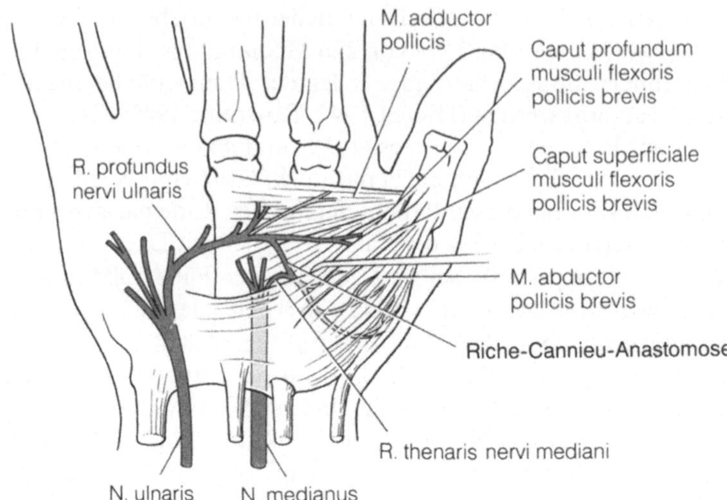

Abb. 85. Riche-Cannieu-Anastomose zwischen R. profundus nervi ulnaris und R. thenaris nervi mediani. (Nach Kaplan u. Spinner 1980)

Anastomosen sensible (Gehwolf 1921) oder motorische Funktionen wahrnehmen (Foerster 1929; Harness u. Sekeles 1971). Riche (1897) beschrieb 3 verschiedene Anastomosen in der Tiefe der Hohlhand:

– Muskelast des N. ulnaris zum Caput superficiale des M. flexor pollicis brevis anastomosiert mit dem Ast des N. medianus zu diesem Muskel;
– Ast des N. ulnaris tritt durch den Bauch des M. lumbricalis I und anastomosiert mit dem N. medianus;
– Ast des Digitalnerven zum Daumen penetriert den M. adductor pollicis an 2 oder 3 Stellen und anastomosiert im Muskel selbst mit Ästen des tiefen Ulnarisastes.

Gehwolf (1921) fand plexusartige Anastomosen zwischen den beiden Nerven unmittelbar proximal des arteriellen Arcus volaris superficialis.

Variationen der sensiblen Innervation

Zwar ist das sensible Innervationsgebiet des N. medianus recht konstant, aber nur 72% der Patienten mit kompletten traumatischen Läsionen dieses Nervs zeigten das klassische Versorgungsgebiet (s. Abschn. 1) (Stopford 1918). Bei 20% von Stopfords Patienten war die Sensibilität an der Radialseite des 4. Fingers ungestört, bei 4% wurde der gesamte Ringfinger vom N. medianus versorgt, bei 4% lediglich Daumen, Zeigefinger und Radialseite des 3. Fingers. Solche Besonderheiten der sensiblen Versorgung sind ebenso wie die der motorischen Innervation durch anatomische Varianten zu erklären (Foerster 1929; Kaplan u. Spinner 1980; Spinner 1978).

– Reicht das Versorgungsgebiet des N. ulnaris über die ulnaren $1\frac{1}{2}$ Finger hinaus, so weist dies auf eine Anastomose zwischen Medianus und Ulnaris am Unter-

arm oder in der Hohlhand hin. Der N. ulnaris kann die gesamte Hohlhand bis
zum Daumenballen, volaren Daumen und zur Grundphalanx von Zeige- und
Mittelfinger innervieren (Foerster 1929). Kaplan u. Spinner (1980) beobachteten einen Patienten, bei dem 3. und 4. Finger über eine Anastomose zwischen
Ulnaris und Medianus am distalen Unterarm versorgt wurden.
- Die radiale Hohlhandhälfte, Daumenballen und volarer Daumen können über
  den N. cutaneus antebrachii radialis des N. musculocutaneus innerviert werden, der diese sensiblen Fasern über eine Anastomose vom N. medianus am
  Oberarm erhält (Foerster 1929; Kaplan u. Spinner 1980).
- Der R. palmaris nervi mediani kann in das Versorgungsgebiet des N. medianus
  selbst eingreifen (Foerster 1929).

2 Pathogenese

Das klinische Bild des Karpaltunnelsyndroms ist durch 2 Symptomgruppen
charakterisiert: durch Schmerzen und Parästhesien, die typischerweise in der
Nacht und in den frühen Morgenstunden auftreten, und durch neurologische
Ausfälle, also sensomotorische Störungen. Schmerzen und Parästhesien treten
früher auf als Ausfallserscheinungen. Nach operativer Dekompression des
N. medianus verschwinden die erstgenannten Symptome sehr schnell, oft schlag-
artig, während sich sensible und motorische Störungen langsamer zurückbilden.
Beide Symptomgruppen haben offenbar eine unterschiedliche Pathogenese.
Schmerzen und Parästhesien sind Ausdruck der Ischämie des N. medianus,
neurologische Ausfälle Folge der mechanischen Kompression des Nervs selbst
(Fullerton 1963).

Die akute Kompression eines Nervs führt zu Schäden an Markscheiden und
Achsenzylindern und damit zu Störungen in der elektrischen Leitfähigkeit und zu
neurologischen Ausfällen. Bei chronischer Kompression jedoch, wie beim typischen Karpaltunnelsyndrom, treten diese Veränderungen nicht in der Frühphase,
sondern erst später auf. Die Besserung sowohl der klinischen Ausfälle als auch der
Leitgeschwindigkeit des N. medianus kann bis zu 18 Monate nach seiner operativen Dekompression in Anspruch nehmen (Gerl u. Fuchs 1980; Goodman u.
Gilliatt 1961; Phalen 1970). Sunderland (1976) hat die Veränderungen bei zunehmender Kompression des N. medianus im Karpalkanal in einem Klassiker über
das periphere Nervensystem beschrieben.

Der Karpalkanal oder Karpaltunnel ist ein von starren Wänden begrenzter
anatomischer Raum mit mindestens 5 Drucksystemen (Abb. 86): der Druck in
den epineuralen Arterien (P^A), der Druck der Kapillaren innerhalb der Nervenfaszikel (P^C), der intrafaszikuläre Druck (P^F), der Druck in den epineuralen
Venen, die die Faszikel drainieren (P^V), und schließlich der Druck im Karpaltunnel selbst (P^T). Um eine angemessene Durchblutung der Faszikel zu gewährleisten, muß ein Druckgradient zwischen diesen Systemen bestehen, und zwar

$$P^A > P^C > P^F > P^V > P^T \, .$$

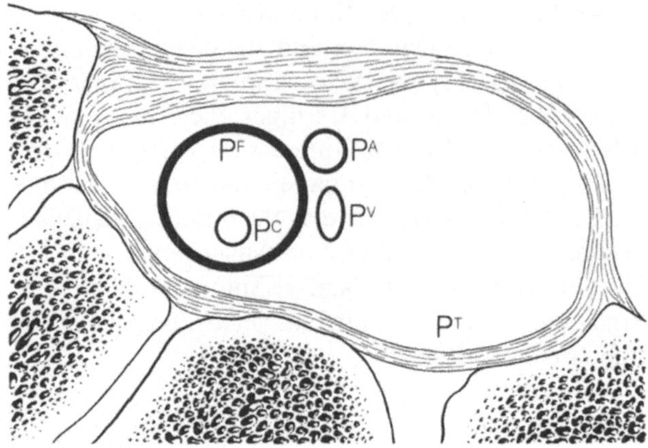

Abb. 86. Schematischer Querschnitt durch den Karpalkanal mit seinen unterschiedlichen Druckverteilungen (P). Zur Verdeutlichung ist nur ein einzelner von vielen Faszikeln des N. medianus abgebildet. *A*, Arteriole, *C*, Kapillare, *F*, Faszikel, *T*, Karpalkanal oder -tunnel, *V*, Venole. (Aus Sunderland 1976, 1978)

Erhöht sich der Druck im Karpaltunnel (P^T), so werden zunächst die Venolen komprimiert, die ebenso wie die Arteriolen nur im Epineurium liegen. Die intrafaszikulären Gefäße sind ausschließlich Kapillaren. Druckanstieg in den Venolen hat Hyperämie, venöse Stauung und Verlangsamung der Durchblutung in Epineurium und Faszikeln zur Folge. Der weitere Verlauf ist durch die Dilatation der Kapillaren und damit Erhöhung des intrafaszikulären Drucks und Kompression der Nervenfasern gekennzeichnet. Diese Kompression betrifft als erstes die Fasern mit dicker Markscheide und nicht alle Faszikel gleichmäßig.

Die Parästhesien und Schmerzen während der Nacht und in den frühen Morgenstunden sind durch den dann noch weiter verschlechterten venösen Rückstrom zu erklären. Bei Verbesserung der Zirkulation durch kräftige Bewegung von Arm und Hand (Venenpumpe) verschwinden die Symptome. Das Auftreten eines Karpaltunnelsyndroms bei Rechtsherzinsuffizienz (Arnold 1977) und die Zunahme der Beschwerden beim Tourniquettest (Gilliatt u. Wilson 1953; Fullerton 1963) sprechen ebenfalls für eine vaskuläre Genese der genannten subjektiven Beschwerden.

Die nächste Phase ist durch ein zunächst epi-, dann endoneurales Ödem charakterisiert, Ergebnis von weiter verschlechtertem kapillären Fluß, Anoxie, Endothelschäden und Extravasation osmotisch wirksamer Proteine (Lundborg 1980; Lundborg u. Brånemark 1968). Dieses Ödem wird durch die Diffusionsbarriere des Perineuriums zurückgehalten. Da im N. medianus ein Druckgradient zwischen seiner Strecke unter dem Lig. carpi transversum (höherer Druck) und der Strecke proximal und distal davon (geringerer Druck) besteht, breitet sich das Ödem druckpassiv sowohl proximal- als auch distalwärts der Kompression aus. Da der N. medianus proximal des Lig. carpi transversum oberflächlich und relativ frei liegt, in der Hohlhand aber tiefer und weniger frei, ist das Ödem proximal stärker ausgeprägt als distal, sichtbar an einer Schwellung des Nervs vor dem eigentlichen Ort der Kompression. Bleibt der Druck auf den Medianus weiter bestehen, proliferieren Fibroblasten in das Ödem; Folge ist letztlich eine irreversible interfaszikuläre und epineurale Fibrose mit Untergang einer zunehmenden Zahl von Nervenfasern. Schließlich schrumpft das fibrosierte Perineurium, die Faszikel und damit auch der Gesamtnerv werden dünner als normal.

Zusammenfassend wird durch die Druckerhöhung im Karpalkanal ein Circulus vitiosus in Gang gesetzt, der initial die epineuralen Venolen komprimiert und dann über kapilläre Stase und Anoxie, Endothelschäden und endoneurales Ödem mit Einwachsen von Fibroblasten zu einer peri- und endoneuralen Narbe mit irreversiblen Schäden der Nervenfasern führt. Die Läsionen der Nervenfasern selbst sind jedoch nicht direkte Folge der Ischämie, wie Denny-Brown u. Brenner (1974) angenommen haben, sondern Ergebnis der mechanischen Kompression des Nervs (Lundborg et al. 1982; Rydevik u. Lundborg 1977). In diesen pathogenetischen Mechanismus lassen sich die bisher einzigen morphologischen Untersuchungen des N. medianus von 2 Patienten mit bekanntem Karpaltunnelsyndrom einordnen (Marie u. Foix 1913; Thomas u. Fullerton 1963). Hervorstechendes Merkmal waren perineurale und intrafaszikuläre bzw. endoneurale Fibrose sowie Verminderung u. a. der dickbemarkten Nervenfasern.

Gelberman et al. (1981) maßen den Druck im Karpalkanal. Er beträgt bei Normalpersonen (n = 12) in neutraler Position des Handgelenks 2,5 mmHg, bei Beugung und Streckung des Handgelenks steigt er gleichermaßen auf etwa 30 mmHg an. Bei Patienten mit Karpaltunnelsyndrom hingegen ist er in neutraler Haltung mit 32 mmHg erheblich höher und steigt bei Beugung und Streckung des Handgelenks auf 94 bzw. 110 mmHg an (Gelberman et al. 1981). Die höchsten Drücke maßen Werner et al. (1983) bei isometrischer Flexion des Handgelenks und der Finger (180 ± 107 mmHg). Diese Untersuchungen bestätigten die weniger genauen Druckmessungen von Tanzer (1959) im Verlauf von KTS-Operationen und an 6 normalen in einer Autopsie untersuchten Handen. Sie erklären ferner, weshalb die Beschwerden bei starker Beugung und Streckung des Handgelenks zunehmen. Dieser Tatsache bedient man sich z. B. auch beim Phalenschen Provokationstest (s. Abschn. 3.2).

Wie später bei der operativen Therapie des Karpaltunnelsyndroms (s. Abschn. 8.2) zu sehen sein wird, entfernen gewisse Autoren das Epineurium, wenn es verdickt ist, andere propagieren die Synovektomie der Beugesehnen. Vor einer solchen Erweiterung des operativen Eingriffs ist zu bedenken, daß das Epineurium des N. medianus im Karpalkanal einen größeren Anteil am Gesamtquerschnitt des Nervs ausmacht als 8 cm proximal des Handgelenks (Castelli et al. 1980) und daß sich seine Dicke von 1 cm proximal bis 4 cm distal der Rascetta (distale Handgelenksfalte) nicht ändert (Armstrong et al. 1984). Veränderungen an den Sehnenscheiden finden sich im fortgeschrittenen Alter auch ohne Vorliegen eines Karpaltunnelsyndroms. Sie sind in der Umgebung der Rascetta am deutlichsten (Armstrong et al. 1984).

Aus den Untersuchungen zur Pathogenese des chronischen Karpaltunnelsyndroms lassen sich folgende praktischen Schlüsse ziehen:

- Die Wiederherstellung der Zirkulation im Nerven erfolgt sehr schnell nach seiner Entlastung (Lundborg 1970). Der N. medianus muß frühzeitig dekom-

primiert werden, bevor die inter- und intrafaszikuläre Fibrose zum Untergang
der Nervenfasern führt.
– Die Schwellung des N. medianus proximal des Engpasses ist Ausdruck des
inter- und intrafaszikulären Ödems. Ein solches Pseudoneurom kommt regelmäßig vor und ist kein Neurom. Daß es sich um ein Ödem handelt, wird durch
die Beobachtung gestützt, daß die Schwellung schon wenige Minuten nach
Entlastung des Nervs abnehmen kann (Garland et al. 1957).
– Die strukturellen Veränderungen spielen sich in erster Linie innerhalb der
Faszikel und zwischen den Faszikeln ab. Strukturelle Veränderungen innerhalb
der Faszikel wären theoretisch nur durch eine Zerstörung des Perineuriums zu
erreichen. Das Perineurium muß aber erhalten bleiben, da es als Bestandteil der
Blut-Nerven-Schranke eine entscheidende Rolle für die intrafaszikuläre Ho-
möostase spielt (Lundborg 1970; Pencek et al. 1980; Sjöstrand et al. 1980).

3 Symptomatik

Das Karpaltunnelsyndrom ist das mit Abstand häufigste Engpaßsyndrom
peripherer Nerven und betrifft Frauen 2mal häufiger als Männer. In 57% tritt es
im Alter von 40–60 und in 76% zwischen 40 und 70 Jahren auf (Phalen 1966,
1972). Es bevorzugt die dominante Hand, ist aber auch oft beidseitig vorhanden
(Leven u. Huffmann 1972; Reinstein 1981). Bendler et al. (1977) fahndeten mit
neurophysiologischen Methoden gezielt nach bilateralen Karpaltunnelsyndromen und fanden sie bei 61% ihrer 440 Patienten.
Subjektive Beschwerden und objektive Symptome sind typisch. Ihre jeweilige
Häufigkeit wird aber sehr unterschiedlich angegeben. Die Publikationen mit den
größten Fallzahlen sind die von Yamaguchi et al. (1965; 1201 Patienten), Posch
u. Marcotte (1976; 990 Patienten) und Phalens 1966 und 1972 publizierte Serien
(zusammen 823 Patienten). Über mehr als jeweils 100 Patienten wurde auch von
anderen Autoren berichtet (Benini 1975; Beringer 1972; Doyle u. Carroll 1968;
Gainer u. Nugent 1977; Hybbinette u. Mannerfelt 1975; Kaeser 1963; Loong
1977; Posch u. Prpic 1975; Razemon 1982; Sakellarides 1983; Tountas et al. 1983).

3.1 Subjektive Beschwerden

Initiale Symptome sind Schmerzen, oft brennenden Charakters, und Parästhesien in Form von Kribbeln oder „Ameisenlaufen" in Fingern und Hand.
Beide treten bevorzugt nachts oder in den frühen Morgenstunden auf. Solche
intermittierenden brennenden Schmerzen mit begleitenden Parästhesien und
nächtlicher Betonung sind für Engpaßsyndrome fast typisch (Komar 1973). Die
Patienten wachen auf, schütteln oder reiben die Hand und werden dadurch beschwerdefrei. Pryse-Philips (1984) mißt dem Schütteln der Hände zur Beschwer-
delinderung sogar eine hohe diagnostische Bedeutung bei (sog. „flick sign").
Die Beschwerden einer sog. „Brachialgia paraesthetica nocturna" sind so
typisch, daß schon sie allein den Verdacht auf ein Karpaltunnelsyndrom lenken.
Bereits 1893 beschrieb Schultze „Akroparästhesien". Dieser Begriff wurde noch

bis in die 50er Jahre beibehalten (Dick u. Zadik 1958; Heathfield 1957; Kremer et al. 1953; Stricker et al. 1956; Wartenberg 1936). Über solche Akroparästhesien berichten viele Patienten bei bestimmten Tätigkeiten wie Stricken, Kneten und Wringen. Sie sind in Kälte häufiger als in Wärme (Schultze 1893).

Häufig fällt es den Patienten schwer, Schmerzen und Parästhesien in Fingern und Hand genau zu lokalisieren. Bei genauem Befragen sind aber meist 1. bis 3. Finger, die radialen 4 oder alle Finger, gelegentlich aber auch nur die ulnaren 3 Finger betroffen, nie aber allein der Kleinfinger (Kaeser 1963; Razemon 1982). Bei etwa der Hälfte der Patienten, nach Beringer (1972), Cherington (1974) und Kummel u. Zazanis (1973) sogar in 61–73% der Fälle sind die Schmerzen nicht auf Finger und Hand beschränkt, sondern strahlen proximalwärts aus (Crymble 1968; Dick u. Zadik 1958; Gainer u. Nugent 1977; Grundberg 1979; Kremer et al. 1953; Loong 1977; Stricker et al. 1956). Bevorzugt werden dann Ellenbogenregion und laterale Schulter (Cherington 1974); bei 1–5% ziehen die Schmerzen sogar bis zum Nacken.

Die Betonung der Schmerzen in der Nacht oder gegen Morgen ist typisch und wird von fast 80% der Betroffenen berichtet. Sie fiel auch schon Schultze (1893) auf. Unter Kaesers (1963) 130 Patienten hatten 18% nachts und tagsüber gleichermaßen Beschwerden, 5% nur am Tag. Gleichförmige Haltung von Arm und Hand lösen Schmerzen und Parästhesien aus. Dazu gehören z. B. Stricken, Schreiben, Halten einer Zeitung, Autofahren und Tragen einer Tasche. Die Angaben über die Dauer der Beschwerden wechseln erheblich. Sie beträgt bei etwa 30–40% der Fälle bis zu 6 Monate.

In diesem Stadium I nach Dawson et al. (1983) bestehen weder objektivierbare neurologische Ausfälle noch ein subjektives Taubheitsgefühl. Phasen stärkerer Beschwerden können mit Zeiten der Remission abwechseln. Bei zunehmender Kompression stellen sich ein Taubheitsgefühl oder das Gefühl der Ungeschicklichkeit bei feinen manuellen Tätigkeiten ein. Die taktile Gnose geht verloren. Nähen, Knöpfen und schließlich auch Schreiben werden schwieriger. Hände und Finger fühlen sich geschwollen und steif an. Auch diese Erscheinungen sind nachts oder morgens stärker ausgeprägt als tagsüber. Schütteln oder Reiben der Hände bewirkt nun oft nur noch eine kurzfristige Besserung. In diesem Stadium II nach Dawson et al. (1983) bestehen auch objektive neurologische Ausfälle. Im Stadium III nach Dawson et al. (1983) schließlich sind die Störungen noch stärker ausgeprägt, Schmerzen und Parästhesien kaum noch beeinflußbar und feine Arbeiten unmöglich.

In seltenen Fällen tritt ein Karpaltunnelsyndrom nicht als langsam progrediente Erkrankung, sondern akut mit sogleich erheblichen sensomotorischen Ausfällen auf. Ursächlich kommen dann spontane Blutungen im Karpalkanal oder innerhalb des N. medianus, Thrombose einer persistierenden A. mediana, Gicht und Pseudogicht sowie infektiöse Prozesse in Betracht.

3.2 Objektive Befunde

Bei der Inspektion imponiert bei 10–20% der Patienten (Doyle u. Carroll 1968; Phalen 1972) eine Schwellung der volaren Handgelenksregion, verdächtig auf eine chronische Tendovaginitis der Beugesehnen auf (Leach u. Odom 1968; Straub u. Ranawat 1969), Ganglien, Blutungen oder Lipome. Trophische Störungen der Haut mit Ulcerationen meist an der Spitze des 2. Fingers sind berichtet worden, und diese Patienten hatten eine besonders lange Anamnese von mehr als 20 Jahren (Amschler u. Hartmann 1979; Aratari et al. 1984; Kendall 1950, 1960).

Die empfindlichsten Verfahren zur Testung der Sensibilität ist die Untersuchung mit Frey-Haaren. Die Zweipunktediskriminierung ist lange nicht betroffen (Gelberman et al. 1983). Paresen treten später als die sensiblen Störungen auf (Gelberman et al. 1983; Lundborg et al. 1982; Szabo et al. 1984). Es wurde aber auch von Patienten berichtet, die keine sensiblen, sondern nur motorische Ausfälle hatten (Zachary 1945). Objektive sensible Störungen im Sinne einer Hypästhesie bis Anästhesie fanden sich erstaunlicherweise lediglich bei 9% der 990 Patienten von Posch u. Marcotte (1976). Im allgemeinen wird die Häufigkeit zwischen 34 (Kaeser 1963) und 85% (Loong 1977) angegeben. Die Sensibilitätsstörungen betreffen oft, aber nicht immer, das „klassische" Medianusgebiet der Hand, d. h. an der Volarseite die Haut der radialen 3 Finger sowie der Lateralseite des 4. Fingers, dorsal die Haut der End- und Mittelphalangen des Zeige- und Mittelfingers und der Radialseite des Ringfingers. Am deutlichsten sind sie meist volar am 2. Finger. Der 5. Finger ist ausgespart. Das Versorgungsgebiet des R. palmaris ist praktisch nie betroffen, da dieser Ast in Höhe des Handgelenks den Hauptstamm des Medianus verlassen hat und auf dem Lig. carpi transversum liegt. Stellbrink (1972) beschrieb eine isolierte Druckschädigung dieses Astes durch einen atypischen M. palmaris longus.

In fortgeschrittenen Stadien eines Karpaltunnelsyndroms ist die Thenarmuskulatur häufig atrophisch (Abb. 87). Zum Zeitpunkt der Erstuntersuchung ist damit in 35–40% der Fälle zu rechnen. Die Angaben schwanken aber auch hier erheblich: Eine Atrophie war nur bei „einigen" Patienten von Hybbinette u. Mannerfelt (1975) vorhanden, im Krankengut von Posch u. Marcotte (1976) in

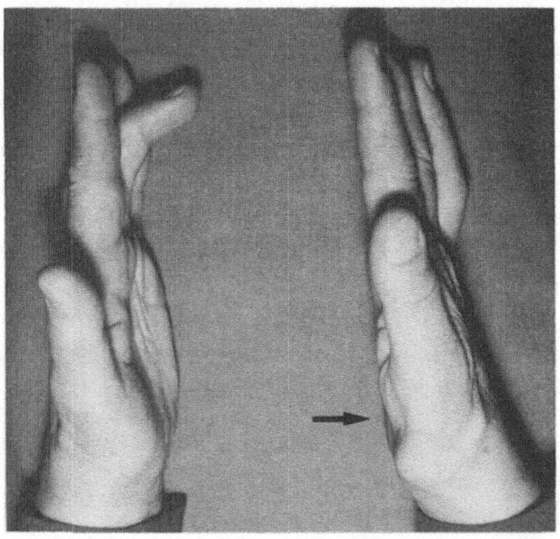

Abb. 87. Thenaratrophie rechts (*Pfeil*) bei schwerem Karpaltunnelsyndrom

11%, in dem von Doyle u. Carroll (1968) in 51% der Fälle. Bei Parese des M. opponens pollicis kann der gestreckte Daumen dem kleinen Finger kaum genähert werden und wird bei diesem Versuch unvollständig gedreht, so daß der Daumennagel nur im Profil zu sehen ist (Mumenthaler u. Schliack 1982). Das „Flaschenzeichen" ist bei einer Parese des M. abductor pollicis brevis positiv: Beim Versuch, den Körper einer Flasche zu umfassen, liegt die Hautfalte zwischen Daumen und Zeigefinger nicht der Rundung der Flasche an. Solche Paresen finden sich mindestens bei ⅓ bis der Hälfte der Patienten (Gainer u. Nugent 1977; Loong 1977; Razemon 1982). Die Mm. lumbricales I und II (Zeige- und Mittelfinger) werden auch vom N. medianus innerviert, sind aber seltener und nie so stark betroffen wie die Thenarmuskulatur. Ihre Fasern liegen innerhalb des N. medianus tiefer als die zum Thenar und sind deshalb besser geschützt (Desjacques et al. 1980). Bei Kompression eines peripheren Nervs werden oberflächliche Nervenfasern eher in Mitleidenschaft gezogen als tiefer gelegene (Aguayo et al. 1971). Aiache (1978) sieht in der Parese des M. lumbricalis II zum Mittelfinger allerdings ein Frühzeichen eines Karpaltunnelsyndroms. Transligamentärer Verlauf oder Abknicken des motorischen Thenarastes am distalen Rand des Lig. carpi transversum kann eine isolierte Schädigung dieses Astes mit Thenaratrophie ohne die sonstigen Zeichen eines Karpaltunnelsyndroms zur Folge haben (Bennett u. Crouch 1982; Reddy 1983).

Beim Beklopfen des N. medianus am Ort der Kompression lassen sich bei einem Teil der Patienten elektrisierende Parästhesien mit Ausstrahlung in die Finger auslösen. Dieses (Hoffmann-) Tinelsche Zeichen war bei 73% der 621 Hände positiv, über die Phalen 1966 berichtete. Allerdings hatte er die Diagnose eines Karpaltunnelsyndroms klinisch gestellt und nicht neurophysiologisch abgesichert. Nur bei 40% der Hände wurde die Diagnose operativ bestätigt, 60% besserten sich spontan. Die Bedeutung des Tinelschen Zeichens für die Diagnose eines Karpaltunnelsyndroms ist heute umstritten. In größeren Serien von KTS-Patienten fanden Gainer u. Nugent (1977) und Doyle u. Carroll (1968) es in 82–85%, andere Autoren nur in 8–9% der Fälle positiv (Posch u. Marcotte 1976; Razemon 1982). Die Patienten dieser Serien waren entweder gar nicht oder nur teilweise elektrophysiologisch untersucht worden. Stewart u. Eisen (1978) und Gelmers (1979) fanden bei einem Vergleich von Normalpersonen mit KTS-Patienten, bei denen die Diagnose neurophysiologisch gesichert war, keine statistisch signifikanten Unterschiede in der Häufigkeit des Tinelschen Zeichens, und auch Snyder u. Rekate (1974) halten es für unspezifisch. Demgegenüber ergab eine statistische Analyse von Bowles et al. (1983), daß Patienten mit einem positiven Tinelschen Zeichen mit 97%iger Wahrscheinlichkeit ein Karpaltunnelsyndrom haben.

Provokationstests sind klinische Tests, mit denen sich typische Beschwerden auslösen oder verstärken lassen. Für das Karpaltunnelsyndrom kommen das Tinelsche Zeichen, der Phalen-Test (Phalen 1951) und der Tourniquettest von Gilliatt u. Wilson (1953) in Betracht.

Beim *Phalen-Test* (Abb. 88) werden die Patienten aufgefordert, den Ellenbogen auf die Tischkante zu stützen, die Unterarme senkrecht zu halten und die gebeugten Hände für 60 s herabhängen zu lassen. Dabei wird der N. medianus zwischen proximalem Rand des Lig. carpi transversum einerseits und Beugeseh-

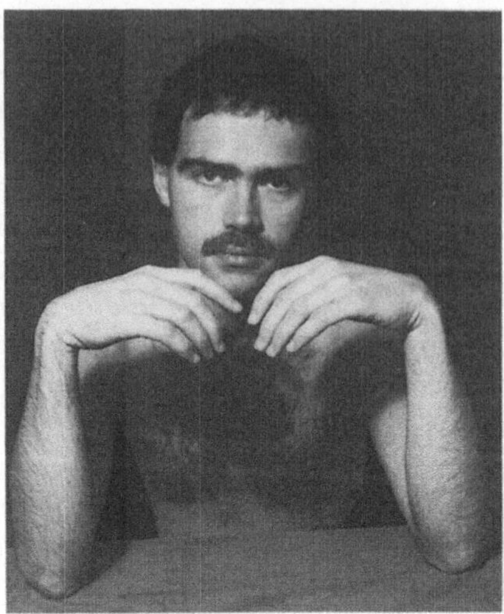

Abb. 88. Phalen-Test zur Provokation von Schmerzen oder Parästhesien bei Verdacht auf Karpaltunnelsyndrom. Der Patient wird aufgefordert, die Ellenbogen auf die Tischplatte zu setzen, die Unterarme senkrecht zu halten und die Hände für 1 min lang herabhängen zu lassen. Der Test ist positiv, wenn dabei Schmerzen oder Parästhesien in der Hand auftreten und verstärkt werden

nen und Radius andererseits eingeklemmt. Im positiven Falle verstärken sich subjektive Parästhesien und Taubheitsgefühl. Die Testdauer muß auf 1 min begrenzt bleiben, da jenseits 1 min auch Gesunde häufig Mißempfindungen angeben. Verschiedene Autoren wie Phalen (1966, 1970, 1972), Gainer u. Nugent (1977) und Razemon (1982) fanden den Test bei 70–80% der Patienten positiv, andere erstaunlicherweise nur bei 10–18% (Benini 1975; Posch u. Marcotte 1976; Posch u. Prpic 1975). Kendall (1960) hält den Phalen-Test nicht für relevant und deshalb für unnötig. Nicht selten lassen sich Schmerzen und Parästhesien auch durch Überstreckung des Handgelenks auslösen.

Eine andere Provokationsmethode ist der *Tourniquettest* von Gilliatt u. Wilson (1953). Unterbricht man die Zirkulation mit einer am Oberarm angelegten Blutdruckmanschette, so berichten Normalpersonen nach 1–2 min über meist diffuse vibrierende Parästhesien im Arm. Bei Patienten mit Karpaltunnelsyndrom treten häufig nach 30–60 s starke Mißempfindungen oder Schmerzen im Daumen, Zeige- und Mittelfinger auf, die den nächtlichen Beschwerden ähneln. Dieser Test fällt seltener positiv aus als der Phalen-Test (Razemon 1982; Tanzer 1959). Im Gegensatz zu de la Caffinière u. Theis (1984) messen ihm deshalb viele Autoren keine diagnostische Bedeutung bei (Dick u. Zadik 1958; Heathfield 1957; Kendall 1960).

In einem Vergleich der 3 Provokationstests bei 106 elektrophysiologisch verifizierten Karpaltunnelsyndromen war der Phalen-Test am häufigsten positiv und das Tinelsche Zeichen der Test mit der höchsten Spezifität. Der Tourniquettest hingegen erwies sich als wenig aussagekräftig (Gellman et al. 1986); auf ihn kann deshalb verzichtet werden.

Obwohl alle KTS-Patienten über subjektive Beschwerden in Form von Schmerzen und Parästhesien klagten, hatten 20% von Kaesers (1963) 130 Patienten weder Sensibilitätsstörungen noch Muskelatrophien noch positive Provokationstests. Bei der neurophysiologischen Untersuchung jedoch war nur bei 4 Patienten (3%) kein pathologischer Befund erhebbar. Ist das klinische Bild bei pathologischem elektrophysiologischem Befund nicht ganz eindeutig, dann empfehlen Chaplin u. Kasdan (1985) Blutuntersuchungen zum Ausschluß einer internistischen Erkrankung.

4 Ursachen

Das Karpaltunnelsyndrom tritt meist spontan auf, kommt aber auch im Anschluß an ein Trauma vor, z. B. nach einer distalen Radiusfraktur oder einer Handgelenksdistorsion. Bei etwa 10–15% der Karpaltunnelsyndrome läßt sich eine traumatische Ursache nachweisen. Im folgenden werden nur die Ursachen des spontan auftretenden Karpaltunnelsyndroms erörtert.

Jeder Prozeß, der den Karpalkanal einengt, kann ein Karpaltunnelsyndrom verursachen. Diese Veränderungen gehen entweder vom Inhalt des Karpalkanals aus, nämlich von N. medianus, Beugesehnen mit ihren Sehnenscheiden und Gefäßen, oder von seinen Wänden, nämlich Lig. carpi transversum und Mittelhandknochen. Lin et al. (1983) kommen anhand histomechanischer Untersuchungen allerdings zu dem Schluß, daß das Lig. carpi transversum selbst keine primäre Rolle für die Ätiologie eines Karpaltunnels spiele. Streng genommen können Prozesse, die außerhalb des Karpalkanals liegen, nicht zu den Ursachen eines „Karpaltunnel“-Syndroms gerechnet werden. Bei solchen Patienten wird gelegentlich von einem „Pseudo“-Karpaltunnelsyndrom gesprochen. Da ihr klinisches Erscheinungsbild dem des Karpaltunnelsyndroms entspricht, werden beide nicht getrennt abgehandelt.

Es ist nicht immer einfach, eine direkte Ursache des Karpaltunnelsyndroms von einer Begleiterkrankung abzugrenzen. So werden in der Literatur häufig Ganglien oder Tendovaginitis bei rheumatoider Arthritis (primär chronische Polyarthritis) oder Tuberkulose als Begleiterkrankungen geführt und dem Karpaltunnelsyndrom bei Diabetes oder Myxödem gleichgestellt, obwohl der Mechanismus der Schädigung des N. medianus nicht vergleichbar ist: Ein Ganglion komprimiert den N. medianus direkt. Rheumatoide Arthritis oder Tuberkulose können zu einer unspezifischen bzw. spezifischen Tendovaginitis führen und damit den Karpalkanal einengen. Beim *Diabetes mellitus* hingegen besteht vermutlich eine erhöhte mechanische Vulnerabilität des im Rahmen einer Neuropathie vorgeschädigten Nervs. Das Karpaltunnelsyndrom kann ein peripheres Symptom des Myxödems sein und verschwindet in aller Regel nach Beseitigung der *Hypothyreose*. Verschiedene Autoren sehen auch eine Beziehung zwischen *Adipositas* und Karpaltunnelsyndrom. Sie war bei 73% der 313 Patienten von Cseuz et al. (1966) vorhanden. *„Rheumatoide“ Erkrankungen,* ein nicht definierter und deshalb unterschiedlich verwendeter Begriff, bestehen bei sehr vielen Patienten, unter den von Cseuz et al. (1966) 313 operierten Patienten in 72,5% der Fälle. Unter den 1215 Patienten von Yamaguchi et al. (1965) (Patienten mit der Diagnose Karpaltunnelsyndrom) fanden sich hingegen nur bei 19,5% begleitende rheumatische und bei 26,2% Systemerkrankungen.

Die Angaben der Häufigkeit der einzelnen konkret faßbaren Ursachen schwanken von Autor zu Autor erheblich. Sicher dürfte dies darauf zurückzuführen sein, daß unterschiedlich intensiv nach einer solchen Ursache gesucht wurde. In der klinischen Praxis wird man dies bei einer so häufigen Erkrankung auch nicht tun können, sondern um die schnelle Diagnose bemüht sein und dann die Entscheidung zur angemessenen Behandlung treffen wollen. Auch wenn man in jedem individuellen Fall das gesamte Spektrum der kausalen Möglichkeiten abklären würde, wird bei 35–80% keine Ursache feststellbar sein und ein sog. *idiopathisches Karpaltunnelsyndrom* vorliegen (Blodgett et al. 1962; Das u. Brown 1976; Stevenson 1966; Swajian 1981; Tountas et al. 1983). Da bevorzugt Frauen jenseits der Menopause betroffen sind, wurde anhand tangentialer Röntgenaufnahmen oder neuerdings der Computertomographie das Volumen des Karpalkanals bestimmt mit dem Ziel, festzustellen, ob es geschlechtsspezifische Unterschiede in der Weite des knöchernen Karpalkanals gibt und ob er bei Patienten mit Karpaltunnelsyndrom enger ist als bei Kontrollpersonen. In einer asymptomatischen Kontrollgruppe ist dieses Volumen bei Frauen kleiner als bei Männern, bei Frauen mit klinischem Karpaltunnelsyndrom wiederum noch kleiner als bei Frauen ohne eine solche Erkrankung. Diese Unterschiede waren signifikant. Man kann ihnen entnehmen, daß dem idiopathischen Karpaltunnelsyndrom eine Stenose des Karpalkanals zugrundeliegt (Bleecker 1985; Dekel 1980; Dekel u. Coates 1979; Dekel et al. 1980; Gelmers 1981).

Brain et al. sahen bereits 1947 in der Art der *beruflichen Tätigkeit* einen kausalen Faktor für das Auftreten eines Karpaltunnelsyndroms: "There can be little doubt that occupation is a causal factor" (S. 280). Ähnliches vermutete Love (1955). Eine solche Feststellung ist von großer arbeitsmedizinischer und nicht zuletzt auch gutachterlicher Tragweite (Feldman et al. 1983; Matikainen u. Juntunen 1982).

Tanzer (1959) beobachtete an Leichenarmen, daß der N. medianus dann am stärksten mechanisch beansprucht wird, wenn die Finger bei gebeugtem Handgelenk ebenfalls gebeugt werden. Die Beugesehnen der Finger spannen sich unter dem Nerven an und drücken ihn gegen das Lig. carpi transversum. Druckmessungen im Karpalkanal haben dies bestätigt (Smith et al. 1977, Gelberman et al. 1981; Werner et al. 1983). Tanzer (1959) folgerte, daß die von den Patienten ausgeübten Tätigkeiten ein kausaler Faktor für das Auftreten eines Karpaltunnelsyndroms seien. Phalen schloß sich dieser Meinung an und brachte Tätigkeiten mit repetitiver Beugung der Finger bei gebeugtem Handgelenk mit dem Karpaltunnelsyndrom in Zusammenhang. 48% seiner 439 Patienten waren Köche und Haushälterinnen, 41,6% der 1215 Patienten von Yamaguchi et al. (1965) Hausfrauen. Mittlerweile gibt es einige Untersuchungen zur Frage der Häufung des Karpaltunnelsyndroms bei bestimmten beruflichen Tätigkeiten (Armstrong u. Chaffin 1979; Bauer 1985; Birkbeck u. Beer 1975; Cannon et al. 1981; Edgington 1983; Falck u. Aarnio 1983; Fardin u. Aracci 1985; Feldman et al. 1983; Finkel 1985; Matikainen u. Juntunen 1982; Paulozzi et al. 1984; Wener et al. 1983; Wick 1981). In einer sehr sorgfältigen Studie an 90 Kontrollpersonen und 30 an Karpaltunnelsyndromen leidenden Angestellten einer Flugzeugfabrik berichteten Cannon et al. (1981) über ein gehäuftes Auftreten des Karpaltunnelsyndroms bei Tätigkeiten mit vibrierenden Geräten (20–40 Hz) und bei Angestellten, die gleichförmige repetitive Bewegungen im Handgelenk ausführten (Bediener von Maschinen, Polierer), insbesondere dann, wenn es sich um Frauen nach Hysterektomie und beidseitiger Ovarektomie handelte. Auch wenn bisher nur wenige solcher Untersuchungen vorliegen und diese nur relativ kleine Fallzahlen umfassen, so hat die Fragestellung selbst aber durchaus arbeitsmedizinische Bedeutung. Häufen sich in einem Betrieb Fälle von Karpaltunnelsyndrom, so sollten die Arbeitsabläufe überprüft und gegebenenfalls geändert werden.

Da direkte Ursachen und Begleiterkrankungen des Karpaltunnelsyndroms schwer voneinander zu trennen sind, werden im folgenden beide gemeinsam abgehandelt; Sonderformen wie Karpaltunnelsyndrom bei Kindern, während der Schwangerschaft und des Puerperiums, familiäres und akutes Karpaltunnelsyndrom werden separat besprochen. Eine sehr detaillierte Zusammenstellung der bis Anfang der 70er Jahre berichteten Ursachen findet sich in der Monographie von Benini (1975).

4.1 Besonderheiten der Strukturen des Karpalkanals (Knochen, Muskeln, Sehnen, Gefäße, Nerven)

Knöcherne Veränderungen

Knöcherne Veränderungen als Ursache eines Karpaltunnelsyndroms sind eine extreme Rarität. Es kann sich um osteophytäre Veränderungen der Wände des Karpalkanals (Engel et al. 1978; Hecht u. Lipsker 1980; Inglis et al. 1972; Sutro 1969) oder um ossäre Prozesse handeln, die keine direkte Verbindung mit den Handwurzelknochen haben müssen (Biancardi u. Pisetti 1984; De 1983; Edwards et al. 1984; Pritsch et al. 1980). Kretschmer (1985) beschrieb eine Medianuskompression durch degenerativ verändertes Synovialgewebe nach aseptischer Nekrose des Os scaphoideum. Bei einigen dieser Patienten mit knöchernen Besonderheiten ist eine Schwellung der Hohlhand sichtbar; der kalkdichte Prozeß kann röntgenologisch auf Tangentialaufnahmen des Karpalkanals nachgewiesen werden. De (1983) empfiehlt eine solche Aufnahme deshalb für jedes nichttraumatische Karpaltunnelsyndrom. Freie Knochenkörper liegen meist unter den Beugesehnen und können relativ leicht mit guter postoperativer Prognose entfernt werden.

Muskeln und Sehnen

Der N. medianus kann entweder proximal oder innerhalb des Karpalkanals durch *akzessorische Muskeln* und *Sehnen* oder durch einen weit proximal ansetzenden intrinsischen Handmuskel komprimiert werden. Bei atypischen Muskelbäuchen in der Umgebung des Karpalkanals findet sich regelmäßig eine Weichteilschwellung, deren Lage sich mit der Bewegung der Finger verändert, da solche Muskelbäuche stets in die Beugesehnen übergehen. Liegen sie in der Nähe des Karpalkanals, so können sie bei Fingerbewegungen in den Karpalkanal gezogen werden und führen dann unter Belastung zu Schmerzen, Parästhesien und Taub-

heitsgefühl. Jabaley (1978) berichtete sehr eindrucksvoll über eine solche Besonderheit an sich selbst. Bei ihm entsprang der Lumbricalis II weit proximal an der
Beugesehne des Flexor digitorum profundus zum Mittelfinger. Er bekam erstmalig nach einem längeren Tennisspiel Beschwerden, also nach langer, kräftiger
Beugung der Finger. Phalen (1968) hat solche Anomalien bei 654 KTS-
Operationen wahrscheinlich deshalb nicht beobachtet, weil er von einem queren
Hautschnitt am Handgelenk aus operierte und so die genauen anatomischen
Verhältnisse im Karpalkanal nicht beurteilen konnte.

Besonderheiten der Muskeln und Sehnen in der Umgebung des Karpalkanals
und im Karpalkanal selbst sind nicht selten (Abb. 89 a–d, 90 a–c, 91). Sie betreffen vor allen Dingen M. palmaris longus, Mm. flexor digitorum superficialis et
profundus und die Mm. lumbricales. Da diese Besonderheiten angeboren sind,
können sie schon bei Kindern klinisch apparent werden (Feingold et al. 1980;
Hayes 1974). Der M. palmaris longus ist der variabelste Muskel des menschlichen
Körpers (Frohse u. Fränkel 1908). Bei 12,8% vor 1600 menschlichen Armen
beobachteten Reiman et al. (1944) eine meist beidseitige Agenesie. In 8,7% waren
Varianten in Form und Ansatz dieses Muskels, Doppelungen von Muskelbauch
oder Sehne oder akzessorische Muskelzüge vorhanden (s. Abb. 89 a–d). Auch
operativ wurden solche Besonderheiten bestätigt, z. B. ein distaler Muskelbauch
des Palmaris longus, Ursprung eines akzessorischen Muskels von der Palmaris-
longus-Sehne oder Doppelung dieser Sehne (Backhouse u. Churchill-Davidson
1975; Brons u. Wilgis 1978; Dorin u. Mann 1984; Brown et al. 1984; King u.
O'Rahilly 1950; Mantero et al. 1981; Mayer 1981; Morrison 1916; Pfeiffer u.
Nigst 1973; Sala u. Dell'Antonio 1979; Still u. Kleinert 1973; Thomas 1958). In
Abwesenheit des M. palmaris longus kann der seltene M. palmaris profundus
(Frohse u. Fränkel 1908) vorhanden sein; er entspringt vom mittleren Drittel des
lateralen Radius unter dem M. pronator teres, seine Sehne läuft radial und über
dem N. medianus im Karpalkanal und setzt distal davon an der Unterfläche der
Palmarisaponeurose an (Fatah 1984; Reimann et al. 1944).

Unter den klinisch beobachteten muskulären Anomalien sind solche von seiten des M. flexor digitorum superficialis häufiger als die des M. palmaris longus.
Meist ist der oberflächliche Beuger des Zeigefingers betroffen. *Duplikaturen der
Sehne, akzessorische Muskelbäuche, Interposition eines Muskelbauchs* in die Sehne
innerhalb des Karpalkanals wurden beschrieben (Aghasi et al. 1980; Ametewee
et al. 1985; Bourrel u. Chickly 1980; Brown et al. 1984; Gardner 1970; Gleason u.
Abraham 1982; Hayes 1974; Hutton et al. 1981; Kitztan 1986; Kreuzer u. Haußmann 1979; Neviaser 1974; Ocker u. Seitz 1977; Probst u. Hunter 1975; Rudigier
u. Bohl 1985; Sala u. Dell'Antonio 1979; Schultz et al. 1973; Smith 1971; Still u.
Kleinert 1973; Vichare 1970; Wesser et al. 1969) (s. Abb. 90 a–c, 91).

Muskelbäuche im Karpalkanal sind vielleicht ein atavistisches Relikt. Beim japanischen
Riesensalamander entspringen die oberflächlichen Beuger aller Finger an der Palmarisaponeurose und liegen in der Hohlhand (Wesser et al. 1969).

Ein ungewöhnlich weit proximal an einer Sehne des tiefen Fingerbeugers
ansetzender M. lumbricalis wurde ebenfalls von zahlreichen Autoren beschrieben
(s. Abb. 90 c); meist handelt es sich um den M. lumbricalis II zum 3. Finger (Asai
et al. 1986; Barton 1979; Brown et al. 1984; Butler u. Bigley 1971; Eriksen 1973;
Jabaley 1978; Nather u. Pho 1981; Still u. Kleinert 1973; Tuborg-Jensen 1970).

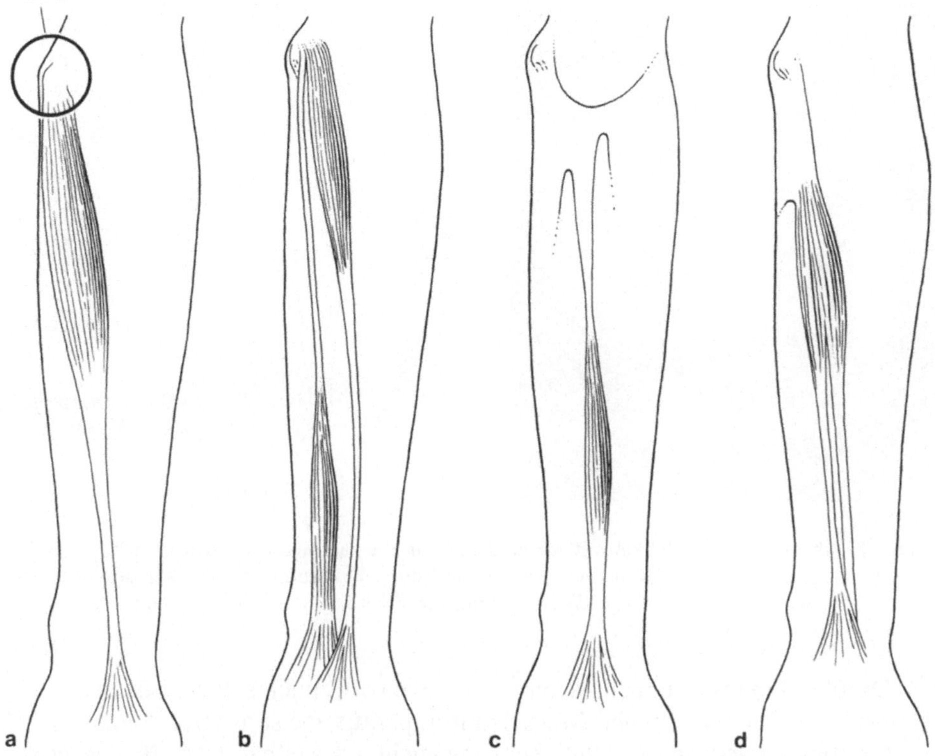

Abb. 89 a–d. Anatomische Varianten des M. palmaris longus. **a** Normale anatomische Verhältnisse; **b** Doppelung des M. palmaris longus; **c** zentraler Muskelbauch des M. palmaris longus; **d** M. palmaris longus bifidus. (Nach Reimann et al. 1944)

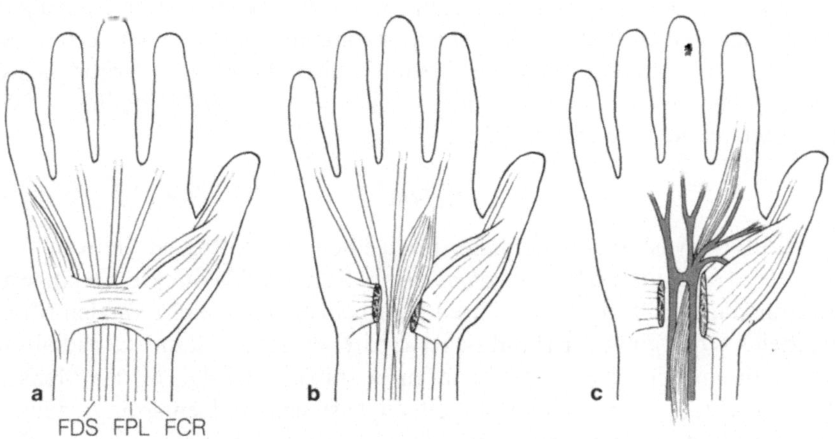

Abb. 90 a–c. Beispiele akzessorischer Muskeln im Karpalkanal. **a** Normale anatomische Verhältnisse; **b** akzessorischer Muskelkopf an der Sehne des M. flexor indicis. Auf der Strecke des Muskelkopfs ist diese Sehne unterbrochen. **c** Akzessorischer M. lumbricalis, zugleich hohe Teilung des N. medianus. Der akzessorische Muskel liegt zwischen ulnarem und radialem Teil des Nervs. *FCR*, Sehne des M. flexor carpi radialis, *FDS*, Sehnen des M. flexor digitorum superficialis, *FPL*, Sehne des M. flexor pollicis longus

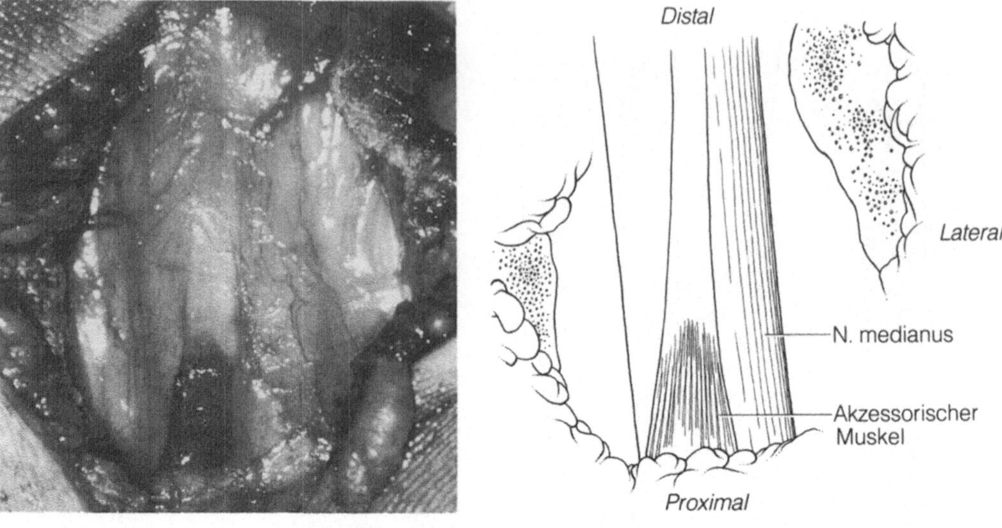

Abb. 91. Akzessorischer Muskel mit seiner Sehne im Karpalkanal zwischen dem hier durchtrennten Lig. carpi transversum und dem N. medianus. Ursprung und Ansatz des Muskels
wurden nicht verfolgt. *Stern* = Schnittrand des Lig. carpi transversum

Darüber hinaus kommen weitere Anomalien vor, auch solche, bei denen der
Ursprung des akzessorischen Muskels intraoperativ meist aufgrund einer nicht
weit genug ausgedehnten Schnittführung nicht feststellbar war (Brown et al.
1984; Kreuzer u. Haußmann 1979; Pastacaldi u. Rossi 1977; Pfeiffer u. Nigst
1973; Sala u. Dell'Antonio 1979; Stellbrink 1972; Still u. Kleinert 1973; Walton
u. Cutler 1971; Winkelmann 1983). Gelegentlich bestand neben der muskulären
oder sehnigen Anomalie eine hohe Teilung des N. medianus, der im Karpalkanal
in einen dickeren radialen und einen dünneren ulnaren Ast geteilt war
(s. Abb. 90c). Regelmäßig war das Gesamtkaliber dieser Teile größer als das
übliche Kaliber des Medianusstammes (Ocker u. Seitz 1977; Pfeiffer u. Nigst
1973; Schultz et al. 1973; Schweitzer u. Miller 1973).

Gefäße

Die häufigste vaskuläre Anomalie, die zu einem Karpaltunnelsyndrom führen
kann, ist eine *persistierende A. mediana* (Abb. 92a, b). Als direkte Verlängerung
der A. brachialis stellt sie allein während der beiden ersten embryonalen Monate
die arterielle Versorgung der Hand sicher. Später entstehen dann Aa. radialis und
ulnaris, während sich die A. mediana zurückbildet. Bei 4,43% der Menschen
(McCormack et al. 1953) bleibt sie jedoch bestehen und entspringt dann am
proximalen Unterarm aus der A. ulnaris oder der A. interossea anterior. Sie ist
zwar meist als einzelnes Gefäß vorhanden, kann aber auch gedoppelt sein (Levy
u. Pauker 1978).

Sie liegt auf dem N. medianus, also zwischen ihm und dem Lig. carpi transversum, geht in den arteriellen Arcus volaris superficialis der Hohlhand ein und kann
in seltenen Fällen ein Karpaltunnelsyndrom verursachen. Chalmers (1978) sah

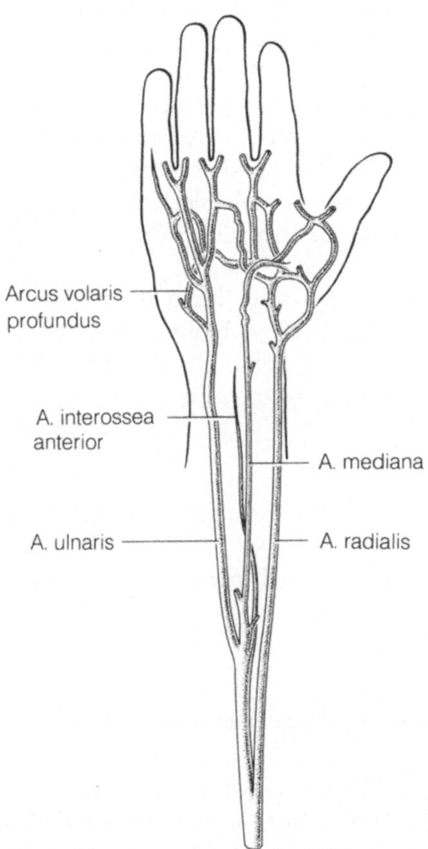

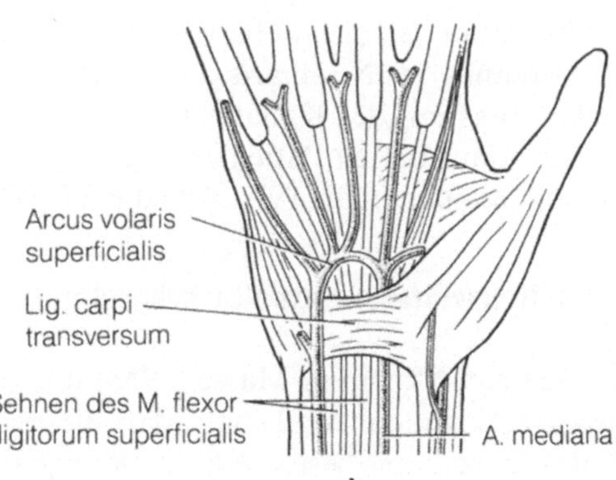

Abb. 92 a, b. Persistierende A. mediana. **a** Ursprung der A. mediana aus der A. ulnaris am proximalen Unterarm (nach anatomischem Präparat; in Anlehnung an McCormack et al. 1953); **b** Lagebeziehungen einer persistierenden A. mediana am volaren Handgelenk und in der Hohlhand. (Nach Lanz u. Wachsmuth 1959)

eine persistierende A. mediana bei 6% von 165 Patienten, die wegen eines Karpaltunnelsyndroms operiert wurden. Gelegentlich kommt sie in Verbindung mit einer hohen Teilung des N. medianus vor. Dann liegt das Gefäß zwischen den beiden Medianushälften (Chalmers 1978). Das klinische Bild ist in den meisten Fällen das eines typischen Karpaltunnelsyndroms mit initialen Schmerzen und Parästhesien sowie nachfolgenden neurologischen Ausfällen. Bei einem solchen chronischen Verlauf ist die Arterie mit großer Sicherheit offen (Boles et al. 1982; Galassi et al. 1980; Lavey u. Pearl 1981; Luyendijk 1986; Mauersberger u. Meese 1975; Pfeiffer u. Nigst 1973). Ariyan u. Watson (1977) fanden eine solche Ursache bei 3% ihrer 429 Karpaltunneloperationen. Die Arterie kann im Karpalkanal aneurysmatisch erweitert sein (Mauersberger u. Meese 1975).

Die *Thrombose einer persistierenden A. mediana* führt zu einem akuten Karpaltunnelsyndrom oder plötzlicher Verstärkung bereits bestehender Beschwerden. Ein solches Ereignis zwingt zu sofortigem operativem Eingreifen (Burnham 1963; De Abreu u. Moreira 1958; Feldmeier et al. 1977; Levy u. Pauker 1978; Maxwell et al. 1973; Nather et al. 1980; Wilhelm u. Feldmeier 1975). Der Puls der A. mediana kann regelmäßig lateral der Palmaris-longus-Sehne palpiert werden

(Chalmers 1978). Meistens ist sie beidseitig vorhanden, auch wenn die Symptome gewöhnlich auf die dominante Hand beschränkt sind. Boles et al. (1982) beschrieben ihren Nachweis mittels Arteriographie.

Die Behandlung der genannten Störungen ist operativ. Ist die A. mediana offen, so wird lediglich das Lig. carpi transversum gespalten, sie selbst wird nicht reseziert, da sie evtl. für die arterielle Versorgung der Hand und der Finger wichtig ist (McCormack et al. 1953; Peckett et al. 1973). Eine thrombosierte A. mediana hingegen wird gefahrlos reseziert. Postoperative funktionelle Störungen sind nicht zu erwarten.

Kavernöse oder *arteriovenöse Angiome* sind selten und liegen dann oft im N. medianus selbst (Barbar et al. 1962; Chopra et al. 1979; Kojima et al. 1976; Mumenthaler u. Schliack 1982; Peled et al. 1980). Ihre Behandlung ist ebenfalls operativ und muß ausnahmslos mikrochirurgisch erfolgen.

Nerven

Eskesen et al. (1981) berichten von einem Patienten, bei dem zusätzlich zum N. medianus der N. ulnaris durch den Karpalkanal lief. Der Patient wurde nach Dekompression des Kanals beschwerdefrei. Einen ähnlich positiven postoperativen Verlauf hatten Patienten mit einem intraneuralen Hämangiom des N. medianus (Kojima et al. 1976; Peled et al. 1980).

4.2 Kongenitales Karpaltunnelsyndrom und Karpaltunnelsyndrom bei Kindern

Seitdem Martin u. Massé (1958) über 3 Kinder mit einem Karpaltunnelsyndrom berichteten, weiß man, daß dieses Kompressionssyndrom nicht auf das Erwachsenenalter beschränkt ist. Kongenitale Störungen als Ursache eines Karpaltunnelsyndroms zeigen sich meist im Kindesalter. Anatomische Besonderheiten im Karpalkanal wie Varianten von Muskeln und Sehnen sowie eine persistierende A. mediana sind strenggenommen auch kongenitale Störungen. Sie werden mit wenigen Ausnahmen (Asai et al. 1986; Feingold et al. 1980; Hayes 1974) erst im Erwachsenenalter apparent. Shenoy et al. (1980) berichteten über ein Karpaltunnelsyndrom bei einem Patienten mit *kongenitaler Hypertrophie eines Arms*, bei dem im Alter von 17 Jahren Symptome aufzutreten begannen. Idiopathische Karpaltunnelsyndrome sind im Kindesalter äußerst selten (De Weerdt 1969; Lettin 1965; Lietz et al. 1985; Lagos 1971; Köhler u. Tzonos 1979/80; Martin u. Massé 1958).

In der Regel liegt den kindlichen Karpaltunnelsyndromen eine hereditäre Störung zugrunde. Am häufigsten sind *Mukopolysaccharidosen* (Cuhadar u. Blaauw 1983; Heinz 1981; Kaibara et al. 1983; MacDougal et al. 1977; Miner u. Schimke 1975) oder *Mukolipidosen* (MacDougal et al. 1977; Starreveld u. Ashenhurst 1975). Karpati et al. (1974) sahen ein Karpaltunnelsyndrom bei 3 Erwachsenen mit einer Mukopolysaccharidose II (Hunter-Syndrom). Bei diesen Patienten kommt das Karpaltunnelsyndrom familiär gehäuft vor. So operierte Heinz (1981) 4 Kinder derselben Familie. Als weitere Ursachen wurden *Melorheostose* (Barfred u. Ipsen 1985; Boestman u. Bakalim 1985; Posch u. Marcotte 1976), *Pleonosteose* (Yeoman 1961), *Weill-Marchesani-Syndrom* (Dellon et al. 1984) und

Schwartz-Jampel-Syndrom (Cruz-Martinez et al. 1984) beschrieben. Die Kombination von *Karpaltunnelsyndrom und Triggerfinger* (MacDougal et al. 1977; McArthur et al. 1969; Maurer et al. 1980) kommt gehäuft bei Kindern mit Mukopolysaccharidosen vor (MacDougal et al. 1977). Ob Karpaltunnelsyndrome in Abwesenheit der genannten Erkrankungen familiär gehäuft vorkommen (Danta 1975), ist umstritten.

Blennow et al. (1982) beobachteten bei 4 Kindern mit Röteln ein passageres Karpaltunnelsyndrom. Unter den äußeren Ursachen – obwohl nicht zu den Kompressionssyndromen gehörig – seien 2 iatrogene Medianusschädigungen am Handgelenk nach Punktion der A. radialis bei intensivtherapiebedürftigen Säuglingen erwähnt (Koenigsberger u. Moessinger 1977). Heinz (1981) hat die klinische Symptomatik des Karpaltunnelsyndroms im Kindesalter sehr klar dargestellt: Die typischen Symptome des Erwachsenen wie nächtliche Schmerzen und Parästhesien fehlen bei Kindern fast regelmäßig. Sie fallen vielmehr durch eine allgemeine Ungeschicklichkeit beim Spielen, Greifen und Schreiben auf. Sie ändern ihre Spielgewohnheiten, basteln und malen nicht mehr, benutzen eher die andere, nicht oder weniger betroffene Hand und entwickeln ein eigenartiges Greifmuster: Sie fassen Gegenstände zwischen 4. und 5. Finger einerseits und Thenarfläche oder der Dorsalseite des gebeugten Daumens andererseits. Da die Sensibilität der radialen 3 Finger herabgesetzt ist, bedienen sie sich des erhaltenen Tastsinns am ulnarisversorgten 4. und 5. Finger, der vom ausgesparten R. palmaris nervi mediani versorgten radialen Handfläche und der vom N. radialis versorgten Dorsalfläche des Daumens. Später tritt dann regelmäßig die Thenaratrophie hinzu. Therapeutisch gelten die gleichen Grundsätze wie beim Erwachsenen: Solange nur subjektive Beschwerden bestehen, ist die konservative Therapie zu empfehlen. Bei neurologischen Ausfällen ist die Dekompression des N. medianus indiziert.

4.3 Familiäres Karpaltunnelsyndrom

Eine familiäre Häufung des Karpaltunnelsyndroms findet sich bei Erkrankungen wie *Amyloidose* (Lambird u. Hartmann 1969), *Mukolipidose* und *Mukopolysaccharidose* (s. Abschn. 4.2) recht oft. Ein familiäres Auftreten eines sog. idiopathischen Karpaltunnelsyndroms hingegen ist äußerst selten (Braddom 1985; Gray et al. 1979; Vallat u. Dunoyer 1978; Mochizuki et al. 1981; Shinohara et al. 1979). Allerdings vermutete Tanzer bereits 1959 aufgrund einer persönlichen Beobachtung, daß ein prädestinierender Faktor vererbt werde. Heute ist eine solche familiäre Anfälligkeit für Nervendruckschäden bekannt (Behse et al. 1972; Davies 1954; Dubi et al. 1979; Karpati et al. 1973). Braddom (1985), Gray et al. (1979) und Sparkes et al. (1985) fanden in den von ihnen untersuchten Familien eine hohe Penetranz und nahmen ursächlich eine autosomal dominant vererbte Bindegewebsstörung an.

Ein familiäres Karpaltunnelsyndrom manifestiert sich in jungem Alter, das weibliche Geschlecht wird nicht bevorzugt. Meist sind beide Hände befallen. Histologisch fand sich bei den meisten dieser Patienten eine unspezifische Tendovaginitis der Beugesehnen (Gray et al. 1979). Da das Karpaltunnelsyndrom das Initialsymptom einer Amyloidose sein kann, empfiehlt Massey (1979) bei allen

Patienten mit familiärer Häufung eines Karpaltunnelsyndroms und negativem Nachweis von Amyloidablagerungen in der Sehnenscheidensynovia und dem Lig. carpi transversum zum Amyloidnachweis eine Biopsie aus der Rektumschleimhaut.

4.4 Vaskuläre Prozesse und Blutungen

Besonderheiten und pathologische Veränderungen der Gefäße der Hohlhand und Blutungen können zu einer Kompression des N. medianus und damit zu einem Karpaltunnelsyndrom führen. Ursächlich kommen eine persistierende A. mediana (s. Abschn. 4.1), eine aneurysmatisch erweiterte A. ulnaris (Bell u. Goldner 1956) und Hämangiome in Frage (Chopra et al. 1979; Kojima et al. 1976; Peled et al. 1980). Die klinische Symptomatik dieser Patienten ist langsam zunehmend. Thrombosiert eine persistierende A. mediana, so kann ein akutes Karpaltunnelsyndrom die Folge sein. Hämatome im Karpalkanal verursachen ebenfalls akute Symptome. Spontane Blutungen kommen bei *Hämophilie* (Adamson et al. 1971; Benini 1975; Khunadorn et al. 1977; McClain u. Wissinger 1976; Moneim u. Gribble 1984), aber *auch ohne Nachweis einer Blutungsneigung* vor (Benini 1975; Feldmeier et al. 1977; Howie u. Buxton 1984). Sie werden auch *unter Antiphlogistika* und bei *akuter Leukämie* mit massiven Gerinnungsstörungen beschrieben (Kilpatrick et al. 1985). McClain u. Wissinger (1976) berichteten über die spontane Blutung aus einem unvollständig entfernten Riesenzelltumor der Sehnenscheiden der Flexoren am Handgelenk. *Iatrogene Hämatome* können nach Punktion der A. radialis auftreten (Koenigsberger u. Moessinger 1977; Marshall et al. 1980). *Extra- und intraneurale Hämatome* kommen übrigens auch nach Handgelenksfrakturen oder Reposition solcher Frakturen vor (Adamson et al. 1971; McClain u. Wissinger 1976). Merianos et al. (1983) sahen eine *Riesenzellarteriitis* der Begleitarterie des N. medianus. Nach Entfernung des betroffenen Gefäßsegments wurde der Patient beschwerdefrei.

Die Therapie richtet sich nach der zugrundeliegenden Ursache. Bei persistierender A. mediana reicht die Dekompression des Karpalkanals aus. Eine thrombosierte A. mediana oder Hämangiome werden entfernt. Spontane Hämatome bei Blutern bessern sich in aller Regel durch konservative Maßnahmen, d. h. durch Substitution der Gerinnungsfaktoren, Anlegen einer dorsalen Schiene und Hochlagern des Arms. Bei anderen spontanen Blutungen ist meist die operative Therapie indiziert, die stets eine gute Prognose hat.

4.5 Karpaltunnelsyndrom und Raynaud-Syndrom

Tanzer (1959) wies als erster auf die häufige Koinzidenz von Karpaltunnelsyndrom und vasomotorischen Störungen hin. 15 von 25 Händen waren besonders kälteempfindlich, kein Patient aber hatte ein wirkliches Raynaud-Syndrom, das durch anfallsartige, symmetrische Blässe und Schmerzen in den Fingern gekennzeichnet ist, die durch exogene Faktoren wie Kälte, Beugung des Handgelenks und den Phalen-Test ausgelöst werden können. Die Pathogenese eines Raynaud-Syndroms bei einer Kompressionsneuropathie ist noch nicht geklärt. Wahrscheinlich liegt ihr eine Druckschädigung der vasomotorischen Fasern zugrunde

(Aminoff 1979). Bei Kompression eines peripheren Nervs im Tierexperiment werden auch die marklosen Nervenfasern geschädigt, allerdings erst, wenn die Kompression so stark ist, daß die markhaltigen Nervenfasern mit einer Waller-schen Degeneration reagiert haben (Fowler u. Ochoa 1975). Dieser Mechanismus würde das Raynaud-Syndrom bei fortgeschrittenen Stadien des Karpaltunnel-syndroms erklären, nicht jedoch, weshalb die vasomotorischen Symptome vor den sensiblen und motorischen auftreten können, da schließlich die markhaltigen Nervenfasern druckempfindlicher sind als die marklosen. Die Hypothese, daß die vasomotorischen Fasern oberflächlich liegen und deshalb eher betroffen sein können (Serra et al. 1985), erscheint wenig realistisch.

Etwa 1% von 2800 KTS-Patienten der Mayo-Klinik hatte zugleich ein Raynaud-Syndrom (Lindscheid et al. 1967). Die Angaben über die Häufigkeit schwanken zwischen 0,6 und 2,6% (Benini 1975; Cseuz et al. 1966; Das u. Brown 1976; Phalen 1972; Yamaguchi et al. 1965). Serra et al. (1985) sahen Raynaud-Syndrome in einer prospektiven Untersuchung sogar bei 4,7% ihrer Patienten. Die vasomotorischen Störungen können gleichzeitig mit den für das Karpaltun-nelsyndrom typischen Beschwerden oder als Initialsymptom auftreten (Chiche u. Dreyfus 1965; Neundörfer et al. 1977; Serra et al. 1985). Sie betreffen beide Seiten nicht unbedingt in gleicher Stärke und sind meistens auf die radialen 3 Finger beschränkt. Bouvier et al. (1979), Geffray et al. (1984) und Treves et al. (1980a, b) berichteten über Patienten mit Karpaltunnelsyndrom, Raynaud-Syndrom und trophischen Ulcera an den Fingern.

Bei 12 der 14 Patienten von Chiche u. Dreyfus (1965) verschwanden alle Beschwerden nach Kortikoidinjektion in den Karpalkanal, auch die des Raynaud-Syndroms. Es mußte in allen Fällen über einen Zeitraum von 6 Mona-ten mehrfach injiziert werden. Die beiden übrigen Patienten sprachen darauf nicht an. Nach Dekompression des N. medianus durch Spaltung des Lig. carpi transversum sind die Ergebnisse auch recht gut. 12 der insgesamt 13 Patienten von Benini (1975), Michel u. Hornstein (1983), Neundörfer et al. (1977), Serra et al. (1985) und Waller u. Dathan (1985) waren postoperativ vollständig oder fast vollständig beschwerdefrei. Die Raynaud-Symptomatik besserte sich langsamer als Parästhesien und sensible Ausfälle. Von den 15 operierten Patienten der Mayo-Klinik (Linscheid et al. 1967) besserten sich die vasomotorischen Störun-gen jedoch nur in 3 Fällen.

4.6 Hämodialyse

Warren u. Otieno (1975) wiesen als erste auf das häufige Vorkommen eines Karpaltunnelsyndroms bei Hämodialyse-Patienten hin. Bei 2 ihrer Patienten wa-ren die Beschwerden so stark, daß die Dialyse abgebrochen werden mußte. Nach-dem das Lig. carpi transversum gespalten worden war, stellte sich sofort Be-schwerdefreiheit ein.

Die Inzidenz eines Karpaltunnelsyndroms bei Patienten unter Hämodialyse wird von einigen Autoren mit etwa 4–6% angegeben (Bradish 1985; Delmez et al. 1982; Emery et al. 1983; Kenzora 1978); mit zunehmender Dauer der Hämodia-lyse tritt es häufiger auf. Die Angaben über die Häufigkeit schwanken allerdings stark. 15% der Patienten von Assenat et al. (1980) hatten ein Karpaltunnelsyndrom, wenn sie länger als 8 Jahre behandelt worden waren. Pagani et al. (1985) fanden eine Inzidenz von 20% bei einer Dialysedauer von mehr 6,8 Jahren und von 24,3% bei einer Dauer von mehr als 10 Jahren. Spertini et al. (1984) beobachteten ein Karpaltunnelsyndrom bei 12% ihrer 100 Patienten unter Langzeitdialyse. Bei einer Dialysedauer von bis zu 4 Jahren betrug die Inzidenz eines solchen Kompressionssyndroms 4,6%, bei einer Dauer von mehr als 4 Jahren 25,7%. Kachel et al. (1983) sahen bei einer Dialysedauer von bis zu 5 Jahren (97 Patienten) kein Karpaltunnelsyndrom, jedoch in 4,2% der Fälle bei einer Dialysedauer von 5–9 Jahren (95 Patienten) und in 29,5% bei einer Dialysedauer von mehr als 9 Jahren (44 Patienten). Teitz et al. (1985) untersuchten in einer prospektiven Studie 48 Patienten unter Langzeitdialyse klinisch und neurophysiologisch. 32% dieser Patienten hatten ein Karpaltunnelsyndrom. Es bestand in 12,5% der Fälle, wenn die Dialysedauer bis zu 5 Jahre betragen hatte, und in 50%, wenn sie länger als 5 Jahre angedauert hatte. Dies entspricht den Beobachtungen von Halter et al. (1981). Es ist deshalb zu empfehlen, Patienten mit einer Dialysedauer von mehr als 5 Jahren alle 6–12 Monate klinisch und neurophysiologisch auf ein Karpaltunnelsyndrom zu untersuchen (Halter et al. 1981). Die Beobachtung, daß die Häufigkeit des Auftretens eines Karpaltunnelsyndroms mit zunehmender Dialysedauer ansteigt, wird lediglich von Delmez et al. (1982) bestritten. Zamora et al. (1985) unterscheiden zwischen einem frühen („early pattern"; 41,6%) und einem späten Karpaltunnelsyndrom („late pattern"; 58,4%). Das frühe Karpaltunnelsyndrom wird innerhalb eines Jahres nach Beginn der Hämodialyse symptomatisch. 40% dieser Patienten hatten zugleich einen Diabetes mellitus oder eine erhebliche Polyneuropathie. Patienten mit spätem Karpaltunnelsyndrom bekamen jenseits eines Jahres nach Dialysebeginn Beschwerden. Begleitender Diabetes oder Polyneuropathie waren nur bei 10% von ihnen vorhanden.

Die Pathogenese des Karpaltunnelsyndroms bei Hämodialysepatienten ist bis heute nicht genau geklärt. Vermutlich handelt es sich um ein multifaktorielles Geschehen. Keinen Einfluß haben die Ursache der Niereninsuffizienz und die Art der angelegten arteriovenösen Fistel (Bradish 1985; Charra et al. 1984; Clanet et al. 1981; Allieu et al. 1983; Delmez et al. 1982; Kenzora 1978; Pagani et al. 1985; Spertini et al. 1984). Unter den 21 Patienten von Schwarz et al. (1984a) fand sich jedoch das Karpaltunnelsyndrom gehäuft bei analgetikabedingter Nephropathie. Da die Symptomatik fast regelmäßig auf der Seite des Shunts beginnt – auch bei schließlich beidseitigem Karpaltunnelsyndrom (Allieu et al. 1983; Bosanac et al. 1977; Bradish 1985; Clanet et al. 1981; Emery et al. 1983; Spertini et al. 1984; Stolke u. Seifert 1985; Zamora et al. 1985) – ist eine hämodynamische Ursache anzunehmen (Delmez et al. 1982; Harding u. Le Fanu 1977; Kenzora 1978; Martinelli et al. 1981): Der arteriovenöse Shunt hat einen Steal zur Folge, dieser wiederum eine Ischämie der Hand. Bussell et al. (1971) und Lindstedt u. Westling (1975) maßen einen Anstieg des Flusses im Unterarm und eine Abnahme am Daumen. Auch der erhöhte Druck in den Venen der Hand, den Warren u. Otieno (1975) auf der Seite des Shunts nachwiesen, kann eine Rolle spielen. Schließlich ist nach Sunderlands (1976) Untersuchungen das erste Ereignis auf dem Weg zu einem Karpaltunnelsyndrom der Anstieg des intraluminalen Drucks in den epineuralen Venolen. Begünstigt wird das Auftreten der Symptome durch die zusätzliche nächtliche Vasodilatation. Ein wichtiger Faktor dürften auch Schwankungen im intrazellulären Flüssigkeitsvolumen der Patienten mit Niereninsuffizienz sein (Pagani et al. 1985). Auch dem Argument einer erhöhten Vulnerabilität des möglicherweise neuropathisch vorgeschädigten Nervs für relativ kleine Traumata und geringfügige Kompression kann man sich nicht verschließen (Kumar et al. 1975; Wainapel 1980; Zamora et al. 1985).

Bei einem großen Teil der Patienten fand sich bei der Operation eine hypertrophe oder granulomatöse Tendovaginitis (Adoue et al. 1984; Allieu et al. 1983; Assenat et al. 1980; Clanet et al. 1981; Delmez et al. 1982; Holtmann u. Anderson 1977; Kenzora 1978). Teitz et al. (1985; 14 Operationen) beobachteten sie nie. Adoue et al. (1984) halten eine Amyloidose für die wahrscheinlichste Ursache eines Karpaltunnelsyndroms bei Patienten unter Langzeitdialyse und bezeichnen sie sogar als „cause classique de syndrome du canal carpien" (S. 1020). Dies ist aber wenig wahrscheinlich. Allieu et al. (1983) und Assenat et al. (1980) wiesen zwar in allen 3 bzw. 9 entnommenen Synoviaexzisaten Amyloid nach, Charra et al. (1984) und Clanet et al. (1981) bei etwa 75% ihrer Proben, andere Autoren jedoch wesentlich seltener (Delmez et al. 1982; Emery et al. 1985; Spertini et al. 1984; Schwarz et al. 1984a, b), und andere überhaupt nicht (Bradish 1985; Jain et al. 1979; Teitz et al. 1985). Kachel et al. (1983) fanden eine amyloidartige Substanz im „perineuralen" (epineuralen?) Gewebe des N. medianus bei 9 von 15 Patienten. 6 der 7 Patienten von Fenves et al. (1986) hatten zystische Veränderungen in den Handwurzelknochen und Amyloidablagerungen in diesen Zysten und der Beugesehnensynovia. Walts et al. (1985) untersuchten die Synovia von 67 Patienten, die wegen eines Karpaltunnelsyndroms operiert worden waren. Unter ihnen waren 4 Dialysepatienten, von diesen 3 amyloidpositiv. Bei den übrigen 63 Patienten wurde nur in 5 Fällen Amyloid nachgewiesen (entsprechend 7,9%). Amyloidablagerungen in den Beugesehnen sieht man auch bei 2–8% der Patienten mit sog. idiopathischem Karpaltunnelsyndrom (Bastian 1974; Mohr 1976). Während es sich bei diesen möglicherweise um ein sog. lokalisiertes Amyloid handelt, das häufig bei älteren Menschen vorkommt (Glenner et al. 1980a, b; Özdemir et al. 1971; Wright et al. 1969), ist das Amyloid der Dialysepatienten offenbar eine für diese Patientengruppe typische und bis vor kurzem unbekannte Substanz (Morita et al. 1985). Neuere Untersuchungen haben es als ein Beta-2-Mikroglobulin ($AM_{beta\,2\,M}$) identifiziert (Casey et al. 1986; Shirahama et al. 1985). Eine generalisierte Amyloidose fand sich bei keinem der darauf untersuchten Dialysepatienten mit Karpaltunnelsyndrom (Clanet et al. 1981; Fenves et al. 1986; Schwarz et al. 1984a).

Für die Behandlung des Karpaltunnelsyndroms bei Dialysepatienten gelten die gleichen Grundsätze wie bei anderen Karpaltunnelsyndromen. Die postoperative Prognose nach Dekompression des N. medianus ist außerordentlich günstig.

4.7 Erkrankungen des rheumatoiden Formenkreises

Das Karpaltunnelsyndrom ist das am häufigsten beobachtete Nervenkompressionssyndrom bei der *primär chronischen Polyarthritis* oder rheumatoiden Arthritis (Barnes u. Currey 1967; Nakano 1975). Allen diesen rheumatischen

Erkrankungen ist gemeinsam, daß sie über eine Tendovaginitis der Beugesehnen am Handgelenk zu einer Kompression des N. medianus führen. Bei vielen dieser Patienten ist eine Schwellung des volaren Handgelenks sichtbar. Als operative Maßnahme ist die alleinige Dekompression des N. medianus durch Spaltung des Lig. carpi transversum nicht ausreichend, stets muß auch eine Synovektomie der betroffenen Beugesehnen vorgenommen werden (Straub u. Ranawat 1969).

Es sollen 40–60% der Patienten mit rheumatoider Arthritis im Verlauf ihrer Erkrankung ein Karpaltunnelsyndrom entwickeln. Dieses kann die erste Manifestation der Krankheit sein (Benini 1975; Grossman et al. 1961). Die Häufigkeit einer primär chronischen Polyarthritis bei Karpaltunnelsyndromen wird nicht einheitlich angegeben. Bei den Serien mit mehr als 300 Patienten schwankt sie zwischen 5,1 und 14,9% (im Mittel 9,4%) (Cseuz et al. 1966; Gainer u. Nugent 1977; Leach u. Odom 1968; Posch u. Prpic 1975; Phalen 1972; Razemon 1982; Yamaguchi et al. 1975). Brown et al. (1984) beobachteten bei diesen Patienten eine auffallende Häufung muskulärer Anomalien. Unter Beninis (1975) 20 Fällen war das postoperative Ergebnis bei den Patienten, bei denen das Karpaltunnelsyndrom die erste Manifestation der rheumatoiden Arthritis war, besser als bei den Patienten, bei denen es im Lauf ihrer Erkrankung auftrat.

Patienten mit *generalisierter Tendomyopathie* (Fibrositissyndrom) entwickeln in 75% der Fälle ein Karpaltunnelsyndrom (Meske-Brand et al. 1984; Richards 1984). Vereinzelt wurde es auch bei *Sklerodermie* (Cseuz et al. 1966; Doyle u. Carroll 1968; Heitmann 1980; Lonsdorf 1979; Quinones et al. 1966), *Lupus erythematodes* (Cseuz et al. 1966; Inglis et al. 1972; Quinones et al. 1966; Sidiq et al. 1972; Winkelmann et al. 1982; Yamaguchi et al. 1965), *Dermatomyositis* (Yamaguchi et al. 1965), *Polymyositis* (Cseuz et al. 1966; Yamaguchi et al. 1965) und *eosinophiler Fasziitis* (Cervini et al. 1983; Jones et al. 1986; Wollheim et al. 1981) beschrieben. Bei diesen Kollagenosen besserten sich die Symptome in den meisten Fällen auf konservative Therapie.

Ein Karpaltunnelsyndrom kann bei der *Polymyalgia rheumatica* vorkommen: Die Patienten sind älter als 65 Jahre, haben bilaterale Schmerzen in den Schultern, druckempfindliche Oberarme, morgendliches Steifigkeitsgefühl für mehr als eine Stunde Dauer und initial eine BSG von mehr als 40 mm/h. Die 5 Patienten von Ahmed u. Braun (1978) wurden auf lokale Injektion von Kortikoiden in den Karpalkanal asymptomatisch. Diese Therapie war bei 3 der Patienten von Richards (1980) erfolglos, sie mußten operiert werden. Das Zusammentreffen der beiden Krankheitsbilder ist vielleicht nur zufällig (Richards 1980).

Rheumatoide Prozesse treten oft in Verbindung mit einem Karpaltunnelsyndrom auf. Yamaguchi et al. (1965) rechnen dazu u. a. *schnellenden Finger* (Triggerfinger), *Tendovaginitis stenosans de Quervain, Dupuytrensche Kontraktur, Ganglien* und *Zysten,* Bronchitis, Periarthritis der Schulter und Tennisellenbogen. Solche Prozesse kamen bei 19,5% ihrer 1215 Patienten mit der Diagnose eines Karpaltunnelsyndroms und in 72,5% der 313 von Cseuz et al. (1966) operierten Patienten vor. Letztere weisen aber darauf hin, daß der Begriff „rheumatoide Prozesse" nicht definiert ist. Unter den genannten pathologischen Veränderungen finden sich beim Karpaltunnelsyndrom häufig ein schnellender Finger oder eine Tendovaginitis stenosans de Quervain. Bei ersterer ist der Sehnenscheideneingang für eine oder mehrere Beugesehnen verdickt, der etwa in Höhe des Metakarpophalangealgelenks liegt. Distal davon ist auch die Beugesehne verdickt, sie springt bei kräftiger Beugung aus dem Sehnenscheidenfach heraus. Der Finger ist in Beugung blockiert und kann nur unter Schmerzen und mit einem Schnellen wieder in Streckstellung gebracht werden. Bevorzugt sind Daumen und Zeigefinger (Assmus u. Frobenius 1983).

Der Tendovaginitis stenosans de Quervain liegen degenerative Veränderungen der Sehnenscheiden des M. abductor pollicis longus und extensor pollicis brevis in ihrem gemeinsamen Fach am radialen Handgelnk zugrunde. Die Patienten klagen über Schmerzen in der Gegend des druckschmerzhaften Processus styloideus radii, die bei Tätigkeiten wie Greifen und Halten zunehmen und in Daumen und radialen Unterarm ausstrahlen. Die Schmerzen sind durch den Finkelstein-Test provozierbar (Finkelstein 1930): Die Finger werden über dem Daumen zur Faust geschlossen, die Hand ulnar abduziert.

Die Häufigkeit dieser pathologischen Sehnenscheidenveränderungen wird unterschiedlich angegeben (Tabelle 1). Nicht selten engen knöcherne Vorsprünge von Handwurzelknochen (Capitatum, Trapezium) den Karpalkanal ein. Sind sie sehr spitz, so können sie Beugesehnen durchschneiden und so zu einer spontanen Ruptur dieser Sehnen führen. Meist ist die Sehne des M. flexor pollicis longus betroffen (Mannerfelt u. Norman 1969). Mannerfelt u. Norman (1969) empfehlen deshalb, bei jeder Spaltung des Lig. carpi transversum nach Knochenspornen zu suchen, die den Boden des Karpalkanals durchbohren, und diese prophylaktisch zu entfernen.

Neben dem häufigen Triggerfinger wurde ein ähnlicher Mechanismus am Lig. carpi transversum beschrieben, hervorgerufen durch proliferative oder knotige Tendovaginitis der oberflächlichen oder tiefen Beugesehnen, die den N. medianus

Tabelle 1. In der Literatur angegebene Häufigkeit von Tendovaginitis stenosans (Triggerfinger), Tendovaginitis stenosans de Quervain, unspezifischer Tendovaginitis und Dupuytren-Kontraktur bei Patienten mit Karpaltunnelsyndrom (Angaben in Prozent)

	Trigger-finger (Tendo-vaginitis stenosans	Tendo-vaginitis stenosans de Quervain	Tendo-vaginitis	Dupuytren-Kontraktur
Nur operierte Patienten				
Cseuz et al. 1966 (n = 313)	5,4		10,5	1,7
Doyle u. Carroll 1968 (n = 100)	37	6		2
Nissenbaum u. Kleinert 1980 (n = 904)				4,6
Razemon 1982 (n = 372)			12,1	
Patienten mit Diagnose eines Karpaltunnelsyndroms				
Assmus u. Frobenius 1983 (n = 733)	8,6			
Beringer 1972 (n = 231)			10	
Davne et al. 1982 (n = 124)		12,9		
Phalen 1972 (n = 384)	8,3	1,0		
Posch u. Prpic 1975 (n = 423)	9,5	3,8	35,5	8,5
Yamaguchi et al. 1965 (n = 1215)	2,3	1,2		

komprimieren können. Patienten mit einem solchen „trigger wrist" (Triggerhand-
gelenk) haben Schwierigkeiten bei der Beugung oder Streckung eines oder aller
Finger, je nachdem, ob die Veränderung in Höhe des proximalen oder des distalen
Bandes des Lig. carpi transversum liegt (Brown u. Coulson 1974; Carvell et al.
1983; Davalbhakta u. Bailey 1972; Iqbal 1982).

Eine Koinzidenz von Karpaltunnelsyndrom und Epicondylitis lateralis humeri beobachteten Murray-Leslie u. Wright (1976) bei 33% und Dejung u. Filippa (1977) sogar bei 70% ihrer Patienten mit der Diagnose eines Karpaltunnelsyndroms. Zwar werden von diesen Autoren die adäquaten klinischen Tests zur
Feststellung einer Epikondylitis eingesetzt. Dennoch erscheint dieser Anteil un-
verhältnismäßig hoch. Es sei daran erinnert, daß viele Patienten mit Karpaltunnelsyndrom angeben, daß ihre Schmerzen proximalwärts ausstrahlen. Es wäre
interessant zu wissen, ob die Beschwerden der Epicondylitis lateralis nach Dekompression des N. medianus am Handgelenk verschwanden. Das geht aus den
Publikationen aber nicht hervor.

4.8 Hormonelle Besonderheiten und endokrine Störungen

Schwangerschaft und Puerperium

Voitk et al. (1983) befragten konsekutiv 1000 Frauen nach der Entbindung,
ob sie während der Schwangerschaft Schmerzen und sensible Störungen in der
Hand gehabt hatten. 34% der Frauen hatten Beschwerden an den Händen und
25% Symptome eines Karpaltunnelsyndroms gehabt. Diese Patientinnen waren
nicht klinisch oder gar neurophysiologisch untersucht worden. Zwar hält Maryniak (1983) die Erhebung deshalb für wertlos, die Häufigkeit solcher subjektiver
Symptome kann man jedoch nicht einfach übergehen. Nicht erst seit der ersten
ausführlichen Beschreibung von 14 solchen Patientinnen durch Wilkinson (1960)
ist bekannt, daß Karpaltunnelsyndrome während der Schwangerschaft nicht selten sind. Sie manifestieren sich im 3. Trimenon, können plötzlich über Nacht
auftreten (Adamson et al. 1971) und verschwinden fast ausnahmslos innerhalb
von 8 Wochen nach der Entbindung (Gould u. Wissinger 1978; Janz 1962; Kaeser
1963; Mercado Rodriguez u. Sanceda Montano 1982; Tobin 1967; Voitk et al.
1983; Wilkinson 1960). Bei diesen Frauen ist die Leitungsgeschwindigkeit des
N. medianus vom 6. Schwangerschaftsmonat bis zum 3. postpartalen Monat am
stärksten herabgesetzt, der sensible Teil des Nervs eher und stärker betroffen als
der motorische (Melvin et al. 1969). Die genaue Inzidenz ist unbekannt, 5–10%
erscheinen realistisch (Janz 1962). Beschwerden bestehen bei 78% dieser Frauen
beidseits, 51% der befragten Multiparae hatten ähnliche Symptome schon während früherer Schwangerschaften gehabt (Voitk et al. 1983).

Als Ursache ist eine erhöhte Flüssigkeitsretention mit Volumenzunahme des
Lig. carpi transversum und des Karpaltunnelinhalts wahrscheinlicher (Komar
1978; Voitk et al. 1983; Wilkinson 1960) als ein seit den Arbeiten von Ellis et al.
(1976) (s. Abschn. 4.9) immer wieder diskutierter Vitamin-B_6-Mangel (Pilar
1983).

Auch postpartal treten Karpaltunnelsyndrome gehäuft auf. Ihre Inzidenz ist
ebenso ungeklärt wie ihre Pathogenese. Die Beschwerden beginnen mehrere Wo-

chen nach der Entbindung und lassen nach dem Abstillen meist schnell nach (Gerhardt 1984; Snell et al. 1980).

Die Therapie des während und nach der Schwangerschaft auftretenden Karpaltunnelsyndroms ist konservativ: nächtliche Ruhigstellung des Handgelenksbereiches durch eine dorsale Schiene. Salzarme Diät und Diuretika werden empfohlen. In schweren Fällen kann ein Kortikoid (Prednison, Hydrokortison oder andere) in den Karpalkanal injiziert werden (Bauer u. Welsch 1978; Godfrey 1983; Massey 1978). Pilar (1983) berichtete über gute Erfolge mit oralem oder injiziertem Pyridoxin (Vitamin B_6). Eine operative Behandlung ist praktisch nie erforderlich. Die Beschwerden verschwinden in aller Regel nach Entbindung bzw. Abstillen.

Antikonzeptiva

Die Tatsache, daß das Karpaltunnelsyndrom bevorzugt bei Frauen jenseits der Menopause auftritt, läßt vermuten, daß hormonelle Faktoren eine zumindest wichtige, wenn nicht ursächliche Rolle bei seiner Entstehung spielen können. Sabour u. Fadel (1970) berichteten über 62 Patientinnen, bei denen unter Antikonzeptiva klinische Zeichen eines Karpaltunnelsyndroms auftraten. Sie nahmen ursächlich eine erhöhte Flüssigkeitsretention durch den Östrogen- und Progesteronanteil der „Pille" an. Alle Frauen hatten die „Pille" mit hohem Anteil an beiden Hormonen genommen. Nach ihrem Absetzen besserten sich die Beschwerden rasch, traten aber bei den Frauen wieder auf, die später erneut die „Pille" nahmen.

Myxödem, Hyperthyreose, Akromegalie, Hyper- und Hypoparathyreoidismus

Unter den endokrinen Störungen sind Akromegalie und Myxödem häufig mit einem Karpaltunnelsyndrom vergesellschaftet, vermutlich deshalb, weil sie zu einem Ödem der Sehnenscheiden der Fingerbeuger führen. Benini (1975) fand jedoch intraoperativ bei je 1 Patienten lediglich ein erheblich verdicktes Lig. carpi transversum und keine makroskopisch sichtbaren Veränderungen am peritendinösen Gewebe. O'Duffy et al. (1973) diagnostizierten bei 35 ihrer 100 akromegalen Patienten ein Karpaltunnelsyndrom (35%), Baum et al. (1986) sogar bei 32 von 50 Patienten (64%). Die Häufigkeit einer Akromegalie bei Patienten mit Karpaltunnelsyndromen beträgt 0,4–0,7% (Beringer 1972; Posch u. Marcotte 1976; Yamaguchi et al. 1965), unter Kaesers (1963) 130 Patienten allerdings 3,1%. Die Symptomatik bildet sich in aller Regel unter Behandlung der Grundkrankheit zurück. Die Entfernung eines Hyophysentumors hatte einen positiveren Effekt auf die Symptomatik als seine Bestrahlung (O'Duffy et al. 1973; Skanse 1961). Luboshitzky u. Barzilai (1980) berichteten über die erfolgreiche Behandlung eines Karpaltunnelsyndroms mit Bromocriptin bei einer akromegalen Patientin. Eine Beziehung zwischen dem nächtlichen Prolaktinspiegel im Serum und einem Karpaltunnelsyndrom besteht nicht (Rossi et al. 1984).

In seltenen Fällen kan bei diesen Patienten die Dekompression des N. medianus indiziert sein. Es ist von historischem Interesse, daß die erste operative Behandlung eines Karpaltunnelsyndroms 1930 von Learmonth bei einer Patientin mit *Akromegalie* erfolgte (Learmonth 1933; Woltman 1941). Cseuz et al. (1966)

berichteten über 6 Patienten mit einem Cushing-Syndrom (0,6% der operierten Patienten). Tritt ein Karpaltunnelsyndrom in Verbindung mit einem Myxödem auf, so ist die Behandlung der Grundkrankheit in den meisten Fällen von einer Rückbildung der Kompressionsneuropathie gefolgt (Chisholm 1981; Frymoyer u. Bland 1973; Murray u. Simpson 1958; Skanse 1961). Diese Kombination kommt bei 3,5–6,3% der KTS-Patienten vor (Posch u. Marcotte 1976; Yamaguchi et al. 1965). Fast regelmäßig haben diese Patienten eine Arthropathie verschiedener Gelenke mit Verdickungen der Synovia, Gelenksergüssen und eingeschränkter Beweglichkeit (Frymoyer u. Bland 1973).

In verschiedenen Zusammenstellungen von KTS-Patienten wird lediglich von *Störungen der Schilddrüse* gesprochen, ohne diese zu differenzieren. Cseuz et al. (1966) fanden sie bei 11,5% ihrer 313 operierten Patienten, Phalen (1972) jedoch nur bei 0,8% seines Patientengutes. Vermutlich hängen die erheblichen Unterschiede in der Häufigkeit von der Sorgfalt ab, mit der nach solchen Störungen gesucht wurde. Vereinzelt kamen Karpaltunnelsyndrome auch zusammen mit einer Hyperthyreose vor (Beard et al. 1985; Phalen 1972).

Palma (1983) beobachtete ein Karpaltunnelsyndrom bei einer Patientin mit *Hyperparathyreoidismus* aufgrund eines Adenoms der Nebenschilddrüsen. Nach Entfernung des Adenoms war die Patientin asymptomatisch. Sekundärer Hyperparathyreoidismus kann eine Einengung des Karpalkanals durch Kalziumapatit verursachen (Firooznia et al. 1981). Auch beim *Hypoparathyroidismus* mit Hypokalzämie und Karpopedalspasmen wurde ein Karpaltunnelsyndrom beschrieben (Massey et al. 1978).

4.9 Karpaltunnelsyndrom bei anderen internistischen Erkrankungen

Mukopolysaccharidosen und Mukolipidosen
(s. Abschn. 4.2)

Gicht, Pseudogicht (Chondrokalzinose)

In 0,6–0,8% der Fälle ist die *Gicht* Ursache eines Karpaltunnelsyndroms (Davne 1982; Yamaguchi et al. 1965). Bei den operierten Patienten wird sie in etwa 2% der Fälle gefunden (Cseuz et al. 1966; Phalen 1972). Der N. medianus wird entweder durch einen Gichtknoten (Tophus) im Karpalkanal oder durch eine Tendovaginitis urica der Beugesehnen komprimiert (Akizuki u. Matsui 1984; Benini 1975; Champion 1969; Green et al. 1977; Grossman et al. 1961; Leach u. Odom 1968; Pledger et al. 1976; Walther et al. 1982; Ward et al. 1958; Wolfensberger 1976; Yamanaka et al. 1982). Der klinische Verlauf ist in der Regel chronisch, die Symptome können aber auch akut auftreten (Morgan 1985). Die Behandlung ist fast immer operativ.

Von der Gicht ist die sog. *Pseudogicht* oder *Chondrokalzinose* zu trennen; auch sie kann zu einer unspezifischen Tendovaginitis führen. Typisch sind die Ablagerungen von Hydroxyapatit- und Kalziumpyrophosphatkristallen, die am ungefärbten histologischen Schnitt im polarisierten Licht nachgewiesen werden (Gerster et al. 1980; Goodwin u. Arbel 1985; Lagier et al. 1984; Lewis u. Fiddian 1982; Spiegel et al. 1976). Die Chondrokalzinose ist eine genetisch determinierte

Krankheit ungeklärter Genese. Die Patienten leiden an diffusen leichten Gelenkschmerzen, die z. T. in Form exsudativer Arthritiden exazerbieren können. Für die beim Karpaltunnelsyndrom in Frage kommende Chondrokalzinose oder Pseudogicht des Handgelenks sind die röntgenologisch sichtbaren Gelenkknorpelverkalkungen oder Kalkablagerungen im Radio- oder Ulnokarpalgelenk oder zwischen den Handwurzelknochen typisch.

Amyloidose

Relativ häufig kommt ein Karpaltunnelsyndrom bei bestimmten Formen der Amyloidose vor (Grokoest u. Demartini 1954). Nach der Klassifizierung von Kyle u. Bayrd (1975) unterscheidet man 5 Formen:

- Primäre Amyloidose ohne Hinweis auf vorangegangene oder begleitende Erkrankung (primär idiopathische Amyloidose).
- Amyloidose bei multiplem Myelom (Plasmozytom und Paraproteinose).
- Sekundäre Amyloidose bei chronisch entzündlichen Prozessen. Kyle u. Bayrd (1975) nahmen ein gehäuftes Auftreten bei rheumatoider Arthritis an; dies wurde aber durch Untersuchungen von Özdemir et al. (1971) widerlegt.
- Lokalisiertes Amyloid mit Beteiligung eines einzelnen Organs, keine Generalisierung.
- Familiäre Amyloidose.

Kyle u. Bayrd (1975) fanden bei 16% der Patienten mit primärer Amyloidose und bei 33% der Patienten mit multiplem Myelom, Plasmozytom oder Paraproteinosen ein Karpaltunnelsyndrom. In den Berichten über eine große Zahl von Karpaltunnelsyndromen finden sich Patienten mit Amyloidose selten. Je 6 (0,5%) der 1215 Patienten der Mayo-Klinik (Yamaguchi et al. 1965) hatten eine primär idiopathische oder mit einem multiplen Myelom vergesellschaftete Amyloidose. Unter 914 Karpaltunnelsyndromen derselben Klinik, die Blodgett et al. (1962) einige Jahre zuvor publiziert hatten, waren 9 Fälle (1%) mit multiplem Myelom. 4 von Phalens 177 operierten Patienten (1966) hatten eine Amyloidose bei multiplem Myelom (3%), jedoch nur je 1 der 313 Patienten von Cseuz et al. (1966) (0,6%) und der 152 Patienten von Das u. Brown (1976) (0,8%). Andere Autoren mit einer großen Anzahl operierter Patienten erwähnen diese Ursache gar nicht (Davne 1982; Doyle u. Carroll 1968; Bureau et al. 1982; Gainer u. Nugent 1977; Hybbinette u. Mannerfelt 1975; Razemon 1982; Roffe et al. 1981).

Charakteristischer Befund sind massive Ablagerungen amorphen rosa bis gräulichen Materials um die Flexorensehnen und den N. medianus, die vom Unterarm bis in den Karpalkanal reichen können (Akin et al. 1975; Chapman u. Cotter 1982; Hallett 1982; Lambird u. Hartman 1969; Leach u. Odom 1968). Mikroskopisch wird Amyloid auf histologischen Schnitten im polarisierten Licht nach Färbung z. B. mit Kongorot nachgewiesen. Modifizierungen dieser Färbungen erlauben die weitere Differenzierung des Amyloids (Wright et al. 1977). Nicht bei allen Patienten mit Amyloidose ist Amyloid im Lig. carpi transversum oder in der Synovia der Beugesehne nachweisbar (Massey 1980; Lambird u. Hartman 1969; Mahloudji et al. 1967; Simon et al. 1975). Umgekehrt fand Bastian (1974) bei Durchsicht des histologischen Materials von 87 an einem Karpaltunnelsyndrom operierten Patienten – klinisch hatte keiner eine Amyloidose – bei 2 von ihnen (2,3%) Amyloid im Lig. carpi transversum und in der Synovia der Beugesehnen. Etwas häufiger (1 von 26) beobachten dies Bjerrum et al. (1984) und Mohr (1976) (2 von 25). Der histologische Nachweis von Amyloid in diesen Strukturen beweist keinesfalls eine Amyloidose. Fehlen andere klinische Hinweise auf diese Erkrankung, so ist ein solcher histologisches Befund am ehesten durch physiologische, altersbedingte Amyloidablagerungen zu erklären (Mohr 1976; Özdemir et al. 1971; Wright et al. 1969). Beim Typ Rukawina der familiären Amyloidose ist ein Karpaltunnelsyndrom erste und führende Manifestation der Erkrankung.

Diabetes mellitus

Etwa die Hälfte der Patienten mit Diabetes mellitus hat eine Neuropathie (Mulder et al. 1961). Diffuse Neuropathien oder Polyneuropathien sind etwa dreimal häufiger als Mononeuropathien, die nur 1 oder höchstens 2 Nerven betreffen. Polyneuropathien und Mononeuropathien bevorzugen gleichermaßen die untere Extremität, besonders häufig ist der N. peroneus betroffen. Bei 16 der von Mulder et al. (1961) elektromyographisch und klinisch untersuchten Patienten mit diabetischer Mononeuropathie waren insgesamt 29 Nerven beteiligt: 13mal der N. peroneus, 9mal der N. medianus im Bereich seiner Passage im Karpalkanal, 5mal der N. ulnaris und je 1mal der N. femoralis und der N. cutaneus femoris lateralis. In den Publikationen mit mehreren hundert bis über 1000 Patienten mit Karpaltunnelsyndrom wird die Inzidenz des Diabetes mellitus mit etwa 10% angegeben. Man kann daraus schließen, daß die Kombination von Diabetes und Karpaltunnelsyndrom sehr häufig ist. Das ergab auch eine epidemiologische Untersuchung von Dieck u. Kelsey (1985). Auch für die anderen genannten Nerven gilt, daß sie an besonders exponierter Stelle während ihres Verlaufs geschädigt sind, der N. ulnaris am Ellenbogen und der N. peroneus am Knie. Ursache dafür ist wahrscheinlich eine erhöhte Vulnerabilität des im Rahmen einer diabetischen Neuropathie vorgeschädigten Nervs für mechanische Traumen und nicht ein direkter kausaler Zusammenhang zwischen den beiden Erkrankungen. Dafür spricht auch, daß sich einige Patienten mit eindeutigem Karpaltunnelsyndrom und gleichzeitigem Diabetes mellitus nach Dekompression des N. medianus nicht oder nur partiell bessern (Thomas u. Eliasson 1984). Für ein bei einem Diabetiker auftretendes Karpaltunnelsyndrom gelten die gleichen therapeutischen Richtlinien wie bei einem Karpaltunnelsyndrom ohne eine solche Begleiterkrankung (Comi et al. 1985).

Karpaltunnelsyndrom und Vitamin B_6 (Pyridoxin) sowie Vitamin B_2 (Riboflavin)

1976 veröffentlichte eine Arbeitsgruppe um J. M. Ellis und K. Folkers am Institute for Biochemical Research der Universität Texas in Austin, Texas einen Bericht über 10 Patienten mit Karpaltunnelsyndrom, bei denen sie einen *Mangel an Vitamin B_6* im Blut feststellten. Sie behandelten die Patienten 4 Wochen lang mit täglich 300 mg Pyridoxinhydrochlorid. Darunter besserten sich die subjektiven und objektiven Symptome. Von dieser Arbeitsgruppe erschien dann jährlich ein neuer Bericht zu diesem Thema (Ellis et al. 1977; Folkers et al. 1978; Ellis et al.

1979; Shizukuishi et al. 1980; Ellis et al. 1981, 1982; Wolaniuk et al. 1983; Folkers et al. 1984). Es wurde Pyridoxin gegen Plazebo getestet (Folkers et al. 1978), dies auch in 2 Doppelblindstudien von 7 bzw. 6 Patienten (Ellis et al. 1982; Wolaniuk et al. 1983). Ausnahmslos alle Patienten hatten einen Vitamin-B₆-Mangel, indirekt gemessen anhand eines für seinen Stoffwechsel essentiellen Enzyms, der Glutamatoxalazetattransaminase der Erythrozyten. Als therapeutische Dosis werden 100–300 mg Pyridoxinhydrochlorid/Tag für 12 Wochen empfohlen (Ellis et al. 1981).

Die Arbeitsgruppe zieht aus ihren Untersuchungen die folgenden Schlüsse:

– Das Karpaltunnelsyndrom ist ein Vitamin-B₆-Mangelsyndrom, verursacht durch unzureichende alimentäre Zufuhr dieses Vitamins (Shizukuishi et al. 1980).
– Eine Operation ist nicht die Therapie der Wahl, um einen Vitamin-B₆-Mangel zu korrigieren. Im übrigen sei ja bekannt, daß der Erfolg einer chirurgischen Therapie oft nur kurz anhalte (Ellis et al. 1981).

1984 berichteten Folkers et al. aus demselben Institut, daß bei den Patienten mit Karpaltunnelsyndrom zusätzlich zum Vitamin-B₆-Mangel ein Mangel an Riboflavin (Vitamin B₂) bestehe. Welches der beiden Vitamine für die Entstehung eines Karpaltunnelsyndroms bedeutsamer sei, müsse noch offenbleiben. Die Diagnose eines Karpaltunnelsyndroms wurde in aller Regel klinisch gestellt und mit Ausnahme von 6 Patienten (Wolaniuk et al. 1983) nicht durch neurophysiologische Untersuchungen abgesichert. Bei solch apodiktischen Äußerungen verwundert es nicht, daß in der Literatur Stimmen laut wurden, die die Vitamin-B₆-Therapie als die wichtigste Behandlung des Karpaltunnelsyndroms ansehen (Gaby u. Wright 1982). Nie wird die Frage diskutiert, warum die Beschwerden nach der Operation oft schlagartig behoben sind. Dieses Phänomen ist von einem Vitaminmangel her nicht erklärbar. Die Ergebnisse der Gruppe aus Texas wurden zwar durch Hamfelt (1982) bestätigt, Smith et al. (1984) aus England hingegen konnten bei 6 Patienten mit idiopathischem Karpaltunnelsyndrom keinen biochemischen Hinweis auf einen Pyridoxinmangel finden, ebensowenig McCann u. Davis (1978) bei 13 Patienten mit Karpaltunnelsyndrom und Diabetes. Smith et al. (1984) wiesen mit Recht darauf hin, daß die bisher berichteten Fallzahlen zu klein sind und schlugen eine Doppelblindstudie unter Einschluß einer hohen Anzahl von Patienten vor. Byers et al. (1984) fanden eine Störung des Pyridoxinwechsels nur bei Patienten mit Polyneuropathie und nicht bei Patienten, die lediglich ein Karpaltunnelsyndrom ohne begleitende Polyneuropathie hatten. Die Kritik dieser Autoren an den Publikationen der Arbeitsgruppe von Ellis und Folkers richtet sich gegen die unzureichende neurophysiologische Absicherung der Diagnose Karpaltunnelsyndrom, die sie im wesentlichen nur klinisch stellten.

In den Händen von Amadio (1985) sowie Scheyer u. Haas (1985) war die Vitamin-B₆-Therapie trotz adäquater Dosierung und Behandlungsdauer wenig erfolgreich. Bei den meisten Patienten besserten sich die Beschwerden nicht, sie mußten operiert werden.

Nach dem heutigen Stand des Wissens ist die Wirksamkeit der Therapie mit Vitamin B₆ und Vitamin B₂ mehr als fragwürdig.

4.10 Infektiöse Ursachen und Karpaltunnelsyndrom nach Vakzinationen

Unter den infektiösen Ursachen eines Karpaltunnelsyndroms stehen die
Mykobakterien bzw. die *Tuberkulose* an erster Stelle, es kommt aber auch bei der
Histoplasmose und *Sporotrichose* vor (Randall et al. 1982; Stratton et al. 1981;
Strayer et al. 1981). Der gemeinsame pathogenetische Mechanismus ist die Kompression des N. medianus durch eine granulomatöse oder auch verkäsende Tendovaginitis der Beugesehnen, die von der Hohlhand bis zu den Muskelbäuchen
am Unterarm reichen kann (Stratton et al. 1978). Als Erreger kommen sowohl die
typischen als auch atypische Mykobakterien wie Mycobacterium szulgae und
Mycobacterium fortuitum in Frage, die in der resezierten Synovia kulturell nachgewiesen werden können (Janier et al. 1982; Klofkorn u. Steigerwald 1976; Lee
1985; Mark et al. 1984; Mayers 1964; Randall et al. 1982). Die Häufigkeit einer
tuberkulösen Tendovaginitis als Ursache eines Karpaltunnelsyndroms wird mit
0,3–0,9% angegeben (Beringer 1972; Razemon 1982; Yamaguchi et al. 1965).
Tomas et al. (1982) fanden sie bei 2 (3,4%) ihrer 58 Patienten. In verschiedenen
großen Serien hingegen, z. B. denen von Phalen (1970, 1972), Hybbinette u. Mannerfelt (1975), Bureau et al. (1982), Cseuz et al. (1966), Gainer u. Nugent (1977),
Posch u. Marcotte (1976), Loong (1977), Roffe et al. (1981), Doyle u. Carroll
(1968) wird die Tuberkulose gar nicht erwähnt. Janier et al. (1982) berichteten
über das Karpaltunnelsyndrom einer Angestellten des Institut Pasteur in Paris,
die sich durch eine Pipette mit BCG-Kulturen verletzt hatte.

Ein Karpaltunnelsyndrom kann das Initialsymptom einer Tuberkulose sein.
Neben den typischen klinischen Zeichen des Karpaltunnelsyndroms findet sich
fast immer eine Schwellung des volaren Handgelenksbereichs. Im entsprechenden
Stadium der Erkrankung können „Reiskörner" innerhalb der Sehnenscheiden
tastbar sein. Bei der verkäsenden Form sind Fisteln möglich (Janier et al. 1982;
Mark et al. 1984). Die Behandlung besteht in Dekompression des N. medianus
und vollständiger Synovektomie sowie tuberkulostatischer Therapie.

Vorübergehende distale Medianusschäden werden z. B. bei *Röteln, Herpes-
simplex-Infektion* und nach *Grippeimpfung* berichtet (La Casse 1983; Blennow
et al. 1982; Hasselbacher 1977). Sie kommen auch bei der Lepra vor (Mumenthaler u. Schliack 1982; Sabin u. Swift 1984). Williams u. Geer (1963) sahen ein
akutes Karpaltunnelsyndrom bei einem *Abszeß des volaren Unterarms* durch einen nach einer Punktion verbliebenen Fremdkörper.

4.11 Toxische Ursachen

Vereinzelt wurde ein Zusammenhang zwischen der Applikation bestimmter
Medikamente und einem Karpaltunnelsyndrom gesehen (Clemmensen et al.
1984; Gray 1978; Harrison et al. 1983; Sikka et al. 1983). Solche Einzeldarstellungen bedürfen jedoch weiterer Untersuchungen. Gleiches gilt für das sog. *Giftöl-
syndrom* nach Genuß gepanschten Speiseöls, wie es in großem Umfang 1981 in
Spanien auftrat. Olmedo Garzón et al. (1983) diagnostizierten bei 11 von 214
solcher Patienten (5,1%) ein Karpaltunnelsyndrom. Sie vermuteten eine ischämische Schädigung des N. medianus im Rahmen der bei diesen Patienten vorhandenen Vaskulopathie. Über eventuelle intraoperative Befunde wird nichts berichtet.

Sahs et al. (1983) berichteten über 4 Patienten, die im Rahmen eines *toxischen Schocksyndroms* ein Karpaltunnelsyndrom erlitten. Das toxische Schocksyndrom ist eine lebensbedrohliche akute Erkrankung. Es wird durch verschiedene Staphylococcus-aureus-Stämme verursacht, deren Toxine unterschiedliche Organsysteme befallen. Eintrittsort ist meist der Genitaltrakt der Frau (Tampons), die Krankheit kommt aber auch postpartal und nach operativen Eingriffen vor (Bartlett et al. 1982).

Karpaltunnelsyndrome wurden auch nach *Bienenstich* und *Schlangenbiß* beobachtet (Schweitzer u. Lewis 1981).

4.12 Raumfordernde Prozesse

Faßte man den Begriff der raumfordernden Prozesse sehr weit, so müßte man z. B. Muskelbäuche und eine persistierende A. mediana im Karpalkanal und Tendovaginitis auch zu ihnen rechnen. Schließlich engen sie diesen Tunnel ein. Die eigentlichen raumfordernden Prozesse sind jedoch *Ganglien* und *Tumoren* als seltene Ursachen eines Karpaltunnelsyndroms bzw. einer distalen Medianusschädigung (Abb. 93).

Die meisten *Ganglien* mit Beteiligung peripherer Nerven liegen am Handgelenk, betreffen hier aber den N. ulnaris 10mal häufiger als den N. medianus (Samland et al. 1976). Unter den raumfordernden Prozessen mit Kompression dieses Nervs stehen sie jedoch an erster Stelle. Sie gehen von der Gelenkssynovia (Linscheid 1979) oder der Synovia der Beugesehnen aus (Gessini et al. 1983), können proximal des Lig. carpi transversum, aber auch im Karpalkanal selbst liegen (Posch 1982). Sie sind oft tastbar, führen zu intermittierenden oder allmählich zunehmenden neurologischen Störungen, die nicht das gesamte Medianusgebiet betreffen müssen. Eine isolierte Kompression des sensiblen R. palmaris nervi mediani kommt vor (Gessini et al. 1983).

Eigentliche Tumoren sind in dieser Region recht selten. Am relativ häufigsten handelt es sich um *Lipome,* die aber nur selten Störungen von seiten des N. medianus verursachen (Phalen et al. 1971; White u. Hanna 1962). Subkutan oder subfaszial gelegen, ist ihre Lokalisation innerhalb der Hand sehr variabel. Sie können ein erhebliches Ausmaß erreichen. Immer ist eine Schwellung sichtbar, die Fingerbeweglichkeit nur selten eingeschränkt (Engeron u. Stallings 1975; Barber et al. 1962; Phalen et al. 1971; White u. Hanna 1962). Von diesen gut abgekapselten extraneuralen Lipomen sind *lipofibromatöse Veränderungen des N. medianus selbst* abzugrenzen. Sie treten im Kindes-, Jugend- oder jungen Erwachsenenalter in Erscheinung, verursachen häufig Schmerzen und Parästhesien, aber oft keine neurologischen Ausfälle. Regelmäßig sind Handfläche und volares Handgelenk geschwollen. Der N. medianus ist von gelblicher Farbe und kann auf 3–3.5 cm verdickt sein. Das lipofibromatöse Gewebe durchsetzt den Nerven, jedoch nicht seine Faszikel (Callison et al. 1968), und kann von der Aufspaltung in die Digitalnerven bis fast zur Ellenbeuge reichen (Bergman et al. 1970). Eine vollständige operative Entfernung ohne zusätzliche Schädigung des Nervs ist nicht möglich und deshalb nicht indiziert. Die meisten der bis 1975 beschriebenen Fälle wurden von Benini (1975) zusammengestellt. Ob es sich um ein intraneura-

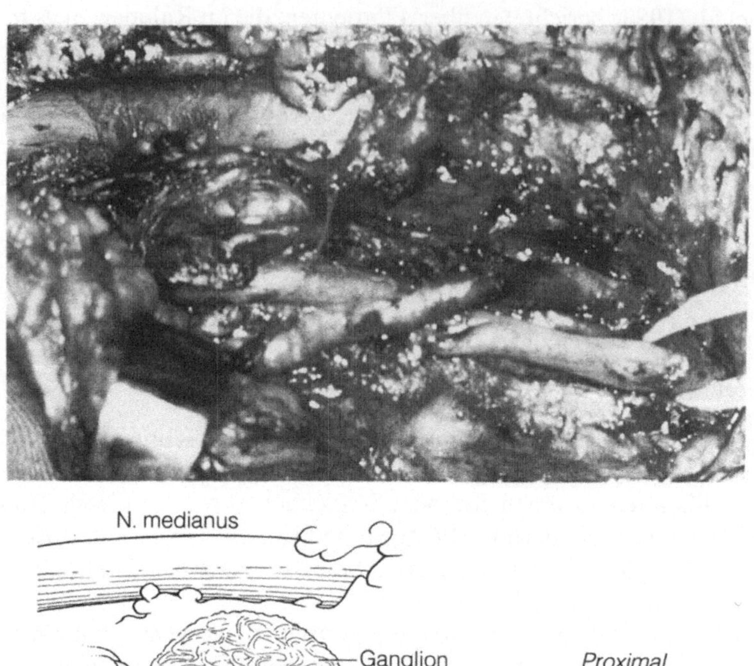

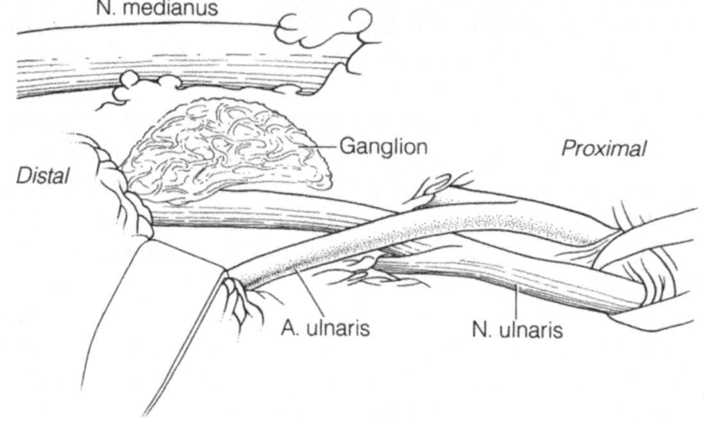

Abb. 93. Ganglion am rechten Handgelenk mit Kompression des N. medianus und N. ulnaris.
Das Ganglion liegt zwischen den beiden Nerven. Klinisch und neurographisch partielle distale
Medianus- und Ulnarisläsion. Situs zu Beginn der Präparation nach Darstellung der Nerven, der
A. ulnaris und des Ganglions

les Lipofibrom (Friedländer et al. 1969) oder um eine lipofibromatöse Veränderung des N. medianus handelt (Callison et al. 1968), wird diskutiert. Möglicherweise ist es eher eine kongenitale als eine neoplastische Läsion. Der von Bergman et al. (1970) berichtete 9jährige Junge kam mit einer deutlichen Weichteilschwellung am volaren Handgelenk zur Welt. Bei ihm wurde der gesamte so veränderte N. medianus von der Hohlhand bis zum proximalen Unterarm reseziert – ohne postoperatives neurologisches Defizit. Er hatte eine Martin-Grubersche Anastomose. Die sensible Versorgung der gesamten Hand verlief über den N. ulnaris. Therapeutisch ist die Dekompression des N. medianus durch Spaltung des Lig. carpi transversum ausreichend und adäquat. Callison et al. (1968) schlagen zusätzlich die Entfernung des lipofibromatös veränderten Epineuriums vor. Postoperativ bilden sich nach der einfachen Dekompression des Nervs Schmerzen und

Parästhesien meistens zurück, sensible und motorische Ausfälle bessern sich gelegentlich.

Andere Tumoren sind noch seltener. Beschrieben wurden u. a. *Neurinome* und *Neurofibrome* (Bowen u. Bennett 1984; Kreuzer u. Haußmann 1979; Razemon 1982), der *Riesenzelltumor* einer Flexorensehne (Gainer u. Nugent 1977) und von Knochen oder Sehnen ausgehende *Chondrome* (Gahhos u. Cuono 1984; Kreuzer u. Haußmann 1979).

4.13 Akutes Karpaltunnelsyndrom

Das Karpaltunnelsyndrom ist fast regelmäßig durch einen chronischen Verlauf gekennzeichnet, der zumindest anfangs häufig von Phasen der Remission unterbrochen ist. Die Symptomatik kann aber auch akut auftreten. Als Ursachen für ein solches akutes Karpaltunnelsyndrom kommen am häufigsten in Frage: *Spontane Blutungen* (Adamson et al. 1971; Benini 1975; Feldmeier et al. 1977; Howie u. Buxton 1984; Khunadorn et al. 1977; Kilpatrick et al. 1985; McClain u. Wissinger 1976; Moneim u. Gribble 1984), *Thrombose einer persistierenden A. mediana* (Burnham 1963; De Abreu u. Moreira 1958; Feldmeier et al. 1977; Levy u. Pauker 1978; Maxwell et al. 1973; Nather et al. 1980; Wilhelm u. Feldmeier 1975). Seltener sind *Gicht* und *Pseudogicht* oder Chondrokalzinose (Lewis u. Fiddian 1982; Morgan 1985; Spiegel et al. 1976) sowie pyogene oder mykobakterielle Infektionen (Stratton et al. 1978; Williams u. Geer 1983). Die Behandlung des akuten Karpaltunnelsyndroms ist stets operativ und muß schnell erfolgen, andernfalls sind die neurologischen Ausfälle einer schweren distalen Medianusparese zu erwarten.

5 Apparative Diagnostik

Die Diagnose eines Karpaltunnelsyndroms stützt sich auf Anamnese, klinisch-neurologische Befunde und elektrophysiologische Untersuchung. Andere diagnostische Verfahren haben höchstens ergänzenden Charakter. Auf Tangentialaufnahmen des Karpalkanals (Mertsch u. Spors 1972; Pritsch 1983) sind knöcherne Veränderungen als Ursache des Karpaltunnelsyndroms erkennbar. Während die meisten Autoren eine solche Röntgenuntersuchung für unnötig halten, weil solche Prozesse extrem selten sind, empfahl De (1983) sie für alle Patienten mit nichttraumatischem Karpaltunnelsyndrom und Wessinghage (1974) für jeden KTS-Patienten. Posch u. Marcotte (1976) fanden bei 10% ihrer Patienten röntgenologisch sichtbare Veränderungen. Auch die Computertomographie wird man höchstens bei Verdacht auf Tumor oder Hämatom als diagnostisches Verfahren zu Hilfe nehmen, auch wenn einige Autoren in ihr eine wertvolle diagnostische Ergänzung sehen (Gazzeri et al. 1984; Zucker-Pinchoff et al. 1981). Der Thermographie ist für die Diagnose eines Karpaltunnelsyndroms ebenfalls kaum Bedeutung zuzuweisen (Dumoulin et al. 1981; Roger et al. 1985).

6 Elektrodiagnostik

Auf die Wichtigkeit der Messung der *distalen motorischen Latenz (dmL)* in der Diagnostik des Karpaltunnelsyndroms hat erstmals Simpson (1956) hingewiesen. Angaben über die Häufigkeit der Verlängerung der dmL schwanken von 37,5–91% (Thomas 1960; Kaeser 1963; Thomas et al. 1967; Lefebvre et al. 1969; Sedal et al. 1973; Buchthal et al. 1974; Duensing et al. 1974; Ludin u. Tackmann 1979; Kimura u. Ayyar 1985; Stevens 1987). Wir selbst fanden in einem Kollektiv von über 2200 Patienten, bei denen klinisch ein Karpaltunnelsyndrom bestand, eine Verlängerung der dmL in 76%. Die unterschiedlichen Häufigkeitsangaben dürften im wesentlichen auf die Unterschiede in der Zusammensetzung der einzelnen Patientenkollektive zurückzuführen sein. Zur Beurteilung ist es wichtig, die gemessene Latenz auf den entsprechenden Altersnormbereich und eine Standarddistanz zu beziehen.

Die beim Karpaltunnelsyndrom gemessenen distalen motorischen Latenzen können in Einzelfällen über 20 ms betragen (Abb. 94). Thomas et al. (1967) fanden um so längere Latenzen, je länger Symptome bestanden hatten. Ausgeprägtere Latenzverlängerungen finden sich bei stärkeren Atrophien der Daumenballenmuskulatur (Duensing et al. 1974). Neben der Messung der Absolutwerte der dmL kann auch noch der Vergleich mit der klinisch nicht betroffenen Seite herangezogen werden. Nach Thomas et al. (1967) müssen Seitendifferenzen von mehr als 1,0 ms als pathologisch angesehen werden, Schwartz et al. (1980) geben für die Seitendifferenz bei Kontrollen einen oberen Grenzwert von 0,5 ms, Kimura et al. (1987) eine Obergrenze von 0,7 ms an. Durch Vergleich mit der dmL des N. ulnaris läßt sich die Diagnose eines Karpaltunnelsyndroms ebenfalls weiter absichern (Richter u. Thoden 1977; Stevens 1987). Nach Thomas et al. (1967) muß trotz eines normalen Absolutwertes der dmL im N. medianus dann ein Kompressionssyndrom dieses Nervs angenommen werden, wenn die dmL des N. medianus 1,8 ms oder darüber mehr beträgt als die dmL des N. ulnaris. Dabei ist aber zu bedenken, daß in etwa 4–15% aller Fälle N. medianus und N. ulnaris gleichermaßen betroffen sein können (Kaeser 1963; Buchthal et al. 1974), so daß der diagnostische Wert dieser Methode doch eingeschränkt wird.

Kimura (1978) hat die Empfindlichkeit der Neurographie motorischer Medianusfasern durch die Leitgeschwindigkeitsmessung im Karpalkanal nach Stimulation des N. medianus proximal des Handgelenks und im Hohlhandbereich noch verbessern können. Diese Technik birgt jedoch die Gefahr, daß zu viele falsch positive Befunde erhoben werden, da durch die transkutane Stimulation nicht nur

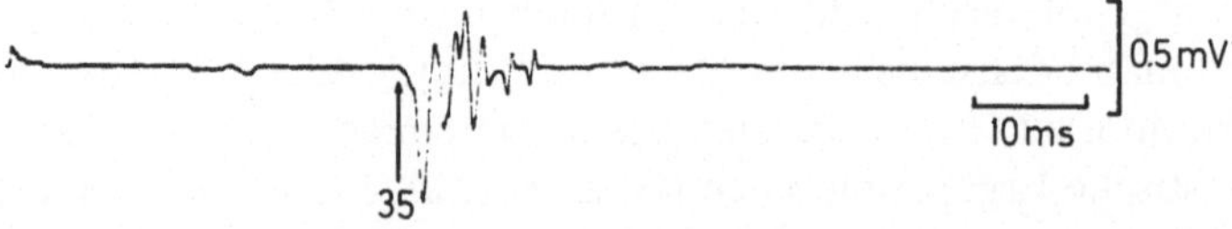

Abb. 94. Evoziertes Muskelaktionspotential, abgeleitet mit einer konzentrischen Nadelelektrode vom M. abductor pollicis brevis nach Stimulation des N. medianus in Höhe des Handgelenks bei einer 65jährigen Frau mit einer fast vollständigen Thenaratrophie. Die Amplitude betrug 0,7 mV, die Latenz 35 ms

der R. thenaris, sondern auch die Region der motorischen Endplatten dieses Nervs erregt werden, wodurch zu große Latenzdifferenzen nach Stimulation des N. medianus am Handgelenk und in der Hohlhand gemessen werden. Um derartigen Irrtümern zu begegnen, sollte deshalb der distalste Punkt in der Hohlhand gesucht werden, an dem nach Stimulation noch ein Potential vom M. abductor pollicis brevis abgeleitet werden kann, um sicher zu sein, daß der R. thenaris und nicht die Endplattenregion gereizt wurde.

Schwartz et al. (1980) sowie Marin et al. (1983) haben gezeigt, daß nach Beugung des Handgelenks für 2 min und mehr bei Patienten mit einem Karpaltunnelsyndrom die dmL um bis zu 1,5 ms zunehmen kann, während bei Gesunden lediglich eine Latenzzunahme um 0,1 ms zu beobachten war. Inwieweit die mit dieser Methode tatsächlich erreichte höhere „Ausbeute" den zusätzlichen Zeitaufwand rechtfertigt, ist abzuwarten.

Die *Amplituden der von der Thenarmuskulatur abgeleiteten Muskelaktionspotentiale* tragen zur Diagnose wenig bei. Nach Thomas et al. (1967) besteht eine, allerdings nicht sehr ausgeprägte Korrelation zwischen der Amplitudenreduktion und der Verlängerung der dmL.

Ein repetitives Feuern motorischer Fasern nach elektrischer Stimulation ist beim Karpaltunnelsyndrom von Simpson (1956) beobachtet worden (Abb. 95). Dies wird entweder auf die Demyelinisierung von Nervenfasern im Karpalkanal oder auf eine Übererregbarkeit distaler regenerierender Axone zurückgeführt (Litchy 1984). Bei rasch wiederholter Reizung motorischer Fasern kann gelegentlich ein Amplitudendekrement gesehen werden, das nicht mit einer myasthenischen Reaktion verwechselt werden darf (Singer u. Lin 1982). Ursächlich ist dafür wiederum die Demyelinisierung oder die elektrophysiologische Instabilität terminaler regenerierender Nervenfasern verantwortlich. Eine Verlangsamung der *Nervenleitgeschwindigkeit im Unterarmsegment* des N. medianus wurde verschiedentlich gefunden (Thomas 1960; Kaeser 1963; Thomas et al. 1967; Buchthal et al. 1974; Stöhr et al. 1977). Diese Veränderungen sind durch eine retrograde Degeneration großkalibriger myelinisierter Nervenfasern hervorgerufen. Wahrscheinlich sind solche Nervenfaserausfälle viel häufiger als beschrieben, da beim Vorhandensein einer Martin-Gruber-Anastomose Ausfälle nicht erkennbar sind.

Die *sensible Neurographie* des N. medianus hat in der Diagnostik des Karpaltunnelsyndroms einen wesentlich höheren Stellenwert als die Messung der dmL

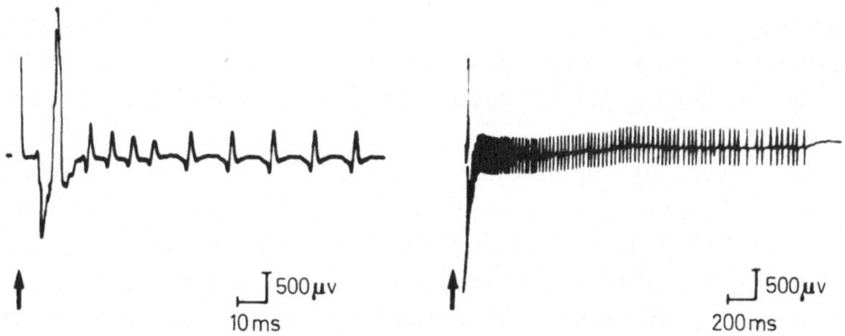

Abb. 95. Durch elektrische Reizung des N. medianus induzierte repetitive Entladungen des M. abductor pollicis brevis. (Aus Stevens 1987)

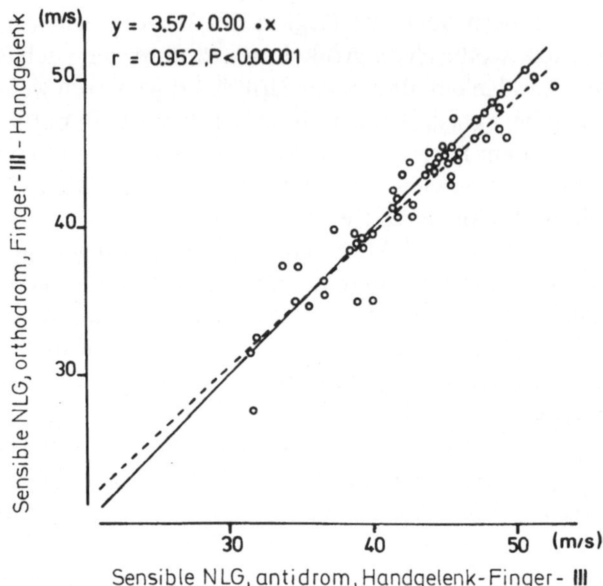

Abb. 96. Vergleich sensibel orthodromer und sensibel antidromer Nervenleitgeschwindigkeiten (*NLG*) im Segment Finger-III-Handgelenk bzw. Handgelenk-Finger-III. 56 Hände von 50 Patienten mit Karpaltunnelsyndrom. Die *durchgezogene Linie* gibt die 1:1-Korrelation an, die *gestrichelte* Linie die für dieses Patientenkollektiv ermittelte Regressionsgerade

(Kaeser 1963; Thomas et al. 1967; Melvin et al. 1973; Buchthal et al. 1974; Duensing et al. 1974; Ludin u. Tackmann 1979; Bhala u. Thoppil 1981; Spaans 1982). Die Messung der Nervenleitgeschwindigkeiten mittels orthodromer oder antidromer Technik liefert gleiche Ergebnisse (Ludin et al. 1977; Tackmann et al. 1981; Hildenhagen et al. 1985) (Abb. 96). Eine Verlangsamung der sensiblen Nervenleitgeschwindigkeit wurde in 35–98% gefunden (Kemble 1968; Kopell u. Goodgold 1968; Lefebvre et al. 1969; Buchthal et al. 1974; Ludin u. Tackmann 1979). Berücksichtigt man die anatomischen Varianten des N. medianus beim Durchtritt durch den Karpalkanal (s. Abb. 82 a–m, S. 170), so ist verständlich, daß die Nervenleitgeschwindigkeiten nach Stimulation der sensiblen Nerven der Finger I, II und III und der radialen Seite des IV. Fingers in unterschiedlichem Maße betroffen sein können. Deshalb ist es notwendig, bei klinischem Verdacht stets mehrere Fingernerven getrennt zu reizen. Buchthal et al. (1974) fanden, daß in 10% ihrer Fälle eine Verminderung der Leitgeschwindigkeit auf einen einzelnen Fingernerven beschränkt war.

Sensible Nervenaktionspotentiale waren in 20–70% vom N. medianus am Handgelenk nicht ableitbar, wenn Oberflächenelektroden verwendet wurden (Gilliatt u. Sears 1958; Kaeser 1963, 1966; Thomas et al. 1967; Kopell u. Goodgold 1968; Sedal et al. 1973). Bei Verwendung nervennah applizierter Nadelelektroden konnten wir bei über 2200 Patienten mit klinischen Symptomen eines Karpaltunnelsyndroms nur in 12 Fällen kein sensibles Nervenaktionspotential mehr ableiten. Die Nervenaktionspotentiale weisen beim Karpaltunnelsyndrom

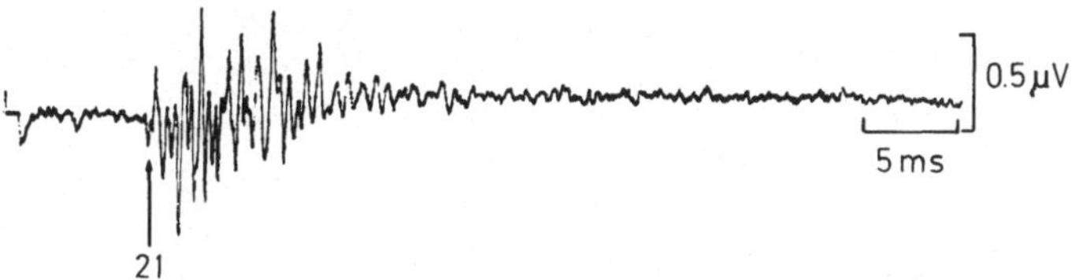

Abb. 97. Sensibles Nervenaktionspotential des N. medianus, abgeleitet am Handgelenk nach Stimulation der Nerven des 3. Fingers (dieselbe Patientin wie in Abb. 94). Die Amplitude des Nervenaktionspotentials ist mit 1,4 µV auf 12% des Mittelwertes der Altersnorm abgefallen, es ist in 27 Einzelkomponenten aufgesplittert, die Dauer des Potentials ist mit 16,8 ms erheblich verlängert, die Leitgeschwindigkeit ist mit 21 m/s deutlich reduziert

in etwa ⅔ aller Fälle eine Amplitudenreduktion auf und/oder sind aufgesplittert (Abb. 97).

Da die Kompression des N. medianus und damit auch die Impulsfortleitung in diesen Nerven nur auf ein kurzes Segment beschränkt sein kann (Brown et al. 1976; Kimura 1979), werden Veränderungen gelegentlich nicht erkennbar, wenn die Nervenleitgeschwindigkeit in relativ langen Segmenten wie z. B. vom 3. Finger zum Handgelenk bestimmt wird. Bei derartigen Fällen sollte deshalb immer auch das Segment Hohlhand-Handgelenk untersucht werden (Buchthal u. Rosenfalck 1971; Buchthal et al. 1974; Daube 1977; Tackmann et al. 1981; Stevens 1987). Dies kann sowohl mit orthodromer als auch mit antidromer Technik erfolgen (Abb. 98 a – d).

Noch effektiver erscheint die Untersuchungsmethode, auf die Brown et al. (1976) u. Kimura (1979) hingewiesen haben. Dabei wird die Reizelektrode in Schritten von 1 cm entlang des Karpalkanals auf die Ableitelektrode zubewegt, der Ort der Kompression wird durch einen deutlichen Latenzsprung kenntlich (Abb. 99). Wie bereits für die motorische Latenzzeit erwähnt, weist analog eine normale sensible Nervenleitgeschwindigkeit des N. ulnaris im Segment Finger-V-Handgelenk bei reduzierter Nervenleitgeschwindigkeit in sensiblen Medianusfasern im Segment Finger-III-oder-II-Handgelenk darauf hin, daß es sich mit großer Wahrscheinlichkeit um ein Kompressionssyndrom des N. medianus handelt.

Nach Brenninkmeyer (1979), Spaans (1982), Vogel et al. (1987) scheint die Stimulation der Digitalnerven von Finger IV und die simultane Ableitung sensibler Nervenaktionspotentiale in Höhe des Handgelenks vom N. medianus und N. ulnaris besonders aufschlußreiche Ergebnisse zu liefern.

Bei fraglichen Ergebnissen kann auch die Bestimmung der absoluten oder relativen Refraktärzeiten oder die Untersuchung der Fähigkeit des Nervs, frequente Reizserien ohne zeitliches Inkrement zu übertragen, von Nutzen sein (Tackmann u. Lehmann 1974; Lehmann u. Tackmann 1974) (Abb. 100 a – c).

Die *elektromyographische Untersuchung* der vom N. medianus versorgten Thenarmuskeln spielt in der Diagnostik des Karpaltunnelsyndroms nur eine untergeordnete Rolle. Lediglich Marinacci (1964 c) sah in der nadelelektromyographischen Untersuchung, bei der er in 96% der Fälle pathologische Veränderungen fand, eine empfindlichere Methode. Die Häufigkeit, mit der positive scharfe Wellen oder Fibrillationspotentiale gefunden wurden, schwankte zwischen 2 und

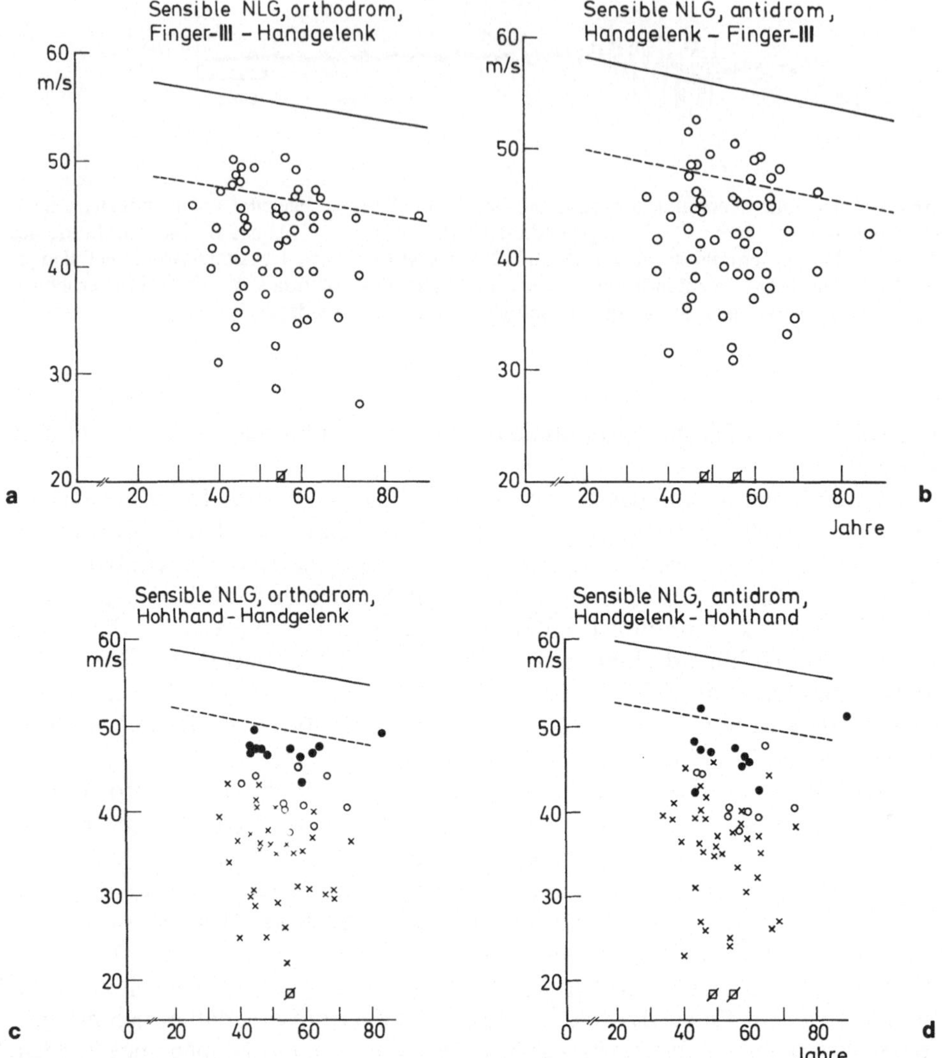

Abb. 98. Orthodrome (**a**) und antidrome (**b**) Leitgeschwindigkeiten (*NLG*) im Segment Finger-III-Handgelenk bei 56 Händen (50 Patienten) mit einem Karpaltunnelsyndrom. Die Werte sind auf das Lebensalter bezogen. Die *durchgezogenen Linien* geben den Mittelwert der Altersnorm, die *gestrichelten* die Untergrenze des 95%-Vertrauensbereiches an. Bei orthodromer Technik fanden sich in 13, bei antidromer Technik in 12 Fällen Normalwerte. Bei 9 bzw. 8 Fällen bestanden grenzwertige Befunde (2 m/s unter dem unteren Wert des 95%-Vertrauensbereichs). nach Stimulation des N. medianus im Hohlhandbereich und Ableitung am Handgelenk (**c**) bzw. antidrom nach Stimulation am Handgelenk und Ableitung im Hohlhandbereich (**d**) sind die meisten der zuvor grenzwertigen Befunde deutlich pathologisch (*offene Kreise*), von den Fällen mit zuvor normaler Nervenleitgeschwindigkeit im Segment Finger-III-Handgelenk ist bei orthodromer Technik die Leitgeschwindigkeit nur in 1 Fall noch normal, in 4 Fällen grenzwertig und in 8 signifikant reduziert. Die Befunde bei antidromer Technik sind nahezu identisch

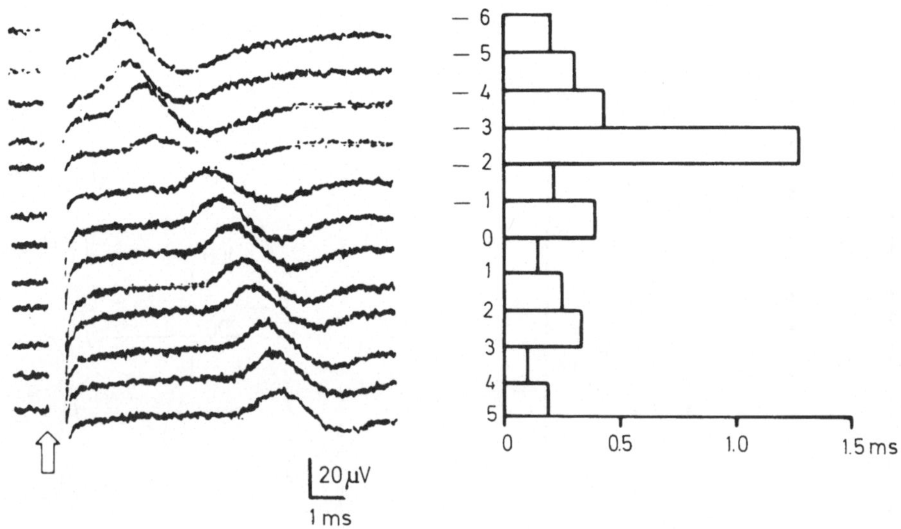

Abb. 99. Sensible Nervenaktionspotentiale, antidrom vom Zeigefinger abgeleitet nach Stimulation des N. medianus entlang des Karpalkanals in Schritten von 1 cm. *0* entspricht dem Reizpunkt in Höhe der Handgelenkslinie. Nachweis einer deutlichen Latenzzunahme zwischen *–3* und *–2*. (Aus Kimura 1979)

69% (Kaeser 1963; Thomas et al. 1967; Buchthal et al. 1974; Spaans 1982; Kimura u. Ayyar 1985). Nur in Einzelfällen lassen sich Denervierungspotentiale finden, wenn dmL und sensible Nervenleitgeschwindigkeiten normal sind (Kaeser 1963; Thomas et al. 1967). Faszikulationspotentiale wurden in 2–18% gefunden (Thomas et al. 1967; Buchthal et al. 1974; Spaans 1982). Das Auftreten von spontanen, mit Frequenzen von 3–9 Hz sich rhythmisch entladenden Potentialen motorischer Einheiten fand Spaans (1982) bei 7,6% von 164 KTS-Fällen.

Eine Zunahme polyphasischer Muskelaktionspotentiale wurde von Buchthal et al. (1974) in 60% registriert, eine Verlängerung der mittleren Muskelaktionspotentialdauer bei etwa der Hälfte aller untersuchten Muskeln. Bei etwa 50% wurde ein Ausfall motorischer Einheiten gefunden, in 90% bei den Fällen, die eine Verlängerung der dmL von 8 ms und darüber aufwiesen.

Eine nadelelektromyographische Untersuchung anderer, von den Wurzeln C_6 und C_7 innervierten Muskeln ist jedoch notwendig, um ein sog. „double-crush"-Syndrom (Upton u. McComas 1973) nicht zu übersehen. Diese Autoren fanden in nicht weniger als 70% aller KTS-Fälle auch Hinweise für eine Läsion zervikaler Wurzeln. Frith u. Litchy (1985) beschrieben bei 104 chirurgisch bestätigten zervikalen Bandscheibenschäden in 18 Fällen auch das Vorkommen eines Karpaltunnelsyndroms.

Die *Indikation zur Operation* sollte sich immer nach den klinischen Gegebenheiten richten. Wo die jeweiligen Grenzwerte für die dmL und die sensible Nervenleitgeschwindigkeit, von denen an ein operatives Vorgehen unabdingbar scheint liegen, ist nicht klar. Der Nachweis von Fibrillationspotentialen, die ja auf den Untergang von Axonen hinweisen, sollte den Untersucher veranlassen, eher eine operative Revision als konservative Maßnahmen zu empfehlen.

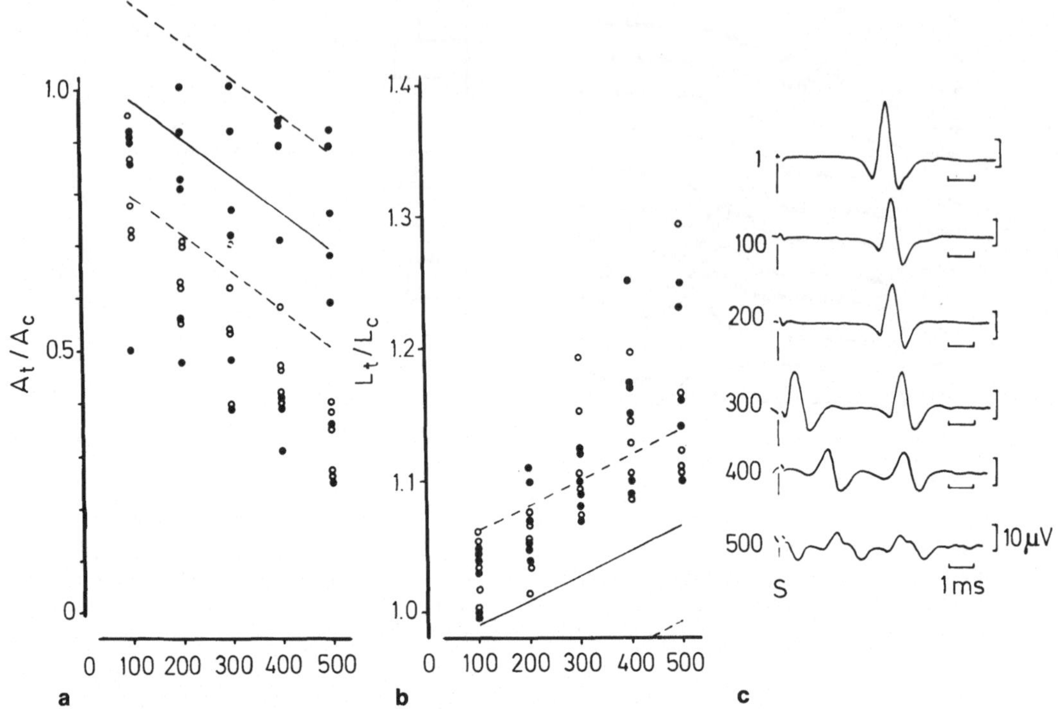

Abb. 100 a–c. Karpaltunnelsyndrom. Untersuchung mit frequenten Impulsserien von 100 bis 500/s. Abnahme der relativen Amplitude (**a**) und Verlängerung der relativen Latenz (**b**) in sensiblen Nervenfasern des N. medianus im Segment Finger-III-Handgelenk. Resultate der klinisch nicht betroffenen Seite (*ausgefüllte Kreise*) und von Karpaltunnelsyndromen, bei denen Nervenleitgeschwindigkeit, Amplitude und Konfiguration des Nervenaktionspotentials normal waren (*offene Kreise*). Der 95%-Normbereich ist jeweils durch die *gestrichelten Linien* angegeben. **c** Sensible Nervenaktionspotentiale im N. medianus nach Stimulation mit frequenten Impulsserien bei einem 41jährigen Patienten. Die maximale Leitgeschwindigkeit lag mit 50 m/s im Normbereich. Dargestellt sind die Reizantworten der 10. Impulse der Reizserien mit Frequenzen von 100–500/s. Bei 500/s war die Amplitude des 10. Nervenaktionspotentials im Vergleich zum 1. Nervenaktionspotential auf 36% abgefallen, die Latenz auf 115% verlängert

Eine Verkürzung der dmL und eine Zunahme der sensiblen Leitgeschwindigkeit nach Dekompression stimmen meist mit der klinischen Besserung überein (Goodman u. Gilliatt 1961; Hongell u. Mattson 1971; Eversmann u. Ritsick 1978) (Abb. 101). Trotz klinischer Wiederherstellung können jedoch die dmL und die sensiblen Nervenleitgeschwindigkeit aber auch nach längerer Zeit noch pathologische Werte aufweisen (Godwill 1965; Melvin et al. 1968).

7 Differentialdiagnose

Das Karpaltunnelsyndrom ist die häufigste Ursache einer Brachialgie (Mumenthaler 1982). *Radikulopathien* der Wurzeln C_6 oder C_7, z. B. durch einen

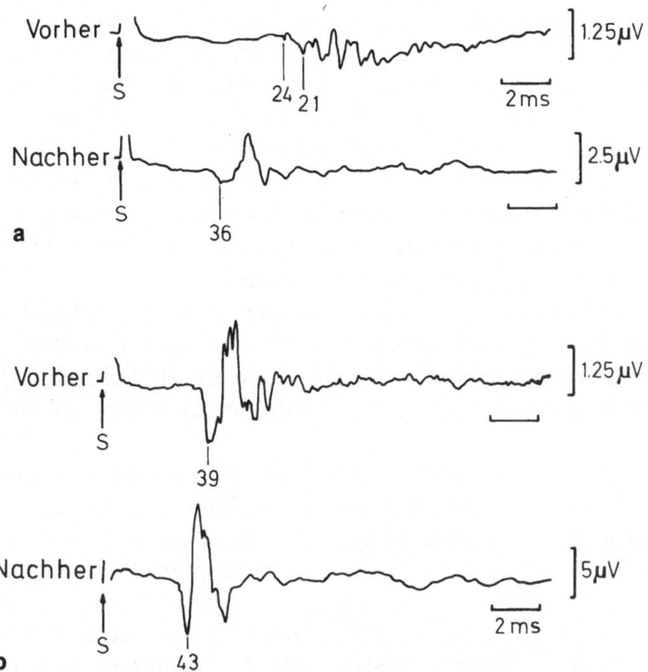

Abb. 101a, b. Verbesserung der Leitfunktion in sensiblen Fasern des N. medianus im Segment Finger-III-Handgelenk nach Dekompression. **a** Befunde eines 49jährigen Patienten vor und 3 Monate nach operativer Revision; **b** 55 Jahre alte Patientin ohne klinisch objektivierbare Ausfälle. Sensible Nervenaktionspotentiale vor und 2 Monate nach Operation. Die *Zahlen* unter den Potentialen geben die Leitgeschwindigkeiten der einzelnen Komponenten an

Bandscheibenvorfall in Höhe $C_{5/6}$ oder $C_{6/7}$, führen ebenfalls zu bis in die Finger ausstrahlenden Schmerzen. Ihre Intensität ändert sich aber oft mit Bewegungen der Halswirbelsäule. Die Nackenregion ist druckschmerzhaft und verspannt, die für das Karpaltunnelsyndrom typische nächtliche Betonung der Schmerzen eher die Ausnahme. Die neurologischen Symptome entsprechen den betroffenen spinalen Segmenten, sind also anders verteilt als bei der Läsion eines peripheren Nervs. Sensibel ist bei einer Kompression der Wurzel C_6 hauptsächlich der Daumen und sind bei Kompression der Wurzel C_7 Zeige- und Mittelfinger hypästhetisch. Leitmuskeln für das Myotom C_6 sind M. biceps und M. brachioradialis, für das Segment C_7 neben dem M. abductor pollicis brevis M. triceps brachii und M. pronator teres. Bei Beteiligung des C_6-Segments ist der Bizepssehnen- und Radiusperiostreflex, bei Beteiligung des C_7-Segments sind Trizepssehnen- und Trömner-Reflex abgeschwächt. Der endgültigen differentialdiagnostischen Abklärung dienen die neurophysiologischen und ggf. neuroradiologischen Untersuchungen.

Karpaltunnelsyndrom und zervikale Radikulopathie können gemeinsam vorkommen (Upton u. MacComas 1973; Yu et al. 1979; Zrdáhal et al. 1982). Upton u. McComas (1973) sahen bei 70% von 115 Patienten mit neurophysiologisch nachgewiesenen Engpaßsyndromen peripherer Nerven (Karpaltunnelsyndrom und Kompressionsneuropathien des N. ulnaris am Ellenbogen) zusätzlich Zeichen einer zervikalen Radikulopathie. Sie stellten die Hypothese auf, daß ein an einer Stelle (durch eine zervikale Wurzelkompression) vorgeschädigter Nerv für eine weitere Kompression in seinem Verlauf besonders empfindlich sei. Die Richtigkeit dieser „double-crush"-Theorie (Upton u. McComas 1973) ist aber nicht bewiesen. Upton u. McComas (1973) erklären die proximalen Schmerzen bei vielen KTS-Patienten mit der zervikalen Schädigung. Das praktisch regelmäßige Verschwinden auch dieser Schmerzen nach der Dekompression des N. medianus an der Hand spricht aber gegen diese Annahme.

Schmerzen in Schulter und Arm können auch bei *intramedullären Halsmarkprozessen,* z. B. einer Syringomyelie, auftreten. Die Sensibilitätsstörungen sind dissoziiert, betreffen mehrere zervikale Segmente und sind ebenfalls durch neurophysiologische und neuroradiologische Methoden gegenüber einem Karpaltunnelsyndrom abzugrenzen.

Schmerzen beim *Thoracic-outlet-Syndrom,* dem Kompressionssyndrom des Plexus brachialis in der oberen Thoraxapertur, betreffen ulnaren Unterarm, ulnare Hand sowie Ring- und Kleinfinger. Aufgrund dieser Lokalisation und der Zunahme der Beschwerden bei typischen Haltungen des Arms sind sie leicht von einem Karpaltunnelsyndrom differenzierbar. Allerdings kann eine Halsrippe offenbar auch einmal eine isolierte Thenaratrophie verursachen (Mouchet et al. 1921). Beim Thoracic-outlet-Syndrom fehlt die nächtliche Betonung der Beschwerden. Gleiches gilt für die *Engpaßsyndrome des N. medianus* in der Umgebung des Ellenbogengelenks durch einen Processus supracondylaris oder ein Ligament von Struthers, durch das Pronator-teres-Syndrom und das Interosseus-anterior-Syndrom. Die Beschwerden dieser Patienten nehmen bei bestimmten Tätigkeiten zu und in Ruhe ab, ganz anders als beim Karpaltunnelsyndrom. Eine Brachialgia paraesthetica nocturna fehlt bei ihnen immer. Die muskulären Ausfälle sind anders verteilt. Die *Rhizarthrose,* die Arthrose das Daumensattelgelenks, kann mit einer Thenaratrophie einhergehen (Wessinghage 1974). Diese Patienten haben einen typischen Bewegungs- und Druckschmerz, die Gelenkveränderungen sind röntgenologisch erkennbar. Ebenso wie bei einer differentialdiagnostisch gelegentlich zu erwägenden *Polyneuropathie* oder *Mononeuropathia multiplex* ist die genaue neurophysiologische Untersuchung einschließlich der Messung der motorischen und sensiblen Nervenleitgeschwindigkeiten zur Abgrenzung der genannten Störungen gegenüber einem Karpaltunnelsyndrom unverzichtbar.

8 Therapie

Bevor die Therapie eingeleitet wird, muß die Diagnose eines Karpaltunnelsyndroms feststehen. Zwar ist dies meist aufgrund der Anamnese und der klinisch-neurologischen Befunde möglich, eine exakte neurophysiologische Untersuchung sollte aber ausnahmslos stattgefunden haben (Aebi-Ochsner u. Ludin 1979; Goldner 1984; Hudson et al. 1982; Lindemeier u. Lanz 1983; Ross u. Lahoda 1980; Sakellarides 1983). Sie dient mehreren Zwecken: der genauen Diagnose und Lokalisation der Nervenschädigung und der Abgrenzung gegenüber differentialdiagnostisch in Frage kommenden Störungen. Schließlich erlaubt sie in der postoperativen Phase einen objektiven Vergleich mit den präoperativen Befunden. Zu warnen ist vor der Nachlässigkeit, mit der Gosset u. Apoil (1972) verfahren: Sie sahen keinen Vorteil in der neurophysiologischen Diagnostik und empfahlen, die Indikation zur Operation weit zu stellen und auch auf die Patienten auszudehnen, deren klinische Symptomatik nicht ganz klar ist. Sie fühlten sich dazu berechtigt, weil die Operation einfach, gefahrlos und ohne Komplikationen sei: „Rien ne l'interdit moralement, car l'opération est simple, sans danger, sans complications" (S. 120). Dieser Auffassung kann nicht gefolgt werden.

Die Art der Behandlung richtet sich nach der Schwere des klinischen Bildes. Bei leichtem Karpaltunnelsyndrom mit Schmerzen, aber ohne neurologische Ausfälle, ist ein konservativer Behandlungsversuch durchaus angezeigt. Nach den Erfahrungen von Spinner u. Spencer (1974) spricht etwa die Hälfte der Patienten darauf an. Ist die konservative Behandlung erfolglos, bestehen neurologische Ausfälle oder sind die subjektiven Beschwerden ganz erheblich, dann ist die operative Dekompression des N. medianus indiziert. Eine Ausnahme stellt das in der Schwangerschaft oder postpartal auftretende Karpaltunnelsyndrom dar, das in aller Regel nach der Geburt bzw. nach dem Abstillen verschwindet und praktisch nie operationsbedürftig ist. Crow (1960) operierte eine Patientin während der Schwangerschaft, jedoch ohne Erfolg. Die Beschwerden verschwanden schließlich nach der Entbindung spontan.

8.1 Konservative Therapie

Unter den konservativen Maßnahmen ist die nächtliche Ruhigstellung des Handgelenks durch eine dorsale Schiene am wirkungsvollsten und am meisten verbreitet. Gelegentlich wird die Injektion eines Kortikoids in den Karpalkanal empfohlen. Medikamentös werden ferner Antiphlogistika, Diuretika, abschwellende Mittel und Vitamin-B_6-Präparate empfohlen. Nachweisbare internistische Ursachen wie Hypothyreose, Diabetes und Herzinsuffizienz sollten behandelt werden. Die Therapie mit Vitamin B_6 basiert auf Beobachtungen der Arbeitsgruppe von Ellis und Folkers in Austin, Texas (s. Abschn. 4.9), die bei Patienten mit Karpaltunnelsyndrom eine Verminderung des Pyridoxins und Riboflavins (Folkers et al. 1984) im Blut fanden. Alle Patienten erhielten 100–300 mg Pyridoxinhydrochlorid/Tag für 12 Wochen und wurden darunter beschwerdefrei. Andere Arbeitsgruppen konnten einen solchen Mangel an Vitamin B_6 (Smith et al. 1984; McCann u. Davis 1978) oder die Wirksamkeit der B_6-Therapie bei KTS-Patienten nicht bestätigen (Amadio 1985; Scheyer u. Haas 1985). Die Vitamin-B_6-Therapie ist nach wie vor sehr fragwürdig, auch der adjuvante Einsatz der Vitamine B_6 und B_2 wohl unnötig.

Die nächtliche Ruhigstellung des Handgelenks mit einer dorsalen Schiene ist bei vielen Patienten mit subjektiven Beschwerden erfolgreich, mit einer längerfristigen Beschwerdefreiheit kann bei 11–14% der Patienten mit leichtem Karpaltunnelsyndrom gerechnet werden (Goodman u. Gilliatt 1961; Goodwill 1965; Crow 1960). 90% von Campbells (1962) 25 Patienten waren anschließend subjektiv beschwerdefrei, 17 von ihnen neurographisch normalisiert und weitere 4 gebessert. Crow (1960) berichtete bei 40% seiner Patienten über ein zufriedenstellendes Ergebnis.

Wesentlich rascher wirksam ist die Injektion eines Kortikoids in den Karpalkanal. Die Methode wurde von Phalen (1972) und Green (1984) eingehend beschrieben. Bezüglich des therapeutischen Effekts scheint es gleichgültig zu sein, welches Kortikoid eingesetzt wird, etwa Dexamethason oder Hydrocortison. Die Bedeutung solcher Kortikoidinjektionen wird kontrovers diskutiert. Während die einen darin einen wesentlichen Pfeiler der konservativen Behandlung des Karpaltunnelsyndroms sehen, haben andere keinen wirklich anhaltenden positiven Effekt nach diesen Injektionen gesehen und lehnen sie deshalb mehr oder weniger ab. Man sollte auch nicht unerwähnt lassen, daß derartige Injektionen, vor allem wenn sie wiederholt werden, durchaus die Gefahr einer Infektion der Hohlhand in sich tragen.

Die Injektion erfolgt medial der Sehne des M. flexor carpi radialis am Handgelenk aus in leicht radialer Richtung unter das Lig. carpi transversum (Abb. 102). Dafür sollte eine dünne Kanüle verwendet werden. Green empfiehlt, zunächst 2–3 ml 1%iges Lidocain zu injizieren, um die korrekte Lage der Nadelspitze im Karpalkanal zu verifizieren. Wölbt sich das Lig. carpi tastbar vor und wird der Nerv blockiert, so liegt die Nadelspitze richtig. Schwillt jedoch unter Injektion lediglich die Haut an, so liegt die Nadel zu oberflächlich. Treten beim Einstich elektrisierende Parästhesien im Medianusgebiet auf, dann liegt die Nadelspitze im Nerven und muß zurückgezogen und richtig plaziert werden. Bei korrekter Lage der Kanülenspitze werden im Anschluß an das Lokalanästhetikum z. B. 8 mg Dexamethason injiziert. Die intrafaszikuläre Injektion eines Lokalanästhetikums kann von Funktionsstörungen des Nervs gefolgt sein (Gentili et al. 1980 a, b, c; Hudson et al. 1980; Mackinnon et al. 1982). Unter 5 verschiedenen tierexperimentell getesteten Kortikosteroiden waren die Veränderungen an Nervenfasern und Blut-Nerven-Schranke nach Injektion von Dexamethason am geringsten, nach Hydrokortison am stärksten (Mackinnon et al. 1982). Es ist offenbar nicht ganz ausgeschlossen, daß eine solche Kortikoidinfiltration des Karpalkanals zu lokalen Gewebsreaktionen führen kann. Stevenson (1966) beobachtete intraoperativ bei 3 zuvor so behandelten Patienten, daß der N. medianus erheblich bindegewebig fixiert war. Allerdings ist dies der einzige Autor, der solche Veränderungen beschrieben hat. Initial bessern sich die subjektiven Beschwerden bei den meisten Patienten (Crow 1960; Foster 1960; Gelberman et al. 1980; Goodman u. Foster 1962; Kendall 1962; Manz 1974; Phalen 1966; Richmond 1958; Schuchman et al. 1971; Van der Bracht 1958; Wood 1980). 90% von Woods KTS-Patienten einer prospektiven Studie wurden sogar schmerzfrei. Die Injektion lediglich eines Lokalanästhetikums ohne Kortikoid zur Behandlung des Karpaltunnelsyndroms ist sinnlos.

Auch die neurophysiologischen Parameter können sich nach dieser Behandlung bessern (Campbell 1962; Manz 1974; Schuchman et al. 1971). Die Wirkung hält aber oft nicht lange an. Etwa 1 Jahr nach der Infiltrationstherapie sind nur noch 20–52% der Patienten schmerzfrei (Beringer 1972; Manz 1974; Özdogan u. Yazici 1984; Wood 1980). Einige Autoren haben keinen Einfluß der Schienung oder Kortikoidinfiltration auf die Beschwerden des Patienten gesehen und empfehlen sie deshalb nicht (Garland et al. 1964; Greenhouse 1981; McCormack

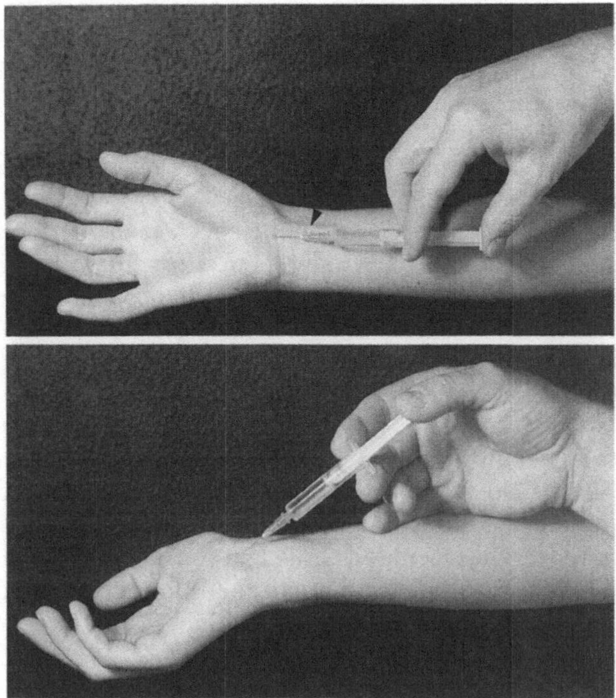

Abb. 102. Technik der Kortikoidinjektion in den Karpalkanal. Schräges Einführen der Nadel zwischen den Sehnen des M. palmaris longus und des M. flexor carpi radialis (*Pfeil*). Vorschieben der Spitze bis in den Karpalkanal und Injektion von 1 ml eines 0,5- bis 1%igen Lokalanästhetikums. Schwillt unter der Injektion die Haut über dem Karpalkanal an, liegt die Nadel auf dem Lig. carpi transversum. Bei korrekter Nadellage läßt sich unter der Injektion eine Anschwellung der Haut distal dieses Bandes tasten. Anschließend erfolgt die langsame Injektion des Kortikoids, z. B. 8 mg Dexamethason

1960). Bei motorischen Ausfällen ist die Steroidbehandlung unwirksam (Assennato et al. 1985; Kulick et al. 1986). Patienten, die schlecht auf die Injektion eines Kortikoids ansprechen, sprechen auch schlechter auf die operative Therapie an als Patienten, die nach der Injektion passager beschwerdefrei werden (Kulick et al. 1986).

Indikation zur operativen Therapie

Die genannten konservativen Maßnahmen sollten grundsätzlich nur bei leichtem Karpaltunnelsyndrom mit lediglich subjektiven Beschwerden eingesetzt werden, die Infiltration des Karpalkanals mit einem Kortikoid höchstens 2- bis 3mal erfolgen (Mumenthaler 1982; Phalen 1966, 1970; Sunderland 1978). Sprechen die Beschwerden auf diese Maßnahmen nicht an, bestehen objektive neurologische Störungen oder auch nur starke Schmerzen und Parästhesien, die zu Schlaflosigkeit führen, ist die operative Dekompression des N. medianus im Karpalkanal indiziert. Hohes Alter der Patienten spricht nicht gegen die Operation (Diemath et al. 1983; Levine u. Spinner 1971; Spinner 1984; Stern 1969).

Unter den neurologischen Ausfällen sind sensible Störungen für die Funktion der Hand wesentlich wichtiger als motorische. Eine Parese der medianusversorgten Handmuskeln wird von vielen Patienten überhaupt nicht oder erst dann bemerkt, wenn eine erhebliche sichtbare Atrophie des Thenar besteht (Cseuz et al. 1966). Da die sensiblen Ausfälle den motorischen praktisch immer vorausgehen, ist es nicht falsch zu sagen, daß die Thenaratrophie Ausdruck eines schweren Karpaltunnelsyndroms ist. Es ist aber in keiner Weise gerechtfertigt, die Indikation zur Operation deshalb nicht zu stellen, weil noch *keine* Atrophie zu erkennen ist. Eine Thenaratrophie kann trotz schweren Karpaltunnelsyndroms fehlen, wenn aufgrund von Anastomosen zwischen N. medianus und N. ulnaris die Thenarmuskulatur über den N. ulnaris innerviert wird (Cliffton 1948; Foerster 1929; Highet 1943; Rowntree 1949; Testut u. Latarjet 1949). Bei 2% von 226 vollständigen traumatischen Medianusschäden versorgte der N. ulnaris die gesamte Thenarmuskulatur (Rowntree 1949). In jedem Fall sollte die Entscheidung zur Operation dann getroffen werden, wenn sensible Ausfälle vorliegen (Schlesinger u. Liss 1959). Bleibt eine erhebliche Kompression des N. medianus zu lange bestehen, so hat der Eingriff nicht unbedingt eine Restitution der Sensibilität an den Fingern zur Folge. Die Operation ist auch in den seltenen Fällen mit typischer Anamnese und typischen klinischen Befunden indiziert, bei denen die neurophysiologische Untersuchung normale Meßwerte ergibt (Grundberg 1983).

8.2 Operative Therapie

Es gibt kein anderes Kompressionssyndrom eines peripheren Nervs, für dessen operative Behandlung eine derartige Vielzahl von Varianten der chirurgischen Technik beschrieben wurde wie für das Karpaltunnelsyndrom.

Beim einfachen Karpaltunnelsyndrom ohne z. B. begleitende Tendovaginitis ist das folgende Vorgehen zu empfehlen: Leitungsanästhesie des N. medianus am distalen Unterarm mit einem 1%igen Lokalanästhetikum, ergänzt durch eine Infiltrationsanästhesie des Gebietes der Hautinzision in der Hohlhand. Beide Injektionen erfolgen langsam und mit dünner Nadel. Blutleere oder Blutsperre sind nicht erforderlich. Der Hautschnitt wird in der Lebenslinie oder der Linea stomachica der Hohlhand gelegt, ist etwa 5–6 cm lang, verläuft bogenförmig um den Thenar, beginnt gerade distal der volaren Handgelenksfalte (Rascetta) und endet in Höhe des Ansatzes der Zwischenfingerfalte am Daumen (Abb. 103–105 a–c). Die Palmaraponeurose wird gespalten, ein selbsthaltender kleiner Wundsperrer eingesetzt und das Lig. carpi transversum auf seiner Ulnarseite vollständig durchtrennt. Durch Anheben der Haut am proximalen Ende der Inzision kann das Lig. carpi volare ebenfalls gespalten werden. Der N. medianus wird möglichst nicht tangiert. Pathologische Prozesse im Karpalkanal wie anatomische Besonderheiten oder ein Ganglion sind Raritäten. Bei Inspektion der Unterseite des Bandes ist gelegentlich ein transligamentär verlaufender R. thenaris erkennbar, der separat freipräpariert werden kann. Ob ein Teil des Lig. carpi transversum reseziert wird (Ariyan u. Watson 1977; Benini 1975; Calberg 1975 a, b; Cseuz et al. 1966; Entin 1968; Freshwater u. Arons 1978; Ganglberger et al. 1974; Gschwend 1972; Razemon 1982; Sakellarides 1983; Wessinghage 1973,

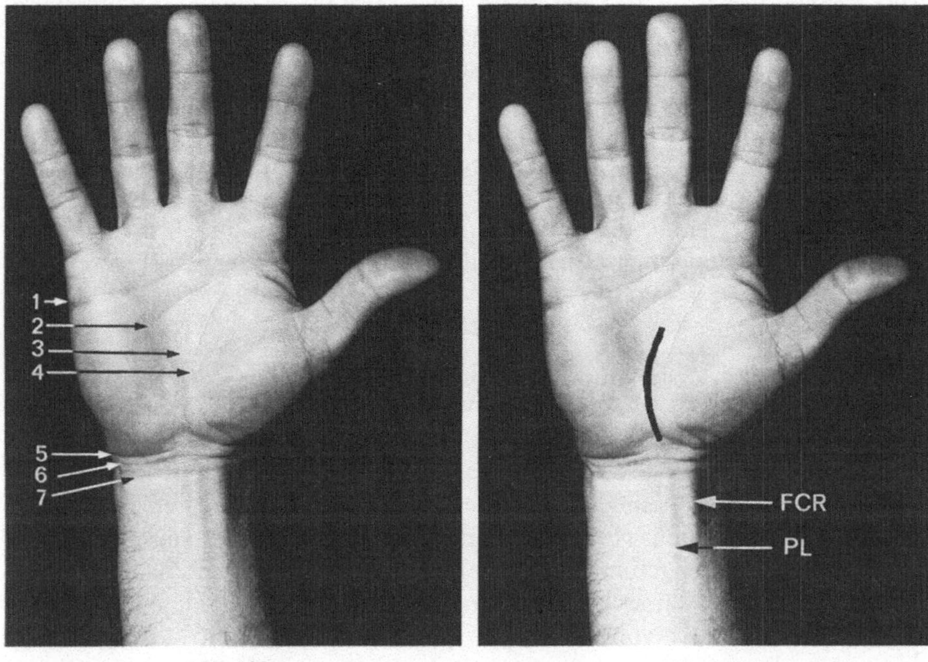

Abb. 103   Abb. 104

Abb. 103. Hautfalten der Hohlhand. *1*, Linea mensalis, *2*, Linea cephalica, *3*, Linea stomachica, *4*, Linea vitalis (Lebenslinie), *5*, Rascetta oder Sulcus carpeus distalis, *6*, Restricta oder Sulcus carpeus medius, *7*, Sulcus carpeus proximalis

Abb. 104. Schnittführung zur operativen Behandlung des Karpaltunnelsyndroms. *FCR*, Sehne des M. flexor carpi radialis, *PL*, Sehne des M. palmaris longus

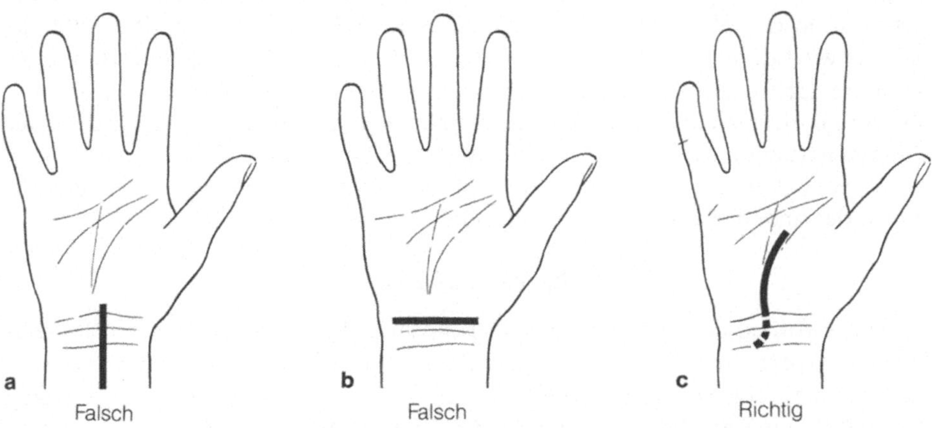

Abb. 105. Falsche (**a, b**) und richtige (**c**) Schnittführung der Operation bei Karpaltunnelsyndrom. Bei vertikaler Inzision am distalen Unterarm bis zum Handgelenk (**a**) kann lediglich das Lig. carpi volare, nicht aber das Lig. carpi transversum unter Sicht getrennt werden, da dieses distal der Schnittführung liegt. Bei querer Schnittführung ist es nur blind durchtrennbar (**b**). Lediglich die Schnittführung in der Hohlhand (**c**) ermöglicht die vollständige Durchtrennung des Lig. carpi transversum unter Sicht

1974), steht im Ermessen des Operateurs. Nach sorgfältiger bipolarer Blutstillung wird die Wunde durch Subkutannähte und atraumatische Hautnaht verschlossen, die Wunde mit einem Kompressionsverband abgedeckt und die Handegelenksregion mit einer Schiene bis zum Entfernen der Wundfäden in neutraler Position der Hand ruhiggestellt. Der Eingriff kann durchaus ambulant erfolgen (Greenhouse 1981; Hirsh u. Tanki 1985; Lichtman et al. 1979; Mathur 1981; Schlachter u. Tindall 1981).

Im folgenden werden die Abweichungen von diesem Vorgehen, operative Varianten und Erweiterungen des geschilderten Vorgehens dargestellt.

Anästhesie

Alle für einen Eingriff in dieser Region denkbaren anästhesiologischen Verfahren sind beschrieben worden. Eine Vielzahl von Autoren bevorzugt Allgemeinnarkose oder axillaren Plexusblock, andere die intravenöse Regionalanästhesie. Unter den möglichen Verfahren zur Blockade des Plexus brachialis ist dem axillären Block der Vorzug gegenüber dem supraklavikulären Block zu geben. 3 der 152 Patienten Beninis (1975), bei denen die Operation nach supraklavikulärem Plexusblock durchgeführt wurde, hatten anschließend einen Pneumothorax.

Von der eingangs dargestellten Leitungsanästhesie des N. medianus am distalen Unterarm, die auch von Phalen (1972) mit seiner großen Erfahrung zunehmend eingesetzt wurde, ist abzusehen, wenn davon ausgegangen werden kann, daß der Eingriff nicht auf die Spaltung des Hohlhandbandes beschränkt bleibt. Eine Schwellung der volaren Handgelenksregion ist meistens Ausdruck einer proliferativen Tendovaginitis der Beugesehnen. Bei solchen Patienten ist von vornherein eine Synovektomie der Beugesehnen einzuplanen. Dafür muß der Hautschnitt S-förmig bis an den distalen Unterarm ausgedehnt werden, die Operation sollte dann in Narkose oder nach Plexusblock stattfinden. Gleiches gilt für Patienten mit Karpaltunnelsyndrom in der Folge einer Langzeithämodialyse mit arteriovenösem Shunt am Unterarm. Die KTS-Operation auf der Seite des Shunts wird dann am besten nach axillarem Plexusblock durchgeführt. Bei Sekundäreingriffen, bei denen wir davon ausgehen, daß wir eine zeitaufwendige interfaszikuläre Neurolyse an einem von Narben ummauerten und durchsetzten Nerven vornehmen müssen, bevorzugen wir die Allgemeinnarkose. Einige Operateure respektieren auch grundsätzlich den Wunsch der Patienten bezüglich der Form des anästhesiologischen Verfahrens.

Blutleere, Blutsperre

Ein Großteil der Operateure legt grundsätzlich eine pneumatische Blutleere oder Blutsperre am Oberarm, die nach Dekompression des Nervs geöffnet wird (s. Kap. 6.4). Ihr Vorteil ist offensichtlich: Sie gestattet das Operieren im blutfreien Feld und eine besonders gute Darstellung feiner Nervenäste wie des sensiblen R. palmaris und des motorischen R. thenaris. Blutleere oder -sperre sind für ein einfaches Karpaltunnelsyndrom nicht erforderlich, da einerseits bei Durchtrennung des Lig. carpi transversum auf der Ulnarseite der R. palmaris nicht identifiziert wird und auch der motorische Ast nicht routinemäßig freigelegt werden muß (Hudson et al. 1982) und andererseits diese Äste auch ohne eine dieser Maßnahmen gut identifiziert werden können (Farhat et al. 1974; Razemon 1982). Ebensowenig sind Blutleere oder Blutsperre für die Entfernung z. B. eines Ganglions einer thrombosierten A. mediana oder zur Resektion eines akzessorischen Muskels erforderlich.

Ist jedoch eine Synovektomie geplant, oder handelt es sich um einen Sekundäreingriff, bei dem erhebliche Narben im oder um den N. medianus erwartet werden können, so erleichtern Blutleere oder Blutsperre die Präparation außerordentlich. Dann sollte der Eingriff aber in Plexusblock oder Narkose durchgeführt werden, da die Eingriffe wesentlich länger dauern als die einfache Dekompression des Nervs und eine Unterbindung der Blutzufuhr von mehr als 15 min für die Patienten sehr schmerzhaft ist. Blutleere oder Blutsperre sind für maximal 1–1½ h gefahrlos.

Hautinzision

Der Hautschnitt wird am besten in der Lebenslinie oder der Linea stomachica bogenförmig um den Thenar geführt (Garland et al. 1957). Bei dieser Schnittführung besteht keine Gefahr, den sensiblen R. palmaris zu schädigen (Carroll u. Green 1972; Hunt u. Luckey 1964). Engber u. Gmeiner (1980) sowie Denman (1981) wiesen darauf hin, daß bei einer weit nach ulnar geführten Inzision Hautäste aus dem R. palmaris nervi ulnaris gefährdet seien. Diese Sorge ist aber unbegründet, wenn man sich an die Linea vitalis oder Linea stomachica hält. Für den Zugang zum Karpalkanal bzw. dem Lig. carpi transversum sind darüber hinaus die unterschiedlichsten Schnittführungen beschrieben worden.

Lange Zeit wurde eine quere Schnittführung am Handgelenk etwa in der Rascetta bevorzugt (Kremer et al. 1953 (s. Abb. 105b). Von einem solchen Schnitt aus muß das Lig. carpi transversum blind durchtrennt werden. Phalen (1972) meinte, es auch blind vollständig durchtrennen zu können, und Paine (1955) sowie Paine u. Polyzoidis (1983) entwickelten dafür ein besonderes Instrument, das Retinakulotom. Semple u. Cargill (1969a) hielten es bezüglich der postoperativen Prognose für irrelevant, ob ein vertikaler oder querer Hautschnitt gemacht wird. Andere Autoren bevorzugten die quere Inzision, weil sie weniger zur Keloidbildung neige und weniger schmerzhaft sei als der Vertikalschnitt in der Hohlhand (Schlesinger u. Liss 1959). Dies wiederum wird von anderen Autoren bestritten, die nämlich beobachteten, daß gerade quere Narben schmerzhafter seien und eher zur Keloidbildung neigten als die vertikalen in der Hohlhand (Kopell u. Thompson 1976; Semple u. Cargill 1969a).

Wichtiger als die Frage einer schmerzhaften Narbe ist aber, daß das Lig. carpi transversum von einem queren Hautschnitt aus nicht unter Sicht durchtrennt werden kann. Die Gefahr eines blinden Vorgehens liegt zum einen in der unvollständigen Spaltung des Bandes. Die Kompression wird nicht vollständig behoben, die Beschwerden bleiben bestehen oder treten nach kurzfristiger postoperativer Besserung bald wieder auf (Gerl u. Fuchs 1980; Kremer et al. 1953; Louis et al. 1985). Zum anderen können Äste wie R. palmaris, der motorische Thenarast und sogar der gesamte N. medianus durchtrennt werden. Büchler et al. (1983) und Conolly (1978) berichteten von insgesamt 3 Fällen einer kompletten Medianusdurchtrennung auf diesem Wege. Schließlich ist der Karpalkanal nicht einsehbar. Ein Ganglion, ein Lipom, eine thrombosierte A. mediana, ein akzessorischer

Muskel u. a. kommen als Ursache eines Karpaltunnelsyndroms zwar selten vor, sind aber nur bei Öffnung des Karpalkanals unter Sicht entfernbar. Aus diesen Gründen ist die quere Inzision abzulehnen, auch wenn Paine u. Polyzoidis (1983) die blinde Durchtrennung des Lig. carpi transversum mit ihrem speziellen Instrument empfehlen und in 89% ihrer 516 Operationen ein sehr gutes bis gutes postoperatives Ergebnis erzielen konnten.

Entin (1968), Nalebuff u. Smith (1979), Taleisnik (1973) sowie Vanderkelen (1975) empfahlen einen S-förmigen Hautschnitt in Verlängerung des 4. Strahls, u. a. um eine iatrogene Schädigung des R. palmaris zu vermeiden. Pierce schlug 1976 zur Vermeidung der keloidgefährdeten S-förmigen Narbe eine quere Inzision am Handgelenk und *zusätzlich* eine vertikale in der Hohlhand vor. Diese Methode bringt keinerlei Vorteile: Der quere Hautschnitt ist überflüssig, der vertikale ist in der angegebenen Länge zu kurz, um die vollständige Exposition des Karpalkanalinhalts zu ermöglichen. Eine S-förmige Erweiterung des Hautschnitts bis an den distalen Unterarm ist für eine Synovektomie der Beugesehnen unvermeidlich und oft auch dann, wenn im Rahmen eines Sekundäreingriffs der N. medianus beim Gesunden dargestellt werden muß, bevor ihn weiter distal umgebende Narben entfernt werden können. 4–6% dieser Hautnarben am Unterarm neigen zu starker Keloidbildung und bleiben schmerzhaft (Delpierre et al. 1975; Gainer u. Nugent 1977).

Durchtrennung des Lig. carpi transversum

Das Lig. carpi transversum wird stets auf seiner Ulnarseite durchtrennt. Bei Durchtrennung auf der Radialseite ist besonders der motorische Thenarast gefährdet, der transligamentär verlaufen kann (s. Abb. 84). Das war bei 23% von Poisels (1974) anatomischen Präparaten der Fall, aber nur bei einer von 246 KTS-Operationen (0,4%; Lanz 1977). Inglis et al. (1972) beobachteten diese Verlaufsvariante bei 11%, Ariyan u. Watson (1977) erstaunlicherweise bei 67% ihrer Operationen.

Ob das Band mit dem Skalpell oder vom proximalen Rand her mit einer Schere durchtrennt wird, ist ohne Bedeutung. Entscheidend ist, daß die Durchtrennung vollständig ist. Strohecker et al. (1985) bedienten sich dafür des CO_2-Lasers und fanden ultrastrukturell eine im Vergleich zum Skalpell unregelmäßigere Oberfläche des Schnittrandes. Sie äußerten die – unbewiesene – Vermutung, daß die Rezidivquote nach Durchtrennung mittels Laser aufgrund der stärkeren Schädigung der Kollagenfasern geringer sein könnte als nach konventioneller Durchtrennung des Bandes mittels Skalpell. Kollmann (1985) versiegelte die Schnittränder des Bandes bei 276 Operationen mit dem Laser. Die Ergebnisse waren aber nicht besser als nach konventioneller Operationstechnik. Hubschmann et al. (1982) spalteten das Band unter mikroskopischer Sicht und führten ihre guten funktionellen und kosmetischen Resultate bei 21 Patienten mit einem Nachbeobachtungszeitraum von 4 Wochen auf die mikrochirurgische Technik zurück. Die Ergebnisse dieser Autoren sind jedoch nicht besser als die nach makroskopischer Durchtrennung, der Nachbeobachtungszeitraum war sehr kurz.

Viele Operateure resezieren einen Streifen des Lig. carpi transversum, um die Wiedervereinigung der Schnittränder zu verhindern. Taleisnik (1973) und Nalebuff u. Smith (1979) lehnen dies wegen der Gefahr einer Schädigung des R. palmaris und seiner Äste ab. Drückt die Sehne des M. palmaris longus auf den Medianus, so sollte sie exzidiert werden (Calberg 1975a, b; Posch u. Prpic 1975). Verschiedene Autoren, so z. B. Kopell u. Thompson (1976), empfehlen die Resektion der Palmaris-longus-Sehne, um zu verhindern, daß sie nach der Operation über die subkutane Narbe am N. medianus ziehen und erneut zu Beschwerden führen kann. Funktionelle Störungen von seiten der Flexorensehnen haben sie nach einer solchen Resektion nie beobachtet. Bestehen gleichzeitig Karpaltunnelsyndrom und Dupuytrensche Kontraktur, so sollten beide getrennt operiert werden. Die Ergebnisse sind nach einzeitiger chirurgischer Behandlung deutlich schlechter als nach zweizeitiger Operation (Nissenbaum u. Kleinert 1980). Auch Ganglien, Lipome, Verkalkungen sowie eine thrombosierte persistierende A. mediana werden entfernt. Eine offene A. mediana wird belassen, sie kann ein wichtiger Zufluß zum Arcus volaris superficialis sein. Akzessorische Sehnen im Karpalkanal können bedenkenlos reseziert werden, wenn Zug an ihnen ohne Bewegungseffekt an den Fingern ist. Quer über den Karpalkanal verlaufende Muskeln werden ebenfalls reseziert, desgleichen akzessorische Muskeln im Karpalkanal selbst. Reicht ein Muskelbauch des Flexor digitorum superficialis oder der eines Lumbricalis bis in den Karpalkanal hinein, so kann er belassen werden. Die alleinige Dekompression durch Spaltung des Lig. carpi transversum reicht für diese Fälle aus.

Das Lig. carpi transversum ist im mittleren und distalen Drittel physiologisch dicker als im proximalen Drittel (Tanzer 1959). Dort ist der Nerv meist sichtbar komprimiert (Abb. 106), seine epineuralen Venen sind gestaut. Proximal der Kompression ist der Nerv häufig aufgetrieben. Ein solches „Pseudoneurom" beobachtete Phalen bei 65% seiner Operationen. Im Vorliegen eines Pseudoneuroms wird gelegentlich fälschlicherweise die Indikation für eine interfaszikuläre Neurolyse gesehen (Harris et al. 1979). Es ist jedoch Ausdruck eines epi-, peri- und endoneuralen Ödems, ein Frühzeichen chronischer Nervenkompression und reversibel (Sunderland 1976, s. Abschn. 2). Garland (1957) beobachtete, daß diese Schwellung schon wenige Minuten nach Dekompression des Nervs abnehmen kann. Alle Patienten Loongs (1977), bei denen der N. medianus pseudoneuromatös verdickt war, besserten sich postoperativ auf einfache Dekompression hin.

Es wäre unlogisch, das Lig. carpi transversum nach seiner Spaltung zu rekonstruieren, stellt man doch damit den ursprünglichen behandlungsbedürftigen Zustand wieder her. Fissette et al. (1981) sahen jedoch vigorimetrisch eine Verschlechterung der Greiffunktion der Hand nach Durchtrennung des Bandes und rekonstruierten es durch Implantation einer Silikonfolie zwischen ihre Schnittränder. Alle so behandelten 27 Patienten hatten einen kräftigeren Griff als die 30 konventionell operierten. Dies wurde bisher von anderen Arbeitsgruppen nicht überprüft. Die Beobachtung von Fissette et al. (1981), daß die Beugesehnen nach Durchtrennung des Lig. carpi transversum ihr Bett am Boden des Karpalkanals bei Flexion von Hand und Fingern verlassen und so zu einer Instabilität im Handgelenk führen können (Kuhlmann et al. 1978), wäre dadurch erklärbar.

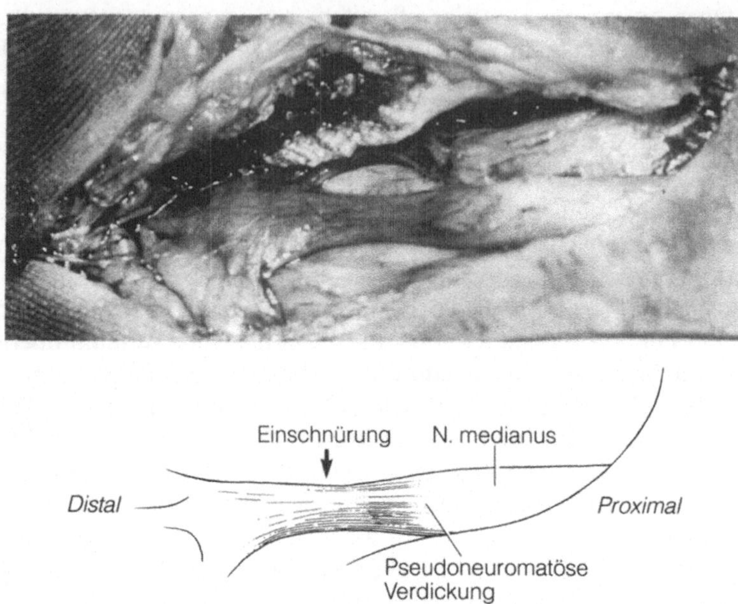

Abb. 106. Operationssitus bei Reoperation wegen persistierender Beschwerden nach Karpaltunneloperation. Bei der ersten Operation unvollständige Durchtrennung des Lig. carpi transversum von querem Hautschnitt am Handgelenk aus. Starke Kaliberminderung des N. medianus am Ort der Kompression. Proximal davon leichte pseudoneuromatöse Verdickung des Nervs

Dieser Entwicklung wird durch die Ruhigstellung des Handgelenksbereichs in neutraler Position für 10–14 Tage vorgebeugt. Dann hat sich eine neue Bindegewebeschicht an gewünschter Stelle zu bilden begonnen, die die Beugesehnen zurückhält.

Zur Vermeidung der Narbenbildung um den N. medianus schlug Wulle (1980) vor, einen nach ulnar gestielten Synoviallappen zu bilden, ihn über den Nerven zu legen und am radialen Schnittrand des Lig. carpi transversum zu fixieren.

Erweiterung der Operation durch Eingriffe am Nerven selbst

Bei einer KTS-Primäroperation ist es in aller Regel ausreichend, den N. medianus zu dekomprimieren. Die Indikation zu einem Eingriff am Nerven selbst sollte äußerst zurückhaltend gestellt werden. In Betracht kommen die longitudinale Eröffnung des Epineuriums (Epineurotomie), die Resektion eines Segments des Epineuriums (Epineurektomie) und die innere oder interfaszikuläre Neurolyse des N. medianus (s. Abb. 44d, S. 71). Alle diese Operationen müssen mikrochirurgisch mit entsprechendem Instrumentarium und von einem in der Chirurgie peripherer Nerven erfahrenen Operateur durchgeführt werden. Gewisse Autoren nehmen zusätzlich zur Dekompression des N. medianus grundsätzlich bei jedem Patienten eine *Epineurotomie* vor (Duchateau u. Moermans 1984; Stolke u. Seidel 1981). Sie ist einfach durchführbar, gefahrlos, ihre routinemäßige Notwendigkeit aber mehr als zweifelhaft. Die postoperativen Ergebnisse sind nicht besser als die der einfachen Dekompression.

Eine *Epineurektomie,* die Entfernung eines Segments des Epineuriums, ist abzulehnen (Eversmann 1982). Sie bringt keine Vorteile, sondern gefährdet die Blutversorgung des Nervs durch Zerstörung der unter dem Epineurium verlaufenden Gefäße.

1973 empfahlen Curtis u. Eversmann die *interfaszikuläre Neurolyse* für bestimmte Patienten. Von verschiedenen Operateuren wird sie heute recht undifferenziert eingesetzt. Eversmann (1982) sieht persönlich folgende Indikationen für eine solche innere Neurolyse:

- Atrophie der Thenarmuskulatur;
- konstantes Taubheitsgefühl im Medianusgebiet;
- Hypästhesie oder Herabsetzung der Zweipunktediskriminierung;
- schwere Kausalgie im Medianusgebiet (meist in Verbindung mit Traumen des Radius oder der Mittelhand);
- echtes Kontinuitätsneurom des N. medianus.

Bei einem spontanen Kompressionssyndrom im Karpalkanal kommen wohl nur die ersten 3 Indikationen in Betracht. Ein Kontinuitätsneurom wäre nur histologisch zu beweisen. Die pseudoneuromatöse Verdickung des N. medianus vor der Kompression ist kein Neurom.

Eine interfaszikuläre Neurolyse ist unter 2 Voraussetzungen gerechtfertigt:

- Es bestehen pathologische Veränderungen im Nerven, die operativ beseitigt werden können.
- Die postoperativen Ergebnisse sind besser als nach einfacher Dekompression.

Ein hervorstechendes Merkmal des chronisch komprimierten N. medianus im Karpalkanal ist zunächst das epi- und endoneurale Ödem, schließlich gefolgt von einer überwiegend perineuralen und endoneuralen Fibrose (Marie u. Foix 1913; Sunderland 1976; Thomas u. Fullerton 1963). Diese ist operativ ohne Schädigung des Perineuriums und damit ohne Störung der intrafaszikulären Homöostase nicht entfernbar. Bei Sekundäreingriffen jedoch ist eine interfaszikuläre Neurolyse oft nicht vermeidbar. Rezidive des Karpaltunnelsyndroms mehrere Monate nach dem Eingriff sind v. a. dann durch erhebliche Narbenbildung im Nerven verursacht, wenn am Nerven manipuliert wurde. Solche Manipulationen und auch die interfaszikuläre Neurolyse beinhalten die Gefahren einer Narbenbildung im Nerven und der Kausalgie oder sympathischen Reflexdystrophie. Phalen (1972, 1981) empfiehlt mit Recht, den Nerven mit größter Vorsicht zu behandeln.

Curtis u. Eversmann (1973) haben ihre differenzierte operative Technik genau beschrieben und setzen sie bei etwa 10–15% ihrer KTS-Operationen ein. Zunächst wird das Epineurium auf der Radialseite des N. medianus in Form einer Epineurotomie eröffnet. Diese Epineurotomie erfolgt nicht auf der Ulnarseite, da hier die Vasa nervorum an den Nerven herantreten. Die interfaszikuläre Neurolyse wird streng auf den Teil des Nervs beschränkt, der klinisch betroffen ist: Bei Atrophie der Thenarmuskulatur z. B. wird zunächst der R. thenaris distal dargestellt und im Medianus proximalwärts verfolgt, und nur seine Faszikelgruppen werden dann freipräpariert. Besteht keine intrafaszikuläre Fibrose, so bleiben die Faszikelgruppen unberührt. Der dorsale Aspekt des Nervs wird nicht tangiert, der Gesamtnerv in seinem Bett belassen. Diese Autoren werden also falsch verstanden, wenn angeblich konform ihrer Methode eine Epineurektomie vorgenommen und der gesamte Nerv in seine Faszikelgruppen aufgetrennt wird, wie dies z. B. in Abbildungen von Gassmann u. Segmüller (1976), Gassmann et al. (1977) und Samii (1976) zu sehen ist.

Bei einem Vergleich der postoperativen Ergebnisse nach einfacher Dekompression und nach zusätzlicher interfaszikulärer Neurolyse schneiden die Patienten nach dieser doch wesentlichen Erweiterung des Eingriffs nicht besser ab. Dies ist schon Evermanns Worten zu entnehmen (1982). Vor allem zeigen aber randomisierte Vergleichsstudien mit jeweils gleicher operativer Technik keinen signifikanten Unterschied zwischen den Ergebnissen der beiden operativen Verfahren, weder hinsichtlich der subjektiven und objektiven klinischen Symptome noch der neurophysiologischen Befunde (Fissette u. Onkelinx 1979; Freshwater u. Arons 1978; Holmgren-Larsson et al. 1985; MacDonald et al. 1978). Unter diesen Arbeiten ist die von Holmgren-Larsson et al. (1985) besonders hervorzuheben. Nach allen Erfahrungen erscheint es nicht glaubhaft, daß Gassmann u. Segmüller (1976) nach einfacher Dekompression des N. medianus in keinem Fall eine Besserung motorischer Ausfälle gesehen haben wollen.

Die routinemäßige Anwendung der interfaszikulären Neurolyse ist also unnötig. Viele Operateure stellen deshalb die Indikation zu einer solchen Erweiterung der Operation zurückhaltend (Cracchiolo 1971; Bureau et al. 1982; Nigst 1981; Phalen 1972, 1981; Roffe et al. 1981; Sandzen 1981; Spinner 1984) oder halten sie bei einem einfachen Karpaltunnelsyndrom gar nicht für indiziert (Hudson et al. 1982; Dawson et al. 1983; Posch u. Prpic 1975, Rengachary 1985).

Synovektomie

Es ist umstritten, wann zusätzlich zur Dekompression des Nervs eine Entfernung der Beugesehnensynovia, eine Synovektomie, durchgeführt werden soll. Dies ist bereits aus den Angaben über die Häufigkeit dieser Erweiterung des Eingriffs in verschiedenen publizierten Serien abzulesen. Delpierre et al. (1975) sahen schon makroskopisch entzündliche Veränderungen der Sehnenscheiden bei allen ihren 59 Patienten, entschieden sich aber nicht etwa bei allen für eine Synovektomie. Phalen (1966, 1972) hielt sie nur bei 4–8% seiner Patienten für indiziert. Doyle u. Carroll (1968) fanden die Synovia fast immer verdickt oder entzündet und schlugen vor, sie möglichst vollständig zu resezieren. Roffe et al. (1981) und Bureau et al. (1982) entfernten die Sehnenscheiden bei 40% ihrer Patienten, Tountas et al. (1983) bei 14%. Wessinghage (1973, 1974) führt sogar neben partieller Resektion des queren Hohlhandbandes und Neurolyse des N. medianus bzw. des R. thenaris routinemäßig eine Tendosynovektomie der Fingerbeuger durch. In Semple u. Cargills (1969 b) Patientengut spielte die Tendovaginitis keine Rolle. Freshwater u. Arons (1978) sahen keinen Unterschied in den postoperativen Ergebnissen bei den Patienten nach einfacher Dekompression und denen mit zusätzlicher externer Neurolyse und Synovektomie.

Aufschluß über die Häufigkeit einer Tendovaginitis könnten histologische Untersuchungen von Biopsien aus der Flexorensynovia ergeben. Phalen (1966, 1970, 1972) beobachtete in etwa 35% der Fälle eine unspezifische chronische Tendovaginitis und in etwa 50% eine fibröse Verdickung der Synovia. 15% seiner Fälle, 28% der Biopsien von Yamaguchi et al. (1965) und 52% bzw. 54% der von Pätiälä et al. (1985) und Cseuz et al. (1966) waren unauffällig. Wilhelm et al. (1982,

1983) sahen bei 80% ihrer 146 Biopsien ein interstitielles Ödem und aufgelockertes Faserstroma als hervorstechendes histologisches Merkmal; entzündliche Reaktionen waren, wenn vorhanden, nur gering ausgeprägt. Auch diese Angaben sind also ganz unterschiedlich. Degenerative Veränderungen an den Sehnenscheiden finden sich in fortgeschrittenerem Alter auch ohne Vorliegen eines Karpaltunnelsyndroms. Diese Veränderungen sind in Höhe der Rascetta (distale Handgelenksfalte) am deutlichsten ausgeprägt (Armstrong et al. 1984).

Bei einer proliferativen Tendovaginitis sollten die betroffenen Sehnenscheiden grundsätzlich entfernt werden. Phalens Sorge (1972), daß eine solche Synovektomie zu starken postoperativen Verwachsungen führen könne, halten Dawson et al. (1983) für unberechtigt.

Ersatzoperationen

Ersatzoperationen zur Kompensation einer schweren Thenaratrophie sind nur in Ausnahmefällen indiziert. Bei solchen Überlegungen müssen Alter, Beruf und Kompensationsmöglichkeiten individuell überprüft werden. (Cracchiolo 1971). Bei langandauernder schwerster Thenaratrophie kann die Abduktion des Daumens durch Transfer der Sehne des M. palmaris longus zum Ansatz der Sehne des M. abductor pollicis brevis wiederhergestellt werden (Braun 1978). Inglis et al. (1972) verlagerten bei 7 Patienten im Rahmen der KTS-Operation die Sehne des M. flexor digitorum superficialis des 4. Fingers an die Sehnen des Abductor pollicis brevis und Extensor pollicis longus, um damit eine Opposition des Daumens zu erreichen. Indikationen für diesen Eingriff sahen sie in einer Atrophie oder Parese des Thenars, die länger als ein Jahr bestand, sowie bei starker Kompression des N. medianus. Es ist aber zu bedenken, daß die Patienten häufig erst vom Arzt auf die Atrophie hingewiesen werden, ohne daß ihnen selbst ein funktionelles motorisches Defizit aufgefallen ist.

8.3 Ergebnisse der operativen Therapie

Der Versuch, die in der Literatur berichteten Ergebnisse der Dekompression des N. medianus miteinander zu vergleichen, ist ein fast aussichtsloses Unterfangen. Die Gründe für diese Schwierigkeiten sind vielfältig: Entweder ist die Operationsmethode nicht genau beschrieben (Beringer 1972; Campbell 1962; Leclaire u. Provost 1980; Mühlau et al. 1984; Tountas et al. 1983) oder die Autoren setzten mehrere operative Techniken ein, ohne die Ergebnisse zu differenzieren (Ariyan u. Watson 1977; Crow 1960; Davne 1982; Duchateau u. Moermans 1984; Gassmann u. Segmüller 1976; Harris et al. 1979; Moermanns et al. 1977; Müller 1980; Razemon 1982; Roffe et al. 1981; Sakellarides 1983; Schrader u. Melchertsen 1983; Tountas et al. 1983). Oft ist der Nachbeobachtungszeitraum unbekannt (Beringer 1972; Gainer u. Nugent 1977; Ganglberger et al. 1974; Kenesi u. Scheffer 1977; Laclaire u. Provost 1980; Stolke u. Seidel 1981). Vielfach wurden die Patienten nicht nachuntersucht, sondern die Befindlichkeit wurde mit Hilfe eines Fragebogens ermittelt, so daß nur subjektive Parameter beurteilbar sind (Beringer 1972; Cseuz et al. 1966; Farhat et al. 1974; Gainer u. Nugent 1977; Hybbinette u. Mannerfelt 1975). Erwartungsgemäß sind auch die Beurteilungen dessen, was als sehr gutes, gutes und mäßiges Ergebnis angesehen wird, nur selten vergleichbar. Gelegentlich ist nicht klar, ob Patienten oder operierte Hände gemeint sind oder es stimmen die Zahlen nicht oder es sind keine exakten Zahlen angegeben (Evrard u. Deltour 1983; Ganglberger et al. 1974; Roffe et al. 1981).

Richtig durchgeführt ist die KTS-Operation aufgrund ihrer meist sehr guten bis guten Ergebnisse ein für Patienten und Operateur dankbarer Eingriff. Die Besserung betrifft die operierte Hand, wenn auch Kendall (1960) und Stevenson (1966) vereinzelt beobachteten, daß Patienten mit beidseitigem Karpaltunnelsyndrom nach einseitiger Operation auch auf der Gegenseite schmerzfrei wurden. Subjektiv sind 90–99% der Patienten mit dem Ergebnis der Operation sehr zufrieden (Inglis et al. 1972; Kremer et al. 1953; Lehner u. Heinz 1976; Roffe et al. 1981; Stevenson 1966). Schmerzen und Parästhesien sind bei mehr als 90% der Fälle ganz beseitigt oder deutlich gebessert (Cannon u. Love 1946; Duchateau u. Moermans 1984; Gerl u. Fuchs 1980; Farhat et al. 1974; Hubschmann et al. 1982; Hybbinette u. Mannerfelt 1975; Leclaire u. Provost 1980; Lichtman et al. 1979; Rhoades et al. 1985). Diese Besserung wird meist sofort nach der Operation bemerkt, der Anteil der beschwerdefreien Patienten nimmt aber in den folgenden 2–3 Monaten noch zu (Gerl u. Fuchs 1980; Razemon 1982).

Die Rückbildung der objektiven neurologischen Symptome erfolgt nicht so häufig und nicht so ausgeprägt wie die der subjektiven Erscheinungen. Die Hypästhesie bildet sich stets besser zurück als eine Parese oder Atrophie in der medianusversorgten Thenarmuskulatur. Nach Entlastung des N. medianus tritt die Besserung der sensiblen Ausfälle zwar häufig ebenfalls sehr schnell ein, kann aber 12–18 Monate in Anspruch nehmen (Gerl u. Fuchs 1980; Phalen 1970). Nach Erfahrung der meisten Operateure ist bei entsprechend langem Nachbeobachtungszeitraum mit einem völligen Verschwinden oder einer deutlichen Besserung dieser Störungen ebenfalls in mehr als 90% der Fälle zu rechnen (Benini 1975; Curtis u. Eversmann 1973; Davne 1982; Duchateau u. Moermans 1984; Gerl u. Fuchs 1980; Kremer et al. 1953; Lindemeier u. Lanz 1983; Phalen 1966, 1972). In allen Serien, in denen über eine Besserung der Hypästhesie bei weniger als 90% der Patienten berichtet wurde, war der Nachbeobachtungszeitraum entweder nicht bekannt oder z. T. recht kurz (Ganglberger et al. 1974; Hubschmann et al. 1982; Leclaire u. Provost 1980; Rhoades et al. 1985). Ausnahmsweise kann eine Hypästhesie bestehen bleiben (Curtis u. Eversmann 1973; 1%, Phalen 1966: 3%) und betrifft dann am ehesten die Fingerkuppen und hier besonders den 3. Finger (Phalen 1970).

Die Besserung der Thenaratrophie und damit der Parese dieser Muskeln fällt deutlich schlechter aus. Eine schwere Atrophie besserte sich bei den Patienten von Kremer et al. (1953; quere Inzision) und Delpierre et al. (1975) fast nie; ähnliche Erfahrungen machten van Rossum et al. (1980) und Ganglberger et al. (1974), aber auch Razemon (1982), obwohl dieser die interfaszikuläre Neurolyse einsetzte. Eine Restitutio ad integrum oder Besserung der motorischen Ausfälle ist in etwa 70–80% der Fälle zu erwarten (Duchateau u. Moermans 1984; Gainer u. Nugent 1977; Goodman u. Gilliatt 1961; Lindemeier u. Lanz 1983; Phalen 1966; Rhoades et al. 1985). Phalen (1972) sowie Curtis u. Eversmann (1973) berichteten über Besserungen oder Heilungen bei mehr als 90% ihrer Patienten. Benini (1975) konstatierte lediglich 8% Heilungen und eine Besserung bei weiteren 53%. Gerl u. Fuchs (1980) untersuchten die Patienten 2 Monate, 6 Monate und 1 Jahr postoperativ: Nach 2 Monaten wiesen 30%, nach 6 Monaten 71% und nach 1

Jahr 82% eine Restitutio ad integrum auf (einfache Dekompression des Nervs). Dies unterstützt die Forderung, die Beobachtungszeiträume für die Beurteilung des postoperativen Ergebnisse lang genug zu wählen.

Grundsätzlich ist festzuhalten, daß sich Schmerzen und Parästhesien schnell und meist vollständig zurückbilden und daß sensible Ausfälle eine bessere Prognose mit schnellerer Remission haben als ein motorisches Defizit. Viele Autoren haben das präoperative Ergebnis global erfaßt: Als sehr gutes Ergebnis galt das Fehlen subjektiver und objektiver Symptome (entsprechend 100%), als gutes Ergebnis das Fehlen subjektiver Symptome bei leichten neurologischen Ausfällen (entsprechend 75%). War zwar eine Besserung eingetreten, bestand aber noch ein deutliches neurologisches Defizit, so wurde das Ergebnis als mäßig betrachtet (entsprechend 50%) und als schlecht, wenn der postoperative Zustand nach der Operation unverändert bestehen blieb (entsprechend geringer als 50%) (Cseuz et al. 1966; Gainer u. Nugent 1977).

Mit einem *sehr guten* Ergebnis kann in 46–91% der Fälle gerechnet werden, die meisten Autoren berichten über ein solches Ergebnis bei 58–62% ihrer Patienten:

Beringer (1972)	59%
Crow (1960)	83%
Cseuz et al. (1966)	46%
Kinesi u. Scheffer (1977)	62%
Lehner u. Heinz (1976)	48%
Lindemeier u. Lanz (1983)	58%
Loong (1977)	85%
Paine u. Polyzoidis (1983)	61%
Posch u. Marcotte (1976)	91%
Stevenson (1966)	55,2%
Wilhelm u. Hauer (1972)	67%.

Mit einem *guten* postoperativen Ergebnis ist in 20–35% der Fälle zu rechnen:

Cseuz et al. (1966)	35%
Kinesi u. Scheffer (1977)	26%
Lindemeier u. Lanz (1983)	20%
Paine u. Polyzoidis (1983)	28%
Stevenson (1966)	34,3%
Wilhelm u. Hauer (1972)	22%.

Ein *mäßiges* postoperatives Ergebnis fand sich bei 6–15% der Fälle:

Cseuz et al. (1966)	10%
Kinesi u. Scheffer (1977)	12%
Lindemeier u. Lanz (1983)	15%
Paine u. Polyzoidis (1983)	6%
Posch u. Prpic (1975)	10%
Tountas et al. (1983)	15,1%.

Ein *schlechtes* Ergebnis wurde bei 5–10% der Patienten beobachtet:

Beringer (1972)	8%
Cseuz et al. (1966)	5%
Lindemeier u. Lanz (1983)	7%
Paine u. Polyzoidis (1983)	5%
Posch u. Marcotte (1976)	7%
Posch u. Prpic (1975)	10%
Stevenson (1966)	10,5%
Tountas et al. (1983)	5,8%
Wilhelm u. Hauer (1972)	7%.

Einzelne Autoren berichten auch über postoperative Verschlechterungen, so Beringer (1972) in 1%, Cseuz et al. (1966) in 4% und Lehner u. Heinz (1976) in 1,6% ihrer Fälle. Immer wieder wird die Frage diskutiert, ob die postoperative Prognose von der Dauer und/oder dem Ausmaß der neurologischen Störungen abhängt. Je stärker die neurologischen Defizite sind, desto schlechter ist die Prognose. Während Beringer (1972), Harris et al. (1979), Razemon (1982) und Woodyard (1971) keine Verschlechterung der Prognose bei lang andauerndem Karpaltunnelsyndrom sahen, fanden Loong (1977), Mühlau et al. (1984), Phalen (1966), Sakellarides (1983) sowie Semple u. Cargill (1969 a) eine deutliche Abhängigkeit der postoperativen Prognose von der Dauer der Anamnese. Bei einer Anamnese von länger als ½–1 Jahr war die Restitution motorischer und sensibler Ausfälle schlechter als bei kürzerer Dauer der Beschwerden (Loong 1977; Mühlau et al. 1984; Sakellarides 1983). Hatten die Beschwerden bis zu 1 Jahr bestanden, so zeigten 75% postoperativ eine motorische Restitution und alle eine mindestens erhebliche Besserung der sensiblen Ausfälle. Bei einer Anamnesedauer von 2–10 Jahren hingegen besserten sich die motorischen Defizite in keinem Fall deutlich, nur bei 30% mäßig, bei den übrigen 70% nur wenig. Hinsichtlich der sensiblen Ausfälle kam es nie zu einer Restitutio ad integrum, sondern höchstens zu einer Besserung der Symptome (Sakellarides 1983). Trotzdem können sich auch bei lang anhaltendem Karpaltunnelsyndrom mit Thenaratrophie die motorischen Störungen postoperativ bessern (Müller 1980). Spinner (1978) betont zu Recht, daß eine Besserung einer Parese (und Atrophie) der Thenarmuskulatur kaum zu erwarten ist, wenn sie länger als 12–18 Monate bestanden hat.

8.4 Nachbehandlung

Nach Beendigung der Operation wird das Handgelenk durch eine Unterarmschiene in neutraler Position ruhiggestellt, der Arm für 24 h erhöht gelagert und auch anschließend oberhalb des Ellenbogengelenks gehalten, z. B. durch eine Schlinge. Die Schiene bleibt für 10–14 Tage angelegt, die Patienten werden aber angehalten, die Finger sofort und immer wieder zu bewegen. Diese Maßnahmen dienen dazu, eine postoperative Schwellung der Hand zu verhindern und sind nach Phalen (1972) die beste Voraussetzung, die Hand schmerzfrei und voll beweglich zu erhalten, und sie verringern die Gefahr einer postoperativen sympathischen Reflexdystrophie (Goldner 1980). In den ersten 2 Tagen kann wegen des

Wundschmerzes ein Analgetikum angezeigt sein. Die zusätzliche Gabe von Antiphlogistika oder neurotropen Vitaminen (Vitamin-B-Komplex) ist unnötig. Die Arbeitsfähigkeit ist spätestens 4 Wochen nach dem Eingriff wiederhergestellt.

Hudson et al.(1982) halten die postoperative Immobilisierung des Handgelenks für unlogisch und unnötig. Kuhlmann et al. (1978) zeigten aber, daß bei Immobilisierung in Flexion des Handgelenks – und diese Gefahr besteht auch bei fehlender Ruhigstellung – die Flexorensehnen den jetzt nicht mehr durch das Lig. carpi transversum verschlossenen Karpalkanal verlassen können. Die postoperative Narbenbildung fixiert sie schließlich in Höhe der Schnittränder des Bandes, also an unphysiologischer Stelle. Dadurch ist ihre für die optimale Zugwirkung ideale Lage aufgegeben, eine Instabilität der Mittelhand kann die Folge sein. Auch der N. medianus kann bei fehlender Immobilisierung oder bei Immobilisierung in Flexionsstellung der Hand nach volar wandern. Inglis (1980) beschrieb 2 solche Patienten, bei denen nach anfänglicher postoperativer Beschwerdefreiheit wieder erhebliche subjektive Symptome auftraten.

8.5 Therapieversager, Komplikationen und Rezidive

Angaben über einzelne Patienten, bei denen sich die Symptomatik nach dem Eingriff nicht besserte, sondern bestehen blieb, sich verschlechterte oder bei denen es zu Komplikationen oder Rezidiven kam, finden sich in vielen Publikationen. Es sei auf einige Autoren besonders hingewiesen, die sich ausschließlich mit solchen Patienten befassen: Büchler et al. (1983), Conolly (1978), Das u. Brown (1976), Langloh u. Linscheid (1972), Louis et al. (1985), Wadstroem u. Nigst (1986). Sofern in diesen Publikationen die subjektiven und objektiven Ergebnisse des Sekundäreingriffs erwähnt werden, läßt sich feststellen, daß diese Ergebnisse nie so gut sind wie die nach erfolgreichen Primäreingriffen. Die meisten solcher Sekundäroperationen sind durch sorgfältige chirurgische Technik, vollständige Dekompression des Nervs und exakte Blutstillung vermeidbar.

8.5.1 Therapieversager

Unter Therapieversagern verstehen wir Patienten, bei denen sich subjektive und objektive Symptome postoperativ nicht bessern oder nach kurzer Zeit wieder das präoperative Ausmaß erreichen. Dies kommt nur selten und bei lang anhaltendem Karpaltunnelsyndrom mit erheblichen neurologischen Ausfällen vor, doch bessern sich auch bei ihnen Schmerzen und Parästhesien ohne Ausnahme, wenn die Operation adäquat durchgeführt wurde. Bleibt die Besserung postoperativ aus oder hält sie nur einige Wochen an, so muß angenommen werden, daß entweder die Diagnose nicht richtig war oder die Kompression des N. medianus nicht vollständig beseitigt wurde. Häufigste Ursache einer falsch positiven Diagnose bei erfolglos operiertem Karpaltunnelsyndrom ist eine zervikale Radikulopathie (Beringer 1972; Conolly 1978; Hybbinette u. Mannerfelt 1975; Wilhelm u. Hauer 1972). Sie kann durch eine exakte neurologische und neurophysiologische Untersuchung vermieden werden. Jeder Patient mit Verdacht auf Karpaltunnelsyndrom sollte elektromyographisch und neurographisch abgeklärt werden, nicht nur bei klinisch zweifelhafter Diagnose. Die mit Abstand häufigste Ursache des

Versagens der operativen Therapie ist eine unvollständige Durchtrennung des Lig. carpi transversum (Antoniadis u. Richter 1988; Büchler et al. 1983; Conolly 1978; Langloh u. Linscheid 1972; MacDonald et al. 1978; Woodyard 1971 (s. Abb. 106). Sie wurde in einzelnen Fällen auch von vielen anderen Autoren beschrieben (Crow 1960; Das u. Brown 1976; Gerl u. Fuchs 1980; Goodman u. Gilliatt 1961; Goodwill 1965; Grundberg 1983; Hybbinette u. Mannerfelt 1975; Leclaire u. Provost 1980; Kremer et al. 1953; Phalen 1966; Paine u. Polyzoidis 1983; van Rossum et al. 1980). Sehr häufig wurde sie erwartungsgemäß nach blinder Durchtrennung des Hohlhandbandes beobachtet (Büchler et al. 1983; Gerl u. Fuchs 1980; Kremer et al. 1953; Paine u. Polyzoidis 1983).

Bei diesen Patienten ist die erneute Operation zur vollständigen Spaltung des Bandes indiziert. Bei 13 der 35 Patienten von Büchler et al. (1983) war bei der ersten Operation das Lig. carpi transversum gar nicht tangiert worden. Unter 45 eigenen Reoperationen wegen nach einer Karpaltunneloperation persistierender oder wiederkehrender Beschwerden war das Lig. carpi transversum in 22 Fällen, also bei der Hälfte der Patienten, nicht oder nur unvollständig gespalten worden. Bei 9 dieser 22 Patienten war es noch vollkommen intakt. Postoperativ bessern sich die Symptome oft ebenso gut wie nach der richtig ausgeführten Erstoperation. Die Symptome können nach Dekompression des N. medianus auch dann fortbestehen, wenn proliferative Veränderungen an den Sehnenscheiden im Karpalkanal nicht beseitigt wurden. Dies war die häufigste Ursache der Therapieversager im Krankengut von Bloem et al. (1986).

8.5.2 Komplikationen

Verschlechtert sich die klinische Symptomatik postoperativ oder treten Störungen auf, die vor der Operation nicht vorhanden waren, so sind sie entweder durch eine Nervenschädigung während des Eingriffs zu erklären oder auf Komplikationen im späteren Verlauf zurückzuführen. Postoperative Verschlechterungen des klinischen Befundes wurden in 1–4% der Fälle beschrieben (Beringer 1972; Cseuz et al. 1966; Lehner u. Heinz 1976; Phalen 1972). Verschlechterungen nach dem chirurgischen Eingriff haben Büchler et al. (1983) zwar auch bei einigen Patienten mit unvollständiger Durchtrennung des Lig. carpi transversum beobachtet, in erster Linie kommen dafür aber iatrogene Durchtrennungen des N. medianus selbst, von Digitalnerven, des motorischen R. thenaris oder des R. palmaris in Frage. Sie sind sofort nach der Operation diagnostizierbar. Zu den Komplikationen im späteren Verlauf gehören schmerzhafte Operationsnarben mit Keloidbildung und vor allem die sympathische Reflexdystrophie (Sudeck-Syndrom, Kausalgie).

Durchtrennung von Nerven. Bei gezielter Durchsicht der Berichte über größere Serien von an einem Karpaltunnelsyndrom operierten Patienten tritt eine doch beträchtliche Anzahl iatrogener Nervenschäden zutage:

N. medianus

Hudson berichtet 1983, daß er selbst mehr als 12 iatrogene Läsionen des N. medianus bei KTS-Patienten gesehen habe, bei 2 von ihnen wurde der N. medianus vollständig durchtrennt. Büchler et al. (1983) und Woodyard (1971) teilten je 1 und Conolly (1978) 2 weitere Fälle einer vollständigen Medianusdurchtrennung mit. Eine solche Nervenschädigung ist aufgrund einer kompletten distalen Medianusläsion klinisch und neurophysiologisch schnell diagnostizierbar, falls ein solches Ereignis nicht aktenkundig sein sollte. Therapeutisch kommt nur die frühe Wiedervereinigung der Nervenstümpfe, ggf. durch Interposition eines autologen Transplantats in Frage. Die Durchtrennung eines Digitalnervs ist nur sehr selten beschrieben worden (eigene Beobachtungen; Das u. Brown 1976; Woodyard 1971), auch diese sollten rekonstruiert werden.

R. thenaris nervi mediani

Im Vergleich zu iatrogenen Schäden des N. medianus und sensibler Digitalnerven sind Durchtrennungen des motorischen Thenarastes etwas häufiger beschrieben worden. Conolly (1978), Das u. Brown (1976), Hybbinette u. Mannerfelt (1975), Lehner u. Heinz (1976), Lilly u. Magnell (1985), Phalen (1972), Wadstroem u. Nigst (1986) sowie wir selbst (Antoniadis u. Richter 1988) haben insgesamt 13 Fälle berichtet. Diese Durchtrennung kann dadurch vermieden werden, daß das Lig. carpi transversum auf der Ulnarseite gespalten wird. Auch der R. thenaris sollte, wenn möglich, rekonstruiert werden. Dies ist aber dann unmöglich, wenn er nahe am Muskel durchtrennt wurde.

R. palmaris nervi mediani

Dieser sensible Ast, der den N. medianus proximal des Lig. carpi transversum auf seiner Radialseite verläßt und auf dem Band verläuft, ist durch Schnittführungen verletzbar, die seinen Verlauf kreuzen. Eine solche Gefahr besteht besonders bei querer Hautinzision. Folge der Durchtrennung dieses Astes sind unangenehme, oft erhebliche Schmerzen und Hypästhesie über dem Thenar. Durchtrennungen des R. palmaris stehen unter den iatrogenen Nervenschädigungen bei KTS-Operationen quantitativ im Vordergrund und sind wesentlich häufiger als die vorgenannten (Benini 1975; Büchler et al. 1983; Conolly 1978; Das u. Brown 1976; Hybbinette u. Mannerfelt 1975; Lichtman et al. 1979; Lindemeier u. Lanz 1983; Louis et al. 1985; MacDonald et al. 1978; Semple u. Cargill 1969a; Wadstroem u. Nigst 1986). Die Behandlung eines schmerzhaften Stumpfneuroms des R. palmaris ist nicht immer befriedigend. Carroll u. Green (1972) empfehlen die Freilegung und Resektion des gesamten Astes bis zu seinem Abgang aus dem N. medianus. Dieses Vorgehen blieb in den Händen von Das u. Brown (1976) bei einem Patienten ohne Erfolg. Die letztgenannten Autoren infiltrierten bei den übrigen Patienten das Punctum maximum der Schmerzen mit Triamcinolon and Marcain. Alle Patienten wurden daraufhin schmerzfrei. Von den 7 Patienten, über die Büchler et al. (1983) berichteten, waren nach Neurektomie des R. palmaris 4 schmerzfrei, 3 behielten eine leichte Hyperpathie.

Andere Nervenschäden

Büchler et al. (1983) beschrieben eine Durchtrennung des N. cutaneus antebrachii radialis, Louis et al. (1985) 2 Fälle eines Neuroms des R. superficialis nervi radialis.

Andere iatrogene Schäden

Woodyard (1971) berichtete über die iatrogene Durchtrennung der Sehne des M. flexor pollicis longus.

Schmerzhafte Operationsnarben, Keloid. Schmerzhafte und hypertrophische Operationsnarben sind am besten durch sorgfältige operative Technik und Ruhigstellung der Hand mit einer Unterarmschiene zu vermeiden. Nach den Erfahrungen von Cseuz et al. (1966) kann die Narbe noch Jahre nach dem Eingriff leicht schmerzen. Die Angaben über die Häufigkeit solcher schmerzhafter oder empfindlicher Narben reichen von 15–24% der KTS-Operationen (Farhat et al. 1974; Lehner u. Heinz 1976; Mathur 1981), Zahlen, die sehr hochgegriffen erscheinen. Während anfangs quere Hautinzisionen unter anderem deshalb bevorzugt wurden, weil diese angeblich zu kosmetisch besseren und weniger empfindlichen Narben führten, beobachtete Woodyard (1971), daß quere Narben und solche, die bis an den Unterarm ausgedehnt wurden, doppelt so häufig schmerzhaft waren wie vertikale Narben, die auf die Hohlhand beschränkt blieben. Eine hypertrophe Narbe kann mit guter Prognose reseziert werden.

Sympathische Reflexdystrophie (Algodystrophie, Sudeck-Syndrom, Sudeck-Atrophie) (Sudeck 1900). Mit einer postoperativen sympathischen Reflexdystrophie muß nach KTS-Operationen in 0,5–2% der Fälle gerechnet werden. Läßt man die Publikation von Lichtman et al. (1979) unberücksichtigt, die nach einfacher Dekompression des N. medianus eine solche Komplikation in 5% der Fälle sahen, so trat sie nach einfacher Dekompression des Nervs mit 0,5–0,6% etwas seltener auf (Hybbinette u. Mannerfelt 1975; Phalen 1966) als nach Operationen, bei denen zusätzlich entweder eine Epineurotomie, Epineurektomie oder interfaszikuläre Neurolyse durchgeführt wurde (Curtis u. Eversmann 1973; Delpierre et al. 1975; Duchateau u. Moermans 1984; Stolke u. Seidel 1981). Phalen (1981) empfiehlt deshalb, den N. medianus möglichst nicht zu tangieren.

Die Ursache der sympathischen Reflexdystrophie ist nicht geklärt. Vermutlich müssen die folgenden 3 Voraussetzungen für ihr Auftreten gegeben sein: anhaltende schmerzhafte Läsion (traumatisch oder erworben), Disposition (Diathese), und ein abnormer sympathischer Reflex (Lankford 1982). Die Erkrankung läuft in 3 Stadien ab: Das 1. Stadium ist durch anhaltende brennende oder stechende Schmerzen gekennzeichnet, die sich bei Bewegungen verstärken. Eindrückbare Schwellung der Hand sowie Rötung oder Zyanose der Haut sind ebenfalls typisch. Am Ende dieses 1. Stadiums beginnt die Osteoporose meist der Karpalknochen.

Der Schmerz des 2. Stadiums ist eher drückend und ziehend, er nimmt bei aktiven oder passiven Bewegungen zu. Die Schwellung ist jetzt eher derb, periartikuläre Weichteilverdickungen treten auf. Am Ende dieses Stadiums wird die Haut trocken und blaß. Im 3. Stadium ist die Hand nur noch bei Bewegungsversuchen schmerzhaft. Die Schwellung der Hand ist bis auf die periartikulären Verdickungen zurückgegangen. Die Haut ist blaß, trocken, kalt und transparent. Die Hand kann jetzt völlig funktionslos sein. Die Osteoporose ist erheblich und diffus.

Tritt nach einer KTS-Operation eine sympathische Reflexdystrophie auf, so muß sie schnell diagnostiziert und behandelt werden, um ein Fortschreiten der beschriebenen Veränderungen zu verhindern (Pak et al. 1970; Rasmussen u. Freedman 1946). Zu ihrer Behandlung wurden viele Verfahren vorgeschlagen (Schwartzman u. McLellan 1987). Der Mehrzahl ist gemeinsam, daß sie die gesteigerte Aktivität des Sympathikus verringern sollen. Am wirksamsten ist eine medikamentöse Blockade des zervikalen Grenzstrangs (Stellatumblockade). Sie hat diagnostische und therapeutische Bedeutung. Bei richtigem Sitz dieses Blocks wird der Arm warm und es tritt ein Horner-Syndrom auf. Der Effekt der Stellatumblockade überdauert die Wirkung des verwendeten Lokalanästhetikums. Eine solche Blockade muß gegebenenfalls 3- bis 4mal in wöchentlichem Abstand wiederholt werden. Ein weiteres Verfahren regionaler Symphatikusblockade ist ein intravenöser Guanethidinblock (10–20 mg Guanethidin i. v. am exsanguinierten Arm) (Glynn et al. 1981; Hannington-Kiff 1974, 1977, 1979, 1982; Holden 1948; Loh et al. 1980). Unter den oral einsetzbaren Alphablockern schließlich hat sich lediglich Phenoxybenzamin bewährt (Lankford 1982). Man beginnt mit 10 mg oral, bis sich der Patient an den blutdrucksenkenden Effekt dieses Mittels gewöhnt hat, der besonders bei schnellem Lagewechsel auftritt. Dann kann der Alphablocker auf bis zu 4mal 10 mg täglich langsam gesteigert werden. Ist die Stellatumblockade zwar wirksam, hält ihr Effekt aber nicht dauernd an oder nimmt die sympathische Reflexdystrophie trotzdem über Monate zu, dann kann eine zervikale Sympathektomie indiziert sein. Einige Autoren empfehlen die systemische Gabe von Kalzitonin und haben schon nach wenigen Tagen einen Erfolg gesehen (Algodystrophy (editorial) 1978; Münzenberg 1978, 1983). Bei unserem, allerdings beschränkten Krankengut hatte Kalzitonin keinen positiven Effekt auf die Beschwerden der Patienten. Wir setzen es deshalb nicht ein. Kalzitonin muß 1–2 Wochen lang 1mal täglich, dann 3–4 Wochen jeden 2. Tag intramuskulär injiziert werden (jeweils 1 Ampulle à 100 IE Kalzitonin vom Lachs). Unterstützende Maßnahmen sind Hochlagerung oder Hochhalten der Hand, leichte aktive Bewegungsübungen von Hand und Fingern in jedem einzelnen Gelenk. Diese sollten nie schmerzhaft sein. Passive Bewegungsübungen dürfen deshalb nur vom Patienten ausgeführt werden. Wärmebehandlung kann wirksam sein. Oft muß die Hand durch eine Schiene in neutraler Position immobilisiert werden. Diese Schiene wird 5–10 min/h für Fingerübungen und Massagen der Hand entfernt. Banerjee (1976) berichtete über gute Erfahrungen mit transkutaner Nervenstimulation. Letzter Schritt der Nachbehandlung ist schließlich die funktionelle Rehabilitation der Hand. Am wichtigsten ist aber die frühe Erkennung einer sympathischen Reflexdystrophie. Je früher deren Behandlung einsetzt, um so besser ist ihre Prognose.

8.5.3 Rezidive

An ein Rezidiv des Karpaltunnelsyndroms ist immer dann zu denken, wenn mindestens einige Monate nach der Operation die typischen Beschwerden wieder auftreten. Die erneute Kompression des N. medianus wird elektrophysiologisch objektiviert. Solche Rezidive sind selten, sie kommen in etwa 1% (Ariyan u. Watson 1977; Beringer 1972; Farhat et al. 1974; Hybbinette u. Mannerfelt 1975; Phalen 1966; Stolke u. Seidel 1981; Tountas et al. 1983), bei einzelnen Autoren jedoch in 4–6% der Fälle vor (Assenato et al. 1985; Crow 1960; Moermans et al.

1977). Ursache ist eine Narbe um den N. medianus oder epi- und interfaszikuläre Fibrosen. Eine Aussicht auf Besserung der Symptome gibt nur die erneute Operation, die ausnahmslos mikrochirurgisch erfolgen muß. Nur selten kann auf eine interfaszikuläre Neurolyse verzichtet werden. Die Ergebnisse solcher Rezidivoperationen sind schlechter als nach Reoperation wegen unvollständiger Durchtrennung des Lig. carpi transversum. Die Prognose bei Kompression durch eine Narbe um den N. medianus bzw. eine epineurale Narbe ist besser als bei Kompression durch eine interfaszikuläre Fibrose. Dennoch gibt es bei diesen Patienten keine Alternative zur operativen Revision des N. medianus im Bereich der Erstoperation.

Literatur

Adamson JE, Srouji SJ, Horton CE, Mladick RA (1971) The acute carpal tunnel syndrome. Plast Reconstr Surg 47:332–336

Adoue D, Arlet P, Giraud P, Giraud M, Bories P, Bonafe JL (1984) Syndrome du canal carpien avec ulcérations digitales chez un insuffisant rénal en hémodialyse periodique. Ann Dermatol Venereol 111:1019–1021

Aebi-Ochsner C, Ludin HP (1979) Das Karpaltunnelsyndrom – klinische Symptomatologie und elektrophysiologische Befunde. Fortschr Neurol Psychiatr 47:307–319

Aghasi MK, Rzetelny V, Axer A (1980) The flexor digitorum superficialis as a cause of bilateral carpal-tunnel syndrome and trigger wrist. A case report. J Bone Joint Surg [Am] 62:134–135

Aguayo A, Nair CPV, Midgley R (1971) Experimental progressive compression neuropathy in the rabbit. Histologic and electrophysiologic studies. Arch Neurol 24:358–364

Ahmed T, Braun AI (1978) Carpal tunnel syndrome with polymyalgia rheumatica. Arthritis Rheum 21:221–223

Aiache AE (1978) An early sign of carpal tunnel syndrome. Plast Reconstr Surg 61:130–131

Akin RK, Baron K, Walters PJ (1975) Amyloidosis, macroglossia, and carpal tunnel syndrome associated with myeloma. J Oral Surg 33:690–692

Akizuki S, Matsui T (1984) Entrapment neuropathy caused by tophaceous gout. J Hand Surg [Br] 9:331–332

Algodystrophy (editorial) (1978) Br Med J 1:461–462

Allieu Y, Asencio G, Mailhe D, Baldet P, Mion C (1983) Syndrome du canal carpien chez l'hémodialyse chronique. Approche etio-pathogénique. A propos de 31 cas opérés. Rev Chir Orthop 69:233–238

Amadio PC (1985) Pyridoxine as an adjunct in the treatment of carpal tunnel syndrome. J Hand Surg [Am] 10:237–241

Ametewee K, Harris A, Samuel M (1985) Acute carpal tunnel syndrome produced by anomalous flexor digitorum superficialis indicis muscle. J Hand Surg [Br] 10:83–84

Aminoff MJ (1979) Involvement of peripheral vasomotor fibres in carpal tunnel syndrome. J Neurol Neurosurg Psychiatry 42:649–655

Amschler A, Hartmann AA (1979) Ungewöhnlicher Fall von Karpaltunnelsyndrom. Hautarzt 30:398–399

Antoniadis G, Richter H-P (1988) Carpaltunnelsyndrom – Intraoperative Befunde bei 45 Nachoperationen. In: Bock WJ, Schirmer M (Hrsg) Komplikationen bei neurochirurgischen Eingriffen. Zuckschwerdt, München Bern Wien San Francisco, pp 167–169

Aratari E, Regesta G, Rebora A (1984) Carpal tunnel syndrome appearing with prominent skin symptoms. Arch Dermatol 120:517–519

Ariyan S, Watson TK (1977) The palmar approach for the visualization and release of the carpal tunnel. Plast Reconstr Surg 60:539–547

Armstrong TJ, Chaffin DB (1979) Carpal tunnel syndrome and selected personal attributes. J Occup Med 21:481–486

Armstrong TJ, Castelli WA, Evans FG, Diaz-Perez R (1984) Some histological changes in carpal tunnel contents and their biochemical implications. J Occup Med 26:197–201

Arnold AG (1977) The carpal tunnel syndrome in congestive cardiac failure. Postgrad Med J 53:623–624

Asai M, Wong ACW, Matsunaga T, Akahoshi Y (1986) Carpal tunnel syndrome caused by aberrant lumbrical muscles associated with cystic degeneration of the tenosynovium: A case report. J Hand Surg [Am] 11:218–221

Assenat H, Calemard E, Charra B, Laurent G, Terrat JC, Vanel T (1980) Hemodialyse: Syndrome du canal carpien et substance amyloide (letter). Nouv Presse Med 9:1715

Assennato G, Antonini G, Millefiorini M (1985) La sindrome del tunnel carpale: Considerazioni terapeutiche. Clin Ter 113:347–356

Assmus H, Frobenius H (1983) Karpaltunnelsyndrome und schnellende Finger. Handchirurgie 15 [Suppl]:33–34

Backhouse KM, Churchill-Davidson D (1975) Anomalous palmaris longus muscle producing carpal tunnel-like compression. Hand 7:22–24

Banerjee T (1976) Carpal tunnel syndrome: Discussion of operating technics. South Med J 69:810–812

Barber KW, Bianco AJ, Soule EH, MacCarty CS (1962) Benign extraneural soft-tissue tumors of the extremities causing compression of nerves. J Bone Joint Surg [Am] 44:98–104

Barfred T, Ipsen T (1985) Congenital carpal tunnel syndrome. J Hand Surg [Am] 10:246–248

Barnes CG, Currey HLF (1967) Carpal tunnel syndrome in rheumatoid arthritis. A clinical and electrodiagnostic survey. Ann Rheum Dis 26:226–233

Bartlett T, Reingold AL, Graham DR, Dan BB, Selinger DS, Tank GW, Wichterman KA (1982) Toxic shock syndrome associated with surgical wound infections. JAMA 247:1448–1450

Barton NJ (1979) Another cause of median nerve compression by a lumbrical muscle in the carpal tunnel. J Hand Surg 4:189–190

Bastian FO (1974) Amyloidosis and carpal tunnel syndrome. Am J Clin Pathol 61:711–717

Bauer H, Welsch KH (1978) Schwangerschaftsödem als Ursache eines Karpaltunnelsyndroms. MMW 120:701–702

Bauer ME (1985) Carpal tunnel syndrome. An occupational risk of the dental hygienist. Dent Hyg (Chic) 59:218–221

Baum H, Lüdecke DK, Herrmann HD (1986) Carpal tunnel syndrome and acromegaly. Acta Neurochir 83:54–55

Beard L, Kumar A, Estep HL (1985) Bilateral carpal tunnel syndrome caused by Graves' disease. Arch Intern Med 145:345–346

Behse F, Buchthal F, Carlson F, Krappeis GG (1972) Hereditary neuropathy with liability to pressure palsies. Electrophysiological and histopathological aspects. Brain 95:777–794

Bell EG, Goldner JL (1956) Compressive neuropathy of the median nerve. South Med J 49:966–972

Bendler EM, Greenspun B, Yu J, Erdman HJ (1977) The bilaterality of carpal tunnel syndrome. Arch Phys Med Rehabil 58:362–364

Benini A (1975) Das Karpaltunnelsyndrom und die übrigen Kompressionssyndrome der Nervus medianus. Thieme, Stuttgart

Bennett JB, Crouch CC (1982) Compression syndrome of the recurrent motor branch of the median nerve. J Hand Surg 7:407–409

Bergman FO, Blom SEG, Stenström SJ (1970) Radical excision of a fibro-fatty proliferation of the median nerve, with no neurological loss symptoms. Plast Reconstr Surg 46:375–380

Beringer U (1972) Das Karpaltunnelsyndrom. Analyse von 231 Fällen mit Hinweisen auf die operativen Behandlungsergebnisse. Schweiz Med Wochenschr 102:52–58

Bernhardt M (1895) Über isolirt im Gebiet des N. cutaneus femoris externus vorkommende Parästhesien. Neurol Zentralbl 14:242–244

Bhala RP, Thoppil E (1981) Early detection of carpal tunnelsyndrome by sensory nerve conduction. Electromyogr Clin Neurophysiol 21:155–164

Biancardi E, Pisetti A (1984) La sindrome del tunnel carpale provocata da una calcificazione intracarpale. Chir Ital 36:272–276

Birkbeck MQ, Beer TC (1975) Occupation in relation to the carpal tunnel syndrome. Rheumatol Rehabil 14:218–221

Bjerrum OW, Rygaard-Olsen C, Dahlerup B et al. (1984) The carpal tunnel syndrome and amyloidosis. A clinical and histological study. Clin Neurol Neurosurg 86:29–32

Bleecker ML, Bohlman M, Moreland R, Tipton A (1985) Carpal tunnel syndrome. Role of carpal canal size. Neurology 35:1599–1604

Blennow G, Bekassy AN, Eriksson M, Rosendahl R (1982) Transient carpal tunnel syndrome acompanying rubella infection. Acta Paediatr Scand 71:1025–1028

Blodgett RC, Lipscomb PR, Hill RW (1962) Incidence of hematologic disease in patients with carpal tunnel syndrome. JAMA 182:814–815

Bloem JJ, Pradjarahardja MCL, Vuursteen PJ (1986) The post-carpal tunnel syndrome. Causes and prevention. Neth J Surg 38:52–54

Boestman OM, Bakalim GE (1985) Carpal tunnel syndrome in a melorheostotic limb. J Hand Surg [Br] 10:101–102

Boles DM, Tobias PV, Spiro F (1982) Carpal tunnel syndrome due to compression by an anomalous median artery. Surg Neurol 17:99–100

Bosanac PR, Bilder B, Grunberg RW, Banach SF, Kintzel JE, Stephens HW (1977) Post-permanent access neuropathy. Trans Am Soc Artif Intern Organs 23:162–167

Bourrel P (1974) Sections nerveuses traumatiques sans paralysie motrice de la main. Ann Chir 28:831–834

Bourrel P, Chickly M (1980) Anomalous muscles causing tunnel syndromes. Anat Clin 2:75–81

Bouvier M, Lejeune E, Rouillat M, Marionnet J (1979) Les formes ulcero-mutilantes du syndrome du canal carpien. Rev Rhum Mal Osteoartic 46:169–176

Bowen JR, Bennett JT (1984) An unusual case of carpal tunnel syndrome. Del Med J 56:227–230

Bowles AP Jr, Asher SW, Pickett JB (1983) Use of Tinel's sign in carpal tunnel syndrome (letter). Ann Neurol 13:689–690

Braddom RL (1985) Familial carpal tunnel syndrome in three generations of a black family. Am J Phys Med 64:227–234

Bradish CF (1985) Carpal tunnel syndrome in patients on haemodialysis. J Bone Joint Surg [Br] 67:130–132

Brain WR, Wright AD, Wilkinson M (1947) Spontaneous compression of both median nerves in the carpal tunnel. Lancet I:277–282

Braun RM (1978) Palmaris longus tendon transfer for augmentation of the thenar musculature in low median palsy. J Hand Surg 3:488–491

Brenninkmeyer R (1979) The carpal tunnel syndrome and the antidromic sensory latencies to the first and the fourth finger. Acta Neurol Scand [Suppl 73] 60, 119

Brones MF, Wilgis EF (1978) Anatomical variations of the palmaris longus, causing carpal tunnel syndrome: case reports. Plast Reconstr Surg 62:798–800

Brown FE, Morgan GJ Jr, Taylor T, O'Connor GT (1984) Coexistence of muscle anomalies and rheumatoid arthritis in patients with carpal tunnel syndrome. Clin Exp Rheumatol 2:297–302

Brown LP, Coulson DB (1974) Triggering at the carpal tunnel with incipient carpal tunnel syndrome. Report of an unusual case. J Bone Joint Surg [Am] 56:623–624

Brown WF, Ferguson GG, Jones MW, Yates SK (1976) The location of conduction abnormalities in human entrapment neuropathies. Can J Neurol Sci 3:111–122

Büchler U, Goth D, Haußmann P, Lanz U, Martini AK, Wulle Ch (1983) Karpaltunnelsyndrom: Bericht über 56 Nachoperationen. Handchirurgie 15 [Suppl]:3–12

Buchthal F, Rosenfalck A (1971) Sensory conduction from digit to palm and from palm to wrist in the carpal tunnel syndrome. J Neurol Neurosurg Psychiatry 34:243–252

Buchthal F, Rosenfalck A, Trojaborg W (1974) Electrophysiological findings in entrapment of the median nerve at wrist and elbow. J Neurol Neurosurg Psychiatry 37:340–360

Bureau H, Magalon G, Roffe, JL (1982) Le syndrome du canal carpien. J Chir (Paris) 119:739–747

Burnham PJ (1963) Acute carpal tunnel syndrome. Median artery thrombosis as cause. Arch Surg 87:645–646

Bussell JA, Abbott JA, Lim RC (1971) A radial steal syndrome with arteriovenous fistula for haemodialysis. Ann Int Med 75:387–394

Butler B, Bigley EC (1971) Aberrant index (first) lumbricated tendinous origin associated with carpaltunnel syndrome. J Bone Joint Surg [Am] 53:160–162

Byers CM, DeLisa JA, Frenkel DL, Kraft GH (1984) Pyridoxine metabolism in carpal tunnel syndrome with and without peripheral neuropathy. Arch Phys Med Rehabil 65:712–716

Calberg G (1975a) Le traitement chirurgical du syndrome du tunnel carpien. J Med Strasbourg (Europa Medica) 6:413–424
Calberg G (1975b) Die chirurgische Behandlung des Carpaltunnel-Syndroms. MMW 117:1091–1098
Callison JR, Thomas OJ, White WL (1968) Fibro-fatty proliferation of the median nerve. Plast Reconstr Surg 42:403–413
Campbell EDR (1962) The carpal tunnel syndrome: Investigation and assessment of treatment. Proc R Soc Med 55:401–405
Cannieu JMA (1897) Recherches sur une anastomose entre la branche profonde du cubitale et le médian. Bull Soc Anat Physiol Bordeaux 18:339–340
Cannon BW, Love JG (1946) Tardy median palsy: Median neuritis: Median thenar neuritis amenable in surgery. Surgery 20:210–216
Cannon LJ, Bernacki EJ, Walter SD (1981) Personal and occupational factors associated with carpal tunnel syndrome. J Occup Med 23:255–258
Carroll RE, Green DP (1972) The significance of the palmar cutaneous nerve at the wrist. Clin Orthop 83:24–28
Carvell JE, Mowat AG, Fuller DJ (1983) Trigger wrist phenomenon in rheumatoid arthritis. Hand 15:77–81
Casey TT, Stone WJ, DiRaimondi CR, Page DL, Gorevic PD (1986) Dialysis-related amyloid is amyloid of beta-2-microglobulin ($AM_{beta\,2M}$) origin (letter). Arthritis Rheum 29:1170
Castelli WA, Evans FG, Diaz-Peres R, Armstrong TJ (1980) Intraneural connective tissue proliferation of the median nerve in the carpal tunnel. Arch Phys Med Rehabil 61:418–422
Cervini C, Scuppa L, Breschi L, Grassi W, Piergiacomi G (1983) La fasciite à éosinophiles. Description d'un cas clinique avec syndrome de Sjoegren et syndrome du tunnel carpien. Rev Rhum Mal Osteoartic 50:71–73
Chaise F, Witvoet J (1984) Measures des pressions intra canalaires dans le syndrome du canal carpien idiopathique non déficitaire. Rev Chir Orthop 70:75–78
Chalmers J (1978) Unusual causes of peripheral nerve compression. Hand 10:168–175
Champion D (1969) Gouty tenosynovitis and the carpal tunnel syndrome. Med J Aust 1:1030–1032
Chaplin E, Kasdan ML (1985) Carpal tunnel syndrome and routine blood chemistries. Plast Reconstr Surg 75:722–724
Chapman RH, Cotter F (1982) The carpal tunnel syndrome and amyloidosis. A case report. Clin Orthop 169:159–162
Charra B, Calemard E, Uzan M, Terrat JC, Vanel T, Laurent G (1984) Carpal tunnel syndrome, shoulder pain and amyloid deposits in long-term haemodialysis patients. Proc Eur Dial Transplant Assoc 21:291–295
Cherington M (1974) Proximal pain in carpal tunnel syndrome. Arch Surg 108:69
Chiche P, Dreyfus P (1965) Les acrosyncopes carpiennes. Etude de 14 cas d'acrosyncopes digitales associées des signes d'atteinte du nerf médian au poignet. Bull Soc Med Hop Paris 116:913–926
Chisholm JC Jr (1981) Hypothyroidism: A rare cause of the bilateral carpal tunnel syndrome – a case report and a review of the literature. J Natl Med Assoc 73:1082–1085
Chopra JS, Khanna SK, Murthy JM (1979) Congenital arteriovenous fistula producing carpal tunnel syndrome. J Neurol Neurosurg Psychiatry 42:815–817
Clanet M, Mansat M, Durroux R, Testut MF, Guiraud B, Rascol A, Conte J (1981) Syndrome du canal carpien, ténosynovite amyloide et hémodialyse périodique. Rev Neurol (Paris) 137:613–624
Clemmensen OJ, Olsen PZ, Andersen KE (1984) Thalidomide neurotoxicity. Arch Dermatol 120:338–341
Cliffton EE (1948) Unusual innervation of the intrinsic muscles of the hand by median and ulnar nerve. Surgery 23:12–31
Comi G, Lozza L, Galardi G, Ghirlardi MF, Medaglini S, Canal N (1985) Presence of carpal tunnel syndrome in diabetics. Effect of age, sex, diabetes duration and polyneuropathy. Acta Diabetol Lat 22:259–262
Conolly WB (1978) Pitfalls in carpal tunnel decompression. Aust NZ J Surg 48:421–425
Cracchiolo A 3rd (1971) The carpal tunnel syndrome. Semin Arthritis Rheum 1:87–95
Crow RS (1960) Treatment of the carpal-tunnel syndrome. Br Med J 1:1611–1615

Cruz Martinez A, Arpa J, Perez Conde MC, Ferrer MT (1984) The bilateral carpal tunnel in childhood associated with Schwartz-Jampel syndrome. Muscle Nerve 7:66–72

Crymble B (1968) Brachial neuralgia and the carpal tunnel syndrome. Br Med J 3:470–471

Cseuz KA, Thomas JE, Lambert EH, Love JG, Lipscomb PR (1966) Long-term results of operation for carpal tunnel syndrome. Mayo Clin Proc 41:232–241

Cuhadar M, Blaauw G (1983) Carpal tunnel syndrome in childhood. Z Kinderchir 36:330–332

Curtis RM, Eversmann WW (1973) Internal neurolysis as an adjunct to the treatment of the carpal tunnel syndrome. J Bone Joint Surg [Am] 55:733–740

Danta G (1975) Familial carpal tunnel syndrome. J Neurol Neurosurg Psychiatry 38:350–355

Das SK, Brown HG (1976) In search of complications in carpal tunnel decompression. Hand 8:243–249

Daube JR (1977) Percutaneous palmar median nerve stimulation for carpal tunnel syndrome. Electroencephalogr Clin Neurophysiol 43:139–140

Davalbhakta VV, Bailey BN (1972) Trigger wrist: Report of two cases. Br J Plast Surg 25:376–379

Davies DM (1954) Recurrent peripheral nerve palsies in a family. Lancet II:260–268

Davne A (1982) Practical considerations in the treatment of carpal tunnel syndrome. J Med Soc NY 79:295–299

Dawson DM, Hallett M, Millender LH (1983) Entrapment neuropathies. Little Brown, Boston Toronto

De SD (1983) Carpal tunnel syndrome due to a calcareous mass in the carpal tunnel. Singapore Med J 24:175–177

De Abreu LB, Moreira RG (1958) Median-nerve compression at the wrist. J Bone Joint Surg [Am] 40:1426–1427

Dejung B, Filippa G (1977) Karpaltunnelsyndrom und Epicondylitis lateralis. Ther Umsch 34:92–95

Dekel S (1980) Letter. Br Med J 281:148–149

Dekel S, Coates R (1979) Primary carpal stenosis as a cause of "idiopathic" carpal tunnel syndrome. Lancet II:1024

Dekel S, Papaioannou T, Rushworth G, Coates R (1980) Idiopathic carpal tunnel syndrome caused by carpal stenosis. Br Med J 280:1297–1299

De la Caffiniere JY, Theis JC (1984) Syndrome du canal carpien. Valeur diagnostique et pronostique du test au garrot pneumatique. Rev Chir Orthop 70:245–251

Dellon AL, Trojak JE, Rochman GM (1984) Median nerve compression in Weill-Marchesani syndrome. Plast Reconstr Surg 74:127–130

Delmez JA, Holtmann B, Sicard GA, Goldberg AP, Harter HH (1982) Peripheral nerve entrapment syndromes in chronic hemodialysis patients. Nephron 30:118–123

Delpierre J, Lewalle J, Mullier J, Pirard C, Rombouts JJ, Verhaeren J (1975) Le syndrome du canal carpien. A propos de 59 cas opérés. Acta Orthop Belg 41:673–683

Denman EE (1981) The anatomy of the incision for carpal tunnel decompression. Hand 13:17–28

Denny-Brown D, Brenner C (1944) Paralysis of nerve induced by direct pressure and by tourniquet. Arch Neurol Psychiatry 51:1–26

Desjacques P, Egloff-Baer S, Roth G (1980) Lumbrical muscles and the carpal tunnel syndrome. Electromyogr Clin Neurophysiol 20:443–449

De Weerdt CJ (1969) Het carpale-tunnelsyndrom bij een vierjarige jongen. Ned Tijdschr Geneeskd 113:1942–1943

Dick TBS, Zadik FR (1958) Acroparaesthesiae and the carpal tunnel. Br Med J 2:288–289

Dieck GS, Kelsey JL (1985) An epidemiologic study of the carpal tunnel syndrome in an adult female population. Prev Med 14:63–69

Diemath HE, Strohecker J, Kollmann H (1983) Das Karpaltunnelsyndrom als verkannte Erkrankung im Alter. Aktuel Gerontol 13:1–4

Dorin D, Mann RJ (1984) Carpal tunnel syndrome associated with abnormal palmaris longus muscle. South Med J 77:1210–1211

Doyle JR, Carroll RE (1968) The carpal tunnel syndrome. A review of 100 patients treated surgically. Calif Med 108:263–267

Dubi J, Regli F, Bischoff A (1979) Recurrent familial neuropathy with liability to pressure palsies. J Neurol 220:43–55

Duchateau JA, Moermans JP (1984) Carpal tunnel syndrome: Postsurgical course of symptoms. Annales de Chirurgie de la Main 3:227–231

Duensing F, Lowitzsch K, Thorwirth V, Vogel P (1974) Neurophysiologische Befunde beim Karpaltunnelsyndrom. Korrelationen zum klinischen Befund. Z Neurol 206:267–284

Dumoulin J, Clauses I, de Bisschop G (1981) Canal carpien: Vitesses de conduction et thermographie. Electrodiagn Ther 18:13–18

Edgington E (1983) Carpal tunnel syndrome – an occupational risk. Can Dent Hyg 17:66–69

Edwards AJ, Sill BJ, Macfarlane I (1984) Carpal tunnel syndrome due to dystrophic calcification. Aust NZ J Surg 54:491–492

Eiken O, Carstam N, Eddeland A (1971) Anomalous distal branching of the median nerve. Scand J Plast Reconstr Surg 5:149–152

Ellis JM, Kishi T, Azuma J, Folkers K (1976) Vitamin B6 deficiency in patients with a clinical syndrome including the carpal tunnel defect. Biochemical and clinical response to therapy with pyridoxine. Res Commun Chem Pathol Pharmacol 13:743–757

Ellis JM, Azuma J, Watanabe T et al. (1977) Survey and new data on treatment with pyridoxine of patients having a clinical syndrome including the carpal tunnel and other defects. Res Commun Chem Pathol Pharmacol 17:165–177

Ellis J, Folkers K, Watanabe T et al. (1979) Clinical results of a cross-over treatment with pyridoxine and placebo of the carpal tunnel syndrome. Am J Clin Nutr 32:2040–2046

Ellis J, Folkers K, Levy M, Takemura K, Shizukuishi S, Ulrich R, Harrison P (1981) Therapy with vitamin B6 with and without surgery for treatment of patients having the idiopathic carpal tunnel syndrome. Res Commun Chem Pathol Pharmacol 33:331–344

Ellis JM, Folkers K, Levy M et al. (1982) Response of vitamin B-6 deficiency and the carpal tunnel syndrome to pyridoxine. Proc Natl Acad Sci USA 79:7494–7498

Emery JP, Geffreay E, Lemant P (1983) Le syndrome du canal carpien chez l'insuffisant rénal chronique traité par hémodialyse. Sem Hop Paris 89:1161–1165

Engber WD, Gmeiner JG (1980) Palmar cutaneous branch of the ulnar nerve. J Hand Surg 5:26–29

Engel J, Zinneman H, Tsur H, Farin I (1978) Carpal tunnel syndrome due to carpal osteophyte. Hand 10:283–284

Engeron O, Stallings JO (1975) An unusual cause of carpal tunnel syndrome. J Iowa Med Soc 65:25–26

Entin MA (1968) Carpal tunnel syndrome and its variants. Surg Clin North Am 48:1097–1112

Eriksen J (1973) A case of carpal tunnel syndrome on the basis of an abnormally long lumbrical muscle. Acta Orthop Scand 44:275–277

Eskesen V, Rosenorn J, Osgaard O (1981) A typical carpal tunnel syndrome with compression of the ulnar and median nerves. Case report. J Neurosurg 54:668–669

Eversmann WW (1982) Entrapment and compression neuropathies. In: Green DP (ed) Operative hand surgery vol 2. Churchill & Livingstone, New York Edinburgh, pp 957–1009

Eversmann WW, Ritsick JA (1978) Intraoperative changes in motor nerve conduction latency in carpal tunnel syndrome. J Hand Surg 3:77–81

Evrard H, Deltour D (1983) Microchirurgie et canal carpien. Acta Chir Belg 83:298–301

Falck B, Aarnio P (1983) Left-sided carpal tunnel syndrome in butchers. Scand J Work Environ Health 9:291–297

Fardin P, Aracci S (1985) La sindrome del tunnel carpale: Un rischio professionale per l'odontoiatra. Dental Cadmos (Milano) 53:91–94

Farhat SM, Kahn EA, Child MA (1974) The carpal tunnel syndrome. Surg Neurol 2:285–288

Fatah MF (1984) Palmaris profundus of Frohse and Fraenkel in association with carpal tunnel syndrome. J Hand Surg [Br] 9:142–144

Feingold MH, Hidvegi E, Horwitz SJ (1980) Bilateral carpal tunnel syndrome in an adolescent. Am J Dis Child 134:394–396

Feldman RG, Goldman R, Keyerling WM (1983) Classical syndromes in occupational medicine. Peripheral nerve entrapment syndromes and ergonomic factors. Am J Ind Med 4:661–681

Feldmeier C, Hauer G, Wilhelm K (1977) Gefäßbedingte Kompressionssyndrome des Nervus medianus und Nervus ulnaris. Handchirurgie 9:189–191

Fenves AZ, Emmett M, White MG, Greenway G, Michaels DB (1986) Carpal tunnel syndrome with cystic bone lesions secondary to amyloidosis in chronic hemodialysis patients. Am J Kidney Dis 7:130–134

Finkel ML (1985) The effect of repeated mechanical trauma in the meat industry. Am J Ind Med 8:375–379

Finkelstein H (1930) Stenosing tendovaginitis at the radial styloid process. J Bone Joint Surg 12:509–540

Firooznia H, Golimbu C, Rafii M (1981) Carpal tunnel syndrome as a manifestation of secondary hyperparathyroidism (letter). Arch Intern Med 141:959

Fissette J, Onkelinx A (1979) Treatment of carpal tunnel syndrome. Comparative study with and without epineurolysis. Hand 11:206–210

Fissette J, Boucq D, Lahaye T, Onkelinx A (1981) Effets de la reconstruction du ligament annulaire antérieur du carpe par feuille de silicone dans la chirurgie du syndrome du canal carpien. Acta Orthop Belg 47:375–381

Foerster O (1929) Spezielle Anatomie und Physiologie der peripheren Nerven. In: Bumke O, Foerster O (Hrsg): Handbuch der Neurologie, 2. Teil. Springer, Berlin, S 785–974

Folkers K, Ellis J, Watanabe T, Saji S, Kaji M (1978) Biochemical evidence for a deficiency of vitamin B6 in the carpal tunnel syndrome based on a crossover clinical study. Proc Natl Acad Sci USA 75:3410–3412

Folkers K, Wolaniuk A, Vadhanavikit S (1984) Enzymology of the response of the carpal tunnel syndrome to riboflavin and to combined riboflavin and pyridoxine. Proc Natl Acad Si USA 81:7076–7078

Foster JB (1960) Hydrocortisone and the carpal tunnel syndrome. Lancet I:454–456

Fowler TJ, Ochoa J (1975) Unmyelinated fibres in normal and compressed peripheral nerve of the baboon: A quantitative electron microscopic study. Neuropathol Appl Neurobiol 1:247–265

Freshwater MF, Arons MG (1978) The effect of various adjuncts on the surgical treatment of carpal tunnel syndrome secondary to chronic tenosynovitis. Plast Reconstr Surg 61:93–96

Friedländer HL, Rosenberg NJ, Graubard DJ (1969) Intraneural lipoma of the median nerve. J Bone Joint Surg [Am] 51:352–362

Frith RW, Litchy WJ (1985) Electrophysiologic abnormalities of peripheral nerves in patients with cervical radiculopathy. Muscle Nerve 8:613

Frohse F, Fränkel M (1908) Die Muskeln des Menschlichen Armes. Fischer, Jena

Frymoyer JW, Bland J (1973) Carpal-tunnel syndrome in patients with myxedematous arthropathy. J Bone Joint Surg [Am] 55:78–82

Fullerton RM (1963) The effect of ischaemia on nerve conduction in the carpal tunnel syndrome. J Neurol Neurosurg Psychiatry 26:385–397

Gaby A, Wright JV (1982) Carpal tunnel syndrome (letter). Am Fam Physician 25:5558

Gahhos F, Cuono CB (1984) Periosteal chondroma: Another cause of carpal tunnel syndrome. Ann Plast Surg 12:275–278

Gainer JV jr, Nugent GR (1977) Carpal tunnel syndrome: Report of 430 operations. South Med J 70:325–328

Galassi E, Benfenati A, Tognetti F, Pozzati E (1980) La persistenza dell'arteria mediana: Una possibile causa di sindrome del tunnel carpale. Rivista Neurol (Napoli) 50:159–166

Ganglberger JA, Grunert V, Müller MM, Zaunbauer F (1974) Das Karpaltunnelsyndrom. Wien Med Wochenschr 124:490–495

Gardner RC (1970) Confirmed case and diagnosis of pseudo-carpal-tunnel (sublimis) syndrome. N Engl J Med 282:858–859

Garland H, Bradshaw JPP, Clark JMP (1957) Compression of median nerve in carpal tunnel and its relation to acroparaesthesiae. Br Med J 1:730–734

Garland H, Longworth EP, Taverner D, Clark JMP (1964) Surgical treatment for the carpal tunnel syndrome. Lancet I:1129–1130

Gassmann N, Segmüller G (1976) Das Karpaltunnelsyndrom: Indikation und Technik der epineuralen und der interfaszikulären Neurolyse. Helv Chir Acta 43:699–702

Gassmann N, Segmüller G, Stanisic M (1977) Das Karpaltunnelsyndrom: Indikation, Technik und Resultate nach epineuraler und interfaszikulärer Neurolyse. Handchirurgie 9:137–142

Gazzeri G, Natali G, Santucci N (1984) La tomografia computerizzata nella diagnosi della sindrome del tunnel carpale. Riv Neurol 54:405–410

Geffray L, Leman C, Dehais J, David-Chausse J (1984) Deux case de syndrome du canal carpien avec ulcerations digitales et acro-osteolyse. Rev Rhum Mal Osteoartic 51:45–47

Gehwolf S (1921) Weitere Fälle von Plexus-Bildung an der Hohlhand. Anat Anz 54:435–440

Gelberman RH, Aronson D, Weisman MH (1980) Carpal tunnel syndrome. Results of a prospective trial of steroid injection and splinting. J Bone Joint Surg [Am] 62:1181–1184

Gelberman RH, Hergenroeder PT, Hargens AR, Lundborg GN, Akeson WH (1981) The carpal tunnel syndrome. A study of carpal canal pressures. J Bone Joint Surg [Am] 63:380–383

Gelberman RH, Szabo RM, Williamson RV, Dimick MP (1983) Sensibility testing in peripheral-nerve compression syndromes. J Bone Joint Surg [Am] 65:632–638

Gellman H, Gelberman RH, Tan AM, Botte MJ (1986) Carpal tunnel syndrome. An evaluation of the provocative diagnostic tests. J Bone Joint Surg [Am] 68:735–737

Gelmers HJ (1979) The significance of Tinel's sign in the diagnosis of carpal tunnel syndrome. Acta Neurochir (Wien) 49:255–258

Gelmers HJ (1981) Primary carpal tunnel stenosis as a cause of entrapment of the median nerve. Acta Neurochir (Wien) 55:317–320

Gentili F, Hudson AR, Hunter D, Kline DG (1980a) Nerve injection injury with local anaesthetic agents: A light and electron microscopic, fluorescent microscopic, and horseradish peroxidase study. Neurosurgery 6:263–272

Gentili F, Hudson AR, Hunter D (1980b) Clinical and experimental aspects of injection injuries of peripheral nerves. Can J Neurol Sci 7:143–151

Gentili F, Hudson AR, Kline D, Hunter D (1980c) Early changes following injection injury of peripheral nerves. Can J Surg 23:177–182

Gerhardt S (1984) Zur Genese und Therapie des postpartalen Karpaltunnelsyndroms. Psychiatr Neurol Med Psychol (Leipz) 46:733–736

Gerl A, Fuchs T (1980) Die Operation des Karpaltunnelsyndroms ohne interfaszikuläre Neurolyse. Zentralbl Neurochir 41:139–148

Gerster JC, Lagier R, Boivin G, Schneider C (1980) Carpal tunnel syndrome in chondrocalcinosis of the wrist. Clinical and histologic study. Arthritis Rheum 23:926–931

Gessini L, Jandolo B, Pietrangeli A, Senese A (1983) Compression of the palmar cutaneous nerve by ganglions of the wrist. J Neurosurg Sci 27:241–243

Ghostine SY, Comair YG, Turner DM et al. (1984) Phenoxybenzamine in the treatment of causalgia: Report of 40 cases. J Neurosurg 60:1263–1268

Gilliatt RW, Sears TA (1958) Sensory nerve action potentials in patients with peripheral nerve lesions. J Neurol Neurosurg Psychiatry 21:109–118

Gilliatt RW, Wilson TG (1953) A pneumatic tourniquet test in the carpal tunnel syndrome. Lancet II:595–597

Gleason TF, Abraham T (1982) Bilateral carpal tunnel syndrome associated with unilateral duplication of the flexor digitorum superficialis muscle: A case report. Hand 14:48–50

Glenner GG (1980a) Amyloid deposits and amyloidosis. The beta-fibrilloses (First of two parts). N Engl J Med 302:1283–1292

Glenner GG (1980b) Amyloid deposits and amyloidosis. The beta-fibrillosis (Second of two parts). N Engl J Med 302:1333–1343

Glynn CJ, Basedow RW, Walsh JA (1981) Pain relief following postganglionic sympathetic blockade with IV guanethidine. Br J Anaesth 53:1297–1302

Godfrey CM (1983) Carpal tunnel syndrome in pregnancy (letter). Can Med Assoc J 129:928

Goldner JL (1980) Causes and prevention of reflex sympathetic dystrophy (letter). J Hand Surg 5:295–296

Goldner JL (1984) Median nerve compression lesions. Anatomical and clinical analysis. Bull Hosp Jt Dis Orthop Inst 44:199–233

Goodman HV, Foster JB (1962) Effect of local corticosteroid injection on median nerve conduction in carpal tunnel syndrome. Ann Phys Med 6:287–294

Goodman HV, Gilliatt RW (1961) The effect of treatment on median nerve conduction in patients with the carpal tunnel syndrome. Ann Phys Med 6:137–155

Goodwill CJ (1965) The carpal tunnel syndrome. Long-term follow-up showing relation of latency measurements to response to treatment. Ann Phys Med 8:12–21

Goodwin DRA, Arbel R (1985) Pseudogout of the wrist presenting as acute median nerve compression. J Hand Surg [Br] 10:261–262

Gosset J, Apoil J (1972) Les paralyses tronculaires par compression nerveuse de l'avant-bras (nerfs médian, cubital et radial). Ann Chir (Paris) 26:119–130

Gould JS, Wissinger HA (1978) Carpal tunnel syndrome in pregnancy. South Med J 71:144–145

Gray RG (1978) Bilateral carpal tunnel syndrome und arthritis. Arthritis Rheum 21:493–494

Gray RG, Poppo MJ, Gottlieb NL (1979) Primary familial bilateral carpal tunnel syndrome. Ann Intern Med 91:37–40

Green DP (1984) Diagnostic and therapeutic value of carpal tunnel injection. J Hand Surg [Am] 9:850–854

Green EJ, Dilworth JH, Levitin PM (1977) Tophaceous gout. An unusual cause of bilateral carpal tunnel syndrome. JAMA 237:2747–2748

Greenhouse AH (1981) The carpal tunnel syndrome in neurologic practice. Nebr Med J 66:75–76

Grokoest AW, Demartini FE (1954) Systemic disease and the carpal tunnel syndrome. JAMA 155:635–637

Grossman LA, Kaplan HJ, Ownby FD, Grossman M (1961) Carpal tunnel syndrome – initial manifestation of systemic disease. JAMA 176:259–261

Grundberg AB (1979) Atypical carpal tunnel syndrome. J Iowa Med Soc 69:481–482

Grundberg AB (1983) Carpal tunnel decompression in spite of normal electromyography. J Hand Surg 8:348–349

Gschwend N (1972) Die operative Behandlung der peripheren Brachialgien. Orthopäde 1:101–104

Gutmann L (1977) Median-ulnar nerve communications and carpal tunnel syndrome. J Neurol Neurosurg Psychiatry 40:982–986

Hallett J (1982) Tendon tethering in the carpal tunnel due to amyloidosis in Bence-Jones myelomatosis. J Bone Joint Surg [Br] 64:357–360

Halter SK, DeLisa JA, Stolov WC, Scardapane D, Sherrard DJ (1981) Carpal tunnel syndrome in chronic renal dialysis patients. Arch Phys Med Rehabil 62:197–201

Hamfelt A (1982) Carpal tunnel syndrome and vitamin B6 deficiency (letter). Clin Chem 28:721

Hannington-Kiff JG (1974) Intravenous regional sympathetic block with guanethidine. Lancet I:1019–1020

Hannington-Kiff JG (1977) Relief of Sudeck's atrophy by regional intravenous guanethidine. Lancet I:1132–1133

Hannington-Kiff JG (1979) Relief of causalgia in limbs by regional intravenous guanethidine. Br Med J 2:367–368

Hannington-Kiff JG (1982) Hyperadrenergic-effected limb causalgia: Relief by IV pharmacologic norepinephrine blockade. Am Heart J 103:152–153

Harding AE, Le Fanu J (1977) Carpal tunnel syndrome related to antebrachial Cimino-Brescia fistula. J Neurol Neurosurg Psychiatry 40:511–513

Harness D, Sekeles D (1971) The double anastomotic innervation of the thenar muscles. J Anat 109:461–466

Harris CM, Tanner E, Goldstein MN, Pettee DS (1979) The surgical treatment of the carpal-tunnel syndrome correlated with pre-operative nerve-conduction studies. J Bone Joint Surg [Am] 64:93–98

Harrison W, Stewart J, Lovelace R, Quitkin F (1983) Case report of carpal tunnel syndrome associated with tranylcypromine. Am J Psychiatry 140:1229–1230

Hasselbacher P (1977) Neuropathy after influenza vaccination. Lancet I:531–532

Hayes CW (1974) Anomalous flexor sublimis muscle with incipient carpal tunnel syndrome. Plast Reconstr Surg 53:479–483

Heathfield KWG (1957) Acroparaesthesiae and the carpal-tunnel syndrome. Lancet II:663–666

Hecht O, Lipsker E (1980) Median and ulnar nerve entrapment caused by ectopic calcification: Report of two cases. J Hand Surg 5:30–31

Heinz C (1981) Karpaltunnelsyndrome bei Kleinkindern. Handchirurgie 13:272–274

Heitmann HJ (1980) Progressive diffuse Sklerodermie (in Verbindung mit einem Karpaltunnelsyndrom und einer möglichen mediastinalen Sarkoidose). Z Hautkr 55:79–83

Hendon JH, Eaton RG, Littler JW (1974) Carpal-tunnel syndrome. An unusual presentation of osteoid-osteoma of the capitate. J Bone Joint Surg [Am] 56:1715–1718

Highet WB (1943) Innervation and function of the thenar muscles. Lancet I:227–230

Hildenhagen O, Rehm U, Holdorff B (1985) Elektroneurographie beim Karpaltunnelsyndrom. Selektive antidromsensible und orthodrome Messung des Nervus medianus im Segment Handgelenk-Palma mit Oberflächenelektroden. EEG EMG 16:108–113

Hirsh LF, Thanki A (1985) Carpal tunnel syndrome. Avoiding poor treatment results. Postgrad Med 77:185–187, 190–192

Holden WG (1948) Sympathetic dystrophy. Arch Surg 57:373–384

Holmgren-Larsson HW, Leszniewski Linden U, Rabow L, Thorling J (1985) Internal neurolysis or ligament division only in carpal tunnel syndrome. Results of a randomized study. Acta Neurochir 74:118–121

Holtmann B, Anderson CB (1977) Carpal tunnel syndrome following vascular shunts for hemodialysis. Arch Surg 112:65–66

Hongell A, Mattsson HS (1971) Neurographic studies before, after, and during operation for median nerve compression in the carpal tunnel. Plast Reconstr Surg 5:103–109

Hopf HC, Hense W (1974) Anomalien der motorischen Innervation an der Hand. EEG EMG 5:220–224

Hovelacque A (1927) Anatomie des Nerfs Craniens et Rachidiens et du Système Grand Sympathique chez l'Homme. Doin, Paris

Howie CR, Buxton R (1984) Acute carpal tunnel syndrome due to spontaneous haemorrhage. J Hand Surg [Br] 9:137–138

Hubschmann OR, Weisbrot FJ, Krieger AJ (1982) Microsurgical treatment of carpal tunnel syndrome. J Med Soc NY 79:291–293

Hudson AR (1983) Carpal tunnel syndrome in pregnancy (letter). Can Med Assoc J 128:1348–1349

Hudson AR, Kline D, Gentili F (1980) Peripheral nerve injection injury. In: Omer GE, Spinner M (eds) Management of peripheral nerve problems. Saunders, Philadelphia, pp 639–653

Hudson AR, Berry H, Mayfield F (1982) Chronic injuries of peripheral nerves by entrapment. In: Youmans JR (ed) Neurological surgery 2nd edn. Saunders, Philadelphia, pp 2430–2474

Hunt JR (1909) Occupation neuritis of the thenar branch of the median nerve. Trans Am Neurol Assoc 35:184

Hunt JR (1911) The thenar und hypothenar types of neural atrophy of the hand. Am J Med Sci 141:224–241

Hunt WE, Luckey WT (1964) The carpal-tunnel syndrome. Diagnosis and treatment. J Neurosurg 21:178–181

Hutton P, Kernohan J, Birch R (1981) An anomalous flexor digitorum superficialis indicis muscle presenting as carpal tunnel syndrome. Hand 13:85–86

Hybbinette CH (1986) Severences of the thenar branch (letter). J Hand Surg 11:613

Hybbinette CH, Mannerfelt L (1975) The carpal tunnel syndrome. A retrospective study of 400 operated patients. Acta Orthop Scand 46:610–620

Inglis AE (1980) Two unusual operative complications in the carpal-tunnel syndrome. A report of two cases. J Bone Joint Surg [Am] 62:1208–1209

Inglis AE, Straub LR, Williams CS (1972) Median nerve neuropathy at the wrist. Clin Orthop 83:48–54

Iqbal QM (1982) Triggering of the finger of the flexor retinaculum. Hand 14:53–55

Iyer V, Fenichel GM (1976) Normal median nerve proximal latency in carpal tunnel syndrome: A clue to coexisting Martin-Gruber anastomosis. J Neurol Neurosurg Psychiatry 39:449–452

Jabaley ME (1978) Personal observations on the role of the lumbrical muscles in carpal tunnel syndrome. J Hand Surg 3:82–84

Jain VK, Cestero RV, Baum J (1979) Carpal tunnel syndrome in patients undergoing maintenance hemodialysis. JAMA 242:2868–2869

Janier M, Gheorghiu M, Cohen P, Mazas F, Duroux P (1982) Syndrome du canal carpien a mycobacterium bovis BCG. Sem Hop Paris 58:977–979

Janz D (1962) Über das Karpaltunnelsyndrom als Grundlage von Schwangerschaftsparaesthesien. Dtsch Med Wochenschr 87:1454–1457

Johnson RK, Shrewsbury MM (1970) Anatomical course of the thenar branch of the median nerve – usually in a separate tunnel through the transverse carpal ligament. J Bone Joint Surg [Am] 52:269–273

Jones HR Jr, Beetham WP Jr, Silverman ML, Margles SW (1986) Eosinophilic fasciitis and the carpal tunnel syndrome. J Neurol Neurosurg Psychiatry 49:324–327

Jušić A, Šoštarko M (1973) "All ulnar hand". Electromyographic diagnosis and differential diagnostic meaning. Electroencephalogr Clin Neurophysiol 13:435–442

Kachel HG, Altmeyer P, Baldamus CA, Koch KM (1983) Deposition of an amyloid like substance as a possible complication of regular dialysis treatment. Contrib Nephrol 36:127–132

Kaeser HE (1963) Diagnostische Probleme beim Karpaltunnelsyndrom. Dtsch Z Nervenheilk 185:453–470

Kaeser HE (1966) Das sensible Nervenaktionspotential und seine klinische Bedeutung. Dtsch Z Nervenheilk 188:289–299

Kaibara N, Katsuki I, Hotokebuchi T, Takagashi K, Kure T (1983) Hurler-Scheie phenotype with parental consanguinity. Clin Orthop 175:233–236

Kaplan EB, Spinner M (1980) Normal and anomalous innervation patterns in the upper extremity. In: Omer GE, Spinner M (eds) Management of peripheral nerve problems. Saunders, Philadelphia, pp 75–99

Karpati G, Carpenter S, Eisen AA, Feindel W (1973) Familial multiple peripheral nerve entrapments – an unusual manifestation of a peripheral neuropathy. Trans Am Neurol Assoc 25:234–238

Karpati G, Carpenter S, Eisen AA, Wolfe LS, Feindel W (1974) Multiple peripheral nerve entrapments. An unusual phenotypical variant of the Hunter syndrome (mucopolysaccharidosis II) in a family. Arch Neurol 31:418–422

Kemble F (1968) Electrodiagnosis of the carpal tunnel syndrome. J Neurol Neurosurg Psychiatry 31:23–27

Kendall D (1950) Non-penetrating injuries of the median nerve at the wrist. Brain 73:84–95

Kendall D (1960) Aetiology, diagnosis and treatment of paraesthesiae in the hand. Br Med J 2:1633–1640

Kendall PH (1962) Carpal tunnel syndrome (letter). Br Med J 1:115

Kenesi C, Scheffer JC (1977) Le debridement chirurgical du canal carpien. Résultats tardifs. Rev Rhum Mal Osteoartic 44:35–40

Kenzora JE (1978) Dialysis carpal tunnel syndrome. Orthopedics 1:195–203

Kessler I (1969) Unusual distribution of the median nerve at the wrist. Clin Orthop 67:124–126

Khunadorn N, Schlagenhauff, RE, Tourbaf K, Papademetriou T (1977) Carpal tunnel syndrome in hemophilia. NY State J Med 77:1314–1315

Kilpatrick T, Leyden M, Sullivan J, Lawler G, Grossman H (1985) Acute median nerve compression by haemorrhage from acute myelomonocytic leukaemia. Med J Aust 142:51–52

Kimura I, Ayyar DR (1985) The carpal tunnel syndrome: Electrophysiological aspects of 639 symptomatic extremities. Electroencephalogr Clin Neurophysiol 25:151–164

Kimura J (1978) A method for determining median nerve conduction velocity across the carpal tunnel. J Neurol Sci 38:1–10

Kimura J (1979) The carpal tunnel syndrome. Localization of conduction abnormalities within the distal segment of the median nerve. Brain 102:619–635

Kimura J, Machida M, Kimura A (1987) Median neuropathies. In: Brown WF, Bolton CF (eds) Clinical electromyography. Butterworths, Boston London, pp 75–96

King RA, O'Rahilly R (1950) M. palmaris accessorius and duplication of m. palmaris longus. Acta Anat 10:327–331

Kiztan T (1986) Karpaltunnelsyndrom aufgrund einer seltenen Sehnenvariation. Handchirurgie 18:77–78

Klofkorn, RW, Steigerwald JC (1976) Carpal tunnel syndrome as the initial manifestation of tuberculosis. Am J Med 60:583–586

Koenigsberger MR, Moessinger AC (1977) Iatrogenic carpal tunnel syndrome in the newborn infant. J Pediatr 91:443–445

Köhler B, Tzonos T (1979/80) Doppelseitiges Karpaltunnelsyndrom im Kindesalter. Chir Prax 26:85–91

Kojima T, Ide Y, Marumo E, Ishikawa E, Yamashita H (1976) Haemangioma of median nerve causing carpal tunnel syndrome. Hand 8:62–65

Kollmann HG (1985) Das Karpaltunnelsyndrom. Ursachen, Symptomatik, Therapie. Wien Med Wochenschr 135:517–521

Komar J (1973) Über allgemeine Besonderheiten der Tunnelsyndrome. Z Neurol 205:185–191

Komar J (1978) Die Entstehung mechanischer Tunnelsyndrome während der Schwangerschaft. Nervenarzt 49:71–75

Kopell HP, Goodgold J (1968) Clinical and electrodiagnostic features of carpal tunnel syndrome. Arch Phys Med Rehabil 49:371–375

Kopell HP, Thompson WAL (1976) Peripheral entrapment neuropathies. Krieger, Huntington New York

Kremer M, Gilliatt RW, Golding JSR, Wilson TG (1953) Acroparaesthesiae in the carpal-tunnel syndrome. Lancet II: 590–596

Kretschmer F (1985) Durch aseptische Nekrose des Os scaphoideum bedingtes Karpaltunnelsyndrom. Zentralbl Chir 110: 623–625

Kreuzer KB, Haußmann P (1979) Ungewöhnliche Ursachen des Karpaltunnelsyndroms. Handchirurgie 11: 173–175

Kuhlmann N, Tubiana R, Lisfranc R (1978) Apport de l'anatomie dans la compréhension des syndromes de compression du canal carpien et des sequelles des interventions decompressives. Rev Chir Orthop 64: 59–70

Kulick MI, Gordillo G, Javidi T, Kilgore ES, Newmeyer WL (1986) Long-term analysis of patients having surgical treatment for carpal tunnel syndrome. J Hand Surg [Am] 11: 59–66

Kumar S, Trivedi HL, Smith EKM (1975) Carpal tunnel syndrome: A complication of arteriovenous fistula in hemodialysis patients. Can Med Assoc J 113: 1070–1071

Kummel BM, Zazanis GA (1973) Shoulder pain as the presenting complaint in carpal tunnel syndrome. Clin Orthop 92: 227–230

Kyle RA, Bayrd ED (1975) Amyloidosis: Review of 236 cases. Medicine 54: 271–299

La Casse AC (1983) Herpes simplex virus infection associated with carpal tunnel syndrome: Report of case and review of the literature. J Am Osteopath Assoc 82: 870–871

Lagier R, Boivin G, Gerster JC (1984) Carpal tunnel syndrome associated with mixed calcium pyrophosphate dihydrate and apatite crystal deposition in tendon synovial sheath. Arthritis Rheum 27: 1190–1195

Lagos JC (1971) Compression neuropathy in childhood. Dev Med Child Neurol 13: 531–532

Lambird PA, Hartman WH (1969) Hereditary amyloidosis, the flexor retinaculum and the carpal tunnel syndrome. Am J Clin Pathol 52: 714–719

Langloh ND, Linscheid RL (1972) Recurrent and unrelieved carpal tunnel syndrome. Clin Orthop 83: 41–47

Lankford LL (1982) Reflex sympathetic dystrophy. In: Green DP (ed): Operative hand surgery. Churchill & Livingstone, New York, pp 539–563

Lanz U (1975) Variationen des Nervus medianus im Bereich des Karpalkanals. Handchirurgie 7: 159–164

Lanz U (1977) Anatomical variations of the median nerve in the carpal tunnel. J Hand Surg 2: 44–53

Lavey EB, Pearl RM (1981) Patent median artery as a cause of carpal tunnel syndrome. Ann Plast Surg 7: 236–238

Leach RE, Odom JA (1968) Systemic causes of carpal tunnel syndrome. Postgrad Med 44: 127–131

Learmonth JR (1933) The principle of decompression in the treatment of certain diseases of peripheral nerves. Surg Clin North Am 13: 905–913

Leclaire R, Provost S (1980) Syndrome du canal carpien: étude sur les résultats cliniques et electrodiagnostiques post-neurolyse carpienne. Union Med Can 109: 82–89

Lee KE (1985) Tuberculosis presenting as carpal tunnel syndrome. J Hand Surg [Am] 10: 242–245

Lefebvre J, de Séze S, Lerique L, Chaumont P, Hamonet C, Bigot B, Dreyfus P (1969) L'électrologie du syndrome du tunnel carpien. Rev Neurol Paris 120: 427–428

Lehmann HJ, Tackmann W (1974) Neurographic analysis of trains of frequent electric stimuli in the diagnosis of peripheral nerve diseases. Investigations in the carpal tunnel syndrome. Eur Neurol 12: 293–308

Lehner M, Heinz C (1976) Spätresultate nach operativer Therapie des Karpaltunnelsyndroms. Eine klinische Nachuntersuchung von 60 Fällen. Schweiz Med Wochenschr 106: 1673–1676

Lettin AWF (1965) Carpal tunnel syndrome in childhood. J Bone Joint Surg [Br] 47: 556–559

Leven B, Huffmann G (1972) Das Karpaltunnelsyndrom. Klinische Erfahrungen. MMW 114: 1054–1059

Levine J, Spinner M (1971) Neurolysis in elderly patients. Clin Orthop 80: 13–16

Levy M, Pauker M (1978) Carpal tunnel syndrome due to thrombosed persisting median artery. A case report. Hand 10: 65–68

Lewis SL, Fiddian NJ (1982) Acute carpal tunnel syndrome. A rare complication of chondrocalcinosis. Hand 14:164–167

Lichtman DM, Florio RL, Mack GR (1979) Carpal tunnel release under local anesthesia: Evaluation of the outpatient procedure. J Hand Surg 4:544–546

Lietz R, Bennek J, Herm E, Hoffmann W (1985) Über ein Karpaltunnelsyndrom im Kindesalter. Zentralbl Chir 110:366–371

Lilly CJ, Magnell TD (1985) Severance of the thenar branch of the median nerve as a complication of carpal tunnel release. J Hand Surg [Am] 10:399–402

Lin R, Lin E, Engel J, Bubis JJ (1983) Histo-mechanical aspects of carpal tunnel syndrome. Hand 15:305–309

Linburg RM, Albright JA (1970) An anomalous branch of the median nerve. J Bone Joint Surg [Am] 52:182–183

Lindemeier B, Lanz U (1983) Ergebnisse nach Karpaltunnelsyndrom-Operationen. Handchirurgie 15 [Suppl]: 13–16

Lindstedt E, Westling H (1975) Effects of an antebrachial Cimino-Brescia arteriovenous fistula on the local circulation in the hand. Scand J Urol Nephrol 9:119–124

Linell EA (1921) The distribution of nerves in the upper limb, with reference to variabilities and their clinical significance. J Anat 55:79–112

Linscheid RL (1979) Carpal tunnel syndrome secondary to ulnar bursa distension from the intracarpal joint: Report of a case. J Hand Surg 4:191–192

Linscheid RL, Peterson LFA, Juergens JL (1967) Carpal-tunnel syndrome associated with vasospasm. J Bone Joint Surg [Am] 49:1141–1146

Litchy WJ (1984) Characteristics of stimulus-induced repetitive discharges in motor nerves. Muscle Nerve 7:572

Loh L, Nathan PW, Schott GD et al. (1980) Effects of guanethidine infusion in certain painful states. J Neurol Neurosurg Psychiatry 43:446–451

Lonsdorf G (1979) Karpaltunnelsyndrom bei diffuser Sklerodermie. Hautarzt 30:158–160

Loong SC (1977) The carpal tunnel syndrome: A clinical and electrophysiological study of 250 patients. Proc Aust Assoc Neurol 14:51–65

Loong SC, Seah CS (1971) Comparison of median and ulnar sensory nerve action potentials in the diagnosis of the carpal tunnel syndrome. J Neurol Neurosurg Psychiatry 34:750–754

Louis DS, Greene TL, Noellert RC (1985) Complications of carpal tunnel surgery. J Neurosurg 62:352–356

Love JG (1955) Median neuritis; carpal tunnel syndrome; diagnosis and treatment. NC Med J 16:463–469

Luboshitzky R, Barzilai D (1980) Bromocriptine for an acromegalic patient. Improvement in cardiac function and carpal tunnel syndrome. JAMA 244:1825–1827

Ludin HP, Tackmann W (1979) Sensible Neurographie. Thieme, Stuttgart

Ludin HP, Lütschg J, Valsangiacomo F (1977) Vergleichende Untersuchung orthodromer und antidromer sensibler Nervenleitgeschwindigkeiten. 1. Befunde bei Normalen und beim Karpaltunnelsyndrom. EEG EMG 6:173–179

Lundborg G (1970) Ischemic nerve injury. Experimental studies on intraneural microvascular pathophysiology and nerve function in a limb subjected to temporary circulatory arrest. Scand J Plast Reconstr Surg 6 [Suppl]

Lundborg G (1980) Intraneural microcirculation and peripheral nerve barriers: Techniques for evaluation – clinical implications. In: Omer GE, Spinner M (eds) Management of peripheral nerve problems. Saunders, Philadelphia, pp 903–916

Lundborg G, Bränemark PI (1968) Microvascular structure and function of peripheral nerves. Vital microscopic studies of the tibial nerve in the rabbit. Adv Microcirc 1:66–88

Lundborg G, Gelberman RH, Minteer-Convery M, Lee YF, Hargens AR (1982) Median nerve compression in the carpal tunnel. Functional response to experimentally induced controlled pressure. J Hand Surg 7:252–259

Luyendijk W (1986) The carpal tunnel syndrome. The role of a persistant median artery. Acta Neurochir (Wien) 79:52–57

MacDonald RI, Lichtman DM, Hanlon JJ, Wilson JN (1978) Complications of surgical release for carpal tunnel syndrome. J Hand Surg 3:70–76

MacDougal B, Weeks PM, Wray RC Jr (1977) Median nerve compression and trigger finger in the mucopolysaccharidoses and related diseases. Plast Reconstr Surg 59:260–263

Mackinnon SE, Hudson AR, Gentili F, Kline DG, Hunter D (1982) Peripheral nerve injection injury with steroid agents. Plast Reconstr Surg 69:482–489

Mahloudji M, Teasdalle RD, Adamkiewicz JJ, McKusick VA (1967) Hereditary amyloid neuropathy. Trans Am Neurol Assoc 92:46

Mannerfelt L, Hybbinette CH (1972) Important anomaly of the thenar motor branch of the median nerve. Bull Hosp Jt Dis 33:15–21

Mannerfelt L, Norman O (1969) Attrition ruptures of flexor tendons in rheumatoid arthritis caused by bony spurs in the carpal tunnel. J Bone Joint Surg [Br] 51:270–277

Mantero R, Bertolotti P, Grandis C (1981) Trois cas rares de compression du nerf médian dans le canal carpien. Ann Chir 35:804–806

Mantero R, Bertolotti P, Grandis C (1982) Trois cas rares de compression du nerf médian dans le canal carpien. Sem Hop Paris 58:981–983

Manz F (1974) Konservative Behandlung des leichten Karpaltunnelsyndroms. Infiltration des Karpalkanals mit Corticoid-Kristallsuspension (Celestan Depot). Nervenarzt 45:387–388

Marie P, Foix C (1913) Atrophie isolée de l'éminence thénar d'origine névritique: Rôle du ligament annulaire antérieur du carpe dans la pathogénie de la lésion. Rev Neurol 26:647–649

Marin EL, Vernick S, Friedmann LW (1983) Carpal tunnel syndrome: Median nerve stress test. Arch Phys Med Rehabil 64:206–208

Marinacci AA (1964a) Diagnosis of "All median hand". Electromyography 4:85–93

Marinacci AA (1964b) Diagnosis of "All median hand". Bull Los Angeles Neurol Soc 29:191–197

Marinacci AA (1964c) Comparative value of measurement of nerve conduction velocity and electromyography in the diagnosis of carpal tunnel syndrome. Arch Phys Med Rehabil 45:548–554

Mark G, Gartmann J, Rueedi T (1984) „Karpaltunnelsyndrom" bei Sehnenscheidentuberkulose der Hand. Schweiz Med Wochenschr 114:448–451

Marshall G, Edelstein G, Hirshman CA (1980) Median nerve compression following radial arterial puncture. Anesth Analg 59:953–954

Martin C, Massé P (1958) Le syndrome du canal carpien chez l'enfant. Arch Fr Pediatr 15:930–940

Martinelli P, Baruzzi A, Montagna P, Ravasio A, Poppi M (1981) Carpal tunnel syndrome in a patient with a Cimino-Brescia fistula. Eur Neurol 20:478–480

Maryniak O (1983) Carpal tunnel syndrome (letter). Can Med Assoc J 128:1052

Massey EW (1978) Carpal tunnel syndrome in pregnancy. Obstet Gynecol Surv 33:145–148

Massey EW (1979) Familial carpal tunnel syndrome (letter). Arch Neurol 36:727

Massey EW (1980) Rectal biopsy in carpal tunnel syndrome in amyloidosis. NC Med J 41:376–377

Massey EW, O'Brian JT, Georges LP (1978) Carpal tunnel syndrome secondary to carpopedal spasm. Ann Intern Med 88:804–805

Mathur JG (1981) Carpal tunnel syndrome in general practice. Aust Fam Physician 10:542–544

Matikainen E, Juntunen J (1982) Neuropathies due to physical factors and entrapment in occupational neurology. Acta Neurol Scand 66 [Suppl. 92]:211–218

Mauersberger W, Meese W (1975) Carpal tunnel syndrome caused by the persistence of the median artery. Neurochirurgia 18:15–19

Maurer K, Fenske A, Samii M (1980) Carpal tunnel syndrome combined with trigger finger in early childhood (letter). J Neurol Neurosurg Psychiatry 43:1148

Maxwell JA, Kepes JJ, Ketchum LD (1973) Acute carpal tunnel syndrome secondary to thrombosis of a persistant median artery. Case report. J Neurosurg 38:774–777

Mayer E (1981) Anomalie des Musculus palmaris longus. Handchirurgie 13:263–265

Mayers LB (1964) Carpal tunnel syndrome secondary to tuberculosis. Arch Neurol 10:426–429

McArthur RG, Hayles AB, Gomez MR, Bianco AJ (1969) Carpal tunnel syndrome and trigger finger in childhood. Am J Dis Child 117:463–469

McCann VJ, Davis RE (1978) Carpal tunnel syndrome, diabetes und pyridoxal. Aust NZ J Med 8:638–640

McClain EJ, Wissinger HA (1976) The acute carpal tunnel syndrome: Nine case reports. J Trauma 16:75–78

McCormack LJ, Cauldwell EW, Anson BJ (1953) Brachial and antebrachial arterial patterns. A study of 750 extremities. Surg Gynecol Obstet 96:43–54

McCormack RM (1960) Carpal tunnel syndrome. Surg Clin North Am 40:517–520

Melvin JL, Johnson EW, Duran R (1968) Electrodiagnosis after surgery for the carpal tunnel syndrome. Arch Phys Med Rehabil 49:502–507

Melvin JL, Burnett CN, Johnson EW (1969) Median nerve conduction in pregnancy. Arch Phys Med Rehabil 50:75–80

Melvin JL, Schuchmann JA, Lanese RR (1973) Diagnostic specificity of motor and sensory nerve conduction variables in the carpal tunnel syndrome. Arch Phys Med Rehabil 54:69–74

Mercado Rodriguez U, Sauceda Montano MA (1982) Sindrome del túnel carpiano (STC) en el embarazo. Rivist Clin Espan 164:205–206

Merianos P, Smyrnis P, Tsomy K, Hager J (1983) Giant cell arteritis of the median nerve simulating carpal tunnel syndrome. Hand 15:249–251

Merle d'Aubigné R, Valentin (1965) Résultats des réparations tronculaires du médian et du cubital. Mém Acad Chir 90:743–755

Mertsch H, Spors K (1972) Zur Röntgenaufnahmetechnik beim Karpaltunnelsyndrom. Psychiatr Neurol Med Psychol (Leipz) 24:618–621

Meske-Brand S, Meredith P, Mueller W, Nigst H (1984) Das Karpaltunnelsyndrom – ein Leitsymptom bei generalisierter Tendomyopathie. Dtsch Med Wochenschr 109:1793–1796

Michel U, Hornstein OP (1983) Der besondere Fall: Karpaltunnel-Syndrom mit atypischer klinischer Symptomatik. Fortschr Med 101:1605–1608

Miner ME, Schimke RN (1975) Carpal tunnel syndrome in pediatric mucopolysaccharidoses. Report of four cases. J Neurosurg 43:102–103

Mochizuki V, Ohkubo H, Motomura T (1981) Familial bilateral carpal tunnel syndrome (letter). J Neurol Neurosurg Psychiatry 44:367

Moermans JP, Demey A, Durdu J (1977) Résultats du traitement chirurgical du syndrome du canal carpien. Acta Orthop Belg 43:191–199

Moersch FP (1938) Median thenar neuritis. Mayo Clin Proc 13:220–222

Mohr W (1976) Amyloid deposits in the periarticular tissue. Z Rheumatol 35:412–417

Moneim MS, Gribble TJ (1984) Carpal tunnel syndrome in hemophilia. J Hand Surg [Am] 9:580–583

Morgan L (1985) Acute median nerve compression. Med J Aust 142:620

Morita T, Suzuki M, Kamimura A, Hirasawa Y (1985) Amyloidosis of a possible new type in patients receiving long-term hemodialysis. Arch Pathol Lab Med 109:1029–1032

Morrison JT (1916) A palmaris longus muscle with a reversed belly, forming an accessory flexor muscle of the little finger. J Anat Physiol 50:324–326

Morton TG (1876) A peculiar and painful affection of the fourth metatarso-phalangeal articulation. Am J Med Sci 71:37–45

Mouchet MA, Athanassio-Bénisty, Gayet M (1921) Deux cas de côte cervicale chez l'enfant se traduisant simplement par l'atrophie de l'éminence thénar. Rev Neurol 37:758–760

Mühlau G, Both R, Kunath H (1984) Carpal tunnel syndrome – course and prognosis. J Neurol 231:83–86

Mulder DW, Lambert EH, Bastron JA, Sprague RG (1961) The neuropathies associated with diabetes mellitus. A clinical and electromyographic study of 103 unselected diabetic patients. Neurology 11:275–284

Müller H (1980) Regeneration motorischer Einheiten des Nervus medianus beim veralteten Karpaltunnelsyndrom. Elektromyographische Untersuchungen. Schweiz Med Wochenschr 110:907–911

Mumenthaler M (1973) Some clinical aspects of non traumatic mechanical lesions of peripheral nerves. Analysis of 3465 personal cases. Schweiz Arch Neurol Neurochir Psychiatr 112:229–237

Mumenthaler M (1974) Charakteristische Krankheitsbilder nicht unmittelbar traumatischer peripherer Nervenschäden. Ursachen und Diagnose. Nervenarzt 45:61–66

Mumenthaler M (Hrsg) (1982) Der Schulter-Arm-Schmerz, 2. Aufl Huber, Bern Stuttgart Wien

Mumenthaler M, Schliack H (1982) Läsionen peripherer Nerven. Diagnostik und Therapie, 4. Aufl. Thieme, Stuttgart

Münzenberg KJ (1978) Therapie des Sudeck-Syndroms mit Calcitonin. Dtsch Med Wochenschr 103:26–29

Münzenberg KJ (1983) Therapie des Sudeck-Syndroms. Dtsch Med Wochenschr 108:155

Murray IPC, Simpson JA (1958) Acroparaesthesia in myxoedema. A clinical and electromyographic study. Lancet I:1360–1363

Murray-Leslie CF, Wright V (1976) Carpal tunnel syndrome, humeral epicondylitis, and the cervical spine: A study of clinical and dimensional relations. Br Med J 1:1439–1442

Nakano KK (1975) The entrapment neuropathies of rheumatoid arthritis. Orthop Clin North Am 6:837–860

Nalebuff EA, Smith J (1979) Preservation of terminal branches of the median palmar cutaneous nerve in carpal tunnel surgery. Orthopedics 2:370–372

Nather A, Pho RW (1981) Carpal tunnel syndrome produced by an organising haematoma within the anomalous second lumbrical muscle. Hand 13:87–91

Nather A, Chacha PB, Lim P (1980) Acute carpal tunnel syndrome secondary to thrombosis of a persistant median artery (with high division of the median nerve). A case report. Ann Acad Med Singapore 9:118–121

Neundörfer B, Seiberth R (1976) Innervationsanomalien der Daumenballenmuskulatur. Dtsch Med Wochenschr 101:283–285

Neundörfer B, Dieterich B, Braun B (1977) Raynaud-Phänomen beim Carpaltunnelsyndrom. Wien Klin Wochenschr 89:131–133

Neviaser RJ (1974) Flexor digitorum superficialis indicis and carpal tunnel syndrome. Hand 6:155–156

Nigst H (1981) Zum Platz der Mikrochirurgie in der operativen Behandlung der Kompressionssyndrome an der oberen Extremität. Ther Umsch 38:1208–1216

Nissenbaum M, Kleinert HE (1980) Treatment considerations in carpal tunnel syndrome with coexistent Dupuytren's disease. J Hand Surg 5:544–547

Ocker K, Seitz HD (1977) Anatomische Rarität als Ursache für das Karpaltunnelsyndrom. Handchirurgie 9:25–26

O'Duffy JD, Randall RV, MacCarty CS (1973) Median neuropathy (carpal-tunnel syndrome) in acromegaly. A sign of endocrine overactivity. Ann Int Med 78:379–383

Ogden JA (1972) An unusual branch of the median nerve. J Bone Joint Surg [Am] 54:1779–1781

Olmedo Garzón FJ, Leiva Santana C, Alonso Ruiz A, Riva Meana C (1983) The toxic oil syndrome: A new cause of the carpal-tunnel syndrome (letter). N Engl J Med 309:1455

Özdemir AI, Wright JR, Calkins E (1971) Influence of rheumatoid arthritis on amyloidosis of aging. Comparison of 47 rheumatoid patients with 47 controls matched for age and sex. N Engl J Med 285:534–538

Özdogan H, Yazici H (1983) The efficacy of local steroid injections in idiopathic carpal tunnel syndrome: a double blind study. Br J Rheumatol 23:272–275

Pagani C, Zoerle C, Guaita MC, Bazzi C, Sorgato G, Torti G (1985) Carpal tunnel syndrome in long-term dialyzed patients. Contrib Nephrol 45:82–96

Paine KWE (1955) An instrument for dividing flexor retinaculum. Lancet I:654

Paine KW, Polyzoidis KS (1983) Carpal tunnel syndrome. Decompression using the Paine retinaculotome. J Neurosurg 59:1031–1036

Pak TJ, Martin GM, Magness JL, Kavanaugh GJ (1970) Reflex sympathetic dystrophy. Minn Med 53:507–512

Palma G (1983) Carpal tunnel syndrome and hyperparathyroidism (letter). Ann Neurol 14:592

Papathanassiou BT (1968) A variant of the motor branch of the median nerve in the hand. J Bone Joint Surg [Br] 50:156–157

Paroski MW, Fine EJ (1985) Sir James Paget and the carpal tunnel syndrome (letter). Neurology 35:448

Pastacaldi P, Rossi B (1977) Malformazione muscolare al polso in una sindroma iniziale del canale del carpo. Caso clinico. Minerva Chir 32:297–300

Pätiälä H, Rokkanen R, Kruuna O, Taponen E, Toivola M, Häkkinen V (1985) Carpal tunnel syndrome. An anatomical and clinical investigation. Arch Orthop Trauma Surg 104:69–73

Paulozzi L, Helgerson SD, Apol A (1984) Symptoms consistent with carpal tunnel syndrome among hotel and restaurant workers (letter). J Occup Med 26:634

Pecket B, Gloobe H, Nathan H (1973) Variations in the arteries of the median nerve. With special considerations on the ischemic factor in the carpal tunnel syndrome (CTS). Clin Orthop 97:144–147

Peled I, Iosipovich Z, Rousso M, Wexler MR (1980) Hemangioma of the median nerve. J Hand Surg 5:363–365

Pencek TL, Schauf CL, Low PA, Eisenberg BR, Davis FA (1980) Disruption of the perineurium in amphibian peripheral nerve: morphology and physiology. Neurology 30:593–599

Pfeiffer KM, Nigst H (1973) Ungewöhnliche Befunde bei der Karpaltunneloperation. Handchirurgie 5:99–103

Phalen GS (1951) Spontaneous compression of the median nerve at the wrist. JAMA 145:1128–1133

Phalen GS (1966) The carpal tunnel syndrome. Seventeen years' experience in diagnosis and treatment of six hundred fifty four hands. J Bone Joint Surg [Am] 48:211–228

Phalen GS (1970) Reflections on 21 years' experience with the carpal tunnel syndrome. JAMA 212:1365–1367

Phalen GS (1972) The carpal-tunnel syndrome. Clinical evaluation of 598 hands. Clin Orthop 83:29–40

Phalen GS (1981) The birth of a syndrome, or carpal tunnel revisited (editorial). J Hand Surg 6:109–110

Phalen GS, Gardner WJ, LaLonde AA (1950) Neuropathy of median nerve due to compression beneath transverse carpal ligament. J Bone Joint Surg [Am] 32:109–112

Phalen GS, Kendrick JI, Rodriguez JM (1971) Lipomas of the upper extremity. A series of fifteen tumors in the hand and wrist and six tumors causing nerve compression. Am J Surg 121:298–306

Pierce RO (1976) A different surgical approach for carpal tunnel syndrome. J Natl Med Assoc 68:252

Pilar S (1983) Carpal tunnel syndrome in pregnancy (letter). Can Med Assoc J 129:536

Pledger SR, Hirsch B, Freiberg RA (1976) Bilateral carpal tunnel syndrome secondary to gouty tenosynovitis. Clin Orthop 118:188–189

Poisel S (1974) Ursprung und Verlauf des Ramus muscularis des Nervus digitalis palmaris communis I (N. medianus). Chirurgische Praxis 18:471–474

Posch JL (1982) Soft tissue tumors of the hand. In: Flynn JE (ed): Hand surgery, 3rd edn. Williams & Wilkins, Baltimore, pp 877–931

Posch JL, Marcotte DR (1976) Carpal tunnel syndrome. An analysis of 1201 cases. Orthop Rev 5:25–35

Posch L, Prpic I (1975) Surgical treatment of the carpal tunnel syndrome. Handchirurgie 7:95–98

Pritsch M (1983) Letter. J Bone Joint Surg [Am] 65:136

Pritsch M, Engel J, Horowitz A (1980) Cystic change in the wrist, causing carpal tunnel syndrome. Plast Reconstr Surg 65:494–495

Probst CE, Hunter JM (1975) A digastric flexor digitorum superficialis. Bull Hosp Jt Dis 36:52–57

Pryse-Phillips WE (1984) Validation of a diagnostic sign in carpal tunnel syndrome. J Neurol Neurosurg Psychiatry 47:870–872

Quinones CA, Perry HO, Rushton JC (1966) Carpal tunnel syndrome in dermatomyositis and scleroderma. Arch Dermatol 94:20–25

Randall G, Smith PW, Korbitz B, Owen DR (1982) Carpal tunnel syndrome caused by Mycobacterium fortuitum and Histoplasma capsulatum. Report of two cases. J Neurosurg 56:299–301

Rasmussen TB, Freedman H (1946) Treatment of causalgia. An analysis of two cases. J Neurosurg 3:165–173

Razemon JP (1982) Le syndrome du canal carpien. J Chir (Paris) 119:283–294

Reddy MP (1983) Recurrent thenar nerve (letter). Arch Phys Med Rehabil 64:188

Reimann AF, Daseler EH, Anson BJ, Beaton LE (1944) The palmaris longus muscle and tendon. A study of 1600 extremities. Anat Rec 89:495–505

Reinstein L (1981) Hand dominance in carpal tunnel syndrome. Arch Phys Med Rehabil 62:202–203

Rengachary SS (1985) Entrapment neuropathies. In: Wilkins RH, Rengachary SS (eds) Neurosurgery. McGraw-Hill, New York, pp 1771–1795

Rhoades CE, Mowery CA, Gelberman RM (1985) Results of internal neurolysis of the median nerve for severe carpal-tunnel syndrome. J Bone Joint Surg [Am] 67:253–256

Richards AJ (1980) Carpal tunnel syndrome in polymyalgia rheumatica. Rheumatol Rehabil 19:100–102

Richards AJ (1984) Carpal tunnel syndrome and subsequent rheumatoid arthritis in the 'fibrositis' syndrome. Ann Rheum Dis 43:232–234

Riche P (1897) Le nerf cubitale et les muscles de l'éminence thénar. Bull Mem Soc Anat Paris 5:251–252

Richmond DA (1958) Carpal tunnel syndrome (letter). Br Med J 1:773–774

Richter HP, Thoden U (1977) Zur elektroneurographischen Frühdiagnostik des Karpaltunnelsyndroms. EEG EMG 8:187–191

Robbins H (1963) Anatomical study of the median nerve in the carpal tunnel and etiologies of the carpal tunnel syndrome. J Bone Joint Surg [Am] 45:953–966

Roffe JL, Magalon G, Decaillet JM, Latil F, Bureau H (1981) Le syndrome du canal carpien. Aspects étiologiques et thérapeutiques actuels. 250 malades opérés et revus. Nouv Presse Med 10:1205–1208

Roger B, Chaise F, Laval-Jeantet M (1985) Apport de la thermographie en plaque dans l'évaluation du syndrome du canal carpien idiopathique. A propos de 32 observations. J Radiol 66:361–366

Ross A, Lahoda F (1980) Karpaltunnel-Syndrom. Beispiele falsch-positiver Diagnosen. Fortschr Med 98:1419–1422

Rossi E, Sighinolfi E, Bortolotti P, De Santis G, Schoenhuber R, Grandi M, Landi A (1984) Nocturnal prolactin secretion in carpal tunnel syndrome. Ital J Neurol Sci 5:405–408

Roth WK (1895) Meralgia paraesthetica. Karger, Berlin

Rowntree T (1949) Anomalous innervation of the hand muscles. J Bone Joint Surg 31:505–510

Rudigier J, Bohl J (1985) Nervus-medianus-Kompressionssyndrom durch einen atypischen Hohlhandmuskel. Handchir Mikrochir Plast Chir 17:27–30

Rydevik B, Lundborg G (1977) Effects of acute compression on microcirculation and axonal transport of peripheral nerve: An experimental study. J Hand Surg 2:487

Sabin TD, Swift TR (1984) Leprosy. In: Dyck PJ, Thomas PK, Lambert EH, Bunge R (eds): Peripheral neuropathy, 2nd edn. Saunders, Philadelphia, pp 1955–1987

Sabour M, Fadel H (1970) The carpal tunnel syndrome: A new complication ascribed to the „pill". Am J Obstet Gynecol 107:1265–1267

Sahs AL, Heims CM, DuBois C (1983) Carpal tunnel syndrome. Complication of toxic shock syndrome. Arch Neurol 40:414–415

Sakellarides HT (1983) The management of carpal tunnel compression syndrome. Follow-up of 500 cases over a 25-year period. Orthop Rev 12:77–81

Sala E, Dell'Antonio A (1979) Ventri muscolari anomali e patologia da intrappolamento dei tronchi nervosi a livello del polso. Riv Neurobiol 25:297–303

Samii M (1976) Intraneurale Neurolyse des Nervus medianus beim Karpaltunnel-Syndrom. Handchirurgie 87:117–119

Samland O, Lanz U, Lehmann L, Lurati M (1976) Ganglien – seltene Ursachen isolierter peripherer Nervenschädigungen. Schweiz Arch Neurol Neurochir Psychiatr 119:353–362

Sandzen Jr SC (1981) Carpal tunnel syndrome. Am Fam Physician 24:190–204

Scheyer RD, Haas DC (1985) Pyridoxine in carpal tunnel syndrome (letter). Lancet II:42

Schlachter LB, Tindall GT (1981) Carpal tunnel syndrome – a disabling yet treatable condition. J Med Assoc Ga 70:861–865

Schlesinger EG, Liss HR (1959) Fundamentals, fads, and fallacies in the carpal tunnel syndrome. Am J Surg 97:466–470

Schrader M, Melchertsen K (1983) Karpaltunnelsyndrom: Auswertung der prä- und postoperativen und elektrophysiologischen Befunde von 56 Patienten. Handchirurgie 15:23–28

Schuchmann JA, Melvin JL, Duran RJ, Coleman CR (1971) Evaluation of local steroid injection for carpal tunnel syndrome. Arch Phys Med Rehabil 52:253–255

Schultz TJ, Endler PM, Huddleston HD (1973) Anomalous median nerve and an anomalous muscle belly of the first lumbrical associated with carpal tunnel syndrome. J Bone Joint Surg [Am] 55:1744–1746

Schultze F (1893) Über Akroparästhesie. Dtsch Z Nervenheilk 3:300–318

Schwartz MS, Gordon JA, Swash M (1980) Slowed nerve conduction with wrist flexion in carpal tunnel syndrome. Ann Neurol 8:69–71

Schwartzman RJ, McLellan TL (1987) Reflex sympathetic dystrophy. A review. Arch Neurol 44:555–561

Schwarz A, Keller F, Seyfert S, Poell W, Molzahn M, Distler A (1984a) Das Karpaltunnelsyndrom, eine Spätkomplikation bei chronischer Hämodialyse. Dtsch Med Wochenschr 109:285–289

Schwarz A, Keller F, Seyfert S, Poell W, Molzahn M, Distler A (1984b) Carpal tunnel syndrome: A major complication in long-term hemodialysis patients. Clin Nephrol 22:133–137

Schweitzer G, Lewis JS (1981) Puff adder bite – an unusual cause of bilateral carpal tunnel syndrome. A case report. S Afr Med J 60:714–715

Schweitzer G, Miller RD (1973) Carpal tunnel syndrome due to median nerve enlargement. S Afr Med J 47:2222–2224

Sedal L, McLeod JG, Walsh JC (1973) Ulnar nerve lesions associated with the carpal tunnel syndrome. J Neurol Neurosurg Psychiatry 36:118–123

Semple JC, Cargill AO (1969a) Carpal tunnel syndrome. Results of surgical decompression. Lancet I:918–919

Semple JC, Cargill AO (1969b) Carpal-tunnel syndrome. Lancet II:59

Serra G, Migliore A, Tugnoli V (1985) Raynaud's phenomenon and entrapment neuropathies (letter). Ann Neurol 18:519

Shenoy KT, Saha PK, Ravindran M (1980) Carpal tunnel syndrome: An unusual presentation of brachial hypertrophy. J Neurol Neurosurg Psychiatry 43:82–84

Shinohara Y, Uchiyama F, Yamamoto M, Ishihara T, Takagi S (1979) Familial carpal tunnel syndrome. Clin Neurol (Japan) 19:569–574

Shirahama T, Skinner M, Cohen AS, Gejyo F, Arakawa M, Suzuki M, Hirasawa Y (1985) Histochemical and immunohistochemical characterization of amyloid associated with chronic hemodialysis as beta 2-microglobulin. Lab Invest 53:705–709

Shizukuishi S, Nishii S, Ellis J, Folkers K (1980) The carpal tunnel syndrome as a probable primary deficiency of vitamin B6 rather than a deficiency of a dependency state. Biochem Biophys Res Commun 95:1126–1130

Sidiq M, Kirsner AB, Sheon RP (1972) Carpal tunnel syndrome. First manifestation of systemic lupus erythematosus. JAMA 222:1416–1417

Sikka A, Kemmann E, Vrablik RM, Grossman L (1983) Carpal tunnel syndrome associated with danazol therapy. Am J Obstet Gynecol 147:102–103

Simon L, Serre H, Baumelou H, Baldet P, Blotman F, Claustre J (1975) Syndromes du canal carpien par tenosynovite du poignet avec dépot amyloide au cours du myelome. Rev Rhum Mal Ostéoartic 42:119–122

Simpson JA (1956) Electrical signs in the diagnosis of carpal tunnel and related syndromes. J Neurol Neurosurg Psychiatry 19:275–280

Singer PA, Lin JTY (1982) Decremental response in carpal tunnel syndrome. Muscle Nerve 5:566

Sjöstrand J, Rydevik B, Lundborg G, McLean WG (1980) Effects of graded compression on axonal transport and nerve barriers. In: Jewett DL, McCarroll HR (eds) Nerve repair and regeneration. Its clinical and experimental basis. Mosby, St. Louis, pp 90–94

Skanse B (1961) Carpal tunnel syndrome in myxedema and acromegaly. Acta Chir Scand 121:476–480

Smith EM, Sonstegard DA, Anderson Jr WH (1977) Carpal tunnel syndrome: A contribution of flexor tendons. Arch Phys Med Rehabil 58:379–385

Smith GP, Rudge PJ, Peters TJ (1984) Biochemical studies of pyridoxal and pyridoxal phosphate status and therapeutic trial of pyridoxine in patients with carpal tunnel syndrome. Ann Neurol 15:104–107

Smith RJ (1971) Anomalous muscle belly of the flexor digitorum superficialis causing carpal-tunnel syndrome. Report of a case. J Bone Joint Surg [Am] 53:1215–1216

Snell NJ, Coysh HL, Snell BJ (1980) Carpal tunnel syndrome presenting in the puerperium. Practitioner 224:191–193

Snyder BD, Rekate HL (1974) Letter: Tinel sign in carpal-tunnel syndrome. N Engl J Med 290:1282

Spaans F (1982) Spontaneous rhythmic motor unit potentials in the carpal tunnel syndrome. J Neurol Neurosurg Psychiatry 45:19–28

Sparkes RS, Spence MA, Gottlieb NL, Gray RG, Crist M, Sparkes MC, Marazita M (1985) Genetic linkage analysis of the carpal tunnel syndrome. Hum Hered 35:288–291

Spertini F, Wauters JP, Poulenas I (1984) Carpal tunnel syndrome: A frequent, invalidating, long-term complication of chronic hemodialysis. Clin Nephrol 21:98–101

Spiegel BG, Ginsberg M, Skosey JL, Kwong P (1976) Acute carpal tunnel syndrome secondary to pseudogout: Case report. Clin Orthop 20:185–187

Spinner M (1978) Injuries to the major branches of peripheral nerves of the forearm, 2nd edn. Saunders, Philadelphia London Toronto

Spinner M (1984) Management of nerve compression lesions. American Academy of Orthopaedic Surgeons. Instr Course Lect 33:498–512

Spinner M, Spencer Ps (1974) Nerve compression lesions of the upper extremity. A clinical and experimental review. Clin Orthop 104:46–67

Srinavasan R, Rhodes J (1981) The median-ulnar anastomosis (Martin-Gruber) in normal and congenitally abnormal fetuses. Arch Neurol 38:418–419

Starreveld E, Ashenhurst EM (1975) Bilateral carpal tunnel syndrome in childhood. A report of two sisters with mucolipidosis III (pseudo-Hurler polydystrophy). Neurology 25:234–238

Stellbrink G (1972) Kompression des R. palmaris n. mediani durch atypischen M. palmaris longus. Handchirurgie 4:155–157

Stern FH (1969) Examination of geriatric patients for carpal tunnel syndrome. Results of surgical therapy. J Am Geriatr Soc 17:213–215

Stevens JC (1987) The electrodiagnosis of carpal tunnel syndrome. Muscle Nerve 10:99–113

Stevenson TM (1966) Carpal tunnel syndrome. Proc R Soc Med 59:824–827

Stewart JD, Eisen A (1978) Tinel's sign and the carpal tunnel syndrome. Br Med J 2:1125–1126

Still FM, Kleinert ME (1973) Anomalous mescles and nerve entrapment in the wrist and hand. Plast Reconstr Surg 53:394–400

Stöhr M, Petruch F, Schleglmann, Schilling K (1978) Retrograde changes of nerve fibres with the carpal tunnel syndrome. An electroneurographic investigation. J Neurol 218:287–292

Stolke D, Seidel BU (1981) Das Karpaltunnelsyndrom. Ergebnisse katamnestischer Untersuchungen nach Spaltung des Ligamentum carpale. Neurochirurgia (Stuttg) 24:84–86

Stolke D, Scifert V (1985) Carpaltunnelsyndrom bei Dialysepatienten. Nervenarzt 56:331–333

Stopford JSB (1918) The variation in distribution of the cutaneous nerves of the hand and digits. J Anat 35:14–25

Stratton CW, Phelps DB, Reller LB (1978) Tuberculoid tenosynovitis and carpal tunnel syndrome caused by Mycobacterium szulgai. Am J Med 65:349–351

Stratton CW, Lichtenstein KA, Lowenstein SR, Phelps DB, Reller LB (1981) Granulomatous tendosynovitis and carpal tunnel syndrome caused by Sporothrix schenckii. Am J Med 71:161–164

Straub LR, Ranawat CS (1969) The wrist in rheumatoid arthritis. J Bone Joint Surg [Am] 51:1–20

Strayer DS, Gutwein MB, Herbold D, Bresalier R (1981) Histoplasmosis presenting as the carpal tunnel syndrome. Am J Surg 141:286–288

Stricker E, Nigst H, Zinn W (1956) Über Akroparästhesien beim Karpaltunnelsyndrom. Schweiz Med Wochenschr 86:1215–1219

Strohecker J, Piotrowski W, Lametschwandtner A (1985) Ultrastructural findings after the use of a CO_2 laser in carpal tunnel surgery. Lasers Surg Med 5:123–128

Sudeck P (1900) Ueber die acute entzündliche Knochenatrophie. Arch Klin Chir 62:147–156

Sunderland S (1945) The intraneural topography of the radial, median and ulnar nerves. Brain 68:243–299

Sunderland S (1976) The nerve lesion in the carpal tunnel syndrome. J Neurol Neurosurg Psychiatry 39:615–626

Sunderland S (1978) Nerves and nerve injuries, 2nd edn. Churchill & Livingstone, Edinburgh

Sunderland S, Bradley KC (1949) The cross-sectional area of peripheral nerve trunks devoted to nerve fibres. Brain 71:428–449

Sunderland S, Ray LJ (1946) Metrical and non-metrical features of the muscular branches of the median nerve. J Comp Neurol 85:191–203

Sutro CJ (1969) Carpal tunnel syndrome caused by calcification in the deep or volar radio-carpal ligament. Bull Hosp Jt Dis 30:23–27

Swajian GR (1981) Carpal tunnel syndrome: a five-year study. J Am Osteopath Ass 81:49–51

Szabo RM, Gelberman RH, Dimick MP (1984) Sensibility testing in patients with carpal tunnel syndrome. J Bone Joint Surg [Am] 66:60–64

Tackmann W, Lehmann HJ (1974) Relative refractory period of median nerve sensory fibres in the carpal tunnel syndrome. Eur Neurol 12:309–316

Tackmann W, Kaeser HE, Magun HG (1981) Comparison of orthodromic and antidromic sensory nerve conduction velocity measurements in the carpal tunnel syndrome. J Neurol 224:257–266

Taleisnik J (1973) The palmar cutaneous branch of the median nerve and the approach to the carpal tunnel. J Bone Joint Surg [Am] 55:1212–1217

Tanzer RC (1959) The carpal tunnel syndrome. A clinical and anatomical study. J Bone Joint Surg [Am] 41:626–634

Taylor N (1971) Carpal tunnel syndrome. Am J Phys Med 50:192–213

Teitz CC, DeLisa JA, Halter SK (1985) Results of carpal tunnel release in renal hemodialysis patients. Clin Orthop 198:197–200

Testut L, Latarjet A (1949) Traité d'anatomie humaine 9e éd. Doin, Paris

Thomas CG (1958) Clinical manifestations of an accessory palmaris muscle. J Bone Joint Surg [Am] 40:929–930

Thomas JE, Lambert EH, Cseuz (1967) Electrodiagnostic aspects of the carpal tunnel syndrome. Arch Neurol 16:635–641

Thomas PK (1960) Motor nerve conduction in the carpal tunnel syndrome. Neurology 10:1045–1050

Thomas PK, Eliasson SG (1984) Diabetic neuropathy. In: Dyck PJ, Thomas PK, Lambert EH, Bunge R (eds): Peripheral neuropathy, 2nd edn. Saunders, Philadelphia, pp 1773–1810

Thomas PK, Fullerton PM (1963) Nerve fibre size in the carpal tunnel syndrome. J Neurol Neurosurg Psychiatry 26:520–527

Thompson A (1893) Frequency and arrangement of communication between the median (or anterior interosseus) and ulnar nerves in the forearm. J Anat Physiol 27:192–194

Tillmann B, Gretenkord K (1981) Verlauf des N. medianus im Canalis carpi. Morphol Med 1:61–69

Tobin SM (1967) Carpal tunnel syndrome in pregnancy. Am J Obstet Gynecol 97:493–498

Tountas CP, MacDonald CJ, Meyerhoff JD, Bihrle DM (1983) Carpal tunnel syndrome: A review of 507 patients. Minn Med 66:479–482

Tomas J, Albuquerque L, Gutierrez-Rivas E, Trueba JL (1982) Sindrome del túnel del carpo. Criterios diagnosticos. Arch Neurobiol (Madr) 45:237–254

Treves R, Arnaud JP, Benabbou M, Desproges-Gotteron R (1980a) Ulcérations digitales au cours d'un syndrome du canal carpien avec syndrome de Raynaud. Rev Rhum Mal Ostéoartic 47:578–579

Treves R, Arnaud JP, Benabbou M, Desproges-Gotteron R (1980b) Ulcérations digitales au cours d'un syndrome du canal carpien avec syndrome de Raynaud. Nouv Presse Med 9:2664

Tuborg-Jensen A (1970) Carpal tunnel syndrome caused by an abnormal distribution of the lumbrical muscles. Case report. Scand J Plast Reconstr Surg 4:72–74

Upton ARM, McComas AJ (1973) The double crush in nerve entrapment syndromes. Lancet II:359–362

Vallat JM, Dunoyer J (1978) Le syndrome du canal carpien familial. Sem Hop Paris 54:661–662

Van der Bracht AA (1958) Carpal tunnel syndrome (letter). Br Med J 1:1180–1181

Vanderkelen B (1975) Les lésions compressives. Acta Chir Belg [Suppl 1]:115–145

van Rossum J, Kamphuisen HAC, Wintzen AR (1980) Management in the carpal tunnel syndrome. Clinical and electromyographical follow-up in 62 patients. Clin Neurol Neurosurg 82:169–176.

Vichare NA (1970) Anomalous muscle belly of the flexor digitorum superficialis: Report of a case. J Bone Joint Surg [Br] 52:757–759

Vogel P, Schlegel U, Hellemann D (1987) Frühdiagnose des Karpaltunnelsyndroms: Sensible Neurographie des Ringfingers. Aktuel Neurol 14:69–75

Voitk AJ, Mueller JC, Farlinger DE, Johnston RU (1983) Carpal tunnel syndrome in pregnancy. Can Med Assoc J 128:277–281

Wadstroem J, Nigst H (1986) Reoperation for carpal tunnel syndrome. A retrospective analysis of forty cases. Annales de Chirurgie de la Main 5:54–58

Wainapel SF (1980) Carpal tunnel syndrome and hemodialysis (letter). JAMA 244:1901–1902

Waller DG, Dathan JR (1985) Raynaud's syndrome and carpal tunnel syndrome. Postgrad Med J 61:161–162

Walther B, Bauer H, Groebner W, Zoellner N (1982) Karpaltunnelsyndrom bei Gicht. Dtsch Med Wochenschr 107:942–944

Walton S, Cutler CR (1971) Carpal tunnel syndrome. Case report of unusual etiology. Clin Orthop 74:138–140

Walts AE, Goodman MD, Matorin PA (1985) Amyloid, carpal tunnel syndrome, and chronic hemodialysis (letter). Am J Nephrol 5:225–226

Ward LE, Bickel WH, Corbin KB (1958) Median neuritis (carpal tunnel syndrome) caused by gouty tophi. JAMA 167:844–846

Warren DJ, Otieno LS (1975) Carpal tunnel syndrome in patients on intermittent haemodialysis. Postgrad Med J 51:450–452

Wartenberg R (1936) Brachialgia statica paraesthetica – eine Form von Akroparästhesien. Z Ges Neurol Psychiatr 154:695–723

Wener MH, Metzger WJ, Simon RA (1983) Occupationally acquired vibratory angioedema with secondary carpal tunnel syndrome. Ann Intern Med 98:44–46

Werner CO, Elmqvist D, Ohlin P (1983) Pressure and nerve lesion in the carpal tunnel. Acta Orthop Scand 54:312–316

Werschkul JD (1977) Anomalous course of the recurrent motor branch of the median nerve in a patient with carpal tunnel syndrome. J Neurosurg 47:113–114

Wesser DR, Calostypas F, Hoffman S (1969) The evolutionary significance of an aberrant flexor superficialis muscle in the human palm. J Bone Joint Surg [Am] 51:396–398

Wessinghage D (1973) Fehldiagnose „Rheumatismus" bei peripheren Nervenkompressionssyndromen. Therapiewoche 23:700–706

Wessinghage D (1974) Das Carpaltunnelsyndrom. Materia Medica Nordmark 26:169–180

White WL, Hanna DC (1962) Troublesome lipomata of the upper extremity. J Bone Joint Surg [Am] 44:1353–1359

Wick WJ (1981) Carpal tunnel syndrome: Retailing (letter). J Occup Med 23:524–525

Wilhelm K, Feldmeier C (1975) Seltene Genese eines Karpaltunnelsyndroms. MMW 117:161–162

Wilhelm K, Hauer G (1972) Das Karpaltunnel-Syndrom. Handchirurgie 4:49–56

Wilhelm K, Feldmeier C, Briegel J, Meister P (1982) Genese des Karpaltunnel-Syndroms. Pathologisch anatomische Studie. MMW 124:661–662

Wilhelm K, Feldmeier C, Briegel J, Meister P (1983) Pathologische Anatomie des Karpaltunnelsyndroms. Handchirurgie 15 [Suppl]:17–22

Wilkinson M (1960) The carpal tunnel syndrome in pregnancy. Lancet I:453–454

Williams LF, Geer T (1963) Acute carpal tunnel syndrome secondary to pyogenic infection of the forearm. JAMA 185:409–410

Winkelman NZ (1983) An accessory flexor digitorum profundus indicis. J Hand Surg 8:70–71

Winkelman NZ, Spinner M (1973) A variant high sensory branch of the median nerve to the third web space. Bull Hosp Jt Dis 34:161–166

Winkelmann RK, Connolly SM, Doyle JA (1982) Carpal tunnel syndrome in cutaneous connective tissue disease, generalized morphea, lichen sclerosus, fasciitis, discoid lupus erythematosus, and lupus panniculitis. J Am Acad Dermatol 7:94–99

Wolaniuk A, Vadhanavikit S, Folkers K (1983) Electromyographic data differentiate patients with the carpal tunnel syndrome when double blindly treated with pyridoxine and placebo. Res Commun Chem Pathol Pharmacol 41:501–511

Wolfensberger C (1976) Ein seltener chirurgischer Notfall: Akutes Karpaltunnelsyndrom bei Kalkgicht. Helv Chir Acta 43:147–150

Wollheim FA, Lindstrom CG, Eiken O (1981) Eosinophilic fasciitis complicated by carpal tunnel syndrome. J Rheumatol 8:856–860

Woltman HW (1941) Neuritis associated with acromegaly. Arch Neurol Psychiatr 45:680–682

Wood MR (1980) Hydrocortisone injections for carpal tunnel syndrome. Hand 12:62–64

Wood VE, Frykman GK (1978) Unusual branching of the median nerve at the wrist. A case report. J Bone Joint Surg [Am] 60:267–268

Woodyard JE (1971) Decompression of the carpal tunnel. Bristol Med Chir J 86:33–36

Wright JR, Calkins E, Breen WJ, Stolte G, Schultz RT (1969) Relationship of amyloid to aging: Review of the literature and systematic study of 83 patients derived from a General Hospital population. Medicine 48:39–60
Wright JR, Calkins E, Humphrey RL (1977) Potassium permanganate reaction in amyloidosis. A histologic method to assist in differentiating forms of this disease. Lab Invest 36:274–281
Wulle C (1980) Die Synoviallappenplastik beim Rezidiv eines Medianus-Kompressions-Syndroms. Z Plast Chir 4:266–271
Yamaguchi DM, Lipscomb PR, Soule EH (1965) Carpal tunnel syndrome. Minn Med 48:22–34
Yamanaka H, Yagi H, Umeda M, Nishioka K, Shiokawa Y (1982) A case of carpal tunnel syndrome caused by tophaceous gout. The Tyumachi 22:142
Yates SK, Hurst LN, Brown WF (1981) Physiological observations in the median nerve during carpal tunnel surgery. Ann Neurol 10:227–229
Yeoman PM (1961) Leri's pleonosteosis. Proc R Soc Med (London) 54:275
Yu J, Bendler EM, Mentari A (1979) Neurological disorders associated with carpal tunnel syndrome. Electromyogr Clin Neurophysiol 19:27–32
Zachary RB (1945) Thenar palsy due to compression of the median nerve in the carpal tunnel. Surg Gynecol Obstet 81:213–217
Zamora JL, Rose JE, Rosario V, Noon GP (1985) Hemodialysis-associated carpal tunnel syndrome. A clinical review. Nephron 41:70–74
Zdráhal L, Kyral V, Pára F, Matulová H (1982) Cervicobrachialgia in patients with carpal tunnel syndrome. Sb Ved Pr Lek Fak Univ Karlovy 25:545–552
Zucker-Pinchoff B, Hermann G, Srinivasan R (1981) Computed tomography of the carpal tunnel: A radioanatomical study. J Comp Assist Tomogr 5:525–528

14 Nervus radialis

Druckschäden des N. radialis machten 5,3% der 1574 nichttraumatischen mechanischen Läsionen peripherer Nerven aus, die Mumenthaler 1974 zusammenstellte. Der Nerv kann selten in der Axilla, häufiger aber am Oberarm, am proximalen Unterarm oder auch im Handgelenksbereich komprimiert sein. Zwar war bei Mumenthalers Patienten (1974) der N. radialis am Oberarm wesentlich öfter betroffen als im sog. Supinatorkanal. Läßt man aber die exogenen Ursachen durch Druck von außen – z. B. durch die Lehne einer Bank – außer Betracht, so dürfte der häufigste Ort der Radialisschädigung die Ellenbogenregion bzw. der proximale Unterarm sein. Hier wiederum steht die Passage des Nervs zwischen den beiden Köpfen des M. supinator im sog. Supinatorkanal oder der Supinatorloge im Vordergrund. An dieser Stelle ist der tiefe Radialisast betroffen, der im englischsprachigen Schrifttum als N. interosseus posterior bezeichnet wird, obwohl die synonyme Verwendung dieser beiden Begriffe anatomisch gesehen nicht korrekt ist. Doch bürgert sich diese Bezeichnung auch im kontinentalen Schrifttum immer mehr ein. Agnew beschrieb 1863 als erster die klinische Symptomatik und erfolgreiche operative Therapie eines Interosseus-posterior-Syndroms.

Kompressionsschäden am Handgelenk sind selten und betreffen vorwiegend den R. superficialis nervi radialis. Ihre klinischen Erscheinungsformen hat 1932 der später in die USA emigrierte Robert Wartenberg, damals noch Oberarzt der Universitätsnervenklinik Freiburg i. Breisgau, eingehend beschrieben, als Cheiralgia paraesthetica bezeichnet und anatomisch zugeordnet. Sprofkin (1954) spricht deshalb von der Wartenbergschen Erkrankung.

1 Anatomie

Der N. radialis ist der kaliberstärkere der beiden Endäste des Fasciculus posterior des Plexus brachialis. Dieser teilt sich am Unterrand des M. pectoralis minor (Testut u. Latarjet 1949) in den N. radialis und den N. axillaris auf, nachdem er den N. thoracodorsalis zum M. latissimus dorsi abgegeben hat. Der N. radialis erhält seine Zuflüsse in 64,5% aus den spinalen Wurzeln C_4 bis Th_1, in 35% aus C_5 bis Th_1 (Kerr 1918; Lanz u. Wachsmuth 1959). Nach anderen Autoren entstammen seine Fasern den Wurzeln C_5 bis C_8 (Spinner 1972, 1978; Sunderland 1978) oder C_6 bis Th_1 (Testut u. Latarjet 1949).

1.1 Axilla und Oberarm

In der Achselhöhle liegt der N. radialis zunächst auf dem Muskelbauch des M. subscapularis und den Sehnen von M. latissimus dorsi und M. teres major, zieht

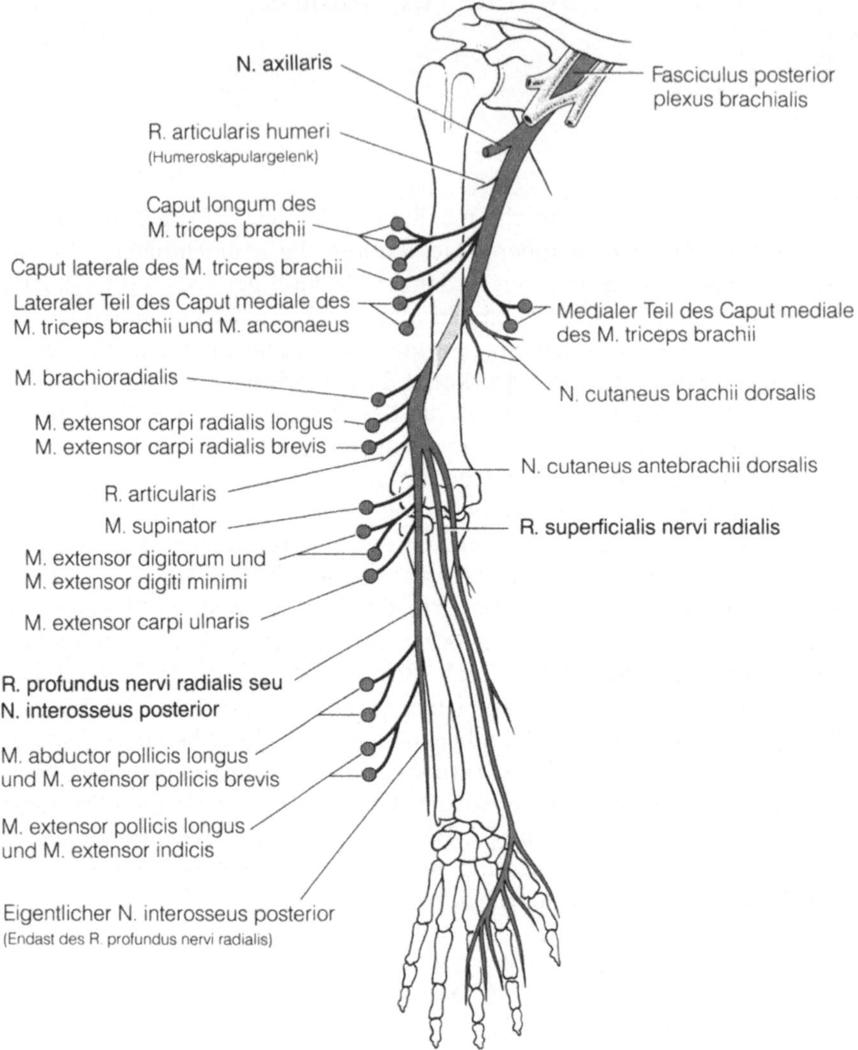

Abb. 107. Astfolge des N. radialis. (Nach Foerster 1929)

dann zum Humerus und windet sich in Begleitung von A. und V. profunda
brachii im sog. Schraubenkanal (Canalis spiralis, Sulcus nervi radialis) von medial hinten um den Oberarmknochen (Abb. 107). Dieser Kanal endet am Septum
intermusculare laterale etwa 10 cm proximal des Epicondylus lateralis humeri.
Während seines Verlaufs im Canalis spiralis liegt der N. radialis dem Periost des
Humerus ungepolstert auf und ist deshalb hier gegenüber Druck und Frakturen
exponiert. Bis zum Septum intermusculare laterale verlassen den Hauptstamm
mehrere Äste:

– Der N. cutaneus brachii dorsalis verläßt ihn bereits in der Axilla, durchbohrt
  bald die Fascia brachii und versorgt ein variables Hautareal am dorsalen Ober-

arm bis zum Olecranon (Abb. 108). [Foerster (1929) beobachtete jedoch Patienten, bei denen Sensibilitätsstörungen in seinem Versorgungsgebiet nach Durchtrennung des N. radialis oberhalb des Abgangs dieses Hautnerven völlig fehlten.]
- Die Muskeläste zu den 3 Köpfen des M. triceps brachii (dem medialen Caput longum sowie den lateralen Capita proximale und distale) sowie dem M. anconaeus verlassen ihn am Beginn des Canalis spiralis.
- Der N. cutaneus antebrachii dorsalis entspringt im Schraubenkanal auf variabler Höhe und tritt unmittelbar vor dem Septum intermusculare laterale durch die Fascia brachii. Er versorgt ein variables Hautareal am dorsalen Unterarm, das sich mit dem des N. cutaneus antebrachii radialis (N. musculo-cutaneus) und des N. cutaneus antebrachii ulnaris (aus dem Fasciculus medialis des Plexus brachialis) überlappt. Nach Durchtrennung des N. radialis oberhalb seines Abgangs sind stets Sensibilitätsstörungen im Versorgungsgebiet dieses Hautastes vorhanden (Foerster 1929).

Etwa 10 cm proximal des Epicondylus lateralis humeri (Kaplan 1959; Sunderland 1978) tritt der N. radialis zusammen mit der A. und V. profunda brachii durch eine Öffnung im Septum intermusculare laterale, den sog. Hiatus nervi radialis, und damit von der dorsalen auf die ventrale Fläche des Oberarms. Diese Stelle entspricht der Mitte einer Verbindungslinie zwischen der Spitze des Deltoideusansatzes am Humerus und dem Epicondylus lateralis humeri (Hovelacque 1927; Spinner 1972, 1978; Testut u. Latarjet 1949).

Jetzt liegt er, von Fettgewebe umgeben, in einer Art „Kanal", dessen mediale Wand vom M. brachialis und dessen laterale Wand vom M. brachioradialis und extensor carpi radialis brevis gebildet wird. Hier hat er keinen direkten Kontakt zum Knochen mehr.

Am distalen Oberarm gibt er Muskel- und Gelenkäste ab. Erstere verlassen ihn gewöhnlich auf der Lateralseite, letztere auf der Medialseite (Kaplan 1959). Eine Ausnahme bildet der auf der Medialseite entspringende Muskelast zum M. brachialis (Sunderland 1978). Im einzelnen handelt es sich um folgende Äste:

- Äste für Bindegewebe und Periost des lateralen und distalen Humerus entspringen unmittelbar distal des Hiatus nervi radialis (Kaplan 1959);
- Muskeläste zu den Mm. brachioradialis, extensor carpi radialis longus und brevis sowie dem zusätzlich vom N. musculocutaneus versorgten M. brachialis;
- Rr. articulares für das Ellenbogengelenk, insbesondere für das Humeroradialgelenk. Diese Äste verlassen den Radialisstamm von 4–5 cm proximal bis 2–3 cm distal der biepikondylären Linien (Kaplan 1959).

Etwa in Höhe des Humeroradialgelenks teilt sich der N. radialis in den dünneren sensiblen R. superficialis und den dickeren, überwiegend motorischen R. profundus, der heute nicht mehr nur im englischsprachigen Schrifttum als N. interosseus posterior bezeichnet wird. Das Humeroradialgelenk liegt bei gestrecktem Unterarm 1 cm distal der biepikondylären Linie (Kaplan 1959). Die Höhe der Teilung des N. radialis ist variabel. Nach Kaplan (1959) liegt sie meist 4–5 cm proximal des Humeroradialgelenks, nach Linell (1921) reicht sie von 4–5 cm proximal bis 4 cm distal des Epicondylus lateralis humeri.

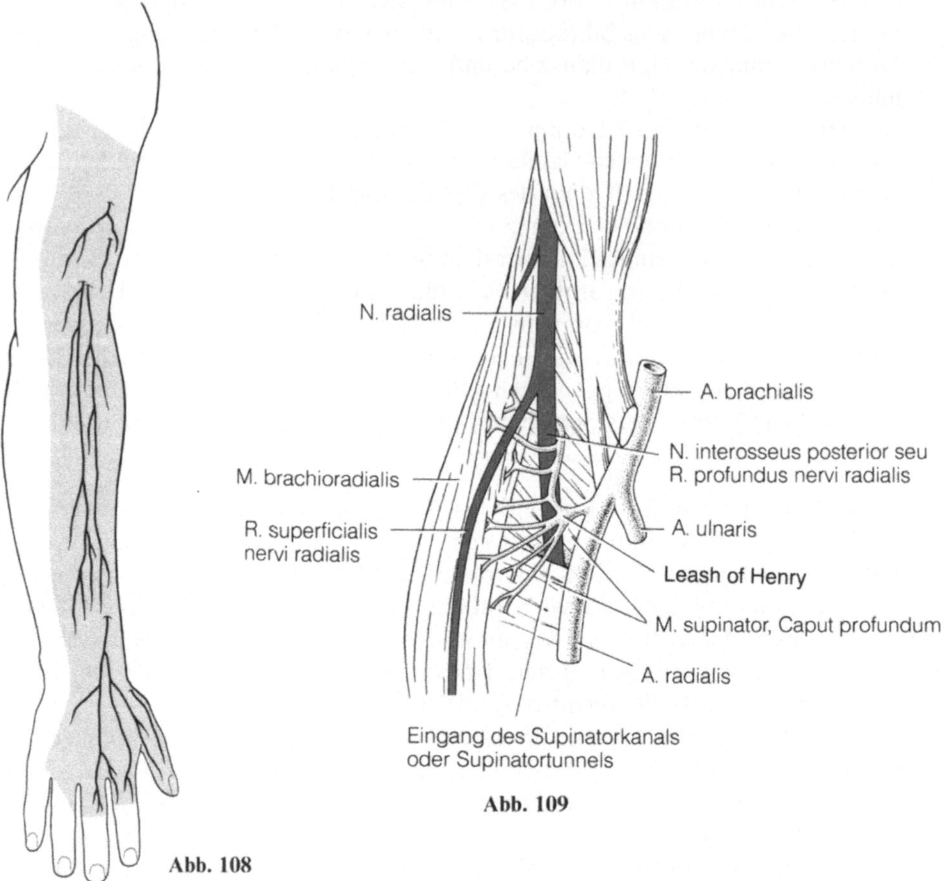

Abb. 108. Sensibles Innervationsgebiet des N. radialis und seiner Äste (N. cutaneus brachii
dorsalis, N. cutaneus antebrachii dorsalis)

Abb. 109. Leash of Henry: Gefäßarkade aus der A. radialis. Diese Gefäße, die Aa. recurrentes
radiales, überkreuzen den N. radialis oder N. interosseus posterior fächerförmig. Der M. brachioradialis wurde angehoben. An seiner Unterseite liegt der R. superficialis nervi radialis

Die Strecke zwischen Epicondylus lateralis humeri und proximalem Rand des
oberflächlichen Supinatorkopfes wird als *Radialistunnel* bezeichnet (Roles u.
Maudsley 1972). Unmittelbar vor seiner Teilung wird der N. radialis von einer
Gruppe von Gefäßen überkreuzt, den Aa. recurrentes radiales aus der A. radialis,
die die Mm. brachioradialis und extensor carpi radialis longus versorgen. Diese
Gruppe von Gefäßen wird im englischsprachigen Schrifttum als „leash of Henry"
(Henry 1945) (Abb. 109) bezeichnet. Sie kann auch distal der Teilung des Radialis
liegen und zieht dann über den N. interosseus posterior (Salsbury 1938).

1.2 Ramus profundus nervi radialis (Nervus interosseus posterior)

Im Gegensatz zum R. superficialis nervi radialis ist der tiefe Radialisast oder N. interosseus posterior ein rein motorischer Nerv, abgesehen von seinen terminalen Ästen zu den Articulationes radiocarpea, intercarpea und carpometacarpeae (Spinner 1978). Strenggenommen ist der N. interosseus posterior der Endast des R. profundus nervi radialis distal seines letzten Muskelastes und wird im kontinentalen Schrifttum vielfach so definiert (Foerster 1929; Hovelacque 1927; Lanz u. Wachsmuth 1959; Mumenthaler u. Schliack 1982; Testut u. Latarjet 1949). Die synonyme Verwendung von R. profundus nervi radialis und N. interosseus posterior entstammt dem englischsprachigen Schrifttum. Da sie sich allgemein immer mehr durchsetzt, wird im folgenden der N. interosseus posterior dem R. profundus nervi radialis gleichgesetzt.

Der Muskelast zum M. supinator verläßt den N. interosseus posterior bald nach dessen Ursprung und begleitet diesen distalwärts. Auch der Ast zum M. extensor carpi radialis brevis kann aus dem N. interosseus posterior entspringen, entstammt aber noch häufiger dem Teil des N. radialis, der sich als R. superficialis fortsetzt (Salsbury 1938). Bald darauf tritt der N. interosseus posterior im sog. Hiatus superior canalis supinatorii (Frohse u. Fränkel 1908) zwischen den oberflächlichen und den tiefen Kopf des M. supinator. Der proximale Rand dieses Muskels ist die Grenze zwischen dem sogenannten Radialistunnel und dem Supinatorkanal. Der Radialistunnel reicht vom Epicondylus lateralis humeri bis zum proximalen Supinatorrand; der Supinatorkanal bezeichnet den Verlauf des Interosseus posterior von hier bis zum Austritt zwischen den beiden Köpfen dieses Muskels am dorsolateralen Unterarm, dem Hiatus inferior canalis supinatorii (Frohse u. Fränkel 1908).

Während seines Verlaufs im Supinatorkanal oder -tunnel tritt der N. radialis auf die Streckseite des Unterarms und liegt bei 25% der Menschen über eine Strecke von etwa 2,5 cm dem Radius gegenüber der Tuberositas radii ungeschützt an (sog. „bare area"; Spinner 1972). Hat der Ast zum Supinator den N. interosseus posterior nicht schon proximal dieses Kanals verlassen, so entspringt er aus ihm während seiner Passage durch den Muskel.

Der proximale Rand des oberflächlichen Supinatorkopfes ist bei 30% der Erwachsenen sehnig verändert und bildet dann einen Sehnenbogen, der von der Spitze des Epicondylus lateralis humeri etwa 1 cm kaudalwärts verläuft, um dann an der medialen Fläche desselben Epicondylus lateralis anzusetzen (Spinner 1968, 1972, 1978). Ein solcher sehnig veränderter proximaler Rand des oberflächlichen Supinatorkopfes wird als *Arkade von Frohse* (Frohse u. Fränkel 1908) bezeichnet (Abb. 110). Spinner (1968) fand sie in seinem Sektionsgut nur bei Erwachsenen, nie aber bei Feten und vermutete, daß sich der zunächst immer muskuläre obere Rand des Supinators im Laufe des Lebens durch repetitive Pronation und Supination des Arms sehnig umwandelt.

Der Austritt des N. interosseus posterior aus dem Supinatorkanal liegt etwa 8 cm distal des Epicondylus lateralis humeri auf der Streckseite des Unterarms (Spinner 1972, 1978) zwischen dem M. extensor digitorum communis (ulnar) und dem M. extensor carpi radialis brevis (radial). Hier teilt er sich fächerförmig auf und versorgt die oberflächliche (M. extensor digitorum communis, M. extensor

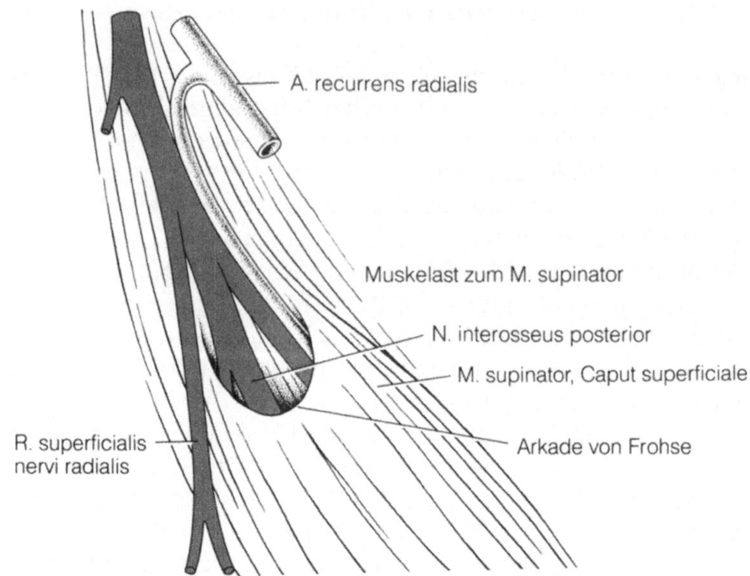

Abb. 110. Arkade von Frohse (sehniger proximaler Rand des oberflächlichen Supinatorkopfes). Unter der Arkade von Frohse liegen tiefer Radialisast (N. interosseus posterior), Muskelast zum M. supinator und die A. recurrens radialis. (Nach Spinner 1978)

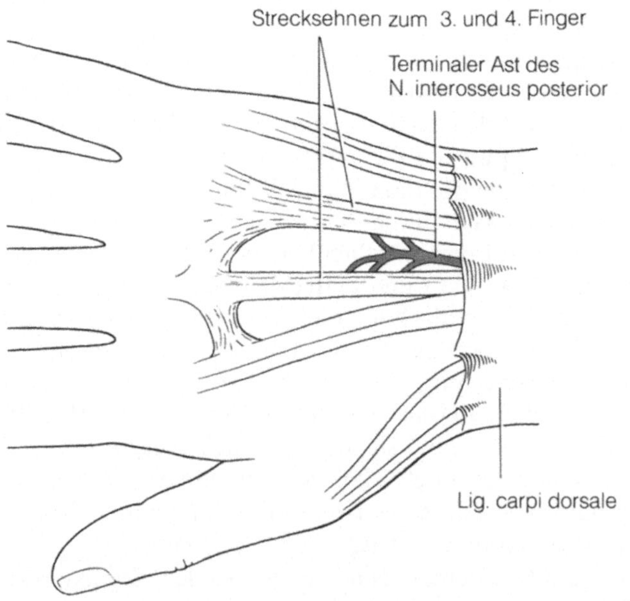

Abb. 111. Lagebeziehungen des terminalen N. interosseus posterior am rechten dorsalen Handgelenk. Dieser Endast liegt unter dem Lig. carpi dorsale und kann zwischen den Strecksehnen des 3. und 4. Fingers aufgesucht werden

carpi ulnaris, M. extensor digiti minimi) und tiefe Gruppe der Streckmuskeln am Unterarm (Mm. extensor pollicis longus et brevis, M. abductor pollicis longus und M. extensor indicis). Nachdem ihn diese Muskeläste verlassen haben, zieht er auf der Membrana interossea distalwärts, liegt unter dem Lig. carpi dorsale und verdickt sich am distalen Rand dieses Bandes (Linell 1921; Sunderland 1978), bevor er sich in seine Endäste zum distalen Radius und zur Ulna sowie zu Handwurzel und Handwurzelgelenken aufteilt (Articulationes radiocarpea, intercarpea et carpometacarpeae) (Abb. 111).

1.3 Ramus superficialis nervi radialis

Der rein sensible oberflächliche Ast des N. radialis (Abb. 112) schließt sich der Unterseite des M. brachioradialis an und ist mit dessen Faszie eng verbunden. Zunächst unter dem Bauch, dann unter der Sehne dieses Muskels gelegen, tritt er später auf der Dorsalseite des Unterarms und penetriert dann sogleich die Fascia antebrachii am Übergang vom mittleren zum distalen Drittel des Unterarms. Auf der Fascia antebrachii liegt er dann unter dem Venennetz und teilt sich schließlich in mindestens 2 Äste, die sich weiter distal in die dorsalen Digitalnerven (Nn. digitales dorsales proprii) aufspalten.

Das Versorgungsgebiet dieses Radialisastes ist sehr variabel. Meist innerviert er die Haut des radialen Handrückens bis zu einer Linie durch die Achse des Ringfingers, die Haut des gesamten dorsalen Daumens, des radialen Thenars sowie der Grundphalangen des Zeigefingers, des Mittelfingers und der Radialhälfte des Ringfingers (Hovelacque 1927; Kopell u. Thompson 1976; Sunderland 1978). Überlappungen mit dem M. cutaneus antebrachii des N. musculocutaneus und dem R. dorsalis nervi ulnaris sind allerdings so häufig, daß es nach Lanz u. Wachsmuth (1959) am Handrücken weder für den N. ulnaris noch für den R.

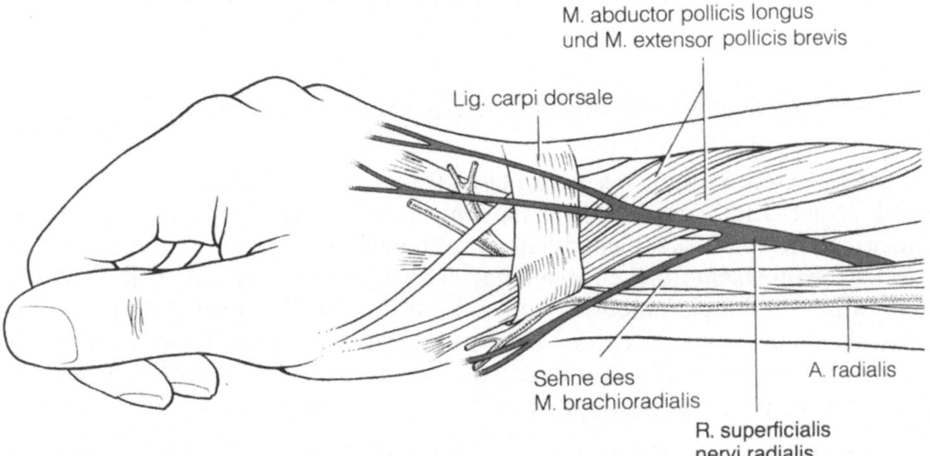

Abb. 112. R. superficialis nervi radialis am distalen Unterarm und am Handgelenk. Der oberflächliche Radialisast tritt unter der Sehne des M. brachioradialis hervor, durchbohrt dann die Unterarmfaszie und verläuft auf ihr zur Hand

superficialis nervi radialis Areae propriae oder Autonomgebiete gibt. Stopford (1918) fand bei 12 Patienten mit vollständiger Durchtrennung des R. superficialis nervi radialis in je 33% Sensibilitätsstörungen entweder an der Dorsalseite des Daumens und über dem Metacarpale I oder zusätzlich im Spatium interosseum dorsale I und dem ulnaren Zeigefinger. In je 17% reichten die sensiblen Ausfälle entweder bis zur Mitte oder schlossen auch die Ulnarseite des Mittelfingers ein.

1.4 Anatomische Varianten

Axilla

Im Bereich der Axilla sind Penetrationen des N. radialis durch eine akzessorische A. subscapularis und akzessorische Muskeln beschrieben worden (Wree 1983). Diese Mitteilungen entstammen aber anatomischem Sektionsgut und haben bisher keine gesicherte klinische Relevanz.

Oberarm

Folgende Varianten sind möglich:

Unmittelbar vor dem Durchtritt des N. radialis durch das Septum intermusculare laterale kann der proximale (laterale) Kopf des M. triceps brachii sehnig vom Humerus entspringen. Diese Sehnenzüge ziehen über den N. radialis. Von ihnen können zusätzliche Muskelfasern als vermutlich akzessorischer Teil des Caput proximale des M. triceps brachii entspringen (Lotem et al. 1971; Manske 1977; Steudel u. Gräfin Vitzthum 1983; Wilhelm 1976a; Wilhelm u. Suden 1985).

Penetration des N. radialis durch das Caput proximale des M. triceps brachii (Lubahn u. Lister 1983).

Bei Fusion oder fehlender Trennung von M. brachialis und brachioradialis (Spinner 1972, 1978) kann das Aufsuchen des N. radialis erschwert sein.

Unterarm

Der R. profundus nervi radialis seu N. interosseus posterior zeigt folgende Varianten:

Sehnige Umwandlung des proximalen Randes des M. extensor carpi radialis brevis. Nach anatomischen Untersuchungen von Kopell u. Thompson (1976) entspringt dieser Muskel nicht allein vom Epicondylus lateralis humeri, sondern zusätzlich von einem fibrösen Band, das sich von hier über die Mitte des volaren Unterarms zur Fascia antebrachii ausspannt. Er wird bei Pronation des Arms gespannt. Eine komprimierende Wirkung des proximalen Randes dieses Muskels auf den N. interosseus posterior beobachteten Spinner (1972) an Leichenarmen und Lister et al. (1979) intraoperativ.

Statt zwischen oberflächlichem und tiefem Supinatorkopf kann der Nerv auf dem Supinator verlaufen (Hovelacque 1927; Learmonth 1933; Woltman u. Learmonth 1934). In diesen Fällen fehlte der oberflächliche Kopf dieses Muskels (Spinner 1972).

Liegt der tiefe Supinatorkopf distaler als der oberflächliche, dann verläuft der Interosseus posterior über eine kurze Strecke direkt auf dem Radius, und zwar in der Höhe der Tuberositas radii. Das ist bei 25% der menschlichen Arme der Fall (Spinner 1972). Auf dieser 3 cm langen und ca. 7,5 mm breiten Strecke ist der Nerv besonders bei Frakturen des Radius gefährdet.

Der Muskelast zum Extensor carpi radialis brevis kommt nicht aus dem N. radialis, sondern entspringt im Supinatorkanal aus dem M. interosseus posterior und penetriert den M. supinator (Linell 1921). Bei einer Kompression des Interosseus posterior an dieser Stelle ist in einem solchen Fall deshalb auch mit einer Parese des M. extensor carpi radialis brevis zu rechnen.

Ein separater Ast zum M. abductor pollicis longus und M. extensor pollicis brevis penetriert den oberflächlichen Supinatorkopf (Harburger 1924).

Der Muskelast zu den Mm. abductor pollicis longus, extensor pollicis longus und extensor indicis verläuft auf dem oberflächlichen Supinatorkopf, während der übrige Teil des Interosseus posterior zwischen beiden Köpfen liegt (Krause 1880, zit. n. Spinner 1972; Luschka 1865).

Anastomose zwischen Interosseus posterior und Interosseus anterior (N. mediani), die durch die Membrana interossea verläuft (Rauber 1868). Sie existierte vermutlich bei den Vorfahren der Säugetiere, wurde aber im Rahmen der phylogenetischen Trennung des Plexus brachialis in ventrale und dorsale Armnerven aufgegeben (Straus 1941). Eine Passage funktionell bedeutender Nervenfasern durch die Membrana interossea ist beim Menschen nicht bekannt (Spinner 1972, 1978).

Varianten des *R. superficialis nervi radialis* sind folgende:

Der oberflächliche Ast kann einseitig oder beidseitig fehlen (Appleton 1911/12; Hepburn 1887; Hutton 1906; Linell 1921; Sunderland 1948). Während dies bei Beuteltieren regelmäßig der Fall ist (Straus 1941), stellt sein Fehlen bei Säugetieren und beim Menschen eine Rarität dar. Der R. superficialis wird dann in der Regel durch einen Ast aus dem N. cutaneus antebrachii lateralis des N. musculocutaneus ersetzt.

Penetration des R. superficialis durch den Bauch des M. extensor carpi radialis brevis. Kopell u. Thompson (1976) beobachteten 4 Patienten mit einer solchen Kompressionsneuropathie des R. superficialis nervi radialis. Bei allen penetrierte er den M. extensor carpi radialis brevis von unten her, lief eine kurze Strecke innerhalb dieses Muskels, um ihn dann wieder zu verlassen und seinen normalen Verlauf fortzusetzen.

Anastomose zwischen N. cutaneus antebrachii lateralis des N. musculocutaneus und R. superficialis nervi radialis am distalen Unterarm (Linell 1921).

Hand

Die sensible Versorgung des Handrückens, des Daumens und der Grundphalangen der Finger ist äußerst variabel:

Der R. superficialis nervi radialis kann den gesamten dorsalen Handrücken, den gesamten dorsalen Daumen und die gesamte Haut über den Grundphalangen aller Finger versorgen (Foerster 1929; Hepburn 1887; Learmonth 1919; Sunderland 1978).

Bei Fehlen des R. superficialis nervi radialis können der gesamte Handrücken, der dorsale Daumen sowie die Grundphalangen aller Finger vom M. cutaneus antebrachii lateralis des N. musculocutaneus innerviert werden (Hutton 1906).

Regelmäßige Anastomose zwischen oberflächlichem Radialisast einerseits und R. dorsalis manus des N. ulnaris oder N. cutaneus antebrachii lateralis des N. musculocutaneus andererseits (Foerster 1929; Hirasawa 1931; Hovelacque 1927; Luschka 1865; Testut u. Latarjet 1949).

Anastomose zwischen einem Ast des R. superficialis nervi radialis und dem R. palmaris nervi mediani am Daumenballen (Testut u. Latarjet 1949).

Froment-Raubersche Anastomose (Bichat 1802, zit. n. Spinner 1972; Froment 1846, zit. n. Spinner 1972; Hovelacque 1927; Rauber 1865), oder Froment-Rauberscher Nerv (Spinner 1972, 1978).

Daß die Mm. interossei dorsales I, II und III gelegentlich durch einen Endast des N. interosseus posterior innerviert werden können, wurde zunächst von Froment (1846, zit. n. Spinner 1972) und später von Rauber (1865) beschrieben. Als anatomisches Substrat dafür galt eine Anastomose zwischen diesem Endast und dem R. profundus nervi ulnaris, die erstmals von Bichat (1802, zit. n. Spinner 1972) gesehen wurde. Rauber (1865) hat zudem eine potentielle Anastomose zwischen dem R. superficialis nervi radialis und dem tiefen Ulnarisast beschrieben.

Es gibt keine klinischen Berichte, nach denen eine Radialisparese zu einem Ausfall eines oder aller 3 radialen Mm. interossei dorsales geführt hätte. Anastomosen zwischen den Nerven der dorsalen und der volaren Muskelschicht und damit zwischen N. radialis und N. ulnaris kommen zwar bei Amphibien und Reptilien vor, aber kaum oder gar nicht beim Menschen (Straus 1941). Spinner (1972) hält es für wahrscheinlicher, daß ein Faseraustausch zwischen N. ulnaris und N. radialis im Bereich des Plexus brachialis stattfindet. Er spricht deshalb auch nicht von der Froment-Rauberschen Anastomose, sondern vom Froment-Rauberschen Nerv oder der „Froment-Rauber interneural communication".

Akzessorischer M. extensor indicis, der sogenannte M. extensor brevis manus indicis (Spinner 1972). Auf dem Handrücken gelegen, entspringt er am dorsalen distalen Radius sowie dem Os lunatum und setzt an der Sehne des M. extensor indicis an. Er wird vom N. interosseus posterior innerviert und kann z. B. als Ganglion fehlgedeutet werden. Im Gegensatz zum Ganglion ist er aber elektrisch erregbar.

2 Kompressionssyndrome des Nervus radialis und seiner Äste

Kompressionssyndrome des N. radialis kommen an verschiedenen Stellen seines Verlaufs vor (Abb. 113). Aus der Verteilung der neurologischen Störungen läßt sich auf die Höhe der Läsion schließen. Die Ausfallserscheinungen müssen aber nicht das gesamte abhängige Versorgungsgebiet umfassen, sondern können zumindest in der Frühphase der Kompression auf einen Teil der Muskeln beschränkt bleiben. Es empfiehlt sich, die Kompressionssyndrome nach ihrer Loka-

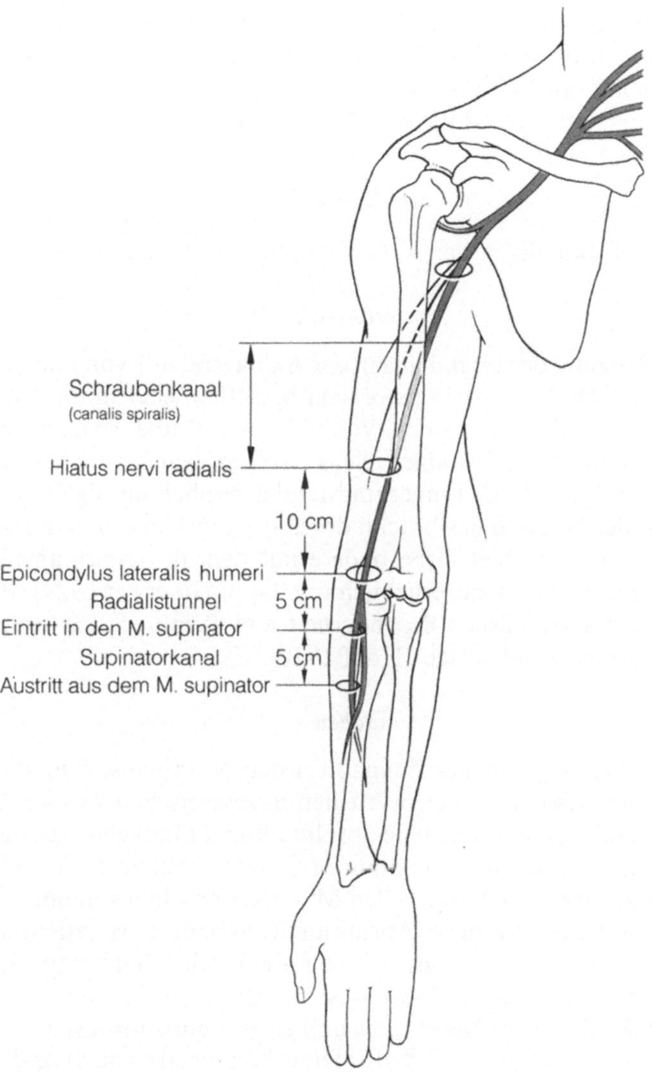

Abb. 113. Abstände der anatomischen Engpässe des N. radialis vom Epicondylus lateralis humeri (in cm)

lisation zu ordnen und dann getrennt abzuhandeln:

– Axilla;
– Oberarm: Der Radialisverlauf am Oberarm ist in 2 Abschnitte unterteilbar: a) Canalis spiralis (endet am Septum intermusculare laterale 10 cm proximal des Epicondylus lateralis humeri) und b) Septum intermusculare laterale bis Epicondylus lateralis humeri;
– Epicondylus lateralis humeri bis zum proximalen Rand des M. supinator (sog. Radialistunnel von Roles u. Maudsley 1972);

- Supinatorkanal (Verlauf des N. interosseus posterior zwischen oberflächlichem und tiefem Kopf des M. supinator) vom Hiatus superior bis zum Hiatus inferior canalis supinatorii von Frohse u. Fränkel (1908);
- R. superficialis in Handgelenksnähe;
- N. interosseus posterior am dorsalen Handgelenk.

2.1 Axilla

Läsionen des N. radialis in der Axilla sind besonders selten.

Symptomatik

Bei einer Schädigung des N. radialis in der Axilla sind alle von ihm versorgten Muskeln einschließlich des M. triceps brachii betroffen, ebenso die Nn. cutanei brachii et antebrachii dorsales. Beim Vollbild einer Radialisparese auf dieser Höhe ist die Streckung des Ellenbogengelenks aufgehoben, ferner bestehen Fallhand und eine Unfähigkeit, die Finger im Metakarpophalangealgelenk zu strekken. Eine Läsion des N. cutaneus brachii dorsalis kann klinisch inapparent sein, da sich sein Versorgungsgebiet insbesondere mit dem des N. cutaneus brachii lateralis des N. musculocutaneus erheblich überlappt (Foerster 1929). Bei Kompression durch eine anatomische Besonderheit und Tumoren sind progrediente neurologische Ausfälle zu erwarten (Hopf 1970).

Ursachen

Die Axilla ist kein eigentlicher Engpaß für den N. radialis. Radialisläsionen durch anatomische Besonderheiten wie einen akzessorischen Muskel oder den Nerven penetrierende Gefäße sind eine absolute Rarität und eher aus den anatomischen Präpariersälen als aus der klinischen Praxis bekannt. Wree (1983) beschrieb einen akzessorischen Muskel, den M. coracobrachialis minor (Ursprung am Processus coracoideus scapulae, Ansatz an der Sehne des M. latissimus dorsi), der die Axilla von unten einengte und den N. radialis erheblich komprimierte. Ob der Mann zu Lebzeiten eine Radialisparese gehabt hatte, ist unbekannt. Hopf (1970) beschrieb 2 Fälle eines Neurinoms und eines Neurofibroms am Übergang vom Fasciculus posterior zum N. radialis. Diese können aber nicht zu den eigentlichen Kompressionssyndromen gezählt werden. Häufigste Ursache einer Radialisparese ist die falsche Verwendung einer Krücke, die das Körpergewicht tragen muß und den N. radialis zwischen Humerus und Sehnen der Mm. latissimus dorsi und teres major komprimiert. Professionelle Druckschäden kommen bei Tätigkeiten vor, bei denen Hebel mit der Achsel gehalten oder gedrückt werden müssen, z. B. bei Metallprägern (Bodechtel 1974). Mumenthaler u. Schliack (1982) berichteten von einem Mädchen, bei dem eine solche Parese auftrat, nachdem sie sich in einer überfüllten Straßenbahn ungewöhnlich lange mit hocherhobenem Arm an einem Griff festgehalten hatte. Hall (1982) teilte eine axilläre Radialisparese durch einen zu weit lateral implantierten Herzschrittmacher mit. Makin u. Brown (1985) berichteten die isolierte Läsion des N. cutaneus brachii dorsalis bei einem Trommler. Als Ort der Schädigung nahmen sie den Verlauf des Nervs um den langen Trizepskopf an.

Apparative Diagnostik

Neben der neurophysiologischen Diagnostik sollte der Oberarm geröntgt werden, um Veränderungen des Humerusschaftes und seiner Umgebung zu erkennen bzw. auszuschließen.

Differentialdiagnose

Eine schwere Radialisparese in der Axilla macht aufgrund der Verteilung der motorischen und sensiblen Ausfälle in der Regel keine differentialdiagnostischen Schwierigkeiten, zumal in den meisten Fällen eine exogene Ursache erkennbar ist.

Therapie

Die Therapie dieser Paresen ist konservativ. Wäre eine anatomische Anomalie die Ursache, so würde man den Nerven in der Achselhöhle freilegen und die komprimierende Struktur resezieren. Die Prognose der Krückenlähmung ist selbst dann noch gut, wenn schwere motorische Ausfälle bestehen (Sunderland 1945).

2.2 Oberarm

Symptomatik

Bei der Behandlung der klinischen Symptomatik sollten die exogenen Radialisschädigungen im Verlauf des Canalis spiralis (sog. Parkbanklähmung) von den übrigen Kompressionsschäden getrennt werden. Die klinische Symptomatik hängt von der zugrundeliegenden Ursache der Radialisschädigung ab.

Patienten mit einer *Parkbanklähmung* oder Saturday night palsy sind meist Männer mittleren oder höheren Alters, häufig Alkoholiker. Initiales Symptom sind Lähmungen, die meist beim Aufwachen, also plötzlich, auftreten. Schmerzen fehlen immer. Der M. triceps brachii ist stets ausgespart, da seine Äste den N. radialis schon vor Eintritt in den Canalis spiralis verlassen haben. Streckung des Armes im Ellenbogengelenk und Trizepssehnenreflex sind deshalb erhalten. Der erste betroffene Muskel ist der M. brachioradialis. Die Streckschwäche des Handgelenks ist symmetrisch. M. supinator, Extension der Finger im Metakarpophalangealgelenk sowie Streckung und Abduktion des Daumens sind eingeschränkt. Darüber hinaus findet sich eine Hypästhesie im Versorgungsgebiet des N. cutaneus antebrachii dorsalis am Unterarm und des R. superficialis nervi radialis an der Hand, besonders am dorsalen Daumen und dem Spatium interosseum dorsale I. Das Bild einer kompletten Radialisparese mit gleichmäßiger Beteiligung aller Muskeln und Sensibilitätsstörungen ist eher die Ausnahme. Die Symptome können von Patient zu Patient unterschiedlich ausgeprägt sein (Hudson et al. 1982; Sunderland 1945; Trojaborg 1970). Vermutlich sind nicht alle Faszikel des Nervs gleichermaßen von der Kompression betroffen (Stewart u. Aguayo 1984).

Die Beschwerden der Patienten mit einer *spontanen Radialisschädigung* am Oberarm in der Umgebung des Hiatus nervi radialis (Durchtritt durch das Septum intermusculare laterale) (Abb. 114) werden in der Regel durch eine brüske, starke Anspannung oder chronische Überlastung des M. triceps brachii ausge-

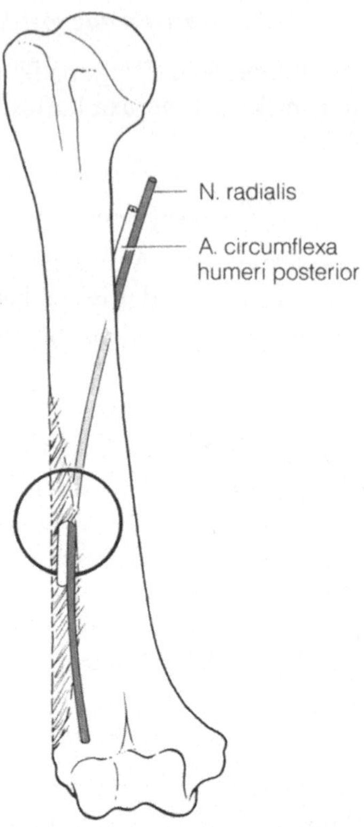

Abb. 114. Hiatus nervi radialis, Durchtritt des N. radialis durch das Septum intermusculare laterale ca. 10 cm proximal des Epicondylus lateralis humeri (*Kreis*). Der N. radialis wird hier von der A. circumflexa humeri posterior begleitet

löst. Initiales Symptom sind Paresen der radialisversorgten Muskulatur unterschiedlicher Ausprägung. Der M. triceps brachii ist nie betroffen, da sein Muskelast weit proximal der Enge den Hauptstamm des Nervs verlassen hat. Erster betroffener Muskel ist der M. brachioradialis. Die Parese kann mit einer Streckschwäche des 5. Fingers im Metakarpophalangealgelenk beginnen (M. extensor digiti quinti), kann aber auch sogleich alle langen Fingerstrecker sowie die Mm. extensores carpi betreffen oder unterschiedlich schnell progredient verlaufen. Schmerzen fehlen meistens, nur bei den beiden Patienten von Burns u. Lister (1984) waren sie das Initialsymptom, bei beiden war der N. radialis aber nicht von außen komprimiert. 15 der 20 Patienten von Wilhelm u. Suden (1985) entwickelten sekundär Schmerzen, meist in der Gegend des Epicondylus lateralis humeri, selten über dem Processus styloideus radii oder am dorsalen Handrücken. Bei 19 ihrer 20 Patienten ließ sich ein Tinelsches Zeichen über dem N. radialis in der Region des Engpasses auslösen. Die Mehrzahl hatte zudem sensible Störungen, die fast gleich häufig das Versorgungsgebiet des N. cutaneus antebrachii dorsalis und des R. superficialis nervi radialis betrafen. 3 Patienten hatten sogar eine Hypästhesie im Bereich des N. cutaneus brachii posterior. Dies erscheint unverständlich, da dieser Nerv bereits in der Axilla den N. radialis verläßt.

Während auch Lotem et al. (1971) sowie Burns u. Lister (1984) ähnliche sensible Ausfälle beobachteten, fehlten sie bei den Patienten von Manske (1977) sowie von Stöhr u. Reill (1980) gänzlich. Der Patient, über den die letztgenannten Autoren berichteten, hatte progrediente Paresen, die erst später von Schmerzen im Ellenbogen begleitet waren.

Ursachen

Der N. radialis ist in seinem Verlauf im Canalis spiralis für exogene Druckschäden besonders disponiert, da er hier dem Periost des Humerus direkt anliegt. Begriffe wie Parkbanklähmung, Saturday night palsy und Paralysie des ivrognes bezeichnen eine Radialisparese an dieser Stelle. Pathogenetisch liegt ihr eine lokale Demyelinisierung am Ort der Kompression zugrunde (Trojaborg 1970). Eine solche Kompression tritt dann auf, wenn der abduzierte Arm lange Zeit über die Kante eines Bettes oder Tisches oder die Lehne eines Stuhles oder einer Bank hängt. Gefährdet sind Patienten im Koma oder in unnatürlich tiefem Schlaf, z. B. nach Alkoholintoxikation. Gefährdet sind auch Patienten in Narkose, bei denen der Arm aufgrund unsachgemäßer Lagerung über die Kante des Operationstisches hängt und Patienten in reduziertem Ernährungszustand (Pierrot-Deseilligny u. Bergego 1979). Der N. radialis kann im Canalis spiralis auch dann geschädigt werden, wenn der Kopf lange auf dem stark abduzierten Oberarm liegt.

Proximal seiner Passage durch das Septum intermusculare laterale, des sog. Hiatus nervi radialis, können sehnige oder muskuläre Verbindungen des Caput proximale mit dem Humerus den N. radialis von dorsal komprimieren (Lotem et al. 1971; Manske 1977; Wilhelm 1970a, b, 1976; Wilhelm u. Suden 1985).

Pickering (1981) berichtete über einen Jogger, bei dem eine Radialisirritation mit Parästhesien und Hypästhesien an Unterarm und Handrücken regelmäßig nach Laufstrecken von mehr als 6,5 km auftraten. Er hatte die Angewohnheit, mit stark gebeugten Armen zu laufen. Der Autor nahm eine Kompression des Nervs zwischen M. triceps brachii und Humerus an (nicht operativ bestätigt, spontan gebessert).

Lenn u. Hamill (1983) sahen eine kongenitale Radialisparese, die lediglich den M. triceps brachii aussparte. Während der Geburt war der Mutter ein Barbiturat gegeben worden.

Phalen et al. (1971) entfernten ein Lipom, das den N. radialis im Canalis spiralis komprimiert hatte.

Burns u. Lister (1984) beschrieben 3 Radialis- bzw. Interosseus-posterior-Paresen, bei denen der Nerv an 1 oder 2 Stellen sanduhrförmig eingeschnürt war, ohne durch ein Band oder irgendeine andere Struktur von außen komprimiert gewesen zu sein. Die Läsion lag bei einem Patienten proximal des Septum intermusculare laterale, bei den beiden anderen distal davon.

Der Durchtritt des N. radialis durch das Septum intermusculare laterale, der sog. Hiatus nervi radialis, ist ein physiologischer Engpaß. Durch ihn zieht der Nerv zusammen mit A. und V. profunda brachii von der Dorsalseite auf die Ventralseite des Oberarms. Operativ bestätigte Kompressionen des N. radialis an dieser Stelle wurden von Wilhelm (1970b, 1976) sowie von Wilhelm u. Suden

(1985) berichtet. Die gleiche Lokalisation nahmen Preston u. Grimes (1985) bei 4 Patienten mit Radialisschädigung an, die im Rahmen eines akinetischen Parkinson-Syndroms mehrere Tage immobil gewesen waren.

Wilhelm (1970 b) bezeichnet die Radialisschädigungen in der Umgebung des Hiatus nervi radialis als *proximales Radialiskompressionssyndrom*. Die klinische Symptomatik wird entweder durch eine chronische Überbeanspruchung des M. triceps brachii – z. B. bei Maurern und Zimmerleuten – oder durch eine plötzliche starke Anspannung des Muskels ausgelöst, wie durch den Wurf eines Balles (Feldman et al. 1983; Wilhelm 1970 b; Wilhelm u. Suden 1985). Das Caput distale des M. triceps brachii entspringt zusätzlich zur Dorsalfläche des Humerus von beiden Septa intermuscularia und vergrößert damit die Ursprungsfläche dieses Muskels (Lanz u. Wachsmuth 1959). Die Anspannung des Trizeps übt Zug auf das Septum intermusculare laterale und auf die Bindegewebs- oder Muskelzüge aus, die den N. radialis komprimieren und die klinischen Symptome auslösen können. Spinner (1978, 1980) erwähnt Radialisläsionen an dieser Stelle überhaupt nicht. Man kann daraus zumindest schließen, daß sie sehr selten sind, wenn auch Wilhelm u. Suden (1985) über 20 Fälle berichteten, die sie in einem Zeitraum von 16 Jahren beobachteten. Nur in 2 davon war eine anatomische Besonderheit die auslösende Ursache des proximalen Radialiskompressionssyndroms, bei den übrigen 18 waren es akute oder chronische Überbeanspruchung des M. triceps, Osteitis des Humerus oder Frakturkallus.

Kompressionen des N. radialis zwischen Septum intermusculare laterale und Epicondylus lateralis humeri kommen kaum vor. Stöhr u. Reill (1980) sahen eine Radialisläsion in dem Kanal zwischen M. brachialis und M. brachioradialis. Der Nerv war an den beiden Muskeln bindegewebig fixiert.

Nigst (1981) berichtete über einen Patienten mit Engpaßsyndrom des N. cutaneus antebrachii dorsalis durch ein verdicktes fibröses Dach an seiner Durchtrittsstelle durch die Fascia brachii am Oberarm.

Apparative Diagnostik

Es sollten stets Röntgenaufnahmen des Oberarms angefertigt werden, um eventuelle knöcherne Veränderungen, die zu einer Schädigung des N. radialis führen können, nachzuweisen oder auszuschließen. Daneben sind eingehende neurographische und nadelelektromyographische Untersuchungen des N. radialis und der von ihm innervierten Muskeln notwendig.

Neurographisch wurden verschiedene Methoden verwendet. Gassel u. Diamantopoulos (1964) stimulierten den N. radialis am Erbschen Punkt, am mittlerem Oberarm und 5 cm oberhalb des Epicondylus lateralis. Die Ableitung evozierter Muskelaktionspotentiale erfolgte mit Nadelelektroden von M. anconeus, M. brachioradialis und M. extensor digitorum communis. Eine etwas davon abweichende Technik wurde von Jebsen (1966) angegeben, der den N. radialis am Erbschen Punkt, 6–7 cm proximal des Epicondylus lateralis sowie proximal des Processus styloideus ulnae, mit Oberflächenelektroden reizte und Muskelaktionspotentiale vom M. extensor indicis ableitete. Eine Radialischädigung wurde von ihm dann angenommen, wenn die Leitgeschwindigkeit im Oberarmsegment unter

60 m/s lag oder um mehr als 6 m/s niedriger war als die Leitgeschwindigkeit im Unterarmsegment.

Trojaborg u. Sindrup (1969) untersuchten sowohl motorische als auch sensible Anteile des N. radialis. Sie verwendeten zur Stimulation der motorischen Nervenfasern und zur Ableitung der sensiblen Nervenaktionspotentiale nervennah applizierte Nadelelektroden, die in Höhe des Erbschen Punktes, am Oberarm an 2 Orten, 18 cm proximal des Epicondylus medialis sowie 6 cm proximal des Epicondylus lateralis, am Ellenbogen zwischen M. brachioradialis und Bizepssehne, ferner am Unterarm 8 cm proximal des Processus styloideus ulnae bzw. am R. superficialis nervi radialis in Höhe des Handgelenks eingestochen wurden. Muskelaktionspotentiale wurden mit konzentrischen Nadelelektroden vom M. extensor indicis, M. brachioradialis, M. extensor digitorum communis und vom M. triceps brachii abgeleitet (Abb. 115). Der R. superficialis wurde entweder mit Ringelektroden am Daumen oder mit Nadel- oder Oberflächenelektroden in Höhe des Handgelenks stimuliert (Abb. 116). Die motorische Nervenleitgeschwindigkeit im Oberarmbereich lag bei 69 ± 5 m/s; im Unterarmbereich war sie mit $62 \pm 5,1$ m/s um etwa 10% niedriger. Die sensiblen Nervenleitgeschwindigkeiten zeigten in den Unterarm- und Oberarmsegmenten mit $66 \pm 3,5$ m/s bzw. $67 \pm 6,5$ m/s nahezu identische Werte.

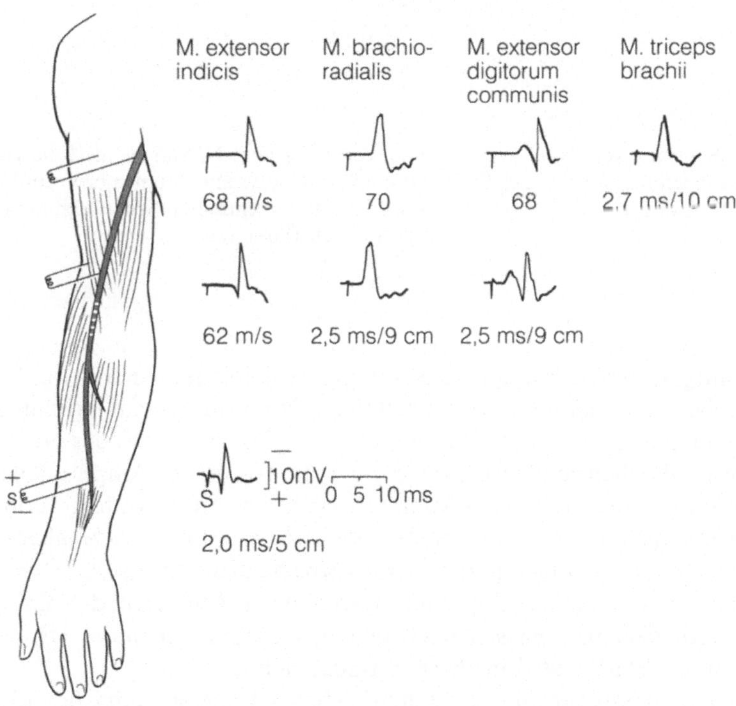

Abb. 115. Motorische Leitgeschwindigkeiten (m/s) und Latenzen (ms/cm) im N. radialis nach Stimulation (*S*) in Höhe von Axilla, Ellenbogen und distalem Unterarm; Ableitung von M. extensor indicis, M. brachioradialis, M. extensor digitorum communis und M. triceps brachii. (Aus Trojaborg u. Sindrup 1969)

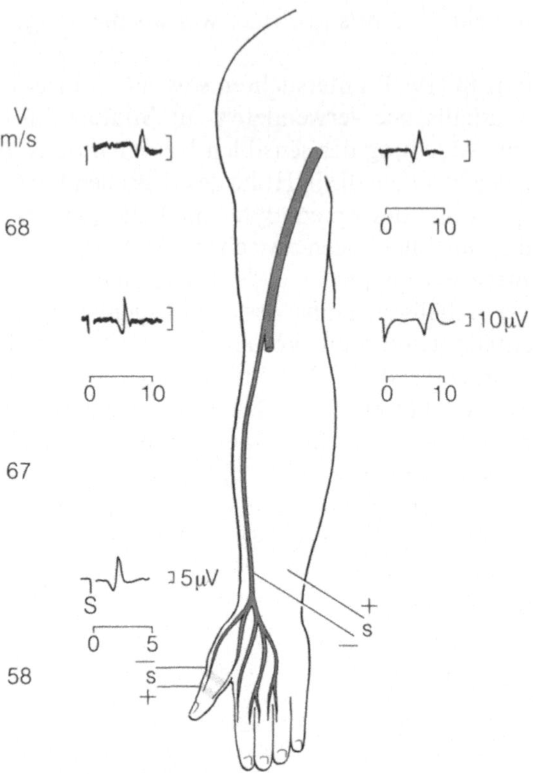

Abb. 116. Sensible Nervenaktionspotentiale, abgeleitet vom N. radialis in Höhe von Handgelenk, Ellenbogen und Axilla nach Stimulation (*S*) des Nervs am Daumen bzw. am Handgelenk. Die *Zahlen links* geben die Leitgeschwindigkeiten in den einzelnen Segmenten an. (Aus Trojaborg u. Sindrup 1969)

Trojaborg (1970) konnte 29 Patienten mit Druckparesen, die während des Schlafs aufgetreten waren, untersuchen und zum Teil auch den Verlauf verfolgen. Motorische Nervenleitgeschwindigkeiten im Oberarmsegment lagen in den ersten 2 Wochen nach Auftreten der Lähmung etwa 50% unterhalb des Normbereichs, nach etwa 7 Wochen zeigten sie wieder normale Werte. Die Amplituden evozierter Muskelaktionspotentiale nach Stimulation in der Axilla waren, verglichen mit denen nach distaler Reizung, anfänglich z. T. auf unter 10% abgefallen und kehrten nach 50–80 Tagen in den Normbereich zurück. Sensible Nervenaktionspotentiale, in der Axilla abgeleitet, waren nach Auftreten der Lähmung auf 1–4 µV reduziert und wiesen nach dem genannten Zeitraum wieder normale Werte von 6–20 µV auf. Ein Beispiel findet sich in Abb. 117.

Nadelelektromyographisch fanden sich bei Untersuchung des M. extensor digitorum communis in 20 von 29 Fällen Fibrillationspotentiale und/oder positive scharfe Wellen. Diese Veränderungen zeigen, daß es nicht nur zu einer bloßen Demyelinisierung (Neurapraxie), sondern auch zu einer Axondegeneration (Axonotmesis) kommt.

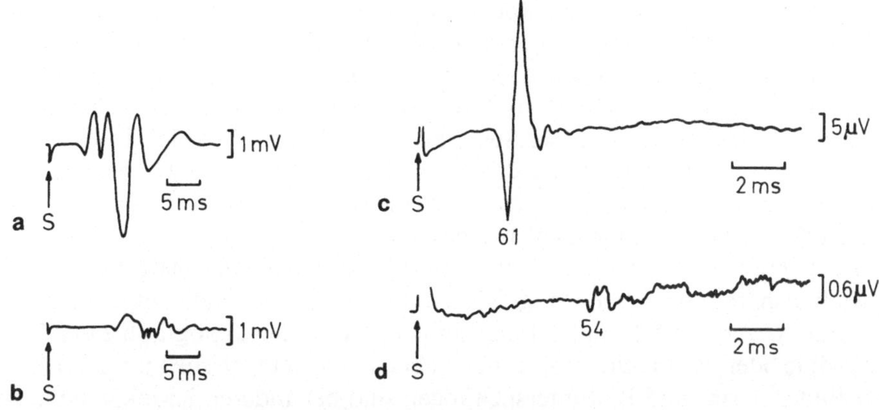

Abb. 117a–d. Neurographische Befunde bei einem 40jährigen Patienten 3 Wochen nach einer Radialisdruckläsion im Oberarmbereich. **a, b** Muskelaktionspotentiale aus dem M. extensor digitorum communis. Die Nervenleitgeschwindigkeit im Segment Axilla-Ellenbeuge betrug 38 m/s; die Amplitude des Muskelaktionspotentials bei proximaler Stimulation (*S*) war im Vergleich zur distalen Reizung auf 17% erniedrigt. **c, d** Nervenaktionspotentiale des sensiblen Radialisanteils bei Ableitung in Höhe der Ellenbeuge (**c**) und in Höhe der Axilla (**d**) nach Stimulation des Nervs am Handgelenk. Während die Nervenleitgeschwindigkeit im Bereich des Unterarmsegmentes mit 61 m/s im Normbereich liegt, findet sich eine mäßige Herabsetzung auf 54 m/s im Oberarmsegment. Bemerkenswerter ist jedoch die deutliche Amplitudenreduktion des Nervenaktionspotentials (0,7 µV) bei Ableitung in der Axilla, die nur noch 1,7% im Vergleich zur Amplitude des Nervenaktionspotentials des N. radialis bei Ableitung in Höhe der Ellenbeuge (41,5 µV) beträgt

Bei einem Patienten mit einer Tourniquetparalyse fand Trojaborg (1977) 7 Monate nach Auftreten der Läsion noch eine um 36% gegenüber der Norm reduzierte motorische Leitgeschwindigkeit im Oberarmsegment. Die sensible Leitgeschwindigkeit war um 50% reduziert. Die Amplituden evozierter Muskel- und Nervenaktionspotentiale waren um 50 bzw 86% vermindert. Nach 13 Monaten lagen motorische und sensible Nervenleitgeschwindigkeiten sowie Amplituden evozierter Muskel- und Nervenaktionspotentiale wieder im Normbereich.

Differentialdiagnose

Differentialdiagnostisch ist zunächst die Abgrenzung von *Radialisläsionen auf anderer Höhe* erforderlich. Bei einer Schädigung des Nervs in der Axilla sind alle von ihm versorgten Muskeln einschließlich des M. triceps brachii betroffen, der Trizepssehnenreflex ist abgeschwächt bis aufgehoben. Sensible Ausfälle bestehen in den Versorgungsgebieten des N. cutaneus antebrachii dorsalis und des R. superficialis nervi radialis.

Bei einer Schädigung des N. radialis am Oberarm ist der M. triceps ausgespart, bei einer Läsion in der Umgebung des Durchtritts durch das Septum intermusculare laterale auch der N. cutaneus antebrachii dorsalis, der hier den Hauptstamm verlassen hat. Eigenartigerweise beobachteten Wilhelm u. Suden (1985) bei 3 ihrer Patienten Sensibilitätsstörungen im Gebiet des N. cutaneus brachii dorsalis und bei 13 in dem des N. cutaneus antebrachii dorsalis. Dies erscheint aufgrund der anatomischen Gegebenheiten unverständlich.

Bei einer Radialisläsion distal der Teilung des Nervs in oberflächlichen und tiefen Ast ist praktisch immer der tiefe Ast oder der N. interosseus posterior betroffen. Im Gegensatz zu den Ästen zum M. extensor carpi ulnaris haben die Äste zu den Mm. brachioradialis und extensor carpi radialis longus et brevis den Hauptstamm des Nervs an dieser Stelle bereits verlassen. Die Hand weicht deshalb bei Dorsalextension wegen des Überwiegens der Radialextensoren nach radial ab. Außerdem fehlen bei der Interosseus-posterior-Parese sensible Ausfälle, da der R. superficialis nicht betroffen ist.

Die Abgrenzung gegenüber einer *zervikalen Radikulopathie* ist bei vollständiger Radialisparese nicht schwierig. Elektrophysiologische und röntgenologische Verfahren, gegebenenfalls unter Einschluß der Computertomographie der Halswirbelsäule oder der Myelographie, helfen bei der Differenzierung unklarer klinischer Bilder. Urin- und Blutuntersuchungen sind bei anderen Krankheitsbildern indiziert, die mit Paresen im Radialisgebiet einhergehen können. Dazu gehören *Neuropathien* im Rahmen von Schwermetallvergiftungen (besonders Blei), Diabetes, Porphyrie, Lepra, Periarteriitis nodosa und andere Erkrankungen.

Therapie

Die Behandlung der sog. Parkbanklähmung ist stets konservativ. Die neurologischen Ausfälle haben eine gute Prognose und bilden sich in aller Regel spätestens nach einigen Monaten vollständig zurück (Hudson et al. 1982; Sunderland 1945; Trojaborg 1970). Auch die spontanen Radialisparesen am Oberarm sollten primär immer konservativ durch Ruhigstellung und Antiphlogistika behandelt werden. Zusätzlich sind die Arbeitsabläufe zu überprüfen, falls diese die Beschwerden auslösen. Tätigkeiten, die immer wieder die Symptome verursachen, sind zu vermeiden. Eine gute Prognose haben die Störungen, die durch große Anspannung oder chronische Überbeanspruchung des M. triceps brachii ausgelöst wurden. Über die Verläufe nach allein konservativer Therapie solcher Radialisparesen gibt es allerdings kaum Mitteilungen. Alle 3 Patienten von Lotem et al. (1971) wurden spontan asymptomatisch; die Berichte anderer Autoren betreffen nur operativ bestätigte Radialisläsionen (Burns u. Lister 1984; Manske 1977; Steudel u. Gräfin Vitzthum 1983; Stöhr u. Reill 1980; Wilhelm 1970a, b, 1976; Wilhelm u. Suden 1985).

Versagen der konservativen Therapie, Progredienz oder Wiederauftreten der neurologischen Ausfälle sind Indikationen zur operativen Freilegung des N. radialis. Eine vorherige exakte neurophysiologische Untersuchung mit genauer Bestimmung der Höhe der Kompression ist unbedingt erforderlich. Bezüglich des Zeitpunkts der Operation kann man 6–8 Wochen unter konservativer Therapie abwarten.

Der N. radialis wird am distalen anterolateralen Oberarm zwischen M. brachialis und brachioradialis aufgesucht und proximalwärts verfolgt. Liegt die Kompression im Bereich des Hiatus nervi radialis oder proximal davon, so wird dieser gespalten. Gleiches gilt für komprimierende muskuläre oder sehnige Arkaden. Bei allen 20 Patienten von Wilhelm u. Suden (1985) besserten sich die neurologischen Ausfälle postoperativ z. T. erheblich. Finden sich keine anatomischen Strukturen, die den Nerv von außen komprimieren, sondern nur – allerdings äußerst seltene – uhrglasförmige Konstriktionen des Gesamtnervs, so ist die Entscheidung über das weitere Vorgehen schwieriger. Steudel u. Gräfin Vitzthum (1983) resezierten diesen Bereich des Nervs, der histologisch eine „fast vollständige Nervenfaserdegeneration" zeigte. Burns u. Lister (1984) ließen den Nerv unberührt und führten in derselben Sitzung einen Sehnentransfer durch. Alle Patienten der letztgenannten Autoren besserten sich aber später entweder vollständig oder partiell, allerdings z. T. erst nach 4–6 Jahren. Aufgrund dieser Erfahrung rieten sie von einem primären Sehnentransfer ab und empfahlen, in einer ersten Sitzung eine Neurolyse des Nervs und den Sehnentransfer erst 3 Monate später durchzuführen, falls sich bis dahin keine Besserung eingestellt haben sollte. Der Patient von Stöhr u. Reill (1980) mit einer präoperativ praktisch kompletten Paralyse von M. supinator und Extensor digitorum longus besserte sich nach Epineurektomie sehr schnell.

Zusammenfassend besteht die operative Therapie in der Neurolyse des N. radialis, die in den genannten besonderen Fällen durch eine interfaszikuläre Neurolyse oder Epineurektomie ergänzt werden kann. Für die Entscheidung, ob bei fehlender externer Kompression und starker „Einschnürung" des Nervs dieses Stück reseziert wird oder nicht, ist die intraoperative Messung der Leitfähigkeit des Nervs hilfreich (Kline 1968, 1980). Ein Sehnentransfer sollte erst als Sekundäreingriff 3 Monate später vorgenommen werden, wenn sich bis dahin keine Besserung schwerer motorischer Ausfälle eingestellt hat.

2.3 Ellenbogen und proximaler Unterarm (Interosseus-posterior-Syndrom)

Kompressionsneuropathien des N. radialis in der Ellenbeuge und am proximalen Unterarm sind ziemlich selten. Sie machten 0,7% von Mumenthalers 1574 mechanischen, nichttraumatischen Nervenläsionen aus (Mumenthaler 1974). Der Versuch, solche Irritationen und Läsionen des N. radialis in seinem Verlauf zwischen Epicondylus lateralis humeri und distalem Rand des M. supinator unter Würdigung der Literatur auf einen einfachen Nenner mit klarer Nomenklatur zu bringen, erweist sich als schwieriges Unterfangen. Es steht aber fest, daß immer der tiefe Radialisast, der N. interosseus posterior, betroffen ist.

Anatomisch gesehen kann man die Strecke von Epicondylus lateralis humeri bis zum distalen Rand des M. supinator in 2 Abschnitte von jeweils 5 cm Länge unterteilen. Vom Epicondylus lateralis humeri bis zum proximalen Rand des oberflächlichen Supinatorkopfes verläuft der N. radialis zwischen M. brachialis medial und brachioradialis lateral im sogenannten *Radialistunnel* (Roles u. Maudsley 1972). Ist der Nerv hier komprimiert, so sprechen verschiedene Autoren vom *Radialistunnelsyndrom* (Crawford 1984; Lister et al. 1979; Moss u. Switzer 1983; Roles u. Maudsley 1972). Der 2. Abschnitt reicht vom proximalen bis zum distalen Rand des M. supinator und ist gleichbedeutend mit dem *Supinatorkanal* oder *Supinatortunnel*. Das klinische Bild wird überwiegend nur im deutschen Schrifttum als *Supinatorsyndrom, Supinatortunnel- oder Supinatorlogensyndrom* bezeichnet. In der englischsprachigen oder französischen Literatur taucht dieser Begriff mit wenigen Ausnahmen kaum auf (Blom et al. 1971; Carfi u. Dong 1985). Strenggenommen gehört der proximale Rand des oberflächlichen Supinatorkopfes nicht mehr zum Radialistunnel (Crawford 1984; Lister et al. 1979). Von Moss u. Switzer (1983) sowie Roles u. Maudsley (1972) wird er jedoch dazugerechnet. Dies erscheint nicht unbedingt logisch und sollte vielleicht in Hinblick auf das Ziel nomenklatorischer Klarheit unterbleiben.

Verläßt man die anatomischen Gegebenheiten und wendet sich den klinischen Erscheinungsformen der Radialisläsionen am proximalen Unterarm zu, so findet man ebenfalls uneinheitliche Begriffe. Da bei einer Beteiligung des N. interosseus posterior entweder Schmerzen oder motorische Ausfälle im Vordergrund stehen können, sind Alexandre et al. (1978), Lister (1984) und Morgan et al. (1985) der Meinung, daß die schmerzhafte oder algetische Form gleichbedeutend mit einem *Radialistunnelsyndrom* und daß die paretische Form als *Interosseus-posterior-Syndrom* zu bezeichnen sei. Seit Roles u. Maudsley (1972) berichteten, daß sich 35 ihrer 38 Tennisellenbogen auf die operative Dekompression des N. interosseus posterior hin vollständig oder gut besserten, wird auch der *Tennisellenbogen* vielfach als Kompressionsneuropathie des N. interosseus posterior angesehen (Nakano 1978; Spinner 1978; Spinner u. Spencer 1974). Andere Autoren bestreiten dies (Froimson 1982; Heyse-Moore 1984; van Rossum et al. 1978). Auf diese Frage soll separat eingegangen werden.

Da in allen Fällen der N. interosseus posterior betroffen ist, sollte in Anlehnung an Hagert et al. (1977) und Carfi u. Dong (1985) für alle diese Kompressionsneuropathien am proximalen Unterarm der Begriff *Interosseus-posterior-Syndrom* gewählt werden. Radialistunnelsyndrom und Supinatorsyndrom sind danach Sonderformen dieses Interosseus-posterior-Syndroms. 1863 lieferte Agnew die erste Beschreibung einer Interosseus-posterior-Parese bei einer Patientin, die zusätzlich eine Medianusparese hatte. Sie wurde operiert und ein solider Tumor entfernt, der beide Nerven komprimiert hatte (mögliche Ursache: atypische Bursa). Die erheblichen motorischen Ausfälle bildeten sich postoperativ zurück. Guillain u. Courtellement berichteten 1905 erstmals über eine isolierte Parese des N. interosseus posterior bei einem Dirigenten. Neben einer Streckschwäche zunächst des Kleinfingers, später auch des Ring- und Mittelfingers war der Austritt des Nervs am Unterrand des M. supinator druckschmerzhaft. Sensible Ausfälle und spontane Schmerzen fehlten. Diese Autoren nahmen schon eine mechanische Ursache der Parese an und vermuteten, daß der M. supinator bei der Entstehung der Parese eine Rolle spielen könne. Pathogenetisch hielten sie repetitive Pronations- und Supinationsbewegungen des Armes für am wahrscheinlichsten und rieten dem Patienten, seinen Beruf aufzugeben. Jumentié beschrieb 1921 eine spontane Streckschwäche des 4. und 5. Fingers bei einem Patienten mit einer Schwellung des Handrückens, die sich bis an den Unterarm fortsetzte. Grigoresco u. Iordanesco (1931) sahen eine Streckschwäche des Daumens, die plötzlich beim morgendlichen Aufwachen vorhanden war. Sie vermuteten eine Druckläsion des Nervs während tiefen Schlafs. Die Parese besserte sich auf konservative Behandlung. 1934 berichteten Woltman u. Learmonth 5 Fälle einer spontanen progredienten Interosseus-posterior-Parese ohne sensible Ausfälle. Nur 1 Patient willigte in die Operation ein. Bei ihm verlief der N. interosseus posterior auf dem M. supinator, eine Anomalität, die offenbar erstmals von Luschka u. Krause beschrieben wurde (zit. n. Hovelacque 1927). Vielleicht war der oberflächliche Supinatorkopf nicht angelegt. Die Parese, die präoperativ fast komplett gewesen war und schon 3 Jahre lang bestanden hatte, besserte sich postoperativ nicht. Dies ist der 2. uns bekannte Fall einer Operation bei einem Interosseus-posterior-Syndrom 70 Jahre nach der Erstbeschreibung durch Agnew 1863. Hobhouse u. Heald (1936), Silverstein (1937) und Weinberger (1939) teilten weitere Fälle mit, keiner jedoch wurde operiert. Erst 1947 berichtete Otenasek über einen weiteren operativen Befund. Er fand einen knotigen Tumor distal des Abgangs des N. interosseus posterior aus dem Radialisstamm. Histologisch handelte es sich um vernarbtes Nervengewebe oder einen fibrösen Tumor. Es wurde ein Segment des Nervs exzidiert und dieser wieder End-zu-End genäht. 2 Jahre postoperativ bestand immer noch eine komplette Interosseus-posterior-Paralyse. Otenaseks Bericht enthält erstmals den Hinweis auf eine Kompression des Nervs durch einen Tumor. Die nächste Mitteilung dieser Art ist der Bericht Richmonds (1953) über ein erfolgreich entferntes parostales Lipom im Supinatorkanal. Die motorischen Ausfälle bildeten sich postoperativ vollständig zurück.

Symptomatik

Eine Kompressionsneuropathie des N. interosseus posterior betrifft Männer und Frauen gleichermaßen und kann sich entweder durch Schmerzen, Paresen oder durch beides äußern. Sensible Ausfälle fehlen regelmäßig, da der R. superficialis nervi radialis nicht betroffen ist. Einige Autoren unterscheiden deshalb eine algetische und eine paretische Form des Interosseus-posterior-Syndroms (Alexandre et al. 1978; Hagert et al. 1977). In fast 90% der Fälle ist der dominante Arm betroffen. Sowohl Schmerzen als auch Paresen werden nicht selten nach einer brüsken, forcierten Anspannung des M. supinator oder M. extensor carpi radialis brevis apparent oder nach einer chronischen Überanstrengung dieser Muskeln, z. B. nach häufiger kraftvoller Pronations- und Supinationsbewegung. Die Symptome können im Rahmen der beruflichen Tätigkeit auftreten, kommen aber auch nach sportlichen Anstrengungen vor, z. B. nach langem Schwimmen, bei Fechtern oder sogar nach dem Werfen einer Frisbeescheibe (Fraim 1979). Cohen u. Cukier (1982) beobachteten eine komplette Läsion des N. interosseus posterior bei einem Patienten, der wegen einer Verätzung mit Schwefelsäure 45 min lang kalt geduscht worden war. Die Lähmung war Folge einer anhaltenden isometrischen Kontraktion aller Armmuskeln unter der kalten Dusche. 5 Monate später wurde der Patient operiert, der Interosseus posterior war unter den Aa. recurrentes radiales ringförmig eingeschnürt. Werner et al. (1980) maßen intraoperativ den Druck im Supinatorkanal bei Patienten mit „Radialistunnelsyndrom". Bei passiver Pronation des Unterarms und damit Streckung des M. supinator betrug der Druck 40–50 mmHg und stieg nach tetanischer supramaximaler Reizung des N. radialis im Schraubenkanal am Oberarm auf das 4fache an. Rosen u. Werner (1980) maßen bei Patienten mit Interosseus-posterior-Syndrom in Ruhe keine, bei Supination des Unterarms gegen Widerstand jedoch eine deutliche Leitungsverzögerung des Interosseus posterior. Nach allen Erfahrungen ist unbestreitbar, daß besonders kräftige oder langandauernde Muskelanspannung die Beschwerden auslösen kann. Ursächlich liegt der Neuropathie aber in aller Regel eine anatomische Besonderheit oder ein pathologischer Prozeß in der Umgebung des Nervs zugrunde. Hagert et al. (1977) sahen aber bei

5 ihrer 50 Operationen wegen Interosseus-posterior-Syndroms keine Kompression des Nervs, und nur 6mal waren die subjektiven Beschwerden akut nach einer Anstrengung aufgetreten. Die Frage, ob die Symptomatik ursächlich auf berufliche Tätigkeiten zurückgeführt werden kann, ist von arbeitsmedizinischer und gutachterlicher Bedeutung.

Schmerzhafte (algetische) Form des Interosseus-posterior-Syndroms. Die Schmerzen können akut auftreten, nehmen aber meistens kontinuierlich zu. Sie werden in den Extensoren des Unterarms angegeben und können entlang dem Verlauf des Nervs bis zum dorsalen Handgelenk oder proximalwärts an den Oberarm ausstrahlen. Bei der Mehrzahl der Patienten von Hagert et al. (1977) verstärkten sich die Schmerzen nachts oder gegen Morgen und nahmen bei muskulärer Anstrengung zu. Eine solche nächtliche Betonung wird von anderen Autoren, wenn überhaupt, nur beiläufig erwähnt; vielleicht sind diese Patienten aber nicht gezielt danach gefragt worden. Viele berichten über eine Kraftlosigkeit der Hand, ohne daß eine Parese objektiviert werden kann. Eine solche subjektive Kraftlosigkeit ist als schmerzbedingt anzusehen. Bei der neurologischen Untersuchung war ein Druckschmerz über dem N. radialis 4–5 cm distal des Epicondylus lateralis humeri am anterolateralen Unterarm bei allen 50 Armen vorhanden, über die Hagert et al. (1977) berichteten. Dieser Druckschmerz über dem Nervenverlauf ist besonders für die Abgrenzung gegenüber anderen Schmerzsyndromen der Ellenbogengegend wichtig, z.B. der sog. Epicondylitis lateralis humeri. Er kann aber lediglich dann verwertet werden, wenn er nur auf der klinisch betroffenen, nicht aber auch auf der gesunden Seite nachweisbar ist. Bei Frauen ist diese Region auch ohne Vorliegen einer solchen nervalen Störung oft sehr druckschmerzhaft. Die genannten Schmerzen können durch verschiedene Provokationstests ausgelöst oder verstärkt werden:

a) Beim sog. *Mittelfingertest* (Roles u. Maudsley 1972) (Abb. 118) wird der 3. Finger bei extendiertem Ellenbogen gegen Widerstand vorgestreckt. Führt dieses Manöver zu Schmerzen im Extensorenursprung am Epicondylus lateralis humeri

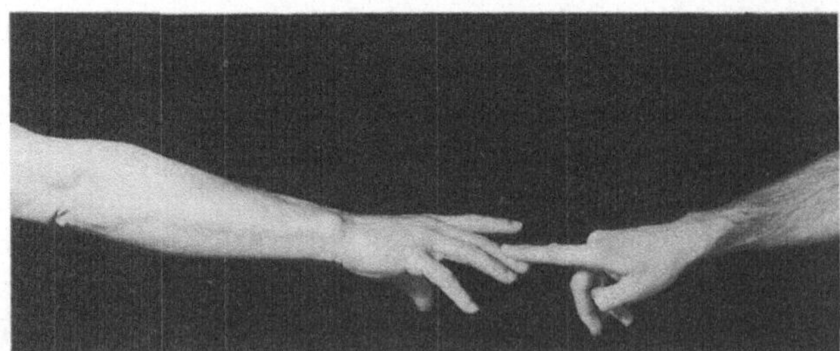

Abb. 118. Mittelfingertest von Roles u. Maudsley (1972) bei Verdacht auf Epicondylitis lateralis humeri (Tennisellenbogen) oder algetische Form des Interosseus-posterior-Syndroms. Bei gestrecktem Arm wird der Mittelfinger gegen Widerstand gestreckt. Dadurch spannt sich vor allem der M. extensor carpi radialis brevis an. Da seine Sehne in die des M. supinator übergeht, wird auch diese angespannt. Beim Tennisellenbogen sind die so provozierten Schmerzen auf den Epicondylus lateralis humeri beschränkt, bei Kompression des tiefen Radialisasts strahlen die Schmerzen im Verlauf des N. radialis aus

(Tennisellenbogen) oder am proximalen volaren radialen Unterarm (algetische Form des Interosseus-posterior-Syndroms), dann ist der Test positiv. Dabei wird der Ursprung des M. extensor carpi radialis brevis am Epicondylus lateralis angespannt. Er stabilisiert das Handgelenk für diesen Provokationstest, da er am Metacarpale III ansetzt. Die Ursprungssehnen des M. extensor carpi radialis brevis und des oberflächlichen Kopfes des M. supinator sind untrennbar miteinander verbunden (Heyse-Moore 1984). Bei dem Test wird deshalb auch der M. supinator passiv mitgespannt. Ein positives Ergebnis des Mittelfingertests beweist deshalb nicht, wie gelegentlich noch behauptet wird, daß der M. extensor carpi radialis brevis die Ursache der Kompression ist.

b) *Supination des Unterarms gegen Widerstand:* Dazu wird der Arm im Ellenbogengelenk rechtwinkelig gebeugt, der Unterarm zunächst voll proniert und dann gegen Widerstand supiniert. Löst diese Supination die Schmerzen aus oder verstärkt sie, so spricht dies für eine Kompression des Nervs durch den M. supinator, erfahrungsgemäß am häufigsten durch eine Arkade von Frohse.

c) Beim sog. *Tourniquettest* wird eine Druckmanschette am Oberarm angelegt und soweit aufgeblasen, daß ihr Druck unter dem systolischen, aber über dem diastolischen Blutdruckwert liegt. Führt die venöse Stauung zur Provokation oder Verstärkung der Schmerzen, so ist der Test positiv. Man kann daraus aber nicht schließen, daß die Kompression durch die Aa. recurrentes radialis bedingt sein muß.

Von den Provokationstests ist der Tourniquettest wohl am wenigsten aussagekräftig, er wird von allen Autoren aber auch nur selten eingesetzt. Kopell u. Thompson (1976) halten den Mittelfingertest für am wichtigsten. Crawford (1984) hingegen hält ihn bei der Fragestellung einer Kompression des N. interosseus posterior für gänzlich wertlos, er fand ihn nämlich meistens bei Einrissen des sehnigen Ursprungs des M. extensor carpi radialis brevis positiv. Am aussagekräftigsten ist die Schmerzauslösung bei Supination des Unterarms gegen Widerstand (Crawford 1984; Hagert et al. 1977).

Für Hagert et al. (1977) sind folgende Symptome entscheidend für die Diagnose einer schmerzhaften Form des Interosseus-posterior-Syndroms:

- nächtliche Zunahme der Beschwerden,
- Druckschmerz über dem N. interosseus posterior 5 cm distal des Epicondylus lateralis humeri am anterolateralen Unterarm (entspricht dem Hiatus superior canalis supinatorii),
- Provokation oder Verstärkung der spontanen Schmerzen bei Supination des Unterarms gegen Widerstand.

Sensible Ausfälle bestehen nicht, da der oberflächliche Radialisast nicht betroffen ist. Lediglich Feldmeier et al. (1981) behaupteten, bei 62% ihrer 16 Patienten mit einem „Supinatorlogensydrom", das nicht definiert wurde, Hypästhesien gefunden zu haben, die sowohl Handfläche, alle Finger, Handrücken, Ellenbogengelenk und Unterarm betrafen. Sie fanden operativ stets narbige Veränderungen des proximalen Supinatorschlitzes. Ihre Befunde sind aufgrund anatomischer Gesetzmäßigkeiten nicht erklärbar.

Paretische Form des Interosseus-posterior-Syndroms. Bei der paretischen Form können Schmerzen fehlen, aber auch vorhanden sein. Die Schmerzen können den Lähmungen 1 Tag bis 2 Wochen vorausgehen (Arlecchini et al. 1978; Alexandre et al. 1978; Benini u. Di Martino 1976; Hobhouse u. Heald 1936; Millender et al. 1973a, b; Sharrard 1966; Sponseller u. Engber 1983), aber auch zusammen mit den motorischen Ausfällen auftreten (Jumentié 1921; Nielsen 1976; Richmond 1953; Woltman u. Learmonth 1934). Sehr häufig bestehen aber gar keine Schmerzen. Die motorischen Ausfälle können plötzlich vorhanden sein oder unterschiedlich schnell fortschreiten. Manchmal folgen sie einer besonders anstrengenden Tätigkeit. Es sind sowohl akute komplette Interosseus-posterior-Paralysen als auch solche Fälle bekannt, bei denen die Lähmung innerhalb von 1–2 Tagen vollständig wurde. Bei einer vollständigen Parese sind die Mm. brachioradialis und extensor carpi radialis longus et brevis nicht betroffen. Alle anderen Streckmuskeln am Unterarm sind gelähmt. Die Handgelenksextension ist zwar möglich, wegen des Ausfalls des M. extensor carpi ulnaris und Überwiegens der radialen Extensoren weicht die Hand aber nach radial ab. Alle Finger einschließlich des Daumens können im Metakarpophalangealgelenk nicht gestreckt werden, die Streckung in den Interphalangealgelenken ist jedoch erhalten, da sie über die Mm. lumbricales erfolgt, die nicht vom N. radialis, sondern vom N. ulnaris versorgt werden. Die Streckschwäche kann an einem oder an einigen Fingern beginnen und sich dann auf die anderen Finger fortsetzen. In den frühen Berichten über spontane Interosseus-posterior-Paresen wurde eine Strecklähmung des 5. oder 4. und 5. Fingers beschrieben und dann von einer „fausse griffe cubitale" gesprochen (Jumentié 1921). Die Parese kann aber arbiträr an jedem Finger beginnen, einschließlich des Daumens. Liegt der Parese ein raumfordernder Prozeß, wie z.B. ein Ganglion oder Lipom, zugrunde, so ist dieses nicht selten sichtbar und tastbar. In diesen Fällen sind Schmerzen eher die Ausnahme.

Der spontane Verlauf der paretischen Form des Interosseus-posterior-Syndroms ist praktisch immer progredient. Besserungen bis Heilungen kommen nur bei den Patienten vor, bei denen die Ausfälle nach einer plötzlichen starken muskulären Anspannung z.B. des M. supinator aufgetreten sind (Blom et al. 1971; Kaplan 1984; Kruse 1958; Serra et al. 1984; Spinner 1978; Sucher u. Cavanaugh 1982).

Ursachen

Folgende *anatomische Besonderheiten* kommen als Ursache in Betracht:

Der N. interosseus posterior verläuft auf dem M. supinator statt zwischen den Köpfen dieses Muskels (Learmonth 1933).

Aa. recurrentes radiales, im amerikanischen Schrifttum häufig als „leash of Henry" (Henry 1945) bezeichnet, überkreuzen den N. interosseus posterior kurz vor dem M. supinator (Lister et al. 1979; Vestamäki u. Solonen 1979) (Abb. 119; s. Abb. 109, S. 264).

Weit nach medial reichender und scharfer Rand des M. extensor carpi radialis brevis (Comtet et al. 1976; Goldman et al. 1969; Kopell u. Thompson 1976; Roles u. Maudsley 1972; Spinner 1968; Thomas u. Tillmann 1980, 1981). Die Kompres-

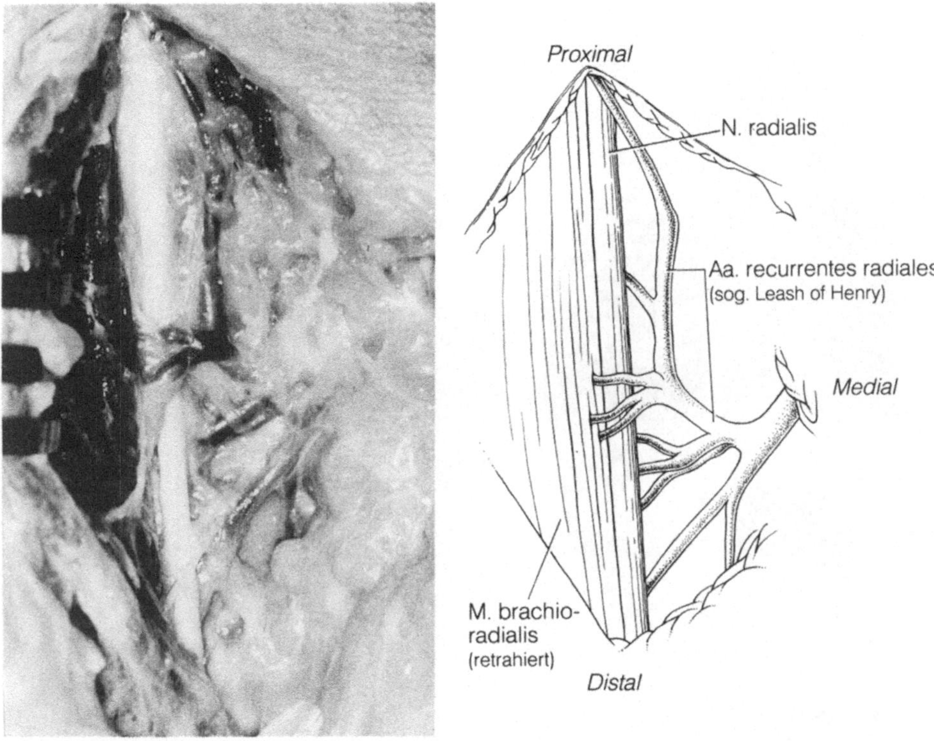

Abb. 119. N. radialis rechts im sog. Radialistunnel. Die von medial kommenden Aa. recurrentes radiales über- und unterkreuzen den Nerven fächerförmig (sog. Leash of Henry)

sion durch den Rand des M. extensor carpi radialis brevis war bei Lister et al. (1979) intraoperativ durch passive Bewegungen des Armes nachweisbar.

Arkade von Frohse (Abb. 120a, b, s. Abb. 110, S. 266). Als solche bezeichnet man den sehnig umgewandelten proximalen Rand des oberflächlichen Supinatorkopfes. Erstmals von Frohse u. Fränkel (1908) beschrieben, zieht er bogig über den N. interosseus posterior. Ein sehnig umgewandelter proximaler Rand dieses Muskels fand sich in 30% der von Spinner (1968) anatomisch präparierten Erwachsenenarme, jedoch nie bei Neugeborenen. Das läßt vermuten, daß sich der zunächst muskuläre Rand im Laufe des Lebens in der Folge repetitiver Pronations- und Supinationsbewegungen sehnig umwandelt und dann den N. interosseus posterior komprimieren kann. Die Arkade von Frohse ist die mit Abstand häufigste Ursache einer Kompression des Interosseus posterior (Alexandre et al. 1978; Benini u. Di Martino 1976; Biró u. Vámhidy 1985; Bronisch 1971; Comtet et al. 1976; Crawford 1984; Culver 1978; Goldman et al. 1969; Hagert et al. 1977; Lilleby u. Roaas 1985; Lister et al. 1979; Lozes et al. 1983; Morrison 1981; Mumenthaler u. Schliack 1982; Nielsen 1976; Roles u. Maudsley 1972; Spinner 1972, 1978; Spinner u. Spencer 1974; Serra et al. 1984; Vestamäki u. Solonen 1979; Dezanche et al. 1978).

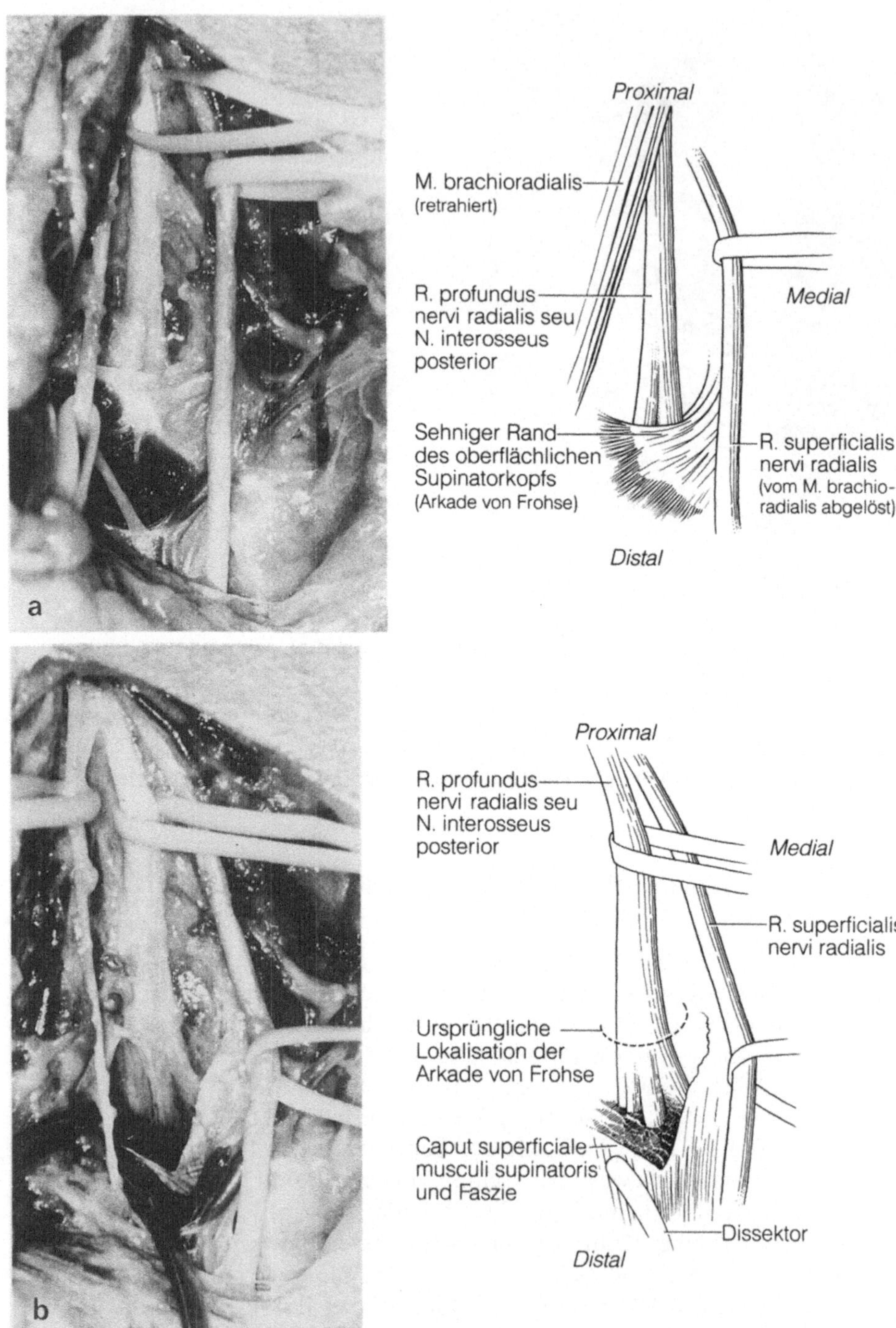

Abb. 120. a N. radialis rechts vor Eintritt in den Supinatorkanal oder Supinatortunnel. Der Rand des oberflächlichen Kopfes des M. supinator ist sehnig umgewandelt (sog. Arkade von Frohse). **b** Nach Spaltung der Arkade von Frohse ist der N. radialis frei

Auch proximal des M. supinator (Blom et al. 1971), innerhalb dieses Muskels (Comtet u. Chambaud 1975; Crawford 1984; Spinner 1978) oder an seinem distalen Rand (Derkash u. Niebauer 1981; Spinner 1978) können Bindegewebszüge den N. interosseus posterior komprimieren. Sponseller u. Engber (1983) beobachteten eine Kompression auf 2 Höhen: durch die Arkade von Frohse und am Ausgang des Supinatorkanals.

Veränderungen in der Nähe des Humeroradialgelenks. Der N. interosseus posterior oder der N. radialis selbst können an der Kapsel des Humeroradialgelenks bindegewebig fixiert sein (Sharrard 1966; Vestamäki u. Solonen 1979). Die Angaben über die Häufigkeit einer Interosseus-posterior-Parese bei rheumatoider Arthritis (primär chronische Polyarthritis) sind widersprüchlich. Während Popelka u. Vainio (1974) bei 12% ihrer 123 Patienten mit Veränderungen des Ellenbogengelenks im Rahmen einer rheumatoiden Arthritis eine Streckschwäche der Finger beobachteten, sahen Hanna et al. (1975) bei ihren 5 Patienten in keinem Fall einen Anhalt für eine solche Parese. Es besteht allerdings kein Zweifel, daß solche Nervenschäden in der Folge derartiger Gelenkveränderungen vorkommen. Ursächlich kommen Verdickungen oder Rupturen der Synovia des Humeroradialgelenks sowie Rupturen des Lig. anulare radii in Frage (Chang et al. 1972; Marmor et al. 1967; Millender et al. 1973 a, b; Popelka u. Vainio 1971, 1974; Vainio 1969). Ort der Kompression ist die Gegend der Arkade von Frohse, an der der Interosseus posterior relativ fixiert ist und nicht ausweichen kann. Arlecchini et al. (1978) beschrieben eine Interosseus-posterior-Parese bei freien Gelenkkörpern im Humeroradialgelenk, Fernandes et al. (1979) einen Patienten mit lediglich sensiblen Symptomen (R. superficialis nervi radialis) nach arthritischer Ruptur der Synovia des Ellenbogengelenks.

Vergrößerte Gleitbeutel (Bursae) können ebenfalls eine Interosseus-posterior-Parese verursachen (Agnew 1863; Spinner 1972, 1978). In Frage kommt insbesondere die medial des N. interosseus posterior gelegene Bursa bicipitoradialis. Der N. medianus kann mitbetroffen sein (Agnew 1863). Weinberger (1939) vermutete eine Bursitis als Ursache, sie wurde aber nicht operativ bestätigt.

Raumfordernde Prozesse. Raumfordernde Prozesse in der Ellenbeuge und am proximalen Unterarm mit Beteiligung des N. interosseus posterior sind selten. Unter ihnen stehen die Lipome mit Abstand an erster Stelle (Abb. 121 a–e). Dem ersten Bericht von Richmond (1953) folgten viele andere (Barber et al. 1962; Blakemore 1979; Campbell u. Wolf 1954; Capener 1966; Cappellini 1958; Castaigne et al. 1975; Gosset u. Apoil 1972; Hustead et al. 1958; Lazorthes 1975; Manzotti 1957; Millefiorini et al. 1980; Moon u. Marmor 1964; Mosser et al. 1978; Petit-Dutallis et al. 1980; Phalen et al. 1971; Pidgeon et al. 1985; Sharrard 1966; Spinner 1978; Varga u. Balázsy 1976; White u. Hanna 1962; Wintsch 1973; Wu et al. 1974). Phalen et al. (1971) sahen nur bei 6 von 112 Patienten (5,4%) mit Lipomen der oberen Extremität eine Beeinträchtigung peripherer Nerven. Bei 4 von ihnen war der Radialis am Ellenbogen oder proximalen Unterarm betroffen. Lipome komprimieren in der Regel den N. interosseus posterior und äußern sich deshalb in motorischen Ausfällen, selten auch durch Sensibilitätsstörungen von seiten des oberflächlichen Radialisastes (Barber et al. 1962; Phalen et al. 1971).

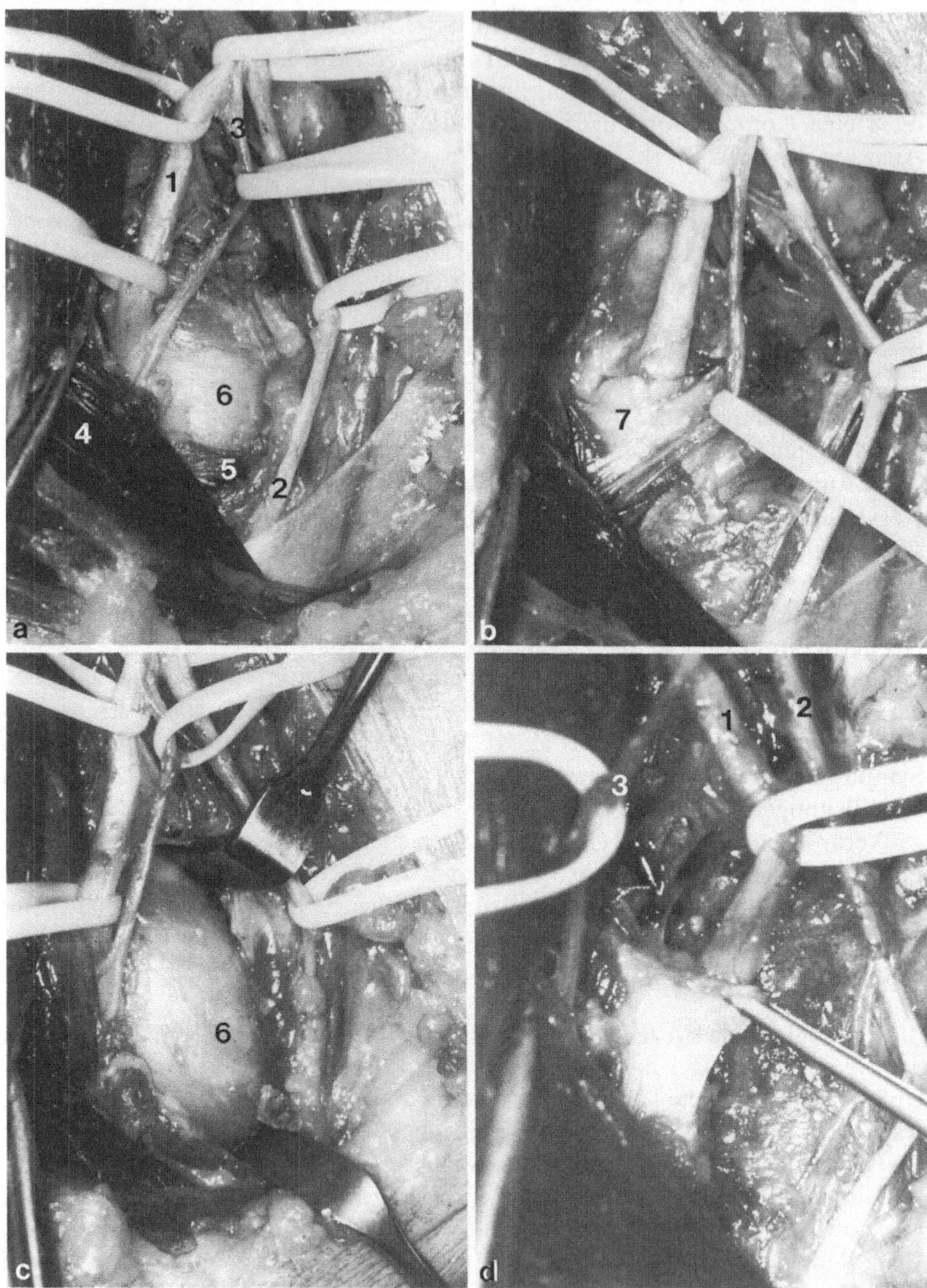

Abb. 121 a–d. Operationsfotos einer Patientin mit einem parostalen Lipom im rechten Supinatorkanal und Kompression des N. interosseus posterior oder tiefen Radialisastes. Klinisch para-
lytische Form des Interosseus-posterior-Syndroms (gleiche Patientin wie Abb. 39 b und c)
a N. interosseus posterior (*1*), oberflächlicher Radialisast (*2*) sowie Ast zum M. supinator (*3*)
sind freigelegt und angeschlungen. Der M. brachioradialis (*4*) wird nach lateral gehalten. Der
muskuläre Rand des oberflächlichen Supinatorkopfes (*5*) und das Lipom (*6*), das in den Supinatorkanal hineinreicht, sind sichtbar

Lipome reichen bevorzugt bis in den Supinatorkanal hinein und liegen oft als sog. parostale Lipome in Knochennähe, meist in Beziehung zum Collum radii. Lipome oder Lipofibrome distal des M. supinator bzw. am Austritt des M. supinator sind wahre Raritäten (Barber et al. 1962).

Verglichen mit den Lipomen sind andere Raumforderungen wesentlich seltener. Beschrieben wurden Fibrome (Mulholland 1966; Otenasek 1947; Sharrard 1966; Spinner 1978) und Hämangiome (Barber et al. 1962; Spinner 1972).

Ganglien wiederum kommen etwas häufiger vor, jedoch auch deutlich seltener als Lipome (Bowen u. Stone 1966; Henke u. Friedrich 1976; Mass et al. 1982; Mosser et al. 1978; Voiculescu u. Popescu 1969). Sie komprimieren den Interosseus posterior in der Gegend der Arkade von Frohse oder proximal davon, können ausnahmsweise aber auch ausschließlich im Supinatorkanal, also zwischen den Köpfen des M. supinator, liegen (Bowen u. Stone 1966). Eine Gelenkbeziehung ist nicht immer nachweisbar. Brooks (1952) fand übrigens in keinem seiner 13 Fälle von Nervenkompressionen durch Ganglien eine Beteiligung des N. radialis oder seiner Äste.

Andere Ursachen. Über weitere Ursachen eines Interosseus-posterior-Syndroms liegen nur Einzelbeobachtungen vor. Spinner u. Spencer (1974) und Spinner (1978) sahen es im Rahmen einer Volkmannschen Ischämie, jedoch war nie isoliert der tiefe Radialisast betroffen, sondern zusätzlich und bevorzugt N. medianus und N. ulnaris. Amyloidablagerungen auf dem Epineurium bei einem Patienten mit multiplem Myelom wurden von Rayan u. Conner (1982) beschrieben, entzündliche Granulationen um den tiefen Radialisast im Supinatorkanal von Henke u. Friedrich (1976). Stille (1974) sah eine Interosseus-posterior-Parese durch einen fettig degenerierten M. supinator. Obwohl nicht spontan aufgetreten, soll auch ein traumatisches Aneurysma der A. interossea posterior nach einer akzidentellen Punktion nicht unerwähnt bleiben (Dharapak u. Nimberg 1974).

Apparative Diagnostik

Die radiologischen Verfahren spielen gegenüber der elektrophysiologischen Untersuchung eine untergeordnete Rolle. In jedem Fall sollten aber Nativaufnahmen der Ellenbogengelenksregion angefertigt werden. Gelenksveränderungen im Rahmen einer rheumatoiden Arthritis weisen auf die Ursache des Interosseus-posterior-Syndroms hin und sind für die Planung des operativen Eingriffs wichtig, da dann zusätzlich zur Neurolyse des Nervs wahrscheinlich eine Synovektomie des Humeroradialgelenks durchgeführt werden muß. Sehr selten kann eine

---

b Bei weiterer Präparation erkennt man den sehnig umgewandelten oberen Rand des oberflächlichen Supinatorkopfs, die Arkade von Frohse (7), die über N. interosseus posterior und Lipom zieht

c Arkade von Frohse und Caput superficiale des M. supinator wurden über dem N. interosseus posterior gespalten. Das Lipom (6) ist nun besser sichtbar, reicht aber noch weit in die Tiefe. Der N. interosseus posterior und der Ast zum M. supinator sind nach lateral gehalten, der R. superficialis N. radialis liegt medial

d Situs nach Entfernung des Lipoms. Zur Verdeutlichung der Lagebeziehungen wird die zuvor im Verlauf des N. interosseus posterior gespaltene Arkade von Frohse an ihren ursprünglichen Ort gehalten

Interosseus-posterior-Parese als Spätlähmung Jahrzehnte nach einer schlecht verheilten Monteggia-Fraktur auftreten, auch sie ist röntgenologisch sichtbar (Austin 1976; Lichter u. Jacobsen 1975, Holst-Nielsen u. Jensen 1984; Yamamoto et al. 1977). Große Lipome sind zwar auf Weichteilaufnahmen nachweisbar und können auch computertomographisch abgebildet werden (s. Abb. 39b, c), sie sind dann aber auch sichtbar oder tastbar. Anatomische Besonderheiten, wie z. B. eine Arkade von Frohse sind mit bildgebenden Verfahren nicht darzustellen.

Elektrophysiologisch sollten beim Kompressionssyndrom des N. interosseus posterior oder des Radialistunnels sowohl Nervenleitgeschwindigkeiten als auch nadelelektromyographisch die vom N. radialis versorgten Unterarmmuskeln untersucht werden. Die Methoden zur Bestimmung der Nervenleitgeschwindigkeit des N. interosseus posterior im Bereich der Supinatorloge und Radialistunnel differieren. Trojaborg u. Sindrup (1969) benutzten zur Reizung und Ableitung Nadelelektroden, während Gassel u. Diamantopoulos (1964), Jebsen (1966) sowie Rosén u. Werner (1980) nur Oberflächenelektroden verwendeten. Auch die Reizpunkte waren nicht ganz identisch. Trojaborg u. Sindrup (1969) stimulierten den N. radialis 6 cm oberhalb des Epicondylus lateralis humeri, distal etwa 8 cm oberhalb des Processus styloideus ulnae, Falck u. Hurme (1983) wählten für die proximale Reizung einen Punkt etwa 2–3 cm proximal des Epicondylus lateralis humeri. Distal wurde der N. interosseus posterior etwa 8–10 cm unterhalb des Epicondylus lateralis zwischen den Mm. extensor digitorum communis und extensor carpi ulnaris stimuliert. Die Muskelaktionspotentiale wurden vom M. extensor indicis proprius mit Oberflächenelektroden abgeleitet. Die Untersuchung erfolgte bei gestrecktem Ellenbogengelenk und proniertem Unterarm. Falck u. Hurme (1983) bestimmten außerdem die Leitgeschwindigkeit im gemischten Nerven nach distaler Stimulation. Die von ihnen bei 17 Kontrollen gefundenen Werte für die motorische Leitgeschwindigkeit reichten von 66–79 m/s, die im gemischten Nerven von 64–79 m/s. Diese Werte sind vergleichbar mit den von Gassel u. Diamantopoulos (1964) ermittelten Daten. Die von Trojaborg u. Sindrup (1969) bestimmten Leitgeschwindigkeiten lagen mit 62 ± 5,1 m/s etwas darunter. Falck u. Hurme (1983) verglichen außerdem die Ergebnisse nach Reizung mit Oberflächen- und Nadelelektroden miteinander. Sie fanden keine signifikanten Unterschiede der Mittelwerte, jedoch eine größere Streuung der Ergebnisse bei Verwendung von Oberflächenreizelektroden. Die Ursache dafür lag nach ihrer Meinung in der ungenauen Lokalisation des Reizpunktes bei Stimulation mit Oberflächenelektroden.

Beim Interosseus-posterior-Syndrom fand Werner (1979) in 13 von 25 Fällen eine herabgesetzte Leitgeschwindigkeit. Goldman et al. (1969) berichten über normale Nervenleitgeschwindigkeiten, betonen aber eine deutliche Amplitudenreduktion des Muskelaktionspotentials nach proximaler Stimulation. Löser et al. (1972) sahen auf der klinisch betroffenen Seite eine im Vergleich zur gesunden Seite um über 50% reduzierte Nervenleitgeschwindigkeit. Nadelelektromyographisch wurden häufig in den vom M. interosseus posterior innervierten Muskeln Fibrillationspotentiale und/oder positive scharfe Wellen gefunden (Kruse 1958; Petit-Dutaillis et al. 1960; Löser et al. 1972; Castaigne et al. 1975). Allerdings können gelegentlich auch völlig normale Befunde beobachtet werden (Werner 1979; Falck u. Hurme 1983).

Inwieweit elektrophysiologische Befunde etwas über Erfolg oder Mißerfolg einer Operation auszusagen vermögen, ist unklar. Zwar fanden Falck u. Hurme (1983) postoperativ eine signifikante Zunahme der Leitgeschwindigkeit bei den beiden von ihnen untersuchten Patienten, nach Werner (1979) scheint die Leitgeschwindigkeit jedoch wenig auszusagen. Bei 2 von 12 Patienten fand er postoperativ eine Abnahme von mehr als 5 m/s; bei einem dieser beiden Patienten fand sich klinisch ein schlechtes, bei dem anderen dagegen ein gutes Ergebnis. Bei 3 Patienten mit einem Anstieg der Leitgeschwindigkeit um mehr als 5 m/s wurde klinisch eine Besserung verzeichnet; bei den übrigen Patienten blieb die Leitgeschwindigkeit postoperativ unverändert, obwohl das klinische Resultat als gut bezeichnet wurde.

Differentialdiagnose

Tennisellenbogen, Epicondylitis lateralis humeri und algetische Form des Interosseus-posterior-Syndroms. Die Abgrenzung der schmerzhaften oder algetischen Form des Interosseus-posterior-Syndroms von einem resistenten *Tennisellenbogen* und einer *Epicondylitis lateralis humeri* kann schwierig sein. Ihre sehr guten bis guten postoperativen Ergebnisse bei 35 von 38 Patienten verleiteten Roles u. Maudsley (1972) zu der Schlußfolgerung, daß der auf konservative Therapie resistente Tennisellenbogen („resistent tennis elbow") ein Kompressionssyndrom des N. interosseus posterior sei. Sie spalteten deshalb den proximalen M. extensor carpi radialis brevis und den oberflächlichen Supinatorkopf und führten eine Neurolyse des Nervs durch. Eine ähnliche Meinung hatte Capener bereits 1966 geäußert. Seit Roles u. Maudsleys (1972) größerer Patientenserie teilen auch andere Autoren diese Ansicht (Dawson et al. 1983; Kopell u. Thompson 1976; Nakano 1978; Spinner 1978; Spinner u. Spencer 1974). Bevor man sich der Schlußfolgerung von Roles u. Maudsley (1972) anschließt, die andere Autoren für unberechtigt halten (Froimson 1982; Heyse-Moore 1984; van Rossum et al. 1978), sollte man zunächst die Begriffe „Tennisellenbogen" und „Epicondylitis lateralis humeri" klären. Sie sind nicht einheitlich definiert. Meist werden beide synonym verwandt (Cantero 1974; Crawford 1984; Froimson 1982; Garden 1981; Hohmann 1928; Kaplan 1959; Schneider 1972; Spinner u. Spencer 1974). Garden (1961) betont, daß im kontinentalen Schrifttum der Begriff Epicondylitis lateralis humeri, im englischen Schrifttum der Begriff Tennisellenbogen bevorzugt werde, obwohl beide dasselbe Krankheitsbild meinen. Crawford (1984) hält beide Begriffe für unglücklich, denn nur wenige der Patienten mit Tennisellenbogen spielen Tennis, und nie wurde eine Entzündung des Epicondylus lateralis gefunden. Thomas u. Tillmann (1980) sprechen deshalb von *Epicondylosis* radialis humeri. Bosworth (1955, 1965) und v. Torklus (1977) halten den Tennisellenbogen für einen Sammelbegriff verschiedener Störungen, von denen eine die Epicondylitis lateralis ist. Pathogenetisch liegen diesem Krankheitsbild mikroskopisch kleine bis größere Einrisse am gemeinsamen Ursprung der Extensoren am Epicondylus lateralis zugrunde, die durch mechanische Überlastung im Rahmen sportlicher oder beruflicher Tätigkeit oder durch degenerative Veränderungen der Sehnenfasern hervorgerufen werden (Coonrad u. Hooper 1973; Cyriax 1936; Goldie 1964). Gewöhnlich ist der M. extensor carpi radialis brevis betroffen. Er entspringt u. a. vom Lig. collaterale radiale des Ellenbogengelenks.

Dieses wiederum geht in das Lig. anulare radii über. Bosworth (1955, 1965) und Garden (1961) sahen in degenerativen Veränderungen dieses Lig. anulare einen zusätzlichen pathogenetischen Faktor beim Tennisellenbogen.

1873 berichtete Runge erstmals über einen Patienten mit einem Schreibkrampf, der wahrscheinlich an einem Tennisellenbogen litt. Dieser Tennisellenbogen betrifft die dominante Hand bei Patienten im mittleren Lebensalter; diese klagen über Schmerzen am lateralen Ellenbogen. Die stärkste Druckempfindlichkeit findet sich über dem Epicondylus lateralis humeri. Streckung des Handgelenks gegen Widerstand (Anspannung von Mm. extensor carpi radialis longus et brevis) intensiviert die Schmerzen (Froimson 1982; Garden 1961; Heyse-Moore 1984; Schmitt u. Biehl 1978). Beim Mittelfingertest (Roles u. Maudsley 1972) werden die Schmerzen am Epicondylus lateralis humeri angegeben, dem Ursprung der Sehne des M. extensor carpi radialis brevis (Morrison 1981). Auch die maximale passive Beugung von Finger und Hand bei gestrecktem Ellenbogen verstärkt die Schmerzen durch Dehnung des M. extensor carpi radialis brevis (Froimson 1982). Neurologische Ausfälle fehlen. Eine eventuelle Greifschwäche der Hand ist schmerzbedingt. Der Verlauf des N. radialis ist typischerweise *nicht* druckschmerzhaft.

Bei der algetischen Form des Interosseus-posterior-Syndroms werden die Schmerzen über den Extensoren am Unterarm angegeben und strahlen im Radialisverlauf aus, manchmal proximalwärts in den Oberarm, häufig distalwärts bis zum Handrücken. Typisch ist für Hagert et al. (1977) eine nächtliche Betonung der Schmerzen. Der maximale Druckschmerz liegt 4–5 cm distal des Epicondylus lateralis humeri am anterolateralen Unterarm, dies entspricht dem Eintritt des N. interosseus posterior unter die Arkade von Frohse. Der Epicondylus lateralis kann zwar auch druckschmerzhaft sein, die Druckschmerzhäufigkeit über dem Verlauf des N. interosseus posterior steht aber ganz im Vordergrund (Hagert et al. 1977; Narakas 1974). Der sog. Mittelfingertest (Roles u. Maudsley 1972) ist für die Differenzierung wenig hilfreich, da er nicht ausschließlich den Extensor carpi radialis brevis testet. Da seine Ursprungssehne fest mit der des oberflächlichen Kopfes des M. supinator verbunden ist, wird bei seiner Kontraktion auch dieser gespannt, er kann dann den Nerven komprimieren (Heyse-Moore 1984).

Analysiert man die Anamnesen und klinischen Befunde der Publikationen von Roles u. Maudsley (1972) unter den genannten differentialdiagnostischen Gesichtspunkten, dann stellt man fest, daß deren Patienten an der algetischen Form eines Interosseus-posterior-Syndroms und nicht an einem Tennisellenbogen litten.

Weitere differentialdiagnostisch abzugrenzende Krankheitsbilder. Bei einer *Radialisläsion am Oberarm* ist der M. triceps brachii intakt, alle anderen Muskeln sind betroffen, während beim typischen Interosseus-posterior-Syndrom Mm. brachioradialis und extensor carpi radialis longus et brevis normal arbeiten. Bei einer Radialisläsion am Oberarm finden sich auch sensible Ausfälle im Gebiet des oberflächlichen Radialisastes, die bei einem Interosseus-posterior-Syndrom stets fehlen. Die Fallhand einer proximalen Radialisschädigung ist symmetrisch, die Fallhand der Interosseus-posterior-Parese weicht wegen des Überwiegens der intakten Mm. extensores carpi radiales nach radial ab. Bei der *hysterischen Fall-*

hand betrifft die Schwäche nicht nur die Streckung in den Metakarpophalangealgelenken, sondern auch in den Interphalangealgelenken.

Bei *Schwermetallvergiftungen,* insbesondere bei Bleivergiftung, kommen Radialisparesen ohne sensible Ausfälle vor. Eine Bleivergiftung kann mit einer isolierten Parese des M. extensor digitorum communis beginnen, wird aber später von einer symmetrischen Fallhand, d. h. ohne radiales Abweichen, und Parese des N. radialis gefolgt (Mulholland 1966). Nachweis von Blei im Urin und Blutuntersuchungen beweisen eine solche Intoxikation. Der *Diabetes mellitus* kann zu einer Kompressionsneuropathie prädisponieren (Spinner 1978), vielleicht aufgrund einer erhöhten Vulnerabilität des so vorgeschädigten Nervs gegenüber mechanischen Traumen. *Mononeuritiden* des N. radialis kommen u. a. bei Periarteriitis nodosa, Porphyrie und Lepra vor (Lozes et al. 1983).

Während das Vollbild eines paretischen Interosseus-posterior-Syndroms in der Regel keine Schwierigkeiten in der Abgrenzung gegenüber Störungen des N. radialis z. B. am Oberarm macht, kann eine partielle Interosseus-posterior-Parese dann schwieriger zu diagnostizieren sein, wenn das Streckdefizit auf 1 oder 2 Finger beschränkt ist. Dann ist eine Abgrenzung gegenüber einer Ulnarisparese und der Ruptur einer oder mehrerer Sehnen des M. extensor digitorum nötig. Während bei einer Radialisparese die Streckung im Metakarpophalangealgelenk betroffen ist, können bei einer Ulnarisparese die Interphalangealgelenke nicht gestreckt werden. Eine Ruptur von Extensorensehnen im Rahmen einer rheumatoiden Arthritis bewirkt wie die Interosseus-posterior-Parese ein Streckdefizit im Metakarpophalangealgelenk. Sie tritt plötzlich und ohne Schmerzen auf (Vaughan-Jackson 1948). Die Patienten haben meist eine chronische Tendovaginitis und andere, auch röntgenologische Zeichen ihrer Grunderkrankung. Elektromyographische Veränderungen in den betreffenden Muskeln fehlen.

Therapie

Konservative Therapie. Die Therapie eines Interosseus-posterior-Syndroms ist zunächst stets konservativ und besteht in Anwendung von Antiphlogistika, Ruhigstellung, gegebenenfalls mit Schiene, und – bei der algetischen Form – in der Vermeidung von symptomauslösenden Tätigkeiten. Die *schmerzhafte Form* bildet sich in den meisten Fällen spontan zurück, das gilt übrigens auch für den Tennisellenbogen, allerdings kann dies lange, z. T. bis zu 1 Jahr dauern.

Auch eine *paretische Form* des Interosseus-posterior-Syndroms wird zunächst konservativ behandelt, gleichgültig, ob sie im Anschluß an eine akute oder chronische Belastung oder spontan auftritt, ob sie plötzlich mit deutlichen Ausfällen vorhanden ist oder sich zunehmend verstärkt. Weinberger klagte noch 1939 darüber, daß nie eine spontane Besserung einer Interosseus-posterior-Parese beobachtet worden sei. Das gilt heute nicht mehr. Spontane Besserungen bis zur vollständigen Rückbildung der Paresen kommen vor, sind aber selten (Blom et al. 1971; Kruse 1958; Serra et al. 1984; Spinner 1978; Sucher u. Cavanaugh 1982). Die Parese war in diesen Fällen meist im Anschluß an eine akute oder chronische muskuläre Überbeanspruchung aufgetreten. Spontane Besserungen erstrecken sich oft über lange Zeiträume und können bis zu 10 Monaten oder länger dauern. Findet sich 6–8 Wochen nach Auftreten der Symptome kein klinischer oder elektromyographischer Hinweis auf eine Besserung der Parese, muß der Nerv operativ freigelegt werden (Spinner 1968). Einer rasch progredienten Parese liegt meist ein Lipom oder eine andere Raumforderung mit Kompression des Nervs zugrunde. Ein solcher Verdacht wird durch eine sichtbare oder tastbare Schwellung am proximalen oder anterolateralen Unterarm bzw. der Ellenbeuge erhärtet. Bei diesen Patienten ist mit einer spontanen Besserung nicht zu rechnen; man braucht nicht 6–8 Wochen abzuwarten, sondern sollte sogleich freilegen.

Operative Therapie. Die Freilegung des N. radialis in Ellenbeuge und am Unterarm kann in Narkose oder nach axillärem Plexusblock erfolgen. Das Anlegen einer pneumatischen Blutleere oder Blutsperre erleichtert die Identifizierung der feinen Nervenäste. Die Länge der Hautinzision richtet sich nach dem Ort der Kompression. Soll der gesamte N. interosseus posterior von der Ellenbeuge bis zum Austritt unter den oberflächlichen Supinatorkopf am posterolateralen Unterarm freigelegt werden, muß der Hautschnitt vom distalen anterolateralen Oberarm bogenförmig über die Ellenbogenfalten an den dorsalen Unterarm geführt werden. Ist die Läsion im Bereich des sog. Radialistunnels zwischen Epicondylus lateralis humeri und proximalem Rand des M. supinator zu suchen, dann ist der anterolaterale Zugang adäquat (Abb. 122 a, b). Liegt sie hingegen am Ausgang des Supinatorkanals, so gestattet der anterolaterale Zugang keine ausreichende Übersicht. In diesem Fall wird am besten der posterolaterale Zugang am oberen bis mittleren Unterarm gewählt (Abb. 123). Von ihm aus ist der Nerv proximalwärts sogar ein Stück weit über die Arkade von Frohse hinaus darstellbar (Eversmann 1982; Spinner 1978). Grundsätzlich sollte die Freilegung des Nervs so ausgedehnt sein, daß man ihn genauestens auf komprimierende Ursachen hin untersuchen kann, auch wenn das kosmetische Ergebnis nicht ganz so gut ist wie nach einem kleinen Hautschnitt.

Der N. radialis ist in der Ellenbeuge zwischen M. brachioradialis lateral und M. brachialis medial leicht aufzufinden. Leitmuskel für die Inzision ist der M. brachioradialis. Er ist Bestandteil des mobilen Muskelpolsters am lateralen Unterarm (Henry 1945), dem zusätzlich Mm. extensor carpi radialis longus et brevis angehören (s. Abb. 122 a, S. 297). Dieses Muskelpolster ist am entspannten Arm von außen fühl- und bewegbar. Die Schnittführung orientiert sich in der Ellenbeuge an seinem medialen Rand, der zugleich der mediale Rand des M. brachioradialis ist. Der Hautschnitt sollte die Beugefalte wegen der Gefahr späterer unangenehmer Narbenkontrakturen nicht rechtwinklig kreuzen; diese können aber durch eine entlastende Z-Plastik vermieden werden (Inglis 1980). Nach Durchtrennung von Subcutis und Fascia superficialis werden M. brachialis und brachioradialis stumpf voneinander getrennt und auseinandergehalten, um den in der Tiefe liegenden und von Fett umgebenen N. radialis zu identifizieren. Die Darstellung des N. radialis ist lediglich bei der äußerst seltenen Fusion des M. brachioradialis mit dem M. brachialis erschwert (Spinner 1972, 1978), da der Nerv dann vom Muskel verdeckt ist (s. Abschn. 1.4). In dieser Phase der Operation ist der N. cutaneus antebrachii lateralis des N. musculocutaneus gefährdet. Er tritt etwa 3–4 cm oberhalb des Ellenbogengelenks zwischen M. biceps brachii und M. brachialis durch die Fascia brachii (Spinner 1978). Seine Durchtrennung

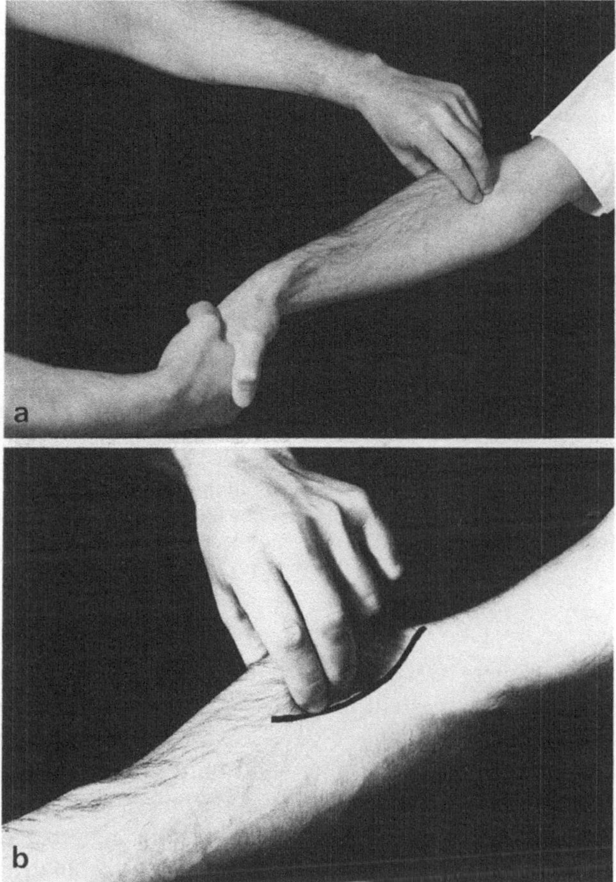

Abb. 122a, b. Mobiles Muskelpolster der radialen Extensoren am Unterarm (Mm. extensor carpi radialis longus et brevis und brachioradialis). Ansicht von ventral auf den rechten Arm (**a**). In der Ellenbeuge bzw. vor dem Eintritt in den Supinatorkanal wird der N. radialis am besten am medialen Rand dieses mobilen Muskelpolsters aufgesucht (**b**)

kann von einem sehr störenden Taubheitsgefühl am lateralen Unterarm gefolgt sein (Kopell u. Thompson 1976).

Ist der N. radialis identifiziert, so kann er ohne Schwierigkeit proximalwärts bis zu seinem Durchtritt durch das Septum intermusculare laterale und nach distal in Richtung auf den M. supinator verfolgt werden. Etwa in Höhe des Humeroradialgelenks teilt er sich in den sensiblen R. superficialis und den als N. interosseus posterior bezeichneten tiefen Ast.

Kann der N. radialis aufgrund einer Fusion von M. brachioradialis und brachialis an der genannten Stelle nicht identifiziert werden oder liegen andere Anomalitäten vor, die seine Freilegung erschweren, so empfiehlt es sich, zunächst den R. superficialis nervi radialis darzustellen. Er liegt der Unterseite des M. brachioradialis in dessen Faszie an. Hebt man diesen Muskel an, so folgt ihm der oberflächliche Radialisast, der dann identifiziert und proximalwärts verfolgt

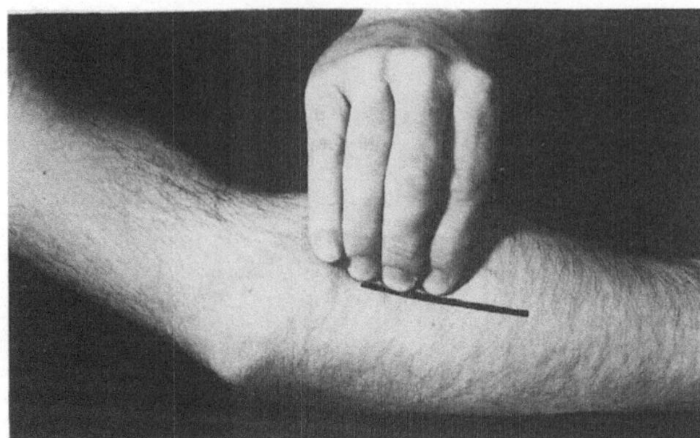

Abb. 123. Mobiles Muskelpolster der radialen Extensoren am rechten proximalen Unterarm, Ansicht von lateral. Der dorsalste Muskel dieses relativ mobilen Muskelpolsters (Mm. extensor carpi radialis longus et brevis, M. brachioradialis) ist der M. extensor carpi radialis brevis. An ihn grenzt dorsalwärts der M. extensor digitorum communis an, der fixiert und nicht verschieblich ist. Distal des M. supinator liegt der N. interosseus posterior zwischen diesen beiden Muskeln und kann über einen Hautschnitt zwischen mobilem und fixiertem Muskelpolster aufgesucht werden

werden kann. Ist auf diese Weise der N. radialis selbst erreicht, kann auch der N. interosseus posterior dargestellt und distalwärts freipräpariert werden.

Unmittelbar vor der Teilung des N. radialis in seine Äste wird er von einer fächerartigen Gruppe von Gefäßen über- und unterkreuzt, den Aa. recurrentes radiales (Leash of Henry), die ihn komprimieren können (Cohen u. Cukier 1982) (s. Abb. 119). Sie werden in jedem Fall koaguliert oder ligiert und durchtrennt. Der N. interosseus posterior zieht dann gerade zum M. supinator hinunter und verläuft zwischen dessen etwas proximaler liegendem, oberflächlichem und dem distaler liegenden, tiefen Kopf in Richtung Hand. Wird der Interosseus posterior von einem weit nach medial reichenden und sehnig veränderten oberen Rand des M. extensor carpi radialis brevis komprimiert, so wird dieser Rand inzidiert. Crawford (1984) hat dies jedoch bei keinem seiner 52 Patienten für nötig gehalten. Häufigste Ursache der Kompression ist die Arkade von Frohse. Sie wird so weit gespalten, bis der Nerv ganz frei ist. Dieser kann aber auch in seinem weiteren Verlauf, d. h. zwischen den Supinatorköpfen und am Ausgang des Supinatorkanals, durch Bindegewebszüge komprimiert sein. Letztere müssen ebenfalls durchtrennt werden (Comtet u. Chambaud 1975; Crawford 1984; Spinner 1978). Mit Hilfe einer in den Kanal eingeführten stumpfen Sonde kann man sich von der freien Passage des Nervs überzeugen. Einige Autoren empfehlen, den Arm nach Freilegung des Interosseus posterior zu pronieren, um festzustellen, ob und wo der Nerv komprimiert ist (Crawford 1984; Lister et al. 1979; Rosen u. Werner 1980). Eversmann (1982) durchtrennt den oberflächlichen Supinatorkopf vollständig, um den Verlauf des Interosseus posterior im gesamten Supinatorkanal unter Sicht inspizieren zu können. Lipom oder Ganglion werden nach Neurolyse des Nervs, die gegebenenfalls mikrochirurgisch erfolgen muß, entfernt. Ist die Parese auf eine proliferative Synovitis im Rahmen einer rheumatischen Arthritis zurückzuführen, so ist der Eingriff durch eine Synovektomie zu ergänzen (Chang et al. 1972; Dawson et al. 1983; Marmor et al. 1967; Millender et al. 1973a, b; Popelka u. Vainio 1971, 1974; Vainio 1969).

Nicht selten ist der Nerv vor dem Ort der Kompression pseudoneuromatös verdickt, eine häufige Beobachtung bei Nervenkompressionssyndromen. Ein solches Pseudoneurom bildet sich nach Entlastung des Nervs zurück und darf nicht, wie dies Whiteley u. Alpers (1959) taten, reseziert werden. Eine interfaszikuläre Neurolyse ist nur bei pathologischen Veränderungen im Nerven selbst angezeigt und sollte nicht, wie von Feldmeier et al. (1981) empfohlen, routinemäßig erfolgen. Rayan u. Conner (1982) berichteten über die erfolgreiche mikrochirurgische Beseitigung epineuraler Amyloidauflagerungen im Rahmen eines multiplen Myeloms. Bronisch (1971) hingegen teilte einen Fall einer klinischen Verschlechterung nach interfaszikulärer Neurolyse des N. interosseus posterior am proximalen Unterarm mit. Comtet u. Chambaud (1975) beobachteten 2 Fälle mit sanduhrförmiger Einschnürung des N. interosseus posterior, die denen ähnelten, die Burns u. Lister (1984) später am distalen Oberarm beschrieben. Beide hatten eine komplette Interosseus-posterior-Parese. Bei dem einen Patienten lag die Einschnürung proximal des M. supinator. Eine eigentliche Kompression von seiten der Umgebung war nicht vorhanden. Der betroffene Teil des Nervs wurde reseziert, die Stümpfe wurden End-zu-End genäht. Acht Monate postoperativ war die Funktion aller vom Interosseus posterior versorgten Muskeln wieder normal. Histologisch stand eine endoneurale Fibrose im Vordergrund. Da die Axone offenbar die Region der Einschnürung passierten, muß man sich fragen, ob diese Resektion nötig war. Bei dem anderen Patienten war die Einschnürung durch eine Bride des oberflächlichen Supinatorkopfes verursacht, also von außen. Am Nerven wurde lediglich eine Neurolyse durchgeführt, sein Kaliber normalisierte sich innerhalb einiger Minuten nach Entlastung. Die Paresen waren 5 Monate postoperativ ganz verschwunden.

Die Freilegung des N. interosseus posterior am *distalen Rand des M. supinator* ca. 8 cm distal des Humeroradialgelenks gilt als schwierig. Für Henry (1945) liegt das aber nicht am Nerven; denn er ist stets über einen Zugang zwischen Mm. extensor carpi radialis brevis und extensor digitorum zu erreichen (s. Abb. 123, S. 298). Für die Schnittführung kann man sich erneut des mobilen Muskelpolsters des lateralen Unterarms bedienen, dessen dorsolateralen Rand der M. extensor carpi radialis brevis bildet. Greift man den mobilen Muskelwulst zwischen Daumen und Zeigefinger und bewegt ihn hin und her, dann fühlt man die Grenze zwischen ihm und dem fixierten Polster des M. extensor digitorum. Über dieser Grenze wird der Hautschnitt gelegt, dabei ist der Unterarm proniert. Die Fascia antebrachii wird von distal kommend inzidiert, die Grenze zwischen mobilem und fixiertem Muskelwulst erneut verifiziert und hier zwischen M. extensor carpi radialis brevis und M. extensor digitorum eingegangen. Da sich die Muskelbäuche nach distal voneinander entfernen, vereinfacht man sich die Darstellung der richtigen Schicht, indem man von distal her präpariert. Die Trennung der Muskeln sollte nicht stumpf, sondern scharf erfolgen, da sonst Muskeläste aus dem Interosseus posterior zum M. extensor digitorum geschädigt werden können. Der M. supinator verläuft unter und quer bzw. schräg zum Faserverlauf der genannten beiden Muskeln. Dann wird der kleine Hiatus inferior canalis supinatorii

(Frohse u. Fränkel 1908) mit dem hier austretenden N. interosseus posterior dargestellt. Dieser verzweigt sich sogleich nach seinem Austritt fächerförmig in seine Endäste, die sorgfältig präpariert und geschont werden müssen. Ligamentäre Einengungen an dieser Stelle werden durchtrennt und raumfordernde pathologische Prozesse entfernt (Barber et al. 1962; Derkash u. Niebauer 1981; Sponseller u. Engber 1983).

Postoperativ sollte der Arm in rechtwinkliger Beugung des Ellenbogengelenks für 1–2 Wochen ruhiggestellt werden, dann kann mit aktiven Bewegungsübungen begonnen werden.

Hinsichtlich der postoperativen Ergebnisse empfiehlt es sich, die algetische und die paretische Form des Interosseus-posterior-Syndroms getrennt zu betrachten:

Algetische Form. Hagert et al. (1977) untersuchten alle ihre 50 operierten Arme nach. 33 (66%) waren völlig schmerzfrei, 9 (18%) waren erheblich gebessert und hatten nur noch leichte Schmerzen bei Anstrengung. Bei 6 (12%) wurde das Ergebnis als mäßig, bei 2 (4%) als schlecht eingestuft. Unter den 38 Armen von Roles u. Maudsley (1972) waren 18 (47%) asymptomatisch, 17 (45%) waren erheblich gebessert. Bei 2 Patienten (5%) war das Ergebnis der Operation mäßig, bei einem (3%) schlecht. Der mit 84% (Hagert et al. 1977) und 92% (Roles u. Maudsley 1972) hohe Anteil sehr guter und guter postoperativer Ergebnisse spricht für die Nützlichkeit der Dekompression des N. interosseus posterior zur Behandlung der auf konservative Therapie nicht ansprechenden algetischen Form des Interosseus-posterior-Syndroms. Gleichermaßen gut sind auch die Ergebnisse von Lister et al. (1979) und Moss u. Switzer (1983). Die Besserung der Schmerzen ist häufig schon innerhalb von 48 h nach dem Eingriff offensichtlich (Roles u. Maudsley 1972). Wilhelm berichtete 1977 über gute Erfolge bei 3 Patienten, bei denen er den N. radialis in der Gegend des Septum intermusculare laterale dekomprimierte.

Komplikationen waren selten. Hagert et al. (1977) sahen in je 2 Fällen eine leichte passagere Parese des M. extensor digitorum zum Mittelfinger und ein Taubheitsgefühl am Handrücken. Diese Störungen waren nach 2–3 Monaten verschwunden.

Paretische Form. Je länger die motorischen Ausfälle bestehen, desto schlechter ist die postoperative Prognose. Mulholland (1966), Otenasek (1947) sowie Woltman u. Learmonth (1934) operierten 3–10 Jahre nach Auftreten der Lähmungen, diese besserten sich nach dem Eingriff nicht. Wird die Kompression hingegen rechtzeitig beseitigt, dann erholt sich die Muskulatur in den meisten Fällen vollständig, wie dies die Berichte über Entfernung von Lipomen etc. zeigen. Die klinische Besserung ist meist langsamer als nach anderen Kompressionsneuropathien. Sie dauert in der Regel 3–4 Monate (Eversmann 1982), kann aber durchaus 16–18 Monate in Anspruch nehmen (Richmond 1953; Spinner 1978). Diese Beobachtungen unterstreichen die Forderung, eine Interosseus-posterior-Parese 6–8 Wochen nach Beginn operativ zu behandeln, wenn bis dahin keine spontane klinische oder elektromyographische Besserung eingetreten ist. Hudson et al. (1982) und Dawson et al. (1983) warten maximal 3 Monate ab.

Besteht eine komplette Parese länger als 16 Monate – und dies gilt nicht nur für den N. interosseus posterior, sondern für den N. radialis ganz allgemein –, so ist von einer Neurolyse des Nervs bzw. Beseitigung der Kompression keine Besserung der motorischen Ausfälle zu erwarten (Spinner 1978). Das ist eine empirische Feststellung.

In diesen Fällen sind nur noch Ersatzoperationen durch Sehnenverpflanzungen möglich, für die gewisse Voraussetzungen erfüllt sein müssen. Handgelenk und alle Fingergelenke müssen z. B. passiv voll beweglich sein. Sind sie es nicht, so muß die Beweglichkeit zunächst durch konservative Maßnahmen wiederhergestellt werden; andernfalls ist der Sehnentransfer sinnlos. Ziel der Sehnenverpflanzung ist hinsichtlich des N. interosseus posterior die Wiederherstellung der Streckfähigkeit von Langfingern (M. extensor digitorum) und Daumen (M. extensor pollicis longus) sowie der Stabilität des Metakarpophalangealgelenks des Daumens (M. abductor pollicis longus). Die Streckung der Finger und des Daumens kann durch Tenodese der Sehne des M. flexor carpi ulnaris oder des M. flexor superficialis zum Mittel- und Ringfinger mit der Sehne des M. extensor digitorum und des M. extensor pollicis longus erreicht werden. Zur Wiederherstellung der Stabilität des Daumengrundgelenks kann der M. extensor pollicis brevis, ohne daß seine Sehne durchtrennt wird, im Handgelenksbereich auf die Volarseite gebracht und unter Spannung mit der Sehne des M. palmaris longus Seit-zu-Seit verbunden werden (Boyes 1970; Green 1982; Omer 1980; Spinner 1972, 1978).

2.4 Ramus superficialis nervi radialis

Ursachen

In seinem Verlauf am proximalen und mittleren Unterarm ist der oberflächliche Radialisast im Gegensatz zum N. interosseus posterior normalerweise nicht durch anatomische Engen behindert. Eine Läsion im Bereich des proximalen Unterarms ist eine besondere Rarität. Kopell u. Thompson (1976) beobachteten 4 Patienten, bei denen der Nerv den proximalen M. extensor carpi radialis brevis penetrierte, ein Stück weit im Muskel selbst verlief, um ihn dann wieder zu verlassen und seinen normalen Verlauf fortzusetzen. Phalen et al. (1971) beschrieben ein Lipom, das lediglich zu Ausfällen im Versorgungsgebiet des oberflächlichen Radialisastes geführt hatte.

Der einzige Engpaß für den R. superficialis ist sein *Durchtritt durch die Fascia antebrachii* am Übergang vom mittleren zum distalen Drittel des Unterarms (Hovelacque 1927), nachdem er die Sehne des M. brachioradialis in Richtung auf den Handrücken unterkreuzt hat. An dieser Stelle liegt er oberflächlich und ungeschützt dem Radius auf und kann durch ein zu enges Uhrarmband oder durch Handschellen, durch zu enge Operationshandschuhe oder einen schlecht angepaßten Gipsverband komprimiert werden (Bierman 1959; Braidwood 1975; Dorfman u. Jayaram 1978; Linscheid 1965; Massey u. Pleet 1978; Matzdorf 1926; Rask 1979; Spinner 1980; Sprofkin 1954; Wartenberg 1932). Die Symptome einer *„Cheiralgia paraesthetica"* können aber auch ohne Kompression von außen auftreten (Sprofkin 1954). Rask (1978) und Lagueny et al. (1981) berichteten über Kompressionsschäden dieses Astes durch eine Tendovaginitis stenosans de Quervain, eine entzündliche Erkrankung des gemeinsamen Sehnenscheidenfachs von M. abductor pollicis longus und M. extensor pollicis brevis, meist Folge eines chronischen Traumas in der Handgelenksregion. Die Entzündung kann auf den in der Nähe liegenden oberflächlichen Radialisast übergreifen. Fossati et al. (1984) beschrieben die Kompression dieses Nervs durch aus unklarer Ursache erweiterte Lymphgefäße am Handgelenk. Dellon u. Mackinnon legten 1986 (a, b) ihre Erfahrungen bei 51 Patienten (58 Arme) mit Kompressionsschäden des R. superficialis nervi radialis dar. Bei 81% war ihnen ein oft geringfügiges Trauma am Unterarm vorangegangen. Bei 13% wurde die Ursache in berufsspezifischen Tätigkeiten wie repetitiver Pronation und Supination des Unterarms oder Ulnar- und Radialabduktion der Hand gesehen. Bei 8% lagen weder arbeitsspezifische Faktoren noch ein Trauma vor. 10% waren Diabetiker und je 2% hatten eine rheumatoide Arthritis oder eine Encephalomyelitis disseminata.

Symptomatik

Das klinische Bild einer distalen Läsion des R. superficialis nervi radialis hat Wartenberg 1932 eindrucksvoll beschrieben und es in Anlehnung an die Meralgia paraesthetica als *Cheiralgia paraesthetica* bezeichnet. Typisch sind Parästhesien und Schmerzen im Ausbreitungsgebiet des oberflächlichen Radialisastes am Handrücken und Daumen sowie ausgesprochene Klopf- und Zugempfindlichkeit dieses Astes. Die Zugempfindlichkeit kann mit dem *Finkelstein-Test* (1930) untersucht werden, der auch zur Diagnose einer Tendovaginitis stenosans de Quervain herangezogen wird: Der Patient bringt den Daumen in die Hohlhand und schließt die Hand zur Faust. Wenn dann die Hand aktiv oder passiv abduziert wird, kommt es bei Kompression dieses Radialisastes zu ausstrahlenden Schmerzen in dessen Versorgungsgebiet (Abb. 124). Bei der reinen Tendovaginitis stenosans de Quervain bleibt der Schmerz auf die radiale Handgelenksregion beschränkt. Alle Patienten, bei denen die Kompression auf eine solche Sehnenscheidenentzündung zurückzuführen war, hatten eine schmerzhafte Schwellung über diesem Sehnenscheidenfach sowie ein Taubheitsgefühl am radialen Handrücken und am dorsalen Daumen.

Dellon u. Mackinnon (1986 a) benutzten einen anderen Provokationstest, bei dem der Patient den Unterarm maximal proniert und die gestreckte Hand ulnar abduziert. Dabei wird der R. superficialis nervi radialis zwischen den Sehnen der Mm. brachioradialis und extensor carpi radialis longus vor seinem Durchschnitt durch die Fascia antebrachii gedehnt.

Seit Wartenbergs Beschreibung 1932 waren nur einzelne Fälle einer Kompressionsläsion des oberflächlichen Radialisastes beschrieben worden, bis Dellon u. Mackinnon 1986 (a, b) ihren bereits genannten Bericht über 51 Patienten (58 Hände) vorlegten, von denen 32 (35 Hände) operiert wurden. Frauen waren doppelt so häufig betroffen wie Männer. Die Patienten klagten regelmäßig über brennende oder einschießende Schmerzen an der dorsoradialen Hand, die bis in Daumen und Zeigefinger ausstrahlten und bei Ulnarabduktion der Hand zunahmen. Die Beschwerden kamen plötzlich oder allmählich, waren intermittierend oder dauernd vorhanden. Der Händedruck war vigorimetrisch bei 80% der Patienten vermindert. Alle hatten eine Hypästhesie an der dorsoradialen Hand und

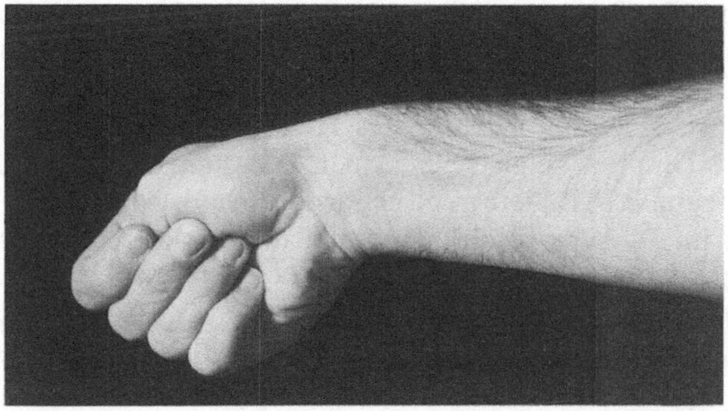

Abb. 124. Finkelstein-Test zur Schmerzprovokation bei Tendovaginitis stenosans de Quervain oder Kompressionsneuropathie des R. superficialis nervi radialis am Handgelenk. Der Patient macht eine Faust, indem er den gebeugten Daumen mit den übrigen Fingern umschließt. Gleichzeitige Ulnarabduktion der Hand bewirkt eine starke Dehnung nicht nur der Sehnen des M. abductor pollicis longus und M. extensor pollicis brevis, sondern auch des R. superficialis nervi radialis. Bei Tendovaginitis stenosans de Quervain werden die Schmerzen im gemeinsamen Sehnenscheidenfach am Handgelenk, bei Kompression des R. superficialis nervi radialis im Ausbreitungsgebiet des Nervs empfunden

ein positives Tinel-Zeichen am Durchtritt des Nervs durch die Fascia antebrachii. Der Finkelstein-Test war bei 96% positiv.

Diagnostik

Der klinische Verdacht einer Kompression des R. superficialis nervi radialis wird durch eine diagnostische Blockade mit einem Lokalanästhetikum erhärtet, das am Ort des Tinel-Zeichens injiziert wird. Bei richtiger klinischer Diagnose ist danach der Finkelstein Test negativ. Tritt die Nervenläsion im Rahmen einer Tendovaginitis stenosans de Quervain auf, so scheint eine solche diagnostische Blockade nicht immer wirksam zu sein, auch dann nicht, wenn das Lokalanästhetikum mit einem Kortikoid kombiniert wird (Rask 1978). Methoden zur Messung der Leitgeschwindigkeit im R. superficialis nervi radialis sind von verschiedenen Autoren publiziert worden. Das Vorgehen war jedoch sehr unterschiedlich (Downie u. Scott 1964, 1967; Shahani et al. 1967; Trojaborg u. Sindrup 1969; Ma et al. 1981). Downie u. Scott (1964, 1967) verwendeten zur Stimulation und Ableitung der Potentiale Oberflächenelektroden. Untersucht wurde der sensible Radialisanteil vom Handgelenk bis zur Unterarmmitte antidrom oder orthodrom. Die mit dieser Technik abgeleiteten Nervenaktionspotentiale waren zum Teil jedoch sehr niedrig, so daß der 1. negative Gipfel als Meßpunkt zur Bestimmung der Nervenleitgeschwindigkeit herangezogen werden mußte. Shahani et al. (1967) untersuchten den sensiblen N. radialis im Unterarmsegment mit antidromer Technik. Stimuliert wurde der Nerv mit Oberflächenelektroden am Übergang vom mittleren zum distalen Drittel des Unterarms; abgeleitet wurde mit Ringelektroden in bipolarer Anordnung vom Daumen. Die Amplituden betrugen 15–35 µV, die Latenzen 2,0–3,3 ms. Ma et al. (1981) haben auf eine mögliche Verfälschung der Ergebnisse durch eine ungewollte Mitreizung des N. medianus aufmerksam gemacht.

Stimuliert wurde der R. superficialis nervi radialis im Unterarmbereich, abgeleitet wurde am Handgelenk in Höhe der Kreuzung des R. superficialis mit der Sehne des M. extensor pollicis longus und vom Daumen. Nach Erhöhung der Reizintensität kam es bei Ableitung in Höhe des Handgelenks zu einer 12,5%igen, bei Ableitung vom Daumen zu einer 250%igen Zunahme der Amplituden der Nervenaktionspotentiale. Trojaborg u. Sindrup (1969) haben die Nervenleitgeschwindigkeit im R. superficialis nervi radialis mit orthodromer Technik bestimmt (s. Abschn. 2.3 sowie Abb. 116, S. 278).

Bei der Cheiralgia paraesthetica konnten Massey u. Pleet (1978) sowie Dorfman u. Jayaram (1978) vom R. superficialis nervi radialis keine Nervenaktionspotentiale mehr registrieren. Dellon u. Mackinnon (1986a, b) fanden bei 19 Patienten in 3 Fällen keinen Unterschied beim Vergleich mit der gesunden Seite, bei 8 war die Nervenleitgeschwindigkeit, bei weiteren 8 das sensible Nervenaktionspotential in der Amplitude vermindert oder nicht mehr abzuleiten.

Therapie

Die *Behandlung* ist zunächst konservativ und besteht in Ruhigstellung durch Schiene, Antiphlogistika und Vermeidung der die Beschwerden auslösenden Bewegungen. Ein gleichzeitig bestehender Diabetes wird behandelt, ein zu enges Armband nicht mehr getragen. Auf diese Maßnahmen hin bildeten sich die Beschwerden in den meisten früher berichteten Fällen zurück (Braidwood 1975; Massey u. Pleet 1978; Rask 1979; Wartenberg 1932). 2 von Rasks (1978) 3 Patienten mit Tendovaginitis stenosans de Quervain wurden aber wegen unbeeinflußbarer Beschwerden schon 4 Wochen nach Auftreten der Schmerzen operiert; nach Tenolyse waren sie beschwerdefrei. 32 der 51 Patienten (35 von 58 Händen) von Dellon u. Mackinnon (1986a, b) hatten sich nach einem halben Jahr unter konservativer Therapie entweder nicht gebessert oder hatten noch sensible Mißempfindungen oder eine Störung der Zweipunktediskriminierung und wurden deshalb operiert. Wie viele Patienten welche dieser Symptome hatten, geht aus der Arbeit leider nicht hervor. Es fällt schwer, in einer am Handrücken gestörten Zweipunktediskriminierung als einzigem klinischem Befund eine Indikation für einen operativen Eingriff zu sehen. Die letztgenannten Autoren führten eine Neurolyse des R. superficialis nervi radialis durch. War eine intraneurale Fibrose vorhanden, so wurde der Eingriff zu einer interfaszikulären Neurolyse erweitert. Das postoperative Ergebnis (Nachuntersuchung 12–35 Monate nach dem Eingriff) war bei 37% sehr gut, bei 49% gut, bei 6% mäßig. Bei 9% änderten sich die Symptome nicht (zusammen 101%!). Eine Kompressionsläsion des oberflächlichen Radialisastes ist selten. Man sollte sie aber bei Patienten mit Schmerzen am radialen Handrücken in Erwägung ziehen. Differentialdiagnostische Schwierigkeiten ergeben sich bei dem lokalisierten Geschehen mit Auslösung oder Verstärkung der Beschwerden durch typische Provokationsmanöver kaum.

2.5 Nervus interosseus posterior am Handrücken

Ein potentieller Engpaß für den terminalen N. interosseus posterior ist sein Verlauf unter dem Lig. carpi dorsale bzw. sein Austritt am distalen Rand dieses

Bandes. Ursächlich liegen Läsionen dieses Nervs meist Traumen des Handrükkens zugrunde; dumpfe Schmerzen am Handrücken können aber auch spontan auftreten. Wachsmuth u. Wilhelm (1967) und Wilhelm (1970a) berichteten von Patienten mit unklaren Schmerzen am dorsomedialen Handrücken, die bei Volarflexion der Hand zunahmen. Das Os lunatum war druckschmerzhaft, alle Patienten hatten zusätzlich ein „HWS-Syndrom". Die Schmerzen traten spontan ohne ein Trauma auf. Diese Autoren prägten den Begriff des „Radialisirritationssyndroms" und nahmen ätiologisch eine vertebragene Irritation des N. radialis an.

Die Behandlung ist primär konservativ. Erst wenn sich die Beschwerden nach 6monatiger konservativer Behandlung nicht bessern und die diagnostische Blokkade am Handrücken erfolgreich ist, wird die Indikation zur Operation gestellt. Dabei wird der N. interosseus posterior am distalen Rand des Lig. carpi dorsale von einem queren Hautschnitt aus durchtrennt. Daraufhin verschwinden die erheblichen dumpfen Schmerzen am Handrücken meistens (Dellon 1985; Buck-Gramcko 1977; Ekerot et al. 1982; Geldmacher et al. 1972; Wachsmuth u. Wilhelm 1967; Wilhelm 1966, 1970a).

Literatur

Agnew DH (1863) Bursal tumor: Producing loss of power of forearm. Am J Med Sci 46:404–405

Alexandre D, Leclercq D, Carlier A, Lemaire R, Lejeune GN, Lovens C (1978) Les lésions par compression de la branche terminale motrice du nerf radial. Acta Orthop Belg 44:372–381

Appleton AB (1911–1912) A case of abnormal distribution of the N. musculocutaneus, with complete absence of the ramus cutaneus n. radialis. J Anat Physiol 46:89–94

Arlecchini S, Catanzariti G, Cesari F, Merlini G (1972) Paralisi isolata del nerve interosseo posteriore da corpi mobili endoarticolari. Chir Organi Mov 64:295–299

Austin R (1976) Tardy palsy of the radial nerve from a Monteggia fracture. Injury 7:202–204

Barber KW, Bianco AJ, Soule EH, MacCarty CS (1962) Benign extraneural soft-tissue tumors of the extremities causing compression of nerves. J Bone Joint Surg [Am] 44:98–104

Benini A, Di Martino E (1976) Die Schädigung des Ramus profundus nervi radialis (Supinatorsyndrom). Schweiz Med Wochenschr 106:639–643

Bierman HR (1959) Nerve compression due to a tight watch band. N Engl J Med 261:237–238

Biró V, Vámhidy L (1985) A nervus radialis supinator alagút szindrómája. Magyar Traumatol Ortop Helyreallito Sebesz 28:250–253

Blakemore ME (1979) Posterior interosseous nerve paralysis by a lipoma. J R Coll Surg Edinb 24:113–116

Blom S, Hele P, Parkman L (1971) Supinator channel syndrome. Scand J Plast Reconstr Surg 5:71–73

Bodechtel G (1974) Differentialdiagnose neurologischer Krankheitsbilder 3. Aufl. Thieme, Stuttgart

Bosworth DM (1955) The role of the orbicular ligament in tennis elbow. J Bone Joint Surg [Am] 37:527–533

Bosworth DM (1965) Surgical treatment of tennis elbow. J Bone Joint Surg [Am] 47:1533–1536

Bowen TL, Stone KH (1966) Posterior interosseous nerve paralysis caused by a ganglion at the elbow. J Bone Joint Surg [Br] 48:774–776

Boyes JH (1970) Bunnel's surgery of the hand, 5th ed. Lippincott, Philadelphia

Braidwood AS (1975) Superficial radial neuropathy. J Bone Joint Surg [Br] 57:380–383

Bronisch FW (1971) Zur Pathogenese und Therapie der nichttraumatischen Lähmung des Ramus profundus n. radialis. Nervenarzt 42:32–35

Brooks DM (1952) Nerve compression by simple ganglia. A review of thirteen cases. J Bone
    Joint Surg [Br] 34:391–400
Buck-Gramcko D (1977) Denervation of the wrist joint. J Hand Surg 2:54–61
Burns J, Lister GD (1984) Localized constrictive radial neuropathy in the absence of extrinsic
    compression: Three cases. J Hand Surg [Am] 9:99–103
Campbell CS, Wulf RF (1954) Lipoma producing a lesion of the deep branch of the radial nerve.
    J Neurosurg 11:310–311
Cantero J (1974) Syndromes compressifs des nerfs périphériques des membres supérieurs et
    inférieurs. Rev Med Suisse Romande 94:27–47
Capener N (1966) The vulnerability of the posterior interosseous nerve of the forearm. A case
    report and an anatomical study. J Bone Joint Surg [Br] 48:770–773
Cappellini O (1958) Su un caso di paralisi dissociata de radiale da lipoma intermuscolare. Chir
    Organi Mov 45:338–343
Carfi J, Dong M (1985) Posterior interosseous syndrome revisited. Muscle Nerve 8:499–502
Carozzi S, Gaetani G (1983) La neuralgia del nerve interosseo dorsale. Chir Ital 35:279–284
Castaigne P, Laplane D, Duclos et al. (1975) Deux cas de paralysie de la branche postérieure du
    nerf radial due à la compression du nerf par un lipome. Rev Neurol 131:77–84
Chang LW, Gowans JDC, Granger CV, Millender LH (1972) Entrapment neuropathy of the
    posterior interosseus nerve. A complication of rheumatoid arthritis. Arthritis Rheum
    15:350–352
Cohen BE, Cukier J (1982) Simultaneous posterior and anterior interosseous nerve syndrome.
    J Hand Surg 7:398–400
Comtet JJ, Chambaud D (1975) Paralysie «spontanée» du nerf inter-osseux postérieur par lésion
    inhabituelle: Deux observations. Rev Chir Orthop 61:533–541
Comtet JJ, Chambaud D, Genety J (1976) La compression de la branche postérieure du nerf
    radial. Une étiologie méconnue de certaines paralysies et de certaines épicondylalgies re-
    belles. Nouv Presse Med 5:1111–1114
Coonrad RW, Hooper WR (1973) Tennis elbow: Its course, natural history, conservative and
    surgical management. J Bone Joint Surg [Am] 55:1177–1182
Crawford GP (1984) Radial tunnel syndrome (letter). J Hand Surg [Am] 9:451–452
Culver JE (1978) Combined posterior interosseous and ulnar nerve compression in a hemo-
    philiac. Bull Hosp Jt Dis 39:103–106
Cyriax JH (1936) The pathology and treatment of tennis elbow. J Bone Joint Surg 18:921–940
Dawson DM, Hallett M, Millender LH (1983) Entrapment neuropathies. Little & Brown,
    Boston Toronto
Dellon AL (1985) Partial dorsal wrist denervation: Resection of the distal posterior interosseous
    nerve. J Hand Surg [Am] 10:527–533
Dellon AL, Mackinnon SE (1986a) Radial sensory nerve entrapment. Arch Neurol 43:833–836
Dellon AL, Mackinnon SE (1986b) Radial sensory nerve entrapment in the forearm. J Hand
    Surg [Am] 11:199–205
Derkash RS, Niebauer JJ (1981) Entrapment of the posterior interosseous nerve by a fibrous
    band in the dorsal edge of the supinator muscle and erosion of a groove in the proximal
    radius. J Hand Surg 6:524–526
Dharapak C, Nimberg GA (1974) Posterior interosseous nerve compression. Report of a case
    caused by traumatic aneurysm. Clin Orthop 101:225–228
Dorfman LJ, Jayaram AR (1978) Handcuff neuropathy. JAMA 239:957
Downie NW, Scott TR (1964) Radial nerve conduction studies. Neurology 14:839–843
Downie NW, Scott TR (1967) An improved technique for radial nerve conduction studies. J
    Neurol Neurosurg Psychiatry 30:332–336
Ekerot L, Holmberg J (1982) Denervation of the wrist joint. J Hand Surg 7:312
Eversmann WW (1982) Entrapment and compression neuropathies. In: Green JP (ed) Operative
    hand surgery. Churchill Livingstone, New York, pp 957–1009
Falck B, Hurme M (1983) Conduction velocity of the posterior interosseus nerve across the
    arcade of Frohse. Electromyogr Clin Neurophysiol 23:567–576
Feldman RG, Goldman R, Keyserling WM (1983) Classical syndromes in occupational medi-
    cine. Peripheral nerve entrapment syndromes and ergonomic factors. Am J Ind Med
    4:661–681

Feldmeier C, Wilhelm K, Gradinger R (1981) Das Supinator-Syndrom. Diagnostik – Therapie – Ergebnisse. Z Plast Chir 5:176–183

Fernandes L, Goodwill CJ, Srivatsa SR (1979) Synovial rupture of rheumatoid elbow causing radial nerve compression. Br Med J 2:17–18

Finkelstein H (1930) Stenosing tendovaginitis at the radial styloid process. J Bone Joint Surg 12:509–540

Foerster O (1929) Spezielle Anatomie und Physiologie der peripheren Nerven. In: Bumke O, Foerster O (Hrsg) Handbuch der Neurologie, 2. Teil. Springer, Berlin, S 785–974

Fossati E, Irigaray A, Asurey N, Roncagliolo A, Fossati G (1984) Lymphatic compression of the superficial branch of the radial nerve. A case report. J Hand Surg [Am] 9:898–900

Fraim CJ (1979) Unusual cause of nerve entrapment (letter). JAMA 242:2557–2558

Frohse F, Fränkel M (1908) Die Muskeln des menschlichen Armes. Fischer, Jena

Froimson VT (1982) Tendosynovitis and tennis elbow. In: Green DP (ed) Operative hand surgery. Churchill Livingstone, New York, pp 1507–1521

Garden RS (1961) Tennis elbow. J Bone Joint Surg [Br] 43:100–106

Gassel MM, Diamantopoulos IE (1964) Patterns of conduction times in the distribution of the radial nerve. Neurology (NY) 14:222–231

Geldmacher J, Legal HS, Brug J (1972) Results of denervation of the wrist and wrist joints by Wilhelm's method. Hand 4:57–59

Goldie I (1984) Epicondylitis lateralis humeri (epicondylalgia of tennis elbow). A pathogenetical study. Acta Chir Scand [Suppl] 339:1–119

Goldman S, Honet JC, Sobel R, Goldstein AS (1969) Posterior interosseous nerve palsy in the absence of a trauma. Arch Neurol 21:435–441

Gosset J, Apoil J (1972) Les paralysies tronculaires par compression nerveuse de l'avant-bras (nerfs médian, cubital et radial). Ann Chir 26:119–130

Green DP (1982) Radial nerve palsy. In: Green DP (ed) Operative hand surgery. Churchill & Livingstone, New York, pp 1011–1027

Grigoresco D, Iordanesco C (1931) Un cas rare de paralysie partielle du nerf radial. Rev Neurol 2:102–104

Guillain G, Courtellemont (1905) L'action du muscle court supinateur dans la paralysie du nerf radial. Pathogénie d'une paralysie radiale incomplète chez un chef d'orchestre. Presse Med 13:50–52

Hagert CG, Lundborg G, Hansen T (1977) Entrapment of the posterior interosseus nerve. Scand J Plast Reconstr Surg 11:205–212

Hall CD (1982) Pacemaker palsy (letter). Neurology 32:216–217

Hanna DO, Robertson FW, Ansell BM, Maudsley RH (1975) Nerve entrapment at the elbow in rheumatoid arthritis. Rheumatol Rehabil 14:212–217

Harburger A (1924) Anomalie de division de la branche postérieure du nerf radial extenseur propre du médius. Bull Soc Anat 94:236–238

Henke R, Friedrich U (1976) Läsion des Ramus profundus des Nervus radialis. Z. Ärztl Fortbild (Jena) 70:726–728

Hepburn D (1887) Some variations in the arrangement of the nerves of the human body. J Anat 21:511–513

Heyse-Moore GH (1984) Resistant tennis elbow. J Hand Surg [Br] 9:64–66

Hirasawa K (1931) Untersuchungen über das periphere Nervensystem. Heft 2. Plexus brachialis und die Nerven der oberen Extremität. In: Funaoka S (Hrsg) Arbeiten aus der dritten Abteilung des Anatomischen Instituts der Kaiserlichen Universität Kyoto, Serie A. Kyoto, S 1–190

Hobhouse N, Heald CB (1936) A case of posterior interosseous paralysis. Br Med J 1:841

Hohmann G (1928) Über den Tennis-Ellenbogen. Verh Dtsch Orthop Ges 21:349–355

Holst-Nielsen F, Jensen V (1984) Tardy posterior interosseous nerve palsy as a result of an unreducted radial head dislocation in Monteggia fractures: A report of two cases. J Hand Surg [Am] 9:572–575

Hopf HC (1970) Langsam wachsender Tumor in der Axilla. Das Neurinom am Übergang des Fasciculus posterior zum Nervus radialis. J Neurol 198:120–124

Hovelacque A (1927) Anatomie des nerfs craniens et rachidiens et du système grand sympathique chez l'homme. Doin, Paris

Hudson AR, Berry H, Mayfield F (1982) Chronic injuries of peripheral nerves by entrapment. In: Youmans JR (ed) Neurological surgery, 2nd edn. Saunders, Philadelphia, pp 2430–2474

Hustead AP, Mulder DW, MacCarthy CS (1958) Non-traumatic, progressive paralysis of the deep radial (posterior interosseous) nerve. Arch Neurol 79:269–274

Hutton WK (1906) Remarks on the innervation of the dorsum manus, with special reference to certain rare abnormalities. J Anat Physiol (London) 40:326–331

Inglis AE (1980) Anatomical exposure of peripheral nerves. In: Omer GE, Spinner M (eds) Management of peripheral nerve problems. Saunders, Philadelphia, pp 317–350

Jebsen RH (1966) Motor conduction velocity in proximal and distal segments of the radial nerve. Arch Phys Med Rehabil 47:597–602

Jumentié MJ (1921) Fausse griffe cubitale par lésion dissociée du nerf radial. Rev Neurol 37:756–758

Kaplan EB (1959) Treatment of tennis elbow (epicondylitis) by denervation. J Bone Joint Surg [Am] 41:147–151

Kaplan PE (1984) Posterior interosseous neuropathies: Natural history. Arch Phys Med Rehabil 65:399–400

Kerr AT (1918) The brachial plexus of nerves in man, the variations in its formation and branches. Am J Anat 23:285–395

Kline DG (1968) Evoked potentials to evaluate peripheral nerve injury. Surg Gynecol Obstet 127:1239–1248

Kline DH (1980) Evaluation of the neuroma in continuity. In: Omer GE, Spinner M (eds) Management of peripheral nerve problems. Saunders, Philadelphia, pp 450–461

Kopell HP, Thompson WAL (1976) Peripheral entrapment neuropathies. Krieger, Huntington New York

Kruse F (1958) Paralysis of the dorsal interosseous nerve due to direct trauma. Neurology 8:307–308

Lagueny A, Julien J, Bullier R (1981) La ténosynovite de De Quervain: Une cause de compression de la branche superficielle du nerf radial. Nouv Presse Med 10:2590

Lanz Tv, Wachsmuth W (1959) Praktische Anatomie, 1. Bd, 3. Teil: Arm, 2. Aufl. Springer, Berlin Göttingen Heidelberg

Lazorthes G (1975) Diskussion zu: Castaigne P, Laplane D, Duclos H, Ricon P (1975) Deux cas de paralysie de la branche postérieure du nerf radial. Rev Neurol 131:83

Learmonth JR (1919) A variation of the radial branch of the musculospiral nerve. J Anat 53:371–372

Learmonth JR (1933) The principle of decompression in the treatment of certain diseases of peripheral nerves. Surg Clin North Am 13:905–913

Lenn NJ, Hamill JS (1983) Congenital radial nerve pressure palsy. Clin Pediatr (Phila) 22:388–389

Lichter RL, Jacobsen T (1975) Tardy palsy of the posterior interosseous nerve with a Monteggia fracture. J Bone Joint Surg [Am] 57:124–125

Lilleby H, Roaas A (1985) Inneklemming av nervus radialis profundis i albuomradet. Differentialdiagnose til radial spikondylitt. Tidsskr Nor Laegeforen 105:749–750

Linell EA (1921) The distribution of nerves in the upper limb, with reference to variabilities and their clinical significance. J Anat 55:79–112

Linscheid RI (1965) Injuries to radial nerve at wrist. Arch Surg 91:942–946

Lister G (1984) The hand: Diagnosis and indication. Churchill Livingstone, Edinburgh

Lister GD, Belsole RB, Kleinert HE (1979) The radial tunnel syndrome. J Hand Surg 4:52–59

Löser R, Prill A, Rittmeyer K, Sollmann H (1972) Das nicht traumatische Supinatorlogensyndrom des N. radialis und seine Abgrenzung zum cervikalen Wurzelreizsyndrom. Z Neurol 201:337–347

Lotem M, Fried A, Levy M, Solzi P, Najenson T, Nathan H (1971) Radial palsy following muscular effort. A nerve compression syndrome possibly related to a fibrous arch of the lateral head of the triceps. J Bone Joint Surg [Br] 53:500–506

Lozes G, Lesoin F, Delandsheer E, Jomin M (1983) A propos d'une compression de la branche motrice du nerf radial. LARC Med 3:161–162

Lubahn JD, Lister GD (1983) Familial radial nerve entrapment syndrome: A case report and literature review. J Hand Surg 8:297–299

Luschka H v (1865) Die Nerven der oberen Extremitäten. In: Luschka H v (Hrsg) Die Anatomie der Glieder des Menschen, 3. Bd, 1. Abtheilung. Laupp, Tübingen, pp 236–248

Ma CM, Kim SH, Spielholz M (1981) Sensory conduction study of the distal radial nerve. Arch Phys Med Rehabil 62:562–564

Makin GJV, Brown WF (1985) Entrapment of the posterior cutaneous nerve of the arm. Neurol (NY) 35:1677–1678

Manske PR (1977) Compression of the radial nerve by the triceps muscle: A case report. J Bone Joint Surg [Am] 59:835–836

Manzotti GF (1957) Raro caso di lipoma intermuscolare dell-avambraccio-cenni storico-bibliografici. Minerva Orthop 8:293–295

Marmor L, Lawrence JF, Dubois EL (1967) Posterior interosseous nerve palsy due to rheumatoid arthritis. J Bone Joint Surg [Am] 49:381–383

Mass DP, Tortosa R, Newmeyer WL, Kilgore ES Jr (1982) Compression of posterior interosseous nerve by a ganglion. Case report. J Hand Surg 7:92–94

Massey EW, Pleet AB (1978) Handcuffs and cheiralgia paresthetica. Neurology 28:1312–1313

Matzdorf P (1926) Zwei seltene Fälle von peripherer sensibler Lähmung. Klin Wochenschr 5:1187

Millefiorini M, Guerrisi R, Antonini G, Cortesani F, Ganino F (1980) Considerazioni su un caso di paralisi del nervo radiale di lipoma. Ruolo della T.A.C. nella diagnosi e peculiarità cliniche. Riv Neurol (Napoli) 50:400–414

Millender LH, Nalebuff EA, Holdsworth DE (1973) Posterior interosseous nerve syndrome secondary to rheumatoid synovitis. J Bone Joint Surg [Am] 55:753–757

Moon N, Marmor L (1964) Parosteal lipoma of the proximal part of the radius. J Bone Joint Surg [Am] 46:608–614

Morgan RF, Terranova W, Nichter LS, Edgerton MT (1985) Entrapment neuropathies of the upper extremity. Am Fam Phys 31:123–134

Morrison DL (1981) Tennis elbow and radial tunnel syndrome: Differential diagnosis and treatment. JAMA 80:823–826

Moss SH, Switzer HE (1983) Radial tunnel syndrome: Spectrum of clinical presentations. J Hand Surg 8:414–420

Mosser JJ, Deflassieux M, Aupecle P, Piganiol G (1978) Compression de la branche postérieure du nerf radial par une tumeur benigne de la région du coude. Trois observations. J Chir (Paris) 115:515–521

Mulholland RC (1966) Non-traumatic progressive paralysis of the posterior interosseous nerve. J Bone Joint Surg [Br] 46:781–785

Mumenthaler M (1974) Charakteristische Krankheitsbilder nicht unmittelbar traumatischer peripherer Nervenschäden. Ursachen und Diagnose. Nervenarzt 45:61–66

Mumenthaler M, Schliack H (1982) Läsionen peripherer Nerven. Diagnostik und Therapie, 4. Aufl. Thieme, Stuttgart 1982

Nakano KK (1978) The entrapment neuropathies. Muscle Nerve 1:264–279

Narakas A (1973) Diskussionsbeitrag. Handchirurgie 5:113

Narakas A (1974) Epicondylite et syndrome compressif du nerf radial. Médicine Hygiène 32:2067–2070

Nielsen HO (1976) Posterior interosseous nerve paralysis caused by fibrous band compression at the supinator muscle. A report of four cases. Acta Orthop Scand 47:304–307

Nigst H (1973) Diskussionsbeitrag. Handchirurgie 5:113

Nigst H (1981) Nervenkompressionssyndrome an den oberen Gliedmaßen. In: Nigst H, Buck-Gramcko D, Millesi H (Hrsg) Handchirurgie, Bd 1. Thieme, Stuttgart, S 17.1–17.29

Omer GE (1980) Tendon transfer for reconstruction of the forearm and hand following peripheral nerve injuries. In: Omer GE, Spinner M (eds) Management of peripheral nerve problems. Saunders, Philadelphia, pp 817–846

Otenasek FJ (1947) Progressive paralysis of the nervus interosseus dorsalis: Pathological findings in one case. Bull Johns Hopkins Hosp 81:163–167

Petit-Dutaillis D, Godlewski S, Dry J (1960) Paralysie radiale progressive. Exérèse chirurgicale d'un lipome periosté comprimant la branche postérieure d'un nerf radial. Rev Neurol 102:261–271

Phalen GS, Kendrick JI, Rodriguez JM (1971) Lipomas of the upper extremity. A series of fifteen tumors in the hand and wrist and six tumors causing nerve compression. Am J Surg 121:298–306

Pickering TG (1981) Runner's radial palsy (letter). N Engl J Med 305:768

Pidgeon KJ, Abadee P, Kanakamedala R, Uchizono M (1985) Posterior interosseous nerve syndrome caused by an intermuscular lipoma. Arch Phys Med Rehabil 66:468–471

Pierrot-Deseilligny E, Bergego C (1979) Les atteintes nerveuses par compression en rapport avec une immobilisation prolongée. Rev Prat 29:3778–3783

Popelka S, Vainio K (1971) Compression of the deep branch of the radial nerve in patients with rheumatoid arthritis. Acta Chir Orthop Traumatol Cech 38:195–199

Popelka S, Vainio K (1974) Entrapment of the posterior interosseous branch of the radial nerve in rheumatoid arthritis. Acta Orthop Scand 45:370–372

Preston DN, Grimes JD (1985) Radial compression neuropathy in advanced Parkinson's disease. Arch Neurol 42:695–696

Rask MR (1978) Superficial radial neuritis and De Quervain's disease. Clin Orthop 131:176–178

Rask MR (1979) Watchband superficial radial neurapraxia (letter). JAMA 241:2702

Rauber A (1865) Vater'sche Körper der Bänder- und Periostnerven und ihre Beziehung zum sogenannten Muskelsinne. Inauguraldissertation München. Gottschick-Witter, Neustadt

Rauber A (1868) Über die Nerven der Knochenhaut und Knochen des Vorderarmes und Unterschenkels. Fritsch, München

Rayan GM, Conner S (1982) Posterior interosseous nerve paralysis and amyloid neuropathy of multiple myeloma. Clin Orthop 171:202–205

Richmond DA (1953) Lipoma causing a posterior interosseous nerve lesion. J Bone Joint Surg [Br] 35:83

Roles NC, Maudsley RH (1972) Radial tunnel syndrome. Resistant tennis elbow as a nerve entrapment. J Bone Joint Surg [Br] 54:499–508

Rosén I, Werner CO (1980) Neurophysiological investigation of posterior interosseous nerve entrapment causing lateral elbow pain. Electroencephalogr Clin Neurophysiol 50:123–133

Rossum J van, Buruma OJ, Kamphuisen HA, Onvlee GJ (1978) Tennis elbow – a radial tunnel syndrome? J Bone Surg [Br] 60:197–198

Runge F (1873) Zur Genese und Behandlung des Schreibkrampfes. Berl Klin Wochenschr 10:245–248

Salsbury CR (1938) The nerve to the extensor carpi radialis brevis. Br J Surg 26:95–97

Schmitt O, Biehl G (1978) Das Supinator-Tunnel-Syndrom als Differentialdiagnose zur Epicondylitis radialis. Elektromyographische Diagnostik und Verlaufskontrolle. Z Orthop 116:840–846

Schneider TG (1972) Der Tennisellenbogen. Diagnostik 5:448–451

Serra G, Aiello I, Rosati G, Tugnoli V, Traina GC, Cristofori MC (1984) Posterior interosseous nerve palsy. Report of three unusual cases. Ital J Neurol Sci 5:85–87

Shahani B, Goodgold J, Spielholz NI (1967) Sensory nerve action potentials in the radial nerve. Arch Phys Med Rehabil 48:602–605

Sharrard WJW (1966) Posterior interosseous neuritis. J Bone Joint Surg [Br] 48:777–780

Silverstein A (1937) Progressive paralysis of the dorsal interosseous nerve. Arch Neurol Psychiatry 38:885–886

Spinner M (1968) The arcade of Frohse and its relationship to posterior interosseous nerve paralysis. J Bone Joint Surg [Br] 50:809–812

Spinner M (1972) Injuries to the major branches of peripheral nerves of the forearm. Saunders, Philadelphia

Spinner M (1978) Injury to the major branches of peripheral nerves of the forearm, 2nd edn. Saunders, Philadelphia

Spinner M (1980) Management of nerve compression lesions of the upper extremity. In: Omer GE, Spinner M (eds): Management of peripheral nerve problems. Saunders, Philadelphia, pp 569–592

Spinner M, Spencer PS (1974) Nerve compression lesions of the upper extremity. A clinical and experimental review. Clin Orthop 104:56–67

Sponseller PD, Engber WD (1983) Double-entrapment radial tunnel syndrome. J Hand Surg 8:420–423

Sprofkin BF, Isom JB (1960) Sensory mononeuropathy. Clin Pediatr 11:745–759

Sprofkin DE (1954) Cheiralgia paresthetica – Wartenberg's disease. Neurology 4:857–862

Steudel WI, Gräfin Vitzthum H (1983) Nerve grafting in compression lesion and neuritis of the radial nerve. Case report. Acta Neurochir (Wien) 67:277–281

Stewart JD, Aguayo AJ (1984) Compression and entrapment neuropathies. In: Dyck PJ, Thomas PK, Lambert EH, Runge R (eds) Peripheral neuropathy, 2nd edn. Saunders, Philadelphia, pp 1435–1457

Stille D (1974) Die distale Radialisparese (Supinatorsyndrom). Aktuel Neurol 1:5–11

Stöhr M, Reill P (1980) Chronic compression syndrome of the radial nerve above the elbow (letter). Muscle Nerve 3:446–447

Stopford JSB (1918) The variation in distribution of the cutaneous nerves of the hand and digits. J Anat 35:14–25

Straus WL (1941) The phylogeny of the human forearm extensors (concluded). Hum Biol 13:203–238

Sucher BM, Cavanaugh JA (1982) Guillain-Barré syndrome with secondary bilateral posterior interosseous nerve syndrome. Arch Phys Med Rehabil 63:184–187

Sunderland S (1945) Traumatic injuries of peripheral nerves. I. Simple compression injuries of the radial nerve. Brain 68:56–72

Sunderland S (1948) Observations on injuries of the radial nerve due to gunshot wounds and other causes. Aust NZ J Surg 17:253–290

Sunderland S (1978) Nerves and nerve injuries, 2nd edn. Churchill Livingstone, Edinburgh London New York

Testut L, Latarjet A (1949) Traité d'anatomie humaine, 9ᵉ ed. Doin, Paris

Thomas W, Tillmann B (1980) Engpaßsyndrome des Nervus radialis im Ellenbogenbereich im Rahmen der Epicondylosis humeri radialis. Klinisch-anatomische Untersuchungen. Z Orthop 118:41–56

Thomas W, Tillmann B (1981) Engesyndrom des N. radialis im Ellenbogen-Unterarm-Bereich. Orthop Prax 17:554–556

Torklus D v (1977) Bedeutung und Therapie des Supinatorsyndroms bei der Epicondylitis lateralis. Orthop Prax 4:282–283

Trojaborg W (1970) Rate of recovery in motor and sensory fibres of the radial nerve: clinical and electrophysiological aspects. J Neurol Neurosurg Psychiatry 33:625–638

Trojaborg W (1977) Prolonged conduction block with axonal degeneration. An electrophysiological study. J Neurol Neurosurg Psychiatry 40:50–57

Trojaborg W, Sindrup EH (1969) Motor and sensory conduction in different segments of the radial nerve in normal subjects. J Neurol Neurosurg Psychiatry 32:354–359

Vainio K (1969) Synovektomie zur Behandlung der progressiv chronischen Polyarthritis. MMW 111:1973–1978

Varga A, Balázsy S (1976) A supinator csatornában slhelyezkedö lipoma okozta nervus radialis laesio. Magy Traumatol Ortop Helyreallito Sebesz 19:269–271

Vaughan-Jackson OJ (1948) Rupture of extensor tendons by attrition at the inferior radio-ulnar joint. Report of two cases. J Bone Surg [Br] 30:528–530

Vestamäki M, Solonen KA (1979) Radiaalihermon pinne. Duodecim 95:1510–1515

Voiculescu V, Popescu F (1969) Páralizia progresiva netraumatica a ramurii profunde a nervului radial. Neurol Psychiatr (Bucur) 14:111–115

Wachsmuth W, Wilhelm A (1967) Zur Ätiologie, Diagnose und Behandlung unklarer Schmerzzustände in der Handwurzel. Monatsschr Unfallheilkd 70:89–111

Wartenberg R (1932) Cheiralgia paraesthetica (isolierte Neuritis des ramus superficialis nervi radialis). Zeitschr Neurol Psychiatr 141:145–155

Weinberger LM (1939) Non-traumatic paralysis of the dorsal interosseous nerve. Surg Gynecol Obstet 69:358–363

Werner CO (1979) Lateral elbow pain and posterior interosseous nerve entrapment. Acta Orthop Scand [Suppl 174]:1–62

Werner CO, Haeffner F, Rosen I (1980) Direct recording of local pressure in the radial tunnel during passive stretch und active contraction of the supinator muscle. Arch Orthop Trauma Surg 96:299–301

White WL, Hanna DC (1962) Troublesome lipomata of the upper extremity. J Bone Joint Surg [Am] 44:1353–1359

Whiteley WH, Alpers BJ (1959) Posterior interosseous nerve palsy with spontaneous neuroma formation. Arch Neurol 1:226–229

Wilhelm A (1966) Die Gelenkdenervation und ihre anatomischen Grundlagen; ein neues Behandlungsprinzip in der Chirurgie der Hand. Hefte Unfallheilkd 86:79–83

Wilhelm A (1970a) Das Radialisirritationssyndrom. Handchirurgie 2:129–142

Wilhelm A (1970b) Neues über Druckschäden des N. radialis und N. ulnaris. Handchirurgie 2:143–146

Wilhelm A (1976) Radialiskompressions-Syndrome. Handchirurgie 8:113–116

Wilhelm A (1977) Die Behandlung der Epicondylitis humeri radialis durch Dekompression des N. radialis. Handchirurgie 8:185–188

Wilhelm A, Gieseler H (1962) Die Behandlung der Epicondylitis humeri radialis durch Denervation. Chirurg 33:118–122

Wilhelm A, Suden R (1985) Das proximale Radialiskompressionssyndrom (PRKS). Behandlung und Ergebnisse. Handchirurgie 17:219–224

Wintsch K (1973) Nervenkompression durch ein Lipom. Handchirurgie 5:113

Woltman HW, Learmonth JR (1934) Progressive paralysis of the nervus interosseus dorsalis. Brain 37:25–31

Wree A (1983) Kompression des Nervus radialis durch einen Musculus coracobrachialis minor. Eine anatomische Studie. Anat Anz 153:459–464

Wu KT, Jordan FR, Eckert C (1974) Lipoma, cause of paralysis of deep radial (posterior interosseous) nerve: Report of case and review of literature. Surgery 75:790–795

Yamamoto K, Yoshiaki Y, Tomihara M (1977) Posterior interosseous nerve palsy as a complication of Monteggia fractures. Nippon Geka Hokan 46:46–56

Zanche L de, Negrin P, Fardin P, Carteri A (1973) Paralysis of the deep branch of the radial nerve due of an entrapment neuropathy. Eur Neurol 17:56–59

15 Nervus ulnaris

1 Anatomie

Der N. ulnaris (Abb. 125) geht aus den Wurzeln C_7, C_8, Th_1 hervor. Seine Fasern ziehen zunächst im Fasciculus medialis des Plexus brachialis. Er verläuft in der Axilla hinter A. und V. axillaris, bedeckt vom M. pectoralis minor. Im Bereich des Oberarmes zieht er medial der A. brachialis und lateral der V. brachialis zusammen mit dem N. medianus und N. musculocutaneus als neurovaskuläres Bündel distalwärts in einer Rinne, die dorsal vom langen und medialen Kopf des M. triceps brachii und lateral vom M. coracobrachialis gebildet wird. Etwa in der Mitte des Oberarms tritt der N. ulnaris durch das Septum intermusculare mediale und gelangt auf die Streckseite des Oberarms.

Etwa 5–7 cm proximal des Epicondylus medialis humeri findet sich häufig die von Struthers (1854) beschriebene Arkade. Spinner (1978) fand sie bei 14 von 20 Leichenarmen. Sie wird gebildet von einer Verdickung der tiefen Oberarmfaszie, Muskelfasern des Caput mediale des M. triceps brachii und dem Ansatz des Lig. brachii internum. Der vordere Rand der Arkade ist das Septum intermusculare mediale.

Der N. ulnaris verläuft nach Durchtritt durch das Septum intermusculare mediale auf der medialen Seite des Caput mediale des M. triceps, den er dann schräg nach medial distal quert, um zur dorsalen Fläche des Epicondylus medialis zu gelangen. Er verläuft danach in einen osseofibrösen Tunnel, dem *Kubitaltunnel* nach Feindel u. Stratford (1958), gebildet von einer mehr oder weniger stark ausgebildeten Faszienverdickung, dem Lig. epicondyloolecranicum, die sich vom Epicondylus medialis zum Olekranon erstreckt, medial begrenzt vom Lig. collaterale ulnare, in der Literatur häufig mit dem Lig. epicondyloolecranicum verwechselt, nach distal und gelangt zwischen den Köpfen des M. flexor carpi ulnaris, die vom Epicondylus medialis bzw. dem Olecranon entspringen und häufig eine bindegewebige Arkade bilden, auf die Beugeseite des Unterarms. Hier verläuft er auf dem M. flexor digitorum profundus, bedeckt vom M. flexor carpi ulnaris bis zum Handgelenk. Er versorgt über Rr. articulares und Rr. periostales das Ellenbogengelenk sowie die Ulna; er innerviert im Unterarmbereich ferner den M. flexor carpi ulnaris und einen Teil des M. flexor digitorum profundus meist über separate Äste, gelegentlich aber auch über einen gemeinsamen Ast. Der rein sensible R. palmaris verläßt den Stamm etwa in der Mitte des Unterarms und durchbohrt die Fascia antebrachii proximal des Handgelenks. Dieser Ast versorgt die palmare, ulnare Seite des Handgelenks sowie die Haut über dem proximalen Hypothenar (Abb. 126). Er ist in seiner Anlage jedoch sehr inkonstant; so fanden Engber u. Gmeiner (1980) nur in 3 von 21 Armen einen eigentlichen R. cutaneus palmaris nervi ulnaris. In einem Fall ging dieser Ast vom R. cutaneus

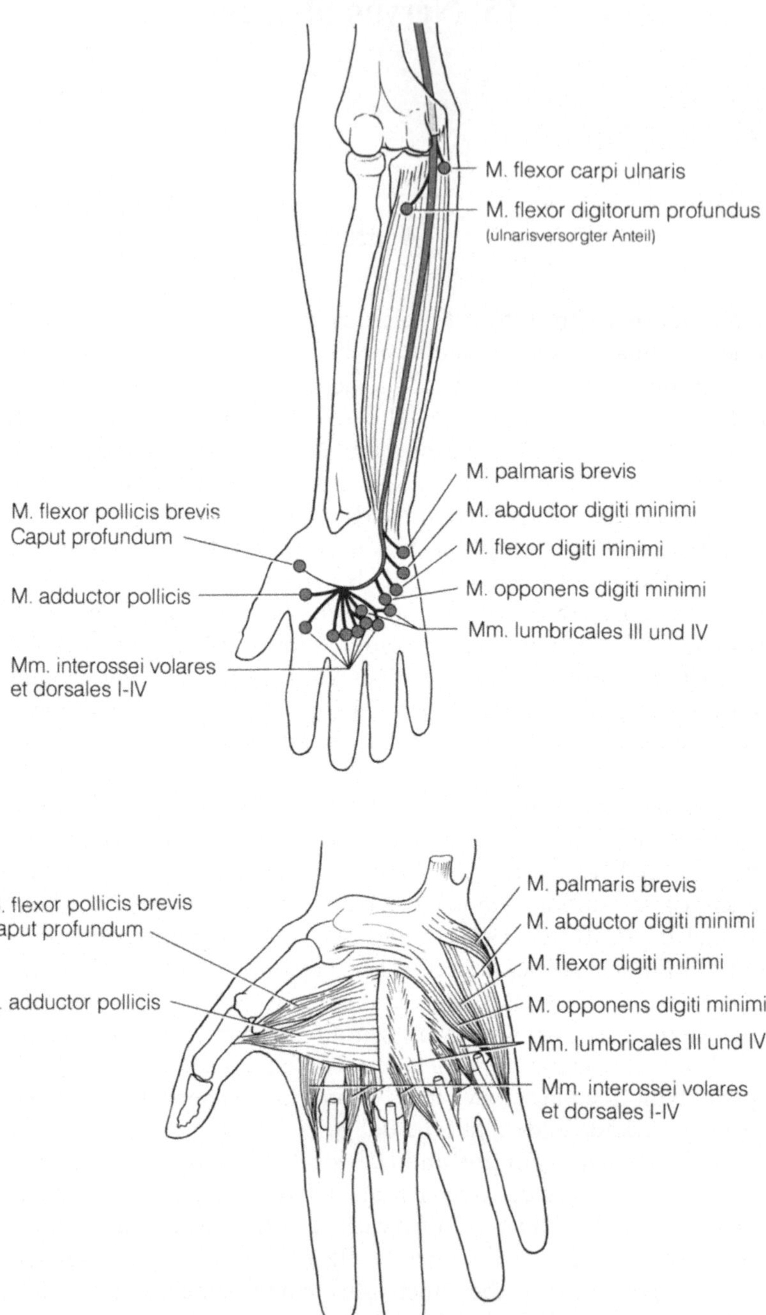

Abb. 125. Motorische Äste des N. ulnaris im Unterarm- und Handbereich sowie die vom N. ulnaris innervierten Handmuskeln

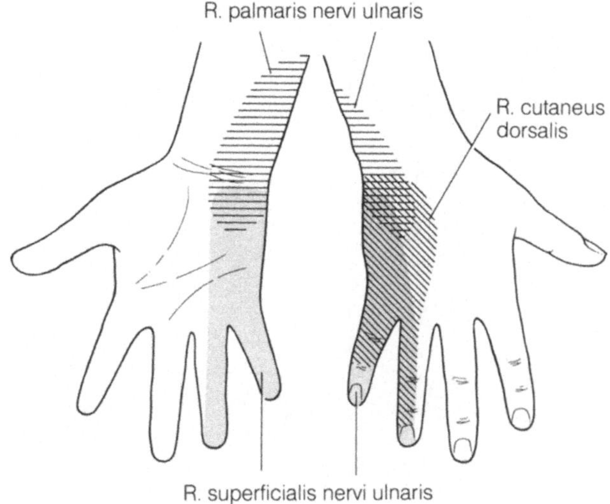

Abb. 126. Sensible Innervation des distalen Unterarms und der Hand durch den N. ulnaris

dorsalis nervi ulnaris aus; in einem anderen Fall war er nur rudimentär angelegt und erreichte nicht die Hand. In den übrigen Fällen erfolgte die sensible Versorgung des proximalen Hypothenar entweder über Nebenäste des R. cutaneus dorsalis und/oder des R. superficialis nervi ulnaris. Im Übergang vom mittleren zum distalen Drittel des Unterarms, etwa 8–10 cm proximal des Handgelenkes, gibt er den sensiblen R. cutaneus dorsalis nervi ulnaris ab. Dieser versorgt die Haut über dem ulnaren Handrücken und die der Grund- und Mittelphalangen des gesamten 5. und der ulnaren Seite des 4. Fingers. Im Handgelenksbereich gelangt der Nerv in den distalen Ulnartunnel. Diese Struktur wird oft synonym mit der von Guyon (1861) beschriebenen Loge gesetzt. Der distale Ulnartunnel ist etwa 4–4,5 cm lang. Er beginnt am proximalen Rand der Palmarfaszie und erstreckt sich bis zum Durchtritt des Nervs durch die Hypothenarmuskulatur. In seinem Verlauf weist der distale Ulnartunnel (Abb. 127) stark wechselnde Begrenzungen auf. Das Dach wird zunächst proximal von Faserzügen der Palmarfaszie, später durch den M. palmaris brevis sowie Fett und fibröses Gewebe der Hypothenareminenz gebildet. Der Boden besteht aus dem Lig. carpi transversum, den Ligg. pisometacarpale und pisohamatum und ferner dem M. opponens digiti minimi. Mitbeteiligt sind auch die Sehnen des M. flexor digitorum profundus. Der M. flexor carpi ulnaris, das Os pisiforme und der M. abductor digiti quinti stellen die mediale Wand dar. Der distale Ulnartunnel wird lateral begrenzt durch Sehnen der Handflexoren, das Lig. carpi transversum und den Hamulus ossis hamati. Die Astfolge des N. ulnaris ist in diesem Bereich sehr variabel. Der N. ulnaris kann sich bereits vor Eintritt in den distalen Ulnartunnel in seine beiden Endäste, den R. profundus und den R. superficialis geteilt haben. Häufig erfolgt eine Aufspaltung erst nach Erreichen des Os pisiforme, gelegentlich auch erst nach Verlassen der Loge de Guyon. Äste des R. profundus versorgen den M. abductor digiti minimi, den M. flexor digiti minimi und den M. opponens digiti minimi. Der R. profundus gelangt dann durch den M. flexor digiti minimi oder

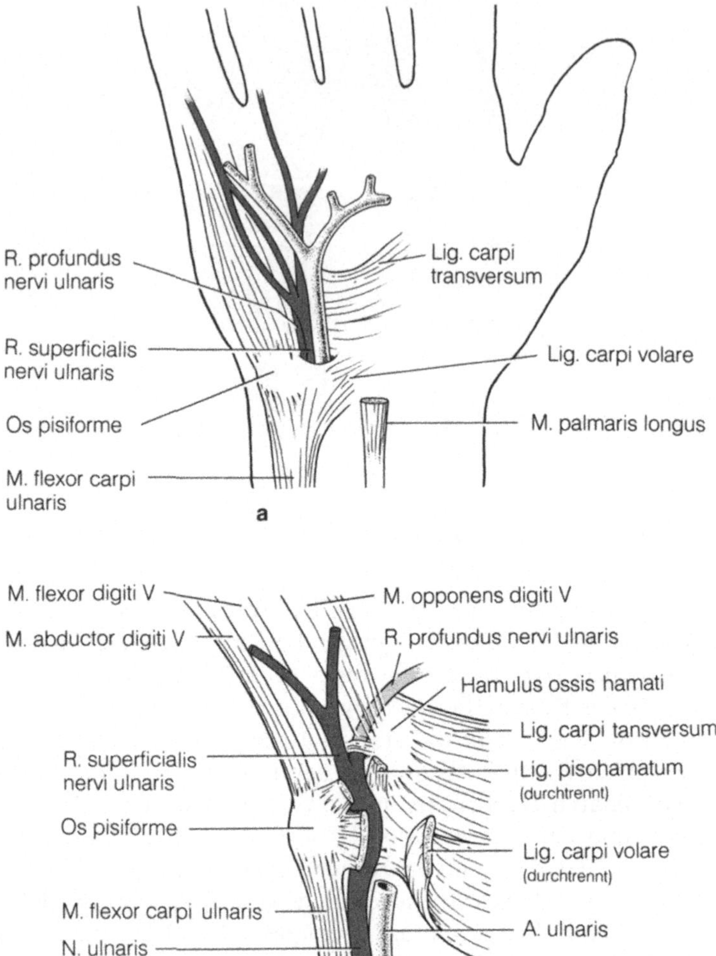

Abb. 127 a, b. Verlauf des N. ulnaris im distalen Ulnartunnel

den M. opponens digiti minimi unter einem fibrösen Bogen, der durch diese
Muskeln gebildet wird, in die Hohlhand, versorgt sämtliche dorsalen und volaren
Mm. interossei, die Mm. lumbricles III und IV, den M. adductor pollicis und den
tiefen Kopf des M. flexor pollicis brevis. Der R. superficialis innerviert zunächst
den M. palmaris brevis und versorgt dann als rein sensibler Nerv die volare Haut
des 5. Fingers, die ulnare Seite des Ringfingers und das Areal über dem Hypothenar.

Gross u. Gelberman (1985) haben diese anatomischen Gegebenheiten noch
einmal anhand von 40 Extremitäten an Leichen untersucht und aufgrund ihrer
Befunde den distalen Ulartunnel in 3 Zonen unterteilt. Danach reicht die *1. Zone*
vom proximalen Rand des Tunnels bis zur Bifurkation des Nervs, *Zone 2* beinhal-

tet den Verlauf des rein motorischen R. profundus, *Zone 3* das Areal des distalen Ulnartunnels, das vom R. superficialis ausgefüllt wird.

Verlaufsvarianten des N. ulnaris

Nach Hirschfeld (1866) kann der N. ulnaris Bezüge aus dem lateralen Faszikel erhalten. Im Oberarmbereich wurden von Clara (1959) gelegentlich einige Äste zum M. triceps brachii gefunden. Der Ast zum M. flexor carpi ulnaris kann in seltenen Fällen bis zu 4 cm proximal des Ellenbogengelenkes abgehen (Sunderland 1972). Die Rr. articulares können den N. ulnaris wenige Millimeter oberhalb des Epicondylus verlassen. Poirier u. Charpy (1901) teilten mit, daß der N. cutaneus dorsalis nervi ulnaris bereits kurz unterhalb des Ellenbogengelenks den Hauptstamm verlassen kann (Abb. 128). Turner (1874) hat einen sensiblen Ast beschrieben, der den Stamm des N. ulnaris etwa in der Mitte des Unterarms verließ, nach distal volar des Lig. carpi volare zog und dann die einander zugewandten Hautareale zwischen dem 4. und 5. Finger versorgte (s. Abb. 128). Ebenfalls von Turner (1874) stammt die Beobachtung, daß der N. cutaneus antebrachii posterior, der normalerweise aus dem N. radialis hervorgeht, auch aus dem N. ulnaris entspringen kann. Ein Fehlen des N. cutaneus dorsalis nervi ulnaris hat Learmonth (1919) beobachtet. In diesem Fall wurde der Handrücken vom R. superficialis nervi radialis versorgt. Von wichtiger klinischer Bedeutung sind ferner Varianten der Muskelinnervation und Querverbindungen zwischen N. ulnaris und N. medianus im Unterarmbereich (s. Abb. 128). Nach Sunderland (1972) können in einzelnen Fällen die tiefen Beuger des Mittel- und Zeigefingers ganz vom N. ulnaris über eine Anastomose zwischen diesem Nerven und dem N. interosseus anterior versorgt werden. Die Martin-Gruber-Anastomose (Martin 1763, zit. n. Mannerfelt 1966; Gruber 1870) findet sich in unterschiedlicher Häufung – Hirasawa (1931): 10%; Gruber (1870), Mannerfelt (1966): 15%; Kimura et al. (1976): 17%, Gutmann (1977): 25%; Wilbourn u. Lambert (1976): 31%; Ssokolow (1925, zit. n. Mannerfelt 1966): 44%. Diese Anastomose führt wahrscheinlich hauptsächlich motorische Fasern des N. medianus über den N. ulnaris zu den kleinen Handmuskeln (Mannerfelt 1966).

Kaplan u. Spinner (1980) beschrieben ferner eine Anastomose zwischen N. ulnaris und N. medianus im distalen Unterarmbereich, die hauptsächlich sensible Fasern vom Mittel- und Ringfinger enthielt (s. Abb. 73, S. 143).

Der R. profundus des N. ulnaris kann sich auf Höhe des Handgelenks teilen. Eine Portion verläuft in der Loge de Guyon, die andere radial unter dem Lig. transversum. Beide Portionen vereinigen sich distal im Hohlhandbereich wieder (Lanz 1974; Lassa u. Shrewsbury 1975) (s. Abb. 128).

Die kleinen Handmuskeln sollen in etwa 4% allein vom N. ulnaris versorgt werden (Hopf u. Hense 1974). Wie häufig das Pendant, die „all median hand" vorkommt, wie sie von Marinacci u. v. Hagen (1965) bei 1 Patienten gefunden wurde, ist nicht bekannt. Für die Klinik von Bedeutung ist die Kenntnis der Doppelinnervation oder die von der „normalen" Anatomie abweichende Versorgung der kleinen Handmuskeln durch den N. medianus.

Der M. interosseus dorsalis I war in der Serie von Murphey et al. (1946) in 4 von 698 Fällen, in der Untersuchungsreihe von Rowntree (1949) bei 4 von 124

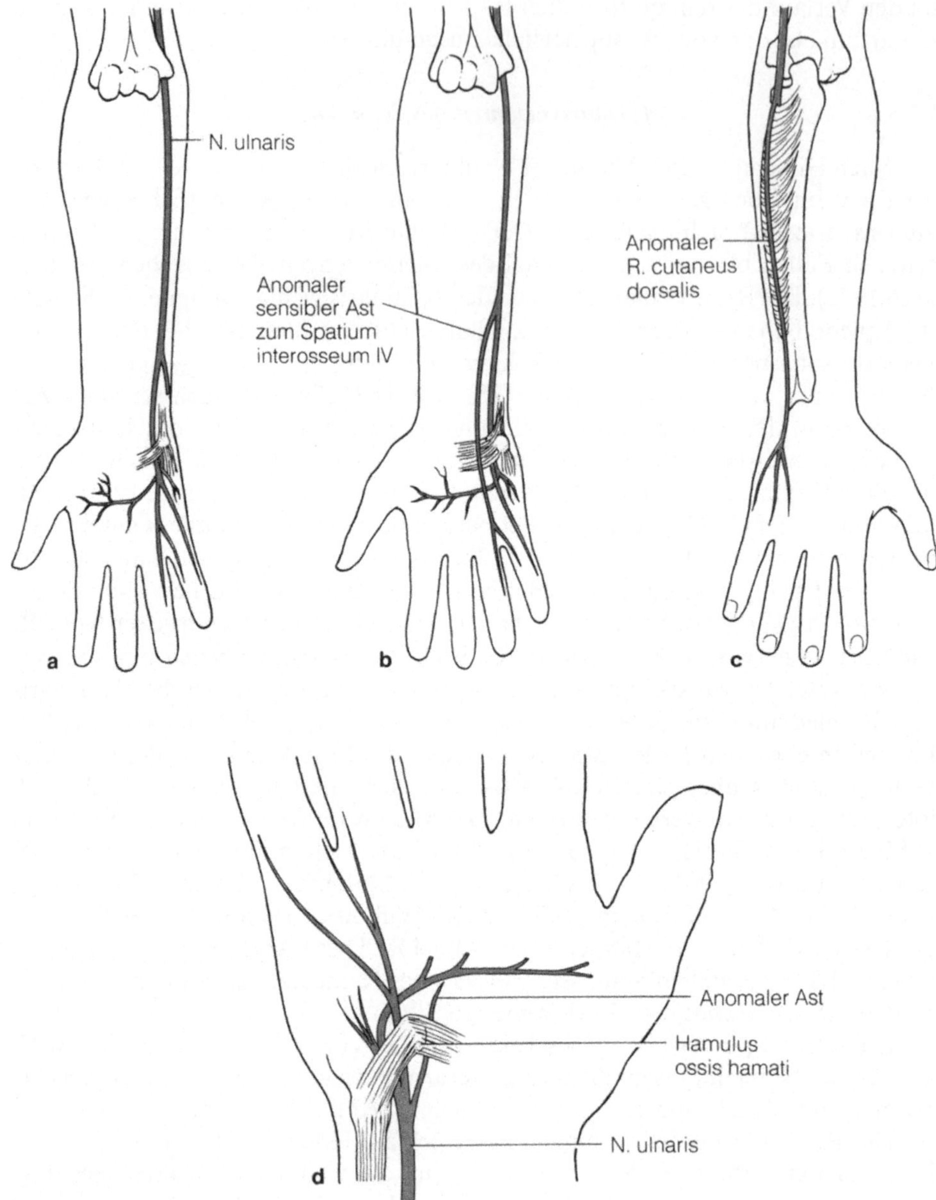

Abb. 128 a–d. Varianten des Ulnarisverlaufs und seiner Astfolge: **a** Gewöhnlicher Verlauf des N. ulnaris; **b** anomaler sensibler Ast für den 4. Interdigitalraum. Dieser Ast verläßt den Hauptstamm im Unterarmbereich. **c** Anomaler hoher Abgang des R. cutaneus dorsalis des N. ulnaris; **d** geteilter motorischer Ast für die intrinsischen Handmuskeln. Ein Teil der motorischen Portion zieht radial des Hamulus ossis hamati

Patienten doppelt oder nur vom N. medianus innerviert; Hopf u. Hense (1974) geben mit 6%, Kaplan u. Spinner (1980) mit 10% aber einen erheblich höheren Prozentsatz an. In etwa 1% sollen der M. interosseus dorsalis I, seltener auch die Mm. interossei dorsales II und III über den N. interosseus posterior oder den R. superficialis des N. radialis versorgt werden (Froment 1846; Rauber 1865; Fahrer 1968). Eine Doppelinnervation der Mm. lumbricales II, III oder IV kam bei 21 Fällen von Brooks (1887) in 1,2 bzw. 1 Fall vor. Kaplan u. Spinner (1980) weichen mit der Angabe, daß der M. lumbricalis III in 50% doppelt innerviert wird, davon erheblich ab. Der M. flexor pollicis brevis wird nach Rowntree (1949) in mehr als der Hälfte aller Fälle sowohl vom N. medianus als auch vom N. ulnaris versorgt, der M. opponens pollicis nach Murphey et al. (1946) bei 1 von 551 untersuchten Medianusschäden, nach Hopf u. Hense 12%. Eine isolierte Versorgung des M. opponens pollicis beschrieb Dyro (1983). Die Riche-Cannieu-Anastomose (Riche 1897; Cannieu 1897), von vielen Autoren als Rarität angesehen, kommt nach Harness u. Sekeles (1971) in über 70% vor (s. Kap. 13.3, Abschn. 1.1).

2 Klinik

Kompressionssyndrome proximal des Sulkus

Die klinische Symptomatik gleicht dem Beschwerdebild einer Ulnarisläsion auf Ellenbogenhöhe. Sie ist im einzelnen im nächsten Abschnitt dargestellt.

Kompression des N. ulnaris vor Abgang der motorischen Äste zum M. flexor carpi ulnaris und M. flexor digitorum profundus IV und V

Es kommt zu einer Parese und Atrophie *aller* vom N. ulnaris innervierten Muskeln. Aufgrund der Parese des M. flexor carpi ulnaris kann die Hand schwächer als normal nach ulnar abduziert werden, und die Sehne dieses Muskels springt weniger stark hervor. Die Parese des M. flexor digitorum profundus IV und V wird dadurch kenntlich, daß die Beugung der Endglieder des 4. und 5. Fingers abgeschwächt oder gar nicht mehr möglich ist. Dies fällt auch bei dem Versuch, eine Faust zu machen, auf, wobei die Endglieder des 4. und 5. Fingers nur proximale Areale der Hohlhand erreichen, nicht aber die distaleren, wie die Endglieder des 2. und 3. Fingers (Abb. 129). Die Volarflexion der Hand um die radioulnare Achse ist abgeschwächt. Sind der M. flexor carpi ulnaris und der vom N. ulnaris innervierte Anteil des M. flexor digitorum profundus stärker paretisch, so kommt es zu einer stärkeren Radialabduktion der Hand. Ein fester Griff ist dann nicht mehr möglich. Die als typisch für eine Ulnarisläsion beschriebene Krallenhand ist bei einer deutlichen Parese des M. flexor digitorum profundus nur mäßig oder gar nicht vorhanden. Meist ist jedoch der M. flexor digitorum profundus – wie auch der M. flexor carpi ulnaris – in viel geringerem Ausmaß betroffen als die kleinen Handmuskeln, so daß die Krallenstellung des 4. und 5. Fingers deutlicher ins Auge springt. Kleinfinger und Ringfinger werden durch die leicht abduzierende Wirkung der Fingerstrecker in leichter ulnarer Abduktion gehalten. Sie können nicht nach radial adduziert werden (Duchenne de Boulogne 1867; Wartenberg 1939). Der Daumen weist ebenfalls eine typische Haltungsano-

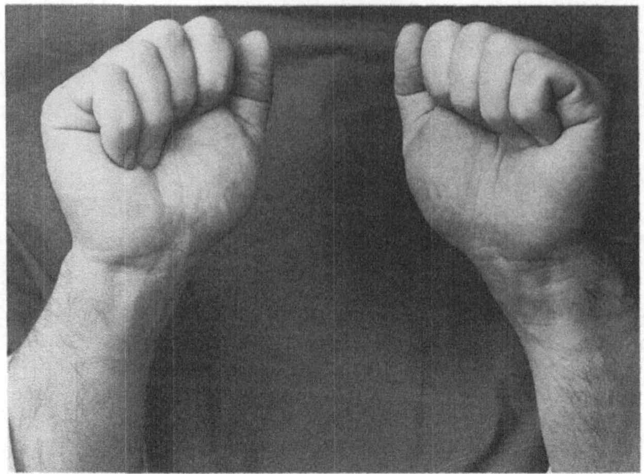

Abb. 129. Ulnarisparese auf Höhe des Ellenbogens. Durch den Ausfall des M. flexor digitorum profundus IV und V kann der Patient die Hand nicht mehr zu einer Faust schließen, da Ring- und Kleinfinger in den distalen Interphalangealgelenken nicht mehr gebeugt werden können

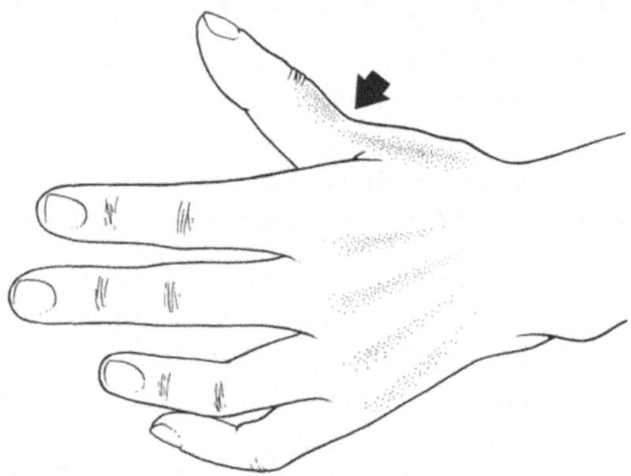

Abb. 130. Ulnarisparese. Hyperextension im Daumengrundgelenk (*Pfeil*) durch Übergewicht des M. extensor pollicis und der Mm. abductor pollicis longus und brevis nach Ausfall des M. adductor pollicis. Zeichen nach Jeanne (1915)

malie auf. Normalerweise befindet er sich in einer leichten Beugestellung im Metakarpophalangealgelenk. Durch den Ausfall des M. adductor pollicis kommt es aufgrund des Übergewichtes des M. extensor pollicis und der Mm. abductor pollicis brevis et longus zu einer Hyperextension im Daumengrundgelenk (Zeichen nach Jeanne [1915]; Abb. 130). Wird versucht, den Daumen kräftig zu adduzieren, so wird durch den Ausfall des M. adductor pollicis und des Caput profundum des M. flexor pollicis brevis die Hyperextension im Daumengrundgelenk noch ausgeprägter und durch den reflektorisch bedingten Einsatz des M. flexor pollicis longus kommt es darüber hinaus zu einer deutlichen Beugung im Interphalangealgelenk des Daumens (Zeichen nach Froment [1914/1915];

Abb. 131). Sunderland hat 1972 aber mit Recht auf den von Tinel (1917) erhobenen Befund hingewiesen, daß der M. extensor pollicis longus auch als Adduktor fungieren kann, wodurch der Patient in der Lage ist, Gegenstände festzuhalten, ohne daß eine Flexionsbewegung im Interphalangealgelenk des Daumens auftritt. Aufgrund des Ausfalls des M. opponens digiti quinti, des M. adductor pollicis und des Caput breve des M. flexor pollicis brevis können Daumen und Kleinfinger nicht mehr zu einem „O" geschlossen werden (Bunnell 1956). Spreizbewegungen der Finger werden erheblich eingeschränkt. Dies läßt sich außer an dem schon erwähnten M. abductor digiti quinti besonders gut am M. interosseus dorsalis I prüfen. Die Abduktionsbewegungen des Mittelfingers aus der Neutralstellung heraus nach ulnar und radial sind bei ausgeprägteren Ulnarisparesen praktisch aufgehoben (Pitres u. Testut 1925). Schnellende Streckbewegungen der Finger, sog. Nasenstüberbewegungen, sind wegen des Ausfalls der Mm. interossei abgeschwächt. André-Thomas (1917) war der erste, der darauf aufmerksam gemacht hat, daß bei Ulnarisparesen der Tonus der Extensorenmuskulatur herabgesetzt ist, wodurch eine verstärkte Volarflexion möglich wird. Die Fältelung der Haut über dem Hypothenar bei Abduktion des 5. Fingers gegen Widerstand bleibt aufgrund der Parese des M. palmaris brevis aus (Mumenthaler 1961; Abb. 132).

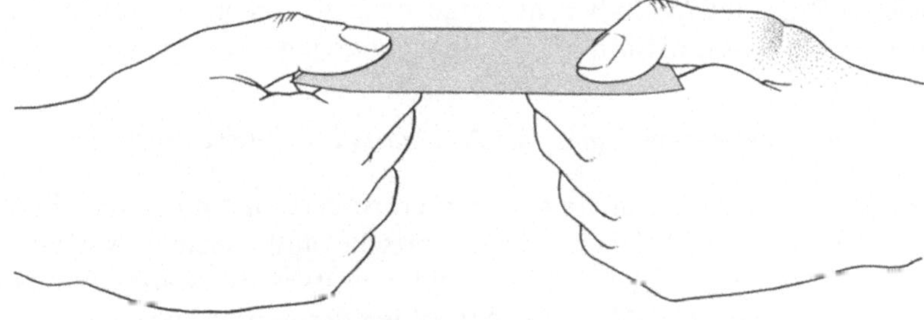

Abb. 131. Fromentsches Zeichen

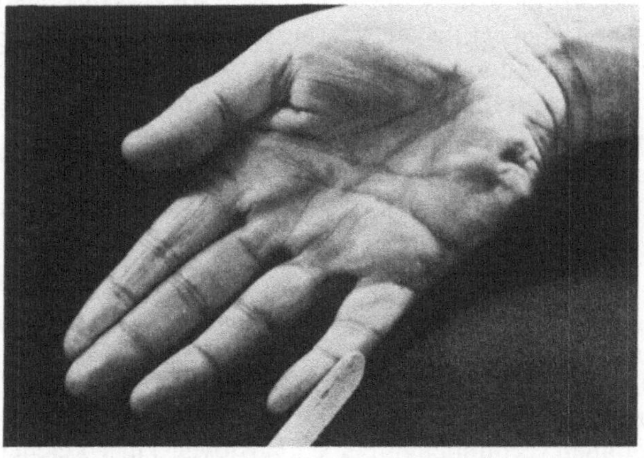

Abb. 132. Fältelung der Haut über dem Hypothenar durch den M. palmaris brevis beim Versuch, den kleinen Finger gegen Widerstand zu abduzieren. (Aus Mumenthaler 1961)

Atrophien der vom N. ulnaris versorgten Muskulatur werden besonders im Spatium interosseum I deutlich. Der Muskelschwund im Bereich der Hypothenarmuskulatur ist weniger auffällig, da der Hypothenar durch ein recht ausgeprägtes Unterhautfettgewebe überdeckt wird.

Sensibilitätsstörungen betreffen den 5. Finger, die ulnare Hälfte des 4. Fingers sowie die Haut über Hypothenar und Handrücken; diese Zone wird nach radial etwa von der Verlängerung der Mittellinie des 4. Fingers begrenzt (s. Abb. 126, S. 315). Im distalen ulnaren Unterarmbereich finden sich fast immer Sensibilitätsausfälle in einem etwa 2–3 Querfinger langen und 1–2 Querfinger breiten Hautareal. Bei der klinischen Untersuchung sollte immer auch nach Störungen der Sudomotoren und trophischer Fasern gesucht werden. So findet sich gelegentlich eine Hyper- oder Hypohidrosis (Moberg 1958). Die Papillarleisten im Bereich des 5. Fingers können verstrichen, die Haut und das Unterhautfettgewebe des ganzen 5. Fingers kann, verglichen mit dem 5. Finger der gesunden Gegenhand, verdünnt sein. Ein abnorm gesteigertes Nagelwachstum sowie Nageldeformitäten kommen vor. Mumenthaler (1961) hat ferner auf das Auftreten von Hyperkeratosen sowie des Alföldischen Zeichens – einer Hautwucherung des Nagelbetts – hingewiesen.

Sudomotorische und trophische Veränderungen sind bei Medianusläsionen häufiger zu beobachten als bei Ulnarisschäden, im Ulnarisbereich häufiger bei traumatischen Schäden, sie kommen aber auch bei chronischen Kompressionen vor. Jusic u. Prpic (1975) haben auf eine reversible Kontraktion der ulnaren Fingerbeuger bei Kompression im Ellenbogenbereich hingewiesen.

Kompressionssyndrome des N. ulnaris im Unterarmbereich

Kompressionen des N. ulnaris im Unterarmbereich sind selten. Es wurden einerseits Patienten beschrieben, die motorische und sensible Ausfälle hatten (zum Busch 1922; Mumenthaler 1961), andererseits wurden auch Patienten mit isolierten motorischen Ausfällen mit Atrophien der vom N. ulnaris innervierten Handmuskeln gesehen (Holtzman et al. 1984).

Die klinische Untersuchung liefert bei Kompressionssyndromen des N. ulnaris im Bereich des Vorderarms keine eindeutigen lokalisatorischen Hinweise. Im Fall von Holtzman et al. (1984) wurde aufgrund der motorischen Ausfälle der kleinen Handmuskeln zunächst an eine distale Ulnariskompression im Handbereich gedacht. Die Kombination sensibler und motorischer Ausfälle, wie sie bei anderen Fällen mit einer Ulnariskompression im Unterarmbereich beschrieben wurden, sind schwierig gegen ein Sulcus-nervi-ulnaris-Syndrom abzugrenzen, da Paresen des M. flexor carpi ulnaris oder der vom N. ulnaris innervierten langen Fingerbeuger oft fehlen.

Kompressionssyndrome des N. cutaneus dorsalis nervi ulnaris

Eine Kompression dieses Nervs ist extrem selten. Stopford (1922) fand bei 2 Patienten eine Druckempfindlichkeit des Nervs über dem Processus styloideus ulnae, in Einzelfällen verbunden mit einem positiven Tinel-Zeichen (Gessini et al. 1982; Lucas 1984). Schmerzen, Parästhesien und eine Verminderung der Ästhesie und Algesie auf der ulnaren Seite des Handrückens sowie des 4. und 5. Fingers ohne jegliche Atrophien und/oder Paresen der vom N. ulnaris innervierten Handmuskeln weisen auf eine Läsion des N. cutaneus dorsalis des N. ulnaris hin.

Kompressionen im Handgelenksbereich

Kompressionen des N. ulnaris und seiner Äste im Handgelenksbereich lassen sich in 3 verschiedene Typen unterteilen. Beim Typ I nach Shea u. McClain (1969) liegt eine Schädigung sowohl der sensiblen als auch der motorischen Ulnarisfasern vor. Die Läsion kann proximal der Loge de Guyon oder in deren proximalem Anteil liegen. Klinisch findet man eine ähnliche Symptomatik wie bei Ulnarisläsionen in Höhe des Ellenbogens. Die Krallenstellung ist aber aufgrund der Paresen der Mm. interossei und der Mm. lumbricales III und IV im 4. und 5. Finger bei intaktem M. flexordigitorum IV und V ausgeprägter sichtbar.

Wichtig für die exakte Lokalisation ist die genaue Analyse der Sensibilitätsstörungen. Der R. cutaneus dorsalis des N. ulnaris ist intakt. Deutlichere Sensibilitätsausfälle werden sich deshalb auf der Dorsalseite im Bereich der Endphalangen des 5. Fingers und 4. Fingers, geringe Ausfälle im Bereich der Mittel- und Grundphalangen dieser Finger und dem distalen Handrücken finden. Aufgrund des intakten R. cutaneus palmaris ist die Sensibilität im Bereich der Haut über dem proximalen Hypothenar intakt. Ausfälle finden sich auf der Volarseite nur im mittleren und distalen Drittel der Haut des Hypothenar sowie im 5. Finger und auf der ulnaren Seite des 4. Fingers. Wegen der Inkonstanz des R. cutaneus palmaris (Engber u. Gmeiner 1980) ist dieser letztgenannte Befund jedoch nicht sehr zuverlässig.

Der Typ II ist durch rein motorische Ausfälle charakterisiert, da eine Kompression des R. profundus distal des Abgangs des R. superficialis vorliegt. Liegt die Läsion relativ weit proximal in der Loge de Guyon, so sind alle vom N. ulnaris innervierten kleinen Handmuskeln mit Ausnahme des M. palmaris brevis, der ja vom R. superficialis innerviert wird, paretisch und atrophisch. Besteht eine Kompression in oder nach dem Durchtritt des R. profundus durch den M. flexor digiti minimi oder den M. opponens digiti minimi, so bleibt die Hypothenarmuskulatur ausgespart. Gelegentlich sind auch die Mm. lumbricales und ein Teil der Mm. interossei nicht betroffen, und es fehlt dann die für eine Ulnarisläsion typische Krallenstellung des Klein- und Ringfingers sowie die Unfähigkeit der Adduktion des 5. Fingers. Beim Typ III ist allein der R. superficialis distal geschädigt. Es kommt zu Sensibilitätsausfällen, wie sie bereits bei Typ I beschrieben worden sind. Grundberg (1984) fand bei 94% von 38 Patienten einen positiven Phalen-Test; das Tinelsche Zeichen rief bei 44% Parästhesien im Versorgungsbereich des N. ulnaris hervor. Ziehende Schmerzen, verbunden mit Parästhesien, besonders bei Belastung der Hand während manueller Tätigkeiten, sind ein weiterer charakteristischer Befund.

Nach der Zusammenstellung von Shea u. McClain (1969) von 136 Fällen aus der Literatur einschließlich 7 eigener Fälle soll der Typ I in 30%, der Typ II in 52% und der Typ III in 18% vorkommen.

Von den 93 Patienten von Gross u. Gelberman (1985) hatten 50% eine Läsion im Bereich der Zone I, 39% im Bereich der Zone II, und 11% in der Zone III (s. Abschn. 1).

3 Ursachen

Die einzelnen Ursachen sind in Tabellen 2, 3 und 4 wiedergegeben.

Kompressionen proximal des Sulcus nervi ulnaris

Bei diesen seltenen Ursachen handelte es sich um einen *Processus supracondylaris* (Fragiadakis u. Lamb 1970; Thomsen 1977b; Chan et al. 1980). In der Serie von Nigst (1983) fand sich nur in 1 von 338 Fällen ein Processus supracondylaris als Ursache. Berichtet wurde auch über ein *traumatisches Aneurysma der A. brachialis* (Kaeser 1986).

Kompressionssyndrome in Höhe des Ellenbogengelenks

Eine *Subluxation* bzw. *Luxation* sah Nigst (1983) in 124 von 338 operierten Fällen als alleinige Ursache an. Mumenthaler (1961) fand bei 22% von 412 Patienten einen derartigen Befund. In anderen, allerdings kleineren Operationsstatistiken wurden 2,6 (Calandriello et al. 1977) bzw. 11% (Gerl u. Thorwirth 1974) angegeben. In größeren Kontrollkollektiven findet sich in 2–36% eine Subluxation bzw. Luxation des N. ulnaris (Childress 1956; Mumenthaler 1958; Kojima et al. 1979). Childress (1956) fand eine Dislokation des N. ulnaris nahezu immer beidseitig. In welchem Prozentsatz es bei diesen Probanden zu einem Ulnariskompressionssyndrom kommt, ist bisher nicht untersucht worden. Im Gegensatz zu Nigst (1983), Mumenthaler (1961) sowie Mumenthaler u. Schliack (1982) sehen Kojima et al. (1979) eine alleinige Subluxation oder Luxation nicht als zu einer Ulnarisneuropathie prädisponierende Anomalie an.

Tabelle 2. Ursachen der Kompressionssyndrome des N. ulnaris im Oberarmbereich und in Höhe des Ellenbogens

Oberarmbereich	Arthrosis deformans
Processus supracondylaris	Primär chronische Polyarthritis
Posttraumatisches Aneurysma	Synovialzysten
der A. brachialis	Osteochondromatose
	Gicht
Ellenbogenhöhe	Akromegalie
Subluxation bzw. Luxation	Syringomyelie
Direktes Trauma	Hypoplasie der Trochlea und des medialen
Posttraumatisch früh	Epicondylus und andere kongenitale
Posttraumatisch spät	Anomalien
Kubitaltunnel	Morbus Paget
Bettlägerigkeit	Mukopolysaccharidosen
Lagerungsschäden nach Operationen	Disponierende Erkrankungen (Diabetes,
M. epitrochleoanconeus	Alkoholabusus)
Trizepshypertrophie	Habituell: berufsbedingt, bei bestimmten
Schnappender medialer Trizepskopf	Sportarten oder durch Krankheit
Ulnarisverlauf im M. triceps	(Torsionsdystonie, Torticollis spasmodicus,
Ganglien	Polio)
Lipome, Epidermoidzysten	Nach Antikoagulantien
Ektopische Kalzifikation	Lepra
Heterotope Ossifikation	Ursache unklar (in ca. 50%)

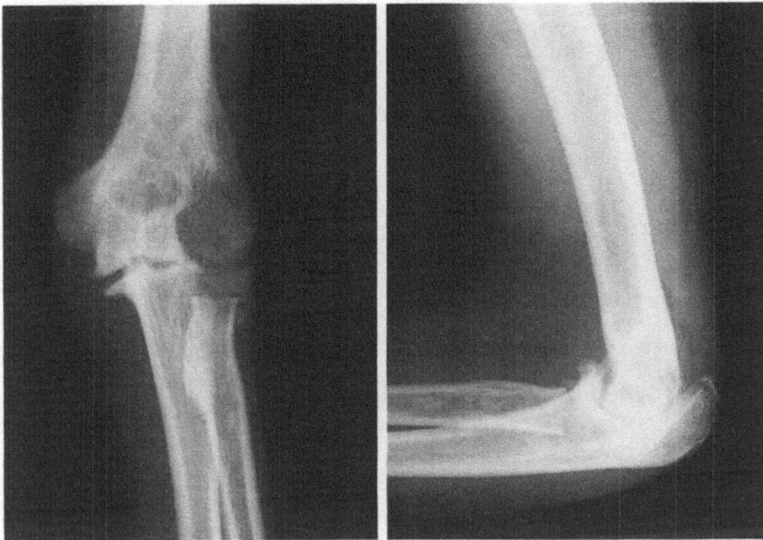

Abb. 133. Ellenbogenfraktur vor 5 Jahren. Resektion des Radiuskopfes und erhebliche Gelenkdeformität mit Knochenapposition ulnar, die zu einer Ulnariskompression geführt hat

Ein *direktes Trauma* fand Hagström (1977) in 19%. Nach Ellenbogengelenksfrakturen wurden *Kallusbildungen* als Ursache einer Ulnariskompression nur vereinzelt beschrieben (Lalanandham u. Laurence 1984). *Posttraumatische Spätparesen* (Abb. 133) kommen in 4–20% vor (Hagström 1977; Gerl u. Thorwirth 1974; Macnicol 1979; Chan et al. 1980; Mansat et al. 1983). Sie manifestieren sich in einem sehr unterschiedlichen zeitlichen Abstand zum Trauma. Mumenthaler (1961) hat bei insgesamt 222 Fällen aus der Literatur ein mittleres freies Intervall von fast 23 Jahren ermittelt. Es finden sich jedoch auch Extreme bis zu 70 Jahren (Gerl u. Schlüter 1980). Überwiegend waren es Personen, die im Kindesalter eine Fraktur des Ellenbogengelenks erlitten hatten und bei denen nachfolgend Gelenkdeformitäten – überwiegend Valgusstellungen – aufgetreten waren. Die Pathogenese der Ulnarisspätlähmung ist nach wie vor unklar. Die Achsenabweichung mit meist mäßiger Valgusstellung spielt nach Spinner (1974), Sunderland (1972) und Mansat et al. (1983) keine entscheidende Rolle. Viel wichtiger ist nach Mansat et al. (1983) die zu beobachtende Zunahme des Olekranon-Epicondylus-medialis-Abstandes, durch die bei Beugung des Ellenbogens der Eingang des Kubitaltunnels noch enger wird als im Normalfall (Apfelberg u. Larson 1973) und die im Kanal gemessenen Drücke (Pechan u. Julis 1975; Macnicol 1982) noch weiter ansteigen. Warum in den meisten Fällen ein so langes freies Intervall besteht, ist schwer zu erklären. Mansat et al. (1983) weisen darauf hin, daß Symptome sich häufig nach stärkerer Belastung des Ellenbogens entwickelten. Sie postulierten, daß dies zu einer plötzlichen vaskulären Dekompression des N. ulnaris führe.

Eine *Arthrosis deformans* (Abb. 134) wurde in 8–21% als mögliche Ursache angenommen (Chan et al. 1980; Macnicol 1979; Gerl u. Thorwirth 1974). Erstaunlich selten werden Ulnarisparesen bei *primär chronischer Polyarthritis* be-

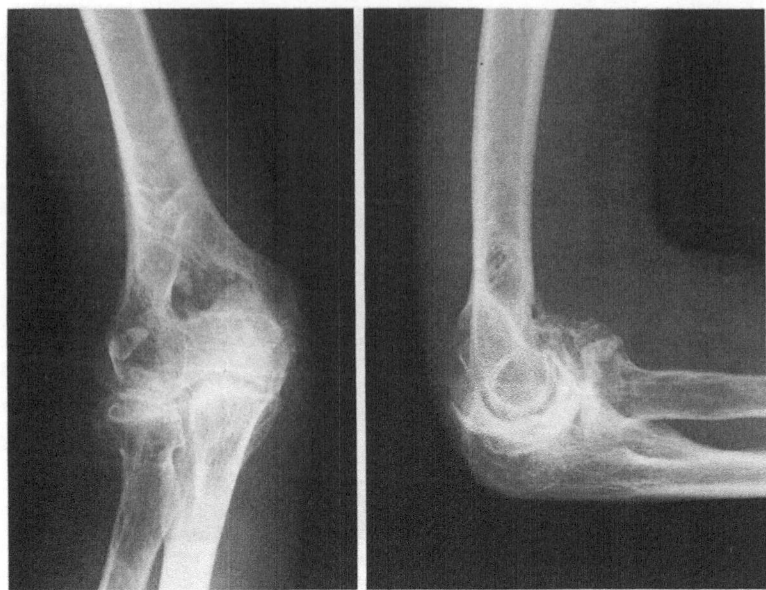

Abb. 134. Arthrosis deformans des Ellenbogengelenks

schrieben (Balagtas-Balmaseda et al. 1983; Hanna et al. 1975; Magora et al. 1970).

Ein *M. epitrochleoanconeus,* ein atavistisches Relikt, nach Chalmers bei 16%, nach Mumenthaler bei 18% der Gesunden vorkommend – Bando (1956, zit. n. Hirasawa et al. 1979) fand einen solchen Muskel in 28% – war in der Übersicht von Nigst (1983) in 9% Ursache eines Kompressionssyndroms, und damit wesentlich häufiger als von Dahners u. Wood (1984) angegeben. Hirasawa et al. (1979) berichteten über eine doppelseitige Ulnarisparese bei bilateralem Vorkommen eines M. epitrochleoanconeus. Wachsmuth u. Wilhelm (1968) beschrieben eine erfolgreiche Behandlung durch Myotomie und Ventralverlagerung des N. ulnaris.

Auffällig häufig fand Nigst (1983) mit 50 von 338 Fällen eine *Trizepshypertrophie.* Auf die Möglichkeit einer Ulnariskompression durch ein *schnappendes Caput mediale musculi tricipitis* hatten Dreyfuss u. Kessler (1978), Reis (1980) sowie Hayashi et al. (1984) hingewiesen. *Berufsbedingte habituelle* Ulnarisschäden auf Höhe des Ellenbogens können entweder durch äußeren Druck beim ständigen Aufstützen des Ellenbogens, wodurch der Kubitaltunnel komprimiert wird, oder durch eine andauernde Anspannung des M. triceps brachii, der dadurch den N. ulnaris gegen das Lig. epitrochleoolecranicum drückt, hervorgerufen werden.

Weingarden u. Weingarden (1984) beschrieben 3 Patienten mit einem Torticollis spasmodicus, bei denen es durch Abstützen des Kinns mit ständig gebeugtem Unterarm, um so den Torticollis auszugleichen, zu einer Ulnariskompression in Höhe des Ellenbogens gekommen war.

Bei Sportarten, bei denen der mediale Trizepskopf und die vom N. ulnaris innervierten Unterarmmuskeln über Gebühr beansprucht werden, können Kompressionssyndrome des N. ulnaris im Ellenbogenbereich auftreten, wie z. B. bei Baseballspielern (Del Pizzo et al. 1977) oder Skilangläufern (Fulkerson 1980). *Kongenitale Anomalien,* Schnürfurchen (Weeks 1982), eine Hypoplasie der Trochlea und des Epicondylus medialis (Hirotani 1975; Murakami u. Komiyama 1978) oder eine Makrodaktylie, verbunden mit einem vergrößerten Wachstum der Ulna (Stern u. Nyquist 1982), sind seltenere Ursachen.

Ganglien (Abb. 135) sind im Ellenbogenbereich wesentlich seltener als an der Hand zu finden. Vanderpool et al. (1968) sahen in 10% aller Ulnarisparesen auf Ellenbogenhöhe, jedoch bei 57% der distalen Ulnarisparesen ein Ganglion. In ihrer Zusammenstellung von 249 Ulnariskompressionssyndromen fanden Chan et al. (1980) nur in 3 Fällen ein Ganglion als Ursache. *Gicht* (Rinaldi 1978; Akizuki u. Matzui 1984), *ektopische Kalzifikationen* (Hecht u. Lipsker 1980; Ellis 1975; Del Pizzo et al. 1977) und *heterotope Ossifikationen* (Wainapel et al. 1985) sind weitere seltene Ursachen. Beschrieben wurden Kompressionssyndrome des N. ulnaris bei *Morbus Paget* (Chan et al. 1980) und bei der *Akromegalie* (Gerl u. Thorwirth 1974).

Isolierte Ulnarisschäden traten in einzelnen Fällen auch nach *Antikoagulantientherapie* auf (Hoyt et al. 1983). Bekannt ist eine erhöhte Vulnerabilität des N. ulnaris in Ellenbogenhöhe auch beim *Diabetes mellitus* (Höllerhage u. Stolke 1985; Chan et al. 1980) oder auch beim *Alkoholismus* (Chan et al. 1980). Als weitere Ursachen sind *Synovialzysten* (Keret u. Porter 1984; Leffert u. Dorfman

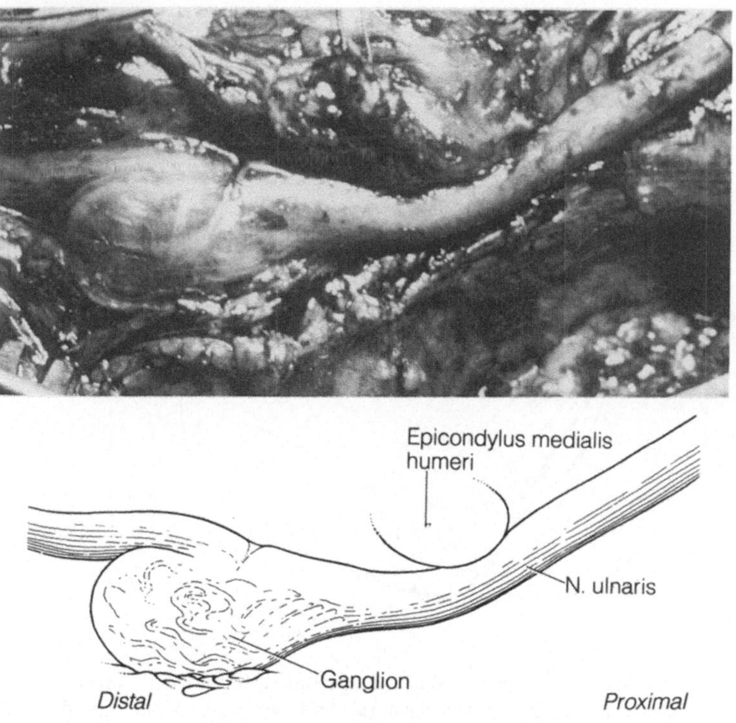

Abb. 135. Extraneural gelegenes Ganglion des N. ulnaris am rechten Ellenbogen

1972; Barss 1984), *Gelenkfehlbildungen* bei *Syringomyelie* (Jacobi u. Krott 1975) oder *Polio* (Gerl u. Thorwirth 1974) und eine *synoviale Chondromatose* (Lister et al. 1980; Fahmi u. Noble 1981) zu nennen.

Der N. ulnaris ist besonders vulnerabel bei unsachgemäßer Lagerung während *Operationen*. In der Serie von Lugnegard et al. (1977) fand sich in 3%, bei Chan et al. (1980) in 17 von 244 Fällen eine derartige Ursache. Von Bedeutung ist die Mitteilung von Wey u. Guinn (1985), die in einer prospektiven Studie in 16,5% von 164 Patienten, die am offenen Herzen operiert werden sollten, bereits präoperativ Veränderungen am N. ulnaris fanden. Dieser Befund ist besonders wegen der nicht seltenen gutachtlichen Zusammenhangsfrage zwischen Ulnarisschädigung und evtl. stattgehabter unsachgemäßer Lagerung von Bedeutung. Erstaunlich hoch ist der Prozentsatz der Patienten, die bei verschiedenen Lagerungen postoperativ klinisch und/oder elektromyographisch Zeichen einer lagerungsbedingten Ulnarisschädigung in Höhe des Sulkus boten. Bei gestrecktem Arm, mit der volaren Seite aufliegender Hand (Abb. 136a) fand sich in 61% eine

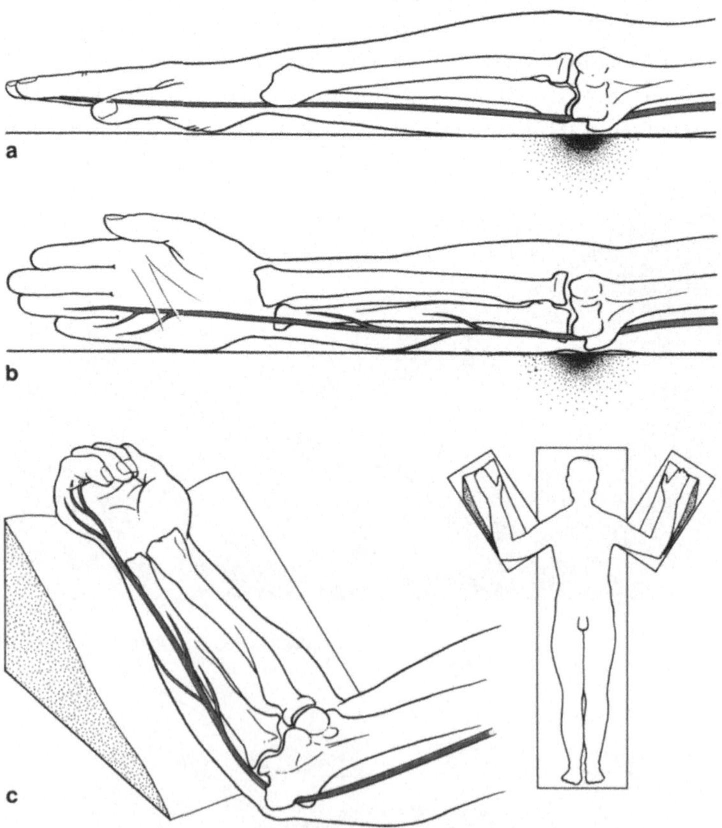

Abb. 136. Gefährdung des N. ulnaris durch Lagerung während der Narkose; besonders bei Lagerung mit gestrecktem, pronierten Arm (**a**) und bei gestrecktem, mit der ulnaren Seite aufliegenden Arm (**b**). Ein Druckschaden läßt sich durch Lagerung wie in **c** weitgehend vermeiden. (Nach Wey u. Guinn 1985)

Reduzierung der Nervenleitgeschwindigkeit; 5 dieser Patienten wiesen sensible Störungen auf. Lag der gestreckte Arm mit der ulnaren Unterarm- und Handkante auf (Abb. 136b), so war bei 58% eine Abnahme der Leitgeschwindigkeit zu verzeichnen, 2 der Patienten hatten klinisch Sensibilitätsstörungen. In der 3. Gruppe wurde der Arm entsprechend Abb. 136c gelagert. Hier fand sich nur bei 17% eine Verminderung der Nervenleitgeschwindigkeit, klinisch waren bei keinem dieser Patienten Symptome einer Ulnarisschädigung nachweisbar. Bei *komatösen Patienten,* nach Intoxikationen oder bei Patienten, die längere Zeit aus anderen Gründen *bettlägerig* waren, sind ebenfalls Ulnariskompressionen auf Ellenbogenhöhe beschrieben worden (Mumenthaler 1960, 1961; Woltmann 1930). In der großen Serie von Chan, der 244 Patienten operierte, fanden sich 17 Patienten, bei denen Ulnarisschäden postoperativ auftraten, und weitere 17 Patienten, die eine Ulnarisschädigung nach längerer Bettlägerigkeit aufwiesen. In etwa 50–60% läßt sich *keine Ursache* eruieren (Hagström 1977; Macnicol 1979; Lugnegard et al. 1982; Höllerhage u. Stolke 1985).

Kompressionssyndrome im Bereich des Unterarms

Ulnariskompressionssyndrome im Bereich des Unterarms sind verschiedentlich bei bestimmten *Berufsgruppen* beschrieben und als Folge immer wiederkehrender Mikrotraumen gedeutet worden. Kassierer oder Kristallschleifer, die die volare ulnare Seite des Unterarms gegen eine Tischkante gelehnt hatten oder Bäcker, die mit der ulnaren Seite des Unterarms Teig kneteten, sind von Kopell u. Thompson (1963), Bigliardi u. Del Giovane (1966) sowie Huet u. Guillain (1900) beschrieben worden. Zum Busch (1922) beobachtete 2 Patienten mit durch Traumen hervorgerufenen *Ganglienzysten.* Mumenthaler (1961) sah 1 Patienten, bei dem ein *Fibrolipom* zu einer Ulnarisschädigung geführt hatte. Harrelson u. Newman (1975) fanden hypertrophierte Fasern des M. flexor carpi ulnaris, Holtzman et al. (1984) *fibrovaskuläre Bänder* zwischen der A. ulnaris und den distalen Partien des M. flexor carpi ulnaris als Ursache einer Kompression des N. ulnaris. In 1 Fall führte eine *systematische Sporotrichose* zu einer Ulnaris- und Medianuskompression im Unterarmbereich (Atdijan et al. 1980).

Tabelle 3. Ursachen der Ulnariskompressionssyndrome im Unterarmbereich

Beschäftigungstraumen
Fibrolipome
Hypertrophie des M. flexor carpi ulnaris
Fibröse Bänder
Systemische Sporotrichose

Kompressionssyndrome des N. cutaneus dorsalis nervi ulnaris

Zu enge Uhrarmbänder (Stopford 1922), Ganglien (Dubs 1922; Lucas 1984) oder ein Neurom (Spinner 1978) wurden als Ursachen beschrieben. Gessini et al. (1982) konnten bei ihrer Patientin die Ätiologie nicht eruieren.

Kompressionssyndrome im Bereich der Hand

Shea u. McClain (1969) haben in einer Übersicht von 136 Fällen die verschiedenen Ursachen zusammengestellt. Danach waren es in 29% *Ganglien,* die zu einer Kompression des N. ulnaris im Handbereich führten (s. Brooks 1952; Seddon 1952; Richmond 1963; Ebeling et al. 1960; Vanderpool et al. 1968; Hayes et al. 1969; Shea und MacClain 1969; Bendeich 1973; Forshell u. Hagström 1975; Assmus u. Hamer 1977; McDowell u. Henceroth 1977; Spinner 1978; Hoejer-Pedersen u. Haase 1980; Stolke et al. 1980; Packer u. Fisk 1982; Kristensen u. Soeballe 1984). Meist handelte es sich dabei um Ganglien, die von den Gelenken ausgingen, seltener um vom Nerv selbst ausgehende Zysten (Gurdjian et al. 1965; Müller et al. 1971; Bowers u. Doppelt 1979; Menge u. Tachibana 1980).

An zweiter Stelle mit etwa 24% sind *berufs- oder beschäftigungsbedingte Kompressionen* erwähnt. Dabei handelt es sich um Druckeinwirkungen bei Goldpoliererinnen (Gessler 1896); von Bakke u. Wolff (1948) stammt der Bericht über einen Patienten, der lange Jahre zum Kabelspleißen eine Schere benutzte, wobei er einen Griff gegen die Hypothenareminenz gedrückt hatte. Einen ähnlichen Mechanismus haben Huet u. Guillain (1900), Mumenthaler (1958), Streib u. Sun (1984) bei Schlachtern, Leudet (1884) und Harris (1929) bei Schuhmachern beobachtet. Magee (1955) sah eine Schädigung des distalen N. ulnaris nach Druck mit einem Löffelstiel, Russell u. Whitty (1947) nach Gebrauch einer Gartenschere, Mumenthaler (1958) nach Benutzung eines Vorschlaghammers. Hunt (1908) fand Läsionen bei 3 Patienten, einem Juwelier, einem Maschinisten und einem Messingpolierer. Ihm wird zugeschrieben, als erster die Kompression des R. profundus als Ursache erkannt zu haben. Bereits in der älteren Literatur finden sich Berichte über *distale Ulnarisschäden bei Radfahrern* (Destot 1896; Bernhard u. Zondek 1909). Aufgrund klinischer und elektrophysiologischer Befunde zeigt sich, daß dieser Lähmungstyp jedoch keineswegs einheitlich ist (Krause u. Berlit 1981). Wie schon im Fall von Destot (1896), können alle Äste betroffen sein (Kino 1929; Noth et al. 1980; Frontera 1983). Der R. profundus kann im Bereich zwischen Os pisiforme und Hamulus ossis hamati (Eckman et al. 1975) oder nach Abgang der Äste zur Hypothenarmuskulatur komprimiert sein (Stiefler 1927;

Tabelle 4. Ursachen der Kompressionssyndrome des N. ulnaris im Handgelenksbereich

Ganglien	Gefäßanomalien
Intraneurale Zysten	Lipome
Druckschäden	Riesenzelltumoren
Anomale Muskeln	Schwannome
Anomale Knochen	Tuberkulome
Anomale Sehnen	Pseudozysten bei Hämophilie
Fibröse Bänder und Narbengewebe	Primär chronische Polyarthritis
Frakturen der Handwurzelknochen,	Synovialzysten
Metakarpalia oder der distalen	Ödeme
Unterarmknochen	Kalkablagerungen
Aneurysmen	Narben nach Verbrennungen
Thrombosen der A. und/oder Vv. ulnares	Handphlegmonen
Subepineurale Blutungen	

Worster-Drought 1929; Harris 1929; Assmus u. Hamer 1977; Krause u. Berlit 1981). Möglich ist auch eine isolierte Kompression des R. superficialis (Noth et al. 1980). Verschiedene Mechanismen sind für die Radfahrerlähmungen verantwortlich gemacht worden. Einmal ist es der direkte Druck des Lenkers in die Hohlhand oder die Hypothenarmuskulatur, zum anderen kommt eine Hyperextension des Handgelenks in Betracht.

Frakturen oder Dislokationen des distalen Radius oder der distalen Ulna, der Ossa carpalia oder der Metacarpalia sind nach Shea und McClain die dritthäufigste Ursache. Sie führten in den 19 Fällen von Gross u. Gelberman (1985) 13mal zu motorischen und sensiblen Ausfällen. 5mal nur zu Paresen und Atrophien und nur 1mal zu isolierten Sensibilitätsstörungen (Mumenthaler 1958, 1961; Howard 1961; Dupont et al. 1965; Vanderpool et al. 1968; Swanson et al. 1972; Pastacaldi et al. 1983)

Seltener sind *echte* oder *falsche Aneurysmen* (Smith 1962; Conn et al. 1970; Mays 1970; Millender et al. 1972; O'Connor 1972; Green 1973; Kleinert et al. 1973; Helbig u. Stein 1981; Kalisman et al. 1982; Smith 1982; Vandertrop u. van't Verlaat 1985), die fast immer von der A. ulnaris im distalen Ulnartunnel und nur sehr selten vom Hohlhandbogen (O'Connor 1972) abgehen. *Gefäßanomalien* wie *dilatierte Venen* oder *Gefäßschlingen* waren in den Fällen von Soncini u. Marenghi (1976), Boisdenghien (1980), Stolke et al. (1980) Ursache einer distalen Ulnariskompression; eine *Thrombose der A.* oder *V. ulnaris* beschrieben Dupont et al. (1965), Feldmeier et al. (1976) sowie Given et al. (1978). In den 6 Fällen von Gross u. Gelberman (1985) kam es immer nur zu Sensibilitätsausfällen. Eine *subepineurale Blutung* wurde von Feldmeier et al. (1976) gesehen.

Anomale Muskeln sind mehrfach beschrieben worden (Jeffery 1971; Shea u. McClain 1969; Gross u. Gelberman (1985). Jeffery (1971) sowie Uriburu et al. (1976) sahen einen akzessorischen M. abductor digit quinti, der den R. profundus komprimierte, Sälgeback (1977) einen akzessorischen M. flexor digiti quinti. Turner u. Caird (1977) fand überzählige Muskeln, die von der Unterarmfaszie bzw. dem Os pisiforme ausgingen und in die Palmarfaszie einstrahlten. Im Fall von Swanson et al. (1972) strahlte ein anomaler Muskel in die Ansatzsehne des M. flexor digiti quinti, ausgehend von der Unterarmfaszie ein. Fahrer u. Millroy (1981) beschrieben einen akzessorischen Muskel zwischen N. und A. ulnaris. Ein akzessorischer Muskelbauch des M. palmaris longus wurde von Spitzendorfer (1979) als Ursache einer distalen Ulnariskompression gesehen. Bei 3 Fällen von Kleinert u. Hayes (1971) war der M. palmaris brevis hypertrophiert.

Anomale Sehnenverläufe wurden von Poppi et al. (1977) beschrieben. Berichte über *anomale Knochen* – akzessorische Ossikel, Vergrößerungen des Os Hamatum, Zweiteilung des Hamulus ossis hamati – stammen von Fenning (1965), Vanderpool et al. (1968) sowie Greene u. Hadied (1981). Kleinert u. Hayes (1971) sahen in 7 Fällen eine *Hypertrophie der Palmarfaszie. Fibröse Bänder oder Narbengewebe* waren in den Fällen von Lotem et al. (1973), Soncini u. Marenghi (1976), Comtet et al. (1978), Pastacaldi et al. (1983), Stern u. Vice (1983) sowie Chaise u. Sedel (1984) Ursache einer distalen Ulnariskompression (Abb. 137a–c). Bei *Verbrennungen* im Hand- und distalen Unterarmbereich sind es zunächst Ödeme, später Narbenbildungen, die den distalen N. ulnaris komprimieren (Fissette et al. 1981; Frank u. Robson 1981).

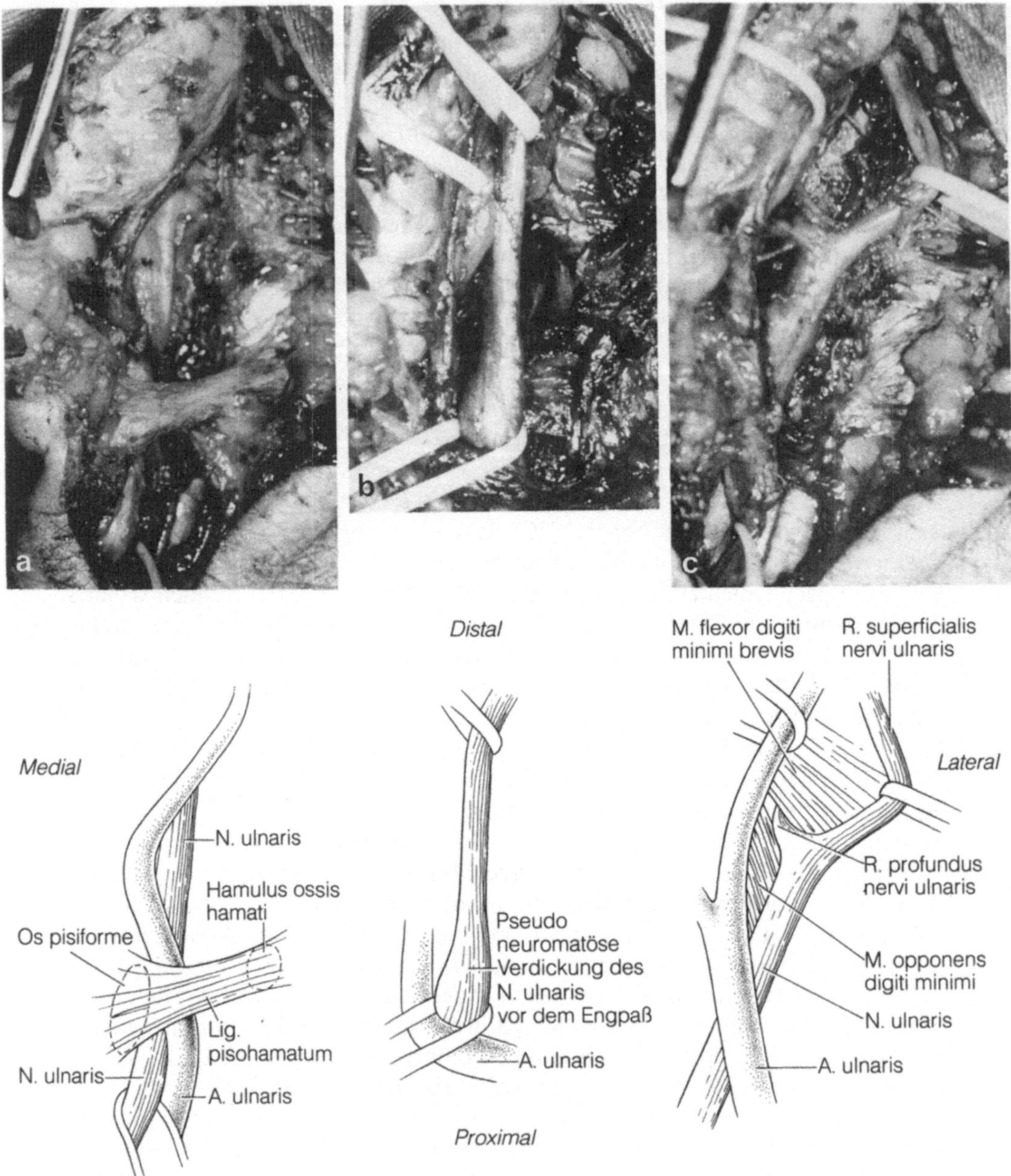

Abb. 137 a–c. Operationssitus bei einem Patienten mit Kompression des linken N. ulnaris an der Handwurzel in Höhe des Lig. pisohamatum (Loge de Guyon). **a** Der N. ulnaris läuft gemeinsam mit der A. ulnaris unter dem Lig. pisohamatum distalwärts. **b** Nach Durchtrennung dieses Bandes erkennt man die pseudoneuromatöse Verdickung des Nervs vor dem Ort der Kompression. **c** Weiter distal teilt sich die N. ulnaris in oberflächlichen und tiefen Ast. Der R. profundus zieht zwischen M. flexor digiti minimi brevis und M. opponens digiti minimi in die Tiefe der Hohlhand

Seltene Ursachen sind von Sehnenscheiden oder Gelenkkapseln ausgehende Riesenzelltumoren (Hayes 1978; Milberg u. Kleinert 1978; Rengachary u. Arjunan 1981; Chaise u. Sedel 1984), *Lipome* (White u. Hanna 1962; Grantham 1966; McFarland u. Hoffer 1979; Zahrawi 1984), *Schwannome* (Phalen 1976; Sarangapani u. More 1983). *Synovialzysten* wurden von Dell (1979) sowie von Chaise u. Sedel (1984) beschrieben. Eine *Pseudozyste* bei *Hämophilie* beobachteten Bayer et al. (1969), eine *Pseudozyste ohne erkennbare Ursache* Pagliughi u. Vespasiani (1979). *Kalkablagerungen* (Phalen 1952; Shahara u. Nairn 1983), *Ödeme* (Dupont et al. 1965; Leslie 1980), eine *Polyarthritis* (Taylor 1974; Upton et al. 1978) oder eine *Osteoarthritis einzelner Karpalgelenke* (Jenkins 1951; Vanderpool et al. 1968), eine *Bursitis* (Wilson 1954), sowie eine *Handphlegmone* (Mumenthaler 1958) und ein *Tuberkulom* (Sinha 1975) sind weitere seltene Ursachen.

4 Diagnostik

Bei jedem Patienten sollte man Röntgenaufnahmen in folgenden Einstellungen anfertigen: Ellenbogenregion a.p. und seitlich sowie Tangentialaufnahmen des Sulcus nervi ulnaris. Beim Verdacht einer Ulnarisläsion im Handgelenksbereich sind Aufnahmen in anterior-posteriorer und seitlicher Projektion sowie ebenfalls Tangentialaufnahmen hilfreich. Die Technik dieser Tangentialaufnahmen findet sich bei Mumenthaler (1961).

Wesentlich für die Diagnose einer Ulnariskompression ist die Elektromyographie und noch mehr die Elektroneurographie. Diese Methoden haben ihre Bedeutung nicht nur für den Nachweis eines Kompressionssyndroms, sondern auch zum Ausschluß anderer, differentialdiagnostisch in Erwägung zu ziehender Erkrankungen (s. Abschn. 5). Dabei müssen jedoch einige Besonderheiten berücksichtigt werden.

Beim Gesunden ist sowohl die motorische als auch die sensible Nervenleitgeschwindigkeit im Sulkusbereich niedriger als im Unterarmsegment (Carpendale 1966; Payan 1969; Tackmann et al. 1984; Kincaid et al. 1986).

Die Abnahme der Nervenleitgeschwindigkeit scheint vom Grad der Beugung im Ellenbogengelenk abzuhängen. Kincaid et al. (1986) fanden bei Kontrollen bei gestrecktem Arm im Mittel eine relative Verminderung der motorischen Leitgeschwindigkeit um 15,5 m/s im Ellenbogensegment, während bei um 135° gebeugten Arm lediglich eine Abweichung um 0,5 m/s gegenüber dem Unterarmabschnitt festgestellt wurde. Nach eigenen Untersuchungen kommen bei Gesunden bei 160° gebeugtem Ellenbogen (180° = volle Streckung) Verminderungen bis zu 20 m/s im Ellenbogensegment vor. Der von Eisen (1974) angegebene Grenzwert von 10 m/s scheint uns zu niedrig, so daß wahrscheinlich zu viele falsch positive Befunde erhoben werden. Im sensiblen Ulnarisanteil fand sich bei orthodromer Registriertechnik eine relative Abnahme im Sulkusbereich von 18 m/s. Die Amplituden der evozierten Muskelaktiospotentiale sind nach Stimulation oberhalb des Sulkus gegenüber Stimulation unterhalb des Sulkus meist reduziert. Die Grenzwerte werden in der Literatur sehr unterschiedlich angegeben. Brown u. Yates (1982) nahmen eine Abnahme von 5%, Chekles et al. (1971) von 30%, Miller (1979) eine Verminderung von 40% als oberen Grenzwert an.

Das sensible Nervenaktionspotential kann bei orthodromer Untersuchungstechnik mit nervennah applizierten Nadelektroden proximal des Sulcus nervi ulnaris um 50% gegenüber dem Nervenaktionspotential bei Ableitung distal des Sulcus nervi ulnaris reduziert sein (Payan 1969). Wir selbst fanden eine relative Abnahme bis zu 60%. Kincaid et al. (1986) haben bei antidromer Technik eine Verminderung des Nervenaktionspotentials von 43% bei proximaler Stimulation gesehen. Diese Technik hat jedoch den Nachteil, daß sich nicht bei allen Gesunden sensible Nervenaktionspotentiale ableiten lassen. Von einigen Autoren (Brown u. Yates 1982; Brown et al. 1976) wurde vorgeschlagen, durch Stimulation des N. ulnaris in Schritten von 20 mm distal und proximal des Epicondylus medialis den Ort der Kompression genauer einzugrenzen. Dies ist vom theoretischen Ansatz richtig; in praxi wird das Ergebnis jedoch durch 2 Umstände verfälscht. Zum einen entspricht die auf der Hautoberfläche gemessene Entfernung nicht immer der Länge des darunterliegenden Nervensegmentes, zum anderen sind angenommener und tatsächlicher Reizpunkt bei Stimulation mit Oberflächenelektroden nicht identisch. Der letzte Punkt ist besonders bei Stimulation im Bereich des Kubitaltunnels zu berücksichtigen, wo der N. ulnaris 2–3 cm unter der Hautoberfläche liegt.

Zu berücksichtigen ist weiterhin, daß aufgrund der faszikulären Topographie des N. ulnaris auf Sulkushöhe (Sunderland 1972) einzelne Faszikel in unterschiedlichem Ausmaß betroffen sein können.

Unser derzeitiges Untersuchungsschema sieht deshalb so aus, daß wir den Patienten in Bauchlage bei leicht abduziertem Oberarm bei etwa 160° und proniertem Unterarm untersuchen (Abb. 138). Stimuliert wird der Nerv 5 cm proxi-

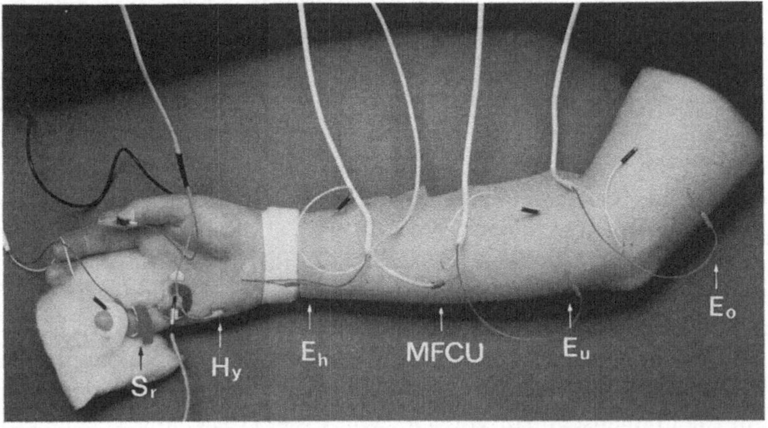

Abb. 138. Elektroneurographische Untersuchung des N. ulnaris. Nervennah applizierte Nadelelektroden zur Stimulation des motorischen Anteils und im späteren Untersuchungsgang auch zur Registrierung sensibler Nervenaktionspotentiale werden oberhalb und unterhalb des Sulkus sowie oberhalb des Handgelenks eingestochen (E_0, E_u, E_h). Ableitung der evozierten Muskelaktionspotentiale mit Oberflächenelektroden vom Hypothenar (H_y) – die Elektroden zur Ableitung der evozierten Muskelaktionspotentiale vom M. interosseus dorsalis I sind hier nicht angebracht –, ferner Ableitung des Muskelaktionspotentials vom M. flexor carpi ulnaris mit konzentrischer Nadelelektrode (*MFCU*) nach Reizung bei E_0; Stimulation des sensiblen Ulnarisanteils mit Ringelektroden S_r am 5. Finger

mal sowie 5 cm distal des Epicondylus medialis, ferner etwa 2,5–3 cm proximal des Handgelenks mit nervennah applizierten Nadelelektroden. Abgeleitet wird mit Oberflächenelektroden vom Hypothenar und vom M. interosseus dorsalis I, wobei die Bezugselektrode an der Daumenspitze plaziert wird. Ferner wird mit einer konzentrischen Nadelelektrode das Muskelaktionspotential vom M. flexor carpi ulnaris nach Stimulation proximal des Sulkus abgeleitet. Die Distanz Reizelektrode-Ableitelektrode beträgt 15 cm. Zur Untersuchung des sensiblen Ulnarisanteils wird der Nerv mit um den 5. Finger gewickelten Ringelektroden stimuliert. Abgeleitet wird mit denselben Elektroden, die zuvor zu Reizung motorischer Fasern benutzt wurden.

Auf diese Weise (Abb. 139) läßt sich bei über 80% aller Patienten der Ort der Kompression genau eingrenzen (Payan 1969; Tackmann et al. 1984). Wichtig ist dabei die Latenzzeitmessung zum M. flexor carpi ulnaris (Payan 1969; Benecke u. Conrad 1980; Tackmann et al. 1984), die in vielen Fällen eine exakte Lokalisation erlaubt.

Die Untersuchung sensibler Nervenfasern hat sich nach unseren eigenen Ergebnissen im Vergleich zur Untersuchung motorischer Fasern zwar als empfindlicher, nicht jedoch als lokalisatorisch besser erwiesen. Eine Darstellung der Wertigkeit der einzelnen Parameter in ihrer lokalisatorischen Bedeutung findet sich in Abb. 140).

Verschiedentlich wurde versucht, klinische Befunde mit dem Ausmaß der elektrophysiologischen Veränderungen zu korrelieren; auch mit der Absicht, postoperative Verläufe zu beurteilen (Odusote u. Eisen 1979; Sindou et al. 1982; Lugnegard et al. 1982; Gerl u. Thowirth 1974; Jones u. Gauntt 1979).

Nach Miller u. Hummel (1980) sowie eigenen Untersuchungen (s. Nigst 1983) scheinen die elektroneurographischen Befunde aber wenig geeignet, um Aussagen hinsichtlich Klinik und Verlauf zu machen.

Die beschriebene neurographische Technik erlaubt es auch, Kompressionen im Handgelenksbereich zu erfassen. Ein Beispiel findet sich in Abb. 141.

Bei Läsionen des N. cutaneus dorsalis des N. ulnaris haben Jabre (1980) sowie Kim et al. (1981) den Nerv proximal des Processus styloideus stimuliert und die Nervenaktionspotentiale mit Oberflächenelektroden, die auf dem Handrücken über dem N. cutaneus dorsalis angebracht waren, abgeleitet. Die Nervenleitgeschwindigkeit liegt bei Gesunden nach Jabre (1980) bei ca. 60 m/s, während Kim et al. (1981) mit 47,8 ± 3,8 m/s bedeutend niedrigere Werte fanden. Die Amplituden lagen mit Ausnahme von 2 Probanden immer über 10 µV. Im Seitenvergleich kamen Amplitudendifferenzen von über 50% vor. Über die Größe der Seitenunterschiede der Leitgeschwindigkeiten wurden keine Angaben gemacht. Eine deutliche Einschränkung erfährt diese Methode allerdings durch die volumengeleiteten Muskelaktionspotentiale der Mm. interossei und der Hypothenarmuskulatur, die bei einer Kompression des N. cutaneus dorsalis dessen Nervenaktionspotential überlagern können.

In wenigen Fällen ermöglicht die Elektroneurographie keine eindeutige Lokalisation der Kompression. Hier gestattet die elektromyographische Untersuchung der vom N. ulnaris innervierten Muskeln durch den Nachweis von Spontanpotentialen und/oder einer Verlängerung der mittleren Muskelaktionspotentialdauer und/oder eines erhöhten Anteils polyphasischer Potentiale eine genauere topodiagnostische Zuordnung.

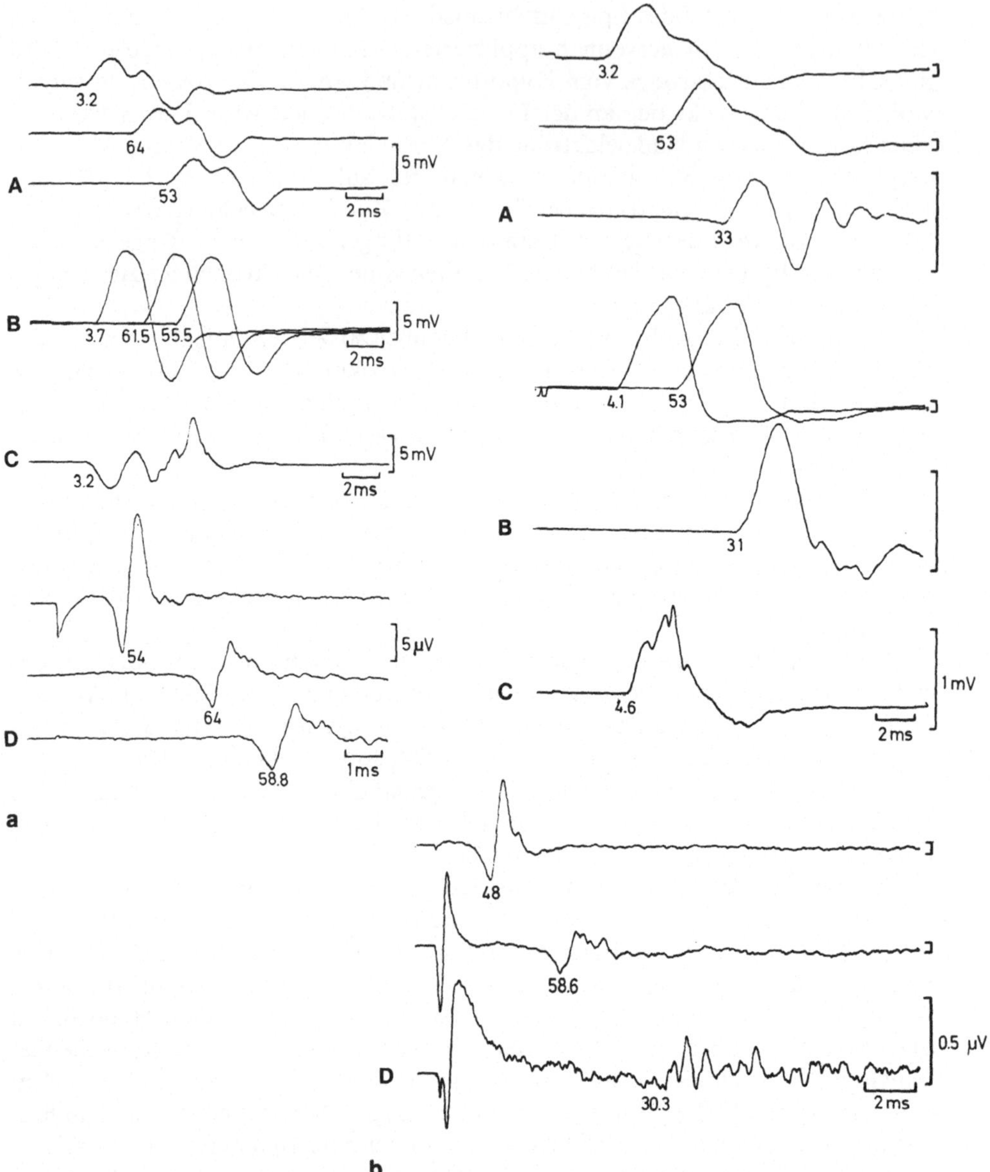

Abb. 139. Elektroneurographische Befunde am N. ulnaris bei einem Gesunden (**a**) und bei einem Patienten mit einem Sulcus-nervi-ulnaris-Syndrom (**b**). *A* Stimulation in Höhe des Handgelenks, distal und proximal des Sulkus, Ableitung vom M. abductor digiti quinti. *B* Stimulation an denselben Punkten, Ableitung vom M. interosseus dorsalis I. *C* Stimulation proximal des Sulkus und Ableitung vom M. flexor carpi ulnaris. *D* Stimulation der sensiblen Nerven des 5. Fingers, Ableitung in Höhe des Handgelenks unterhalb und oberhalb des Sulcus nervi ulnaris. Die *Zahlen* unter den Potentialen geben die Latenzen bzw. die Leitgeschwindigkeiten in den verschiedenen Segmenten an

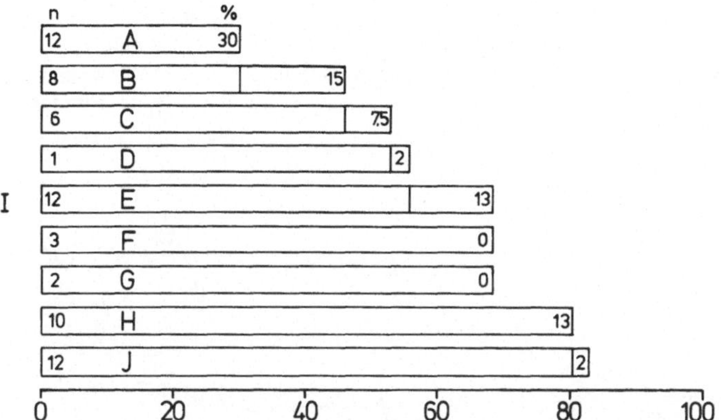

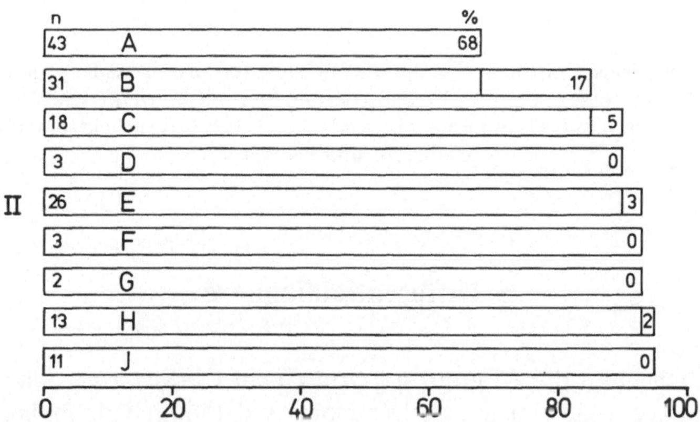

Abb. 140. Wertigkeit der einzelnen neurographischen Parameter für die Lokalisation einer Ulnariskompression in Ellenbogenhöhe. *I* Resultate von 40 Patienten mit sensiblen Störungen. *II* Ergebnisse von 63 Patienten mit motorischen und sensiblen Ausfällen.

Die *Zahlen links* geben die Anzahl der Patienten an, die einen pathologischen Befund in dem jeweiligen untersuchten Parameter aufwiesen; die *Zahlen rechts* die relative Häufigkeit, mit der der einzelne Parameter zusätzlich zu den vorhergehenden weitere Fälle lokalisieren kann.

A Verlängerung der Latenz zum M. flexor carpi ulnaris, *B* Verminderung der motorischen Nervenleitgeschwindigkeit im Sulkusbereich, *C* relative Verminderung der Amplitude des evozierten Muskelaktionspotentials nach Reizung des Nervs oberhalb des Sulkus, *D* relative Verlängerung der Muskelaktionspotentialdauer nach Stimulation proximal des Sulkus, *E* Erniedrigung der sensiblen Nervenleitgeschwindigkeit im Sulkussegment, *F* Verminderung der Amplitude des sensiblen Nervenaktionspotentials, *G* Verminderung der kumulativen Amplitude, *H* erhöhte Komponentenzahl, *J* verlängerte Dauer des sensiblen Nervenaktionspotentials

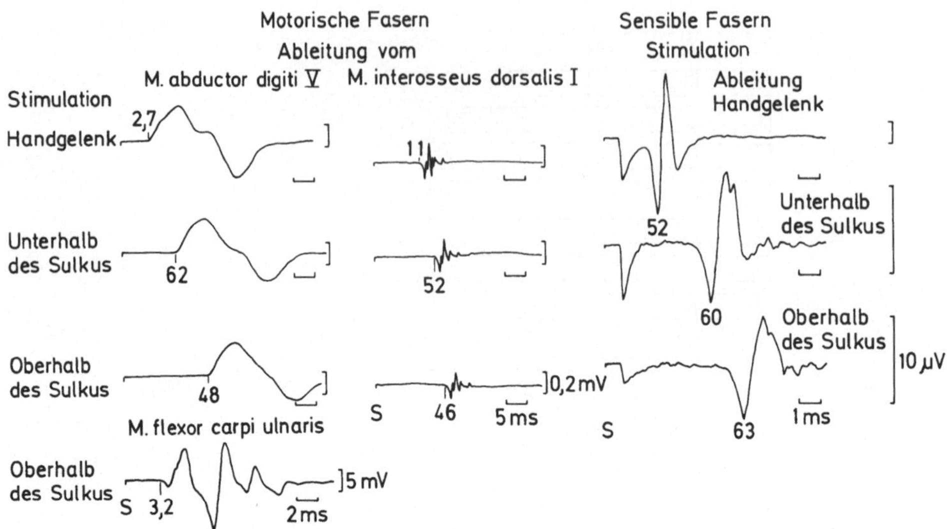

Abb. 141. Kompressionssyndrom des N. ulnaris mit isolierter Läsion des R. profundus. Nur die Latenzen zum M. interosseus dorsalis I (Registrierung hier mit konzentrischer Nadelelektrode wegen der kleinen Amplituden) sind mit 11 ms verlängert; alle übrigen elektroneurographischen Meßwerte sind normal

5 Differentialdiagnose

Gelegentlich kann die Abgrenzung von einem C_8-*Syndrom* Schwierigkeiten bereiten (Wallace 1982). Beim C_8-Syndrom findet man jedoch bei genauerer Untersuchung eine leichte Parese des M. triceps brachii und/oder der Mm. extensor und abductor pollicis longus und des M. flexor pollicis longus sowie der übrigen langen Fingerbeuger. Der Dehnungsreflex des M. triceps brachii und der Trömnersche Reflex sind abgeschwächt oder fehlen.

Sensibilitätsausfälle sind beim C_8-Syndrom meist nicht so scharf begrenzt wie bei der Ulnarisläsion; ihr Ausfall geht im Bereich der Hand und besonders am Unterarm über das Innervationsgebiet des N. ulnaris hinaus. Eine *untere Armplexus*läsion unterscheidet sich von den Kompressionssyndromen des N. ulnaris dadurch, daß andere, nicht vom N. ulnaris innervierte Muskeln betroffen sind. Dies gilt auch für Kompressionssyndrome der oberen Thoraxapertur und der Pleurakuppen.

Intra- und extramedulläre Raumforderungen, besonders jedoch eine Syringomyelie, können zu Atrophien der kleinen Handmuskeln und zu Sensibilitätsstörungen führen. Durch die bei diesen Erkrankungen fast immer vorhandene Mitbeteiligung anderer Bahnsysteme wird sich die Abgrenzung von einer Ulnariskompression nahezu immer treffen lassen. Allerdings kommen bei der Syringomyelie aufgrund von Gelenksdeformitäten im Ellenbogenbereich auch Kompressionssyndrome an dieser Stelle vor. Diese Tatsache erfordert bei einer solchen Erkrankung immer auch eine sorgfältige neurographische Untersuchung. Besonders bei distalen, rein motorischen Ulnarisparesen kann die Unterscheidung von *Vorderhornzellerkrankungen* vom Typ Duchenne-Aran oder einer amyotrophischen Lateralsklerose, die sich noch in den Anfangsstadien befinden, Probleme bereiten. Diese Erkrankungen lassen aber bald den Befall der anderen kleinen Handmuskeln und weiterer Muskeln an den oberen und unteren Extremitäten erkennen. Durch eine ausgiebige elektromyographische Untersuchung läßt sich zudem eine solche Affektion nicht vom N. ulnaris innervierter Muskeln sehr frühzeitig nachweisen.

Vereinzelt können *Polyneuropathien* an den oberen Extremitäten im Ulnarisbereich beginnen. Dazu gehören die Leptospirosen, Bruzellosen und die infektiöse Mononukleose. Selten kann sich auch einmal eine hereditäre motorischsensible Polyneuropathie zuerst im Ulnarisbereich manifestieren. An eine hereditäre Neuropathie mit Neigung zu Druckparesen ist bei entsprechender Anamnese und subklinischem Befall anderer Nerven, nachgewiesen bei der Elektroneurographie, zu denken. Bekannt ist der schwerpunktmäßige Befall peripherer Nerven im Bereich physiologischer Engpässe beim Diabetes mellitus, auch im Rahmen einer sonst symmetrisch sensibel-motorischen Form. Die tuberkuloide Form der Lepra führt nicht selten auch zu Ulnariskompressionssyndromen. Die distale Ulnarisparese muß von *traumatisch bedingten Stenosen oder Verschlüssen der A. ulnaris* abgegrenzt werden, dem *„hypothenar hammer syndrome"* der amerikanischen Literatur (Lawrence u. Wilson 1965; Conn et al. 1970; Cho 1978, Given et al. 1978), bei dem meist durch wiederholtes Trauma die A. ulnaris gegen den Hamulus ossis hamati gepreßt wird. Die Patienten haben meist eine weißlich gesprenkelte Abblassung der ulnaren Finger und klagen über Kälte, Taubheit und Parästhesien in diesem Bereich. Die Kompression der A. radialis verstärkt die Beschwerden. Die Diagnose läßt sich mit Hilfe der Doppler-Sonographie (Boisdenghien 1980) und Angiographie (Kinnunen et al. 1984) sichern.

6 Therapie

Bis heute gibt es keine generellen Leitlinien für die Therapie der Kompressionssyndrome des N. ulnaris auf Ellenbogenhöhe. Nach welchen Gesichtspunkten einem chirurgischen Vorgehen gegenüber einem konservativen Therapieversuch der Vorzug zu geben ist, wurde bisher nicht untersucht.

Konservative Maßnahmen

Nach einem einzigen Trauma ohne Gelenkveränderungen sollte zunächst ein konservativer Behandlungsversuch unternommen werden, da vielfach mit einer spontanen Erholung zu rechnen ist. Bei wiederholten, berufsbedingten Traumen halten Hirsh u. Thanki (1985) den Erfolg durch einen Berufswechsel für wahrscheinlicher als durch eine Operation. Pechan u. Kredba (1981) empfehlen als ersten Schritt in der konservativen Behandlung eine übermäßig starke Flexion des Ellenbogens zu vermeiden; dies gilt besonders bei berufsbedingter Exposition. Gegebenenfalls ist eine Entlastung des Ellenbogens durch Polsterung und bei gewohnheitsmäßiger nächtlicher Beugung des Ellenbogens im Schlaf eine Verhinderung der Flexion durch entsprechende Orthesen notwendig.

Mit der lokalen Steroidinjektion, wie sie Pechan u. Kredba (1981) empfahlen, haben wir keine eigenen Erfahrungen. Die Autoren injizierten bei 11 Patienten jeweils 32 mg einer Tramcinolonazetatsuspension in den Kubitaltunnel und berichteten über eine klinische Besserung bei 5 sowie über eine Verbesserung elektroneurographischer Befunde bei der Mehrzahl der Patienten.

Operation

Ein operativer Eingriff ist immer dann indiziert, wenn neurologische Ausfälle bestehen, vor allem Atrophien und Paresen der intrinsischen Handmuskeln. Auch bei starken subjektiven Beschwerden wie Schmerzen und Parästhesien, die auf konservative Maßnahmen nicht oder nur unbefriedigend ansprechen, ist eine Operation angezeigt. Ergebnisse elektrophysiologischer Untersuchungen tragen zur Entscheidung, ob eine Operation durchzuführen ist oder nicht, nur insofern bei, daß z. B. beim Nachweis von Denervierungspotentialen in den vom N. ulnaris versorgten Muskeln eher eine Operation zu erwägen ist als bei völlig normalem EMG-Befund und nur geringfügig reduzierten motorischen und sensiblen Leitgeschwindigkeiten im Sulkusbereich. Nach unserer Meinung entscheiden klinisches Bild und Verlauf über die Indikation zum operativen Eingreifen. Die operative Behandlung der Kompressionsneuropathie des N. ulnaris hat zum Ziel, den Nerven zu entlasten oder eine weitere Traumatisierung, z. B. durch fortgesetzte Reibung an der Rückseite des Epicondylus medialis humeri, zu vermeiden.

Beim *chirurgischen Vorgehen* stehen verschiedene Techniken zur Verfügung:

- Die Dekompression des Nervs im Kubitaltunnel durch Spaltung des Sehnenbogens und der Aponeurose zwischen den beiden Köpfen des M. flexor carpi ulnaris, ggf. mit Vernähung der Aponeurose unter dem Nerven (Osborne 1957; Feindel u. Stratford 1958);
- Die ventralen Verlagerungsoperationen (subkutane, intramuskuläre, submuskuläre Verlagerung).
- Die mediale Epikondylektomie, evtl. kombiniert mit einer Neurolyse des N. ulnaris (King u. Morgan 1959; Nicolle u. Woolhouse 1965; Neblett u. Ehni 1970);
- Die suprakondyläre Osteotomie des Humerus. Von Mouchet 1914 für Patienten mit starker Cubitus-valgus-Stellung empfohlen, wird sie heute nicht mehr eingesetzt.

Die Operationen werden bevorzugt in Allgemeinnarkose durchgeführt, sind aber auch in intravenöser Regionalanästhesie oder Plexusanästhesie möglich. Eine Oberarmblutleere ist nicht unbedingt erforderlich.

Dekompression im Kubitaltunnel. Bei der einfachen Dekompression nach Osborne (1957) (s. auch Thomson 1977a; Assmus 1985) wird eine 10–12 cm lange, die mediale Epicondylengegend ventral umgreifende Inzision durchgeführt (Abb. 142) und der N. ulnaris tunlichst unversehrt in seinem Bett belassen.

Der Hautschnitt sollte auf jeden Fall bis 5–6 cm distal des Epicondylus humeri reichen, um eine genaue Beurteilung der anatomischen Verhältnisse des

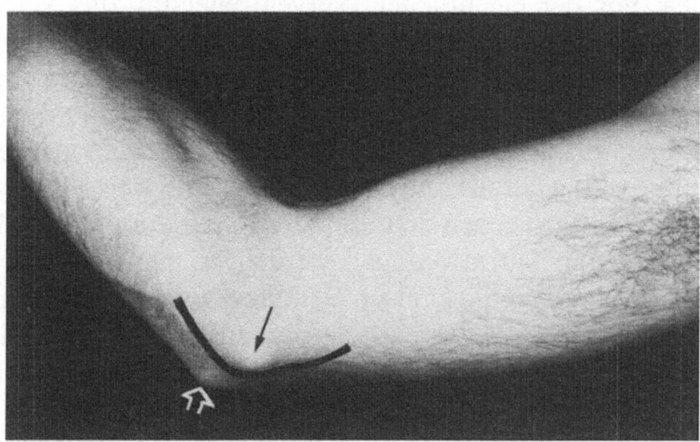

Abb. 142. Schnittführung zur operativen Freilegung des N. ulnaris am rechten Ellenbogen. Die Länge des Hautschnitts richtet sich danach, ob nur eine Dekompression oder aber eine Volarverlagerung des N. ulnaris vorgenommen wird. *Oberer Pfeil:* Epicondylus medialis humeri, *unterer Pfeil:* Olecranon ulnae

Nervenverlaufs im Bereich des M. flexor carpi ulnaris zu gestatten. Bei dem Hautschnitt ist der N. cutaneus antebrachii medialis zu beachten, dessen Durchtrennung zu einem Neurom mit nachfolgenden erheblichen Schmerzen und Parästhesien führen kann. Der Nerv wird zunächst proximal des Epicondylus medialis dargestellt. Etwa 6 cm proximal des Epicondylus kann er durch die von Struthers (1854) beschriebene Arkade komprimiert sein. Das Vorliegen einer solchen Arkade ist immer dann wahrscheinlich, wenn etwa 5–7 cm proximal des Epicondylus medialis humeri Muskelfasern quer über den N. ulnaris verlaufen. Eine solche Arkade wird durchtrennt, der Nerv wird dann nach distal verfolgt. Besonderes Augenmerk wird auf die sehnige Arkade zwischen den beiden Köpfen des M., flexor carpi ulnaris gerichtet. Wenn von diesem Sehnenbogen der Nerv noch pseudoneuromatös verdickt ist, dann besteht kein Zweifel, daß hier der Ort der Kompression ist. Der Sehnenbogen wird gespalten, der Nerv aber noch weiter nach distal verfolgt, da ihn weiter distal gelegene Bindegewebszüge zwischen den Köpfen des genannten Muskels komprimieren können. Ist z. B. ein Ganglion die Ursache einer Ulnarisläsion an dieser Stelle, dann muß zusätzlich eine externe Neurolyse durchgeführt werden. Eine Epineurektomie oder gar eine interfaszikuläre Neurolyse sind bei der spontanen Ulnarläsion fast nie nötig.

Eine pseudoneuromatöse Verdickung des Nervs sieht man häufig vor dem Ort der Kompression. Sie verschwindet nach Entlastung des Nervs wieder und stellt keine Indikation zur interfaszikulären Neurolyse dar, wie sie von Nigst (1983) empfohlen wird. Eversmann (1982) hat sogar ausdrücklich vor einer solchen Ausweitung der Operation gewarnt.

Ventralverlagerungen. Ventralverlagerungsoperationen wurden bereits um die Jahrhundertwende durchgeführt (Curtis 1898; Adson 1918). Eine Ventralverlagerung erscheint bei allen pathologischen Veränderungen des Ellenbogengelenks oder einer Subluxation bzw. Luxation angezeigt. Die Hautinzision erfolgt entsprechend des Verlaufs des N. ulnaris wie bei der einfachen Dekompression. Es ist zu empfehlen, vor der eigentlichen Nervenfreilegung das Verhalten des N. ulnaris bei jeweils maximaler Beugung und Streckung und die Art der Überdachung des N. ulnaris im Sulkus zu überprüfen. Der Sehnenbogen zwischen den Köpfen des M. flexor carpi ulnaris wird durchtrennt, und die beiden Köpfe werden stumpf nach distal separiert. Die unter dem Muskel gelegene, oft derbe Aponeurose muß gegebenenfalls mitgespalten werden. Es erfolgt dann die Resektion des suprakondylär gelegenen Septum intermusculare mediale. Danach kann der Nerv subkutan nach ventral verlagert werden. Immer müssen proximale und mittlere Gelenkäste durchtrennt und im Sulkusbereich zum N. ulnaris ziehende Gefäße koaguliert werden. Problematisch können distale zum Gelenk ziehende Äste sein, die manchmal bereits motorische Fasern enthalten können. Diese müssen besonders sorgfältig nach proximal freipräpariert werden. Durch Annähen der ventralen Subkutis an die Faszie über den Humerus läßt sich ein Zurückgleiten in das alte Bett verhindern.

Bei der *intramuskulären Verlagerung,* wie sie von Hudson et al. (1982) bevorzugt wird, wird die Faszie über den am Epicondylus medialis humeri ansetzenden Muskeln gespalten. Sie ist elastisch und retrahiert sich sofort. Dadurch entsteht auf diesen Muskeln eine Art Mulde, in die der Nerv gelegt werden kann. Zwischen M. flexor carpi ulnaris und M. pronator teres findet sich sehr regelmäßig eine sehr derbe Sehne. Sie muß reseziert werden, da ihre scharfe Kante sonst den Nerven von unten her komprimiert. Das subkutane Fettgewebe wird mit einigen Nähten am medialen Schnittrand der Muskelfaszie fixiert, um ein Zurückgleiten des Nervs hinter den Epicondylus medialis zu verhindern. Die intramuskuläre Verlagerung wird von den meisten Autoren abgelehnt; sie führe häufig zu starken Verwachsungen des Nervs und damit zu einer klinischen Verschlechterung. Die *submuskuläre Verlagerung* wurde von Learmonth (1942) beschrieben. Das operative Vorgehen entspricht zunächst dem der ventralen Verlagerung mit Spaltung und Resektion des Septum intermusculare mediale, Spaltung der bindegewebigen Brücke zwischen Epicondylus medialis und Trochlea sowie den beiden Köpfen des M. flexor carpi ulnaris und der Aponeurose dieses Muskels. Die Äste zum Gelenk und zum ulnar entspringenden Anteil des M. flexor carpi ulnaris werden exakt dargestellt. Danach wird die am Epicondylus medialis entspringende Flexoren-Pronatoren-Muskulatur abgelöst und nach distal geschlagen. Der N. ulnaris kann nun neben den N. medianus verlagert und die zuvor abgelöste Beuger- und Pronatormuskulatur am Epicondylus medialis fixiert werden. Learmonth (1942) verschloß auch noch den Spalt zwischen den beiden Köpfen des M. flexor carpi ulnaris. Mass u. Silverberg (1986) haben diese Technik modifiziert, indem sie den Epicondylus medialis passager abtrennten, ohne dabei aber die Pronatoren-Beuge-Gruppe abzulösen; nach Ventralverlagerung des N. ulnaris wurde der Epicondylus medialis wieder fixiert.

Zur Nachbehandlung muß im Gegensatz zur Dekompression und zur subkutanen und intramuskulären Verlagerung der Arm nach einer submuskulären Verlagerung 3 Wochen lang ruhiggestellt werden.

Die mediale Epikondylektomie (King u. Morgan 1959) wurde als einfach durchzuführende Methode mit guten Resultaten beschrieben (Jones u. Gauntt 1979; Froimson u. Zahrawi 1980). Nach Craven u. Green (1980) ist diese Operation technisch einfacher durchzuführen als die ventrale Verlagerung. De la Caffinière u. Bex (1983) haben die Methode der einfachen Epikondylektomie modifiziert, indem sie das Lig. epitrochleoolecranicum unter dem N. ulnaris durchzogen und damit den knöchernen Defekt, der durch die Resektion des Epicondylus medialis entstanden war, deckten. Der N. ulnaris ist durch die mediale Epikondylektomie zwar mobiler; er ist aber, da nun der Schutz des medialen Epikondylus fehlt, in erhöhtem Maße Traumen ausgesetzt.

Für den behandelnden Arzt stellt sich nach Kenntnis der verschiedenen operativen Verfahren die Frage, welches dieser Verfahren die besten Ergebnisse erwarten läßt. Diese Frage kann man anhand der Literatur leider nur unbefriedigend beantworten. Zum einen werden nämlich die verschiedenen Ulnarisläsionen und -irritationen gemeinsam abgehandelt, zum anderen sind die Nachbehandlungszeiträume unbekannt, zu unterschiedlich oder zu kurz, oder es läßt sich aus den Publikationen nicht ersehen, welche Kriterien zur Beurteilung herangezogen wurden. Verschiedene Autoren bevorzugen die einfache Dekompression des Nervs (Assmus 1984; Eisen 1974; Fannin 1978; Kojima et al. 1979; Miller u. Hummel 1980; Thomsen 1977a, b; Vanderpool et al. 1968; Wilson u. Krout 1973). Andere favorisieren grundsätzlich die Volarverlagerung, wie Eaton et al. (1980), Foster u. Edshage (1981), Gerl u. Thorwirth (1974), Hagström (1977), Harrison u. Nurick (1970), Höllerhage u. Stolke (1985), Hudson et al. (1982), Jensen (1959), Kopell u. Thomson (1963), McGowan (1950), Nigst (1953, 1983), Spinner (1978), Sunderland (1972).

Assmus (1984) sah nach einfacher Dekompression in 93% gute bis sehr gute Ergebnisse, nur 7 von 92 Fällen blieben postoperativ unverändert. 80% der von Paine (1970) untersuchten 41 Patienten zeigten ein gutes bis sehr gutes Ergebnis nach Dekompression, 10% blieben gleich, und weitere 10% verschlechterten sich. Am eindruckvollsten besserten sich Schmerzen, Parästhesien und Hypästhesie, weniger gut Paresen und Atrophien (Fannin 1978).

Die Ergebnisse nach Volarverlagerung des N. ulnaris sind nicht besser, und zwar unabhängig von der Art der Verlagerung. Nach Hagström (1977) ließ sich bei 78% von 79 Patienten, bei denen meist eine subkutane Ventralverlagerung durchgeführt worden war, ein gutes bis sehr gutes Ergebnis erreichen, 13% blieben gleich und 9% verschlechterten sich. McGowan (1950) ist unseres Wissens der einzige Autor, der bei seinen 46 Patienten immer eine postoperative Besserung fand. Unter den über 300 Patienten von Nigst (1983), von denen allerdings nur 30 sowohl nach ihrer subjektiven Einschätzung befragt als auch klinisch und neurophysiologisch nachuntersucht werden konnten, hatten sich 92% nach Volarverlagerung des Nervs gebessert, 7% waren gleich geblieben, 1% hatte sich verschlechtert. Die Ergebnisse der neurophysiologischen Untersuchungen waren bei 64% besser als präoperativ, bei 25% gleich und bei 11% schlechter. Subjektiv fühlten sich 40% geheilt, 38% gebessert; 11% hatten keinen positiven Effekt bemerkt. 11% empfanden eine Verschlechterung. Nigst (1983) hält die ventrale intramuskuläre Verlagerungsoperation aufgrund der schlechteren Ergebnisse, wie sie Calandriello et al. (1977) mitgeteilt haben, gegenüber den anderen Verlagerungstechniken für überholt. Die besten Ergebnisse sind seiner Meinung nach mit der ventralen submuskulären Verlagerung zu erzielen. Diese Operation ist allerdings technisch anspruchsvoller, und Revisionen sind ungleich schwieriger. Gerl u. Thorwirth (1974) haben bei der ventralen submuskulären Verlagerung in 86% eine Heilung oder Besserung erzielt, bei der einfacheren ventralen subkutanen Verlagerung aber nur in 59%. Mooji (1982) fand bei letzterer Technik nur in 46% befriedigende bis gute Resultate.

Adelaar et al. (1984) sahen keinen Unterschied im Hinblick auf die klinische Besserung zwischen subkutaner und submuskulärer Verlagerung.

Chan et al. (1980) verglichen in einer retrospektiven Studie die Ergebnisse nach Dekompression bei 115 Patienten mit denen nach subkutaner Volarverlagerung des N. ulnaris bei 120 Patienten. Eine Besserung oder Heilung trat bei 82% jeder Gruppe ein. Der Anteil der Patienten mit vollständiger Erholung war nach einfacher Dekompression höher (30%) als nach Volarverlagerung (18%).

Für kein Nervenkompressionssyndrom wird die Methode einer operativen Behandlung so kontrovers diskutiert wie für das des N. ulnaris am Ellenbogen. Es wäre jedoch nicht angemessen, eine einzige Operationsmethode für alle Probleme anzustreben. Die Wahl des operativen Vorgehens sollte vielmehr individuell erfolgen und sich an den Gegebenheiten des einzelnen Patienten orientieren (Vanderpool et al. 1968; Eversmann 1982). Man kann allerdings schon vor der Operation mit einer gewissen Wahrscheinlichkeit festlegen, welches operative Verfahren voraussichtlich zu wählen sein wird. Beim Kubitaltunnelsyndrom ohne Subluxation oder Luxation und ohne Cubitus valgus wird die einfache Dekompression des Nervs die Methode der Wahl sein. Bei Cubitus valgus, erheblichen posttraumatischen Veränderungen oder Luxation des Nervs wird man eine Volarverlagerung anstreben. Ist ein Ganglion Ursache der Kompression, so ist eine Volarverlagerung unnötig, eine äußere Neurolyse und die Entfernung des Ganglions führen hier zum Ziel. Man sollte als Operateur also nicht ausschließlich auf eine einzige Methode festgelegt sein. Es ist auch sehr zu empfehlen, sich am Ende des Eingriffs vom ungehinderten Verlauf des N. ulnaris durch Beugen und Strekken des Ellenbogens zu überzeugen, um gegebenenfalls die Operation noch zu erweitern. Wir streben stets den kleinstmöglichen und für den Nerven am wenigsten traumatisierenden Eingriff an; dies ist zunächst die einfache Dekompression. Falls sich daraufhin keine Besserung der Symptome einstellt oder diese sich nach einer Phase der Besserung wieder verschlechtern, kann die Volarverlagerung, der größere Eingriff, immer noch durchgeführt werden. Man sollte den Patienten in diesem Sinne vor der Operation aufklären. Ein Zweiteingriff erscheint aber nur in wenigen Fällen nötig.

Wie bei jeder Operation gibt es auch bei den Operationen zur Beseitigung eines Ulnariskompressionssyndroms am Ellenbogen Therapieversager, Komplikationen und Rezidive. Berichte über Sekundäroperationen sind selten. Sie betreffen in der Regel Patienten, bei denen im Rahmen der Erstoperation der N. ulnaris verlagert wurde (Broudy et al. 1978; Campbell et al. 1974; Gay u. Love 1947; Lluch 1975; McGowan 1950; Nigst 1953; Paine 1970; Wilson u. Krout 1973). Die häufigste Ursache des Therapieversagens dürfte eine unvollständige Dekompression des Nervs sein, so daß z. B. zusätzlich zu einer Sehnenarkade zwischen den beiden Köpfen des M. flexor carpi ulnaris weiter distal Bindegewebszüge den Nerven komprimieren. Eine Verschlechterung im Rahmen der Verlagerungsoperation ist meist durch ein Abknicken des Nervs am Oberarm durch das Septum intermusculare mediale oder die Arkade von Struthers verursacht, am Unterarm durch Kinking des Nervs bedingt, wenn bei subkutaner Verlagerung der Nerv am M. flexor carpi ulnaris rechtwinkelig abknickt. Postoperative Narbenbildungen sollen vor allem nach intramuskulärer Volarverlagerung zu befürchten sein (Sunderland 1972), Hudson et al. (1982) halten dies jedoch für kein bedeutendes Risiko.

Die *interfaszikuläre Neurolyse* mit oder ohne Ventralverlagerung (Kahl et al. 1973; Sindou et al. 1982) wird heute nicht mehr empfohlen, da es dadurch zu einer erneuten Narbenbildung und zu einer weiteren Verschlechterung kommt (Blatt et al. 1979; Nielsen et al. 1980; Chaise et al. 1983). Graf et al. (1986) haben zudem gezeigt, daß es bei einer interfaszikulären Neurolyse zu einer Zerstörung des intranervalen Gefäßplexus kommt. Goth (1986) hat dies auch durch eine quantitative Untersuchung an myelinisierten Fasern im Tierexperiment nachweisen können. Er fand bei der intraneuralen, mikrochirurgisch durchgeführten Neurolyse im Vergleich zur einfachen Mobilisation eine erheblich verstärkte Narbenbildung und Schädigung markhaltiger Nervenfasern. Eine externe und interne Neurolyse ist jedoch bei tuberkuloider Lepra gerechtfertigt, wenn Schmerzen und Paresen trotz adäquater Steroidtherapie persistieren. Es ist notwendig, diesen Eingriff nicht später als 4–6 Wochen nach dem Auftreten von Paresen durchzuführen, da sonst die Erfolgsaussichten rasch schwinden (Srinivasan 1984). Eine

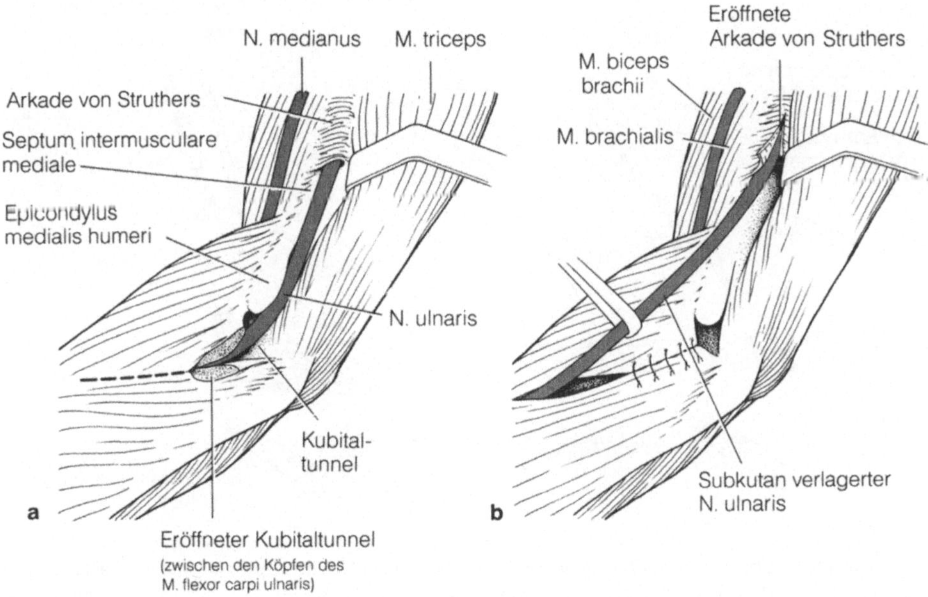

Abb. 143a, b. Subkutane Verlagerung des N. ulnaris. **a** Der N. ulnaris wurde proximal des Epicondylus medialis humeri freigelegt und distalwärts verfolgt. Der Kubitaltunnel ist eröffnet. Die Arkade von Struthers am Oberarm, eine sehnige Arkade zwischen M. triceps brachii und Septum intermusculare laterale, ist noch intakt. **b** Der N. ulnaris ist vollständig mobilisiert und vor den Epicondylus medialis humeri subkutan verlagert. Er liegt hier den Flexoren auf. Der zuvor eröffnete Kubitaltunnel wurde durch Nähte wieder verschlossen. (In Anlehnung an Eversmann 1982)

frühe Operation ist auch bei Fällen mit lepromatöser Form indiziert, obwohl die Ausdehnung diffuser und schwerer zu überschauen ist als bei tuberkuloider Lepra.

Für die *Operation der Kompressionssyndrome des N. ulnaris im Handgelenksbereich* bedient man sich eines S-förmigen Hautschnitts, der in der Hohlhand beginnt, den volaren Handgelenksfalten folgt und sich dann proximalwärts am radialen Rand des M. flexor carpi ulnaris orientiert, und der, falls erforderlich, nach radial oder ulnar erweitert werden kann (Abb. 143). Bei diesem Vorgehen wird der R. palmaris nervi ulnaris nicht tangiert. Man sucht den N. ulnaris am radialen Rand der Sehne des M. flexor carpi ulnaris unter dem Lig. carpi volare auf. Er wird hier von der A. ulnaris begleitet. Um den Nerven distalwärts verfolgen zu können, muß der auf ihm liegende M. palmaris brevis durchtrennt werden. In Höhe des Os pisiforme, dem Beginn der Loge de Guyon, liegt der N. ulnaris zwischen dem oberflächlichen Lig. carpi volare und dem tieferen Lig. carpi transversum. Um den Nerven in der Loge de Guyon freilegen zu können, müssen das am Os pisiforme ansetzende Lig. carpi volare und das Lig. pisohamatum durchtrennt werden. Soll der Nerv noch weiter distalwärts verfolgt werden, müssen die Muskeln des Kleinfingerballens vom Hamulus ossis hamati abgetrennt werden (Abb. 144a, b, Abb. 145).

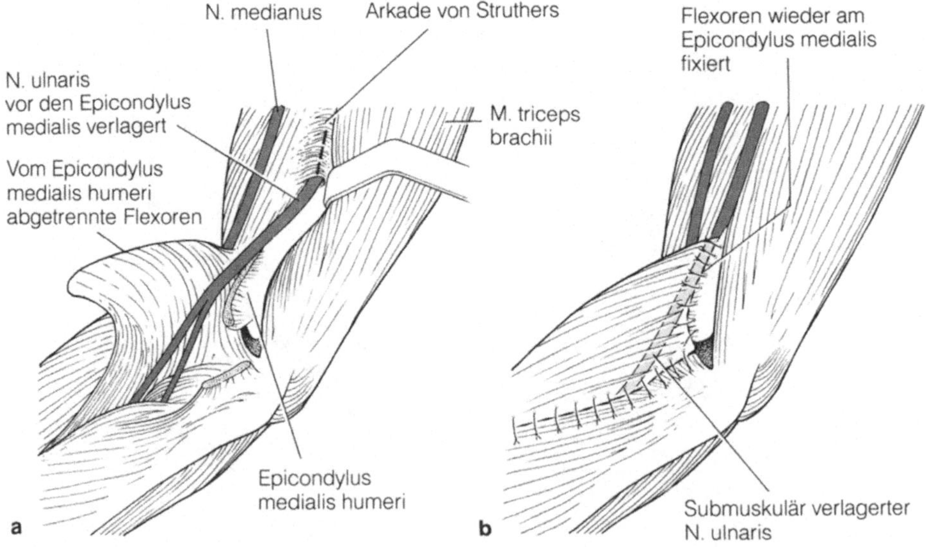

Abb. 144a, b. Submuskuläre Verlagerung des N. ulnaris. **a** Die am Epicondylus medialis humeri ansetzenden Flexoren sind dort abgetrennt und lateralwärts geschlagen. Der N. ulnaris ist mobilisiert und volarwärts gelagert. Die Arkade von Struthers ist noch intakt, wird aber später im Bereich der gestrichelten Linie inzidiert. **b** Der N. ulnaris ist unter die ulnaren Flexoren verlagert worden. Die zuvor abgetrennten Muskeln sind wieder am Epicondylus medialis humeri fixiert. (In Anlehnung an Eversmann 1982)

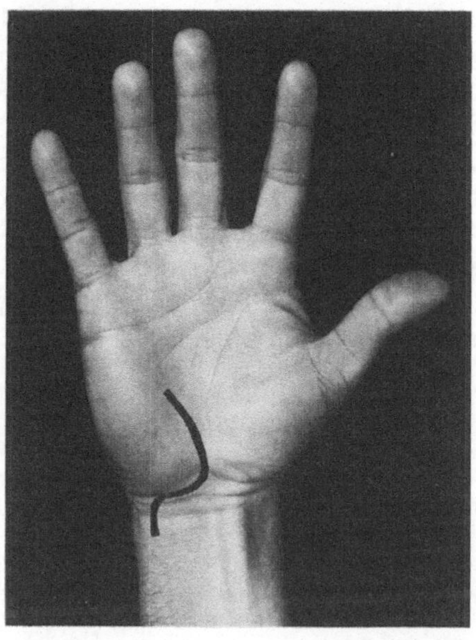

Abb. 145. Schnittführung zur operativen Revision des distalen Ulnartunnels

7 Prognose

Aussagen zur Prognose der *Kompression des N. ulnaris im Ellenbogenbereich* sind oft schwierig. In der Literatur finden sich meist widersprüchliche Angaben. Die Prognose wird für schlecht gehalten, wenn länger als 1 Jahr Symptome bestanden (Harrison u. Nurick 1970; Lugnegard et al. 1977, 1982; Thomsen 1977b; Macnicol 1979; Chan et al. 1980). Nach Hagström (1977) und Nigst (1983) spielt die Dauer der Symptome jedoch keine Rolle. Bei präoperativ vorhandener Atrophie der kleinen Handmuskeln ist die Prognose eher ungünstig (McGowan 1950; Foster und Edshage 1981; Nigst 1983; Adelaar et al. 1984); ähnlich werden die Erfolgsaussichten bei Patienten in höherem Lebensalter beurteilt (Foster u. Edshage 1981; Lugnegard et al. 1982; Nigst 1983). Diese Feststellung wurde jedoch von Hagström (1977) nicht geteilt.

Intraoperativ gefundene Adhäsionen sind ebenfalls Hinweise für einen eher ungünstigen Verlauf. In einzelnen Fällen findet man aber selbst bei über mehrere Jahre sich erstreckenden Verläufen mit deutlichen Atrophien eine vollständige Erholung (Höllerhage u. Stolke 1985), so daß eine Operation immer, auch im höheren Lebensalter, in Erwägung gezogen werden sollte. Eine Operation bei Patienten nicht mehr vorzunehmen, bei denen Symptome länger als 2 Jahre bestanden (Kamhin et al. 1980), erscheint deshalb nicht gerechtfertigt. Stoffwechselerkrankungen, wie Diabetes mellitus (Fannin 1978), oder Alkoholismus (Harrison u. Nurick 1970; Lugnegard et al. 1977) stellen eine prognostisch ungünstige Ausgangssituation dar.

Bei Ulnarisschäden nach Narkose wird die Prognose sehr zurückhaltend beurteilt (Miller u. Camp 1979). Nach Ekerot (1977) sowie Foster u. Edshage (1981) kam es bei keinem der Patienten, bei denen während der Operation eine Ulnarisparese aufgetreten war, zu einer vollständigen Erholung.

Anders als bei Kompressionssyndromen des N. ulnaris im Ellenbogenbereich scheint die Prognose bei *Kompressionen des Nervs im Handgelenksbereich* nach operativer Intervention günstiger zu sein. Grundberg (1984) hat bei 34 von 38 Patienten den postoperativen Verlauf über einen Zeitraum von 6–60 Monaten beobachten können. 29 Patienten waren beschwerdefrei, 3 waren gebessert, und nur bei 2 Patienten war die Operation ohne jeden Erfolg.

Literatur

Adelaar RS, Foster WC, McDowell C (1984) The treatment of the cubital tunnel syndrome. J Hand Surg [Am] 9:90–95

Adson AW (1918) The surgical treatment of progressive ulnar paralysis. Minn Med 1:455–460

Akizuki S, Matsui T (1984) Entrapment neuropathy caused by tophaceous gout. J Hand Surg [Br] 9:331–332

André-Thomas T (1917) Le tonus du poignet dans la paralysie du nerf cubital. Paris Med 23:473–476

Apfelberg DB, Larson SJ (1973) Dynamic anatomy of the ulnar nerve at the elbow. Plast Reconstr Surg 51:76–81

Assmus H (1984) Die operative Behandlung des Kubitaltunnelsyndroms und der Ulnarisspätparese durch einfache Dekompression. Neurochirurgia (Stuttg) 27:181–185

Assmus H (1985) Die operative Dekompression des Kubitaltunnelsyndroms und der Ulnaris-Spätparese ohne Ulnaris-Verlagerung. Ergebnisse bei 139 Patienten. In: Hohmann D, Kügelgen B, Liebig K (Hrsg) Neuroorthopädie 3. Springer, Berlin Heidelberg New York Tokyo S 362–367

Assmus H, Hamer J (1977) Die distale Nervus-ulnaris-Kompression. Syndrom der „Loge de Guyon" und des Ramus prof. N. ulnaris. Neurochirurgia (Stuttg) 20:139–144

Atdijan M, Granda J, Ingberg HO, Kaplan BL (1980) Systemic sporotrichosis polytenosynovitis with median and ulnar nerve entrapment. J Am Med Assoc 243:1841–1842

Bakke JL, Wolff HG (1948) Occupational pressure neuritis of the deep palmar branch of the ulnar nerve. Arch Neurol Psychiatry 60:549–553

Balagtas-Balmaseda OM, Grabois M, Balmaseda PF, Lidsky M (1983) Cubital tunnel syndrome in rheumatoid arthritis. Arch Phys Med Rehabil 64:163–166

Barber KW, Bianco AJ, Soule EH, MacCarty CS (1962) Benign extraneural soft tissue tumors of the extremities causing compression of nerves. J Bone Joint Surg [Am] 44:98–104

Barss P (1984) Ulnar compression neuropathy due to an occult post-traumatic synovial cyst. Med J Aust 140:428–429

Bayer WL, Shea JD, Curiel DC, Szeto ILF, Lewis JH (1969) Excision of a pseudocyst of the hand in a hemophiliac (PTC-Deficiency). Use of a plasma thromboplastin component concentrate. J Bone Joint Surg [Am] 51:1423–1427

Bendeich GJ (1973) Ulnar nerve compression in the wrist and hand. J Bone Joint Surg [Br] 55:227

Benecke R, Conrad B (1980) The value of electrophysical examination of the flexor carpi ulnaris muscle in the diagnosis of ulnar lesions at the elbow. J Neurol 223:207–217

Bernhardt M, Zondek M (1909) Zur Pathologie der Medianus- und Ulnarislähmung. Med Klin 5:128–131

Bigliardi Z, Del Giovane L (1966) La paralisi da compressione del nervo ulnare nei tagliatori del cristallo. Med Lav 57:291–301

Blatt B, Schmitt K, Kruse-Larsen C (1979) Ulnar nerve compression at the elbow. Electrophysiological and clinical outcome with and without surgical intervention. Acta Neurol Scand [Suppl 73]:60–116

Boisdenghien A (1980) Syndrome du canal de Guyon. L'intérêt du Döppler dans son diagnostic. Acta Orthop Belg 46:169–176

Bowers WH, Doppelt SH (1979) Compression of the deep branch of the ulnar nerve by an intraneural cyst. J Bone Joint Surg [Am] 61:612–613

Brooks DM (1952) Nerve compression by simple ganglia. A review of thirteen collected cases. J Bone Joint Surg [Br] 34:391–400

Brooks HSJ (1887) Variations in the nerve supply of the lumbrical muscles in the hand and foot, with some observations on the innervation of the perforating flexors. J Anat Physiol 21:575–585

Broudy AS, Leffert RD, Smith RJ (1978) Technical problems with ulnar nerve transposition at the elbow: Findings and results of reoperation. J Hand Surg 3:85–89

Brown WF, Yates SK (1982) Percutaneous localization of conduction abnormalities in human entrapment neuropathies. Can J Neurol Sci 9:391–400

Brown WF, Ferguson GG, Jones MW, Yates SK (1976) The location of conduction abnormalities in human entrapment neuropathies. Can J Neurol Sci 3:111–122

Bunnell S (1956) Surgery of the hand. Lippincott, Philadelphia

Busch JP zum (1922) Ganglion der Nervenscheide des Nervus ulnaris. Dtsch Med Wochenschr 48:694

de la Caffinière JY, Bex M (1983) L'épitrochléoplastie: Un procédé de libération et de protection du nerf cubital au coude. Rev Chir Orthop 69:649–651

Calandriello B, Coli G, Pedemonte P (1977) Pathology of the ulnar nerve at the epitrochlear sulcus. Ital J Orthop Traumatol 3:53–65

Campbell JB, Post KD, Morantz RA (1974) A technique for relief of motor and sensory deficits occurring after anterior ulnar transposition. J Neurosurg 40:405–409

Cannieu JMA (1897) Note sur une anastomose entre la branche profunde du cubital et le médian. Bull Soc Anat Physiol Bordeaux 18:339–340

Carpendale MT (1966) The localisation of ulnar nerve compression in the hand and arm: An improved method of electromyography. Arch Phys Med Rehabil 47:325–330

Chaise F, Sedel I (1984) Les compressions isolées de la branche motrice du nerf cubital. Sem Hop Paris 60:694–697

Chaise F, Bouchet T, Sedel L, Witvoet J (1983) Résultats de la libération chirurgicale du nerf cubital dans les syndromes du défilé rétro-épitrochléen. J Chir (Paris) 120:251–255

Chalmers J (1978) Unusual causes of peripheral nerve compression. Hand 2:168–1175

Chan RC, Paine KWE, Varughooo G (1980) Ulnar neuropathy at the elbow: Comparison of simple decompression and anterior transposition. Neurosurgery 7:545–550

Chekles NS, Russakov AD, Piero DL (1971) Ulnar nerve conduction velocity-effect of elbow position on measurement. Arch Phys Med Rehabil 52:362–365

Childress HM (1956) Recurrent ulnar-nerve dislocation at the elbow. J Bone Joint Surg [Am] 38:978–984

Cho KO (1978) Entrapment of the ulnar artery in the hand. J Bone Joint Surg [Am] 60:841–843

Clara M (1959) Das Nervensystem des Menschen, 3. Aufl. Barth, Leipzig

Comtet JJ, Quicot L, Moyen B (1978) Compression of the deep palmar branch of the ulnar nerve by the arch of the adductor pollicis. Hand 10:176–180

Conn J, Bergan JJ, Bell JL (1970) Hypothenar hammer syndrome: Posttraumatic digital ischemia. Surgery 68:1122–1128

Craven PR, Green DP (1980) Cubital tunnel syndrome, treatment by medial epicondylektomy. J Bone Joint Surg [Am] 62:986–989

Curtis BF (1898) Traumatic ulnar neuritis-transposition of the nerve. J Nerv Ment Dis 25:480–486

Dahners LE, Wood FM (1984) Anconeus epitrochlearis, a rare cause of cubital tunnel syndrome: A case report. J Hand Surg [Am] 9:579–580

Dell PC (1979) Compression of the ulnar nerve at the wrist secondary to a rheumatoid synovial cyst: Case report and review of the literature. J Hand Surg 4:468–473

Dell Pizzo W, Jobe FW, Norwood L (1977) Ulnar nerve entrapment syndrome in baseball players. Am J Sports Med 5:182–185

Destot M (1896) Paralysie par l'usage de la bicyclette. Gaz Hop 69:1176–1177

Dreyfuss U, Kessler I (1978) Snapping elbow due to dislocation of the medial head of the triceps. J Bone Joint Surg [Br] 60:56–57

Dubs J (1922) Ganglion der Nervenscheide des N. ulnaris. Dtsch Med Wochenschr 48:693–694

Duchenne de Boulogne GB (1867) Physiologie des mouvements démonstrée à l'aide de l'expérimentation électrique et de l'observation clinique et applicable à l'étude des paralysies et des déformations. Baillière, Paris

Dupont C, Cloutier GE, Prévost Y, Dion A (1965) Ulnar tunnel syndrome at the wrist. A report of four cases of ulnar nerve compression at the wrist. J Bone Joint Surg [Am] 47:757–761

Dyro FM (1983) Ulnar innervation of opponens pollicis. Electromyogr Clin Neurophysiol 23:257–260

Eaton RG, Crowe JF, Parkes JC (1980) Anterior transposition of the ulnar nerve using a non-compressing fasciodermal sling. J Bone Joint Surg [Am] 62:820–825

Ebeling P, Gilliatt RW, Thomas PK (1960) A clinical and electrical study of ulnar nerve lesions in the hand. J Neurol Neurosurg Psychiatry 23:1–9

Eckerot L (1977) Postanesthetic ulnar neuropathy at the elbow. Scand J Plast Reconstr Surg 11:225–229

Eckman PB, Perlstein G, Altrocchi PH (1975) Ulnar neuropathy in bicycle riders. Arch Neurol 32:130–131

Eisen A (1974) Early diagnosis of ulnar nerve palsy. Neurology 24:256–262

Ellis BP (1975) Case report: Calcification of the ulnar nerve in leprosy. Lepr Rev 46:297–301

Engber WD, Gmeiner JG (1980) Palmar cutaneous branch of the ulnar nerve. J Handsurg 5:26–29

Eversmann WW (1982) Entrapment and compression neuropathies. In: Green DP (ed) Operative handsurgery, vol 2. Churchill Livingstone, New York Edinburgh London Melbourne, pp 957–1009

Fahmy NRM, Noble J (1981) Ulnar nerve palsy as a complication of synovial osteochondromatosis of the elbow. Hand 13:308–310

Fahrer M (1968) Rare variation in a left radial nerve. Case report. J Anat 103:208–215

Fahrer M, Millroy PJ (1981) Ulnar compression neuropathy due to an anomalous abductor digiti minimi. J Hand Surg 6:266–268

Fannin TF (1978) Local decompression in the treatment of ulnar nerve entrapment at the elbow. J R Coll Surg Edinb 23:362–366

Feindel W, Stratford J (1958) The role of the cubital tunnel in tardy ulnar palsy. Can Med Assoc J 78:351–353

Feldmeier C, Hauer G, Wilhelm K (1976) Seltene Genese eines Kompressionssyndroms des Nervus ulnaris am Handgelenk. Med Klin 71:1910–1912

Fenning JB (1965) Deep ulnar nerve paralysis resulting from anatomic abnormality. J Bone Joint Surg [Am] 47:1381–1382

Fissette J, Onkelinx A, Fandi W (1981) Carpal and Guyon tunnel syndrome in burns at the wrist. J Hand Surg 6:13–15

Forshell KP, Hagström P (1975) Distal ulnar nerve compression caused by ganglion formation in the loge de Guyon. Case report. Scand J Plast Reconstr Surg 9:77–79

Foster RF, Edshage S (1981) Factors related to the outome of surgically managed compressive ulnar neuropathy at the elbow level. J Hand Surg 6:181–192

Fragiadakis EG, Lamb DW (1970) An unusual cause of ulnar nerve compression. Hand 2:14–15

Frank DH, Robson MC (1981) Carpal and Guyon tunnel syndrome. J Hand Surg 6:412

Froimson AI, Zahrawi F (1980) Treatment of compression of the ulnar nerve at the elbow by epicondylectomy and neurolysis. J Hand Surg 5:391–395

Froment J (1915) La paralysie de l'adducteur du pouce et le signe de la préhension. Rev Neurol (Paris) 33:1236–1240

Froment JBF (1846) Traité d'anatomie humaine. Méguinon-Marvis, Paris

Frontera WR (1983) Cyclist's palsy: Clinical and electrodiagnostic findings. Br J Sports Med 17:91–93

Fulkerson JP (1980) Transient ulnar neuropathy from nordic skiing. Clin Orthop 153:230–231

Gay JR, Love JG (1947) Diagnosis and treatment of tardy paralysis of the ulnar nerve. Based on a study of 100 cases. J Bone Joint Surg 29:1087–1097

Gerl A, Schlüter R (1980) Postoperative Kompression und Regeneration nach Ulnarisverlagerung. Zentralbl Neurochir 41:149–166

Gerl A, Thorwirth V (1974) Ergebnisse der Ulnarisverlagerung. Acta Neurochir (Wien) 30:227–246

Gessini L, Jandolo B, Pietrangeli A, Occhipinti E (1981) Ulnar nerve entrapment at the elbow by persistent epitrochleoanconeus muscle. J Neurosurg 55:830–831

Gessini L, Jandolo B, Pietrangeli A (1982) Entrapment neuropathy of the dorsal cutaneous nerve of the hand. J Neurosurg Sci 26:185–186

Gessler H (1896) Eine eigenartige Form von progressiver Muskelatrophie bei Goldpoliererinnen. Med Corr Bl Wurttemberg Arztl Landesverein 66:281–284

Given KS, Puckett ChL, Kleinert HE (1978) Ulnar artery thrombosis. Plast Reconstr Surg 61:405–411

Goth D (1986) Wert der Mikroendoneurolyse. In: Nigst H (Hrsg) Nervenkompressionssyndrome an der oberen Extremität. Hippokrates, Stuttgart, S 91–106

Graf P, Hawe W, Biemer E (1986) Gefäßversorgung des N. ulnaris nach Neurolyse im Ellenbogenbereich. Handchirurgie 18:204–206

Grantham SA (1966) Ulnar compression in the loge de Guyon. J Am Med Assoc 197:229–230

Green DP (1973) True and false traumatic aneurysms in the hand. Report of two cases and review of literature. J Bone Joint Surg [Am] 55:447–457

Greene MM, Hadied AM (1981) Bipartite hamulus with ulnar tunnel syndrome. Case report and literature review. J Hand Surg 6:605–609

Gross MS, Gelberman RH (1985) The anatomy of the distal ulnar tunnel. Clin Orthop 196:238–247

Gruber W (1870) Über die Verbindung des Nervus medianus mit dem Nervus ulnaris am Unterarme des Menschen und der Säugethiere. Arch Anat Physiol Med Leipz 37:501–522

Grundberg AB (1984) Ulnar tunnel syndrome. J Hand Surg [Br] 9:72–74

Gurdjian ES, Lassen RD, Lindner DW (1965) Intraneural cyst of the peroneal and ulnar nerves. J Neurosurg 23:76–78

Gutmann L (1977) Median-ulnar nerve communications and carpal tunnel syndrome. J Neurol Neurosurg Psychiatry 40:982–986

Guyon F (1861) Note sur une disposition anatomique propre à la face antérieure de la région du poignet et non encore décrite. Bull Soc Anat 36:184–186

Hagström P (1977) Ulnar nerve compression at the elbow. Scand J Plast Reconstr Surg 11:59–62

Hanna BD, Robertson FW, Ansell BM, Maudsley RH (1975) Nerve entrapment at elbow in rheumatoid arthritis. Rheumatol Rehabil 14:212–217

Harness D, Sekeles E (1971) The double anastomotic innervation of the thenar muscles. J Anat 109:461–466

Harrelson JM, Newman M (1975) Hypertrophy of the flexor carpi ulnaris as a cause of ulnar nerve compression in the distal part of the forearm. Case report. J Bone Joint Surg [Am] 57:554–555

Harris W (1929) Occupational pressure neuritis of the deep palmar branch of the ulnar nerve. Br Med J 1:98

Harrison MJG, Nurick S (1970) Results of anterior transposition of the ulnar nerve for ulnar neuritis. Br Med J 1:27–29

Hayashi Y, Kojima T, Kohno T (1984) A case of cubital tunnel syndrome caused by the snapping of the medial head of the triceps brachii muscle. J Hand Surg [Am] 9:96–99

Hayes CW (1978) Ulnar tunnel syndrome from giant cell tumor of tendon sheath. J Hand Surg 3:187–188

Hayes JR, Mulholland RC, O'Connor BT (1969) Compression of the deep palmar branch of the ulnar nerve. J Bone Joint Surg [Br] 51:469–472

Hecht O, Lipsker E (1980) Median and ulnar nerve entrapment caused by ectopic calcification: Report of two cases. J Hand Surg 5:30–31

Helbig B, Stein H (1981) Zur Differentialdiagnose von Weichteiltumoren der Hohlhand: Aneurysma cirsoideum der A. ulnaris. Handchirurgie 13:305–306

Hirasawa K (1931) Untersuchungen über das periphere Nervensystem, Heft 2: Plexus brachialis und die Nerven der oberen Extremität. In: Funaoka S (Hrsg) Arbeiten aus der dritten Abteilung des Anatomischen Instituts der Kaiserlichen Universität Kyoto. Kyoto, S 135–140

Hirasawa Y, Sawamura H, Sakakida K (1979) Entrapment neuropathy due to a bilateral epitrochleoanconeus muscle: A case report. J Hand Surg 4:181–184

Hirotani H (1975) An unusual cause of ulnar nerve compression. Hand 7:266–268

Hirschfeld (1866) Traité et iconographie des systèmes nerveux et des organes des sens de l'homme, 2ᵉ éd. Masson, Paris

Hirsh LF, Thanki A (1985) Ulnar nerve entrapment at the elbow. Tailoring the treatment to the course. Postgrad Med 77:211–215

Hoejer-Pedersen E, Haase J (1980) The ulnar-tunnel syndrome. Acta Neurochir (Wien) 52:121–127

Höllerhage HG, Stolke D (1985) Ergebnisse der volaren Transposition des Nervus ulnaris bei Sulcus-ulnaris-Syndrom. Neurochirurgia (Stuttg) 28:64–67

Holtzman RNN, Mark MH, Patel MR, Wiener LM (1984) Ulnar nerve entrapment neuropathy in the forearm. J Hand Surg [Am] 9:576–578

Hopf HC, Hense W (1974) Anomalien der motorischen Innervation der Hand. EEG EMG 5:220–224

Howard FM (1961) Ulnar nerve palsy in wrist fractures. J Bone Joint Surg [Am] 43:1197–1201

Hoyt TE, Tiwari R, Kusske JA (1983) Compressive neuropathy as a complication of anticoagulant therapy. Neurosurgery 12:268–271

Hudson AR, Berry H, Mayfield F (1982) Chronic injuries of peripheral nerves by entrapment. In: Yumans JR (ed) Neurological surgery, 2nd edn. Saunders, Philadelphia, pp 2430–2474

Huet ME, Guillain G (1900) Névrite cubitale professionelle chez un boulanger. Rev Neurol 8:266–270

Hunt JR (1908) Occupation neuritis of the deep palmar branch of the ulnar nerve. A well defined clinical type of professional palsy of the hand. J Nerv Ment Dis 35:673–689

Jabre JF (1980) Ulnar nerve lesions at the wrist: New technique for recording from the sensory dorsal branch of the ulnar nerve. Neurology 30:873–876

Jacobi HM, Krott HM (1975) Ulnarisparesen bei Syringomyelie. Nervenarzt 46:68–72

Jeanne M (1915) La déformation du pouce dans la paralysie cubitale. Bull Mem Soc Chir Paris 41:703–719

Jeffery AK (1971) Compression of the deep palmar branch of the ulnar nerve by an anomalous muscle. J Bone Joint Surg [Br] 53:718–723

Jenkins SA (1951) Osteoarthritis of the pisiform triquetral joint. J Bone Joint Surg [Br] 33:532–534

Jensen E (1959) Ulnar perineuritis. Acta Psychiatr Neurol Scand 34:205–221

Jones RE, Gauntt C (1979) Medial epicondylectomy for ulnar nerve compression syndrome at the elbow. Clin Orthop 139:174–178

Jusic A, Prpic I (1975) The reversible flexion contracture as a sign of peripheral nerve lesion. Eur Neurol 13:13–18

Kaeser HE (1986) Allgemeines zu den Kompressionsneuropathien. In: Nigst H (Hrsg) Nerven-kompressionssyndrome an der oberen Extremität. Hippokrates, Stuttgart, S 17–42

Kahl RI, Samii M, Willebrand H (1973) Clinical results of perineural fascicular neurolysis. In: Proceedings of the german society for neurosurgery, modern aspects of neurosurgery, vol 4. Excerpta Medica, Amsterdam, pp 209–212

Kalisman M, Laborde K, Wolff TW (1982) Ulnar nerve compression secondary to ulnar artery false aneurysm at the Guyon's canal. J Hand Surg 7:137–139

Kamhin M, Ganel A, Rosenberg B, Engel J (1980) Anterior transposition of the ulnar nerve. Acta Orthop Scand 51:475–478

Kaplan EB, Spinner M (1980) Normal and anomalous patterns in the upper extremity. In: Omer GE, Spinner M (eds) Management of peripheral nerve problems. Saunders, Philadelphia, pp 75–99

Karpati G, Carpenter S, Eisen AA, Wolfe L, Feindel W (1974) Multiple peripheral nerve entrapments. Arch Neurol 31:418–422

Keret D, Porter KM (1984) Synovial cyst and ulnar nerve entrapment. A case report. Clin Orthop 188:213–216

Kim DJ, Kalantri A, Guha S, Wainapel SF (1981) Dorsal cutaneous ulnar nerve conduction. Diagnostic aid in ulnar neuropathy. Arch Neurol 38:321–323

Kimura J, Murphy MJ, Varda DJ (1976) Electrophysiological study of anomalous innervation of intrinsic hand muscles. Arch Neurol 33:842–844

Kincaid JC, Phillips LH, Daube JR (1986) The evaluation of suspected ulnar neuropathy at the elbow. Arch Neurol 43:44–47

King T, Morgan FP (1950) Treatment of traumatic ulnaris neuritis: Mobilization of the ulnar nerve at the elbow by removal of the medial epicondyle and adjacent bone. Aust N Z J Surg 20:33–40

King T, Morgan FP (1959) Late results of removing the medial humeral epicondyle for traumatic ulnar neuritis. J Bone Joint Surg [Br] 41:51–55

Kinnunen J, Tötterman S, Rindell K, Tervahartialla P, Slátis P (1984) Angiography of a hand with symptoms of an ulnar nerve entrapment syndrome. Eur J Radiol 4:181–182

Kino F (1929) Die Fahrerlähmung des Nervus ulnaris. Med Welt 3:850–851

Kleinert HE, Hayes JR (1971) The ulnar tunnel syndrome. Plast Reconstr Surg 47:21–24

Kleinert HE, Burget GC, Morgan JA, Kutz JE, Atasoy E (1973) Aneurysms of the hand. Arch Surg 106:554–557

Kojima T, Kurihara K, Nagano T (1979) A study on operative findings and pathogenetic factors in ulnar neuropathy at the elbow. Handchirurgie 11:99–104

Kopell HP, Thompson WAL (1963) Peripheral entrapment neuropathies. Williams & Wilkins, Baltimore

Krause KH, Berlit P (1981) Elektroneurographische Befunde bei der Radfahrerlähmung. EEG EMG 12:90–93

Kristensen SS, Soeballe K (1984) Nervenkompressionssyndrome des N. ulnaris in der Handregion (dänisch). Ugeskr Laeger 146:3821–3824

Lalanandham T, Laurence WN (1984) Entrapment of the ulnar nerve in the callus of a supracondylar fracture of the humerus. Injury 16:129–130

Lanz U (1974) Lähmung des tiefen Hohlhandastes des Nervus ulnaris bedingt durch eine anatomische Variante. Handchirurgie 6:83–86

Lassa R, Shrewsbury MM (1975) A variation in the path of the deep motor branch of the ulnar nerve at the wrist. J Bone Joint Surg [Am] 57:990–991

Lavyne MH, Bell WO (1982) Simple decompression and occasional microsurgical epineurolysis under local anesthesia as treatment for ulnar neuropathy at the elbow. Neurosurgery 11:6–11

Lawrence RR, Wilson JN (1965) Ulnar artery thrombosis in the palm. Case reports. Plast Reconstr Surg 36:604–608

Learmonth JR (1919) Variation in the distribution of the radial branch of the musculospiral nerve. J Anat 53:371–372

Learmonth JR (1942) Technique for transplanting the ulnar nerve. Surg Gynecol Obstet 75:792–793

Leffert RD, Dorfman HD (1972) Antecubital cyst in rheumatoid arthritis. Surgical findings. J Bone Joint Surg [Am] 54:1555–1557

Leslie IJ (1980) Compression of the deep branch of the ulnar nerve due to oedema of the hand. Hand 12:271–272

Leudet E (1984) Etude clinique de la névrite cubitale provoquée par les contusions et compressions répétées résultant de l'éxercice de quelques professions. Ass Franç Avanc Sci, 12me session, pp 766–779

Levy DM, Apfelberg DB (1977) Results of anterior transposition for ulnar neuropathy at the elbow. Am J Surg 123:304–308

Lister R, Day AL (1980) Ulnar palsy caused by synovial chondromatosis. Surg Neurol 15:428–430

Lluch AL (1975) Ulnar nerve entrapment after anterior transposition at elbow. NY State J Med 1:75–76

Lotem M, Globe H, Nathan H (1973) Fibrotic arch around the deep branch of the ulnar nerve in the hand. Plast Reconstr Surg 52:553–555

Lucas GL (1984) Irritative neuritis of the dorsal sensory branch of the ulnar nerve from underlying ganglion. Clin Orthop 186:218–219

Lugnegard H, Walhein G, Wennberg A (1977) Operative treatment of ulnar nerve neuropathy in the elbow region. Acta Orthop Scand 48:168–176

Lugnegard H, Juhlin L, Nilsson BY (1982) Ulnar neuropathy at the elbow treated with decompression. Scand J Plast Reconstr Surg 16:195–200

Macnicol MF (1979) The results of operation for ulnar neuritis. J Bone Joint Surg [Br] 61:159–164

Macnicol MF (1982) Extraneural pressures affecting the ulnar nerve at the elbow. Hand 14:5–11

Magee KR (1955) Neuritis of deep palmar branch of ulnar nerve. Arch Neurol Psychiatry 73:200–202

Magora A, Wolf E, Gonen B (1970) Electrodiagnostic investigation of neuromuscular lesions in rheumatoid arthritis. Acta Rheumatol Scand 16:280–292

Mannerfelt L (1966) Studies on the hand in ulnar nerve paralysis. A clinical experimental investigation in normal and anomalous innervation. Acta Orthop Scand 87:23–142

Mansat M, Bonnevialle P, Fine X, Guiraud B, Testut MF (1983) Les paralysies cubitales tardives. Etude d'une série de dix-sept cas. Ann Chir Main 2:116–124

Marinacci AA, von Hagen KO (1965) Misleading "all median hand". Arch Neurol 12:80–83

Mass DP, Siverberg B (1986) Cubital tunnel syndrome: Anterior transposition with epicondylar osteotomy. Orthopedics 9:711–715

Mays ET (1970) Traumatic aneurysms of the hand. Am Surg 36:552–557

McDowell CL, Henceroth WD (1977) Compression of the ulnar nerve in the hand by a ganglion. J Bone Joint Surg [Am] 59:980–981

McFarland GB, Hoffer M (1971) Paralysis of the intrinsic muscles of the hand secondary to lipoma in Guyon's tunnel. J Bone Joint Surg [Am] 53:375–376

McGowan AJ (1950) The results of transposition of the ulnar nerve for traumatic ulnar neuritis. J Bone Joint Surg [Br] 32:293–301

Menge M, Tachibana S (1980) Intraneurale Kompression des N. ulnaris durch ein Sehnenscheidenganglion. Handchirurgie 12:15–17

Milberg P, Kleinert HE (1978) Giant cell tumor compression of the deep ulnar nerve. Ann Plast Surg 4:426–429

Millender LH, Nalebuff, Kasdon E (1972) Aneurysms and thromboses of the ulnar artery in the hand. Arch Surg 105:686–689

Miller RG (1979) The cubital tunnel syndrome: Diagnosis and precise localization. Ann Neurol 6:56–59

Miller RG, Camp PE (1979) Postoperative ulnar neuropathy. JAMA 242:1636–1639

Miller RG, Hummel EF (1980) The cubital tunnel syndrome: Treatment with simple decompression. Ann Neurol 7:567–569

Moberg E (1958) Objective methods for determining the functional value of sensibility in the hand. J Bone Joint Surg [Br] 40:454–476

Mooji J (1982) Ulnar nerve pathology at the elbow: The place of anterior transposition today. Acta Neurochir (Wien) 64:75–85

Mouchet A (1914) Paralysies tardives du nerf cubital à la suite des fractures du condyle externe de l'humérus. J Chir (Paris) 12:437–456

Müller G, Mikuz G, Scharfetter F (1971) Über ein intraneurales Ganglion des Nervus ulnaris am Handgelenk. Schweiz Arch Neurol Psychiatr 109:99–105

Mumenthaler M (1958) Die Ulnarislähmung an der Handwurzel. Klinik und Therapie anhand von 30 eigenen Fällen. Schweiz Arch Neurol Psychiatr 82:229–272

Mumenthaler M (1960) Die Ulnarislähmungen. Über 314 „nichttraumatische" eigene Beobachtungen. Schweiz Med Wochenschr 88:591–597

Mumenthaler M (1961) Die Ulnarisparesen. Thieme, Stuttgart

Mumenthaler M, Schliack H (1982) Läsionen peripherer Nerven, 2. Aufl. Thieme, Stuttgart

Murakami Y, Komiyama Y (1978) Hypoplasia of the trochlea and the medial epicondyle of the humerus associated with ulnar neuropathy. J Bone Joint Surg [Br] 60:225–227

Murphey F, Kirklin JW, Finlayson AL (1946) Anomalous innervation of intrinsic muscles of hand. Surg Gynecol Obstet 83:15–23

Neblett C, Ehni G (1970) Medial epicondylectomy for ulnar palsy. J Neurosurg 32:55–62

Nicolle FV, Woolhouse (1965) Nerve compression syndromes of the upper limb. J Trauma 5:313–318

Nielsen VK, Osgaard O, Trojaborg W (1980) Interfascicular neurolysis in chronic ulnar nerve lesions at the elbow: An electrophysiological study. J Neurol Neurosurg Psychiatry 43:272–280

Nigst H (1953) Die traumatische Neuritis des N. ulnaris. Eine Analyse von 73 Fällen. Helv Chir Acta 20:37–51

Nigst H (1983) Ergebnisse der operativen Behandlung der Neuropathie des N. ulnaris. Handchirurgie 15:212–220

Nigst H (1986) Nervenkompressionssyndrome an der oberen Extremität. Hippokrates, Stuttgart

Nigst H, Buck-Gramcko D, Millesi H (1981) Handchirurgie, Bd I. Thieme, Stuttgart

Noth J, Dietz V, Mauritz KH (1980) Cyclist's palsy. J Neurol Sci 47:111–116

O'Connor RL (1972) Digital nerve compression secondary to palmar aneurysm. Clin Orthop 83:149–150

Odusote K, Eisen A (1979) An electrophysiological quantitation of the cubital tunnel syndrome. Can J Neurol Sci 6:403–410

Osborne GV (1957) The surgical treatment of tardy ulnar neuritis. J Bone Joint Surg [Br] 39:782

Packer NP, Fisk GR (1982) Compression of the distal ulnar nerve with clawing of the index finger. Hand 14:38–40

Pagliughi G, Vespasiani A (1979) Rara compressione del nervo ulnare da cisti ematica. Chir Ital 31:428–430

Paine KWE (1970) Tardy ulnar palsy. Can J Surg 13:255–261

Pastacaldi P, Rossi B, Sartucci F, DeRosa C (1983) Compression of the deep palmar branch of the ulnar nerve: Clinical and electromyographic findings after a new method of decompression. Hand 15:106–109

Payan J (1969) Electrophysiological localization of ulnar nerve lesions. J Neurol Neurosurg Psychiatry 32:208–220

Pechan J, Julis I (1975) The pressure measurement in the ulnar nerve. A contribution to the pathophysiology of the cubital tunnel syndrome. J Biochem 8:75–79

Pechan J, Kredba J (1981) Cubital tunnel syndrome. II. Clinical aspects. Acta Univ Carol [Med] (Praha) 27:321–390

Phalen GS (1952) Calcification adjacent to the pisiform bone. J Bone Joint Surg [Am] 34:579–583

Phalen GS (1976) Neurilemmomas of the forearm and hand. Clin Orthop 114:219–222

Pitres A, Testut L (1925) Les nerfs en schemas. Doin, Paris.

Poirier P, Charpy A (1901) Traité de anatomie humaine, vol 3. Masson, Paris

Poppi M, Padovani R, Martinelli P, Galassi E, Benfenati A (1977) Su di un caso di rara compressione bilaterale del nervo ulnare al polso. Riv Neurol 23:267–272

Rauber A (1865) Vater'sche Körperchen der Bänder und Periostnerven. Inauguraldissertation, München

Reis ND (1980) Anomalous triceps tendon as a cause for snapping elbow and ulnar neuritis: A case report. J Hand Surg 5:361–362

Rengachary SS, Arjunan K (1981) Compression of the ulnar nerve in Guyon's canal by a soft tissue giant cell tumor. Neurosurgery 8:400–405

Riche P (1897) Le nerf cubital et les muscles de l'eminence thénar. Bull Mem Soc Anat Paris 5:251–252

Richmond DA (1963) Carpal ganglion with ulnar nerve compression. J Bone Joint Surg [Br] 45:513–515

Rinaldi E (1980) Rare causes of ulnar nerve compression in the epitrochlear groove. Ital J Orthop Traumatol 401–405

Rowntree T (1949) Anomalous innervation of the hand muscles. J Bone Joint Surg [Br] 31:505–510

Russell WR, Whitty CWM (1947) Traumatic neuritis of the deep palmar branch of the ulnar nerve. Lancet I:828–829

Sälgeback S (1977) Ulnar tunnel syndrome caused by anomalous muscles. Scand J Plast Reconstr Surg 11:255–258

Sarangapani K, More AR (1983) Neurilemmoma of deep branch of ulnar nerve presenting as ulnar tunnel syndrome. Hand 15:216–217

Seddon HJ (1952) Carpal ganglion as a cause of paralysis of the deep branch of the ulnar nerve. J Bone Joint Surg [Br] 34:386–390

Shahara KH, Nairn DS (1983) Metastatic calcification as a cause of ulnar nerve compression at the wrist. Hand 15:300–304

Shea JD, McClain EJ (1969) Ulnar nerve compression syndromes at and below the wrist. J Bone Joint Surg [Am] 51:1095–1103

Sindou M, Roussouly P, Mercatello A, Bady B, Brunon J, Fischer G, Allegre GE (1982) Syndrome canalaire du cubitale au coude (49 cas). Intérêt et dangers de la neurolyse microchirurgicale. Neurochirurgie 28:121–125

Sinha GP (1975) Tuberculoma of the ulnar nerve. J Bone Joint Surg [Am] 57:131

Smith JW (1962) True aneurysms of traumatic origin in the palm. Am J Surg 104:7–13

Smith RJ (1982) Ulnar nerve compression secondary to ulnar artery false aneurysm at the Guyon's canal. J Handsurg 7:631–632

Soncini G, Marenghi P (1976) La sindroma del canale Guyon. Ateneo Parmense Acta Biomed 47:177–184

Spinner M (1974) Nerve compression lesions of the upper extremity. A clinical and experimental review. Clin Orthop 104:46–47

Spinner M (1978) Injuries to the major branches of peripheral nerves of the forearm, 2nd edn. Saunders, Philadelphia London Toronto

Spitzendorfer E (1979) Eine anatomische Varietät als seltene Ursache eines Ulnaris-Kompressionssyndroms. Handchirurgie 11:177–179

Srinivasan (1984) Surgical decompression of the ulnar nerve. Ind J Lepr 56:520–531

Stern PJ, Nyquist SR (1982) Macrodactyly in ulnar nerve distribution associated with cubital tunnel syndrome. J Hand Surg 7:569–571

Stern PJ, Vice M (1983) Compression of the deep branch of the ulnar nerve – A case report. J Hand Surg 8:72–74

Stewart JD (1984) Fascicular phenomena in ulnar neurpathies (abstr). Neurology (NY) 34:216

Stewart HD, Innes AR, Burke FD (1985) The hand complication in Colles' fractures. J Hand Surg [Br] 10:103–106

Stiefler G (1927) Über die Radfahrerlähmung des Nervus ulnaris. MMW 42:1796–1797

Stolke D, Seidel BU, Schliack H (1980) Das Syndrom der Loge de Guyon oder die Ulnarisparese am Handgelenk unter Bevorzugung des Ramus profundus. Aktuel Neurol 7:161–165

Stopford JSB (1922) Neuritis produced by a wristlet watch. Lancet I:993–995

Streib EW, Sun SF (1984) Distal ulnar neuropathy in meat pickers. An occupational disease? J Occup Med 26:842–843

Streib EW, Sun SF, Cochran RM, Leibrock LG (1984) Distal ulnar neuropathy. Nebr Med J:218–221

Struthers J (1854) On some points in the abnormal anatomy of the arm. Q J Pract Med Surg 13:523–533

Sunderland S (1972) Nerves and nerve injuries, 2nd edn. Churchill Livingstone, Edinburgh London

Swanson AB, Biddulph SL, Baughmann FA, deGroot G (1972) Ulnar nerve compressions due to anomalous muscle in the canal of Guyon. Clin Orthop 83:64–69

Tackmann W, Vogel P, Kaeser HE, Ettlin Th (1984) Sensitivity and localizing significance of motor and sensory electroneurographic parameters in the diagnosis of ulnar nerve lesions at the elbow. J Neurol 231:204–211

Taylor AR (1974) Ulnar nerve compression at the wrist in rheumatoid arthritis. J Bone Joint Surg [Br] 56:142–147

Thomsen PB (1977a) Compression neuritis of the ulnar nerve treated with simple decompression. Acta Orthop Scand 48:164–167

Thomsen PB (1977b) Processus supracondyloiedea humeri with concomitant compression of the median nerve and the ulnar nerve. Acta Orthop Scand 48:391–393

Tinel J (1917) Nerve wounds. Baillière, Tindall & Cox, London

Tipold E (1979) Vollständige Ulnarislähmung bei Epiphysenlösung der Speiche. Handchirurgie 11:245–246

Turner MS, Caird DM (1977) Anomalous muscles and ulnar nerve compression at the wrist. Hand 9:140–142

Turner W (1874) Further examples of variations in the arrangement of the nerves of the human body. J Anat Physiol 8:297–299

Upton ARM, Darracott J, Bianchi FA (1978) Ulnar neuropathies in rheumatoid arthritis. Hand 10:77–81

Uriburu IJF, Morchio FJ, Marin JC (1976) Compression syndrome of the deep motor branch of the ulnar nerve (piso-hamate hiatus syndrome). J Bone Joint Surg [Am] 58:145–147

Vanderpool DW, Chalmers J, Lamb DW, Winston TB (1968) Peripheral compression lesions of the ulnar nerve. J Bone Joint Surg [Br] 50:792–803

Vandertrop WP, van 't Verlaat (1985) Neuropathy of the ulnar nerve caused by an aneurysm of the ulnar artery at the wrist. Clin Neurol Neurosurg 87:139–142

Wachsmuth W, Wilhelm A (1968) Der Musculus epitrochleoanconeus und seine klinische Bedeutung. Monatsschr Unfallheilkd 71:1–22

Wainapel SF, Uma Rao P, Schepis AA (1985) Ulnar nerve compression by heterotopic ossification in a head injured patient. Arch Phys Med Rehabil 66:512–514

Wallace D (1982) Disc compression of the eighth cervical nerve: Pseudoulnar palsy. Surg Neurol 18:295–299

Wartenberg R (1939) A sign of ulnar palsy. JAMA 12:1688–1691

Weeks PM (1982) Radial, median, and ulnar nerve dysfunction associated with a congenital constricting band of the arm. Plast Reconstr Surg 69:333–336

Weingarden SI, Weingarden HP (1984) Spasmodic torticollis as a cause of ulnar nerve entrapment. Neurosurgery 14:332–334

Wey JM, Guinn GA (1985) Ulnar nerve surgery with open-heart surgery. Ann Thorac Surg 39:358–360

White WL, Hanna DC (1962) Troublesome lipomata of the upper extremity. J Bone Joint Surg [Am] 44:1353–1357

Wilbourn AJ, Lambert EH (1976) The forearm median-to-ulnar nerve communication: electrodiagnostic aspects. Neurology 26:368

Wilhelm A (1986) Nervenkompressionssyndrome der oberen Extremität unter besonderer Berücksichtigung der Zugangswege. In: Nigst (Hrsg) Nervenkompressionssyndrome der oberen Extremität. Hippokrates, Stuttgart, S. 43–66

Wilson DH, Krout R (1973) Surgery of ulnar neuropathy at the elbow: 16 cases treated by decompression without transposition. J Neurosurg 38:780–785

Wilson JN (1954) Profiles of the carpal canal. J Bone Joint Surg [Am] 36:127–132

Woltmann HW (1930) Pressure as a factor in the development of neuritis of the ulnar and common peroneal nerves in bedridden patients. J Med Sci 179:528–532

Wood VE (1980) Nerve compression following opponensplasty as a result of wrist anomalies: Report of a case. J Hand Surg 5:279–281

Worster-Drought C (1929) Pressure neuritis of the deep palmar branch of the ulnar nerve. Br Med J 1:247

Zahrawi F (1984) Acute compression ulnar neuropathy at Guyon's canal resulting from lipoma. J Hand Surg [Am] 9:238–240

16 Rami cutanei mediales der Interkostalnerven

1 Anatomie

Die unteren Interkostalnerven verlaufen in ihrem distalen Abschnitt zwischen den Mm. transversus und obliquus abdominis und gelangen auf die Innenseite des M. rectus abdominis, den sie von hier aus rechtwinklig nach ventral umbiegend durchbohren. Sie penetrieren dabei auch die hintere und vordere Rektusscheide bzw. im unteren Abdominalbereich dorsal nur die Fascia transversalis abdominis. Ventral teilt sich der N. intercostalis dann in einen medialen und einen lateralen sensiblen Endast. Diese versorgen die medialen und lateralen Hautpartien des Abdomens in segmentaler Anordnung. An der Stelle, an der die Nn. intercostales rechtwinklig umbiegend ihre Verlaufsrichtung ändern, können sie besonders leicht komprimiert werden.

2 Symptomatik

Nach Applegate (1972), der 62 Patienten mit einem Entrapmentsyndrom der vorderen Bauchwandnerven untersuchte, sind in über 75% Frauen davon betroffen.

Einseitig oder auch bilateral werden brennende oder einschießende Schmerzen in einer oder mehreren Segmenthöhen im Bereich der ventralen Bauchwand angegeben (Applegate 1972; Vogl 1972; Komar u. Varga 1975; Doouss u. Boas 1975; Tung et al. 1978). Bei Anspannung der Bauchwand, so z. B. beim Husten oder Pressen, verstärken sich die Beschwerden. Es besteht eine Druckschmerzhaftigkeit der Durchtrittspunkte etwa 3 cm lateral der Medianlinie. Ästhesie und Algesie können segmental herabgesetzt sein. Durch Infiltration mit einem Lokalanästhetikum lassen sich die Schmerzen beseitigen.

3 Ursachen

Komar u. Varga (1975) nahmen bei 2 Patienten eine übermäßige Anspannung des M. rectus abdominis an; in 1 Fall bedingt durch schwere Arbeit, im 2. hervorgerufen durch eine Schwangerschaft. Tung et al. (1978) weisen auf vorausgegangene Bauchoperationen oder eine Instabilität der Wirbelsäule hin; letztere könne zu einer kompensatorischen Überaktivität des M. rectus abdominis führen und dadurch eine Einklemmung der Rr. cutanei mediales hervorrufen. Bei anderen Patienten konnte die Ursache jedoch nicht eruiert werden.

4 Diagnostik und Differentialdiagnose

Die Diagnose läßt sich aufgrund der Klinik und ex juvantibus durch Injektion eines Lokalanästhetikums in die Durchtrittspforten der Rr. cutanei mediales stellen. Die Beschwerden, hervorgerufen durch eine Einklemmung der vorderen sensiblen Bauchwandnerven, werden sehr häufig mit Erkrankungen der Ovarien, Gallenblase, des Duodenum oder des Urogenitaltraktes verwechselt (Applegate 1972).

Differentialdiagnostisch in Erwägung zu ziehen ist auch eine Neuropathie einzelner Interkostalnerven bei Diabetes mellitus (Longstreth u. Newcomer 1977; Sun u. Streib 1981), ferner das Gleitrippensyndrom, im englischen Schrifttum als „slipping-rib syndrome", „rib-tip syndrome", „slipping-rib cartilage-syndrome" oder „clicking-rib syndrome" bezeichnet (Holmes 1941; McBeath u. Keene 1975; Abrahams 1976; Heinz u. Zavala 1977; Weh u. Torklus 1985). Bei dieser Erkrankung finden sich abnorm bewegliche Verbindungen der Rippen-Knorpel-Gelenke der 8.–10. Rippen. Die Diagnose läßt sich durch das Auslösen eines Luxationsschmerzes beim Verschieben des unteren Rippenbogens stellen.

5 Therapie

Wiederholte Injektionen mit 5 mg Hydrokortison, ggf. mit einem Lokalanästhetikum kombiniert, erbrachten nach wenigen Wochen eine völlige Beschwerdefreiheit (Doouss u. Boas 1975; Tung et al. 1978). Bei einer von Komar u. Varga (1975) untersuchten Schwangeren kam es nach 4 Wochen post partum spontan zum Sistieren der Schmerzen. Eine operative Intervention war nach Applegate (1972) nur in einem von 62 Fällen notwendig.

Literatur

Abrahams P (1976) Interchondral subluxation or "clicking rib syndrome". Practitioner 217:256–259
Applegate WV (1972) Abdominal cutaneous nerve entrapment syndrome. Surgery 71:118–124
Doouss TW, Boas RA (1975) The abdominal cutaneous nerve entrapment syndrome. NZ Med J 81:473–474
Heinz GJ, Zavala DC (1977) Slipping rib syndrome. Diagnosis using the "hooking maneuver". J Am Med Assoc 237:794–795
Holmes JF (1941) Slipping rib cartilage. Am J Surg 54:326–338
Komar J, Varga B (1975) Syndrome of the rectus abdominis muscle. A peripheral neurological condition causing abdominal diagnostic problems. J Neurol 210:121–125
Longstreth GF, Newcomer AD (1977) Abdominal pain caused by diabetic radiculopathy. Ann Intern Med 86:166–168
McBeath AA, Keene JS (1975) The rib-tip syndrome. J Bone Joint Surg [Am] 57:795–797
Sun SF, Streib EW (1981) Diabetic thoracoabdominal neuropathy: Clinical and electrodiagnostic features. Ann Neurol 9:75–79
Tung AS, Tenicela R, Giovannitti J (1978) Rectus abdominis nerve entrapment syndrome. J Am Med Assoc 240:738–739
Vogl A (1972) Der Fazienlücken-Nervenschmerz. Zentral Chir 97:31–36
Weh L, v Torklus D (1985) Das Gleitrippensyndrom. In: Hohmann D, Kügelgen B, Liebig K (Hrsg) Neuroorthopädie 3. Springer, Berlin Heidelberg New York Tokyo, S 147–153

17 Rami dorsales der Spinalnerven

Das Krankheitsbild einer Einklemmungsneuropathie der Rr. dorsales der Spinalnerven wurde zwar bereits 1934 von Astwazaturow beschrieben – er nannte diese Erkrankung Notalgia paraesthetica –, dennoch ist dieses Kompressionssyndrom in der Neurologie ein bis heute nur sehr wenig beachtetes und bekanntes Leiden. Dies hat dazu geführt, daß Patienten teilweise über viele Jahre ohne Erfolg von Arzt zu Arzt geschickt werden. Nach Pleet u. Massey (1978) sowie Richter (1977) ist aber zu vermuten, daß diese Erkrankung wesentlich verbreiteter ist, als aus den wenigen Publikationen hervorgeht.

1 Anatomie

Die Rr. dorsales verlassen kurz nach dem Austritt des jeweiligen Spinalnerven aus dem Foramen intervertebrale den gemeinsamen Nervenstamm. Sie wenden sich dabei scharf nach dorsal, überqueren die kleinen Wirbelgelenke und teilen sich dabei in einen medialen und in einen lateralen Ast.

Im oberen Thoraxbereich verlaufen die medialen Äste medialwärts absteigend; sie innervieren den M. multifidus, treten dann durch die Mm. rhomboidei, trapecius bzw. latissimus dorsi und gelangen so in die Haut. In der unteren Thoraxhälfte erreichen die medialen Äste in der Regel die Haut nicht.

Die lateralen Äste der Rr. dorsales sind im Bereich der oberen Thoraxhälfte rein motorisch, sie versorgen den M. longissiumus und den M. iliocostalis. Im unteren Thoraxbereich innervieren sie über sensible Anteile, die zwischen dem M. latissimus dorsi bzw. dessen Sehne hindurchtreten, die Haut.

Im Bereich der Lendensegmente weisen die Rr. dorsales zunächst einen ähnlichen Verlauf auf wie die Rr. dorsales im Thoraxbereich, sie werden von kranial nach kaudal hin aber immer dünner und enthalten in den unteren Ästen keine sensiblen Anteile mehr.

Die Rr. dorsales im Sakral- und Kokzygealbereich sind durch ausgiebige Anastomosierungen miteinander verbunden. Sie bilden den Plexus sacralis dorsalis. Mediale Äste versorgen den M. multifidus sowie die Haut über dem Kreuz- und Steißbein. Laterale Äste treten durch den Ursprung des M. gluteus maximus und versorgen als Nn. clunium mediales die Haut der medialen Gesäßgegend.

2 Symptomatik

Die Patienten klagen in ziemlich gleichartiger Weise über akute oder chronische Schmerzen, die von ein und derselben Stelle im Bereich des Rückens ausgehen. Sie können im Thorakal-, Lumbal- oder Sakralbereich lokalisiert sein. Vielfach bestehen Parästhesien in einem umschriebenen Hautareal (Astwazaturow 1934; Richter 1971, 1977). Einige Patienten berichten über ein Gefühl des Wundseins oder ein Brennen (Streib u. Sun 1981). 2 der 6 von Pleet u. Massey (1978) untersuchten Patienten klagten über einen Juckreiz in der betroffenen Region. Bei lumbaler Lokalisation finden sich nach Richter (1977) häufig pseudoradikuläre Ausstrahlungen mit ischiasartigen Beschwerden. Ein Husten- und Niesschmerz besteht in etwa der Hälfte aller Fälle. Das Lasègue-Zeichen ist häufig positiv. Die Austrittpunkte der Rr. dorsales sind immer druckschmerzhaft. Die Sensibilitätsprüfung ergibt eine Herabsetzung der Ästhesie, Algesie und des Temperatur- und Schmerzempfindens. Beim Schweißtest findet sich in dem betroffenen Areal eine Hypo- oder Anhidrosis (Streib u. Sun 1981).

3 Ursachen

In einigen Fällen konnte der Auslösemechanismus nicht geklärt werden (Astwazaturow 1934, Pleet u. Massey 1978), während bei anderen Patienten dagegen eine Kompression der Rr. dorsales nach längerem Krankenlager (Streib u. Sun 1981) oder Lagerung auf dem Operationstisch verantwortlich gemacht wurde (Pleet u. Massey 1978). Nach Richter kommen abrupte Bewegungen, Fettgewebshernien oder Lipome als Ursache in Frage.

4 Diagnostik

Richter (1977) sieht die Diagnose einer Notalgia paraesthetica bei konstanter Schmerzlokalisation, Nachweis eines Triggerpunktes und Verschwinden der Beschwerden nach probatorischer Injektion eines Lokalanästhetikums als gesichert an. Ein fehlendes Schwitzen in dem betroffenen Hautareal nach Pilokarpingabe kann, wie Streib u. Sun (1981) bei einem Patienten mit einer Affektion mehrerer Rr. dorsales gezeigt haben, eine distale Läsion der Sympathikusfasern, d. h. eine Läsion distal des Foramen intervertebrale, beweisen. Bei der elektromyographischen Untersuchung der paravertebralen Muskulatur fanden sie Zeichen eines Denervierungsprozesses. Diese Resultate erlauben es jedoch nicht, eine mehr distale Läsion von einer Wurzelläsion im Bereich des Foramen intervertebrale zu differenzieren.

5 Differentialdiagnose

Ähnliche diagnostische Schwierigkeiten kann das Facettensyndrom bereiten. Hierbei liegt eine Degeneration der kleinen Wirbelgelenke und der Gelenkkapseln vor, die zu einer Irritation des medialen Astes des R. dorsalis führt (Schulitz u. Lenz 1984). Die Schmerzen werden beim Facettensyndrom aber weniger gut lokalisiert, auch kommt ein Husten- oder Niesschmerz kaum vor. Daneben kommen bei lumbaler Lokalisation Affektionen des Iliosakralgelenks in Betracht. Durch Bandscheibenläsionen hervorgerufene radikuläre Läsionen müssen ausgeschlossen sein.

6 Therapie

Die Behandlung besteht in einer Infiltration mit einem Lokalanästhetikum und gegebenenfalls Kortikosteroiden. Richter (1977) berichtete, daß bei 144 von 500 Patienten durch eine in Lokalanästhesie in Höhe der Durchtrittstelle durch die Faszie durchgeführte Exhairese des R. dorsalis in 90% eine bleibende Beschwerdefreiheit erreicht werden konnte.

Literatur

Astwazaturow M (1934) Über parästhetische Neuralgien und eine besondere Form derselben – Notalgia paraesthetica. Dtsch Z Nervenheilkd 133:188–196

Pleet AB, Massey EW (1978) Notalgia Paresthetica. Neurology 28:1310–1312

Richter HR (1971) Fettgewebe-„Hernien" beziehungsweise Einklemmungssyndrome der rami dorsales der Spinalnerven und lumbale Fettgewebe-„Hernien" als Ursache für akute und chronische Rückenschmerzen. Fortbildungskurs für Rheumatologie, Bd 1: Der Weichteilrheumatismus. Karger, Basel, S 49–59

Richter HR (1977) Einklemmungsneuropathien der Rami dorsales als Ursache von akuten und chronischen Rückenschmerzen. Ther Umsch 34:435–438

Schulitz KP, Lenz G (1984) Das Facettensyndrom – Klinik und Therapie. In: Hohmann D, Kügelgen B, Liebig K, Schirmer M (Hrsg) Neuroorthopädie 2. Springer, Berlin Heidelberg New York Tokyo, S 543–555

Streib EW, Sun SF (1981) Notalgia paresthetica owing to compression neuropathy: Case presentation including electrodiagnostic studies. Eur Neurol 20:64–67

18 Plexus lumbosacralis

1 Anatomie

Der Plexus lumbosacralis kann in einen lumbalen und einen sakralen Plexus gegliedert werden.

Der *Plexus lumbalis* geht aus ventralen Anteilen der 12. Thorakalwurzel, den ventralen Ästen der ersten 3 Lumbalnerven und Teilen des 4. Lumbalnervs hervor. Er liegt vor den Processus costarii der Lendenwirbel im M. psoas. Die aus dem Plexus lumbalis hervorgehenden Nerven – N. iliohypogastricus, N. ilioinguinalis, N. genitofemoralis, N. cutaneus femoris lateralis, N. femoralis und N. obturatorius – liegen zunächst noch im M. psoas und treten entweder zwischen seinen Muskelfaserbündeln oder an seinem lateralen Rand hervor. Einige kurze Äste gehen direkt vom Plexus lumbalis ab und versorgen die Mm. quadratus lumborum, psoas minor und major sowie intercostales lumborum.

Der *Plexus sacralis* entsteht aus Teilen des ventralen Astes des 4. Lendennervs, dem gesamten ventralen Ast des 5. Lendennervs sowie den ventralen Ästen aller Sakralnerven und dem N. coccygeus. Der Plexus sacralis wird weiter untergliedert in einen *Plexus ischiadicus, Plexus pudendus* und *Plexus coccygeus.* Der *Plexus ischiadicus* entsteht aus dem R. ventralis des 4. Lendennervs, dem gesamten R. ventralis des 5. Lendennervs, den Rr. ventrales der 1. und 2. Sakralnerven sowie Teilen des 3. Sacralnervs. Die einzelnen Äste laufen auf der Ventralseite des Kreuzbeins und auf dem M. piriformis gegen das Foramen ischiadicum majus, zum Becken hin vom Peritoneum sowie den Ästen der A. iliaca bedeckt.

Aus dem Plexus ischiadicus gehen kurze Äste zu den Mm. piriformis, gemelli, obturatorius internus und quadratus femoris sowie Rr. articulares zum Hüftgelenk und Rr. periostales zum Tuber ischiadicum und den Trochanteren, sowie größere Äste – der N. glutaeus superior, N. glutaeus inferior, N. cutaneus femoris posterior sowie der N. ischiadicus – hervor.

Der *Plexus pudendus* wird hauptsächlich aus den ventralen Ästen des 3. und 4. Sakralnervs gebildet; er erhält jedoch auch Zuflüsse von anderen ventralen Ästen der Sakralnerven, sympathische Fasern über den Grenzstrang und parasympathische Anteile. Der Plexus pudendus liegt auf der Vorderseite des M. coccygeus am unteren Rand des M. piriformis. Es wird ventral von A. und Vv. sacrales überkreuzt. Der Plexus pudendus liefert die sympathische und parasympathische Nervenfasern enthaltenden Nn. pelvici zur Innervation von Mastdarm, kaudaler Blasenwand, Harnröhre und Geschlechtsorganen, ferner den N. pudendus, dessen Endäste den M. sphincter ani externus, Mm. transversus perinei superficialis und profundus, M. ischiocavernosus und M. bulbocavernosus sowie die Haut der Dammregion und der Genitalorgane innervieren.

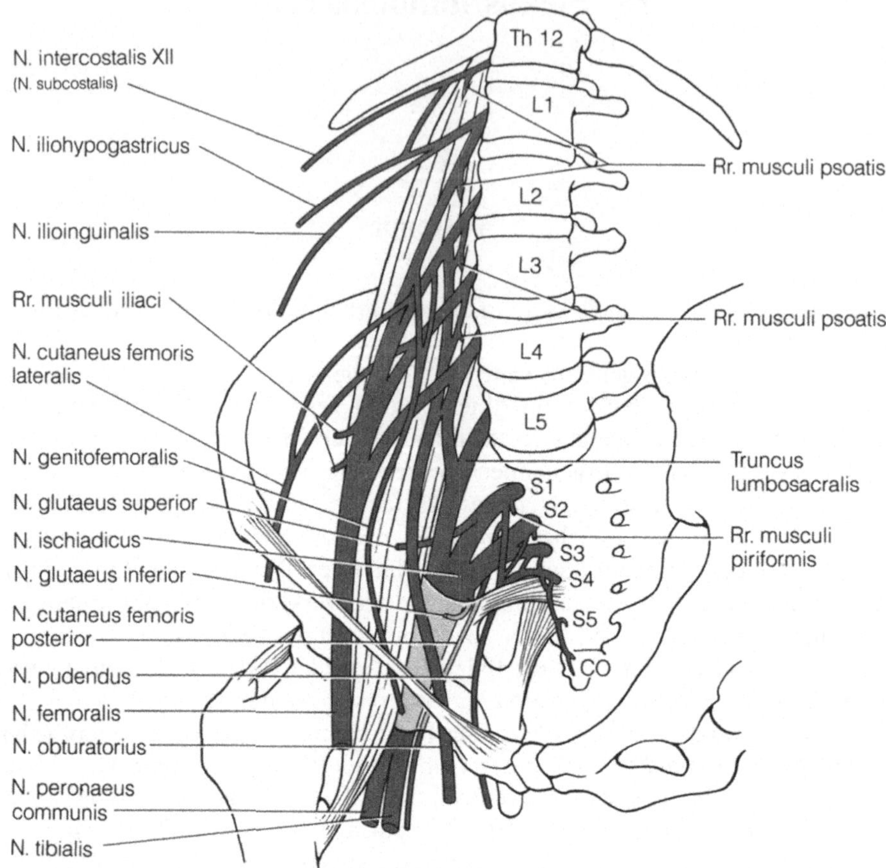

Abb. 146. Anatomie des Plexus lumbosacralis. (Aus Lang u. Wachsmuth 1972)

Der *Plexus coccygeus* geht aus Teilen des 3. und 4. Sakralnervs, hauptsächlich aber aus dem 5. Sakralnerv und dem N. coccygeus hervor. Er liegt auf dem M. coccygeus und teilt sich auf in die Nn. anococcygei, die die Haut über dem Steißbein bis zum After versorgen, und motorische Zweige zum M. coccygeus und hinteren Teilen des M. levator ani (Abb. 146) enthalten.

2 Symptomatik

Die klinische Symptomatik hängt weitgehend vom Tempo der Entwicklung und der Lokalisation der Raumforderung ab. *Hämatome* führen fast immer zum plötzlichen Auftreten heftiger Schmerzen, gefolgt von einem Reflexverlust, Paresen und Sensibilitätsstörungen. Nur in Einzelfällen entwickeln sich die Symptome über mehrere Tage hinweg (Cramer u. Dietz 1980). Bei *tumorösen Raumforderungen* hingegen weisen die Beschwerden und klinischen Symptome eine allmähliche

Zunahme auf, bestimmt von der Wachstumsgeschwindigkeit des Tumors, so daß sich in einigen Fällen die Entwicklung über Jahre zurückverfolgen läßt (Stoltze et al. 1982; Laman et al. 1985).

Bei *Aneurysmen der Bauchaorta* oder der *A. iliaca* und ihrer Äste entwickelten sich Symptome innerhalb von 1 Tag bis hin zu 2½ Jahren (Tijssen et al. 1982).

Für eine *Endometriose* ist das zyklusabhängige An- und Abschwellen der Symptome charakteristisch (Guiot et al. 1965; Ranney 1980; Salazar-Grueso u. Roos 1986).

Hämatome im Psoasbereich führen nahezu immer zu einer Kompression mehrerer Nerven, die durch diesen Muskel hindurchziehen, während ein *Iliakushämatom* eine isolierte Femoralisläsion hervorruft. Die Patienten klagen über Schmerzen in Lendenregion, Leistengegend und Abdomen, die in den Oberschenkel ausstrahlen. Das Bein wird gebeugt und leicht außenrotiert gehalten. Der Patellarsehnenreflex ist abgeschwächt oder fehlt.

Sensibilitätsstörungen finden sich im Versorgungsbereich des N. cutaneus femoris lateralis, N. femoralis und N. obturatorius. Bei Prozessen, die den Plexus sacralis affizieren, findet sich ein Ischiasschmerz in unterschiedlicher Ausprägung, der durch Dehnung des Ischiasnervs verstärkt wird. Husten, Niesen, Pressen führen ebenfalls zu einer Verschlimmerung. Schmerzen werden auch im Perineum angegeben. In der überwiegenden Zahl bestehen dagegen keine Schmerzen in der Lendenregion. Die Untersuchungsbefunde sind ansonsten identisch mit denen bei einer Ischiadikuskompression. Neben den neurologischen Ausfällen finden sich auch Symptome, die auf einen Mitbefall der Nachbarschaftsorgane hinweisen wie Harnretention, Hydronephrose, Obstipation, Beinödeme und Thrombosen.

Aneurysmen der Aorta abdominalis führen häufiger zu Symptomen im Bereich des Plexus lumbalis (Razzuk et al. 1967; Pilz u. Hopf 1975); Symptome von Seiten des gesamten Plexus lumbosacralis weisen auf große Aortenaneurysmen mit zusätzlicher aneurysmatischer Erweiterung der A. iliaca hin (Kubacz 1971; Tijssen et al. 1982).

3 Ursachen

Nach der Zusammenstellung von Lütschg et al. (1982) von 86 Fällen sind es in über der Hälfte Tumoren, die zu Läsionen des Beinplexus führen.

Es handelt sich dabei um *gutartige* oder *maligne Tumoren* ausgehend vom unteren *Nierenpol* (Matthys 1956), von *Uterus* oder *Adnexen* (Calverly u. Mulder 1960; Flowers 1968; Biemond 1970; Suber u. Massey 1979; Hefferman et al. 1980; Laman et al. 1985), *Colon* (Calverly u. Mulder 1960), *Blase, Prostata. Neurilemmome, Lymphome, Hämangioperizytome* und *Metastasen* kommen ebenfalls vor (Edelman u. Hopwood 1968; McKinney 1973; Massey 1981; Stoltze et al. 1982).

In einzelnen Fällen wurde auch beim Morbus *Recklinghausen* eine Kompression einzelner Plexusanteile beobachtet (Tognetti et al. 1982; Chin et al. 1983; Argyrakis et al. 1985).

Bei *Blutungen* in den M. psoas oder M. iliacus nach *Antikoagulantientherapie* (Willbanks u. Fuller 1973; Spiegel u. Meltzer 1974; Chiu 1976; Emery u. Ochoa

1978; Cranberg 1979; Cramer u. Dietz 1980; Zarranz et al. 1981) oder bei *Hämophilie* (Tallroth 1939; Brower u. Wilde 1966; Goodfellow et al. 1967) ist vielfach der N. femoralis oder der Plexus lumbalis betroffen. *Aneurysmen der Aorta abdominalis* (Razzuk et al. 1967; Pilz u. Hopf 1975), der *A. iliaca communis* (Chapman et al. 1964; Clarke u. McCollum 1983), *A. iliaca interna* (Frank et al. 1961; Short 1966; Wilberger 1983; Geelen et al. 1985) oder der *A. hypogastrica* (Werner u. Gaitzsch 1978; Nelson 1982) sind immer wieder in einzelnen Fällen als Ursachen einer Plexus-lumbosacralis-Kompression beschrieben worden.

In der Geburtshilfe sind häufiger Kompressionen des Plexus lumbosacralis oder von dessen Anteilen beschrieben worden, hervorgerufen durch einen großen Kopf des Kindes oder durch einen Zangeneingriff (King 1950; Adler et al. 1956; Johnson 1961; Montag u. Mead 1981).

Eine *Endometriose* gehört ebenfalls zu den Seltenheiten (Vaisberg 1964; Guiot et al. 1965; Stewart et al. 1981; Salazar-Grueso u. Roos 1986).

Jacome (1982) beschrieb eine Plexusschädigung mit Rhabdomyolyse nach Drogenabusus.

4 Diagnostik

Wenn radikuläre Läsionen als Ursache ausgeschlossen sind, sollten immer auch ein Abdominalchirurg, ein Urologe und ggf. auch ein Gynäkologe mit der Frage, ob nicht eine Raumforderung im Beckenbereich evtl. Auslöser der Symptome sein kann, konsultiert werden.

Röntgenübersichtsaufnahmen des Abdomens lassen bei Blutungen im Psoas einen verbreiterten Psoasschatten und eine Minderung der Strahlentransparenz erkennen. Auch bei Tumoren erlauben konventionelle Röntgenverfahren mit indirekten Zeichen einer Raumforderung, wie Verbreiterung oder Verlagerung des Psoasschattens, allenfalls einen Hinweis; wesentlich bessere Aussagen zur Lage der Raumforderung und eingeschränkt auch zur Differenzierung des Tumors bietet die Computertomographie.

Die Elektromyographie kann nur insoweit von Nutzen sein, als das Fehlen von Spontanpotentialen in der paravertebralen Muskulatur bei Nachweis von Fibrillationspotentialen und positiven scharfen Wellen in den Extremitätenmuskeln immer als Hinweis für eine distal der Foramina intervertebralia zu lokalisierende Schädigung zu werten ist. F-Wellen können verlängerte Latenzen aufweisen oder fehlen, jedoch auch normale Latenzen zeigen. Die Brauchbarkeit von somatosensorisch evozierten Potentialen in der Diagnostik derartiger Erkrankungen ist noch nicht erwiesen (Aminoff et al. 1985). Auch ein pathologischer Schweißtest weist immer auf eine distal gelegene Läsion hin.

5 Differentialdiagnose

Im Rahmen eines Diabetes mellitus kommen auch Plexusläsionen in Betracht (Garland 1955, 1960; Bruyn u. Garland 1970). Diese Erkrankung beginnt plötzlich mit heftigen Schmerzen in der Oberschenkelregion, gefolgt von Paresen. Es besteht ein Dehnungsschmerz des N. femoralis. Der Patellarsehnenreflex ist abgeschwächt oder fehlt. Die Sensibilität im Oberschenkel ist, oft über das Versorgungsgebiet einzelner Nerven hinausgehend, herabgesetzt. Vielfach finden sich Zeichen einer Polyneuropathie. Bei der Häufigkeit des Diabetes in der Bevölkerung sollte man die Diagnose „diabetische Plexusschädigung" jedoch immer nur nach Ausschluß aller anderen möglichen Ursachen stellen und sich nicht mit dem Nachweis einer diabetischen Stoffwechsellage zufrieden geben.

Plexusschäden können auch durch eine direkte Tumorinvasion hervorgerufen werden, wie bei der Neuritis carcinomatosa oder sarcomatosa, bei Rektumkarzinomen, Prostatakarzinomen oder Tumoren des weiblichen Genitals.

Schliack u. Schiffter (1971), Schiffter (1977, 1985) haben darauf hingewiesen, daß Tumormetastasen oder Lymphome im lumbalen, paraaortalen und iliakralen Bereich in $\frac{2}{3}$ aller Fälle nur zu einer Anhidrose und Überwärmung, verbunden mit Schmerzen, ohne weitere neurologische Ausfälle führten. Bei Raumforderungen, die eine Schädigung des Plexus lumbosacralis hervorriefen, wurden sehr häufig radikuläre Läsionen als Erstdiagnosen angegeben, die zu unnötigen Operationen führten. Die Unterscheidung anhand klinischer Befunde allein kann jedoch manchmal sehr schwer sein, wenn nur einzelne Plexussegmente betroffen sind.

Eine intraspinale Raumforderung ist ebenfalls differentialdiagnostisch in Erwägung zu ziehen.

6 Therapie

Die Therapie bei Tumoren oder Aneurysmen ist in allen Fällen operativ. Kontrovers wird in der Literatur das Vorgehen bei Hämatomen im Psoas- oder Iliakusbereich diskutiert. Während sich Kounis et al. (1975), Young u. Norris (1976) sowie Marinetti et al. (1978) für eine rasche operative Dekompression aussprechen, beheben andere nur die Gerinnungsstörungen (Chiu 1976).

Bei Kompressionsschäden des Plexus lumbosacralis in der Geburtshilfe bleibt nur eine konservative Behandlung. Die Prognose ist immer dann als wenig günstig zu bewerten, wenn ausgeprägte Ausfälle bestehen.

Literatur

Adler E, Jarus A, Magora A (1956) Rare peripheral nerve complications in obstetrical and gynaecological conditions. Acta Psychiatr Neurol Scand 31:1−7
Aminoff MJ, Goodin DS, Parry GJ, Barbaro NM, Weinstein PR, Rosenblum ML (1985) Electrophysiologic evaluation of lumbosacral radiculopathies: Electromyography, late responses, and somatosensory evoked potentials. Neurology 35:1514−1518
Argyrakis A, Teichmann A, Kuhn W (1985) Solitary neurofibroma of the lumbosacral plexus. J Neurol Neurosurg Psychiatry 48:844−846
Biemond A (1970) Femoral neuropathy. In: Vinken PJ, Bruyn GW (eds) Handbook of clinical neurology, vol 8. North Holland, Amsterdam, pp 303−310

Brower TD, Wilde AH (1966) Femoral neuropathy in hemophilia. J Bone Joint Surg [Am] 48:487–492

Bruyn GW, Garland H (1970) Neuropathies of endocrine origin. In: Vinken PJ, Bruyn GW (eds) Handbook of clinical neurology, vol 8. North Holland, Amsterdam, pp 29–71

Calverly JR, Mulder DW (1960) Femoral neuropathy. Neurology 10:963–967

Chapman EM, Shaw RS, Kubick CS (1964) Sciatic pain from arteriosclerotic aneurysms of pelvic arteries. N Engl J Med 271:1410–1411

Chin D, Gubbay SS, Foster JB (1983) Femoral pain of solitary neurofibromatous origin: A report of three cases. J Neurol Neurosurg Psychiatry 46:277–279

Chiu WS (1976) The syndrome of retroperitoneal hemorrhage and lumbar plexus neuropathy during anticoagulant therapy. South Med J 69:595–599

Clarke NMP, McCollum CN (1983) Iliac artery aneurysm simulating nerve root compression. J R Coll Surg Edinb 28:196–197

Cramer H, Dietz V (1980) Das Kompressionssyndrom des N. femoralis bei retroperitonealer Raumforderung. Nervenarzt 51:483–487

Cranberg L (1979) Femoral neuropathy from iliac hematoma. Report of a case. Neurology 29:1071–1072

Edelman FL, Hopwood HG (1968) Intrapelvic neurilemmoma of the lumbosacral plexus in a pregnant woman. Am J Obstet Gynecol 102:904–905

Emery S, Ochoa J (1978) Lumbar plexus neuropathy resulting from retroperitoneal haemorrhage. Muscle Nerve 1:330–334

Evans BA, Stevens JC, Dyck PJ (1981) Lumbosacral plexus neuropathy. Neurology 31:1327–1330

Fielding JWL, Black J, Ashton F (1981) Diagnosis and management of 528 abdominal aortic aneurysms. Br Med J 283:355–359

Flowers RS (1968) Meralgia paresthetica. A clue to retroperitoneal malignant tumor. Am J Surg 116:89–91

Frank JN, Thompson HT, Rob C, Schwartz SI (1961) Aneurysms of the internal iliac artery. Arch Surg 83:178–180

Garland H (1955) Diabetic amyotrophy. Br Med J 2:1287–1290

Garland H (1960) Neurological complications of diabetes mellitus: Clinical aspects. Proc Soc Med 53:137–141

Geelen JAG, deGraaff R, Biemans RGM, Prevo RL, Koch PWAA (1985) Sciatic nerve compression by an aneurysm of the internal iliac artery. Clin Neurol Neurosurg 87:219–221

Goodfellow JN, Fearn CB, Matthews JM (1967) Iliacus haematoma. A common complication of haemophilia. J Bone Joint Surg [Br] 49:748–756

Guiot JL, Auquier L, Comoy C (1965) Sciatique par endométriose (la sciatique cataméniale). Presse Med 73:1397–1398

Hefferman LPH, Fraser RC, Purdy RA (1980) L5 radiculopathy secondary to a uterine leiomyoma in a primigravid patient. Am J Obstet Gynecol 138:460–461

Jacome DE (1982) Neurogenic bladder, lumbosacral plexus neuropathy and drug associated rhabdomyolysis. J Urol 127:994–995

Johnson EW (1961) Sciatic palsy following delivery. Postgrad Med 30:495–497

King AB (1950) Neurologic conditions occurring as complications of pregnancy. Arch Neurol Psychiatry 63:611–644

Kounis NG, Macauley MB, Ghorbal MS, Orth MC (1975) Iliacus hematoma syndrome. Can Med Assoc J 112:872–873

Kramer PW (1980) Back and leg pain secondary to abdominal aortic aneurysms. Neurosurgery 7:626–631

Kubacz GJ (1971) Femoral and sciatic compression neuropathy. Br J Surg 58:580–582

Laman DM, Endtz LJ, van Well-Krouwel, Gerretsen G (1985) A rare cause of lumbosacral plexus neuropathy. Clin Neurol Neurosurg 87:47–49

Marinetti C, Saingra S, Kessali V, Serment G, Arnal JC, Thomas C, Comiti J (1978) Hématomes rétro-péritoneaux au cours des traitements anticoagulants. Indications thérapeutiques. Nouv Presse Med 7:3343–3349

Massey EW (1981) CT evaluation of lumbosacral plexus disorders. Postgrad Med 69:116–118

Matthys E (1956) La paralysie du nerf crural. Brux Med 36:395–400

McKinney AS (1973) Neurologic findings in retroperitoneal mass lesions. South Med J 66:862–864

Mendez G, Isikoff MB, Hill MC (1980) Retroperioneal processes involving the psoas demonstrated by computed tomography. J Comput Assist Tomogr 4:78–82

Montag TW, Mead PB (1981) Postpartum femoral neuropathy J Reprod Med 26:563–566

Mumenthaler M, Scliack H (1982) Läsionen peripherer Nerven, 4. Aufl. Thieme, Stuttgart

Nelson RP (1982) Aneurysms of the hypogastric artery: Etiology, presentation and management. Vasc Surg 16:8–22

Pilz H, Hopf XX (1975) Irritation des Plexus lumbalis durch Aneurysma der Aorta abdominalis. J Neurol 210:67–69

Ranney B (1980) Endometriosis: Pathogenesis, symptoms and findings. Clin Obstet Gynecol 23:865–874

Razzuk MA, Linton RR, Darling RC (1967) Femoral neuropathy secondary to ruptured abdominal aortic aneurysms with false aneurysms. J Am Med Assoc 201:817–820

Salazar-Grueso E, Roos R (1986) Sciatic endometriosis: A treatable sensorimotor mononeuropathy. Neurology 36:1360–1363

Schiffter R (1977) Kompressionssyndrome und Verletzungen des Plexus lumbosacralis. Krankenhausarzt 50:701–707

Schiffter R (1985) Neurologie des vegetativen Systems. Springer, Berlin Heidelberg New York Tokyo

Schliack H, Schiffter R (1971) Anhidrose der Fußsohle: Symptom retroperitonealer Tumorinvasionen. Dtsch Med Wochenschr 96:977–979

Short DW (1966) Aneurysms of the internal iliac artery. Br J Surg 53:17–20

Spiegel PG, Meltzer JL (1974) Femoral nerve neuropathy secondary to anticoagulation. Report of a case. J Bone Joint Surg [Am] 56:425–427

Stewart J, Murphy G, Wee R (1981) Sciatic nerve palsy due to endometriosis. Can J Neurol Sci 8:202

Stoltze D, Harms J, Böttger E, Heckl RW (1982) Der Knieschmerz als Erstsymptom bei retroperitonealen Raumforderungen. Z Orthop 120:10–13

Suber DA, Massey EW (1979) Pelvic mass presenting as meralgia paresthetica. Obstet Gynecol 53:257–258

Tallroth A (1939) Haemophilia with spontaneous haemorrhage in the iliopsoas muscle followed by injury of the femoral nerve. Acta Chir Scand 82:1–10

Thomas JE, Piepgras DG, Scheithauer B, Onofrio BM, Shives TC (1983) Neurogenic tumors of the sciatic nerve. Mayo Clin Proc 58:640–647

Tijssen CC, Wattendorff AR, Endtz LJ (1981) Neuropathie des Plexus lumbosacralis als Folge eines Aneurysmas der Aorta abdominalis (niederländisch). Ned Tijdschr Geneeskd 125:1231–1235

Tognetti F, Poppi M, Gaist G, Servadei F (1982) Pudendal neuralgia due to solitary neurofibroma. J Neurosurg 56:732–733

Vaisberg M (1964) Cyclic sciatia due to endometriosis. NY State J Med 64:183–1987

Werner A, Gaitzsch J (1978) Hypogastric artery aneurysm: A very rare cause of sciatia and a tricky diagnostic problem. Surg Neurol 10:89–93

Wilberger JE (1983) Lumbosacral radiculopathy secondary to abdominal aortic aneurysms. J Neurosurg 58:965–967

Willbanks OL, Fuller CH (1973) Femoral neuropathy due to retroperitoneal bleeding. An unusual complication of heparin therapy. Arch Intern Med 132:83–86

Young MF, Norris JW (1976) Femoral neuropathy during anticoagulation therapy. Neurology 26:1173–1175

Zarranz JJ, Simon R, Salisachs P (1981) Acute anticoagulant-induced compressive lumbar plexus neuropathy. Eur Neurol 20:469–472

19 Nervus iliohypogastricus und Nervus ilioinguinalis

1 Anatomie

Der *N. iliohypogastricus* erhält seinen Faserbestand aus dem R. ventralis der
1. Lumbalwurzel und – meist in geringerem Anteil – der 12. Thorakalwurzel.
Nach dem Durchdringen des M. psoas verläuft er bogenförmig auf der Vorderseite des M. quadratus lumborum ventralwärts, wobei er in engem Kontakt mit der
Rückseite der Nierenkapsel steht. Der weitere Verlauf erfolgt zwischen den Mm.
transversus und obliquus internus abdominis über die Crista iliaca zur Leiste. Der
N. iliohypogastricus beteiligt sich an der Innervation der Mm. transversus und
obliquus internus abdominis. In der Mitte der Crista iliaca gibt er den R. cutaneus
lateralis ab, der die seitliche Hüftregion sensibel versorgt (Abb. 147). Der sensible
Endast (R. cutaneus anterior) innerviert die Haut oberhalb der Leiste und über
der Symphyse.

Der *N. ilioinguinalis* stammt aus dem R. ventralis der 1. und häufig auch der
2. Lumbalwurzel und verläuft parallel und etwas kaudal zum N. iliohypogastricus. Mit diesem zusammen innerviert er die unteren Anteile der Mm. transversus
und obliquus internus abdominis. Der entlang des Leistenbands verlaufende sensible Endast innerviert die mediale Leistenregion, den angrenzenden Teil der
Oberschenkelinnenseite und beteiligt sich an der Innervation der lateralen Anteile
des Skrotums bzw. der Labia majora.

2 Symptomatik

Eine proximale Läsion der Nn. iliohypogastricus und ilioinguinalis (vor Ab-
gabe der Muskeläste zu den Mm. transversus und obliquus internus abdominis)
führt zu einer Lähmung des untersten Abschnitts der Bauchdeckenmuskulatur
mit *hernienartiger Vorwölbung der Bauchdecke oberhalb des Leistenbandes,* die im
Stehen und bei Anwendung der Bauchpresse zunimmt. Die *sensiblen Ausfälle*
betreffen die in Abb. 148 gezeigten autonomen Innervationsgebiete. Einschrän-
kend muß gesagt werden, daß sich im Bereich der Leiste eine Variabilität und
Überlappung der sensiblen Innervationsareale findet, die die Zuordnung eines
bestimmten Ausfallsmusters zu einem oder mehreren Nerven erschwert. Bei Schädigung der sensiblen Endäste im Bereich der Leiste betreffen die sensiblen Ausfallserscheinungen lediglich die Leisten-, Oberschenkel- und Genitalregion, während die seitliche Hüftregion (R. cutaneus lateralis des N. iliohypogastricus)
verschont bleibt.

Gravierender als die motorischen und sensiblen Ausfallserscheinungen sind
die oft quälenden *Schmerzsyndrome* mit brennenden, elektrisierenden oder ste-

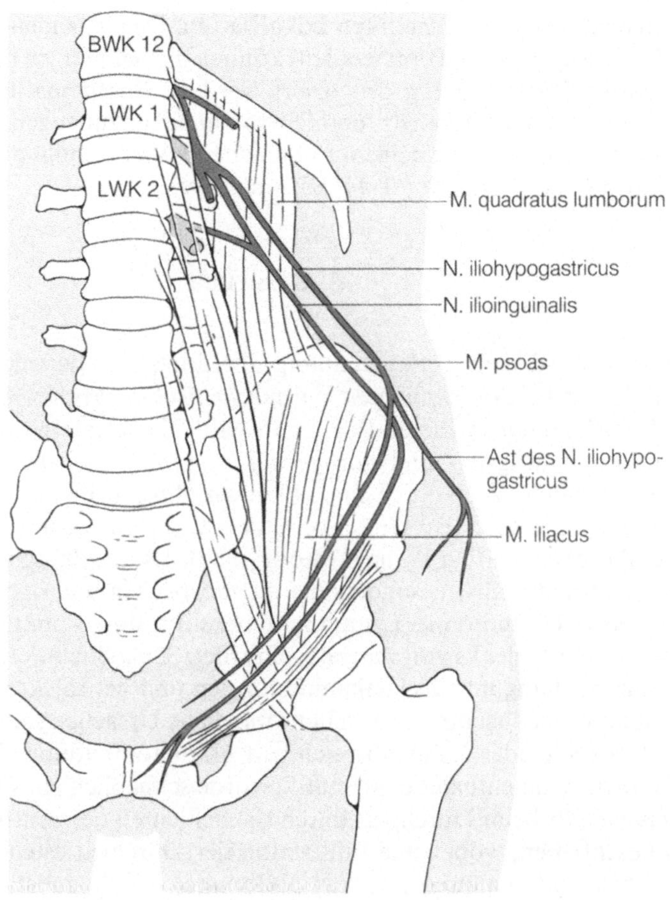

Abb. 147. Ursprung und Verlauf der Nn. iliohypogastricus und ilioinguinalis

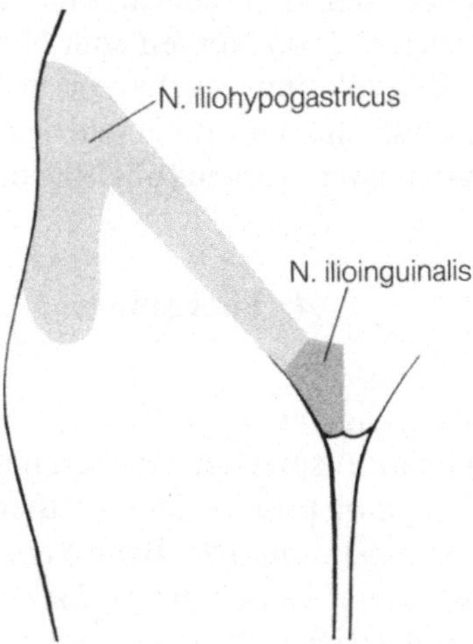

Abb. 148. Sensibles Versorgungsareal der Nn. iliohypogastricus und ilioinguinalis

chenden Schmerzen der genannten Lokalisation. Da die beiden Nerven bei Strekkung des Hüftgelenks gedehnt werden, können die Schmerzen öfters durch aktive oder passive Hüftstreckung provoziert werden. Aus demselben Grund haben manche Patienten die Tendenz, den Oberschenkel anzubeugen bzw. beim Gehen den Rumpf nach vorne zu neigen. In manchen Fällen gelingt auch eine Schmerzprovokation durch Druck auf die Läsionsstelle.

3 Ursachen

Entsprechend dem Verlauf entlang der dorsalen Nierenkapsel können die beiden Nerven bei *Nierentumoren, paranephritischen Prozessen* sowie bei *Blutungen* oder *Abszessen* in dieser Region in Mitleidenschaft gezogen werden. Mit Abstand am häufigsten sind *iatrogene Läsionen,* wobei die beiden Nerven in ihrem proximalen Anteil durch einen Flankenschnitt beim operativen Zugang zur Niere und zum proximalen Ureter verletzt bzw. in eine postoperative Narbenbildung einbezogen werden können (Stöhr 1980). Die Endabschnitte sind (wie die des N. genitofemoralis) besonders bei diagnostischen und operativen Eingriffen an der Leiste (Herniotomie, Lymphknotenexstirpation, Punktion der A. femoralis bzw. des Hüftgelenks von ventral) gefährdet. Schließlich werden Schädigungen im Zusammenhang mit Beckenkammbiopsien und bei Injektionen oberhalb des Beckenkamms beobachtet. Sehr seltene mögliche Ursachen sind *stumpfe Traumen* im Unterbauch oder Lendenbereich mit Hämatombildung. Von Kopell et al. (1962) sowie Mumenthaler et al. (1965) wurde schließlich ein *Engpaßsyndrom des N. ilioinguinalis* beim Durchtritt durch die Schichten der ventrolateralen Bauchwand beschrieben, wobei eine Infiltration der Durchtrittsstellen durch die Mm. transversus und obliquus internus abdominis die diagnostisch entscheidende Schmerzbefreiung bringt.

Bei den relativ häufigen iatrogenen Läsionen können die Schmerzen und etwaigen sensomotorischen Ausfallerscheinungen akut auftreten und beruhen dann auf einer stumpfen oder scharfen Gewalteinwirkung auf den Nerven, eventuell auch auf einer Einbeziehung von Nerven oder Nervenästen in eine Naht. Die verzögert im Sinne einer Spätlähmung auftretenden Symptome bestehen in der Regel in Schmerzen und Dysästhesien und lassen sich meist auf eine perineurale Narbenbildung mit progredienter Nervenkonstriktion zurückführen.

4 Therapie

Eine Behandlungsnotwendigkeit ergibt sich meist aus den oft quälenden und auf Analgetika unzureichend ansprechenden Schmerzen. Als erste Maßnahme empfiehlt sich eine neurothymoleptische Schmerztherapie, evtl. in Kombination mit einer transkutanen Nervenstimulation. Beim Versagen dieser Therapie ist eine operative Behandlung indiziert, wobei die *perkutane Rhizotomie* der Wurzeln Th_{12} und L_1 (N. iliohypogastricus) bzw. L_1 und L_2 (N. ilioinguinalis) mittels Thermokoagulation in Kurznarkose am günstigsten sein dürfte (Uematsu 1982;

Wiegand et al. 1986). Der wesentlich größere Aufwand einer Neurolyse erscheint nur bei eindeutiger Schädigungslokalisation, gut zugänglicher Narbe und störender Bauchwandparese gerechtfertigt; ebenso wird eine Neurolyse bei den wohl äußerst seltenen Nervenkompressionen beim Durchtritt durch die Bauchwand zu empfehlen sein. Ein solcher operativer Eingriff kommt grundsätzlich nur dann in Betracht, wenn die Schmerzen durch ein Lokalanästhetikum blockiert werden können. Nervenresektionen (Kliems u.Fischer 1977) sind technisch aufwendiger und hinsichtlich der Resultate weniger günstig als Rhizotomien (Wiegand et al. 1986). Bei funktionell oder kosmetisch störender Bauchmuskelparese sind die Verordung einer Leibbinde bzw. eines Mieders sowie eine Kräftigung der Bauchmuskulatur durch Krankengymnastik angezeigt.

Literatur

Kliems G, Fischer K (1977) Ergebnisse nach operativer Behandlung des Ilioinguinalis-Syndromes. Verlaufsbeobachtung an 13 Patienten nach Nervenresektion. Med Welt 28:1214–1218

Kopell HP, Thompson WAL, Postel AH (1962) Entrapment neuropathy of the ilioinguinal nerve. N Eng J Med 266:16–19

Mumenthaler A, Mumenthaler M, Luciani G, Kramer J (1965) Das Ilioinguinalis-Syndrom. Dtsch Med Wochenschr 90:1073–1078

Mumenthaler M, Schliack H (1977) Läsionen peripherer Nerven. Thieme, Stuttgart

Stöhr M (1980) Iatrogene Nervenläsionen. Thieme, Stuttgart New York

Uematsu S (1982) Percutaneous electrothermocoagulation of spinal nerve trunk, ganglion and rootlets. In: Schmiedek HH, Sweet WH (eds) Operative neurosurgical techniques. Indications, methods and results. Grune & Stratton, New York, pp 1177–1198

Wiegand H, Renella R, Hussein S (1986) Das Ilioinguinaliskompressionssyndrom und seine Therapie durch perkutane Rhizotomie. Aktuel Neurol 13:58–60

20 Nervus genitofemoralis

1 Anatomie

Der N. genitofemoralis geht aus den beiden lumbalen Wurzeln L_1 und L_2 hervor. Er verläuft schräg durch den M. psoas major und zieht dann auf dem lateralen Rand dieses Muskels in enger Nachbarschaft zur A. iliaca communis kaudalwärts. Im abdominalen Bereich ist der N. genitofemoralis durch seine Nachbarschaft zum Ureter, rechts zum terminalen Ileum, links zum Colon sigmoideum gekennzeichnet. Beim Erreichen des Leistenbandes oder aber bereits sehr weit proximal, noch im M. psoas major, teilt er sich in seine beiden Äste, den R. genitalis und den R. femoralis. Der R. genitalis tritt durch die Fossa inguinalis lateralis zusammen mit dem Funiculus spermaticus bzw. der Chorda uteroinguinalis in den Leistenkanal ein, verläßt diesen durch den Anulus inguinalis superficialis und teilt sich hier in seine Endäste auf. Er innerviert motorisch M. cremaster und Tunica dartos, sensibel Skrotum bzw. Labia majora und die angrenzende Haut des obersten Teils der Medialseite des Oberschenkels (Abb. 149). Anastomosen bestehen mit dem N. ilioinguinalis.

Der R. femoralis verläuft parallel zur A. iliaca externa und durchdringt lateral der A. femoralis das Leistenband. Er innerviert die Haut in der Umgebung der Fossa ovalis. Anastomosen bestehen mit dem N. ilioinguinalis, dem N. femoralis und dem N. cutaneus femoris lateralis.

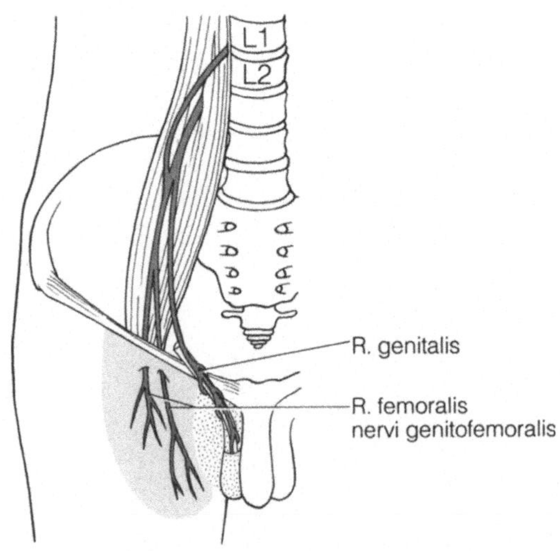

Abb. 149. N. genitofemoralis

2 Symptomatik

Schmerzen treten intermittierend unterhalb des Leistenbandes sowie auf der Innenseite des Oberschenkels, im Skrotum bzw. Labium maius auf. Eine Verstärkung der Beschwerden tritt bei Hyperextensions-, Innen- und Außenrotationsbewegungen im Hüftgelenk auf. Die Ausdehnung der Symptome hängt davon ab, ob die Äste des N. genitofemoralis gemeinsam oder isoliert geschädigt sind. Bei der klinischen Untersuchung findet sich häufig eine ausgeprägte Durckschmerzhaftigkeit im Bereich des inneren Leistenrings. Die Haut unterhalb der Leiste, auf der Oberschenkelinnenseite, im Bereich von Skrotum bzw. Labium maius ist hypästhetisch und hypalgetisch, gelegentlich findet sich eine Hyperpathie. Der Kremasterreflex kann fehlen.

3 Diagnostik

Die Diagnose ist im wesentlichen durch Anamnese und klinische Befunde zu stellen. Elektrophysiologische Untersuchungen können zur Diagnosesicherung nur insoweit beitragen, als sich mit ihrer Hilfe andere differentialdiagnostisch zu berücksichtigende Erkrankungen ausschließen lassen. Diese Gesichtspunkte gelten auch für radiologische Untersuchungen.

4 Differentialdiagnose

Eine Affektion des dem N. genitofemoralis benachbarten N. ilioinguinalis kann zu ähnlichen Symptomen führen und manchmal nur schwer von einer Läsion des N. genitofemoralis abgrenzbar sein. Bei einer Schädigung des N. ilioinguinalis ist aber die sensible Versorgung der Haut über dem Leistenband, der Symphyse, der Peniswurzel und an der Spina iliaca anterior gestört; weiter proximal gelegene Läsionen führen zu einer Lähmung der Mm. obliqui abdominis.

5 Therapie

In einem Fall mit einer Schädigung des N. genitofemoralis unklarer Ursache konnte O'Brien (1979) durch wiederholte lokale Steroidinjektionen Schmerzfreiheit und ein Verschwinden der Sensibilitätsstörungen bewirken. Bei einem anderen Patienten erreichte er Symptomfreiheit nach epiduraler Phenolinjektion bei L_1. Nach Harms et al. (1984) ist jedoch die chirurgische Exzision des N. genitofemoralis die Methode der Wahl, wenn die Beschwerden Folge vorausgegangener Operationen sind. Dennoch sollte die Entscheidung zu einem solchen Eingriff erst nach reiflicher Überlegung und Versuch aller konservativer Möglichkeiten fallen. Während Magee (1942) und Lyon (1945) einen transabdominalen Zugang benutzten, bevorzugen Laha et al. (1977) und Harms et al. (1984) ein Vorgehen, wie es bei der extraperitonealen Sympathektomie angewandt wird, weil diese Methode mit weniger Risiken belastet ist.

Literatur

Harms BA, DeHaas DR, Starling JR (1984) Diagnostic and management of genitofemoral neuralgia. Arch Surg 119:339–341
Laha RK, Rao S, Pidgeon CN et al. (1977) Genito-femoral neuralgia. Surg Neurol 8:280–282
Lyon EK (1945) Genito-femoral causalgia. Can Med Assoc J 53:213–216
Magee RK (1942) Genito-femoral causalgia. Can Med Assoc J 46:326–329
O'Brien MD (1979) Genitofemoral neuropathy. Br Med J 1:1052

21 Nervus cutaneus femoris lateralis

Der rein sensible N. cutaneus femoris lateralis kann in seinem Verlauf zwischen Wirbelsäule und Leistenband durch unterschiedliche pathologische Prozesse komprimiert werden. Von diesen sekundären Kompressionsneuropathien ist das eigentliche Engpaßsyndrom des Nervs in der Leiste, die Meralgia paraesthetica, begrifflich zu trennen. „Über isolirt im Gebiete des N. cutaneus femoris externus vorkommende Parästhesien" berichtete erstmals Bernhardt 1895. Er äußerte die Auffassung, daß diese Schäden wahrscheinlich toxisch-infektiös bedingt seien. Roth berichtete im gleichen Jahr über 14 weitere Fälle. Er war von der mechanischen Ursache dieser Nervenstörung überzeugt und prägte den Begriff „Meralgia paraesthetica". Bei Mumenthalers (1974) untersuchten 1574 nichttraumatischen mechanischen Läsionen peripherer Nerven kam die Meralgia paraesthetica in 5,8% der Fälle vor. Die bekannteste Persönlichkeit mit einer Meralgia paraesthetica dürfte Sigmund Freud gewesen sein. Er teilte seine eigenen Beschwerden kurz nach Bernhardts Beschreibung mit (1895).

1 Anatomie

Der N. cutaneus femoris lateralis ist ein $2-3$ mm dicker, rein sensibler Nerv mit variablem Ursprung und Verlauf. Er entspringt überwiegend aus der spinalen Wurzel L_2 (Hovelacque 1927; Sunderland 1978) oder zu gleichen Teilen aus L_2 und L_3 (Stevens 1957). Meistens tritt er am lateralen Rand des M. psoas etwas oberhalb der Crista iliaca ins Becken ein und verläuft von medial oben nach lateral unten auf die Spina iliaca anterior superior zu (Abb. 150). Dabei liegt er auf dem M. iliacus unter dessen dünner Faszie, die wiederum von der derben Fascia iliaca bedeckt ist (Keegan u. Holyoke 1962). In diesem Verlauf liegen unterer Nierenpol, auf der rechten Seite Colon ascendens, Zäkum und Appendix, linksseitig Colon descendens und Sigma in seiner Nähe (Bollinger 1961). Kurz vor der Spina iliaca anterior superior tritt der Nerv durch die Fascia iliaca und gleich danach unterhalb des Leistenbandes an den Oberschenkel (Ghent 1961; Sunderland 1978; Teng 1972). An dieser Stelle liegt er im Winkel zwischen Spina iliaca anterior superior, Ansatz des M. sartorius und Lig. inguinale. Unter der Fascia lata, auf dem M. sartorius gelegen, teilt sich der Nerv $5-10$ cm distal der Spina iliaca anterior superior in seinen vorderen und hinteren Endast. Der vordere Ast (Abb. 151) zieht gerade in Richtung auf das Knie, tritt etwa $9-10$ cm distal der Spina iliaca anterior superior durch die Fascia lata an die Oberfläche (Ecker u. Woltman 1938; Ghent 1959, 1961; Sunderland 1978) und versorgt die Haut des anterolateralen und lateralen Oberschenkels. Der hintere Ast verläuft dorsal-

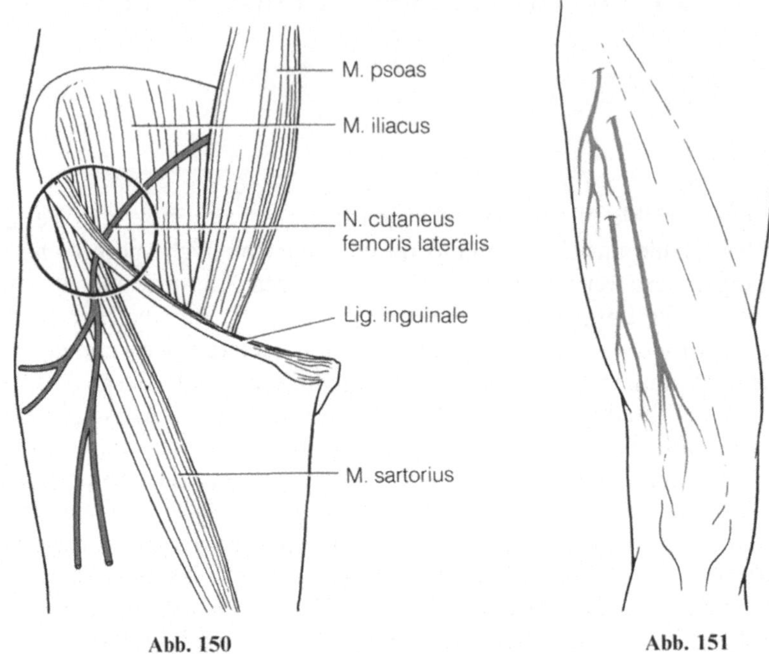

Abb. 150. Topographische Beziehungen des N. cutaneus femoris lateralis in der Inguinalregion und ihrer Umgebung. *Kreis,* Ort des Engpasses

Abb. 151. Durchtrittspforten des vorderen Astes des N. cutaneus femoris lateralis durch die Fascia lata

wärts, tritt früh an die Oberfläche und innerviert die Haut über dem Trochanter major und der lateralen oberen Hälfte des Oberschenkels (Abb. 152).

Klinisch besonders interessant ist die Inguinalregion, die für den N. cutaneus femoris lateralis einen physiologischen Engpaß darstellt (Abb. 153, 154a–e). Von oben gehen die Sehnen der Bauchmuskulatur (Mm. transversus, obliquus internus und externus abdominis) sowie die Fascia iliaca, vom Oberschenkel her die Fascia lata in das Lig. inguinale über. Gewöhnlich tritt der Nerv unter dem Leistenband an den Oberschenkel. Während er im Becken mehr horizontal verläuft, ändert er an dieser Stelle regelmäßig seine Richtung in den vertikalen Verlauf am Oberschenkel und knickt mehr oder weniger rechtwinklig ab (Keegan u. Holyoke 1962; Stookey 1928; Teng 1972).

Verschiedene anatomische Verlaufsvarianten kommen vor (s. Abb. 154a–e):

1. Das Lig. inguinale kann in einen vorderen und hinteren bzw. oberen und unteren Zügel von der Spina iliaca anterior superior entspringen und den Nerven zwischen beiden Zügeln fassen (Typ I nach Ghent 1961; Abb. 154b). Diese Besonderheit wurde operativ bestätigt (Keegan u. Holyoke 1962; Learmonth 1933; Teng 1972). Die Untersuchungen von Jefferson u. Eames (1979) lassen sogar vermuten, daß dies ein regelmäßiger Verlauf ist, denn bei allen 12 Leichen trat der Nerv durch das Lig. inguinale. Für Learmonth (1933) und Keegan u. Holyoke

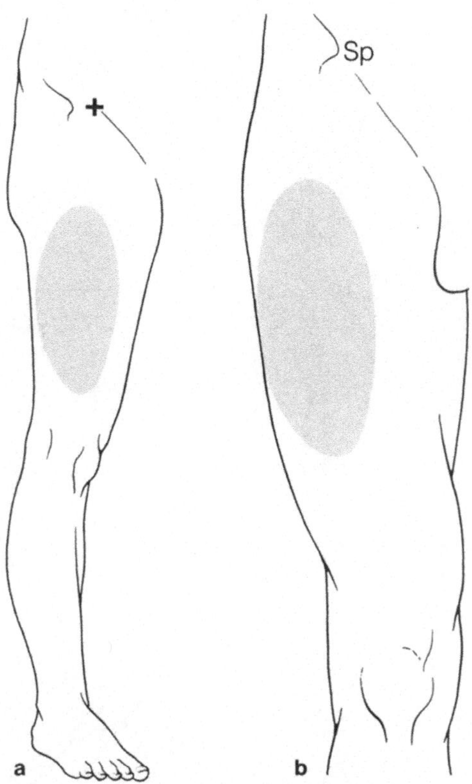

Abb. 152 a, b. Sensibles Versorgungsgebiet des N. cutaneus femoris lateralis (rechtes Bein). a Ansicht von schräg seitlich; b Ansicht von vorn. *Kreuz*, Druckpunkt des Nervs, *Sp*, Spina iliaca anterior superior. (Nach Bollinger 1961)

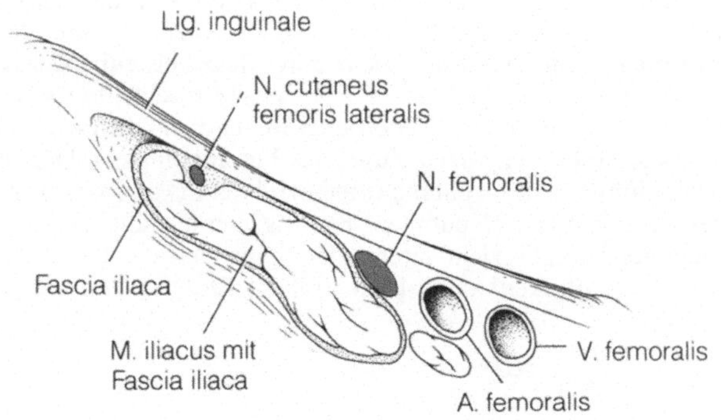

Abb. 153. Querschnitt durch die rechte Leiste. (Nach Ghent 1961)

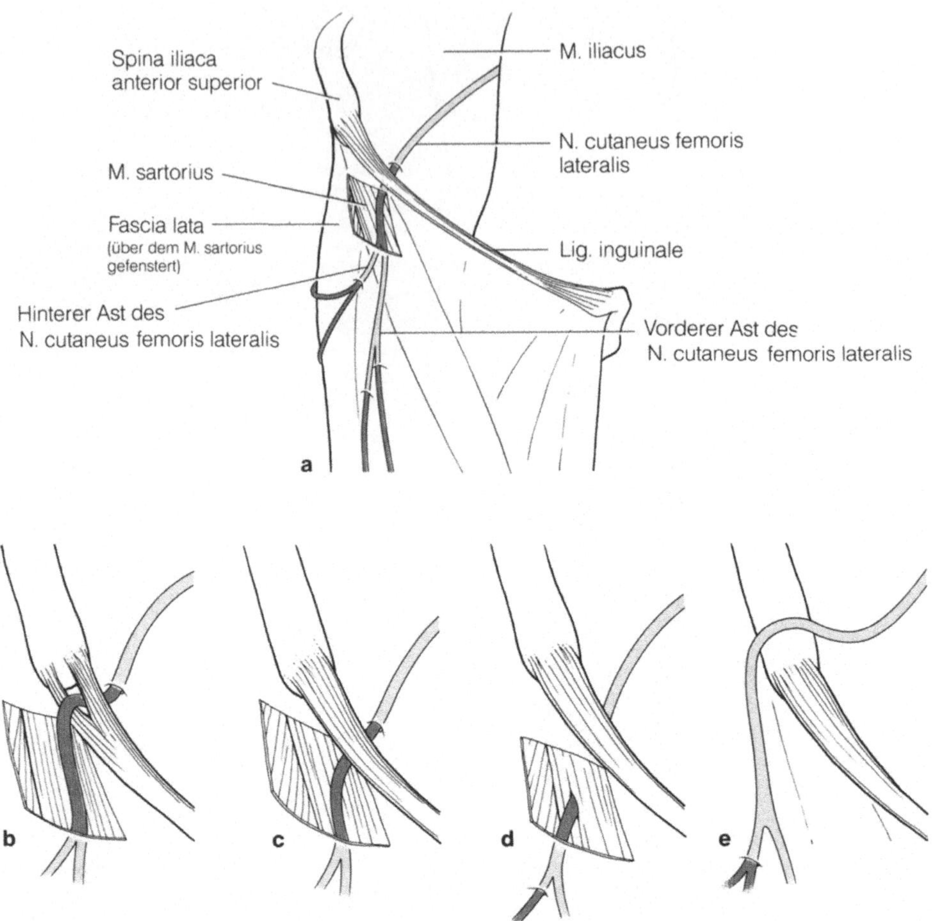

Abb. 154a–e. Verlaufsvarianten des N. cutaneus femoris lateralis in der Leistenregion. **a** Normaler Verlauf: Der N. cutaneus femoris lateralis verläuft zunächst unter der Fascia iliaca, penetriert sie kurz vor dem Leistenband und zieht unter dem Leistenband zum Oberrand des M. sartorius, hier von der Fascia lata bedeckt. Auf diesem Muskel teilt er sich in den vorderen und hinteren Endast. Diese beiden Endäste penetrieren weiter distal die Fascia lata. **b** Durchtritt des N. cutaneus femoris lateralis zwischen 2 Zügel des Lig. inguinale. **c** Der scharfe Rand der Fascia iliaca (*Stern*) liegt hinter dem N. cutaneus femoris lateralis und komprimiert den Nerven bei aufrechter Körperhaltung. **d** Der N. cutaneus femoris lateralis läuft durch den M. sartorius. **e** Der N. cutaneus femoris lateralis zieht lateral der Spina iliaca anterior superior über den Beckenkamm. (Nach Ghent 1961)

(1962) hat diese Passage den Charakter eines Tunnels, für Teng (1972) ist sie ein echtes Foramen, das Foramen inguinale. Dieses kann in unmittelbarer Nähe der Spina iliaca anterior superior, aber auch bis 5 cm medial davon gelegen sein.

2. Die Fascia iliaca ist hinter dem N. cutaneus femoris lateralis unmittelbar vor dem Leistenband verdickt. Er selbst verläuft regelrecht unter dem Leistenband (Typ II nach Ghent 1961; Abb. 154c).

3. Der Nerv tritt durch den M. sartorius distal des Leistenbandes (Typ III nach Ghent 1961; Stevens 1957; Stookey 1928) (Abb. 154d) oder liegt gänzlich unter ihm (Stookey 1928). Keegan u. Holyoke (1962) fanden diese Varianten jedoch autoptisch in keinem Fall.

4. Der Nerv verläuft nicht medial, sondern ca. 3 cm lateral der Spina iliaca anterior superior über den Beckenkamm (Typ IV nach Ghent 1961; Hager 1885; Stookey 1928) (Abb. 154e). Keegan u. Holyoke (1962) und Stevens (1957) haben diese Variante nie beobachtet.

Der Durchtritt des N. cutaneus femoris lateralis durch die Leiste ist eine anatomische Enge und zusätzlich ein Ort, an dem er seine Verlaufsrichtung so ändert, daß er geradezu rechtwinklig abknickt (Abb. 154a). Bei 36 von 60 Leichen (60%) eines anatomischen Instituts war der Nerv an dieser Stelle makroskopisch verdickt (Nathan 1960). Histologisch ließen sich hier selbst dann Veränderungen nachweisen, wenn keine klinischen Hinweise auf eine Meralgia paraesthetica bestanden hatten (Jefferson u. Eames 1979): Bei 5 von 12 autoptisch entnommenen Präparaten waren die Nervenfasern selbst verändert. Bei 6 von 12 war das Perineurium im inguinalen Verlauf des Nervs mehr als doppelt so dick wie proximal und distal davon, in einem Fall sogar 5mal dicker. Man kann daraus schließen, daß der N. cutaneus femoris lateralis während seiner Passage durch die Inguinalregion mechanischen Kräften ausgesetzt ist. Alle Kräfte, die auf das Leistenband wirken, können den Nerven komprimieren. Dazu gehören Anspannung der Abdominalmuskulatur, Zug einer abdominalen Fettschürze, Kontraktur des M. sartorius und Anspannung der Fascia lata bei Überstrecken des Beines.

Neben den genannten Verlaufsvarianten in der Inguinalregion gibt es weitere anatomische Besonderheiten, die gelegentlich von klinischer Bedeutung sein können:

1. Ein eigenständiger N. cutaneus femoris lateralis fehlt (Sunderland 1978).

2. Der Nerv entspringt aus dem N. genitofemoralis oder dem N. femoralis. Dies war bei 30% des Sektionsguts von Keegan u. Holyoke (1962) der Fall. Bei 5 der 84 von Teng (1972) operierten Patienten entsprang er aus dem N. femoralis (6%).

3. Der Nerv teilt sich nicht erst am Oberschenkel, sondern schon im Becken 1–4 cm vor dem Lig. inguinale in seine beiden Endäste. Diese können in Höhe des Leistenbandes 4–6 cm auseinanderliegen (Stevens 1957; 5 von 47 anatomischen Präparaten).

2 Symptomatik

Die Meralgia paraesthetica, das Kompressionssyndrom des N. cutaneus femoralis lateralis, kommt gehäuft im mittleren Lebensalter vor, kann aber in jedem Alter auftreten. Sie wird möglicherweise deshalb selten diagnostiziert, weil zu wenig an sie gedacht wird (Stevens 1957). Unter 100000 Einweisungsdiagnosen der George-Washington-Universität, Washington/D.C., war sie nur einmal vertreten. Jones (1974) hingegen diagnostizierte eine Meralgia paraesthetica bei

6,7% von 1110 Patienten mit Beinbeschwerden („leg discomfort"). 28 der 84 Patienten (33%) mit Meralgia paraesthetica, über die Teng (1972) berichtete, waren zuvor – irrtümlich – unter der Diagnose eines lumbalen Bandscheibenvorfalls operiert worden. Mumenthaler (1974) diagnostizierte eine Meralgia paraesthetica bei 5,8% von 1574 nichttraumatischen mechanischen Läsionen peripherer Nerven. Ob Männer wirklich häufiger betroffen sind als Frauen, wie dies Bernhardt (1895), Roth (1895), Ecker u. Woltman (1938), Stevens (1957) und Bollinger (1961) fanden, wird von Sunderland (1978) bezweifelt. In 7–10% der Fälle (Atkinson 1938; Bollinger 1961; Kitchen u. Simpson 1972; Stevens 1957) kommt die Meralgia paraesthetica beidseits vor, unter Ecker u. Woltmans Patienten sogar in 22%.

Die Beschwerden treten plötzlich oder allmählich auf und können sich bei Frauen erstmals während einer Schwangerschaft zeigen (Bernhardt 1895; Bollinger 1961; Ecker u. Woltman 1938; Pearson 1957; Rhodes 1957; Roth 1895; Stevens 1957). Sie können Wochen bis Monate, aber auch Jahre andauern (Curschmann 1941/42: 46 Jahre). Die Patienten klagen über sensible Mißempfindungen am anterolateralen und lateralen Oberschenkel: über Taubheitsgefühl (77%), kribbelnde (34%) oder brennende (23%) Parästhesien oder Schmerzen (24%); Ecker u. Woltman 1938, n = 150). Bei Roths 14 Patienten (1895) gingen die Parästhesien den Schmerzen voraus. Sigmund Freud (1895) beobachtete dies auch an sich selbst. Der Druck schwerer Kleider, von Strumpfbändern oder das Anschlagen einer Aktenmappe an die Leistenregion wird von vielen als unangenehm empfunden (Bollinger 1961).

Alle Bewegungen oder Mechanismen, die Zug am Leistenband ausüben, verengen den Engpaß weiter. Wird der Zug aufgehoben, so verschwinden die Beschwerden. Deshalb lösen langes Stehen, Gehen und Liegen mit gestreckten Beinen die Beschwerden aus oder verstärken sie; Aufstellen des Beins oder Sitzen lindert Schmerzen oder Parästhesien.

Die Symptome treten zumindest anfangs häufig intermittierend auf, Phasen relativer Beschwerdefreiheit kommen vor, bis das Krankheitsbild schließlich in einen chronisch-progredienten Verlauf einmündet (Bollinger 1961).

An objektiven Untersuchungsbefunden findet sich oft, aber keineswegs immer, eine Sensibilitätsstörung am anterolateralen und lateralen Oberschenkel (s. Abb. 152, S. 379). Roth (1895) sah sie bei fast allen seiner 14 Patienten, Ecker u. Woltman (1938) fanden sie bei 68 ihrer 150 Patienten. Sie kann sich zungenförmig zum Trochanter major ausdehnen (Roth 1895), dies entspricht dem Gebiet des hinteren Endastes des Nervs. Das hypästhetische Areal für leichte Berührung ist stets größer als das hypalgetische (Dawson et al. 1983; Ecker 1985; Lee 1941), es dehnt sich aber nicht über das Knie hinaus aus. Gelegentlich ist eine Hypotrichose am vorderen Oberschenkel zu beobachten (Bollinger 1961), die vielleicht auf die Angewohnheit vieler Patienten zurückzuführen ist, die parästhetische oder hypästhetische Zone zu reiben, zu kneten oder zu massieren (Stevens 1957). Stevens (1957) meint sogar, die Patienten mit Meralgia paraesthetica schon von weitem an ihrer Art zu sitzen erkennen zu können: Sie sitzen vorübergebeugt und reiben und massieren ständig die Vorderseite ihres Oberschenkels. Da es sich bei dem N. cutaneus femoris lateralis um einen rein sensiblen Nerven handelt, fehlen motorische Störungen ebenso wie Reflexausfälle. Ein Druckpunkt medial und etwas unterhalb der Spina iliaca anterior superior, dem Durchtritt des Nervs durch seinen Engpaß, läßt sich bei der Mehrzahl der Patienten feststellen, aber ebenfalls nicht bei allen (Roth 1895: 2 von 14; Bollinger 1961: 70%; Teng 1984: 87%). Auf Druck auslösbare Schmerzen mit Ausstrahlung in das Versorgungsgebiet des Nerven im Sinne eines Hoffman-Tinelschen Zeichens ist wesentlich seltener (Bollinger 1961: 16%). Die subjektiven Mißempfindungen lassen sich durch Hyperextension des Beines (umgekehrter Lasègue) provozieren oder verstärken. Wenn objektive neurologische Befunde wie Sensibilitätsstörung, positiver Druckpunkt oder Hoffman-Tinelsches-Zeichen fehlen, muß die Diagnose aufgrund der Anamnese gestellt werden. Dabei kommt der regelmäßig berichteten Provokation der Beschwerden durch langes Stehen und Gehen und der Besserung durch Sitzen besondere Bedeutung zu. Bei etwa 1/5 der Patienten heilte die Meralgia paraesthetica spontan aus (Bollinger 1961).

Bei klinischem Verdacht auf eine Meralgia paraesthetica kann die Diagnose durch eine Testinjektion mit einem Lokalanästhetikum medial und unterhalb der Spina iliaca anterior superior erhärtet werden. Die diagnostische Blockade des Nervs muß aber ausreichend tief, d.h. unter die Fascia lata erfolgen, sonst wird der N. cutaneus femoris lateralis nicht erreicht.

3 Ursachen

Als Bernhardt (1895) über „isolirt im Gebiete des N. cutaneus femoris externus vorkommende Paraesthesien" berichtete, hielt er eine toxisch-infektiöse Ursache für am wahrscheinlichsten. Im gleichen Jahr veröffentlichte Roth seinen Bericht über 14 Patienten mit Meralgia paraesthetica und führte die Symptomatik auf eine mechanische Kompression des N. cutaneus femoris lateralis in der Leistengegend zurück. Die Diskussion über die Frage, ob dieses Krankheitsbild infektiös-toxisch oder mechanisch bedingt ist, wurde lange fortgeführt. Ecker u. Woltman (1938) hielten eine Kombination beider Ursachen für möglich, Wartenberg äußerte 1958 die später auch von Sunderland (1978) geteilte Ansicht, daß nicht der ungünstige Verlauf des Nervs in der Leistenregion die Ursache der Meralgia paraesthetica sei, sondern daß dieser ihn lediglich für Erkrankungen prädisponiere, besonders für infektiös-toxische Noxen. Heute vertreten die meisten Autoren jedoch Roths Ansicht einer mechanischen Ursache der Meralgia paraesthetica (Dawson et al. 1983; Ghent 1959, 1961; Hudson et al. 1982; Keegan u. Holyoke 1962; Klimke 1929; Kitchen u. Simpson 1972; Kopell u. Thompson 1962; Learmonth 1933; Nathan 1960; Nawratzki 1900; Neisser u. Pollack 1902; Rengachary 1985; Stookey 1928; Teng 1972). Dafür sprechen die mikroskopischen Untersuchungen des N. cutaneus femoris lateralis bei Verstorbenen, die keine Meralgia paraesthetica gehabt hatten (Jefferson u. Eames 1979) und an Patienten mit Meralgia paraesthetica, bei denen der N. cutaneus femoris lateralis bis proximal des Lig. inguinale reseziert wurde. Hervorstechendes Merkmal sind makroskopisch eine Auftreibung des Nervs vor dem Ort der Kompression und dort selbst eine Abplattung des Nervs, mikroskopisch endo- und perineurale Bindegewebevermehrung und offenbar auch Degeneration der Nervenfasern selbst am Ort des Engpasses (Nawratzki 1900; Sattamini-Duarte 1953). Andere Autoren berichten allerdings, daß der bei der Operation entnommene Nerv mikroskopisch ganz unauffällig gewesen sei (Bramwell 1903; King 1941).

Bevor einzelne Ursachen der Kompression des N. cutaneus femoris lateralis aufgeführt werden, empfiehlt sich eine begriffliche Klärung. Einer Empfehlung von Atkinson (1938) und Stevens (1957) entsprechend sollten die sekundären Kompressionsneuropathien des N. cutaneus femoris lateralis von der eigentlichen Meralgia paraesthetica unterschieden werden. Die Meralgia paraesthetica ist eine primär idiopathische Kompressionsschädigung des Nervs in der Leiste, nicht aber eine Schädigung nach Trauma, chirurgischem Eingriff, z. B. Appendektomie (Ecker u. Woltman 1938; Sittig 1928), bei Tumoren oder infolge einer Kompression von außen, z. B. durch Korsett oder ähnliches (Stevens 1957; Sunderland 1978). In der bis 1957 erschienenen Literatur fand Stevens 1957 bereits etwa 80 Ursachen einer Läsion dieses Nervs. Der N. cutaneus femoris lateralis kann intraabdominal und inguinal komprimiert sein. Als Ursachen einer Kompression im Bauchraum kommen z. B. retroperitoneale Tumoren in Frage, ferner rechtsseitig Prozesse der Appendix, des Zäkums und des Colon ascendens, linksseitig des Colon descendens (Bollinger 1961; Ecker u. Woltman 1938; Flowers 1968).

Aufgrund anatomischer Besonderheiten in der Passage des Nervs durch die Leistenregion kommen Kompressionen hier am häufigsten vor. Von außen können Korsett, Bruchband, Säbelriemen, Patronentaschen, Geldbörse oder zu enge Hosen den Nerven schädigen (Bollinger 1961; Boyce 1984; Ecker u. Woltman 1938; Gateless u. Gilroy 1984; Orton 1984). Er kann ferner durch Anschlagen der Inguinalregion am Stufenbarren (MacGregor u. Moncur 1977), Anlehnen an eine Bank (Sunderland 1978) oder knöcherne Veränderungen des Beckens in der Nähe der Spina iliaca anterior superior (Bollinger 1961) in Mitleidenschaft gezogen werden. Schrott u. Holzhauser (1982) beobachteten bei 17 von 100 Patienten mit Koxarthrose eine Hypästhesie im Gebiet des N. cutaneus femoris lateralis, 7 weitere Patienten hatten eine Meralgia paraesthetica. Adipositas, Schwangerschaft und massiver Aszites werden mit der echten Meralgia paraesthetica in Zusammenhang gebracht (Bollinger 1961; Deal u. Canoso 1982; Ecker u. Woltman 1938; Kitchen u. Simpson 1972; Pearson 1957; Radvan u. Vidikan 1982). Die häufigste Ursache der Meralgia paraesthetica sind die anatomischen Besonderheiten während der Passage des Nervs durch die Leistenregion. Jeder zusätzliche mechanische Einfluß kann die Passage des N. cutaneus femoris lateralis hier weiter einengen und damit eine Meralgia paraesthetica verursachen: ein adipöses Abdomen, die Anspannung der Fascia lata bei langem Stehen und Gehen und selbst die chronische Anspannung der Abdominalmuskulatur, wie sie bei Patienten mit chronischem Husten aufgrund einer chronisch-obstruktiven Lungenerkrankung beobachtet wurde (Rengachary 1985).

4 Apparative Diagnostik

Zwar ist die Elektromyographie für das Engpaßsyndrom des rein sensiblen N. cutaneus femoris lateralis überflüssig, sie hat aber wesentliche Bedeutung für die Abgrenzung einer Meralgia paraesthetica gegenüber anderen Erkrankungen.

Verschiedentlich wurde die Messung der sensiblen Nervenleitgeschwindigkeit als diagnostisches Hilfsmittel empfohlen. Als Normwerte der antidrom oder orthodrom am Oberschenkel gemessenen sensiblen Nervenleitgeschwindigkeit wurden bei gesunden Probanden 47,9–57,5 m/s gemessen (Butler et al. 1974; Sarala et al. 1979; Stevens u. Rosselle 1970). Für Butler et al. (1974) ist eine sensible Nervenleitgeschwindigkeit von mehr als 40 m/s normal. Eine solche neurographische Untersuchung ist lediglich bei schlanken Individuen durchführbar und stößt bei adipösen Patienten auf große Schwierigkeiten (Rengachary 1985).

Flügel et al. (1984) und Synek (1985) haben versucht, die bei der Neurographie des N. cutaneus femoris lateralis auftretenden Schwierigkeiten durch Ableitung somatosensorisch evozierter Potentiale (SEPs) vom Skalp zu umgehen. Eine Latenzverlängerung oder ein Fehlen von kortikalen Reizantworten wurde von Flügel et al. (1984) bei 21 von 29 Patienten gesehen. Jedoch wurde auch in einigen Fällen nach Stimulation des Nervs auf der klinisch nicht betroffenen Seite eine Latenzverlängerung des SEP beschrieben. Wie zuverlässig angesichts der großen anatomischen Variabilität des N. cutaneus femoris lateralis diese Methode wirklich ist und welche klinische Relevanz sie hat, muß derzeit noch offen gelassen werden. In jedem Fall sollte bei Patienten mit klinischem Verdacht auf eine Meralgia paraesthetica eine Röntgenübersichtsaufnahme des Abdomens, des Beckens und der lumbalen Wirbelsäule angefertigt werden. Auf solchen Aufnahmen sind z. B. eine Verbreiterung des Psoasschattens oder Osteolysen an den Wirbelkörpern zu erkennen. Gateless u. Gilroy (1984) empfahlen aufgrund der Beobachtung an einem Fall, bei Patienten mit Meralgia paraesthetica die Thermographie als diagnostisches Verfahren einzusetzen. Ecker (1985) hält sie nach seinen Erfahrungen an 14 Patienten für nicht aussagekräftig und deshalb für überflüssig.

5 Differentialdiagnose

Der N. cutaneus femoris lateralis ist ein rein sensibler Nerv. Sein Versorgungsgebiet ist ausnahmslos auf den Oberschenkel beschränkt und dehnt sich nicht auf die Haut unterhalb des Knies aus. Sobald das Ausmaß der Sensibilitätsstörung nicht dem Innervationsgebiet dieses Nervs entspricht, scheidet eine Meralgia paraesthetica als ihre Ursache aus. Gleiches gilt, wenn neben sensiblen Störungen auch motorische Ausfälle oder Reflexstörungen vorliegen. In diesen Fällen ist an eine proximale oder übergeordnete Störung zu denken und mit Hilfe elektrophysiologischer und röntgenologischer Verfahren (Myographie, Computertomographie) nach der Ursache zu suchen. Verschiedene spinale und extraspinale Prozesse und Erkrankungen können eine Meralgia paraesthetica vortäuschen. Bei einer *Radikulopathie L_2 und L_3* oder einem *Bandscheibenvorfall in Höhe $L_{2/3}$ oder $L_{3/4}$* bestehen neben den in das gesamte Dermatom ausstrahlenden radikulären Schmerzen motorische Ausfälle und ggf. auch Störungen von seiten der Muskeleigenreflexe. Eine Kombination von Meralgia paraesthetica und Diskopathie fand Bollinger (1961) bei 11,5% seiner Patienten. Doch wird eher an einen Bandscheibenvorfall als Ursache gedacht als an eine Meralgia paraesthetica. So ist es zu erklären, daß 33,3% von Tengs (1972) 84 Patienten bereits unter der Diagnose eines lumbalen Bandscheibenvorfalls operiert worden waren. Ähnliches wie für die Wurzelkompression gilt für *Wirbelfrakturen* oder *entzündliche Veränderungen des 2. oder 3. LWK, Tabes dorsalis, Hämatomyelie, Enzephalomyelitis disseminata* und *Neuropathie des N. femoralis* (Bollinger 1961; Ecker u. Woltman 1938). Die Beteiligung des N. cutaneus femoris lateralis kann das Initialsymptom einer Neurolues und von extra- und intraspinalen Prozessen sein (Ecker u. Woltman 1938). Bei genauer Erhebung der Anamnese und exakter neurologischer Untersuchung lassen sich aber diese Erkrankungen von einer isolierten Beteiligung des N. cutaneus femoris lateralis differenzieren. Ein *Herpes zoster* vor dem eruptiven Stadium kann als Meralgia paraesthetica imponieren (Stevens 1957; Sunderland 1978), diagnostische Zweifel werden aber innerhalb weniger Tage durch das Auftreten der typischen Effloreszenzen beseitigt. *Retroperitoneale Läsionen* wie Tumoren verursachen ebenfalls kaum eine isolierte Schädigung des N. cutaneus femoris lateralis. Der von Flowers (1968) berichtete Patient mit „Meralgia paraesthetica" bei retroperitonealem Lipofibrosarkom hatte auch lumbosakrale Schmerzen, seine Beschwerden von seiten des N. cutaneus femoris lateralis waren von Entlastungsstellen des Beines unabhängig und ständig vorhanden.

Patienten mit *Claudicatio intermittens* werden beschwerdefrei, wenn sie stehenbleiben. Bei Patienten mit Meralgia paraesthetica nehmen die Symptome hingegen beim Stehen zu.

Kopell u. Thompson (1976) berichteten über die sog. „falsche Meralgia paraesthetica" und nahmen als ihre Ursache eine Kompressionsneuropathie des *N. glutaeus superior* an. Die Patienten klagten über Schmerzen, die im lateralen Gesäß begannen und von hier in den seitlichen Oberschenkel und das Knie ausstrahlten. Der N. cutaneus femoris lateralis war bei ihnen nicht druckschmerzhaft, die Sensibilität im Versorgungsgebiet dieses Nervs intakt. Der Verlauf des N. glutaeus superior quer über das Gesäß war in allen Fällen druckschmerzhaft. Da dieser Nerv motorisch den M. tensor fasciae latae, M. glutaeus medius und minimus und sensibel die Region des Trochanter major und teilweise das Hüftgelenk versorgt, sind entsprechende Ausfälle zu erwarten.

6 Therapie

Zwar heilen ca. 20% der Meralgia paraesthetica spontan aus (Bollinger 1961), eine solche Spontanheilung nimmt aber lange Zeit in Anspruch, kann jedoch durch therapeutische Maßnahmen beschleunigt werden. Viele verschiedene Behandlungsmethoden sind für die Meralgia paraesthetica beschrieben worden. Stevens kritisierte 1957 in seiner ausgezeichneten Übersicht, daß sie z. T. unwissenschaftlich seien und die Auffassung des jeweiligen Autors von der Art der Ursache widerspiegeln. Einen ähnlichen Eindruck vermittelt Bollingers Zusammenstellung (1961).

Die initiale Therapie ist stets konservativ. Dem Patienten muß erklärt werden, daß es sich um eine harmlose Erkrankung handelt. Drückende Korsetts, Bruchbänder u. ä. sind abzulegen, Adipöse sollten ihr Gewicht reduzieren. Auf diese Maßnahme hin besserten sich bei 19 von Jones' 74 Patienten (1974) die Beschwerden und 55 von 74 waren nach einem Beobachtungszeitraum von mindestens 18

Monaten symptomfrei. Verschiedene physikalische Methoden wie Massagen, faradischer Pinsel, hyperämisierende Salben und Wärme wurden empfohlen, sind aber nicht regelmäßig wirksam. Die diagnostisch eingesetzte Blockade des N. cutaneus femoris lateralis mit einem Lokalanästhetikum, das unter die Fascia lata medial und unterhalb der Spina iliaca anterior superior injiziert wird, kann auch therapeutisch eingesetzt werden, ggf. ergänzt durch Zusatz eines Kortikoids. Mit diesen Maßnahmen können die Patienten geheilt werden (Jones 1974; Sunderland 1978; Tysvaer 1977). Mumenthaler u. Schliack (1982) haben nach Hydrokortisoninjektion gelegentlich eine Besserung der Beschwerden, manchmal aber auch unangenehme Reizerscheinungen gesehen. Die Erfolgsquote konservativer Maßnahmen wird unterschiedlich beurteilt. Genaue Angaben darüber, welcher Anteil der Patienten frei von Schmerzen, Parästhesien und Taubheitsgefühl wurde, sind den Mitteilungen in der Literatur mit wenigen Ausnahmen entweder nicht zu entnehmen oder die Fallzahlen sind sehr klein, Beobachtungszeiträume sind entweder nicht angegeben oder nur kurz, oder die Kriterien der klinischen Auswertung bleiben unerwähnt. Jones' (1974) 74 Patienten wurden auf eine gestaffelte Therapie in Form von „beruhigendem Gespräch", Injektion eines Lokalanästhetikums zusammen mit einem Kortikoid und 100 mg Chlorprothixen pro Tag alle symptomfrei, und zwar für einen Beobachtungszeitraum von mindestens 18 Monaten. Den Mitteilungen mit größeren Fallzahlen kann man immerhin entnehmen, daß sich die meisten Fälle spontan besserten oder gut auf konservative Therapie ansprachen (Bollinger 1961; Ecker u. Woltman 1938; Jones 1974; Kitchen u. Simpson 1972; Lièvre u. Bloch-Michel 1953; Mendel 1933; Musser u. Sailer 1900; Scandiffio 1975; Stevens 1957; Teng 1972). Lediglich Kopell u. Thompson (1962) fanden das Ergebnis konservativer Maßnahmen eher unbefriedigend.

Eine operative Therapie kommt für die Patienten in Betracht, bei denen diese Maßnahmen erfolglos sind. Hager (1885) resezierte erstmals den N. cutaneus femoris lateralis. Neisser u. Pollack beschrieben bereits 1902 die erfolgreiche operative Dekompression durch Spaltung des den Nerven komprimierenden unteren Randes des Lig. inguinale, wie sie später von Learmonth (1933) empfohlen wurde. Nach dieser Operation verschwanden sowohl Schmerzen als auch Taubheitsgefühl. Lee (1939) und Mack (1946) durchtrennten das Lig. inguinale, verlagerten den Nerv nach lateral in einen eigens dafür geformten Schlitz im Beckenkamm, umlegten ihn mit Fettgewebe und nähten das Leistenband wieder. Keegan u. Holyoke (1962) schließlich durchtrennten den hinteren Zwickel des Lig. inguinale, eröffneten die Fascia iliaca unter dem Nerven und verlagerten ihn dann 1–1,5 cm nach medial. Die bis in die 40er Jahre praktizierte Resektion des Nervs (Atkinson 1938; Bramwell 1903; Ecker u. Woltman 1938; King 1941; Mendel 1933; Stookey 1928) ist heute verlassen. Ihre Nachteile sind die Bildung eines schmerzhaften Neuroms am proximalen Stumpf und eine bleibende Hypästhesie im Ausbreitungsgebiet des Nervs, die von vielen Patienten mindestens als genauso störend empfunden wird wie die präoperativen Parästhesien (Bramwell 1903; Stevens 1957). Ghent (1961) glaubt, die Bildung eines schmerzhaften Stumpfneuroms dadurch verhindern zu können, daß er den Nerven proximal des Lig. inguinale durchtrennt. Wenn überhaupt eine operative Behandlung in Betracht kommt, dann sollte der N. cutaneus femoris lateralis in Narkose dekomprimiert werden (Dawson et al. 1983; Ghent 1961; Hudson et al. 1982; Learmonth 1933; Murphy 1974; Neisser u. Pollack 1902; Rengachary 1985; Sunderland 1978; Teng 1972). Er wird am besten am Vorderrand des M. sartorius unter der Fascia lata aufgesucht (Abb. 155 a–c). Alle komprimierenden Strukturen müssen so beseitigt werden, daß ein Kanal bis unter die Fascia iliaca proximal des Leistenbandes entsteht, der für den Finger leicht eingehbar ist. Dazu müssen in der Regel ein Teil des Lig. inguinale durchtrennt und proximal davon die Fascia iliaca longitudinal inzidiert werden. Es verwundert nicht, daß im Zeitalter des Operationsmikroskops auch die mikroskopische interfaszikuläre Neurolyse des N. cutaneus femoris lateralis empfohlen wird (Baldini et al. 1982; Claustre et al. 1981; Privat et al. 1980). Die insgesamt 3 mitgeteilten Fälle [bei den Publikationen von Privat et al. (1980) und Claustre et al. (1981) handelt es sich um fast wortgleiche Mitteilungen über 2 identische Patienten] berechtigen nicht dazu, eine interfaszikuläre Neurolyse für Patienten mit Meralgia paraesthetica zu fordern. Die Ergebnisse der operativen Dekompression des Nervs sind durchweg gut, die subjektiven und objektiven Störungen bilden sich in der Mehrzahl der Fälle schnell und anhaltend zurück (Murphy 1974: 17 von 24, Teng 1972: 69 von 84) oder bessern sich deutlich. Nur einer von Murphys (1974) 24 und 3 von Tengs (1972) 84 Patienten zeigten ein schlechtes postoperatives Ergebnis. Ihre Symptome wurden durch die Operation nicht positiv beeinflußt.

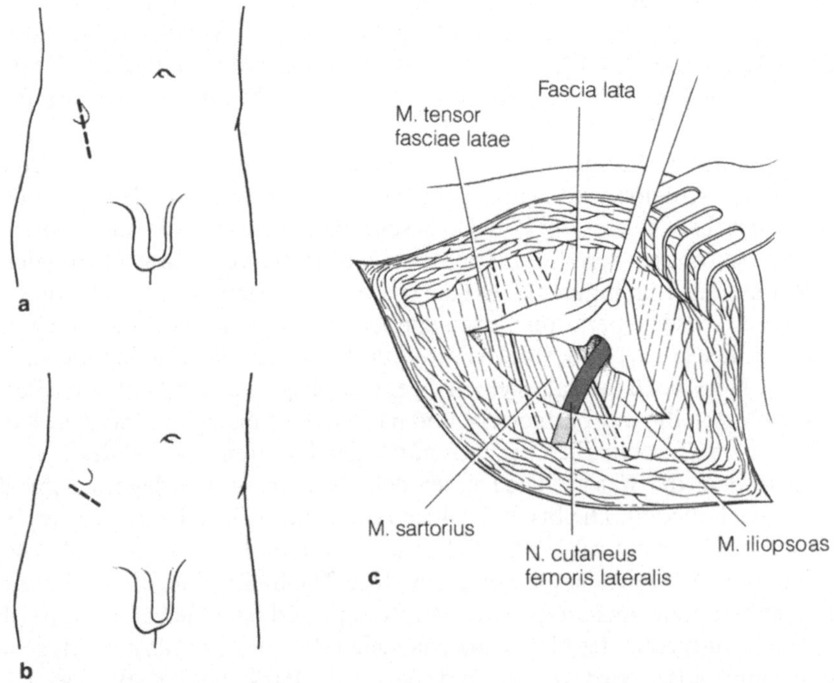

Abb. 155. Alternative Schnittführungen zur Freilegung des rechten N. cutaneus femoris lateralis (**a, b**) und Operationssitus nach Darstellung des Nervs (**c**). **a** Nach Stookey (1928); **b** nach Ghent (1961); **c** Operationssitus nach Freilegung des Nervs über die quere Schnittführung

Literatur

Atkinson FRB (1938) Meralgia paraesthetica. Med Press 197:177–183

Baldini M, Raimondi PL, Princi L (1982) Meralgia paraesthetica following weight loss. Case report. Neurosurg Rev 5:45–47

Bernhardt M (1895) Über isolirt im Gebiete des N. cutaneus femoris externus vorkommende Paraesthesien. Neurol Zentralbl 14:242–244

Bollinger A (1961) Die Meralgia paraesthetica. Klinisches Bild und Pathogenese anhand von 158 eigenen Fällen. Schweiz Arch Neurol Neurochir Psychiatr 87:58–102

Boyce JR (1984) Meralgia paresthetica and tight trousers (letter). JAMA 251:1553

Bramwell E (1903) A case of meralgia paresthetica (Bernhardt's Sensibilitätsstörung), with a short account of the condition. Edinburgh Med J 14:26–33

Butler ET, Johnson EW, Kaye ZA (1974) Normal conduction velocity in the lateral femoral cutaneous nerve. Arch Phys Med Rehabil 55:31–32

Claustre J, Privat JM, Gros C, Simon L (1981) Méralgie parésthesique d'origine canalaire. Rev Rhum Mal Osteoartic 48:273–276

Curschmann H (1941/42) Über Meralgia paraesthetica. Dtsch Z Nervenheilk 153:205–212

Dawson DM, Hallett M, Millender LH (1983) Entrapment neuropathies; p. 307. Little Brown, Boston Toronto

Deal CL, Canoso JJ (1982) Meralgia paresthetica and large abdomens (letter). Ann Intern Med 96:787–788

Ecker AD (1985) Diagnosis of meralgia paresthetica (letter). JAMA 253:976

Ecker AD, Woltman HW (1938) Meralgia paresthetica. A report of one hundred and fifty cases. JAMA 110:1650–1653

Flowers RS (1968) Meralgia paresthetica. A clue to retroperitoneal malignant tumor. Am J Surg 116:89–92

Flügel KA, Sturm U, Skiba N (1984) Somatosensibel evozierte Potentiale nach Stimulation des N. cutaneus femoris lateralis bei Normalpersonen und Patienten mit Meralgia paresthetica. EEG EMG 15:88–93

Freud S (1895) Über die Bernhardt'sche Sensibilitätsstörung am Oberschenkel. Neurol Zentralbl 14:491–492

Gateless D, Gilroy J (1984) Tight-Jeans meralgia: Hot or cold? JAMA 252:42–43

Ghent WR (1959) Meralgia paraesthetica. Can Med Assoc J 81:631–633

Ghent WR (1961) Further studies on meralgia paraesthetica. Can Med Assoc J 85:871–885

Hager W (1885) Neuralgia femoris. Resection des Nerv. cutan. femoris anterior externus. Heilung. Dtsch Med Wochenschr 11:218–219

Hovelacque A (1927) Anatomie des nerfs craniens et rachidiens et du système grand sympathique chez l'homme. Doin, Paris

Hudson AR, Berry H, Mayfield F (1982) Chronic injuries of peripheral nerves by entrapment. In: Youmans JR (ed): Neurological surgery, 2nd edn. Saunders, Philadelphia, pp 2430–2474

Jefferson D, Eames RA (1979) Subclinical entrapment of the lateral femoral cutaneous nerve: An autopsy study. Muscle Nerve 2:145–154

Jones RK (1974) Meralgia paresthetica as a cause of leg discomfort. Can Med Assoc J 111:541–542

Keegan JJ, Holyoke EA (1962) Meralgia paresthetica. An anatomical and surgical study. J Neurosurg 19:341–345

King BB (1941) Meralgia paresthetica. Report of five cases. Am J Surg 52:364–368

Kitchen C, Simpson J (1972) Meralgia paresthetica. A review of 67 patients. Acta Neurol Scand 48:547–555

Klimke W (1929) Die Meralgia paraesthetica. Dtsch Z Nervenheilkd 110:95–105

Kopell HP, Thompson WAL (1962) Peripheral entrapment neuropathies of the lower extremity. N Engl J Med 262:56–60

Kopell HP, Thompson WAL (1976) Peripheral entrapment neuropathies. Krieger, Huntington New York

Learmonth JR (1933) The principle of decompression in the treatment of certain diseases of peripheral nerves. Surg Clin North Am 13:905–913

Lee FC (1939) A preliminary report on an operation for the cure of meralgia paraesthetica. Bull Johns Hopkins Hosp 64:147–148

Lee FC (1941) An osteoplastic neurolysis operation for the cure of meralgia paresthetica. Ann Surg 113:85–94

Lièvre JA, Bloch-Michel H (1953) La méralgie paresthésique. Bull Mem Soc Med Hop Paris 69:820–829

MacGregor J, Moncur JA (1977) Meralgia paraesthetica – a sports lesion in girl gymnasts. Br J Sports Med 11:16–19

Mack EW (1946) Meralgia paresthetica. New causal observations. West J Surg Obstet Gynecol (Seattle) 54:390–391

Mendel K (1933) Meralgia paraesthetica. Zentralbl Ges Neurol Psychiatr 67:529–542

Mumenthaler M (1974) Charakteristische Krankheitsbilder nicht unmittelbar traumatischer peripherer Nervenschäden. Ursachen und Diagnose. Nervenarzt 45:61–66

Mumenthaler M, Schliack H (1982) Läsionen peripherer Nerven, 4. Aufl. Thieme, Stuttgart

Murphy JP (1974) Meralgia paresthetica – a nerve-entrapment syndrome. Md State Med J 23:57–58

Musser JH, Sailer J (1900) Meralgia paresthetica (Roth), with the report of ten cases. J Nerv Ment Dis 27:16–40

Nathan H (1960) Gangliform enlargement on the lateral cutaneous nerve of the thigh. Its significance in the understanding of the etiology of meralgia paresthetica. J Neurosurg 17:843–850

Nawratzki E (1900) Ein Fall von Sensibilitätsstörung im Gebiet des Nervus cutaneus femoris externus mit pathologisch-anatomischem Befunde. Dtsch Z Nervenheilkd 17:99–108

Neisser E, Pollack C (1902) Beitrag zur Kenntnis der Roth-Bernhardt'schen Meralgie und ihrer operativen Behandlung. Mitt Grenzgeb Med Chir 10:453–461

Orton D (1984) Meralgia paresthetica from a wallet (letter). JAMA 252:3368

Pearson MG (1957) Meralgia paraesthetica. With reference to its occurrence in pregnancy. J Obstet Gynecol 64:427–430

Privat JM, Claustre J, Simon L, Gros C (1980) La méralgie paresthésique: Syndrome canalaire méconnu. A propos de 2 cas opérés. Neurochirurgie 26:239–242

Radvan GH, Vidikan P (1982) Meralgia paresthetica and liver disease (letter). Ann Intern Med 96:252–253

Rengachary SS (1985) Entrapment neuropathies. In: Wilkins RH, Rengachary SS (eds) Neurosurgery. McGraw-Hill, New York, 1771–1795

Rhodes P (1957) Meralgia paraesthetica in pregnancy. Lancet II:831

Roth WK (1895) Meralgia paraesthetica. Karger, Berlin

Sarala PK, Nishihara T, Oh SJ (1979) Meralgia paresthetica: Electrophysiologic study. Arch Phys Med Rehabil 60:30–31

Sattamini-Duarte O (1953) Meralgia parestésica. Neurobiologia 16:1–7

Scandiffio MA (1975) Meralgia paresthetica (letter). Can Med Assoc J 112:931

Schrott E, Holzhauser P (1982) Meralgia paraesthetica bei Coxarthrose. Dtsch Med Wochenschr 107:813–818

Sittig O (1928) Über Sensibilitätsstörungen im Gebiete des Nervus cutaneus femoris lateralis (Bernhardt'sche Krankheit), besonders nach Appendektomie. Med Klinik 24:209–211

Stevens A, Rosselle N (1970) Sensory nerve conduction velocity of N. cutaneus femoris lateralis. Electromyography 4:397–398

Stevens H (1957) Meralgia paresthetica. Arch Neurol Psychiatry 77:557–574

Stookey B (1928) Meralgia paraesthetica. Etiology and surgical treatment. JAMA 90:1705–1707

Sunderland S (1978) Nerves and nerve injuries, 2nd edn. Churchill Livingstone, Edinburgh London New York

Synek VM (1985) Assessing sensory involvement in lower limb nerve lesions using somatosensory evoked potential techniques. Muscle Nerve 8:511–515

Teng P (1972) Meralgia paresthetica. Bull Los Angeles Neurol Soc 37:75–83

Tysvaer A (1977) Meralgia paraesthetica. Behandlet med lokalanestesi. Tidskr Nor Laegeforen 6:293–294

Wartenberg R (1958) Neuritis, sensory neuritis, neuralgia. Oxford University Press, New York

22 Nervus obturatorius

1 Anatomie

Der N. obturatorius geht aus den Lumbalsegmenten $L_2 - L_4$ hervor. Er zieht durch den M. psoas major und gelangt etwa auf der Höhe des Sakroiliakalgelenks auf die mediale Seite dieses Muskels. Der Nerv verläuft dann bogenförmig an der Seitenwand des kleinen Beckens zum Canalis obturatorius, begleitet von der A. obturatoria. Im kleinen Becken liegt er in enger Nachbarschaft zum Ureter und bei der Frau zum Ovarium. Im Canalis obturatorius teilt er sich in seine beiden Endäste, den R. anterior und R. posterior, ferner gibt er im Kanal einen Ast zum M. obturator externus ab.

Der R. anterior verläuft von hier aus nach kaudal, ventral begrenzt von den Mm. pectineus und adductor longus, dorsal begrenzt von den Mm. adductor brevis, magnus und gracilis. Er endet als sensibler R. cutaneus femoris medialis. Motorisch werden vom R. anterior die Mm. pectineus, adductor brevis, adductor longus und gracilis innerviert; sensibel versorgt dieser Ast in sehr wechselnder Ausdehnung ein Hautareal an der medialen, distalen Seite des Oberschenkels, gelegentlich reicht er auch über das Knie nach distal. Es bestehen ausgeprägte Anastomosen und Überlappungen mit dem R. genitalis des N. genitofemoralis, dem N. saphenus und dem N. cutaneus femoralis dorsalis, so daß beim Ausfall des R. anterior des N. obturatorius nur ein kleines Hautareal anästhetisch wird (Abb. 156). Nach Clara (1959) kann der sensible Endast sogar völlig fehlen. Die Versorgung wird dann von den genannten Nerven übernommen. Der R. posterior durchbohrt den M. obturator externus und verläuft zwischen ihm und dem M. adductor brevis zur Vorderfläche des M. adductor magnus. Er entsendet Rr. articulares zum Hüftgelenk, Rr. periostales zur Rückseite des Femur und der Hinterfläche des Kniegelenks, Rr. musculares zu dem Teil des M. adductor magnus, der an der Crista femoris ansetzt.

In variabler Häufigkeit (8 – 30%; Bardeen u. Elting 1901; Eisler 1891) besteht ein N. obturatorius accessorius, der über das Os pubis zum Oberschenkel zieht und den M. pectineus innerviert sowie Zweige zum Hüftgelenk abgibt.

2 Symptomatik

Parästhesien, Schmerzen im Bereich der medialen Seite des distalen Oberschenkeldritteils, gelegentlich auch im Kniebereich und oberen Unterschenkeldrittel, gehören zu den charakteristischen Symptomen. Die Beschwerden werden durch eine Adduktion oder Hyperextension im Hüftgelenk verstärkt. Paresen der

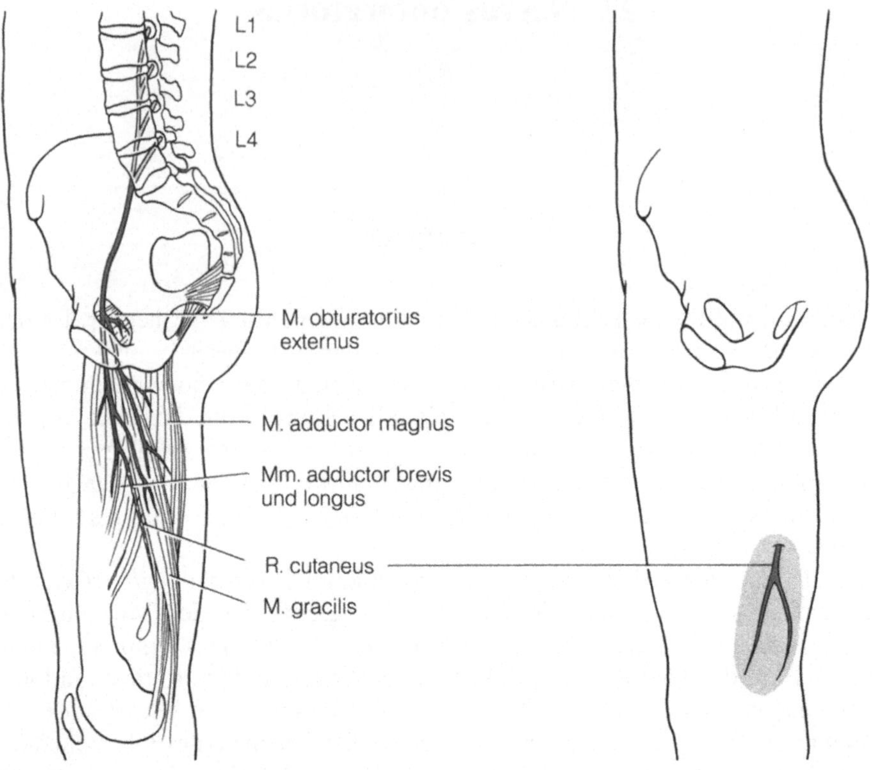

Abb. 156. Verlauf des N. obturatorius mit motorischer und sensibler Innervation (*gepunktet*). (Nach Lanz u. Wachsmuth 1972)

Adduktorengruppe sind meist nicht hochgradig, da der hauptsächliche Adduktor, der M. adductor magnus, zum Teil von Ästen des N. ischiadicus innerviert wird. Es bestehen Schwierigkeiten in der Stabilisierung des Hüftgelenkes, das Bein wird daher auf der betroffenen Seite beim Gehen abduziert. Der Adduktorenreflex ist abgeschwächt oder fehlt (Hannington-Kiff 1980). Infolge einer Irritation des N. obturatorius kann es auch zu Knie- oder Hüftgelenkkontrakturen kommen (Fettweis 1966). Adduktorenspasmen wurden nach urologischen Operationen beschrieben (Giannotti et al. 1982; Kihl et al. 1981).

3 Ursachen

Ursächlich kommen eine ganze Reihe von Prozessen in Frage, die in topographischer Nachbarschaft zum N. obturatorius auftreten können. Es handelt sich um *Tumoren* (Sunderland 1972; Stoltze et al. 1982), *Hämatome* (Lazaro et al. 1981), *Obturatoriushernien* (Gray et al. 1974; Kozlowski u. Beal 1977; Hannington-Kiff 1980), *Osteophytenbildungen* im Bereich des Os pubis (Baryluk 1980),

Irritationen durch *Knochenzement* nach Hüftgelenksendoprothesenoperation (Melamed u. Satya-Murti 1983), eine *Ostitis pubis* (Kopell u. Thompson 1963).

Vereinzelt sind Kompressionen auch nach *gynäkologischen oder geburtshilflichen Operationen* vorgekommen (Hopf 1974; Heckl 1976; Warfield 1984). In einzelnen Fällen war eine Ursache nicht zu erkennen (Saurenmann u. Brand 1984).

4 Diagnostik

Die Diagnose ist klinisch aufgrund der typischen Schmerzlokalisation und Beschwerdeschilderung zu stellen. Die Elektromyographie kann bei der Abgrenzung zu anderen Prozessen hilfreich sein. Wesentlich sind radiologische Untersuchungen zur Erkennung von Destruktionen im Bereich der Beckenknochen oder raumfordernden Prozessen in den Weichteilen des kleinen Beckens.

5 Differentialdiagnose

Eine Schädigung des N. obturatorius ist bei diabetischen Mononeuropathien zu beobachten. In solchen Fällen ist aber immer eine Mitbeteiligung des N. femoralis zu finden. Aseptische Knochennekrosen des unteren Schambeinastes (Grazilis-Syndrom) führen zu einer ähnlichen Symptomatik, dies gilt auch für aseptische Nekrosen der Symphysensynchondrose, die besonders bei Kindern im frühen Schulalter auftreten kann.

6 Therapie

Besonders bei älteren Patienten sollte bei entsprechender klinischer Symptomatik immer an die Möglichkeit einer Obturatoriushernie gedacht werden. Diese kann eine lebensbedrohliche Situation darstellen, je nachdem, welche Strukturen inkarzeriert sind. Sie machen eine sofortige operative Revision notwendig. Ist eine Raumforderung als Ursache ausgeschlossen, so können Nervenblockaden, z. B. 10–20 ml 1%iges Lidocain, evtl. in Kombination mit Methylprednisolon, von Nutzen sein (Heckl 1976; Warfield 1984).

Literatur

Bardeen CR, Elting AW (1901) A statistical study of the variations in the formation and position of the lumbosacral plexus in man. Anat Anz 19:124–135
Baryluk M (1980) A case of obturator neuropathy (in Polish). Chir Narzadow Ruchu Ortop Pol 45:295–297
Clara M (1959) Das Nervensystem des Menschen, 3. Aufl. Barth, Leipzig
Eisler P (1891) Der Plexus lumbosacralis des Menschen. Anat Anz 6:274–281

Fettweis E (1966) Kniegelenks- und Hüftgelenkskontrakturen bei narbiger Irritation des sensiblen Astes des Nervus obturatorius. Dtsch Med Wochenschr 91:313–314

Giannotti P, Merciadri R, Aragona F (1982) La stimulazione del nervo otturatorio in corso di resezione endoscopia di tumori della vesica. Minerva Urol 34:71–74

Gray SW, Skandalakis JE, Soria RE, Rowe JS (1974) Strangulated obturator hernia. Surgery 75:20–27

Hannington-Kiff JG (1980) Absent thigh adductor reflex in obturator hernia. Lancet I:180

Heckl RW (1976) Die Obturatoriusneuralgie. Aktuel Neurol 3:199–202

Hopf HC (1974) Obturatorius-Lähmung unter der Geburt. J Neurol 207:165–166

Kihl B, Nilson AE, Peterson S (1981) Thigh adductor contraction during transurethral resection of bladder tumors. Evaluation of inactive electrode placement and obturator nerve topography. Scand J Urol Nephrol 15:121–125

Kopell HP, Thompson WAL (1963) Peripheral entrapment neuropathies. William & Wilkins, Baltimore

Kozlowski JM, Beal M (1977) Obturator hernia. Arch Surg 112:1001–1002

Lazaro RP, Brinker RA, Weiss JJ, Olejniczak S (1981) Femoral and obturator neuropathy secondary to retroperitoneal hemorrhage. The value of the CT scan. Comput Tomogr 5:221–224

Melamed NB, Satya-Murti S (1983) Obturator neuropathy after total hip replacement. Ann Neurol 13:578–579

Saurenmann P, Brand S (1984) Obturatorius-Neuralgie (Howship-Romberg-Phänomen) Schweiz Med Wochenschr 114:1462–1464

Stoltze D, Harms J, Böttger E, Heckl RW (1982) Der Knieschmerz als Erstsymptom bei retroperitonealen Raumforderungen. Z Orthop 120:10–13

Sunderland S (1972) Nerves and nerve injuries. Churchill Livingstone, Edinburgh London

Warfield CA (1984) Obturator neuropathy after forceps delivery. Obstet Gynecol [Suppl 3] 64:47–48

23 Nervus femoralis

1 Anatomie

Der N. femoralis (Abb. 157) bildet sich innerhalb der Muskelmasse des Psoas major aus den Rr. anteriores der Nn. lumbales II–IV. Er tritt einige Zentimeter proximal des Leistenbandes aus dem lateralen Rand des Psoas major aus und zieht in der Furche zwischen diesem und dem M. iliacus abwärts in das Trigonum femorale, bedeckt von Faszien und Peritoneum. Der intrapelvine Nervenabschnitt befindet sich rechts hinter der Ileozäkalregion, links hinter dem Colon sigmoideum, und entläßt Muskeläste für den M. psoas (der außerdem Äste von den Spinalnerven L_2 und L_3 erhält) sowie den M. iliacus. Ein weiterer Muskelast verläuft unter dem Leistenband in der Lacuna vasorum zum M. pectineus. Der Hauptstamm durchquert die Lacuna musculorum und zieht knapp lateral von der A. femoralis zum Trigonum femorale, wo er in seine Endäste zerfällt:

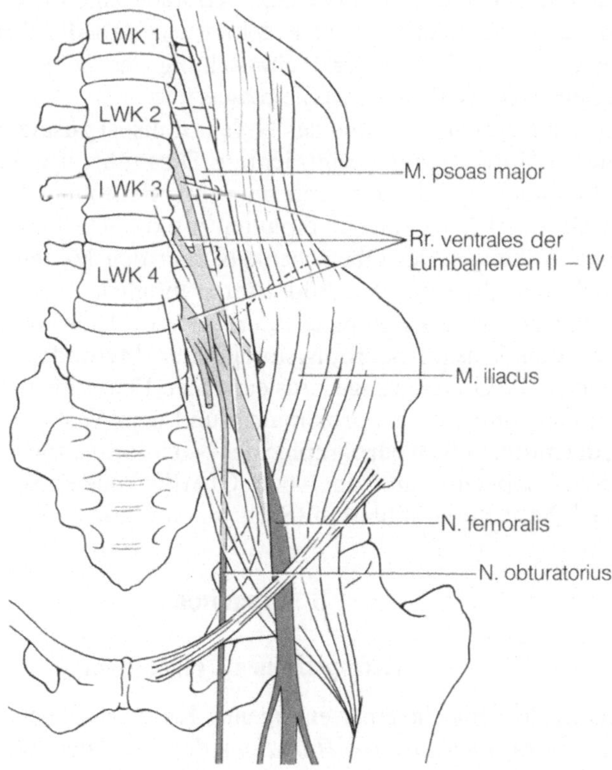

Abb. 157. Ursprung und Verlauf des N. femoralis

Einerseits Rr. musculares für die Mm. sartorius, rectus femoris, vastus lateralis, intermedius und medialis, andererseits Rr. cutanei anteriores für die Hautversorgung der Vorderinnenseite des Oberschenkels. Der (sensible) Endast des N. femoralis ist der die A. femoralis im Adduktorenkanal begleitende N. saphenus (s. Kap. 24).

2 Symptomatik

Bei einer *Läsion* des N. femoralis *in Höhe des Leistenbandes* treten außer Sensibilitätsstörungen im Versorgungsbereich des N. saphenus an der Vorderinnenseite des Unterschenkels sensible Reiz- oder Ausfallserscheinungen an der Oberschenkelvorderinnenseite hinzu. Weiterhin bestehen Paresen der Mm. quadriceps femoris, sartorius und pectineus, wobei funktionell die Quadrizepsparese mit hieraus resultierender Schwäche der Streckung des Beins im Kniegelenk bedeutsam ist. Das Knie „gibt nach", was sich besonders auf unebenem Boden sowie beim Treppensteigen bemerkbar macht. Beim Gehen auf ebenem Boden wird das zur Verhinderung des Einknickens überstreckte Bein (Genu recurvatum) als Stelze gebraucht. Bei einer beidseitigen Paralyse des Quadriceps femoris kann der Patient nicht mehr ohne Stockhilfe gehen. Der Quadrizepsreflex („Patellarsehnenreflex") ist in Abhängigkeit vom Schweregrad der Parese abgeschwächt oder ausgefallen. Frühzeitig entwickelt sich auch eine oft ausgeprägte Quadrizepsatrophie, wobei allerdings zu beachten ist, daß die Streckmuskulatur am Oberschenkel bereits bei bloßer Ruhigstellung des Beins mit einer manchmal ausgeprägten (Inaktivitäts-)Atrophie reagiert.

Bei einer *intrapelvinen Läsion* des N. femoralis ist zusätzlich der M. iliopsoas und damit die Hüftbeugung beeinträchtigt. Dies führt u. a. beim Treppensteigen zu einer Behinderung, da das Knie nur unvollkommen hochgezogen werden kann. Im Sitzen ist trotz einer kompletten proximalen Femoralislähmung noch ein geringes Anbeugen des Oberschenkels über den M. tensor fasciae latae, im Liegen auch über die ventralen Adduktoren möglich.

Besonders bei der Erkennung leichterer Femoralisläsionen kann deren Nachweis durch den Einsatz neurophysiologischer Methoden ermöglicht werden. Hierzu dienen EMG-Ableitungen aus einzelnen Femoralis-innervierten Muskeln (vor allem dem Iliopsoas als proximalem und dem Vastus medialis als distalem Muskel), die motorische Neurographie des N. femoralis sowie die sensible Neurographie des N. saphenus mit Nadel- oder Oberflächenelektroden oder SEP-Ableitungen nach Saphenusstimulation (Stöhr u. Bluthardt 1987).

3 Ursachen

Retroperitoneale Hämatome

Die häufigste Ursache einer endogenen Kompressionsschädigung des N. femoralis ist ein *retroperitoneales Hämatom,* das besonders bei Blutgerinnungsstörungen auftritt. Bekannt sind solche Hämatome bei *Hämophilie* (Brower u. Wilde 1966; Goodfellow et al. 1967; Kettlekamp u. Powers 1969; Frangakis 1977), bei

Heparintherapie (Susens et al. 1968; Stern u. Spiegel 1975), unter *Antikoagulantientherapie* (Young u. Norris 1976; Wells u. Templeton 1977; Lazaro et al. 1981; King u. Bechtold 1985), selten auch nach *Ruptur eines abdominalen Aortenaneurysmas* (Nobel et al. 1980; Klammer 1983), *translumbaler Aortographie, Frakturen des Os ilium* (Guha u. Poole 1983), nach *Nierentransplantationen* (Sisto et al. 1980; Probst et al. 1982) und im Rahmen einer *Purpura Schoenlein-Henoch* (Komar et al. 1979). Nach Nierentransplantationen auftretende Femoralis-Paresen können allerdings auch durch den Druck von selbsthaltenden Wundsperren bedingt sein (Vasziri et al. 1976). Außerdem können solche Hämatome nach *äußerer Gewalteinwirkung* wie z. B. Verkehrsunfällen (Liaras 1972), Bandscheiben- und Hüftgelenksoperationen (Buchholz 1973), sowie Sportunfällen (Strandell 1942; Gertzbein u. Evans 1972) auftreten. Die bei Blutgerinnungsstörungen vorkommenden Hämatome sind nicht immer spontan, sondern können durch leichte Traumen (z. B. Muskelzerrungen oder Prellungen im Bereich der Hüfte und des Abdomens) induziert sein (Young u. Norris 1976). Schließlich können auch *subkutane Injektionen in die Bauchdecke* ein retroperitoneales Hämatom zur Folge haben (Susens et al. 1968). Letzteres wird verständlich, wenn man bedenkt, daß zwischen M. iliopsoas und Peritoneum mehrere Faszienräume liegen, die einerseits in die vordere Bauchwand übergehen und sich andererseits nach kaudal bis in das Trigonum femorale erstrecken (DeBolt u. Jordan 1966; Nobel et al. 1980) (Abb. 158). Dabei ist die Möglichkeit einer retroperitonealen Hämatomausbil-

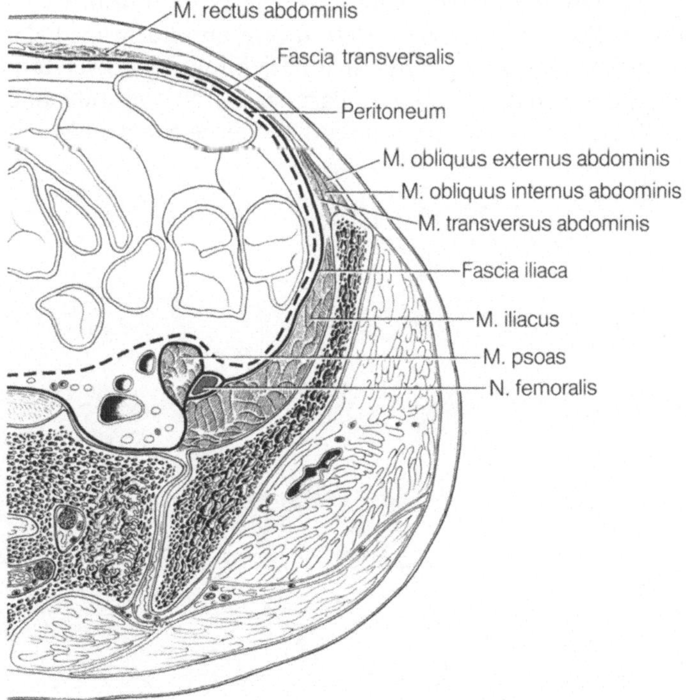

Abb. 158. Beziehungen zwischen den Faszienspalten von M. iliopsoas und Bauchwand. (In Anlehnung an von Lanz u. Wachsmuth 1984)

dung besonders gegeben, wenn die „subkutane" Injektion direkt neben dem lateralen Rand des M. rectus abdominis erfolgt, da hier die Nadelspitze leicht unter die Fascia transversalis bzw. zwischen diese und das Peritoneum gelangt (Susens et al. 1968). Somit können sich Blutungen – ebenso wie Abszesse – über weite Strecken ausbreiten und sich entsprechend der Schwerkraft im kaudalsten Abschnitt dieser Faszienkammern ansammeln.

Infusionsexperimente durch Goodfellow et al. (1967) zeigten, daß die Mm. iliacus und psoas getrennte Kompartimente besitzen, die lediglich unterhalb des Leistenbandes miteinander kommunizieren, so daß retrograde Füllungen des einen über das andere Kompartiment möglich sind. Nobel et al. (1980) wiesen die Existenz mehrerer die Fascia iliaca verstärkender Faszien nach (Lamina iliaca, praeiliaca, transversalis und peritonaealis), wobei Latexinjektionen in einzelne der dazwischen liegenden Faszienräume eine Ausbreitung bis hinunter zum Trochanter minor erfuhren. Der N. femoralis wurde dadurch in seinem abdominalen und subinguinalen Abschnitt umhüllt, komprimiert und teilweise gedehnt.

Der Grund für die besondere Disposition des M. iliopsoas für intra- bzw. perimuskuläre Blutungen ist unbekannt.

Symptomatik. Zum Verständnis der bei retroperitonaealen Hämatomen auftretenden Symptomatik ist die Kenntnis der räumlichen Beziehungen zwischen M. iliopsoas und N. femoralis von Bedeutung. Der N. femoralis verläuft zunächst innerhalb der Muskelmasse des Psoas major, um dann an dessen lateralem Rand auszutreten und in einer Furche zwischen Psoas und Iliacus in das Trigonum femorale abwärts zu ziehen, wobei er in dieser Furche von Faszien und von Peritoneum bedeckt ist (Abb. 159). Der N. obturatorius (L_{2-4}) verläuft gleichfalls im Psoas major und verläßt diesen an seinem medialen Rand (s. Abb. 157, S. 395). Aus diesen anatomischen Beziehungen wird verständlich, daß Einblutungen in den Psoas kombinierte Paresen des N. femoralis und des N. obturatorius zur Folge haben können, während in oder neben dem M. iliacus sich ausbildende

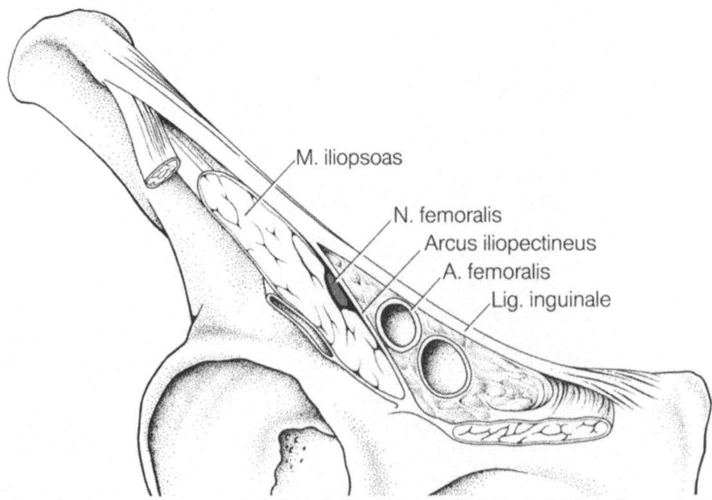

Abb. 159. Räumliche Beziehungen zwischen M. iliopsoas und N. femoralis im Trigonum femorale. (Nach Platzer 1982)

Hämatome lediglich zu einer isolierten Läsion des N. femoralis führen (Goodfellow et al. 1967; Susens et al. 1968).

Ein sich ausbildendes retroperitoneales Hämatom führt meist akut zu einem heftigen *Schmerz in der Leistengegend oder im Unterbauch,* seltener in der unteren Lendenregion (so daß Fehldiagnosen wie Hüftgelenkserkrankung, Nierensteine oder Appendizitis naheliegen). Des öfteren findet sich auch ein in das sensible Versorgungsgebiet des N. femoralis ausstrahlender Schmerz. Bei der Untersuchung befindet sich das betroffene Bein in einer Entlastungshaltung mit Flexion, Abduktion und Außenrotation im Hüftgelenk. Eine aktive oder passive Strekkung des Beins führt zu einer Schmerzverstärkung. Über und/oder unter dem Leistenband können *Ekchymosen* sichtbar sein (Lazaro et al. 1981). Bei Palpation findet sich ein *druckschmerzhafter Tumor in der Fossa iliaca und/oder unter dem Leistenband* (Susens et al. 1968). In einem Teil der Fälle läßt sich auch eine walzenförmige Auftreibung des Psoaskompartiments mit palpabler Furche zwischen diesem und dem M. iliacus nachweisen (Goodfellow et al. 1967).

Die neurologische Untersuchung zeigt unterschiedlich schwere sensible und motorische Ausfallserscheinungen von seiten des N. femoralis mit einer meist im Vordergrund stehenden Quadrizepsparese. Auf die bei Psoashämatomen mögliche Mitbeteiligung des N. obturatorius wurde bereits hingewiesen. Außer einseitigen Ausfallerscheinungen kommen gelegentlich auch bilaterale Hämatome und Femoralisparesen vor (Stoeren 1978).

Apparative Diagnostik. An apparativer Diagnostik muß *bei jeder Gerinnungsstörung eine Nadelelektromyographie vermieden werden.* Zur Feststellung, ob lediglich eine Neurapraxie oder aber eine Wallersche Degeneration der motorischen Femoralisanteile eingetreten ist, kann 1 Woche nach Beginn der Symptomatik eine faradische Erregbarkeitsprüfung oder – genauer – eine im Seitenvergleich durchgeführte motorische Neurographie des N. femoralis unter Verwendung von Oberflächenelektroden durchgeführt werden. Der Nachweis des Hämatoms gelingt am besten sonographisch (Graif et al. 1982; Hern et al. 1982). Außerdem eignet sich die Computertomographie zum Nachweis der Größe und Ausdehnung des Hämatoms.

Therapeutisch ist eine absolute Ruhigstellung, eine Normalisierung der Gerinnungsverhältnisse und die bedarfsweise Gabe von Analgetika erforderlich. Vor allem bei großen Hämatomen und kompletter Femoralisparese wird von manchen Autoren eine rasche operative Dekompression empfohlen (Kounis et al. 1975; Young u. Norris 1976; Simeone et al. 1977; Stoeren 1978; King u. Bechthold 1985). Allerdings weisen auch viele konservativ behandelte Patienten eine gute – wenn auch teilweise verzögerte – Rückbildung der Paresen auf, (Spiegel u. Meltzer 1974; Silverstein 1979), so daß eine Operation unseres Erachtens nur bei großen Hämatomen, die zu einer vollständigen Femoralisparese geführt haben, zu empfehlen ist. Eine selbstverständliche Voraussetzung ist die vorherige Normalisierung der Gerinnungsverhältnisse.

Ob die bei retroperitonealen Hämatomen auftretenden Femoralis-Läsionen durch Kompression entstehen oder aber ischämisch (im Rahmen eines Kompartmentsyndroms), wird kontrovers beurteilt (King u. Bechthold 1985). Unseres Erachtens spricht die meist gute Rückbildung der Lähmungen auch ohne Vornahme einer Fasziotomie und Nervendekompression für das Vorliegen einer Kompressionsschädigung und gegen ein Kompartmentsyndrom, da dort die Spontanprognose wegen ischämischer Muskel- und Nervennekrosen ungünstiger wäre.

Prophylaktisch ist von Bedeutung, daß in den beiden von Susens et al. (1968) beschriebenen Fällen unter Heparintherapie flächenförmige Hämatome an den Injektionsstellen im Unterbauch der retroperitonaealen Blutung vorausgingen und damit als Warnsignal anzusehen sind, die eine Dosisminderung zur Folge haben sollten. Des weiteren ist es wichtig, an Blutgerinnungsstörungen leidende Patienten auf die Wichtigkeit der Vermeidung auch leichter Traumen im Hüft-Bauchbereich hinzuweisen. Bei Heparininjektionen ist darauf zu achten, daß diese streng subkutan und nicht am Übergang zwischen M. rectus abdominis und lateraler Bauchdeckenmuskulatur vorgenommen werden.

Differentialdiagnostisch sind retroperitoneale Tumoren (Cramer u. Dietz 1980), diabetische Schwerpunktsneuropathien, $L_{3/4}$-Syndrome sowie Beinplexus-neuritiden auszuschließen. Akute Hüftgelenksprozesse lassen sich meist schon durch die klinische Untersuchung abgrenzen, da bei retroperitonealen Hämato-men ausschließlich die Streckung im Hüftgelenk gehemmt ist, während die übri-gen Bewegungen schmerzfrei möglich sind.

Sonstige endogene Kompressionen

Außer retroperitonealen Hämatomen kommen gelegentlich auch andersartige endogene Kompressionssyndrome des N. femoralis vor. So wurden Druckschä-den des N. femoralis durch *Aneurysmen* der *A. iliaca externa* und der *Aorta abdo-minalis* beschrieben (Razzuk et al. 1967). Bei ausgedehnten aortoiliakalen aneu-rysmatischen Erweiterungen kommen auch kombinierte Femoralis-, Obtura-torius- und Ischiadikusparesen vor (Kubacz 1971).

White et al. (1974) beschreiben bei einem Neugeborenen eine Femoraliskom-pression im Rahmen eines *entzündlichen Hüftgelenksprozesses mit Kapselschwel-lung* durch den der Nerv gegen das Leistenband gedrückt wurde. Khella (1979) berichtet über ein Kompressionssyndrom des N. femoralis durch entzündlich *vergrößerte inguinale Lymphknoten,* wobei allerdings die kausale Verknüpfung in dem beschriebenen Fall fraglich erscheint, da die Patientin einen Tag vor Diagno-senstellung einer abdominalen Hysterektomie in Steinschnittlage unterzogen wurde, so daß eine operative bzw. lagerungsbedingte Schädigung mit verzögerter Erkennung näher liegt.

Ebenfalls sehr selten sind chronische Kompressionssyndrome des N. femora-lis, die sich im Anschluß an einen *operativen Eingriff* im Bereich des Abdomens oder der Leistengegend entwickeln, und zwar infolge Einbeziehung des Nervs in Narbengewebe (Stöhr 1980).

Exogene Kompressionssyndrome

Bei *intraabdominalen Eingriffen* (vor allem Hysterektomien) kommen Druck-schäden des N. femoralis durch Bauchdeckenspreizer vor allem bei engem Becken vor, wobei ein- und beidseitige Lähmungen beobachtet wurden. Diese weisen in der Regel eine gute Prognose auf, und es kann mit einer Rückbildung innerhalb von 6–8 Monaten gerechnet werden (Stöhr 1980). Dasselbe gilt für die bei *Entbindungen* beobachteten Femoralis-Paresen (Adelman et al. 1973), die auf eine Kompression des N. femoralis zwischen kindlichem Kopf und lateraler Beckenwand (bzw. auf die Lagerung) zurückgeführt werden.

Bei *Hüftgelenksoperationen* resultieren außer den häufigen Traktionsschäden gelegentlich Kompressionsschädigungen des N. femoralis durch die am vorderen Pfannenrand eingesetzten Hohmann-Hebel.

Bei einer *Lagerung* von Patienten *in Steinschnittlage* treten Kompressionsschäden des N. femoralis auf, wenn dieser infolge übermäßiger Flexion, Abduktion und Außenrotation im Hüftgelenk gegen das unnachgiebige Leistenband gedrückt wird (Hopper u. Baker 1968). Die Gefahr einer solchen Läsion wächst mit der Dauer der Lagerung, wobei sowohl einseitige als auch doppelseitige Läsionen vorkommen. Die Prognose auch dieser Lähmungen ist gut, mit weitgehender oder völliger Rückbildung innerhalb von spätestens 1 ½ Jahren (Hopper u. Baker 1968; Sinclair u. Pratt 1972; Lau u. Shaban 1973; Scholz et al. 1975).

Literatur

Adelman JU, Goldberg GS, Puckett JD (1973) Postpartum bilateral femoral neuropathy. Obstet Gynecol 42:845–850

Brower Td, Wilde AH (1966) Femoral neuropathy in hemophilia. J Bone Joint Surg [Am] 48:487–492

Buchholz HW (1973) Das künstliche Hüftgelenk, Modell St. Georg. In: Cotta H, Schulitz KP (Hrsg) Der totale Hüftgelenksersatz. Thieme, Stuttgart, S 81–92

Chiu WS (1976) The syndrome of retroperitoneal hemorrhage and lumbar plexus neuropathy during anticoagulant therapy. South Med J 69:595–599

Cramer H, Dietz V (1980) Das Kompressionssyndrom des N. femoralis bei retroperitonealer Raumforderung. Nervenarzt 51:483–487

DeBolt WL, Jordan JC (1966) Femoral neuropathy from heparin hematoma. Report of two cases. Bull Los Angeles Neurol Soc 31:45

Frangakis EK (1977) Femoral neuropathy in haemophilia. Intern Orthop 1:139–141

Gertzbein SD, Evans DC (1972) Femoral nerve neuropathy complicating iliopsoas haemorrhage in patients without haemophilia. J Bone Joint Surg [Br] 54:149–151

Goodfellow J, Fearn CBd'A, Matthews JM (1967) Iliacus haematoma. A common complication of haemophilia. J Bone Joint Surg [Br] 49:748–756

Graif M, Olchovsky D, Frankl O, Itzchak Y (1982) Ultrasonic demonstration of iliopsoas hematoma causing femoral neuropathy. Isr J Med Sci 18:967–968

Guha SC, Poole MD (1983) Stress fracture of the iliac bone with subfascial femoral neuropathy. Unusual complications at a bone graft donor site: Case report. Br J Plast Surg 36:305–306

Hern M, Horoszowski H, Selicohn U et al. (1982) Iliopsoas hematoma: Its detection and treatment with special reference to hemophilia. Arch Orthop Trauma Surg 99:195–197

Hopper CL, Baker JB (1968) Bilateral femoral neuropathy complicating vaginal hysterectomy. Analysis of contributing factors in 3 patients. Obstet Gynecol 32:543

Kettlekamp DB, Powers SR (1969) Femoral compression neuropathy in hemorrhagic disorders. Arch Surg 98:367–368

Khella L (1979) Femoral nerve palsy: Compression by lymph glands in the inguinal region. Arch Phys Med Rehabil 60:325–326

King RB, Bechtold DL (1985) Warfarin-induced iliopsoas hemorrhage with subsequent femoral nerve palsy. Ann Emerg Med 14:362–364

Klammer A (1983) Faszienlogensyndrom der Iliakus-Psoas-Loge. Z Orthop 121:298–304

Komar J, Cziffer A, Szegvari M (1979) Als Komplikation von Schoenlein-Henochscher Purpura enstandenes Iliacus-Tunnelsyndrom. Nervenarzt 50:405–407

Kounis NJ, Macauley MB,Ghorbal MS (1975) Iliacus hematoma syndrome. Can Med Assoc J 112:872–873

Kubacz GL (1971) Femoral and sciatic compression neuropathy. Br J Surg 58:580–582

Lanz T von, Wachsmuth W (1984) Praktische Anatomie, Bd II, Teil 8A: Becken (hrsg von W Lierse). Springer, Berlin Heidelberg New York Tokyo

Lau H, Shaban J (1973) Femoralislähmung nach vaginalen Operationen. Med Welt 24:1214–1219

Lazaro RP, Brinker RA, Weiss JJ, Olejniczak S (1981) Femoral and obturator neuropathy secondary to retroperitoneal hemorrhage: The value of the CT scan. Comput Tomogr 5:221–224

Liaras H (1972) Paralysie bilatérale du crural par hématome sous-péritonéal lombo-iliaque. Lyon Chirurgie 68:381–382

Nobel W, Marks SC, Kubik S (1980) The anatomical basis for femoral nerve palsy following iliacus hematoma. J Neurosurg 52:533–540

Platzer W (1982) Atlas der topographischen Anatomie. Thieme, Stuttgart New York

Probst A, Herder F, Hofer H, Thiel G (1982) Femoral nerve lesion subsequent to renal transplantation. Eur Urol 8:314–316

Razzuk MA, Linton RR, Darling RC (1967) Femoral neuropathy secondary to ruptured abdominal aortic aneurysms with false aneurysms. JAMA 201:817–820

Scholz F, Hammans W, Caniels B (1975) Femoralisparesen nach vaginaler Uterusexstirpation und ihre forensische Bedeutung. Geburtsh Frauenheilk 35:710–714

Silverstein A (1979) Neurological complications in patients with hemorrhagic diathesis. In: Vinken PJ, Bruyn GW (eds) Handbook of clinical neurology, vol 38I. North Holland, Amsterdam

Simeone JF, Robinson F, Rothman SLG, Jaffe CC (1977) Computerized tomographic demonstration of a retroperitoneal hematoma causing femoral neuropathy. J Neurosurg 47:946–948

Sinclair RH, Pratt JH (1972) Femoral neuropathy after pelvic operation. Am J Obstet Gynecol 112:404–407

Sisto D, Chiu WS, Geelhoed GW, Lewis R (1980) Femoral neuropathy after renal transplantation. South Med J 73:1464–1466

Spiegel PC, Meltzer JL (1974) Femoral nerve neuropathy secondary to anticoagulation. J Bone Joint Surg [Am] 56:425–427

Stern MN, Spiegel P (1975) Femoral neuropathy as complication of heparin anticoagulation therapy. Clin Orthop 106:140–142

Stöhr M (1980) Iatrogene Nervenläsionen. Thieme, Stuttgart New York

Stöhr M, Bluthardt M (1987) Atlas der klinischen Elektromyographie und Neurographie. 2. Aufl. Kohlhammer, Stuttgart Berlin Köln Mainz

Stoeren EJ (1978) Bilateral iliacus haematoma with femoral nerve palsy complicating anticoagulant therapy. Acta Chir Scand 144:181–183

Strandell G (1942) Subcutaneous rupture of the iliopsoas muscle. Report on three cases. Acta Chir Scand 86:149–167

Susens GP, Hendrickson CG, Mulder MJ, Sams B (1968) Femoral nerve entrapment secondary to a heparin hematoma. Ann Intern Med 69:575–579

Vaziri ND, Barnes J, Khosrow M, Ehrlich R, Rosen SM (1976) Compression neuropathy subsequent to renal transplantation. Urology 7:145–147

Wells J, Templeton J (1977) Femoral neuropathy associated with anticoagulant therapy. Clin Orthop 124:155–160

White AA, Crelin ES, McIntosh S (1974) Septic arthritis of hip joint secondary to umbilical artery catheterization associated with transient femoral and sciatic neuropathy. Clin Orthop 100:190–194

Young MR, Norris JW (1976) Femoral neuropathy during anticoagulant therapy. Neurology (Minn) 26:1173–1175

24 Nervus saphenus

1 Anatomie

Der *N. saphenus* ist der sensible Endast des N. femoralis und empfängt seinen Faserbestand im wesentlichen aus dem 4. Lumbalnerven. Er zweigt im Trigonum femorale vom Hauptstamm des N. femoralis ab, verläuft anfangs in Begleitung eines Muskelastes für den Vastus medialis an der lateralen Seite der A. femoralis superficialis. Im *Canalis adductorius Hunter* verläuft er über die A. femoralis superficialis nach medial und verläßt den distalen Anteil des Kanals 8–10 cm proximal des Epicondylus medialis femoris, indem er dessen fibröses Dach durchdringt und entlang des Hinterrandes des M. sartorius an die Medialseite des Knies gelangt (Abb. 160). Der weitere Verlauf an der Unterschenkelinnenseite erfolgt in enger Nachbarschaft zur V. saphena magna – oberflächlich von dieser –, um mit mehreren Rr. cutanei cruris tibiales die Haut an der Unterschenkelinnenseite zu

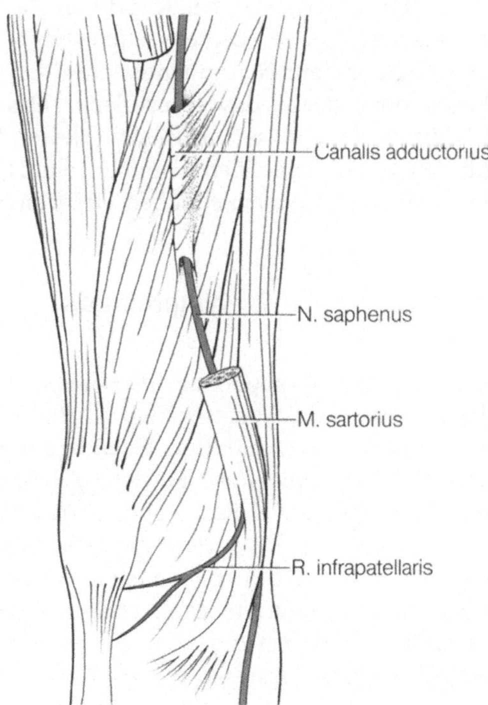

Abb. 160. Verlauf des N. saphenus an der Medialseite von Oberschenkel und Knie

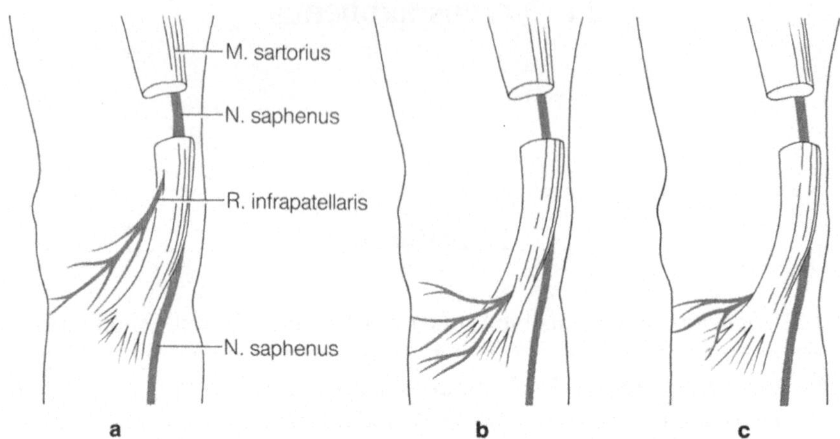

Abb. 161 a–c. Verlaufsvarianten des R. infrapatellaris. **a** Normalverlauf durch den M. sartorius, **b** Verlaufsvariante durch Schlitz in der Sartoriussehne, **c** Verlaufsvariante unter der Sartoriussehne. (Nach von Sirang 1972 sowie House u. Ahmed 1977)

versorgen. Der Endabschnitt tritt zwischen Innenknöchel und Tibialis-anterior-Sehne an den medialen Fußrand und übernimmt dort die sensible Versorgung der Haut.

Der *R. infrapatellaris* zeigt verschiedene Ursprungs- und Verlaufsvarianten (von Sirang 1972): Er entspringt in der Regel vom N. saphenus, kann aber auch direkt vom N. femoralis oder von beiden, selten vom N. obturatorius abstammen. Bei einem Ursprung aus dem N. saphenus kann die Abzweigung proximal, im Adduktorenkanal oder distal davon erfolgen. Des weiteren verläuft dieser Nervenast teils durch den M. sartorius bzw. dessen Sehne, teils darüber oder darunter (Abb. 161 a–c). Schließlich kommen relativ häufig zwei separate Rr. infrapatellares – teilweise unterschiedlichen Ursprungs – vor.

2 Symptomatik

Eine Schädigung des N. saphenus im Bereich des *Unterschenkels* bedingt Schmerzen, Parästhesien und/oder sensible Ausfallserscheinungen an der Fuß- und Unterschenkelinnenseite kaudal der Schädigungsstelle.

Eine Läsion des *R. infrapatellaris* bewirkt gleichartige Symptome jedoch an der Vorder- und Innenseite des Knies, wobei intermittierend einschießende Knieschmerzen ein Einknicken im Kniegelenk verursachen und zur Verwechslung mit einer Meniskopathie führen können (House u. Ahmed 1977).

Eine Saphenuskompression am *Oberschenkel* – rostral des Abgangs des R. infrapatellaris – führt schließlich zu sensiblen Reiz- und/oder Ausfallserscheinungen im gesamten Hautversorgungsgebiet des Nervs.

3 Ursachen

Endogene Kompressionen

Endogene Kompressionsschäden des N. saphenus kommen in zweierlei Formen vor, zum einen als *Engpaßsyndrome,* zum anderen als *Spätschäden nach operativen Eingriffen* infolge Einbeziehung des Nervs in Narbengewebe. Hiervon kann sowohl der *Hauptstamm des N. saphenus* betroffen sein (Kopell u. Thompson 1960; Mozes et al. 1975; Luerssen et al. 1983; Worth et al. 1984) als auch dessen *R. infrapatellaris* (House u. Ahmed 1977). Die Symptomatik besteht in Schmerzen, Parästhesien und teilweise sensiblen Ausfallserscheinungen im sensiblen Versorgungsbereich des betroffenen Nerven bzw. Nervenastes. Für das durch Irritation des R. infrapatellaris hervorgerufene Schmerzsyndrom wurde der Terminus *Gonyalgia paraesthetica* (Wartenberg 1954) geprägt.

Die Schmerzen können konstant oder intermittierend – v. a. bei Belastung – auftreten und bestehen teilweise auch nachts (Worth et al. 1984). Sie sind in der Regel einseitig und werden meist durch längeres Stehen oder Gehen oder auch durch repetitive Anspannung des M. quadriceps femoris im Rahmen krankengymnastischer Übungen verstärkt. Von großer diagnostischer Bedeutung ist die Schmerzauslösung durch Druck auf den Nerven am jeweiligen Läsionsort, der bei den postoperativen Fällen im Narbenbereich, bei den Engpaßsyndromen des N. saphenus an dessen Austrittsstelle aus dem Hunterschen Kanal gelegen ist. Bei den Engpaßsyndromen des R. infrapatellaris handelt es sich um Einschnürungen dieses Nervenastes beim Durchtritt durch den M. sartorius oder dessen Sehne bzw. um chronische Kompressionen zwischen M. sartorius und dem scharfen hinteren Rand des Condylus femoris medialis (House u. Ahmed 1977). Von noch größerer diagnostischer Bedeutung ist die Infiltration des jeweiligen Triggerpunktes mit einem Lokalanästhetikum, die zur passageren Schmerzfreiheit führt und die Diagnose bestätigt. Außerdem ist die sensible Neurographie des N. saphenus mittels Oberflächen- oder Nadelelektroden von diagnostischer Bedeutung (Ertekin 1969; Stöhr et al. 1978; Ma et al. 1984). Behandlungsbedürftig sind nur mit Schmerzen oder quälenden Mißempfindungen verbundene Läsionen.

Die *Therapie* der Engpaßsyndrome ebenso wie die der postoperativen Spätschäden erfolgt zunächst in Form einer Serie von Leitungsblockaden mit einem langwirkenden Lokalanästhetikum (z. B. 5 ml Carbostesin 0,5%ig), eventuell ergänzt durch einige lokale Kortikoidinjektionen (House u. Ahmed 1977). Bei fehlendem Erfolg dieser Behandlung ist das operative Vorgehen angezeigt. Beim Betroffensein des N. saphenus erfolgt dessen Freilegung im Narbenbereich bzw. an der Austrittsstelle aus dem Adduktorenkanal mit Entfernung des Narbengewebes bzw. Schlitzung des fibrösen Dachs des Hunterschen Kanals (Chambers 1972; Mozes et al. 1975). Beim Betroffensein des R. infrapatellaris wird außer einer Beseitigung der komprimierenden Struktur eine Verlagerung des Nervs aus der Nachbarschaft des komprimierenden M. sartorius in subkutanes Fettgewebe empfohlen (House u. Ahmed 1977). Bei ausbleibendem Erfolg dieser Maßnahmen kann schließlich die Neurektomie durchgeführt werden, die in der Regel zu definitiver Schmerzfreiheit führt (Luerssen et al. 1983) und von Worth et al. (1984) sogar als primäres operatives Verfahren empfohlen wird.

Exogene Kompressionssyndrome

Im Zusammenhang mit Knieoperationen mit einem medialen Zugang (z. B. mediale Meniskektomie, Pestransfer, Arthroplastik, Arthroskopie) treten neben Kontinuitätsdurchtrennungen auch Kompressionsschäden auf, von denen am häufigsten der R. infrapatellaris isoliert betroffen wird (Abbott u. Carpenter 1945; House u. Ahmed 1977; Massey 1981). Der Hauptstamm des N. saphenus ist besonders bei operativen Eingriffen im Bereich der A. femoralis superficialis am Oberschenkel bzw. der V. saphena magna am Unterschenkel gefährdet.

Lagerungsbedingte Druckschäden betreffen am häufigsten den N. saphenus in Höhe des medialen Kniegelenks.

Die Saphenusläsionen durch äußere Druckeinwirkung infolge Lagerung oder durch den Druck von Operationsinstrumenten gehen öfters nur mit sensiblen Ausfallserscheinungen ohne Schmerzen einher, besitzen außerdem eine gute Spontanprognose und erfordern daher meist keine Therapie.

Literatur

Abbott LC, Carpenter WF (1945) Surgical approaches to the knee joint. J Bone Joint Surg 27:277

Chambers GH (1972) The prepatellar nerve: A cause of sub-optimal results in knee arthrotomy. Clin Orthop 82:157

Ertekin C (1969) Saphenous nerve conduction in man. J Neurol Neurosurg Psychiatry 32:530–540

House JH, Ahmed K (1977) Entrapment neuropathy of the infrapatellar branch of the saphenous nerve. Am J Sports Med 5:217–224

Kopell HP, Thompson WAA (1960) Knee pain due to saphenous nerve entrapment. N Engl J Med 263:351–353

Luerssen TG, Campbell RL, Defalque RJ, Worth RM (1983) Spontaneous saphenous neuralgia. Neurosurgery 13:238–241

Ma MD, Wilbourn AJ, Kraft GH (1984) Unusual sensory conduction studies. American Association of Electromyography and Electrodiagnostic, Rochester/MN

Massey EW (1981) Gonyalgia Paresthetica. Muscle Nerve 4:80–81

Mozes M, Quaknine G, Nathan H (1975) Saphenous nerve entrapment simulating vascular disorder. Surgery 77:299–303

Sirang von H (1972) Ursprung, Verlauf und Äste des N. saphenus. Anat Anz 130:158–159

Stöhr M, Schumm F, Ballier R (1978) Normal sensory conduction in the saphenous nerve in man. Electroencephalogr Clin Neurophysiol 44:172–178

Wartenberg R (1954) Digitalgia paresthetica and gonyalgia paresthetica. Neurology [Minn] 4:106

Worth RM, Kettelkamp DB, Defalque RJ, Underwood Duane K (1984) Saphenous nerve entrapment: A cause of medial knee pain. Am J Sports Med 12:80–81

25 Nervi glutaei

1 Anatomie

Der *N. glutaeus superior* erhält den Hauptteil seines Faserbestandes vom N. lumbalis V über den Plexus sacralis. Er tritt zusammen mit der A. glutaea superior durch das Foramen suprapiriforme vom Becken in die Tiefe des Gesäßes, wo er zwischen den Mm. glutaei minimus und medius verläuft und diese mit kurzen Rr. musculares innerviert. Der Endast zieht zum M. tensor fasciae latae.

Der *N. glutaeus inferior* als weiterer Ast des Plexus sacralis erhält seinen Faserbestand vorwiegend aus dem ersten und zweiten Sakralnerven und verläßt das Becken medial vom N. ischiadicus durch das Foramen infrapiriforme. Seine motorischen Endäste innervieren den M. glutaeus maximus, während sensible Fasern zur Kapsel des Hüftgelenks verlaufen.

2 Symptomatik

Die Hauptfunktion der vom N. glutaeus superior innervierten Muskeln besteht in der Abduktion des Hüftgelenks. Bei einer Parese der Mm. glutaeus minimus und medius sinkt die kontralaterale Beckenhälfte ab, wenn das Bein der paretischen Seite als Standbein benutzt wird (*Trendelenburgsches Zeichen*). Beim Gehen resultiert hieraus ein *Watschelgang*. Bei der Funktionsprüfung ist zu beachten, daß manche Patienten das Absinken des Beckens durch eine Neigung des Oberkörpers zur Standbeinseite kompensieren, so daß die Prüfung des Trendelenburgschen Zeichens bei gerader Rumpfhaltung erfolgen muß. Am besten läßt sich die Stabilisierung des Beckens von hinten während des Hüpfens auf dem betroffenen Bein beurteilen.

Die Funktion des vom N. glutaeus inferior innervierten M. glutaeus maximus besteht in der Streckung des Hüftgelenks, die am einfachsten in Bauchlage durch Anheben des gestreckten Beines gegen Widerstand geprüft werden kann. Hierbei ist zu beachten, daß bei einer isolierten *Glutaeus-maximus-Parese* der Glutaeus medius als Strecker im Hüftgelenk eingesetzt werden kann, so daß kein vollständiger Ausfall dieser Funktion resultiert. Bei einer ausgeprägten oder vollständigen Parese des Glutaeus maximus sind besonders das Treppensteigen und das Aufstehen vom Sitzen bzw. aus der Hocke erschwert.

3 Ursachen

Läsionen der Nn. glutaei sind insgesamt selten und werden am ehesten im Zusammenhang mit Beckenfrakturen, intraglutäalen Injektionen und – in Form von Traktionsschäden – beim totalen Hüftgelenkersatz angetroffen (Stöhr 1978, 1980). Kompressionssyndrome der Nn. glutaei sind ausgesprochene Raritäten.

An endogenen Kompressionen sind das *Engpaßsyndrom des N. glutaeus superior* im Foramen suprapiriforme zu nennen, das von Rask (1980) bei einer 65jährigen Patientin mit Spondylolisthesis $L_{4/5}$ erstmals beobachtet wurde. Die operative Revision zeigte eine Nervenkompression zwischen der Oberkante des M. piriformis und dem Unterrand des M. glutaeus minimus. Eine Kompression beider Nn. glutaei durch den M. piriformis nahmen de Jong u. van Weerden (1983) bei einer Patientin mit Spondylolisthesis $L_{4/5}$ mit Hyperlordose der LWS als Ursache einer spontan aufgetretenen einseitigen Glutaeus-superior- und -inferior-Parese an. Da der normalerweise gemeinsam mit dem N. glutaeus inferior durch das Foramen infrapiriforme ziehende N. ischiadicus keinerlei Funktionsstörungen aufwies, wurde ein anormaler Verlauf des N. glutaeus inferior durch das Foramen infrapiriforme oder zwischen den 2 Köpfen des M. piriformis vermutet.

Besonders im Rahmen von Blutgerinnungsstörungen können sich spontan oder im Zusammenhang mit intraglutäalen Injektionen oder stumpfen Gesäßtraumen *Hämatome* in der Tiefe des Gesäßes entwickeln, die eine Durckschädigung der Nn. glutaei (zum Teil gemeinsam mit einer Schädigung des N. ischiadicus) hervorrufen können (Stöhr 1980).

Ebenso selten wie endogene Kompressionssyndrome sind *exogene Druckeinwirkungen* auf die Nn. glutaei. Bei bewußtlosen oder narkotisierten Patienten, die mit dem Gesäß auf einer harten Unterlage aufliegen, wurden exogene Druckschäden beobachtet, wobei sich eine Erschlaffung der die Nerven bedeckenden Glutäalmuskulatur begünstigend auswirkt (Stöhr 1976).

Literatur

de Jong PJ, Weerden van TW (1983) Inferior and superior gluteal nerve paresis and femur neck fracture after spondylolisthesis and lysis: A case report. J Neurol 230:267–270
Rask MR (1980) Superior gluteal nerve entrapment syndrome. Muscle Nerve 3:304–307
Stöhr M (1976) Lagerungsbedingte Ischiadicus- und Glutaeus-Paresen. Fortschr Neurol Psychiatr 44:706–708
Stöhr M (1978) Traumatic and postoperative lesions of the lumbosacral plexus. Arch Neurol 35:757–760
Stöhr M (1980) Iatrogene Nervenläsionen. Thieme, Stuttgart New York

26 Nervus ischiadicus-Kompressionen in der Gesäßgegend

1 Anatomie

Der N. ischiadicus geht aus den beiden unteren lumbalen und den 3 oberen Sakralwurzeln hervor. Die Wurzeln vereinigen sich vor dem Foramen ischiadicum majus zum Ischiadikusstamm, der durch das Foramen infrapiriforme zieht. Dieses dreieckige Foramen wird, nach lateral spitz zulaufend, kranial vom M. piriformis, kaudal vom M. gemellus superior und medial von Teilen des Lig. sacrotuberosum begrenzt (Abb. 162). Der N. ischiadicus zieht dann, ventral von den Außenrollern des Hüftgelenks, dorsal vom M. gluteus maximus bedeckt, nach kaudal, dorsal auf dem M. adductor magnus verlaufend. Der N. ischiadicus versorgt im Bereich der Hüfte die Mm. gemelli, den M. obturatorius internus, M. quadratus femoris, im Oberschenkelbereich die Mm. semitendinosus, semimembranosus, biceps femoris sowie einen Teil des M. adductor magnus.

Er weist bei seinem Durchtritt aus dem kleinen Becken in die Regio glutaea erhebliche Variationen auf. In 66–90% verläuft er durch das Foramen infrapiriforme (Beaton u. Anson 1938; P'An 1939; Pecina 1979); in 0,8–2,6% durchbohrt er den M. piriformis (Beaton u. Anson 1938; Misra 1954). Die tibiale Portion verläuft durch das Foramen infrapiriforme, der peronäale Anteil durchbohrt den M. piriformis in 6–33% (P'An 1939; Misra 1954; Pecina 1979; Simons u. Travell 1983) oder verläuft in 0,8–4% über dem M. piriformis (Misra 1954; Pecina 1979) (Abb. 163a–f).

Die Teilung des N. ischiadicus in den N. tibialis und N. peronaeus ist ebenfalls sehr variabel. Pecina (1979) fand in 28% bereits beim Durchtritt durch das Foramen infrapiriforme den N. ischiadicus in den peronäalen und tibialen Anteil aufgespalten. In 32% erfolgte eine Teilung im Bereich des Oberschenkels in variabler Höhe und nur in 42% in Kniegelenksnähe.

2 Piriformissyndrom

2.1 Symptomatik

Es bestehen heftige Schmerzen im Bereich des Gesäßes, die bis in die Fußsohle hin ausstrahlen können (Adams 1980). Häufig werden auch Parästhesien angegeben. Die Beschwerden treten besonders nach längerem Sitzen und Liegen auf. Eine Beugung im Hüftgelenk oder eine Innenrotation führen zu einer deutlichen Zunahme der Schmerzen (Hallin 1983). Der Austrittspunkt des N. ischiadicus, der leicht unter der Gesäßmuskulatur palpiert werden kann, ist immer druckschmerzhaft. Objektivierbare Sensibilitätsstörungen finden sich selten. Der

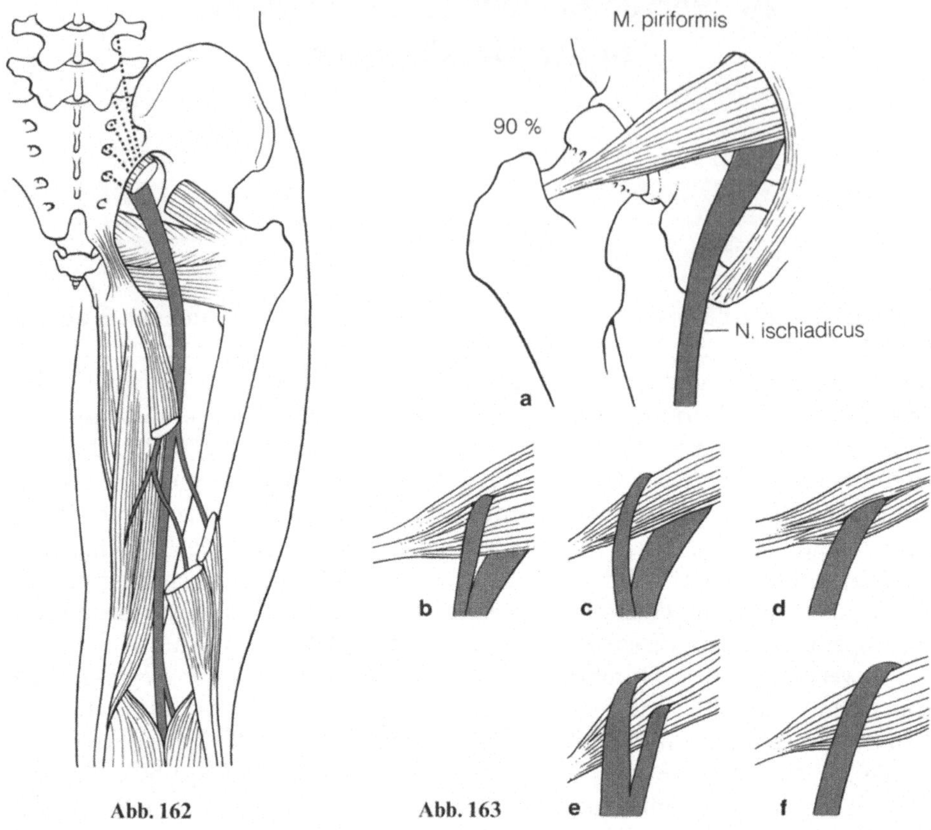

Abb. 162. Regio glutaea mit Verlauf des N. ischiadicus. (Nach Mumenthaler u. Schliack 1982)

Abb. 163a–f. Verlauf des N. ischiadicus durch das Foramen infrapiriforme und anatomische Varianten. **a** Normaler Verlauf (90%); **b** hohe Teilung des N. ischiadicus mit Verlauf des peronäalen Anteils durch den M. piriformis (7,1%); **c** hohe Teilung des N. ischiadicus mit Verlauf des N. peronaeus oberhalb des M. piriformis (2,1%); **d** Verlauf des N. ischiadicus durch den M. piriformis (0,8%); **e** und **f** hypothetische Varianten. (Nach Beaton u. Anson 1938)

Biceps-femoris- und der Achillessehnenreflex sind in den meisten Fällen normal. Paresen und Atrophien der Glutäalmuskulatur oder der vom N. ischiadicus innervierten Ober- und Unterschenkelmuskulatur finden sich nur ausnahmsweise (Robinson 1947; Hallin 1983; Gazzeri et al. 1984).

2.2 Ursachen

Anomalien des Ischiadikusverlaufs wurden für das Auftreten eines Piriformissyndroms verantwortlich gemacht. Da solche Varianten aber sehr häufig sind, die Zahl der Patienten mit einem Piriformissyndrom jedoch eher klein ist, müssen wahrscheinlich noch zusätzliche Faktoren beim Manifestwerden eines Pirirformissyndroms eine Rolle spielen. Freiberg (1937, 1941) sowie später Pace u. Nagle

(1976) diskutierten das Auftreten von Spasmen im Bereich des M. piriformis und dadurch ein Auslösen eines Piriformissyndroms bei Entzündungsprozessen im Sakroiliakalgelenk. Stein u. Warfield (1983) nahmen bei einer Patientin mit einer spinozerebellären Degeneration eine Ganginstabilität als Ursache an, die sekundär zu einer Hypertrophie des M. piriformis führte. Häufig finden sich in der Vorgeschichte Angaben über Traumen im Gesäßbereich, Irritationen der Sakroiliakal- oder der Hüftgelenke (Yeoman 1928; Robinson 1947; Solheim et al. 1981; Simons u. Travell 1983).

2.3 Diagnostik und Differentialdiagnose

Die Diagnose eines Piriformissyndroms basiert einzig und allein auf klinischen Befunden. Elektrophysiologische und radiologische Untersuchungen können höchstens zum Ausschluß differentialdiagnostisch in Erwägung zu ziehender Erkrankungen dienen. Auszuschließen ist ein Diskusprolaps im unteren Lumbalbereich, die häufigste Ursache von Ischiasbeschwerden. Ein enger lumbaler Spinalkanal ist besonders bei älteren Patienten in Erwägung zu ziehen. Zu denken ist ferner an Tumoren (Neurinome, Lymphome, Myelom-, Karzinommetastasen im Wirbelbereich oder im kleinen Becken (Empfenzeder 1979; Rao et al. 1982; Stoltze et al. 1982). Von Geelen et al. (1985) wurde auf die Möglichkeit hingewiesen, daß auch Aneurysmen der Aorta, A. iliaca sowie A. hypogastrica zu Ischiasbeschwerden führen können.

2.4 Therapie

Von einigen Autoren ist eine konservative Behandlung versucht worden. Halling (1983) therapierte 11 Patienten mit Ultraschall. Bei 5 sistierten die Beschwerden; 3 gaben eine Besserung an; weitere 3 entzogen sich der Nachkontrolle. Thiele wandte eine transrektale Massage an. Pace u. Nagle (1976) applizierten Lokalanästhetika in Kombination mit Steroiden.

Bei Versagen konservativer Maßnahmen kann eine Durchtrennung des M. piriformis von Nutzen sein, ohne daß mit einer nennenswerten Einbuße bei der Außenrotation im Hüftgelenk gerechnet werden muß (Mizuguchi 1976; Solheim et al. 1981). In Bauchlage werden nach einem Hautschnitt von der Incisura ischiadica major zum Trochanter major die Faserbündel des M. glutaeus maximus stumpf nach kranial und kaudal voneinander separiert und der M. piriformis am Übergang vom Muskelbauch zur Sehne durchtrennt.

3 Kompressionssyndrome des N. ischiadicus, hervorgerufen durch andere seltene Ursachen

Muskelanomalien oder Bänder wurden vereinzelt als Ursache einer Ischiadikuskompression im Gesäßbereich beobachtet. Banerjee u. Hall (1976) sowie Soegaard (1983) fanden ein myofasziales Band zwischen M. biceps femoris und M.

adductor magnus. Mynt (1981) beschrieb einen akzessorischen Muskel, zwischen der Spina ischiadica und dem Trochanter major verlaufend.

Druckparesen nach langem Liegen wurden bei einem Patienten mit einer Poliomyelitis (Mumenthaler u. Schliack 1982) beschrieben. Sie wurden in Einzelfällen nach langem Sitzen auf Steinen (Deverell u. Ferguson 1968), auf der Toilette (Taxay 1969) oder im Sattel (Gelmers 1976) gesehen.

Zu den seltenen Ursachen gehören auch Muskelfaserrisse der ischiokruralen Muskulatur (Girard u. Childress 1939). Heterotope Ossifikationen im Bereich des Trochanter major (Kleiman et al. 1971; Derian u. Bibighaus 1976; Reinstein u. Eckholdt 1983) oder im M. biceps femoris (Jones u. Ward 1980; Gristina u. Horelick 1981) als Ursache einer Ischiadikusparese sind ebenfalls selten. Vanneste et al. (1980) teilten den Fall eines vom Epineurium des N. ischiadicus ausgehenden Lipoms mit. Nach Anästhesie bei dünnen Patienten und/oder nach langer Lagerung auf einer harten Unterlage wurden jedoch Ischiadikusschäden nicht so selten gesehen (Burkhardt u. Daly 1966; McQuarrie et al. 1972; Weber et al. 1976; Loffer et al. 1978; Keykah u. Rosenberg 1979; Massey u. Pleet 1980).

Bei komatösen Patienten, die lange auf dem Rücken gelegen haben, wurden ebenfalls Ischiadikusdruckschäden beobachtet (Olsen 1956; Tönnis 1958; Penn et al. 1972; Shields et al. 1986).

Hämatome in Folge einer Therapie mit Antikoagulantien (Fleming et al. 1979; Wallach u. Oren 1979) oder posttraumatisch (Zimmerman et al. 1977; Proschek et al. 1983) können, wie beim N. femoralis häufiger gesehen, ebenfalls zu lokalen Durckschäden führen. Eine seltene Ursache ist die von Rousseau et al. (1979) bei einem Patienten beobachtete Druckschädigung nach Pentazocininjektion. Pentazocin kann eine interstitielle Fibrose hervorrufen.

Ein Unikum ist das von Lutz (1978) bei 2 Patienten gefundene „credit-card-wallet"-Syndrom. Bei beiden Patienten war es jeweils durch Tragen einer Geldbörse, die mit Kreditkarten prall gefüllt war in der Gesäßtasche beim Sitzen zu einer Kompression des N. ischiadicus gekommen.

Literatur

Adams JA (1980) The pyriformis syndrome – Report of four cases and review of the literature. South Afr J Surg 18:13–18

Banerjee T, Hall CD (1976) Sciatic entrapment neuropathy. J Neurosurg 45:216–217

Beaton LE, Anson BJ (1938) The sciatic nerve and the piriformis muscle: Their interrelation a possible cause of coccygodynia. J Bone Joint Surg 20:686–688

Burkhardt FL, Daly JW (1966) Sciatic and peroneal nerve injury: complication of vaginal operations. Obstet Gynecol 28:99–102

Derian PS, Bibighaus AJ (1974) Sciatic nerve entrapment by ectopic bone after posterior fracture-dislocation of the hip. South Med J 67:209–210

Deverell MWF, Ferguson JH (1968) An unusual case of sciatic nerve paralysis. J Am Med Ass 205:699–700

Empfenzeder K (1979) Die Differentialdiagnostik des neurogenen und des viszeroneuralen Schmerzes bei der Ischialgie. Orthop Praxis 15:221–224

Fleming RE, Michelsen CB, Stinchfield FE (1979) Sciatic paralysis. A complication of bleeding following hip surgery. J Bone Joint Surg [Am] 61:37–39

Freiberg AH (1937) Sciatic pain and its relief by operations on muscle and fascia. Arch Surg 34:337–350

Freiberg AH (1941) The fascial elements in associated low-back and sciatic pain. J Bone Joint Surg [Am] 23:478–480

Gazzeri G, Santucci N, Fiume Garelli F, Acierno G (1984) Sindrome da intrappolamento del nervo del gemello mediale, ramo del nervo tibiale posteriore. Minerva Chir 39:1147–1148

Geelen JAG, de Graaf R, Biemans RGM, Prevo RL, Koch PWAA (1985) Sciatic nerve compression by an aneurysm of the internal iliac artery. Clin Neurol Neurosurg 87:219–221

Gelmers HJ (1976) Entrapment of sciatic nerve. Acta Neurochir 33:103–106

Girard PM, Childress HM (1939) Sciatic nerve pressure following rupture and fibrosis of a hamstring muscle. JAMA 113:2412–2413

Gristina JA, Horelick MG (1981) Uncommon location and complications of myositis ossificans: Case presentation. Contemp Orthop 3:1035–1037

Hackenbruch W, Hipp E, v Gumppenberg S (1979) Der Kreuzschmerz. Orthop Praxis 15:206–212

Hallin RP (1983) Sciatic Pain and the piriformis muscle. Postgrad Med 74:69–72

Jones BV, Ward MW (1980) Myositis ossificans in biceps femoris muscles causing sciatic nerve palsy. J Bone Joint Surg [Br] 62:506–507

Keykah NM, Rosenberg H (1979) Bilateral footdrop after craniotomy in the sitting position. Anesthesiology 51:163–164

Kleiman SG, Stevens J, Klob L, Pankovich A (1971) Late sciatic nerve palsy following posterior fracture-dislocation of hip. J Bone Joint Surg [Am] 53:781–782

Lieberman AN, Spielholz N (1975) Multiple peripheral nerve injuries simulating hemiparesis in drug abusers. Arch Phys Med Rehabil 56:319–321

Loffer FD, Pent D, Goodkin R (1978) Sciatic nerve injury in a patient undergoing laparoscopy. J Reprod Med 21:371–372

Lutz EG (1978) Credit-card-wallet sciatia. JAMA 240:738

Massey EW, Pleet AB (1980) Compression injury of the sciatic nerve during a prolonged surgical procedure in a diabetic patient. J Am Ger Soc 28:188–189

McQuarrie HG, Harris JW, Ellsworth HS, Stone RA, Anderson AE (1972) Sciatic neuropathy complicating vaginal hysterectomy. Am J Obstet Gynecol 113:223–232

Misra BD (1954) The relation of the sciatic nerve to the piriformis in Indian cadavers. J Anat Soc India 3:44

Mizuguchi T (1976) Division of the pyriformis muscle for the treatment of sciatia. Arch Surg 111:719–722

Mumenthaler M, Schliack H (1982) Läsionen peripherer Nerven, 4. Aufl. Thieme, Stuttgart

Mynt K (1981) Nerve compression due to an abnormal muscle. Med J Malaysia 36:227–229

Olsen CW (1956) Lesions of peripheral nerves developing during coma. JAMA 160:39–41

Pace JB, Nagle D (1976) Piriform syndrome. West J Med 124:435–439

P'An M (1939) Formation of the sural nerve in the Chinese. Am J Phys Anthrop 25:311

Pecina M (1979) Contribution to the etiological explanation of the piriformis syndrome. Acta Anat 105:181–187

Penn AL, Rowland L, Fraser D (1972) Drugs, coma, and myoglobinuria. Arch Neurol 26:336–343

Proschek R, Fowles JV, Bruneau L (1983) A case of post-traumatic false aneurysm of the superior gluteal artery with compression of the sciatic nerve. Can J Surg 26:554–555

Rao BK, Lanhe T, Hafez GR, Alter AJ (1982) Extension of recurrent rectal cacinoma through sciatic foramen: Diagnosis by computed tomography. Comput Radiol 6:193–197

Reinstein L. Eckholdt JW (1983) Sciatic nerve compression by preexisting heterotopic ossification during general anesthesia in the dorsal lithotomy position. Arch Phys Med Rehabil 64:65–68

Robinson DR (1947) Pyriformissyndrome in relation to sciatic pain. Am J Surg 73:355–358

Rousseau JJ, Reznik M, LeJeune GN, Franck G (1979) Sciatic nerve entrapment by pentazocine-induced muscle fibrosis. Arch Neurol 36:723–724

Shields RW, Root KE, Wilbourn AJ (1986) Compartment syndromes and compression neuropathies in coma. Neurology (NY) 36:1370–1374

Simons DG, Travell JG (1983) Myofascial origins of low back pain. 3. Pelvic and lower extremity muscles. Postgrad Med 73:99–108

Soegaard I (1983) Sciatic nerve entrapment. J Neurosurg 58:275–276

Solheim LF, Siewers P, Paus B (1981) The piriformis muscle syndrome. Acta Orthop Scand 52:73–75

Stein JM, Warfield CA (1983) Two entrapment neuropathies. Hosp Pract 18:100A–P

Stoltze D, Harms J, Böttger E, Heckl RW (1982) Der Knieschmerz als Erstsymptom bei retroperitonealen Raumforderungen. Z Orthop 120:10–13

Sunderland (1972) Nerves and nerve injuries. Churchill Livingstone, Edinburgh London

Thiele GH (1937) Coccygodynia and pain in the superior gluteal region. JAMA 109:1271–1275

Tönnis D (1958) Zur Entstehung von Drucklähmungen an den unteren Extremitäten. Fortschr Neurol Psychiatr 26:483–494

Vanneste JAL, Butzelaar RMJM, Dicke HW (1980) Ischiadic nerve entrapment by an extra- and intrapelvic lipoma: A rare cause of sciatia. Neurology (NY) 30:532–534

Wallach HW, Oren ME (1979) Sciatic nerve compression during anticoagulation therapy. Computerized tomography aids in diagnosis. Arch Neurol 36:448

Weber ER, Daube JR, Coventry MB (1976) Peripheral neuropathies associated with total hip arthroplasty. J Bone Joint Surg [Am] 58:66–69

Yeoman W (1928) The relation of arthritis of the sacroiliac joint to sciatia. Lancet II:1119–1122

Zimmerman JE, Afshar F, Friedman W, Miller CA (1977) Posterior compartment syndrome of the tigh with a sciatic palsy. J Neurosurg 46:369–372

27 Nervus cutaneus femoris posterior

1 Anatomie

Der N. cutaneus femoris posterior gelangt ebenfalls durch das Foramen infra-piriforme. Er verläuft lateral des Tuber ossis ischii nach distal und medial, dorsal bedeckt vom M. glutaeus maximus. Er zieht dann subkutan auf der Dorsalseite des Oberschenkels distalwärts bis zum Kniegelenk und versorgt zunächst über die Nn. clunium inferiores die Haut der unteren Gesäßhälfte, über die Rr. perineales die Haut über dem unteren, inneren Teil des Gesäßes, der Perinealregion und hintere Anteile der Labia majora bzw. des Skrotums sowie mit seinem Hauptast die Rückseite des Oberschenkels (Abb. 164).

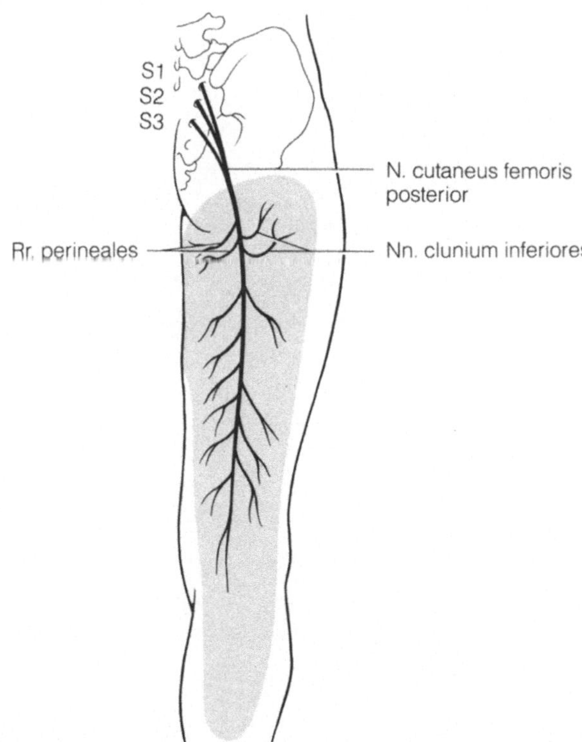

Abb. 164. N. cutaneus femoris posterior mit sensiblem Versorgungsareal (*gepunktet*)

2 Symptomatik

Arnoldussen u. Korten (1982) beschrieben bei 3 Patienten eine Kompression des N. cutaneus femoris posterior. Dieser Nerv zieht durch das Foramen infrapiriforme, verläuft dann nach medial kaudal in unmittelbarer Nähe des Tuber ischiadicum. Die Autoren nahmen an, daß der Nerv an dieser Stelle beim Sitzen komprimiert werden kann. Bei ihren Patienten bestanden ausschließlich Sensibilitätsstörungen auf der Rückseite des Oberschenkels, teils auch in Perineum und Skrotum. Diese Hautpartien werden über die Nn. perineales des N. cutaneus femoris posterior versorgt.

Differentialdiagnostische und therapeutische Erwägungen sind dieselben wie für das Piriformissyndrom beschrieben.

Literatur

Arnoldussen WJ, Korten JJ (1982) Pressure neuropathy of the posterior femoral cutaneous nerve. Clin Neurol Neurosurg 82:57–60

28 Nervus peronaeus

Kompressionsschäden des N. peronaeus finden sich am häufigsten in seinem oberflächlichen Verlauf am Caput fibulae und machen etwa 8% der nicht-traumatischen mechanischen Nervenläsionen aus (Mumenthaler 1974).

1 Anatomie

Der N. peronaeus entstammt den spinalen Segmenten L_4 bis S_2 und stellt den lateralen Teil des N. ischiadicus beim Durchtritt durch das Foramen infrapiriforme und im Verlauf am dorsalen Oberschenkel dar. Dort, wo sich M. biceps femoris und M. semitendinosus in der proximalen Kniekehle voneinander trennen, teilt sich der N. ischiadicus in den medialen dickeren N. tibialis und den lateralen dünneren N. peronaeus (Abb. 165, 166). Beide Nerven sind aber innerhalb des Ischiadicus proximalwärts bis zum Foramen infrapiriforme leicht voneinander zu trennen. Während der N. tibialis in geradem Verlauf distalwärts zieht, verläuft der N. peronaeus schräg nach lateral, läuft entlang der Sehne des M. biceps femoris bis zu dessen Ansatz am Caput fibulae und kreuzt dabei den M. plantaris und den lateralen Kopf des M. gastrocnemius (s. Abb. 165, 166). Am Oberschenkel innerviert er den kurzen Kopf des M. biceps femoris.

Hinter und unter dem Caput fibulae liegt er auf dem M. soleus und zieht in Höhe des Fibulahalses zwischen den beiden Köpfen des M. peronaeus longus hindurch. In seinem Verlauf am Collum fibulae ist er platt, liegt nahe der Oberfläche und ist gegen den Knochen verschieblich. Hier verlassen ihn Äste zum Kniegelenk sowie N. cutaneus surae lateralis und N. communicans suralis, die die Haut in einem variablen Gebiet des ventralen, lateralen und dorsalen Unterschenkels innervieren (Abb. 167).

Unmittelbar hinter dem M. peronaeus longus teilt sich der N. peronaeus communis in einen oberflächlichen und einen tiefen Ast. Der N. peronaeus profundus zieht nach vorn, verläuft zwischen M. extensor digitorum longus u. M. tibialis anterior auf der Membrana interossea und gibt Muskeläste zu den Mm. tibialis anterior, extensor digitorum longus und extensor hallucis longus sowie peronaeus tertius ab. Am Übergang vom Unterschenkel zum Fußrücken liegt er unter dem Lig. cruciforme (Retinaculum musculorum extensorum inferius) in der Mitte einer fiktiven Linie zwischen Malleolus externus und internus zwischen den Sehnen des M. extensor hallucis longus (medial) und M. extensor digitorum longus (lateral) (Abb. 168). Unmittelbar distal des Lig. cruciforme teilt er sich in seine beiden Endäste. Der laterale Endast versorgt den M. extensor digitorum brevis und gibt ebenfalls Gelenkäste zu Tarsal- und Metatarsophalangealgelenken ab. Der mediale Endast verläuft auf dem Fußrücken lateral der A. dorsalis

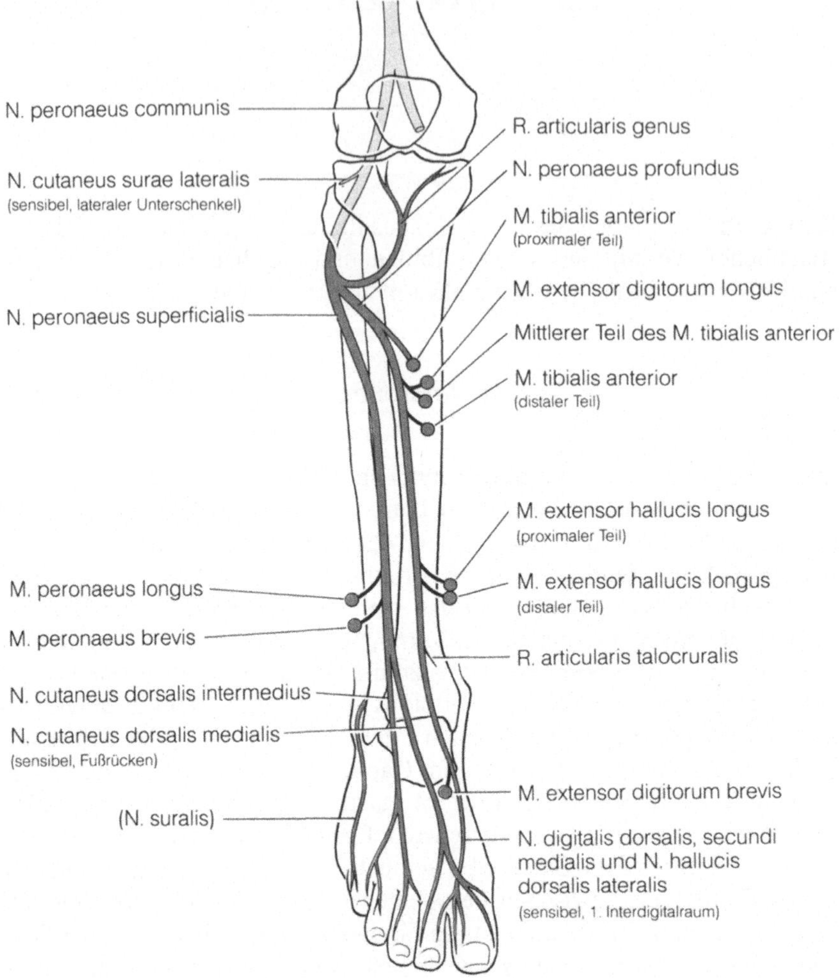

Abb. 165. Astfolge des N. peronaeus. (Nach Foerster 1929)

pedis und medial und unter der Sehne des M. extensor hallucis brevis, um neben
Ästen zu Tarsal- und Metatarsophalangealgelenken die Haut des Spatium interosseum dorsale I und die benachbarten Hälften der 1. und 2. Zehe sowie motorisch den M. interosseus dorsalis I zu versorgen (s. Abb. 167).

Der N. peronaeus superficialis läuft zwischen M. peronaeus longus und M.
extensor digitorum longus distalwärts und tritt etwa 10 cm proximal des Außenknöchels durch die Fascia cruris an die Oberfläche (Abb. 169, 170). Hier teilt er
sich in ebenfalls einen medialen und einen lateralen Endast; der erstere versorgt
die Haut des medialen Fußrückens, der medialen Hälfte der Großzehe sowie der
gegenüberliegenden Hälften der 2. und 3. Zehe, während der laterale Endast die
der gegenüberliegenden Flächen der 3. und 4. sowie 4. und 5. Zehe versorgt. Eine
anatomische Variante ist die separate Innervation des lateralen Teils des M.

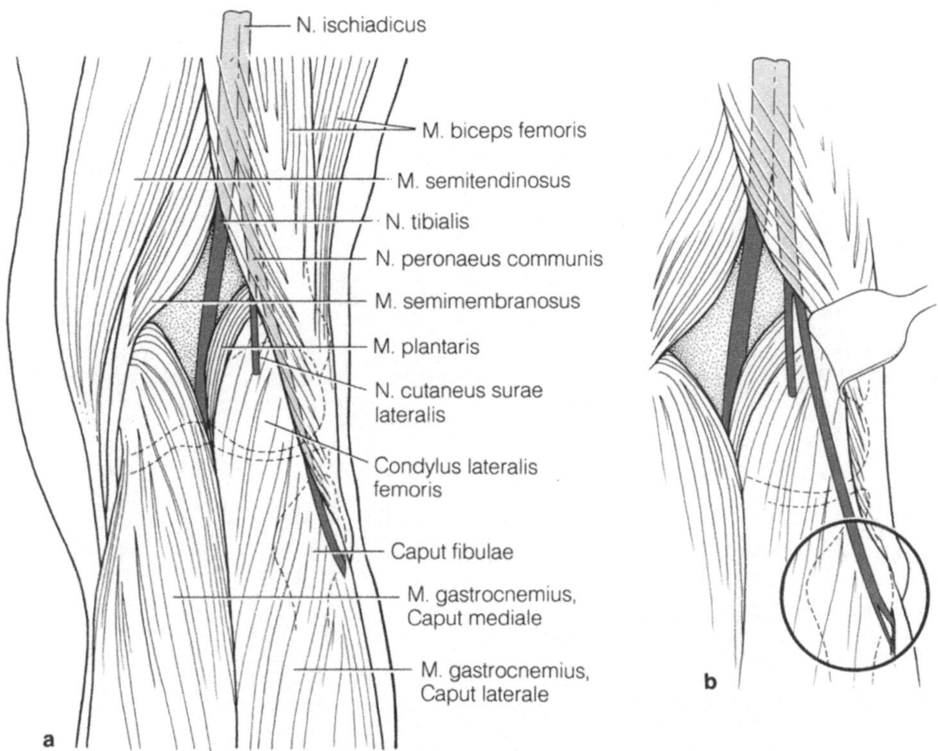

Abb. 166. a Verlauf des N. peronaeus am Knie (teilweise durch die Sehne des M. biceps femoris verdeckt). **b** Der N. peronaeus communis wird besser sichtbar, wenn die Sehne des M. biceps femoris nach lateral gezogen wird. Der *Kreis* markiert den häufigsten Ort der Kompression des Nervs, die Umgebung des Caput fibulae

extensor digitorum brevis durch einen besonderen Ast des N. peronaeus superficialis, den *N. peronaeus profundus accessorius* (Bryce 1897, 1901; Gutmann 1970; Winckler 1934) (Abb. 171). Dieser Ast liegt zunächst im M. peronaeus brevis und verläuft weiter distal hinter dem Malleolus lateralis zum M. extensor digitorum brevis. Er gibt auch Äste zu den Sprunggelenken und den Metatarsalgelenken ab. Reimann (1984) fand ihn in 10% der Individuen und 7,9% der Extremitäten eines anatomischen Untersuchungsgutes. Bei gezielter neurophysiologischer Untersuchung wiesen ihn Lambert (1969), Infante u. Kennedy (1970) sowie Neundörfer u. Seiferth (1975) bei etwa 20–25% der gesunden Probanden nach.

Die klinische Erfahrung lehrt, daß der N. peronaeus durch mechanische Einflüsse eher geschädigt wird als der N. tibialis. Dies erklärt sich aus anatomischen Besonderheiten:

– Am Oberschenkel läuft der N. peronaeus im Gegensatz zum N. tibialis schräg von medial nach lateral und ist im Bereich des Caput fibulae fixiert. Er ist deshalb weniger frei beweglich als der N. tibialis und bei gleicher Krafteinwirkung größeren Dehnungen ausgesetzt als dieser.

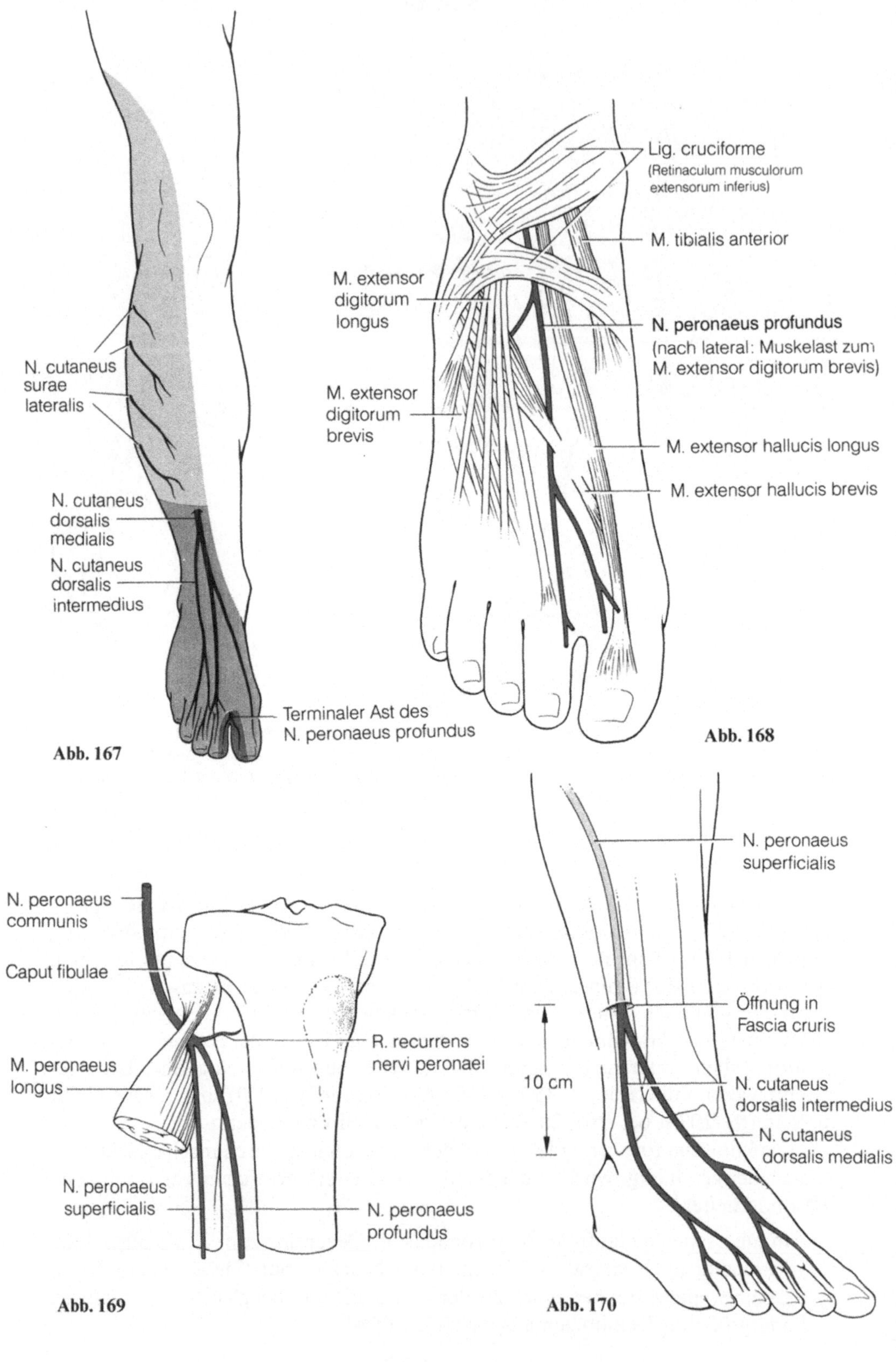

N. cutaneus surae lateralis
N. cutaneus dorsalis medialis
N. cutaneus dorsalis intermedius
Terminaler Ast des N. peronaeus profundus
Abb. 167
Lig. cruciforme (Retinaculum musculorum extensorum inferius)
M. tibialis anterior
M. extensor digitorum longus
N. peronaeus profundus (nach lateral: Muskelast zum M. extensor digitorum brevis)
M. extensor digitorum brevis
M. extensor hallucis longus
M. extensor hallucis brevis
Abb. 168
N. peronaeus communis
Caput fibulae
M. peronaeus longus
N. peronaeus superficialis
R. recurrens nervi peronaei
N. peronaeus profundus
Abb. 169
N. peronaeus superficialis
Öffnung in Fascia cruris
10 cm
N. cutaneus dorsalis intermedius
N. cutaneus dorsalis medialis
Abb. 170

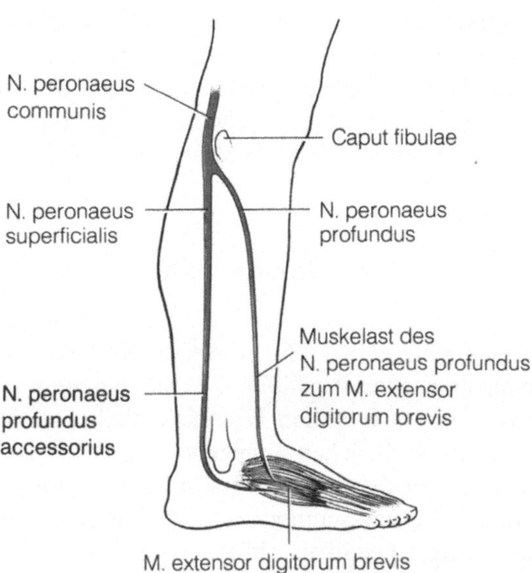

Abb. 171. N. peronaeus profundus accessorius. Entspringt aus dem N. peronaeus superficialis (Variation) und versorgt den lateralen Teil des M. extensor digitorum brevis. (Nach Gutmann 1970)

Abb. 167. Sensibles Versorgungsgebiet des N. peronaeus und seiner Äste. Die jeweiligen Innervationsgebiete sind durch *offene Linien* gegeneinander abgegrenzt. (Nach Lanz u. Wachsmuth 1972)

Abb. 168. Lagebeziehungen des N. peronaeus profundus am Fußrücken. Ein potentieller Engpaß ist eine Passage unter dem Lig. cruciforme oder Retinaculum musculorum extensorum inferius. Hier liegt er zwischen den Sehnen des M. extensor hallucis longus (medial) und M. extensor digitorum longus (lateral). Unmittelbar distal des Lig. cruciforme verläßt ihn der Muskelast zum M. extensor digitorum brevis

Abb. 169. Die Passage des N. peronaeus communis zwischen den beiden Köpfen des M. peronaeus longus ist ein anatomischer Engpaß. Kurz danach teilt der Nerv sich in oberflächlichen und tiefen Ast und gibt den R. recurrens nervi peronaei zum proximalen Tibiofibulargelenk ab. (Nach Kopell u. Thompson 1960)

Abb. 170. Topographie des N. peronaeus superficialis. Der N. peronaeus superficialis tritt etwa 10 cm oberhalb des Außenknöchels durch die Fascia cruris an die Oberfläche. Im Bereich dieses anatomischen Engpasses teilt er sich in seine beiden Äste, den N. cutaneus dorsalis medialis und intermedius. (Nach Sridhara u. Izzo 1985)

- Der N. peronaeus hat weniger und größere Faszikelgruppen als der N. tibialis und enthält weniger schützendes Binde- und Fettgewebe als dieser.
- Auf dem Weg zum Caput fibulae liegen 88% der intraneuralen Gefäße an der Oberfläche und nur 12% geschützt zwischen den Faszikeln (Sunderland 1978). Der Nerv ist deshalb an dieser Stelle gegenüber einer Ischämie besonders vulnerabel.

2 Symptomatik

Die meisten Engpaßsyndrome des N. peronaeus äußern sich initial in Schmerzen und später in neurologischen Ausfällen. Die Schmerzen werden je nach Lokalisation der Kompression am lateralen Unterschenkel und Fußrücken oder bei distaler Irritation nur am Fußrücken angegeben. Aktive oder passive Dehnung des Nervs, z. B. bei Plantarflexion oder Inversion (Supination) des Fußes, verstärken oft diese Schmerzen. Druckschmerz und Hoffmann-Tinel-Zeichen am Ort des Engpasses sind häufig, aber nicht obligat vorhanden.

Das Muster der Ausfallserscheinungen richtet sich nach dem Ort der Kompression: Bei einem vollständigen Ausfall des N. peronaeus communis am Oberschenkel sind Fuß- und Zehenextensoren sowie die den Fuß pronierenden Mm. peronaei gelähmt. Folge ist der charakteristische Steppergang oder Hahnentritt. Darüber hinaus ist die Sensibilität am lateralen Unterschenkel, dem gesamten Fußrücken und allen dorsalen Zehen mit Ausnahme der Lateralseite der Kleinzehe gestört. Letztere wird durch den N. suralis innerviert.

Eine isolierte Lähmung des N. peronaeus profundus betrifft Sprunggelenks- und Zehenextension, nicht aber die Pronation des Fußes. Diese fällt bei einer proximalen Parese des N. peronaeus superficialis aus. Die Sensibilitätsstörung bei Lähmung des N. peronaeus profundus beschränkt sich auf die gegenüberliegenden Flächen der 1. und 2. Zehe und des Spatium interosseum dorsale I, die des N. peronaeus superficialis auf den distalen lateralen Unterschenkel, den gesamten Fußrücken, die Medialseite der Großzehe und die einander zugewandten Flächen der 2. und 3. sowie 4. und 5. Zehe. Bei Patienten mit einem N. peronaeus profundus accessorius (aus dem N. superficialis) ist trotz vollständiger Lähmung des N. peronaeus profundus eine Streckung der Zehen in gewissem Umfang möglich, da der laterale Teil des M. extensor digitorum brevis dann über diesen akzessorischen Nerven versorgt wird (Abb. 172).

Patienten mit einer Kompressionsneuropathie des N. peronaeus superficialis am distalen Unterschenkel klagen über meist langanhaltende Schmerzen, die von der Sprunggelenksregion in den Fußrücken oder proximalwärts in den lateralen Unterschenkel ausstrahlen und sich unter Belastung, aber auch in nächtlicher Ruhe verstärken. Regelmäßig besteht ein Taubheitsgefühl im Versorgungsgebiet des N. peronaeus superficialis oder eines seiner Äste, und immer ist die Stelle des Durchtritts durch die Fascia cruris etwa 10 cm proximal des Außenknöchels druckschmerzhaft.

Patienten mit dem äußerst seltenen vorderen Tarsaltunnelsyndrom (Marinacci 1968), der Kompression des terminalen Astes des N. peronaeus profundus, klagen über nachts zunehmende, oft brennende Schmerzen am Fußrücken. Häu-

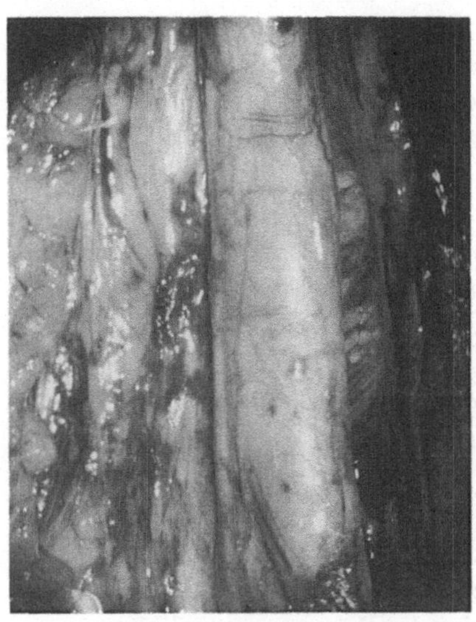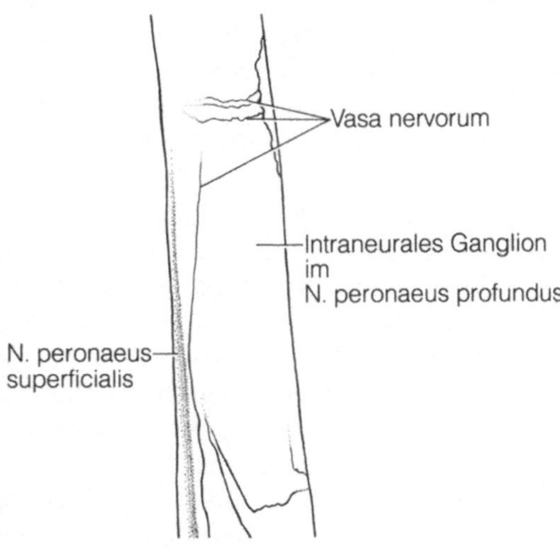

Abb. 172. Intraneurales Ganglion der R. profundus nervi peronaei im Bereich des rechten Knies. Gesamtlänge des Ganglions 20 cm. Fusiforme Auftreibung des Nervs

fig ist das Autonomgebiet dieses Astes im 1. dorsalen Interdigitalraum hypästhetisch. Eine Atrophie des M. extensor digitorum brevis fehlt selten, da der entsprechende Muskelast distal des Engpasses, des Lig. cruciforme, entspringt.

3 Ursachen

In ihrem Verlauf können N. peronaeus communis und seine Äste an verschiedenen Prädilektionsorten komprimiert sein. Engpaßsyndrome kommen am Oberschenkel nicht vor und sind am distalen Unterschenkel und in der Sprunggelenksregion selten. Das Knie steht ganz im Vordergrund.

Knie

An dieser Stelle sind der N. peronaeus communis und seine Äste aufgrund ihrer oberflächlichen Lage, ihres besonderen inneren Aufbaus und ihrer Gefäßversorgung mechanisch besonders gefährdet. Der Durchtritt des N. peronaeus communis zwischen die beiden Köpfe des M. peronaeus longus ist ein potentieller anatomischer Engpaß (s. Abb. 169, S. 420). Hier kann eine sehnige Arkade zwischen den beiden Muskelköpfen den Nerven in seiner Passage einengen (Laterza u. Nappo 1977; Maudsley 1967; Sandhu u. Sandhey 1976; Sidey 1969; Vastamäki 1985; Wulle 1975). Kopell u. Thompson (1976) fanden bei mehreren Patienten einen fibrotischen, außergewöhnlich weit ventral liegenden lateralen Kopf des M. soleus, der den N. peronaeus communis komprimiert hatte. All diese Patienten klagten initial über beim Laufen zunehmende Schmerzen und Parästhesien am lateralen Unterschenkel, der N. peronaeus war am Ort der Kompression druckschmerzhaft. An gleicher Stelle kann der N. peronaeus communis bei über längere Zeit anhaltenden unphysiologischen Körperhaltungen geschädigt werden, z. B. bei Tätigkeiten in knieender, hockender oder kriechender Stellung. Schädigungsmechanismus ist hierbei eine Kompression des Nervs zwischen der Sehne des M. biceps femoris und dem Caput fibulae. Im Unterschied zu dem oben genannten haben diese Patienten initial keine Schmerzen, sondern von vornherein motorische Ausfälle (Feldman et al. 1983; Korwin-Piotrowska u. Stankiewicz 1979; Laterza u. Nappo 1977; Parashar et al. 1976; Sandhu u. Sandhey 1976; Seppäläinen et al. 1976, 1977; Tönnis 1958). Paresen des N. peronaeus communis sind auch nach extremer Gewichtsreduktion beobachtet worden (Harrison 1984; Sotaniemi 1984), wenn der Gewichtsverlust mehr als 5 kg/Monat betrug. Pathologische Prozesse der Knieregion, die zu einer Schädigung des N. peronaeus communis oder seiner Äste führen, können knöchern sein oder von den Weichteilen ausgehen. Häufigste Ursache sind Ganglien, die meistens vom proximalen Tibiofibulargelenk, gelegentlich auch vom Kniegelenk oder der Bursa praepatellaris ausgehen (Stack et al. 1965). 54,8% der Ganglien mit Beteiligung peripherer Nerven betreffen den N. peronaeus communis oder profundus am Knie (Fromm u. Krücke 1973). Sie können extraneural oder intraneural, also im Nerven selbst liegen (Assmus et al. 1975; Barber et al. 1962; Bowker u. Olin 1979; Brooks 1952; Cobb u. Moiel 1974; Eiras u. Garcia Cosamalón 1979; Ellis 1936; Ferguson 1937; Fromm u. Krücke 1973; Gurdjian et al. 1965; Katz u. Lenobel 1970; Lanz et al. 1975; Muckart 1976; Parkes 1961; Robert et al. 1980; Samland et al. 1976; Stack et al. 1965; Sultan 1921; Tupman 1957; Vara Lopez u. Vara Thorbeck 1987; Wadstein 1932; Warren 1946). 94% aller bis 1973 berichteten intraneuralen Ganglien fanden sich am N. peronaeus (Fromm u. Krücke 1973). Sie kommen auch im M. peronaeus longus vor und können diesen sogar vollständig ersetzen (Bowker u. Olin 1979; Brooks 1952; Muckart 1976). Bei den intraneuralen Ganglien (s. Abb. 172, S. 423), die häufig mehrkammrig sind und den N. peronaeus profundus und communis so durchsetzen, daß dessen einzelne Faszikel nicht vom Ganglion zu trennen sind, findet sich häufig keine Verbindung zu einem Gelenk. Ist aber ein solcher Stiel vorhanden, so verläuft er bevorzugt entlang dem rückläufigen Gelenkast des N. peronaeus profundus zum proximalen Tibiofibulargelenk (Lanz et al. 1975; Parkes 1961; Robert et al. 1980; Warren 1946).

Schmerzen am lateralen Unterschenkel, verbunden mit Fußheberparese und tastbarer Schwellung über dem Caput fibulae, sollten stets an ein Ganglion denken lassen. Initialsymptome sind meist Schmerzen, später kommen oft schnell progrediente Paresen hinzu, die in erster Linie den N. peronaeus profundus betreffen. Auch eine tastbare Schwellung über dem Fibulakopf kann ein Initialsymptom sein (Muckart 1976; Stack et al. 1965). Sensible Ausfälle finden sich wesentlich seltener als motorische (Cobb u. Moiel 1974). Das Hoffmann-Tinelsche Zeichen ist nicht obligat auslösbar.

Andere pathologische Prozesse als Ursache einer Peroneusparese am Knie sind wesentlich seltener. Vereinzelt wurden atraumatische Muskelhernien – M. peronaeus longus, lateraler Gastroknemiuskopf (Zadravecz 1979; Orf 1972) – und ein spontanes Hämatom im lateralen Gastroknemiuskopf bei einem Bluter beschrieben (Large et al. 1983). Baker-Zysten des Kniegelenks (Nakano 1978), Exostosen am Caput fibulae (Theodorou et al. 1978) und Knochentumoren (Cracchiolo u. Marmor 1968) können zu einer Parese des N. peronaeus communis führen. Die Symptomatik wird oft durch ein relativ geringes Trauma, wie die Inversion des Fußes, ausgelöst (Theodorou et al. 1978).

Auch eine Fabella, ein Sesambein im lateralen Kopf des M. gastrocnemius, das bei 10–30% der Menschen vorkommt, kann gelegentlich einer Läsion des N. peronaeus communis zugrundeliegen (Mangieri 1973; Takebe u. Hirohata 1981). Nicht alle diese Patienten haben Schmerzen, alle zeigen jedoch sensible und motorische Ausfälle im Peronäusgebiet. Die Symptome können akut oder allmählich auftreten und werden oft durch eine plötzliche starke Beugung des Kniegelenks ausgelöst. Typisch ist ein Druckschmerz in der Kniekehle über der Fabella. Diese wird durch eine seitliche Röntgenaufnahme des Knies nachgewiesen (siehe Abb. 42, S. 59).

Distaler Unterschenkel und Sprunggelenksregion

Die Durchtrittspforten von N. peronaeus superficialis und profundus durch die Fascia cruris bzw. die Fascia dorsalis pedis sind potentielle Engpässe (s. Abb. 168, S. 420; Abb. 170, S. 420). Die Durchtrittspforte für den oberflächlichen Ast liegt 10 cm proximal des Außenknöchels, die für den tiefen Ast an der Basis des Metatarsale I. Das Engpaßsyndrom des N. peronaeus profundus am proximalen Fußrücken wird auch als vorderes Tarsaltunnelsyndrom bezeichnet. (Marinacci 1968). Beide Äste können durch zu fest sitzende Schuhe oder Stiefel (Skistiefel, Rollschuhstiefel) gedrückt werden und Schmerzen und Parästhesien im sensiblen Versorgungsgebiet dieses Nervs auslösen (Dewitt u. Greenberg 1981; Kopell u. Thompson 1976; Lindenbaum 1979; Mumenthaler u. Schliack 1982). Weitere Ursachen für eine Kompression des N. peroneus superficialis am distalen Unterschenkel sind das Schlafen oder Sitzen mit übergeschlagenem Unterschenkel bei gestreckten Beinen (Lemont u. Cullen 1984) oder ein Lipom an der Durchtrittsstelle des Nervs durch die Fascia cruris (McAuliffe et al. 1985). Bei einigen Patienten tritt ein solches Kompressionssyndrom spontan auf (Lowdon 1985), bei anderen jedoch war der klinischen Symptomatik ein Trauma vorausgegangen (Kernohan et al. 1985; Lemont u. Hernandez 1972; Mackey et al. 1977). Die beiden Patienten von Sridhara u. Izzo (1985) waren Sportler. Bei beiden fand sich eine Muskelhernie, die den N. peronaeus superficialis am Durchtritt durch die Fascia cruris komprimierte. Ähnliches gilt für das besonders seltene sog. vordere Tarsaltunnelsyndrom, das Engpaßsyndrom des terminalen N. peronaeus profundus (Marinacci 1968; Krause et al. 1977). Der Engpaß ist die Passage des Nervs unter dem Lig. cruciforme (Retinaculum musculorum extensorum inferius) am proximalen Fußrücken.

4 Apparative Diagnostik

Röntgenologische Verfahren

haben für die Diagnostik von Schädigungen des N. peronaeus nur dann Bedeutung, wenn eine knöcherne Ursache wie z. B. eine Fabella (Mangieri 1973; Takebe u. Hirohata 1981), Exostosen oder Knochentumoren vermutet und posttraumatische Veränderungen ausgeschlossen werden sollen (s. Abb. 41 a, b, S. 58; Abb. 42, S. 59). Da der N. peronaeus aber im gesamten Verlauf von Kniekehle bis zum Fuß nah am Knochen verläuft, sollte die klinisch relevante Region stets in 2 Ebenen geröntgt werden. Ganglien sind zwar auch computertomographisch sichtbar (Firooznia et al. 1983), doch ist eine solche Untersuchung nur selten notwendig, da die Diagnose in der Regel klinisch und neurophysiologisch gestellt werden kann.

Elektrodiagnostik

Kompressionssyndrome im Bereich des Knies

Elektroneurographisch wurde vielfach der N. peronaeus profundus untersucht und die evozierten Muskelationspotentiale vom M. extensor digitorum brevis abgeleitet (Singh et al. 1974; Berry u. Richardson 1976; Brown u. Yates 1982; Pickett 1984). Dieses Vorgehen zur Lokalisation einer Peronäuskompression ist immer dann von Nutzen, wenn der M. extensor digitorum brevis nicht atrophiert ist und kein akzessorischer N. peronaeus profundus besteht, mit dessen Vorkommen bei 20–25% der Menschen gerechnet werden kann (s. S. 419) (Abb. 171, S. 421). Die Leitfähigkeit des N. peronaeus profundus und N. peronaeus superficialis entlang des Capitulum fibulae kann auch untersucht werden, wenn Latenzen evozierter Muskelaktionspotentiale vom M. tibialis anterior nach Stimulation distal und proximal des Fibulaköpfchens bzw. vom M. peronaeus longus nach Stimulation an denselben Reizpunkten gemessen werden. Aussagekräftige Ergebnisse liefert auch die Untersuchung des sensiblen Anteils des N. peronaeus superficialis nach Stimulation oberhalb des Knöchels und Ableitung der Nervenaktionspotentiale distal und proximal des Capitulum fibulae (Singh et al. 1974). (Zur Methodik siehe Behse u. Buchthal 1971.)

Auch Gilliatt et al. (1961) halten die Untersuchung des gemischten N. peronaeus profundus für aussagekräftiger als die Untersuchung motorischer Nervenanteile.

Wir selbst verwenden zur Stimulation der motorischen Anteile des N. peronaeus profundus nervennah applizierte Nadelelektroden, die proximal und distal des Capitulum fibulae eingestochen werden. Weiterhin wird der Nerv über dem Retinaculum extensorum (Lig. cruciforme) stimuliert. Abgeleitet wird vom M. extensor digitorum brevis und vom M. tibialis anterior. Nach geringfügiger Verlagerung der Nadelelektroden lassen sich auch der N. peronaeus superficialis stimulieren und evozierte Muskelaktionspotentiale vom M. peronaeus longus ableiten. Mit denselben Nadelelektroden können dann auch sensible Nervenaktionspotentiale des N. peronaeus superficialis nach Stimulation des Nervs oberhalb des Knöchels abgeleitet werden (Abb. 173, 174).

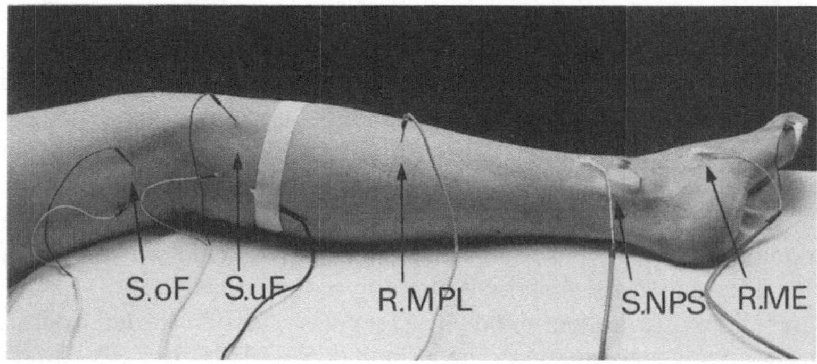

Abb. 173. Elektroneurographische Untersuchungstechnik bei Kompression des N. peronaeus in Höhe des Fibulaköpfchens. Der N. peronaeus profundus wird oberhalb des Retinaculum extensorum mit einer Oberflächenelektrode (hier nicht dargestellt) sowie unterhalb des Fibulaköpfchens (*S.uF*) und oberhalb des Fibulaköpfchens (*S.of*) mit Nadelelektroden stimuliert. Abgeleitet wird vom M. extensor digitorum brevis (*R.ME*) mit Oberflächenelektroden und vom M. tibialis anterior mit konzentrischer oder Oberflächenelektrode (hier nicht wiedergegeben). Stimuliert wird ferner der motorische Anteil des N. peronaeus superficialis bei *S.uF* und *S.oF*, abgeleitet wird vom M. peronaeus longus mit einer konzentrischen Nadelelektrode (*R.MPL*) oder mit Oberflächenelektroden. Der sensible Anteil des N. peronaeus superficialis wird oberhalb und medial des Malleolus medialis gereizt (*S.NPS*), abgeleitet wird mit den Nadelelektroden bei *S.uF* und *S.oF*

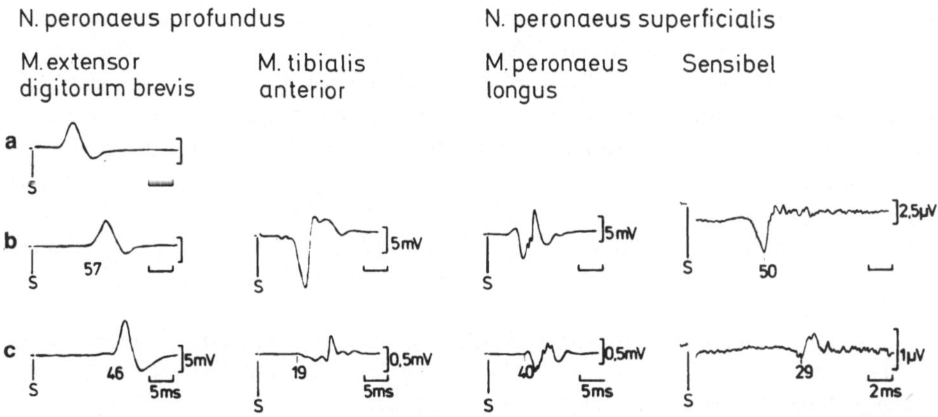

Abb. 174a–c. Elektroneurographische Befunde bei Kompression des N. peronaeus in Höhe des Fibulaköpfchens *S*, Stimulus. Untersucht wurden der N. peronaeus profundus mit Ableitung der Muskelaktionspotentiale vom M. extensor digitorum brevis und M. tibialis anterior sowie der motorische und sensible Anteil des N. peronaeus superficialis mit Ableitung vom M. peronaeus longus bzw. unterhalb und oberhalb des Fibulaköpfchens (Potentiale rechts außen in **a** und **c**).

Die motorischen Anteile wurden in Höhe des Retinaculum extensorum (**a**), unterhalb (**b**) und oberhalb (**c**) des Fibulaköpfchens stimuliert, der sensible Anteil des N. peronaeus superficialis oberhalb der Knöchelregion.

Bei Ableitung vom M. extensor digitorum brevis läßt sich nur ein Grenzbefund erheben, da ein akzessorischer N. peronaeus profundus besteht, kenntlich an der höheren Amplitude nach Stimulation des Nervs in der Kniekehle (**c**) im Vergleich zur Reizung unterhalb des Fibulaköpfchens (**b**). Die Kompression aller Peronäusäste wird erst deutlich bei Ableitung vom M. tibialis anterior und bei Untersuchung des motorischen und sensiblen Anteils des N. peronaeus superficialis. Die *Zahlen unter den Potentialen* geben die einzelnen Leitgeschwindigkeiten an

Als diagnostische Entscheidungskriterien gelten entweder eine im Bereich des Fibulaköpfchens um 10 m/s gegenüber dem Unterschenkelsegment reduzierte Nervenleitgeschwindigkeit oder eine unterhalb des Normbereichs liegende Nervenleitgeschwindigkeit im Kniegelenksbereich bei normaler Nervenleitgeschwindigkeit im Unterschenkelbereich, eine Amplitudenabnahme der evozierten Muskelaktionspotentiale um 75% und mehr nach proximaler Reizung im Vergleich zur distalen Stimulation. Die Amplituden sensibler Nervenaktionspotentiale bei Ableitung vom N. peronaeus superficialis in der Kniekehle müssen um mehr als 85% gegenüber denen bei distaler Ableitung reduziert sein.

Die mit diesen Techniken erzielten Ergebnisse werden in der Literatur sehr unterschiedlich angegeben. So konnten Singh et al. (1974) nur bei ⅓ ihrer Patienten mit Hilfe von Leitgeschwindigkeitsmessungen in motorischen Anteilen des N. peronaeus profundus die Kompression exakt lokalisieren, wenn vom M. extensor digitorum brevis abgeleitet wurde. Bei 45% war die Leitgeschwindigkeit entlang des Fibulaköpfchensegmentes vermindert, wenn vom M. tibialis anterior oder vom M. peronaeus longus abgeleitet wurde. Ein signifikanter Amplitudenabfall der vom M. extensor digitorum brevis abgeleiteten Muskelaktionspotentiale war nach Reizung in der Kniekehle nur bei 16% zu finden. Brown u. Yates (1982) haben dagegen bei allen 12 Patienten eine Verlangsamung der Leitgeschwindigkeit und einen signifikanten Amplitudenabfall entlang des N. peronaeus in Höhe des Fibulaköpfchens bei 11 der 12 Patienten gesehen. Allerdings waren ihre Kriterien zur Beurteilung weniger strikt als bei Sing et al. (1974). So wurde ein Leitungsblock bereits dann angenommen, wenn die Amplitude nach Stimulation in der Kniekehle um 20% niedriger lag als nach distaler Stimulation. Vergleichbare Resultate fand Redford (1964). Bei 9 von 10 Patienten fand er eine umschriebene Verlangsamung der Nervenleitung, bei allen 10 eine signifikante Amplitudenreduktion. Pickett (1984) setzte als Entscheidungskriterien für die Diagnose einer Peronäusdruckläsion in Höhe des Fibulaköpfchens entweder eine Amplitudenreduktion von mehr als 20% oder eine relative Nervenleitgeschwindigkeitsverminderung von 6 m/s fest. Er fand, daß in 61% die Amplitudenreduktion, aber nur in 16% die Leitgeschwindigkeitsabnahme den Ort der Kompression lokalisierten.

Warum solch eklatante Unterschiede zwischen den einzelnen untersuchten Kollektiven zutagetreten, ist nicht klar. Die Diskrepanzen sind nur z. T. durch verschiedene Untersuchungsmethoden zu erklären.

Nach Smith u. Trojaborg (1986) weisen eine Verminderung der Amplitude oder ein Fehlen des sensiblen Nervenaktionspotentials bei Ableitung distal des Capitulum fibulae oder eine Verminderung der Leitgeschwindigkeiten in motorischen und/oder sensiblen Peronäusfasern auf eine schlechtere klinische Erholung hin, obgleich das Ausmaß der gefundenen Veränderungen nicht mit klinischen Befunden korreliert.

Auch wenn der Nutzen der nadelelektromyographischen Untersuchung zur Lokalisation einer Peronäuskompression begrenzt erscheint, sollte besonders bei nicht eindeutigen Fällen eine eingehende Untersuchung durchgeführt werden, um andere differentialdiagnostisch zu erwägende Erkrankungen nicht zu übersehen. Dies gilt insbesondere für das manchmal nicht ganz leicht abzugrenzende L_5-Syndrom, wobei im M. flexor digitorum longus und M. tibialis posterior, weniger in den von L_5 versorgten, weiter proximal gelegenen M. glutaeus medius, tensor fasciae latae und dem kurzen Kopf des M. biceps femoris Spontanpotentiale registriert werden können.

Ob überhaupt elektromyographisch Veränderungen in den vom N. peronaeus versorgten Muskeln gefunden werden können, hängt vom Zeitraum zwischen der Kompression und Untersuchung sowie vom Schweregrad der Nervenschädigung ab.

Der Nachweis von Fibrillationspotentialen in den vom N. peronaeus versorgten Muskeln unterhalb des Knies bei Fehlen von Denervierungspotentialen im M. biceps femoris weist auf eine Läsion des Nervs auf Kniehöhe hin. Jedoch fanden Singh et al. (1974) im M. tibialis anterior je nach Schweregrad der Peronaeusschädigung nur in 72–79%, im M. peronaeus longus nur in 50–71% Denervierungspotentiale. Bei Willkürinnervation war im M. tibialis anterior der Anteil polyphasischer Potentiale bei der Hälfte bis zu ⅔ erhöht, die mittlere Muskelaktionspotentialdauer war bei 20% der Fälle verlängert.

Kompressionssyndrome im Bereich des distalen Unterschenkels

Beim *vorderen Tarsaltunnelsyndrom,* dem Kompressionssyndrom des N. peronaeus profundus unter dem Lig. cruciforme, wird eine deutlich verlängerte distale motorische Latenz zum M. extensor digitorum brevis gefunden (Krause et al. 1977; Borges et al. 1981). Nadelelektromyographisch wurden Denervierungspotentiale im M. extensor digitorum brevis abgeleitet.

Kompressionssyndrome des N. peronaeus superficialis am Unterschenkel

wurden nur vereinzelt neurographisch untersucht. Baer et al. (1982) konnte mit Hilfe antidromer Technik und Verwendung von Oberflächenelektroden, die über den Nerven am Fußrücken geklebt waren, durch schrittweises Verschieben der Reizelektrode um jeweils 2 cm den Ort der Kompression genau lokalisieren. Der Nachteil dieser Methode liegt darin, daß bei etwa 2–6% aller Gesunden kein sensibles Nervenaktionspotential abgeleitet werden kann (Levin et al. 1986).

5 Differentialdiagnose

Unter allen differentialdiagnostischen Erwägungen spielt die der klinischen Praxis die Abgrenzung einer Peronäusparese gegenüber einer *Kompression der spinalen L_5-Wurzel* die wichtigste Rolle. Auch bei einer Peronäusparese kann der M. extensor hallucis longus, der als Leitmuskel für das L_5-Segment gilt, klinisch im Vordergrund stehen (Mumenthaler u. Schliack 1982). Da die Peronäusläsionen am häufigsten in der Kniegegend lokalisiert sind und auf dieser Höhe der Nervenast zum kurzen Kopf des M. biceps femoris den N. peronaeus längst verlassen hat, ist eine elektromyographische Untersuchung dieses Muskels kaum hilfreich. Im Gegensatz zu einer Läsion des N. peronaeus communis oder profundus sind aber bei einer Kompression der L_5-Wurzel der vom N. tibialis versorgte M. tibialis posterior und der vom N. glutaeus superior versorgte M. glutaeus medius mit betroffen, und deshalb die Inversion oder Supination des Fußes bzw.

die Adduktion des Beines im Hüftgelenk beeinträchtigt. Ist die Nervenleitgeschwindigkeit des N. peronaeus am Knie nicht herabgesetzt, so spricht dies ebenfalls für eine radikuläre Ursache der Störungen. Bestehen dennoch Zweifel an der Zuordnung der Symptome, so sind Computertomographie oder Myelographie zum Nachweis oder Ausschluß einer spinalen Genese einzusetzen. Eine Druckschädigung des *N. ischiadicus am Oberschenkel* oder im Becken kann als Peronäusläsion imponieren, da der peronäale Anteil dieses Nervs mechanischen Einflüssen gegenüber wesentlich empfindlicher ist als der tibiale Anteil. In aller Regel lassen sich in solchen Fällen bei genauer neurologischer Untersuchung auch Störungen von seiten des N. tibialis feststellen (abgeschwächter Achillessehnenreflex, Hypästhesie an der Fußsohle u. a.). Bei *Polyneuropathien* können Ausfallserscheinungen von seiten des N. peronaeus im Vordergrund stehen. Bei diesen Patienten findet man aber regelmäßig beidseitige Störungen und abgeschwächte bis aufgehobene Achillessehnenreflexe, meist auch „strumpfförmige" Sensibilitätsstörungen. Mononeuritiden des N. peronaeus kommen nach verschiedenen Infektionen, wie z. B. Sepsis, Typhus, Paratyphus oder Ruhr vor (Bodechtel 1974; Ludin u. Tackmann 1974), und können diesen zeitlich zugeordnet werden.

Die muskulären Ausfälle der *neuralen Muskelatrophie Charcot-Marie-Tooth* betreffen beide Beine. Patienten mit *Dystrophia myotonica Curschmann-Steinert* haben keine sensiblen Störungen und sind durch das Gesamtbild der Krankheit ebenso zu erkennen wie Patienten mit *amyotrophischer Lateralsklerose,* die als isolierte Beinparese beginnen kann. Bei letzterer finden sich aufgrund der Beteiligung des 1. motorischen Neurons auch positive Pyramidenbahnzeichen, die bei einer isolierten Schädigung eines peripheren Nervs stets fehlen. Auch bei einer *zentralen Parese* finden sich positive Pyramidenbahnzeichen. Beim Gehen wird das Bein zircumduziert.

Wichtig ist die Abgrenzung einer Peronäusläsion gegenüber einem *Tibialisanterior-Syndrom,* der ischämischen Nekrose der Muskeln der Tibialisloge (Mm. tibialis anterior, extensor hallucis longus, extensor digitorum longus). Klinisch ist das Tibialis-anterior-Syndrom durch eine akute schmerzhafte Schwellung und Rötung der Prätibialgegend gekennzeichnet. Sensible Ausfälle können fehlen, können aber auch aufgrund des Drucks der vergrößerten Muskelloge auf den N. peronaeus profundus vorhanden sein. Das Tibialis-anterior-Syndrom muß sofort erkannt und durch Spaltung der Faszie der Tibialisloge operativ behandelt werden.

6 Therapie

Konservative Therapie

Läsionen oder Irritationen von Ästen des N. peronaeus communis, die durch zu enge Schuhe oder durch Schlafen oder langes Sitzen mit übergeschlagenen Unterschenkeln bei gestreckten Beinen ausgelöst werden, sind konservativ zu behandeln; die auslösenden Mechanismen sind zu vermeiden. In hartnäckigen Fällen ist durch Injektion eines Kortikoids um den Nerven am Durchtritt durch die Faszie Beschwerdefreiheit zu erzielen (Lindenbaum 1979). Da bei den genannten Schädigungsmechanismen fast durchweg sensible Endäste betroffen sind, ist eine physiotherapeutische Behandlung nicht erforderlich. Bestehen jedoch motorische Ausfälle, sind physiotherapeutische Maßnahmen indiziert. Das ist bei Läsionen des N. peronaeus communis der Fall, die durch Tätigkeiten in hockender oder knieender Stellung ausgelöst werden. Vermeidung dieser Körperhaltung und krankengymnastische Übungsbehandlung führen auch bei schweren Ausfällen meist zu einer schnellen Restitutio ad integrum (Laterza u. Nappo 1977; Parashar et al. 1976; Seppäläinen et al. 1976). Lediglich Sandhu u. Sandhey (1976) empfehlen bei schweren motorischen Ausfällen dieser Genese die operative Revision des N. peronaeus communis.

Beim Engpaßsyndrom des N. peronaeus superficialis oberhalb des Außenknöchels und beim vorderen Tarsaltunnelsyndrom am proximalen Fußrücken ist meistens mit einer Infiltration des Engpasses mit einem Lokalanästhetikum und einem Kortikoid eine zumindest vorübergehende Linderung der Schmerzen zu erzielen. Diese Injektion kann zugleich als diagnostische Blockade genutzt werden. Sie erfolgt am Ort des maximalen Nervendruckschmerzes bzw. dort, wo das Tinelsche Zeichen ausgelöst werden kann.

Operative Therapie

Sind die Ausfälle von seiten des N. peronaeus communis oder seiner Äste progredient, sind sie von vornherein erheblich oder sprechen ausgeprägte subjektive Symptome wie Schmerzen und Parästhesien auf konservative Maßnahmen nicht an, so sollte der Nerv operativ freigelegt werden. Der Hautschnitt wird bogenförmig um das Caput fibulae gelegt (Abb. 175). Die Länge der Inzision richtet sich nach der zu erwartenden Ausdehnung der Kompression. Der Hautschnitt kann aber ohne Schwierigkeiten in die Kniekehle und an den vorderen Unterschenkel erweitert werden. Der N. peronaeus communis selbst wird nach Spaltung der Fascia cruris proximal des Caput fibulae bzw. jenseits der Kompression freigelegt. Bei der Kompression des N. peronaeus communis durch einen

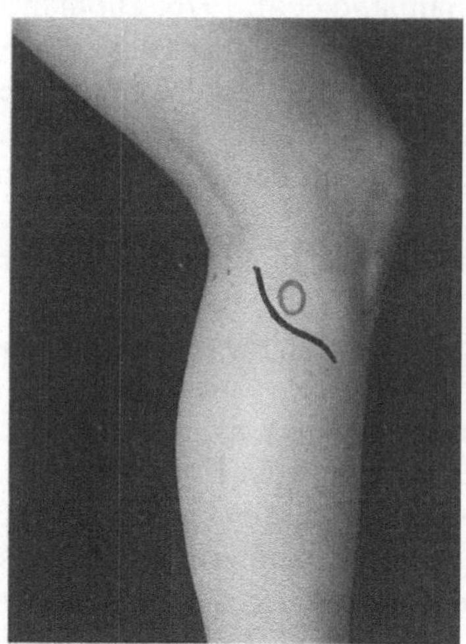

Abb. 175. Schnittführung zur Freilegung des N. peronaeus communis und seiner Äste in der Umgebung des Caput fibulae. *Kreis,* Caput fibulae

sehnigen Ursprung des M. peronaeus longus von der Fibula führt die Spaltung dieses Sehnenbogens in aller Regel zu schnellem und vollständigem Verschwinden der Symptome (Sidey 1969).

Bestehen motorische Ausfälle, dann sollte mit der Operation nicht gewartet werden. Verglichen mit anderen Nerven ist nämlich die Regenerationstendenz des N. peronaeus gering. Je länger mit der Dekompression des Nervs gewartet wird, desto schlechter ist die postoperative Prognose der Paresen. Für Ganglien und Knochentumoren kommt nur die operative Therapie in Betracht. Hier ist ein konservativer Behandlungsversuch überflüssig. Für Exostosen am Caput oder Collum fibulae wurde deren prophylaktische Entfernung empfohlen, da ein geringes Inversionstrauma des Fußes eine erhebliche Parese des N. peronaeus communis verursachen könne (Theodorou et al. 1978). Extraneurale Ganglien bereiten operativ in der Regel keine Schwierigkeiten. Nach Neurolyse des N. peronaeus können sie entfernt werden. Es ist darauf zu achten, daß auch die Verbindung zum Gelenk, meist zum proximalen Tibiofibulargelenk, dargestellt und reseziert wird, andernfalls können die Ganglien rezidivieren. Intraneurale Ganglien (s. Abb. 172, S. 423) stellen den Operateur vor größere Probleme. Der Versuch ihrer vollständigen Entfernung ist meist von einer kompletten Paralyse des N. peronaeus profundus oder N. peronaeus communis gefolgt (Clark 1961; Parkes 1961). Diese Ganglien bestehen häufig aus mehreren Zysten, in deren Wand die Faszikel des Nervs verlaufen (Clark 1961; Warren 1946); ihre Entfernung bedeutet deshalb auch die Opferung von zumindest Anteilen des N. peronaeus. Zwar liegen diese Pseudozysten (Krücke 1974) im perifaszikulären Epineurium und dringen nicht in die Nervenfaszikel selbst ein. Epineurium und Perineurium können aber so dicht kollagenisiert sein, daß sie die Faszikel wie Narbengewebe umschließen und so eine Entfernung des Ganglions ohne Mitnahme von Faszikeln unmöglich machen. Intraneurale Ganglien sollten nur inzidiert, ihr Inhalt entleert und die Verbindung zum Gelenk aufgesucht werden (Clark 1961; Cobb u. Moiel 1974; Ellis 1936; Gurdjian et al. 1965; Katz u. Lenobel 1970; Lanz et al. 1975; Parkes 1961; Robert et al. 1980; Samland et al. 1976; Tupman 1957; Vara Lopez u. Vara Thorbeck 1978). Diese Verbindung, die dem rückläufigen Gelenkast des N. peronaeus profundus folgt, muß reseziert werden. Wird sie belassen, so besteht die Gefahr eines Rezidivs (Clark 1961; Robert et al. 1980).

Ist der N. peronaeus superficialis beim Durchtritt durch die Fascia cruris etwa 10 cm proximal des Außenknöchels komprimiert, dann sind Spaltung der Faszie um den Nerven und Neurolyse regelmäßig von schneller Symptomfreiheit gefolgt (Lemont u. Hernandez 1972; Sridhara u. Izzo 1985).

Bestand präoperativ eine erhebliche Parese des N. peronaeus communis oder profundus, so ist häufig postoperativ nicht mit einer schnellen Besserung der motorischen Ausfälle zu rechnen. Bis zur Besserung der Willkürmotorik muß der Pes equinovarus durch eine Orthese in Form einer Peroneusschiene oder einer individuell geformten Kunststoffhülse in funktioneller Stellung gehalten werden. Bleibt eine vollständige Fußheberlähmung bestehen, so sind später knöcherne Stabilisierung und Sehnenverlagerung indiziert (Omer 1980). Zur knöchernen Stabilisierung kommt die subtalare Arthrodese nach Lambrinudi in Frage. Bei ihr wird ein Keil aus dem plantaren und distalen Talus entfernt, so daß dieser in Equinusposition bleibt, der Rest des Fußes aber in gewünschter Dorsalflexion steht. Für die Sehnenverlagerung wird der M. tibialis posterior verwendet. Seine Sehne wird vom Os naviculare gelöst, durch eine große Öffnung in der Membrana interossea auf deren Vorderseite gezogen und am Os cuneiforme III verankert. Durch diese Maßnahmen wird die Equinovarusstellung des Fußes aufgehoben und eine aktive, allerdings unvollständige Dorsalflexion des Fußes erreicht. Anschließend an diese Eingriffe muß das Bein für mehrere Wochen durch Gips immobilisiert und dann die Dorsalflexion des Fußes über ein halbes Jahr durch eine Orthese gesichert werden, bevor aktive Übungen beginnen können.

Literatur

Assmus H, Kühner A, Hagenlocher U (1975) Periphere Nervenläsionen durch Gangliencysten. J Neurol 209:131–137

Baer RD, Goka RS, Smith GR (1982) Electrodiagnosis in the entrapment of the intermediate dorsal cutaneous branch of superficial peroneal nerve. Orthop Rev 11:105–107

Barber KW, Blanco AJ, Soule EH, MacCarthy S (1962) Benign soft-tissue tumors of the extremities causing compression of nerves. J Bone Joint Surg [Am] 44:98–104

Behse F, Buchthal F (1971) Normal sensory conduction in the nerves of the legs in man. J Neurol Neurosurg Psychiatry 34:404–414

Berry H, Richardson PM (1976) Common peroneal nerve palsy: A clinical and electrophysiological review. J Neurol Neurosurg Psychiatry 39:1162–1171

Bodechtel G (1974) Differentialdiagnose neurologischer Krankheitsbilder, 3. Aufl. Thieme, Stuttgart

Borges LF, Hallett M, Selkoe DJ, Welch K (1981) The anterior tarsal tunnel syndrome. J Neurosurg 54:89–92

Bowker JH, Olin FH (1979) Complete replacement of the peroneus longus muscle by a ganglion with compression of the peroneal nerve: a case report. Clin Orthop 140:172–174

Brooks DM (1952) Nerve compression by simple ganglia. A review of thirteen cases. J Bone Joint Surg [Br] 34:391–400

Brown WF, Yates SK (1982) Percutaneous localization of conduction abnormalities in human entrapment neuropathies. Can J Neurol Sci 9:391–400

Bryce TH (1897) Long muscular branch of the musculo-cutaneous nerve of the leg. Proceedings of the Anatomical Society of Great Britain and Ireland. J Anat 31:5–12

Bryce TH (1901) Letter. J Anat 35:69

Clark K (1961) Ganglion of the lateral popliteal nerve. J Bone Joint Surg [Br] 43:778–783

Cobb CA, Moiel RH (1974) Ganglion of the peroneal nerve. Report of two cases. J Neurosurg 41:255–259

Cracchiolo A, Marmor L (1968) Peripheral entrapment neuropathies. JAMA 204:431–434

Dewitt LD, Greenberg HS (1981) Roller disco neuropathy (letter). JAMA 246:836

Eiras J, Garcia Cosamalón PJ (1979) Intraneural ganglion of the common peroneal nerve. Neurochirurgia 22:145–150

Ellis VH (1936) Two cases of ganglia in the sheath of the peroneal nerve. Br J Surg 24:141–142

Feldman RG, Goldman R, Keyserling, WM (1983) Classical syndromes in occupational medicine. Peripheral nerve entrapment syndromes and ergometric factors. Am J Ind Med 4:661–681

Ferguson LK (1937) Ganglion of the peroneal nerve. Ann Surg 106:313–316

Firooznia H, Golimbu C, Rafii M, Chapnick J (1983) Computerized tomography in diagnosis of compression of the common peroneal nerve by ganglion cysts. Comput Radiol 7:343–345

Foerster O (1929) Spezielle Anatomie und Physiologie der peripheren Nerven. In: Bumke O, Foerster O (Hrsg) Handbuch der Neurologie, 2. Teil. Springer, Berlin, S 785–974

Fromm H, Krücke W (1973) Intraneural and extraneural ganglionic cysts involving peripheral nerves. Excerpta Medica International Congress Series 293:221

Gilliatt RW, Goodman HV, Willison RG (1961) The recording of lateral popliteal nerve action potentials in man. J Neurol Neurosurg Psychiatry 24:305–318

Gurdjian ES, Larsen RD, Lindner DW (1965) Intraneural cyst of the peroneal and ulnar nerves. Report of two cases. J Neurosurg 23:76–78

Gutmann L (1970) Atypical deep peroneal neuropathy. In presence of accessory deep peroneal nerve. J Neurol Neurosurg Psychiatry 33:453–456

Harrison MJ (1984) Peroneal neuropathy during weight reduction (letter). J Neurol Neurosurg Psychiatry 47:1260

Infante E, Kennedy WR (1970) Anomalous branch of the peroneal nerve detected by electromyography. Arch Neurol 22:162–165

Katz MR, Lenobel MJ (1970) Intraneural ganglionic cyst of the peroneal nerve. Case report. J Neurosurg 32:692–694

Kernohan J, Levack B, Wilson JN (1985) Entrapment of the superficial peroneal nerve. Three case reports. J Bone Joint Surg [Br] 67:60–61

Kopell HP, Thompson WAL (1960) Peripheral entrapment neuropathies of the lower extremity. N Engl J Med 262:56–60

Kopell HP, Thompson WAL (1976) Peripheral entrapment neuropathies. Krieger, Huntington New York

Korwin-Piotrowska T, Stankiewicz J (1979) Two cases of hereditary recurrent neuropathy released by compression of peripheral nerves (in Polish). Neurol Neurochir Pol 13:331–333

Krause KH, Witt T, Ross A (1977) The anterior tarsal tunnel syndrome. J Neurol 217:67–74

Krücke W (1974) Pathologie der peripheren Nerven. In: Olivecrona H, Tönnis W, Krenkel W, (Hrsg) Handbuch der Neurochirurgie, 7. Bd, 3. Teil. Springer, Berlin Heidelberg New York, S. 1–267

Lambert EH (1969) The accessory deep peroneal nerve. Neurology (NY) 19:1169–1176

Lanz T v, Wachsmuth W (1972) Praktische Anatomie, Bd 1, 4. Teil: Bein und Statik (Lang J, Wachsmuth W, Hrsg) Springer, Berlin Heidelberg New York

Lanz U, Lehmann L, Lurati M (1975) Intraneurales Ganglion des Nervus peroneus. Chirurg 46:389–399

Large DF, Ludlam CA, Macnicol MF (1983) Common peroneal nerve entrapment in a hemophiliac. Clin Orthop 181:165–166

Laterza A, Nappo A (1977) La paralisi del peroniero nei raccoglitori di nocciole. Acta Neurol (Napoli): 606–612

Lemont H, Cullen RW (1984) Compression of the superficial peroneal nerve secondary to sleeping and sitting positions. J Am Podiatry Assoc 74:450–451

Lemont H, Hernandez A (1972) Recalcitrant pain syndromes of the foot and ankle: Evaluation of the lateral dorsal cutaneous nerve. J Am Podiatry Assoc 9:331–335

Levin KH, Stevens JC, Daube JR (1986) Superficial peroneal nerve conduction studies for electromyographic diagnosis. Muscle Nerve 9:322–326

Lindenbaum BL (1979) Ski boot compression syndrome. Clin Orthop 140:109–110

Lowdon JM (1985) Superficial peroneal nerve entrapment. A case report. J Bone Joint Surg [Br] 67:58–59

Ludin HP, Tackmann W (1984) Polyneuropathien. Thieme, Stuttgart

Mackey D, Colbert DS, Chater EH (1977) Musculo-cutaneous nerve entrapment. Ir J Med Sci 146:100–102

Mangieri JV (1973) Peroneal-nerve injury from an enlarged fabella. A case report. J Bone Joint Surg [Am] 55:395–397

Marinacci AA (1968) Neurological syndromes of the tarsal tunnels. Bull Los Angeles Neurol Soc 33:90–100

Maudsley RH (1967) Fibular tunnel syndrome. J Bone Joint Surg [Br] 49:384

McAuliffe TB, Fiddian NJ, Browett JP (1985) Entrapment neuropathy of the superficial peroneal nerve. A bilateral case. J Bone Joint Surg [Br] 67:62–63

Muckart RD (1976) Compression of the common peroneal nerve by intramuscular ganglion from the superior tibio-fibular joint. J Bone Joint Surg [Br] 58:241–244

Mumenthaler M (1974) Charakteristische Krankheitsbilder nicht unmittelbar traumatischer peripherer Nervenschäden. Nervenarzt 45:61–66

Mumenthaler M, Schliack H (1982) Läsionen peripherer Nerven. Diagnostik und Therapie, 4. Aufl. Thieme, Stuttgart

Nakano KK (1978) Entrapment neuropathy from Baker's cyst. JAMA 239:135

Neundörfer B, Seiferth R (1975) The accessory deep peroneal nerve. J Neurol 209:125–129

Omer GE (1980) Tendon transfers as reconstructive procedures in the leg and foot. In: Omer GE, Spinner M (eds) Management of peripheral nerve problems. Saunders, Philadelphia London Toronto, pp 873–880

Orf G (1972) N. peronaeus-Läsion als Folge einer Muskelhernie. Z Neurol 202:323–329

Parashar SK, Lal HG, Krishnan RN (1976) "Harvesters palsy": Common peroneal nerve entrapment neuropathy. J Assoc Physicians India 24:257–262

Parkes A (1961) Intraneural ganglion of the lateral popliteal nerve. J Bone Joint Surg [Br] 43:784–790

Pickett JB (1984) Localizing peroneal nerve lesions to the knee by motor conduction studies. Arch Neurol 41:192–195

Redford JB (1964) Nerve conduction in motor fibers to the anterior tibial muscle in peroneal palsy. Arch Phys Med Rehabil 45:500–504

Reimann R (1984) Überzählige Nervi peronei beim Menschen. Anat Anz 155:257–267

Robert R, Resche F, Lajat Y, Thoulouzan E, de Kersaint-Gilly A, Descuns P (1980) Kyste synovial intraneural du sciatique poplite externe. A propos d'un cas. Neurochirurgie 26:135–143

Samland O, Lanz U, Lehmann L, Lurati M (1976) Ganglien – seltene Ursachen isolierter peripherer Nervenschädigungen. Schweiz Arch Neurol Neurochir Psychiatr 119:353–362

Sandhu HS, Sandhey BS (1976) Occupational compression of the common peroneal nerve at the neck of the fibula. Aust NZ J Surg 46:160–163

Seppäläinen AM, Aho K, Uusitupa M (1976) Peronäuslähmung bei Erdbeerpflückern (finnisch). Duodecim 92:242–249

Seppäläinen AM, Aho K, Uusitupa M (1977) Strawberry pickers' foot drop. Br Med J 2:767

Sidey JD (1969) Weak ankles. A study of common peroneal entrapment neuropathy. Br Med J 3:623–626

Singh N, Behse F, Buchthal F (1974) Electrophysiological study of peroneal palsy. J Neurol Neurosurg Psychiatry 37:1202–1213

Smith T, Trojaborg W (1986) Clinical and electrophysiological recovery from peroneal palsy. Acta Neurol Scand 74:328–335

Sotaniemi K (1984) Slimmer's paralysis. Peroneal neuropathy during weight reduction. J Neurol Neurosurg Psychiatry 47:564–566

Sridhara CR, Izzo KL (1985) Terminal sensory branches of the superficial branches of the superficial peroneal nerve: An entrapment syndrome. Arch Phys Med Rehabil 66:789–791

Stack RF, Bianco AH Jr, McCarthy CA (1965) Compression of the common peroneal nerve by ganglion cysts. Report of 9 cases. J Bone Joint Surg [Am] 47:773–778

Sultan C (1921) Ganglion der Nervenscheide des Nervus peroneus. Zentralbl Chir 48:963–965

Sunderland S (1978) Nerves and nerve injuries, 2nd edn. Churchill Livingstone, Edinburgh

Takebe K, Hirohata K (1981) Peroneal nerve palsy due to fabella. Arch Orthop Trauma Surg 99:91–95

Theodorou SD, Karamitsos S, Tsouparaopoulos D, Hatzipavlou AG (1978) Rare complications of exostosis. Fractures and injury to the common peroneal nerve. Acta Orthop Belg 44:496–505

Tönnis D (1958) Zur Entstehung von Drucklähmungen an den unteren Extremitäten. Fortschr Neurol Psychiatr 26:483–494

Tupman GS (1957) Axonotmesis of anterior tibial branch of lateral popliteal nerve due to ganglion of the nerve-sheath. Br J Surg 45:23–24

Vara Lopez R, Vara Thorbeck C (1978) Ganglión intraneural. A propósito de una observación personal. Rev Clin Esp 149:197–200

Vastamäki M (1985) Peroneal nerve entrapment (in Finnish). Duodecim 101:1185–1190

Wadstein T (1932) Two cases of ganglia in the sheath of the peroneal nerve. Acta Orthop Scand 2:221–231

Warren R (1946) Ganglion of the common peroneal nerve. Case report. Ann Surg 124:152–155

Winckler G (1934) Le nerf péronier accessoire profond: Étude d'anatomie comparée. Arch Anat Histol Embryol (Strasb) 18:181–219

Wulle C (1975) Zum Kompressionssyndrom des N. fibularis. Chirurg 46:395–397

Zadravecz G (1979) Eine Kompression des N. peroneus superficialis verursachende Muskelhernie (ungarisch). Magy Traumatol Orthop Helyreallito Sebesz 22:124–127

29 Nervus tibialis

29.1 Kompressionssyndrome des Nervus tibialis im Kniebereich und im proximalen Unterschenkel

Der Verlauf des N. tibialis im Kniegelenkbereich ist in Kap. 28 (Abb. 165, 166, S. 418, 419) dargestellt.

1 Symptomatik

Von den Patienten wird ein heftiger, oft brennender Schmerz im Bereich der Ferse und der Fußsohle angegeben, der beim Versuch, den Fuß plantar zu flektieren, verstärkt wird. Der N. tibialis ist im Bereich der Kniekehle und der Wade druckschmerzhaft. Es findet sich eine positives Hoffmann-Tinel-Zeichen. Eine passive Dorsalextension des Fußes löst heftige Schmerzen aus.

Berührungs-, Schmerz- und Temperaturempfinden sind herabgesetzt oder aufgehoben (Mastaglia et al. 1981; Kashani et al. 1985). Die Plantarflektoren sowie die Supinatoren des Fußes können leicht paretisch sein.

2 Ursachen

Eine Kompression des N. tibialis im Bereich des Kniegelenks, hervorgerufen durch *Baker-Zysten,* wurde von Nakano (1978), Zygmunt et al. (1982), Kashani et al. (1985) bei Patienten mit *rheumatoider Arthritis* beobachtet. Mastaglia et al. (1981) sahen bei 4 Patienten eine *verstärkte Arkade des M. soleus* und in 1 Fall einen *Varixknoten,* die den N. tibialis komprimierten. Podore (1985) fand bei einer Patientin beidseitig ein kräftiges *fibröses Band* zwischen dem medialen und lateralen Kopf des M. gastrocnemius, das rechts sowie links eine Kompression der A. poplitea und des N. tibialis hervorgerufen hatte. In dem von Wulle (1981) mitgeteilten Fall war es nach einer *Fraktur des Capitulum fibulae* wahrscheinlich zu einem Kompartmentsyndrom mit Läsion des N. tibialis gekommen.

3 Diagnostik

Eine Druckschmerzhaftigkeit des Nervs im Bereich der Kniekehle und der Wade sowie die Verstärkung bei passiver Dorsalextension oder aktiver Plantarflexion des Fußes sind lokalisatorisch richtungsweisend. Elektromyographisch wurden im M. gastrocnemius Normalbefunde registriert (Kashani et al. 1985). Mastaglia et al. (1981) fanden in Einzelfällen bei Kompression durch eine Arkade des M. soleus jedoch Fibrillationspotentiale im M. gastrocnemius. Dieser letztgenannte Befund ist schwer verständlich, da die Äste zu den beiden Köpfen des M. gastrocnemius den N. tibialis bereits in der Kniekehle vor Durchtritt durch die Arkade des M. soleus verlassen (Clara 1959; Sunderland 1972). Nervenleitgeschwindigkeitsmessungen erbrachten nur ganz vereinzelt den Hinweis für eine umschriebene Störung. Baker-Zysten lassen sich als Anschwellung in der Fossa poplitea gut palpieren. Sie können durch eine Arthrographie des Kniegelenks dargestellt werden. Auch die Ultraschalluntersuchung ermöglicht es, sich ein Bild über die Ausdehnung der Baker-Zyste zu verschaffen.

4 Differentialdiagnose

Eine Thrombophlebitis, ein Aneurysma der A. poplitea, Tumoren sowie Muskelrisse müssen differentialdiagnostisch in Betracht gezogen werden.

Literatur

Clara M (1959) Das Nervensystem des Menschen, 3. Aufl. Barth, Leipzig
Kashani SR, Moon AH, Gaunt WD (1985) Tibial nerve entrapment by a Baker cyst: Case report. Arch Phys Med Rehabil 66:49–51
Mastaglia FL, Venerys J, Stokes BA, Vaughan R (1981) Compression of the tibial nerve by the tendinous arch of origin of the soleus muscle. Clin Exp Neurol 18:81–86
Nakano KK (1978) Entrapment neuropathy from Baker's cyst. JAMA 239:135
Podore PC (1985) Popliteal entrapment syndrome: A report of tibial nerve entrapment. J Vascular Surg 2:335–336
Sunderland S (1972) Nerves and nerve injuries. Churchill Livingstone, Edinburgh London
Wulle Ch (1981) Das Kompressionssyndrom des Nervus tibialis nach proximaler Unterschenkeltrümmerfraktur. Unfallchirurgie 7:260–261
Zygmunt S, Keller K, Lindgren L (1982) Baker cyst causing nerve entrapment. Scand J Rheumatol 11:239–240

29.2 Tarsaltunnelsyndrom (hinteres Tarsaltunnelsyndrom)

1 Anatomie

Der Tarsaltunnel wird medial vom Retinaculum flexorum (Lig. laciniatum) begrenzt. Das Lig. laciniatum ist eine bindegewebige Platte unterschiedlicher Dicke. Sie geht fächerförmig vom Malleolus medialis aus und strahlt proximal in die transversalen Septen der Unterschenkelfaszie ein. Im mittleren Abschnitt zieht sie zur medialen Fläche des Kalkaneus. Der distale Abschnitt ist am kräftig-

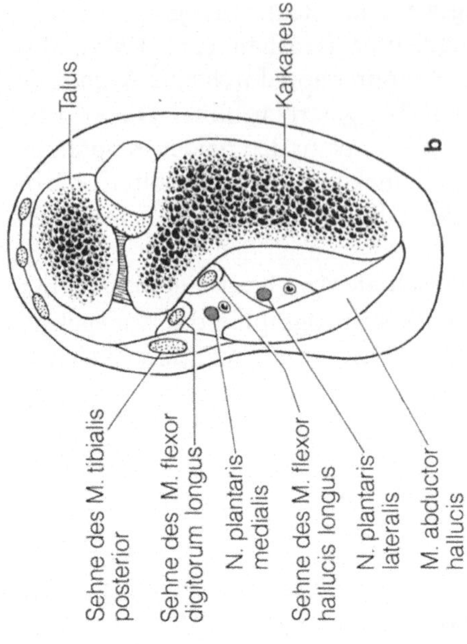

Talus
Kalkaneus
Sehne des M. tibialis posterior
Sehne des M. flexor digitorum longus
N. plantaris medialis
Sehne des M. flexor hallucis longus
N. plantaris lateralis
M. abductor hallucis
b

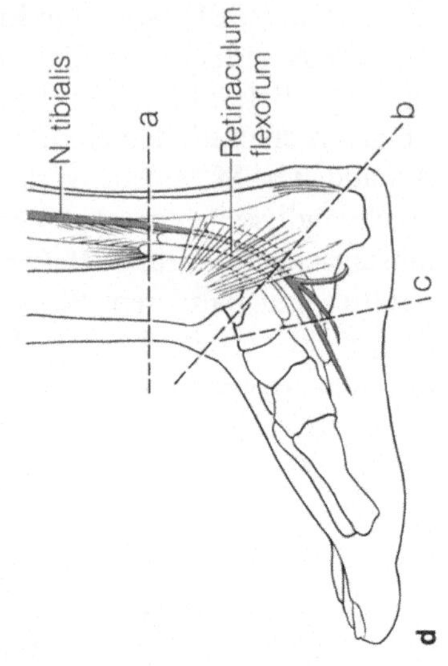

N. tibialis
Retinaculum flexorum
a
b
c
d

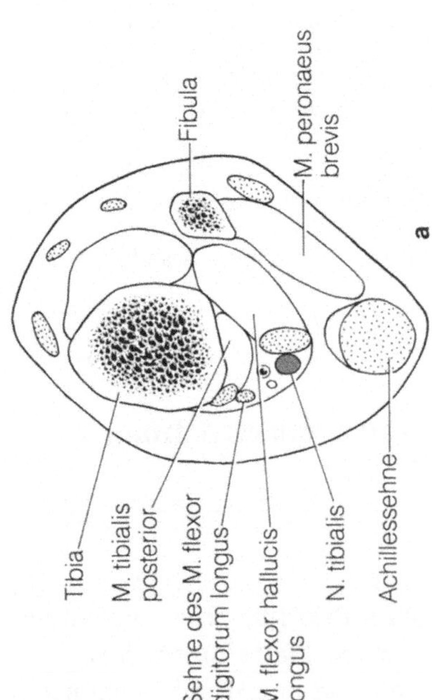

Fibula
M. peronaeus brevis
Tibia
M. tibialis posterior
Sehne des M. flexor digitorum longus
M. flexor hallucis longus
N. tibialis
Achillessehne
a

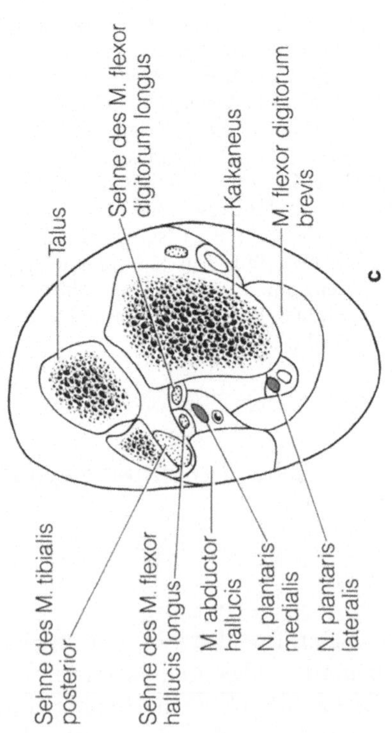

Talus
Sehne des M. flexor digitorum longus
Kalkaneus
M. flexor digitorum brevis
Sehne des M. tibialis posterior
Sehne des M. flexor hallucis longus
M. abductor hallucis
N. plantaris medialis
N. plantaris lateralis
c

sten. Bindegewebsstränge verlaufen vom anterior-inferioren Anteil des Malleolus medialis in die Plantaraponeurose.

Im proximalen Abschnitt wird die Vorderwand des Tarsaltunnels vom M. tibialis posterior und der Sehne dieses Muskels und dem M. flexor digitorum longus, die laterale Seite von Muskel und Sehne des M. flexor hallucis longus begrenzt (Abb. 176a). Im mittleren Abschnitt (Abb. 176b) wird der Tarsaltunnel medial vom M. abductor hallucis begrenzt, das Dach bilden das Sustentaculum talare, die Sehnen des M. tibialis posterior, M. flexor digitorum longus und M. flexor hallucis longus. Lateral wird der Tarsaltunnel hier von der medialen Seite des Kalkaneus gebildet.

Im distalen Abschnitt (Abb. 176c) liegen die Sehnen der Mm. tibialis posterior, flexor digitorum longus und flexor hallucis longus kranial, der M. abductor hallucis medial kaudal und der M. flexor digitorum brevis sowie der M. quadratus plantae lateral kaudal (Srinivasan et al. 1980).

Der N. tibialis zieht im distalen Unterschenkeldrittel an der medialen Seite der Achillessehne kaudalwärts. Er liegt dabei dorsal des M. tibialis posterior und medial des M. flexor hallucis longus und gelangt dann, begleitet von den A. und V. tibialis posterior, in den Tarsaltunnel, zunächst hinter, dann unter dem Malleolus medialis nach vorn verlaufend. Der N. tibialis oder seine Endäste, der N. plantaris medialis und der N. plantaris lateralis bleiben auch im weiteren Verlauf immer durch bindegewebige Septen getrennt von den Sehnen der Mm. tibialis posterior, flexor digitorum longus und flexor hallucis longus. Die Anatomie des N. tibialis ist von Horwitz (1938) sowie Dellon u. Mackinnon (1984) eingehend untersucht worden. An Leichen fanden sie, daß sich der N. tibialis in 95% der Fälle innerhalb des Tarsaltunnels in seine Endäste aufteilt; in den restlichen Fällen erfolgte die Teilung bereits proximal.

Der Abgang des R. calcaneus medialis war dagegen sehr variabel; in 8 von 20 Fällen fand sich ein proximaler Abgang des R. calcaneus; 5mal zweigte der R. calcaneus innerhalb des Tarsaltunnels noch vom gemeinsamen Stamm, in 2 Fällen vom N. plantaris lateralis ab. 5mal fanden sich 2 Rr. calcanei, wobei der jeweilige proximale Ramus proximal des Tarsaltunnels den N. tibialis verließ, der distale Ramus innerhalb des Tarsaltunnels vom Hauptstamm abging.

Durch diese anatomischen Verhältnisse sind die in unterschiedlicher Verteilung auftretenden Sensibilitätsstörungen zu erklären.

Der N. plantaris medialis zieht an der lateralen Seite des M. abductor hallucis sowie medial vom M. flexor digitorum brevis nach vorn. Er gibt dabei Äste zur Haut sowie Rr. musculares zum M. flexor digitorum brevis, zum M. abductor hallucis, zum tibialen Kopf des M. flexor hallucis brevis ab und gibt einen N. digitalis plantaris proprius zum medialen Rand der Großzehe, ferner einen R. lateralis ab, der sich in die Nn. digitales plantares communes aufteilt, über die die

Abb. 176. a Tarsaltunnel und benachbarte Strukturen. Querschnitt etwa 4 cm oberhalb des Sprunggelenks; **b** Schrägschnitt durch den Fuß mit den einzelnen anatomischen Strukturen im mittleren Abschnitt des Tarsaltunnels; **c** Querschnitt durch den distalen Abschnitt des Tarsaltunnels nach Teilung in den N. plantaris medialis und N. plantaris lateralis; **d** schematische Darstellung des Tarsaltunnels mit Angabe der Schnittführungen

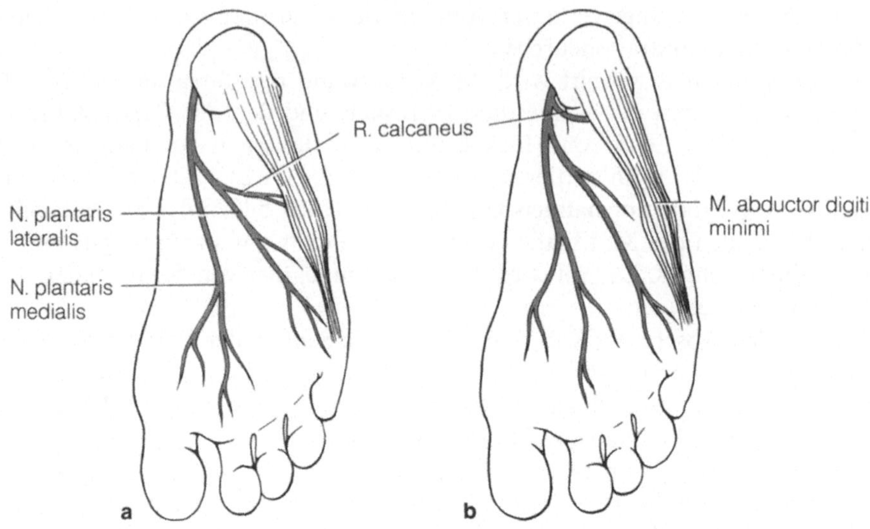

Abb. 177 a, b. Astfolge des N. tibialis im Kalkaneusbereich. **a** Normaler Verlauf; **b** Variante nach Baxter u. Thigpen (1984)

Mm. lumbricales I und II sowie die Haut der Plantar- und Dorsalseite der Zehen I–III und die Haut der einanderzugekehrten Seiten der Zehen I–IV versorgt wird. Der N. plantaris lateralis verläuft zwischen dem M. flexor digitorum brevis und dem M. quadratus plantae in einem Bogen nach lateral und distal. Er teilt sich in Rr. musculares, einen R. profundus und einen R. superficialis. Über die Rr. musculares werden die Mm. abductor digiti quinti, flexor digitorum V und quadratus plantae versorgt, wobei bei einem sehr weit proximalen Abgang des Astes zum M. abductor digit quinti dieser durch einen Kalkaneussporn isoliert komprimiert werden kann (Baxter u. Thigpen 1984) (Abb. 177 a, b).

Der R. superficialis spaltet sich noch einmal in einen lateralen (N. digitalis plantaris communis V) und in einen medialen Ast (N. digitalis plantaris communis IV). Der laterale Ast innerviert den M. opponens digiti quinti, die Mm. lumbricales III und IV, die Mm. interossei des Spatium interosseum IV, sowie als N. plantaris digiti V lateralis die Haut an der lateralen Seite der 5. Zehe. Der mediale Ast versorgt die einanderzugekehrten Flächen der Vorderseiten der 4. und 5. Zehen und deren Dorsalflächen der Endphalangen. Der R. profundus verläuft nach medial und gelangt zwischen den M. adductor hallucis. Er versorgt die Mm. interossei I–III, den M. adductor hallucis sowie den lateralen Kopf des M. flexor hallucis brevis. Weitere Angaben zur Anatomie der Endäste s. Kap. 29.3).

2 Symptomatik

Wie auch von anderen Kompressionssyndromen bekannt, kann ein Tarsaltunnelsyndrom bereits im Kindesalter auftreten (Mumenthaler et al. 1964; Ed-

wards et al. 1969; Mann 1974; Albrektsson et al. 1982). Über eine bilaterale
Manifestation ist mehrfach berichtet worden (Komar u. Banky 1966; Goodman
u. Kehr 1983; Gould u. Alvarez 1983; Oloff et al. 1983).

Die Patienten klagen über Parästhesien in den Füßen. Diese Mißempfindungen, meist als brennend empfunden, werden als besonders intensiv im Vorfuß und
in den Zehen angegeben; nicht selten (Mosimann 1975) sind sie jedoch allein in
der Ferse lokalisiert. Schmerzen strahlen gelegentlich auch zur Wade hin aus. Die
Beschwerden sind beim Gehen und Stehen meist verstärkt; sie können eine solche
Intensität annehmen, daß die Patienten, um eine weitere Zunahme zu vermeiden,
auf Krücken gehen (Albrektsson et al. 1982). Bis zur Hälfte aller Patienten klagen
über nächtliche Schmerzen, die so ausgeprägt sein können, daß sie die Patienten
um den Schlaf bringen (Lam 1967; Edwards et al. 1969; Mosimann 1975).

Bei der Untersuchung findet sich eine Schwellung in der Retromalleolargrube.
Bei 60 bis nahezu 100% aller Patienten besteht eine ausgeprägte Druckschmerzhaftigkeit dieser Region. Linscheid et al. (1970) beobachteten, daß eine Kompression des N. tibialis unter dem Malleolus medialis für eine Dauer von 60 s bei 80%
ihrer Patienten zu einer deutlichen Schmerzverstärkung führte, bei 2 Patienten
jedoch eine Linderung hervorrief. Eine forcierte Eversion und Dorsiflexion des
Fußes verstärkt ebenfalls die Beschwerden (Komar u. Banky 1966; Stöhr et al.
1983). Bei etwa 50–100% aller Fälle wurde ein Hoffmann-Tinelsches Zeichen
gefunden. Eine Hyp- oder Anästhesie, Hyp- oder Analgesie besteht im Bereich
der Ferse, der Fußsohle und der plantaren und dorsalen Seite der Zehen. Aufgrund des variablen Teilungsverhaltens des N. tibialis in Höhe des Malleolus
medialis können manchmal aber nur einzelne Regionen betroffen sein (Mosimann 1969; Mumenthaler et al. 1964; Lam 1967) (Abb. 178).

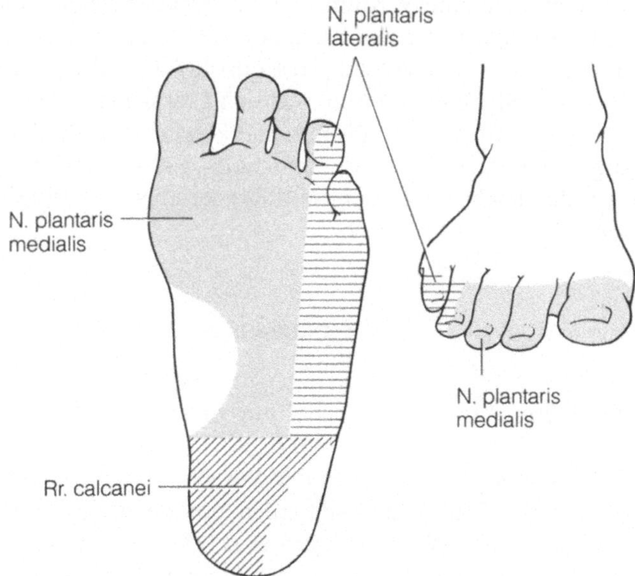

Abb. 178. Sensible Versorgung der Fußsohle und Zehen durch die einzelnen Endäste des
N. tibialis

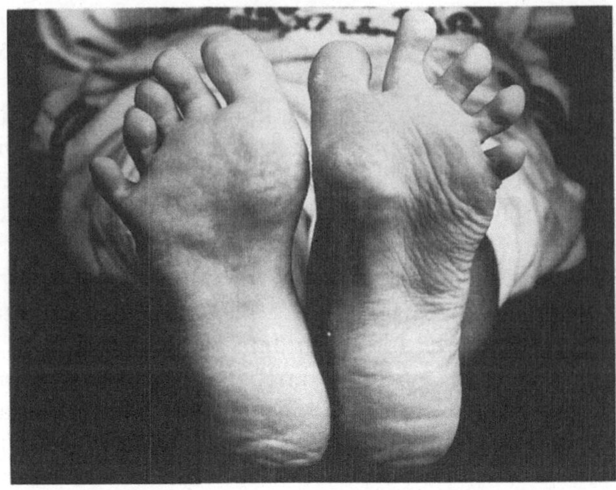

Abb. 179. Tarsaltunnelsyndrom rechts. Fehlende Spreizbewegungen der Zehen infolge der Paresen der kleinen Fußmuskeln sowie Atrophie der Fußsohlenhaut

Trophische Störungen wurden selten beschrieben (Ficat 1966; Mosimann 1975; De Coninck et al. 1983). Sie können in Einzelfällen aber so ausgeprägt sein, daß es zu großen Ulzerationen im Fußbereich kommen kann, die eine Teilamputation nötig werden lassen. Mosimann (1975) fand bei genauer Untersuchung trophische Veränderungen jedoch in etwas über 40%. Es bestehen Störungen der Schweißsekretion, eine Verdünnung der Haut im Fußsohlen- und Zehenbereich. Beschrieben wurden auch eine Verdünnung der Papillarleisten, eine Hyperkeratose und reflexdystrophische Veränderungen mit Ödem, Zyanose und Temperaturabnahme oder eine Erythromelalgie der Fußsohle. Die Muskulatur im Bereich des Fußgewölbes ist vielfach atrophisch, was sich aber meist erst bei der Palpation oder in einem fortgeschrittenen Stadium bemerkbar macht, da die Muskeln hier von der kräftigen Plantaraponeurose und einer Fettgewebeschicht überdeckt sind. Paresen werden leicht übersehen, auffällig ist aber eine Einschränkung der Kraft beim Zehenspreizen (Abb. 179).

3 Ursachen

Über ein *familiäres Auftreten* ist bisher nur von Fowler et al. (1986) berichtet worden.

Sehr häufig finden sich *Traumen* in der Vorgeschichte; es handelt sich dabei um sprunggelenksnahe Frakturen oder auch um Bagatelltraumen (Goodgold et al. 1965; Edwards et al. 1969; Linscheid et al. 1970; Mosimann 1975; Bourrel et al. 1976). Die Rolle des *Pes planovalgus* als ätiologischer oder pathogenetischer Faktor ist in der Literatur sehr kontrovers diskutiert worden. Während eine Reihe von Autoren (Serre et al. 1965; Komar u. Banky 1966; Mosimann 1975;

Oloff et al. 1983) einen Plattfuß durchaus als auslösendes Moment ansehen und Wanivenhaus et al. (1984) in umgekehrter Weise beim fixierten Plattfuß des Jugendlichen sogar diskutieren, ob nicht ein Tarsaltunnelsyndrom zu einem Plattfuß führe, wird ein Zusammenhang zwischen Pes planovalgus und Tarsaltunnelsyndrom von Heimkes et al. (1985) für wenig wahrscheinlich gehalten. Letztere konnten anhand von anatomischen, kombiniert mit computertomographischen Untersuchungen zeigen, daß es beim Plattfuß im Tarsaltunnel nicht zu einer Veränderung der anatomischen Strukturen zueinander kommt. Insbesondere tritt keine vermehrte Einschnürung ober Ablenkung des Nervs auf. Radin (1983) nahm bei 14 von ihm untersuchten Patienten an, daß eine Varusstellung der Ferse in Kombination mit einer sekundären Pronation und Spreizung des Vorfußes zu einer Kompression des N. tibialis unter dem Lig. laciniatum führe.

Eine *Tendosynovitis* oder ein fibrotisches Gewebe sind weitere Ursachen (Lam 1967; Edwards et al. 1969; Linscheid et al. 1970). Kaeser (1980) beschrieb einen Fall, bei dem nach *Verbrennungen* im Fersenbereich durch Narbenbildungen ein Tarsaltunnelsyndrom aufgetreten war. *Schwannome* (DiStefano et al. 1972; Janecki u. Dovberg et al. 1977; Levin et al. 1977; Menon et al. 1980; Dowling u. Skaggs 1982; Brietstein 1985), *Ganglien* oder *Synovialzysten* benachbarter Gelenke (Brooks 1952; Macfarlane u. Du Toit 1974; Coulter et al. 1978; Pho u. Rasjid 1978; Haeck u. de Coninck 1980; Brown 1982; Kenzora et al. 1982; Matricali 1980; Penkert et al. 1984) wurden ebenfalls als Ursache eines Tarsaltunnelsyndroms beschrieben. Von Schwartz et al. (1983) wurde das Auftreten eines Tarsaltunnelsyndroms bei *Hypothyreose* gefunden. Oloff et al. (1983) sahen bei zwei Patienten ein Tarsaltunnelsyndrom, hervorgerufen durch eine *Neurofibromatose*.

Vielfach werden *dilatierte Venen* als mögliche Ursache angesehen (Linscheid et al. 1970; Graswinckel 1978; Ramstadt 1980; Gould u. Alvarez 1983; Stöhr et al. 1983).

Nach Millender u. Hallett (1980) tritt bei *rheumatoider Arthritis* ein Tarsaltunnelsyndrom selten auf. Die Angaben in der Literatur reichen aber von 5–25% (Baylan et al. 1981; Grabois et al. 1981; McGuigan et al. 1983).

Bei *Spondylarthritis ankylopoetica* haben Enright et al. (1979) erst einmal eine Kompression des N. tibialis beobachtet. Eine *regionale Osteoporosis migrans* wurde in Zusammenhang mit einem Engpaßsyndrom des N. tibialis bisher nur von Byrd et al. (1981) beschrieben.

Zu den seltenen Ursachen gehören eine *granulomatöse Arteriitis* (Augereau et al. 1984), ein *Lupus erythematodes* oder ein *Sharp-Syndrom* (Oloff et al. 1983); bei den letztgenannten Erkrankungen stellte das Tarsaltunnelsyndrom das Erstsymptom dar. Eine *Hyperlipidämie* (Ruderman et al. 1983) als Auslöser eines Tarsaltunnelsyndroms besserte sich nach Plasmapherese.

Ein *hypertrophierter* oder *akzessorischer M. abductor hallucis* sowie eine *akzessorische Sehne des M. flexor digitorum longus* oder *aberrierende Arterien* können ebenfalls ein Tarsaltunnelsyndrom hervorrufen (Edwards et al. 1969); Lindscheid et al. 1970; Oloff et al. 1983). Beim übertriebenen *Jogging* (Rask 1978) oder nach langen *Märschen* (Sidey 1963) muß ebenfalls mit der Möglichkeit einer Einklemmung des N. tibialis im Tarsalkanal gerechnet werden. *Enges, neues Schuhwerk* wurde von Mumenthaler et al. (1964), Goodgold et al. (1965), Feldmann et al. (1983) für das Auftreten eines Tarsaltunnelsyndroms verantwortlich gemacht. Auf die Möglichkeit eines postoperativen Auftretens bei *Eingriffen im Malleolar-, Talus- und Kalkaneusbereich* haben Naito u. Takebe (1980) hingewiesen.

In Zusammenhang mit einer *Lepra* kann ebenfalls ein Tarsaltunnelsyndrom auftreten, da das Mycobacterium leprae den N. tibialis, ähnlich wie den N. ulnaris auf Höhe des Sulcus nervi ulnaris, bevorzugt auch im Bereich des Malleolus medialis befällt (Enna u. Callaway 1964; Bourrel et al. 1976; Enna 1980).

In einigen Fällen bleibt die *Ursache* jedoch *unklar* (Keck 1962; Serre et al. 1965; Edwards et al. 1969; Henricson u. Westlin 1984).

4 Diagnostik

Der Wert elektrophysiologischer Untersuchungsverfahren, der von einigen Autoren als besonders effizient hervorgehoben wurde (Johnson u. Oritz 1966; Kaplan u. Kernahan 1981; Irani et al. 1982; DeLisa u. Saeed 1983; Oloff et al. 1983; Oh et al. 1979, 1985), ist von anderen Autoren in Frage gestellt worden. Linscheid et al. (1970) fanden nicht einmal bei der Hälfte aller Patienten eine verlängerte distale motorische Latenz. Von Edwards et al. (1969) wurden pathologische neurographische Befunde sogar nur bei 1/5 mitgeteilt. Ähnliche Befunde wurden von Mosimann (1975) erhoben.

Johnson u. Ortiz (1966), Kaplan u. Kernahan (1981) und Irani et al. (1982) haben aber auf die Notwendigkeit hingewiesen, sowohl den N. plantaris medialis als auch den N. plantaris lateralis zu untersuchen, da beide Nerven isoliert komprimiert sein können. Ob die von Oh et al. (1979) mitgeteilte Technik der Untersuchung des sensiblen Anteils des N. tibialis mit Ableitung sensibler Nervenaktionspotentiale nach Stimulation einzelner Digitalnerven (Oh et al. 1985) in der Diagnostik des Tarsaltunnelsyndroms wirklich effektiver sein wird, müßte erst noch durch andere Untersuchungen bestätigt werden. Wir selbst haben seine Befunde an einer allerdings kleineren Fallzahl bisher nicht bestätigen können.

Einigen Autoren verzichten deshalb gänzlich auf eine neurographische Untersuchung und orientieren sich nur an klinischen Befunden (Albrektsson et al. 1982; Heimkes et al. 1985). Der in zahlreichen früheren Arbeiten oft zitierte Nachweis von Spontanpotentialen als elektrophysiologisches Indiz für das Vorliegen eines Tarsaltunnelsyndroms ist sicher eine Fehlinterpretation, da sich, wie Roselle et al. (1971), Gatens u. Saeed (1982) sowie Falck u. Alaranta (1983) gezeigt haben, auch bei Gesunden in über 20% Fibrillationspotentiale nachweisen lassen.

Die probatorische Injektion von 2 ml 1%igem Lidocain in den Tarsaltunnel verschafft der Mehrzahl der Patienten sofortige Beschwerdefreiheit. Zwar unterscheidet diese Maßnahme nicht zwischen einer Kompression im Tarsaltunnel und weiter distal gelegenen Läsionen; sie kann aber diagnostisch richtungweisend sein (Linscheid et al. 1970; Funk u. Funk 1985).

Der Schweißtest mit Ninhydrin nach Moberg ist nach den Untersuchungsergebnissen von Mosimann (1975), Heimkes et al. (1985) diagnostisch wenig zuverlässig. Eine Kompression des venösen Abflusses mit einer Blutdruckmanschette führt zu einer deutlichen Zunahme der Beschwerden (Komar u. Banky 1966; Edwards et al. 1969) und kann daher auch als diagnostisches Hilfsmittel eingesetzt werden.

5 Differentialdiagnose

Beschwerden, wie sie bei einem Tarsaltunnelsyndrom auftreten, können sich auch bei einem Pes planovalgus sowie einer posttraumatischen Bandinsuffizienz oder einer plantaren Fasziitis einstellen. Die Abgrenzung von einem Fersensporn kann erhebliche Schwierigkeiten bereiten, da ein Fersensporn selbst zu einer Kompression des den M. abductor digiti quinti versorgenden Nervenastes führen kann (Tanz 1963; Przylucki u. Jones 1981; Baxter u. Thigpen 1984). Zur Unterscheidung von einem Sinus-tarsi-Syndrom ist eine Arthrographie notwendig (Meyer u. Lagier 1977). Die Differentialdiagnose zwischen Tarsaltunnelsyndrom und einer radikulären Läsion kann, wenn die Schmerzen nach proximal zur Wade hin ausstrahlen, Schwierigkeiten bereiten (Mumenthaler et al. 1964; Mosimann 1975).

Eine Morton-Metatarsalgie (s. Kap. 29.3) muß ebenfalls ausgeschlossen werden. Oloff et al. (1983) haben auf das gleichzeitige Vorkommen einer Morton-Metatarsalgie und eines Tarsaltunnelsyndroms im Sinne eines „double-crush"-Syndroms bei 3 Patienten hingewiesen.

Bei Schmerzen im Fußsohlenbereich sollten eine Polyneuropathie oder arterielle Durchblutungsstörungen nicht übersehen werden.

6 Therapie

Die konservative Behandlung besteht in der Ruhigstellung des Fußes sowie Injektionen eines Lokalanästhetikums, ggf. in Kombination mit einem Hydrokortisonpräparat, in den Tarsaltunnel. Es sollten im Abstand von 5 Tagen nicht mehr als 6 Injektionen gegeben werden (Mosimann 1975). Die mit dieser Therapie erzielten Erfolge werden aber überwiegend als mäßig beurteilt (Sidey 1963; Serre et al. 1965; Edwards et al. 1969; Mosimann 1975; Stöhr et al. 1983). Lediglich Funk u. Funk (1985), die aber nur 6 Patienten nachuntersuchten, messen der konservativen Behandlung die größere Bedeutung bei.

Schuheinlagen, besonders zur Unterstützung des Fußgewölbes, führen immer zu einer Verschlechterung der Symptome (Komar u. Banky 1966; Edwards et al. 1969). Die Indikation zur operativen Revision ist immer dann gegeben, wenn die Beschwerden von störender Intensität sind, die Arbeitsfähigkeit dadurch beeinträchtigt ist und die Beschwerden nach einem Behandlungsversuch mit konservativen Maßnahmen nicht innerhalb von 8 Wochen zurückgehen.

Die operative Dekompression des N. tibialis erfolgt in Allgemein-, Spinal- oder Epiduralanästhesie in Blutleere. Nach einem bogenförmigen Hautschnitt hinter und unter dem Malleolus medialis erfolgt eine exakte Darstellung des N. tibialis und eine Spaltung des Lig. laciniatum unter Schonung der Rr. calcanei.

Bei ausgeprägter Narbenbildung soll der N. tibialis auch noch etwa eine Hand-
breit nach proximal sowie nach distal bis zum M. abductor hallucis, durch dessen
Ursprungssehne die plantaren Äste ziehen, exploriert werden. Die Ansatzsehne
des M. abductor hallucis muß evtl. durchtrennt werden. Eine interfaszikuläre
Neurolyse (Graswinckel 1978) dürfte wie bei der Revision des Karpaltunnelsyndroms eher nachteilig sein. Der Fuß sollte nach der Operation für die Dauer von
einer Woche ruhiggestellt werden.

Die Operation führt in vielen Fällen binnen 24 h zum Verschwinden der Beschwerden (Edwards et al. 1969). Die langfristig erzielten Ergebnisse werden über
wiegend als günstig bezeichnet. In 80–90% der Fälle wurde eine deutliche Besserung oder eine Heilung erreicht (Mosimann 1975; Albrektsson et al. 1982; Oloff
et al. 1983; Stöhr et al. 1983). Lediglich Linscheid et al. (1970) bewerteten ein
operatives Vorgehen kritisch; sie konnten nur bei 50% eine Besserung oder Heilung erzielen. Es ist wichtig, die Äste des N. tibialis bis an den medialen Fußrand
freizulegen. Dazu muß eventuell ein Teil des M. abductor hallucis eingekerbt
werden.

Literatur

Albrektsson B, Rydholm A, Rydholm U (1982) The tarsal tunnel syndrome in children. J Bone
    Joint Surg [Br] 64:215–217
Augereau B, Orcel L, Apoil A (1984) Syndrome du canal tarsien par artérite granulomateuse de
    l'artère nourricière du nerf tibial postérieur. J Chir (Paris) 121:23–24
Baxter DE, Thigpen CM (1984) Heel-pain: Operative results. Foot Ankle 5:16–25
Baylan SP, Paik SW, Barnert AL, Ko KH, Yu J, Persellin RH (1981) Prevalence of the tarsal
    tunnel syndrome in rheumatoid arthritis. Rheumatol Rehabil 20:148–150
Bourell P, Rey A, Blanc JF, Palinacci JC, Bourges M, Giraudeau R (1976) Syndrome du canal
    tarsien. A propos de 15 cas „purs" et de 100 cas „associés" à la lèpre ou au diabète. Rev
    Rhum Mal Osteoartic 43:723–728
Brietstein RJ (1985) Compression neuropathy secondary to neurilemoma. JAPA 75:160–161
Brooks DM (1952) Nerve compression by simple ganglia. A review of 13 collected cases. J Bone
    Joint Surg [Br] 34:391–400
Brown RJ (1982) Tarsal tunnel syndrome due to a ganglion: A case report. Ulster Med J
    51:127–128
Byrd JW, Ricciardi JM, Jung BI (1981) Regional migratory osteoporosis and tarsal tunnel
    syndrome. Clin Orthop 157:164–169
Coninck A de, Helou S, Bins Ely J (1983) Le mal perforant plantaire neurolyse interfasciculaire
    du nerf tibial postérieur. Ann Chir Plast Esthet 28:81–84
Coulter KR, Gerbert J, Shea TP (1978) Neurolemmoma of the lateral plantar nerve. JAPA
    68:721–725
DeLisa JA, Saeed MA (1983) The tarsal tunnel syndrome. Muscle Nerve 6:664–670
Dellon AL, Mackinnon SE (1984) Tibial nerve branching in the tarsal tunnel. Arch Neurol
    41:645–646
DiStefano V, Sack JT, Whittaker R, Nixon JE (1972) Tarsal tunnel syndrome. Review of the
    literature and two case reports. Clin Orthop 88:76–79
Dowling GL, Skaggs RE (1982) Neurilemoma (Schwannoma) as a cause of tarsal tunnel syn-
    drome. JAPA 72:45–48
Edwards WG, Lincoln CR, Bassett FH, Goldner JL (1969) The tarsal tunnel syndrome. Diagno-
    sis and treatment. JAMA 207:716–720
Enna CD (1980) The management of leprous neuritis. In: Omer GE, Spinner M (eds) Manage-
    ment of peripheral nerve problems. Saunders, Philadelphia London Ontario pp 742–754

Enna CD, Callaway JC (1964) The tarsal tunnel syndrome, case report: Posterior tibial leprous neuritis associated with tendon sheath ganglion. Int J Lepr 32:279–284

Enright T, Liang GC, Fox TA, Mueller RF (1979) Tarsal tunnel syndrome with ankylosing spondylitis. Arthritis Rheum 22:77–79

Falck B, Alaranta H (1983) Fibrillation potentials, positive sharp waves and fasciculation in the intrinsic muscles of the foot in healthy subjects. J Neurol Neurosurg Psychiatry 46:681–683

Feldman RG, Goldman R, Keyserling WM (1983) Peripheral nerve entrapment syndromes and ergonomic factors. Am J Ind Med 4:661–681

Ficat P (1966) Acropathie ulcéro-mutilante: Role possible du tunnel tarsien. Ann Chir 20:1355–1360

Fowler CP, Harrison MJG, Snaith ML (1986) Familial carpal and tarsal tunnel syndrome. J Neurol Neurosurg Psychiatry 49:717

Funk F, Funk M (1985) Das mediale Tarsaltunnelsyndrom. Fortschr Med 103:470–472

Gatens FP, Saeed MA (1982) Electromyographic findings in the intrinsic muscles of normal feet. Arch Phys Med Rehabil 63:317–318

Goodgold J, Kopell HP, Spielholz NI (1965) The tarsal tunnel syndrome. Objective diagnostic criteria. N Engl J Med 237:742–745

Goodman CR, Kehr LE (1983) Bilateral tarsal tunnel syndrome. JAPA 73:256–260

Gould N, Alvarez R (1983) Bilateral tarsal tunnel syndrome caused by varicosis. Foot Ankle 3:290–292

Grabois M, Puentes J, Lidsky M (1981) Tarsal tunnel syndrome in rheumatoid arthritis. Arch Phys Med Rehabil 62:401–403

Graswinckel JDCH (1978) Das Tarsaltunnelsyndrom (niederländisch). Ned Tijdschr Geneeskd 122:1049–1051

Haeck L, DeConinck D (1980) Tarsal tunnel syndrome caused by a talo-calcanear joint cyst. Acta Orthop Belg 46:83–87

Heimkes B, Pfister A, Stotz S, Posel P, Mayr B (1985) Der Tarsaltunnel beim Pes Plano-valgus. In: Hohmann D, Kügelgen B, Liebig K (Hrsg) Neuroorthopädie 3. Springer, Berlin Heidelberg New York Tokyo S. 341–346

Henricson AS, Westlin NE (1984) Chronic calcaneal pain in athletes: Entrapment of the calcaneal nerves? Am J Sports Med 12:152–154

Horwitz MT (1938) Normal anatomy and variations of the peripheral nerve of the leg and foot. Arch Surg 36:626–636

Irani KD, Grabois M, Harvey SC (1982) Standardized technique for diagnosis of tarsal tunnel syndrome. Am J Phys Med 61:26–31

Janecki CJ, Dovberg JL (1977) Tarsal-tunnel syndrome caused by neurilemoma of the medial plantar nerve. J Bone Joint Surg [Am] 59:127–128

Johnson EW, Ortiz PR (1966) Electrodiagnosis of carpal tunnel syndrome. Arch Phys Med Rehabil 47:776–780

Kaeser HE (1980) Wie lautet Ihre Diagnose? Tarsaltunnelsyndrom. Schweiz Rundschau Med 69:167–168

Kaplan PE, Kernahan WT (1981) Tarsal tunnel syndrome. An electrodiagnostic and surgical correlation. J Bone Joint Surg [Am] 63:96–99

Keck C (1962) The tarsal tunnel syndrome. J Bone Joint Surg [Am] 44:180–182

Kenzora JE, Lenet MD, Sherman M (1982) Synovial cyst of the ankle joint as a cause of tarsal tunnel syndrome. Foot Ankle 3:181–183

Komar J, Banky F (1966) Beiderseitiges Tarsaltunnelsyndrom. MMW 108:1115–1117

Lam SJS (1962) Tarsal tunnel syndrome (1967) J Bone Joint Surg [Br] 49:87–92

Levin AS, Titchenal WO, Clark J (1977) Tarsal tunnel syndrome secondary to neurilemoma. JAPA 67:429–431

Linscheid RI, Burton RC, Fredericks EJ (1970) Tarsal tunnel syndrome. South Med J 63:1313–1323

MacFarlane IJA, Du Toit SN (1974) A ganglion causing tarsal tunnel syndrome. S Afr Med J 48:25–68

Mann RA (1974) Tarsal tunnel syndrome. Orthop Clin North Am 5:109–115

Matricali B (1980) Tarsal tunnel syndrome caused by ganglion compression. J Neurosurg Sci 24:183–185

McGuigan L, Burke D, Fleming A (1983) Tarsal tunnel syndrome and peripheral neuropathy in rheumatoid disease. Ann Rheum Dis 42:128–131

Menon J, Dorfman HD, Renbaum J, Friedler S (1980) Tarsal tunnel syndrome secondary neurilemoma of the medial plantar nerve. J Bone Joint Surg [Am] 62:301–303

Meyer JM, Lagier R (1977) Post-traumatic sinus tarsi syndrome. Acta Orthop Scand 48:121–128

Millender LH, Hallett (1980) Neurological involvement of the extremities associated with rheumatoid arthritis. In: Omer GE, Spinner M (eds) Management of peripheral nerve problems. Saunders, Philadelphia London Toronto pp 727–741

Mosimann W (1969) Das Tarsaltunnelsyndrom. Klinik und Ergebnisse der operativen Therapie anhand von 39 eigenen Beobachtungen. Schweiz Arch Neurol Neurochir Psychiatr 105:19–54

Mosimann W (1975) Das Tarsaltunnelsyndrom. Ther Umsch 32:428–434

Mumenthaler M, Probst Ch, Mumenthaler A, Weber BG, Schnyder J (1964) Das Tarsaltunnelsyndrom. Schweiz Med Wochenschr 94:373–382

Naito J, Takebe K (1980) Postoperative tarsal tunnel syndrome: Case presentation and discussion. J Foot Surg 19:85–87

Oh SJ, Sarala PK, Kuba T, Elmore RS (1979) Tarsal tunnel syndrome: Electrophysiological study. Ann Neurol 5:327–330

Oh SJ, Kim HS, Ahmad BK (1985) The near-nerve sensory nerve conduction in tarsal tunnel syndrome. J Neurol Neurosurg Psychiatry 48:999–1003

Oloff LM, Jacobs AM, Jaffe S (1983) Tarsal tunnel syndrome: A manifestation of systematic disease. J Foot Surg 22:302–307

Penkert G, Moringlane JR, Lorenz R (1984) Intraneurales Ganglion des Nervus tibialis im Tarsaltunnel. Nervenarzt 55:552–555

Pho RWH, Rasjid C (1978) A ganglion causing the tarsal tunnel syndrome: Report of a case. Aust NZ J Surg 48:96–98

Przylucki H, Jones C (1981) Entrapment neuropathy of muscle branch of lateral plantar nerve. JAPA 71:119–124

Radin EL (1983) Tarsal tunnel syndrome. Clin Orthop 181:167–170

Ramstad H (1980) Das Tarsaltunnelsyndrom (norwegisch). Tidsskr Nor Laegeforen 100:1024–1025

Rask MR (1978) Medial plantar neurapraxia (jogger's foot). Clin Orthop 134:193–195

Roselle N, Bonne A, Heymans W et al. (1971) Activité myo-électrique du muscle pédieux chez des jeunes sujets normaux. Electromyogr Clin Neurophysiol 11:321–329

Ruderman MI, Palmer RH, Olarte MR, Lovelace RE, Haas R, Rowland LP (1983) Tarsal tunnel syndrome caused by hyperlipidemia. Arch Neurol 40:124–125

Schwartz MS, Mackworth-Young CG, McKerhan RO (1983) The tarsal tunnel syndrome in hypothyroidism. J Neurol Neurosurg Psychiatry 46:440–442

Serre H, Siomon L, Claustre J, Avila de Azevedo M (1965) Le syndrome du canal tarsien. Rev Rhum Mal Osteoartic 32:96–106

Sidey JD (1963) A tarsal tunnel syndrome. Lancet I:496–497

Srinivasan R, Rhodes J, Seidel MR (1980) The tarsal tunnel. Mt Sinai J Med (NY) 47:17–23

Stöhr Chr, Dollwet F, Finkbeiner G (1983) Das Tarsaltunnelsyndrom. MMW 125:701–702

Tanz SS (1963) Heel pain. Clin Orthop 28:169–178

Wanivenhaus A, Widhalm R, Parzer R (1984) Das Tarsaltunnelsyndrom – ein Impingementsyndrom? Orthop Prax 9:725–727

29.3 Morton-Metatarsalgie

Die Morton-Metatarsalgie ist ein Engpaßsyndrom hauptsächlich des N. digitalis plantaris communis, der die benachbarten Flächen der 3. und 4. Zehe versorgt. Sie ist selten und macht etwa 1,6% der nichttraumatischen mechanischen Nervenläsionen und etwa 3% der Mittelfußschmerzen aus (Claustre u. Simon 1978, Mumenthaler 1974a). Um so erstaunlicher ist, daß die Morton-Metatarsalgie trotz ihrer Seltenheit das erste Engpaßsyndrom eines peripheren Nervs überhaupt war, das als solches erkannt wurde (Morton 1876). Stets sind die plantaren Digitalnerven betroffen; meist, aber nicht ausschließlich, der N. digitalis plantaris communis zum 3. Interdigitalraum (Abb. 180a, b). Thomas G. Morton berichtete 1876 über 15 Patienten mit einer „peculiar and painful affection of the fourth metatarsophalangeal joint". Er schrieb die Vorfußschmerzen dem 4. Metatarsophalangealgelenk zu und behandelte sie zunächst konservativ. War die konservative Behandlung erfolglos, dann resezierte er den Kopf des 4. Os metatarsale, den angrenzenden Schaft des Mittelfußknochens und die distale Grundphalanx der 4. Zehe zusammen mit dem umgebenden Weichteilgewebe. Nach ihm wird das Schmerzsyndrom Morton-Metatarsalgie oder Morton-Neuralgie genannt. Im englischen Sprachraum finden sich auch die Bezeichnungen „Morton's toe" oder „Morton's neuroma".

Andere Engpaßsyndrome von Digitalnerven kommen am Fuß nicht vor, abgesehen von der von Mumenthaler (1974b) beschriebenen Kompressionsneuro-

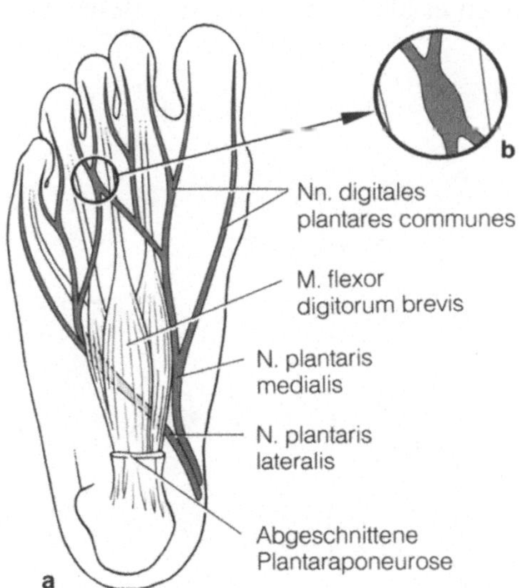

Abb. 180. a Topographische Ansicht der sensiblen Nerven der Fußsohle. Ansicht von plantar. N. plantaris medialis et lateralis des N. tibialis treten auf der Medialseite an die Fußsohle, liegen unter dem M. flexor digitorum brevis und treten an seinem medialen bzw. lateralen Rand unter die Plantaraponeurose. Der N. digitalis plantaris communis zum 3. Intermetatarsalraum entspringt mit 2 Zügeln aus dem N. plantaris medialis und lateralis (*Kreis*) und ist bei der Morton-Metatarsalgie am häufigsten betroffen. **b** Neurom des N. digitalis plantaris communis im 1. Intermetatarsalraum

pathie des medialen plantaren Asts an der Großzehe durch osteophytäre Veränderungen des Endglieds des Hallux, die er bei Rekruten beobachtete und auf die Folgen harter Marschschuhe zurückführte.

1 Anatomie

Nur die plantaren Digitalnerven sind von klinischer Bedeutung, die dorsalen können deshalb unberücksichtigt bleiben. Die Haut der Fußsohle und der plantaren Zehen wird von den sensiblen N. plantaris medialis und lateralis aus dem N. tibialis versorgt.

Lateral vom M. abductor hallucis treten beide Nerven in die Fußsohle ein, liegen unter dem M. flexor digitorum brevis und treten an seinem medialen bzw. lateralen Rand zunächst unter die Plantaraponeurose (s. Abb. 180a, b). Hier haben sie sich schon in die Nn. digitales plantares communes geteilt. Zusammen mit den Gefäßen ziehen sie durch besondere Pforten der Plantaraponeurose in die Subkutis. Der N. plantaris medialis, von seinem Innervationsgebiet dem N. medianus an der Hand vergleichbar, teilt sich in 4 Nn. digitales plantares communes. Der 1. versorgt die Medialseite der Großzehe, der 2. die einander zugewandten Hälften der 1. und 2. Zehe, der 3. die entsprechenden Hälften der 2. und 3. Zehe und der 4. die der 3. und 4. Zehe. Der N. plantaris lateralis teilt sich in 2 Digitalnerven, von denen der eine (Nr. 5) die einander zugewandten Flächen der 4. und 5. und der andere (Nr. 6) die laterale Seite der Kleinzehe innerviert. Vom sensiblen Versorgungsgebiet ähnelt er also dem N. ulnaris an der Hand.

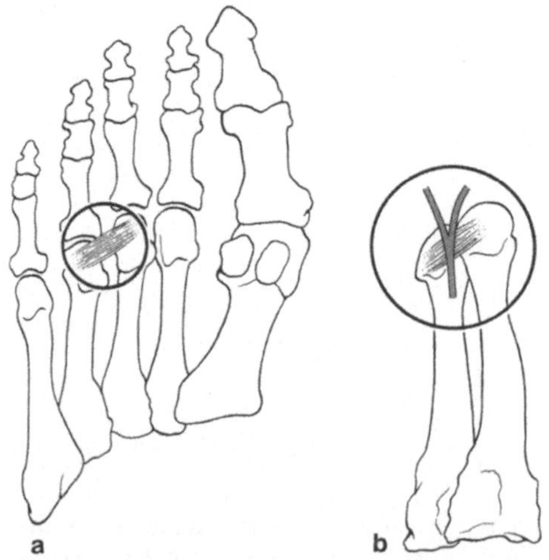

Abb. 181a, b. Lagebeziehung des N. digitalis plantaris communis zum Lig. metatarseum transversum profundum. **a** Aufsicht auf die Fußsohle. Das Lig. metatarseum transversum profundum spannt sich zwischen den Köpfen der benachbarten Metatarsalia aus. **b** Schräge Ansicht auf zwei Ossa metatarsalia mit dem N. digitalis plantaris communis. (Nach Kopell u. Thrompson 1960)

Da die Zehen dorsal der Fußsohlenebene liegen, müssen die Digitalnerven während ihres Verlaufs die Richtung ändern. Dies geschieht am distalen Rand des Lig. metatarseum transversum profundum (Abb. 181a, b, Abb. 182). Die Abknickung nimmt bei Hyperextension der Zehen in den Metatarsophalangealgelenken zu und bei Plantarflexion der Zehen ab. Dorsal des Lig. metatarseum transversum profundum liegen zwischen den Metatarsophalangealgelenken ausgedehnte Bursae intermetatarsophalangeae (Abb. 183). Sie ermöglichen eine Verschiebung der Mittelfußköpfe gegeneinander und können über den distalen Rand des queren Mittelfußbandes in den sog. „Metatarsaltunnel" (Morris 1977) hineinreichen. Die Seiten dieses Tunnels werden von den benachbarten Ossa metatarsalia, das Dach vom Lig. metatarseum transversum profundum und der Boden von queren Fasern der Plantaraponeurose gebildet. In diesem Tunnel liegen N. digitalis plantaris communis und Begleitgefäße.

Die Morton-Metatarsalgie betrifft am häufigsten den 3. Intermetatarsal- und Interphalangealraum. Dieser Raum ist die Grenzzone zwischen den relativ fixier-

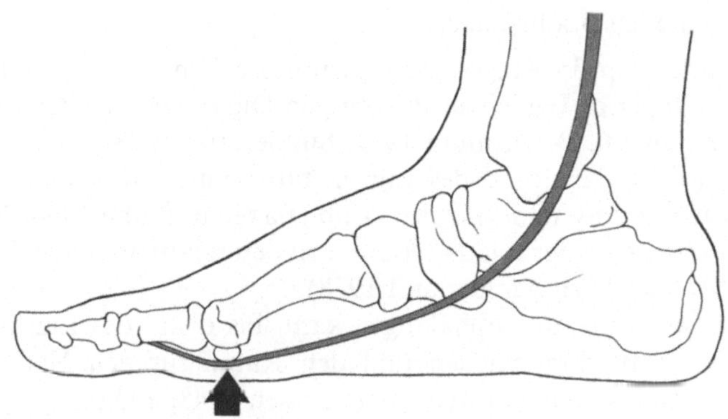

Abb. 182. Aufsicht auf das Fußskelett von medial. Der N. digitalis plantaris communis zum 3. Intermetatarsalraum ändert am distalen Rand des Lig. metatarseum transversum profundum seine Verlaufsrichtung (*Pfeil*) und knickt hier ab

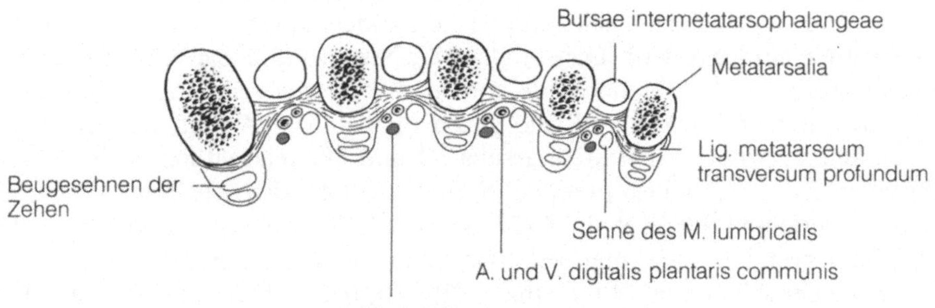

Abb. 183. Querschnitt durch den Fuß auf Höhe der Ossa metatarsalia. Die Nn. digitales plantares communes liegen zusammen mit ihren Begleitgefäßen (A. und V. digitalis plantaris communis) plantar des Lig. metatarseum transversum profundum

ten Metatarsalia II und III und den relativ beweglichen Metatarsalia V und VI (Lanz u. Wachsmuth 1972; Morton 1876; Sunderland 1978). Während alle anderen Digitalnerven in geradem Verlauf zu den Zehen ziehen und deshalb verhältnismäßig beweglich sind, ist der Nerv zum 3. Intermetatarsalraum durch einen doppelten Ursprung aus N. plantaris medialis und lateralis relativ unbeweglich. Der zusätzliche Ursprung aus dem N. plantaris lateralis, auch als Anastomose oder R. communicans bezeichnet, ist bei anatomischer Darstellung regelmäßig oder zumindest sehr häufig vorhanden (Hovelacque 1927; Lanz u. Wachsmuth 1972). Baker u. Kuhn (1944) fanden ihn in jedem ihrer 18 anatomischen Präparate und an 10 ihrer 14 operierten Patienten. Lediglich Nissen (1948) betont das häufige Fehlen dieses zusätzlichen Ursprungs. Varianten des Verlaufs dieses R. communicans kommen vor: Er kann zunächst unter dem M. flexor digitorum brevis liegen und erst zwischen den Sehnen der 3. und 4. Zehe unter die Plantaraponeurose treten, er kann doppelt sein oder Ypsilon-Form haben oder er kann in schrägem Verlauf nach distal und lateral von N. plantaris medialis zum N. plantaris lateralis verlaufen (Hovelacque 1927).

Der Digitalnerv zum 3. Interdigitalraum ist also aus folgenden Gründen für mechanische Schäden prädisponiert:

- Er hat häufig 2 Ursprünge bzw. eine Anastomose zum N. plantaris lateralis und ist deshalb weniger beweglich als die übrigen Digitalnerven (Betts 1940; Hovelacque 1927; Lanz u. Wachsmuth 1972; Sunderland 1978).
- Er ändert am distalen Rand des Lig. metatarseum transversum profundum seine Verlaufsrichtung und knickt hier ab (Baker u. Kuhn 1944; Betts 1940).
- Er liegt am Übergang der relativ fixierten zu den relativ mobilen Zwischenfußknochen (Morton 1876; Sunderland 1978).
- Eine große Bursa metatarsophalangea kann bis distal des Lig. metatarseum transversum profundum reichen und den Raum für den Nerven einengen (Bossley u. Cairney 1977; Morris 1977; Nissen 1948, 1951).

2 Symptomatik

Hervorstechendes Symptom der Morton-Metatarsalgie sind Schmerzen im Vorfuß, deren wirkliche Ursache oft erst Jahre oder Jahrzehnte nach Beginn der Beschwerden entdeckt wird (Dick et al. 1977; Nissen 1951). Sie kommt überwiegend einseitig, in 12–14% der Fälle aber auch beidseits vor (Kite 1966; Morris 1977). Rechter und linker Fuß sind gleich oft befallen. Am häufigsten ist der 4. Digitalnerv zwischen den Metatarsalia III und IV, gelegentlich ist der 3. und sehr selten der 5. Digitalnerv (aus dem N. plantaris lateralis) betroffen. Als einzige Autoren berichten Dick et al. (1977; Dick 1982) über eine Schädigung des 2. Digitalnerven im ersten Intermetatarsalraum und des 6. Digitalnerven zur lateralen Seite der Kleinzehe. Mumenthaler (1974b) beobachtete eine eigenständige Läsion des 1. Digitalnerven zur Medialseite der Großzehe. Die Morton-Metatarsalgie kann schon im Alter von 17–19 Jahren auftreten (Gauthier 1979; Kite 1966; Lassmann et al. 1976), bevorzugt aber das 4. und 5. Dezennium. Sie ist bei Frauen 4mal häufiger als bei Männern.

Die Patienten klagen über attackenartig auftretende, ziehende, brennende oder lanzinierende Schmerzen meist in der Nähe des Kopfes von Metatarsale IV, die aber auch in die Zehen, die dorsale Wade und bis zur Hälfte ausstrahlen können (Bickel u. Dockerty 1947; Claustre u. Simon 1978; McElvenny 1943; Ringertz u. Unander-Scharin 1949/1950; Winkler et al. 1948). Diese proximale Ausstrahlung soll bei Beteiligung des 3. Digitalnerven (2. Intermetatarsalraum) besonders häufig sein (Kopell u. Thompson 1976). Anfangs treten die Schmerzen nur beim Gehen und Stehen auf und können dabei entweder immer mehr zunehmen, aber auch blitzartig mit großer Heftigkeit beginnen. Hochhackige Schuhe überstrecken die Zehen und verstärken deshalb die Beschwerden. Zwischen den Attacken bleibt oft ein dumpfer Restschmerz bestehen. Über Parästhesien im Versorgungsgebiet des betroffenen Digitalnerven berichten 40% der Patienten (Morris 1977), subjektives Taubheitsgefühl wird selten angegeben.

Als geradezu pathognomisch gilt der Drang der Patienten, beim Auftreten der Schmerzen die Schuhe auszuziehen und den Fuß zu massieren. Durch diese Maßnahme werden sie im Frühstadium der Erkrankung sofort, in fortgeschrittenen Stadien mit Verzögerung und unvollständig schmerzfrei. Später können die Schmerzen auch nachts in Ruhe auftreten (Kopell u. Thompson 1976). Orthopädische Anomalitäten des Fußes fehlen fast ausnahmslos (Lassmann et al. 1976; Seddon 1972).

Durch verschiedene Handgriffe, die die Intermetatarsalräume komprimieren, lassen sich die spontanen Schmerzen provozieren: Druck auf den betroffenen Zwischenfußraum von der Sohle her, quere Kompression des Fußes, Verschiebung der Ossa metatarsalia gegeneinander oder Überstreckung der Zehen. Nur wenn der Nerv erheblich verdickt ist, kann man ihn von plantar her tasten. Vainio u. Ritama (1956) fanden bei allen 5 Patienten an der druckschmerzhaften Stelle einen tastbaren Tumor; 4 von ihnen hatten eine primär chronische Polyarthritis. Wird abwechselnd der Vorfuß mit der linken Hand quer komprimiert und mit dem rechten Daumen von plantar Druck auf das entsprechende Zwischenfußfach ausgeübt, so kann man gelegentlich ein Hin- und Herspringen des verdickten Nervs tasten (Mulder 1951). Eine sichtbare umschriebene plantare Schwellung an der Fußsohle oder eine Spreizung zweier angrenzender Zehen weisen auf eine rheumatische Genese hin (Morris 1977; Shepard 1974).

Sensibilitätsstörungen finden sich nicht regelmäßig. Bei den von Dawson et al. (1983) berichteten Patienten war dann stets nur die mediale Hälfte der 4. Zehe hypästhetisch. Objektive sensible Störungen können unentdeckt bleiben, wenn die Zehenspitzen nicht untersucht werden (Kopell u. Thompson 1976).

Die diagnostische Blockade des betroffenen Digitalnerven mit einem vom Fußrücken her injizierten Lokalanästhetikum beseitigt die Schmerzen schlagartig und hilft, die Läsion zu lokalisieren (Dick et al. 1977; Duncan u. Wright 1958; Kopell u. Thompson 1976; Mumenthaler 1974 b). Bei Verdacht auf Beteiligung mehrerer Digitalnerven empfiehlt es sich, nur jeweils einen Nerven zu blockieren.

3 Ursachen

Die Morton-Metatarsalgie wird heute zu den Engpaßsyndromen peripherer Nerven gezählt und ihre mechanische Genese kaum angezweifelt. Die Digitalnerven sind in ihrem Verlauf durch den Intermetatarsalraum für mechanische Schäden prädisponiert, unter ihnen besonders der N. digitalis plantaris communis zwischen 3. und 4. Mittelfußknochen. Er ist durch seinen – wenn nicht in allen Fällen, so doch sehr häufig vorhandenen – doppelten Ursprung aus dem N. plantaris medialis und lateralis im Vergleich zu den anderen Digitalnerven recht unbeweglich. Anhaltende Überstreckung der Zehen in den Metatarsophalangealgelenken wie Tragen hochhackiger Schuhe, Spitzfuß oder Hammerzehe verstärken die Traumatisierung des Nerven. Der „Metatarsaltunnel" (Morris 1977) kann durch eine vergrößerte Bursa metatarsophalangea (Gilmore 1973; Morris 1977; Mulder 1951; Nissen 1948; Shepard 1974; Vainio 1979) oder Tumoren eingeengt werden. Rahimi u. Barz (1975) berichteten über eine Epidermoidzyste zwischen Metatarsale II und III. Mumenthaler (1974 b) beobachtete bei Rekruten eine Kompression des 1. Digitalnerven zur Medialseite der Großzehe durch Osteophyten am Endglied des Hallux, die er auf zu enge und starre Marschschuhe zurückführte. Die Morton-Metatarsalgie kann Symptom einer primär chronischen Polyarthritis sein (Shepard 1974; Vainio 1979; Vainio u. Ritama 1956) und kommt bei 1 von 520 Patienten mit rheumatoider Arthritis vor (Vainio 1979). Sie kann aber auch die initiale Erscheinungsform dieser Krankheit sein (Shepard 1974).

Nicht immer wurde die Morton-Metatarsalgie als mechanisch bedingte Nervenläsion angesehen. Für McElvenny (1943) waren die Auftreibungen des Digitalnervs Neurofibrome oder Angioneurofibrome, also Tumoren. Nissen (1948) resezierte bei seinen Patienten Nerv und Begleitarterie und untersuchte beide histologisch. Da er stets ausgeprägte degenerative Wandveränderungen sowohl an der Begleitarterie als auch an den intraneuralen Gefäßen fand, postulierte er eine primär ischämische Genese. Die Fibrosierung des Nervs war für ihn deren Folge, also ein sekundäres Phänomen.

Ganz anders werteten Betts (1940), Ringertz u. Unander-Scharin (1949/1950), Meachim u. Abberton (1971), Lassmann et al. (1976), Dick et al. (1977) und Ha'Eri et al. (1979) ihre histologischen Befunde an Morton-Nerven. Betts beschrieb bereits 1940 die Zunahme des Bindegewebes im Nerven als das wichtigste pathomorphologische Merkmal der Morton-Metatarsalgie. Ringertz u. Unander-Scharin (1949/1950) sahen eine perineurale und endoneurale Fibrose sowie ein endoneurales Ödem als charakteristisch an. Der Grad der Demyelinisierung war unterschiedlich. Degenerative Veränderungen in der Wand der Begleitarterie kamen nur bei der Hälfte der Fälle vor, Thrombosen nie. Die gleichen Veränderungen beobachteten sie auch an Kontrollnerven. Im Unterschied zu den Morton-Nerven waren bei jenen lediglich ein endoneurales Ödem und Demyelinisierung anzutreffen. Sie schlossen daraus, ebenso wie später Meachim u. Abberton (1971), daß die histologischen Veränderungen im Resektionsmaterial von Patienten mit Morton-Metatarsalgie unspezifisch seien. Zu ähnlichen Ergebnissen kamen schließlich Lassmann et al. (1976) in einer detaillierten Untersuchung von 105 zusammen mit ihren Begleitgefäßen resezierten Digitalnerven von Patienten mit Morton-Metatarsalgie: Die charakteristischen morphologischen Veränderungen der Morton-Metatarsalgie betreffen den Digitalnerven selbst und bestehen in der bindegewebigen Sklerose des Endoneuriums. Häufig sind eine zusätzliche Verdickung des Perineuriums und der endoneuralen Gefäßwand sowie degenerative Veränderungen der Nervenfasern ohne Zeichen einer Wallerschen Degeneration. Zahl und Dicke der markhaltigen Fasern sind geringer als in Kontrollnerven. Der bimodalen Verteilung im Kaliberspektrum der normalen Nerven steht eine unimodale Verteilung bei den Morton-Nerven gegenüber. Durch diese wichtigen Untersuchungen, später noch durch Dick et al. (1977) und Ha'Eri et al. (1979) bestätigt, wurde nicht nur die ischämische (Nissen 1948), sondern auch die neoplastische (McElvenny 1943) und entzündliche Genese (Hauser 1971; Reed u. Bliss 1973; Vainio 1979) der Morton-Metatarsalgie widerlegt. Lassmann et al. (1976) fanden auch keine neuromatösen Veränderungen am Nerven, wie sie z. B. Baker u. Kuhn (1944) gefunden zu haben glaubten und wie sie Tate u. Rusin (1978) in einer allerdings wenig differenzierten Studie beschrieben. Schon Betts (1940), Winkler et al. (1948), King (1946) und Bickel u. Dockerty (1947) hatten beobachtet, daß das hervorstechende Merkmal der histologisch untersuchten Exzidate die peri- und endoneurale Bindegewebsproliferation war und daß die Kontinuität der Nervenfasern in ihrem Verlauf durch die Verdickung des Digitalnervs erhalten blieb. King (1946) schlug deshalb vor, die Veränderungen des Morton-Nerven als „sclerosing neuroma" zu bezeichnen, um damit der im Vordergrund stehenden Bindegewebsvermehrung Rechnung zu tragen. Nach allen morphologischen Befunden handelt es sich bei der konstant gefundenen Verdickung des Digitalnervs im Intermetatarsalraum nicht um ein Neurom wie am proximalen Stumpf eines durchtrennten Nervs, sondern um ein sog. Pseudoneurom. Deshalb sollte auch der Begriff „Morton-Neurom" nicht verwendet werden.

4 Apparative Diagnostik

Die Diagnose einer Morton-Metatarsalgie wird klinisch gestellt. Apparative Verfahren haben keine wirkliche Bedeutung. Röntgenaufnahmen des Fußes sind praktisch immer unauffällig (Baker u. Kuhn 1944; Nissen 1948; Winkler et al. 1948). Lediglich bei der Kompressionsneuropathie des Digitalnervs zur Medialseite der Großzehe (Mumenthaler 1974b) lassen sich osteophytäre Veränderungen am Endglied des Hallux darstellen.

Falck et al. (1984) sowie Oh et al. (1984) maßen mit Nadelelektroden die Nervenleitgeschwindigkeit der Digitalnerven und fanden sie bei Patienten mit Morton-Metatarsalgie an den betroffenen Digitalnerven vermindert. Diese ziemlich schmerzhafte Untersuchung kann höchstens mit dem Ziel eingesetzt werden, die klinische Diagnose zu stützen.

5 Differentialdiagnose

Da die Schmerzen der Morton-Metatarsalgie gelegentlich nach proximal im Ischiadikusverlauf ausstrahlen, können sie mit *radikulären* Beschwerden verwechselt werden, die oft ebenfalls im Stehen oder beim Gehen zunehmen. Bei radikulärer Ursache fehlt aber der bei der Morton-Metatarsalgie auslösbare Druckschmerz in dem betreffenden Intermetatarsalraum. Auch ist das Verteilungsmuster der neurologischen Ausfälle bei einer radikulären Genese ganz anders als bei Läsion eines Digitalnervs. Eine Reflexstörung kann nie durch eine Morton-Metatarsalgie verursacht werden. Man muß allerdings auch daran denken, daß beide Krankheitsbilder zusammen vorkommen können. Bei der *rheumatischen* Metatarsalgie sind die Köpfe der Metatarsalia druckschmerzhaft, nicht aber der Raum zwischen den Mittelfußknochen. *Anomalitäten des Fußskeletts,* wie Kalkaneussporn, lokale Osteolysen oder Knick-Senk-Spreizfuß, sind bei der Inspektion oder röntgenologisch erkennbar. Auch bei ihnen fehlt der intermetatarsale Druckschmerz. Zehenschmerzen kommen auch bei *Gicht* vor. Sie bevorzugt die Großzehe, die gerötet und geschwollen sein kann. Die Gelenke selbst, nicht aber isoliert ein oder zwei Zwischenfußfächer sind druckschmerzhaft. Der Harnsäurespiegel im Serum ist erhöht.

6 Therapie

Autoren wie Seddon (1972) und Sunderland (1978) sahen in der Operation die einzig adäquate Therapie einer Morton-Metatarsalgie. Für Hohmann (1966) und Semm (1980) hingegen war eine operative Behandlung nie erforderlich. Bei leichteren Fällen sollte durchaus zunächst konservativ behandelt werden. Als konservative Maßnahmen kommen Wechsel des Schuhwerks, Unterpolsterung der benachbarten Mittelfußknochen oder des betroffenen Intermetatarsalraumes mit Schaumstoff oder Schuheinlagen zur Herstellung einer Plantarflexion in den Metatarsophalangealgelenken in Frage (Dawson et al. 1983; Kopell u. Thompson 1976; Jones u. Tubby 1898; Milgram 1980; Mumenthaler 1947b; Mumenthaler u. Schliack 1982). All diese Unterpolsterungen sind umständlich. Ihre optimale Plazierung erfordert viel Zeit. 21 von Milgrams (1980) 25 primär so behandelten Patienten wurden dadurch schmerzfrei, aber nur 4 der 35 Patienten von Duncan u. Wright (1958). Margo (1967) und Ringertz u. Unander-Scharin (1949/1950) erreichten mit diesen Maßnahmen nie Beschwerdefreiheit. Mumenthaler (1974b) und Mumenthaler u. Schliack (1982) empfehlen als nächsten Schritt die Leitungsanästhesie des betroffenen Digitalnervs vom Fußrücken aus, Claustre u. Simon (1978) und Dick et al. (1977) die Injektion eines Kortikoids um diesen Nerven.

Ist die konservative Therapie ohne Effekt oder sind die Beschwerden erheblich, so ist ein operativer Eingriff indiziert. Wie bei jedem Engpaßsyndrom sind auch für die operative Behandlung der Morton-Metatarsalgie verschiedene Verfahren beschrieben worden.

Morton (1876) resezierte das Metatarsophalangealgelenk des 4. Strahls zusammen mit der proximalen Grundphalanx und den distalen Schaft des Metatarsale IV sowie das umgebende Gewebe – und damit vermutlich auch einen oder zwei Nn. digitales plantares communes. Rugh (1934) empfahl die Tenotomie der Sehnen des M. flexor digitorum (brevis et longus). Jones u. Tubby (1898) schlugen die Resektion des Kopfes des benachbarten Os metatarsale vor, meist des 4. Diese Verfahren sind ebenso wie die Transposition des Nerven auf die Dorsalseite des Lig. metatarseum transversum profundum (Gilmore 1973) nur von historischem Interesse, auch wenn alle 32 Patienten Gilmores (1973) postoperativ beschwerdefrei waren.

Da es sich bei der Morton-Metatarsalgie um ein Engpaßsyndrom handelt, sollte man annehmen, daß das angemessene operative Verfahren die Dekompression oder die Neurolyse des oder der betroffenen Digitalnerven ist. Fast ausschließlich wird aber zur erstmals von Betts (1940) vorgeschlagenen Resektion des aufgetriebenen Teils des Nervs geraten. Sie hat keine negativen funktionellen Folgen. Gauthier (1979) schlug die Neurolyse vor. Vom Fußrücken aus dekomprimierte er den Nerven durch Spaltung des Lig. metatarseum transversum profundum und neurolysierte dann mikrochirurgisch. 84,4% der 206 Patienten waren anschließend schmerzfrei, 12,2% gebessert und 3,4% Versager.

Mit einer ebenso hohen Erfolgsquote kann nach der Neurektomie des Digitalnervs gerechnet werden (Dick 1982; Morris 1977; Nissen 1948; Ringertz u. Unander-Scharin 1949/1950; Vainio 1979). Alle 105 von Kite (1966) und alle 20 von Duncan u. Wright (1958), 95 der 100 von Hauser (1971) und 30 der 35 Patienten von Dick et al. (1977) operierten Patienten waren anschließend ohne Schmerzen. Der Nerv muß ausreichend weit nach proximal reseziert werden. Das Nervenstück soll mindestens 2,5 cm lang sein (Seddon 1972), gelegentlich ist eine Resektionslänge bis zu 4,5 cm möglich (Nissen 1948).

Der Zugang zum betroffenen Zwischenfußfach kann vom Fußrücken oder von der Sohle erfolgen (Abb. 184a–d). Meist wird der Zugang über einen Längsschnitt zwischen 2 Metatarsalia an der Fußsohle gewählt (Abb. 185). Trotz reichlichen Fettgewebes ist der Nerv von hier aus einfacher und übersichtlicher darstellbar als von dorsal (Bickel u. Dockerty 1947; Dawson et al. 1983; Dick 1982; Miller 1981; Morris 1977; Mosheim und Portis 1963; Nissen 1948, 1951). Er wird am distalen Rand des Lig. metatarseum transversum profundum aufgesucht. Der Nachteil des plantaren Zugangs liegt darin, daß der Fuß nicht gleich nach der Operation belastet werden kann und daß die Wunde häufiger sekundär heilt als beim dorsalen Zugang. Deshalb empfehlen Baker u. Kuhn (1944), Dick et al. (1977), Duncan u. Wright (1958), Kopell u. Thompson (1976), McKeever (1952), Miller (1981), Mumenthaler (1974b), Mumenthaler u. Schliack (1982), Thompson (1964), Vainio (1979) und Winkler et al. (1948) die Freilegung vom Fußrücken aus. Eine Variante des dorsalen Zugangs ist der Hautschnitt in der interphalangealen Schwimmhautfalte (Kite 1966; McElvenny 1943; Vainio u. Ritama 1956).

Wird vom Fußrücken aus operiert, so müssen die Metatarsalia gespreizt und das Lig. metatarseum transversum profundum gespalten werden (Abb. 184a–d). Der Raum, der dem Operateur zur Verfügung steht, ist enger als bei der Freilegung von der Fußsohle her. Therapieversager nach dorsalem Zugang sind in der Regel darauf zurückzuführen, daß der Nerv dorsal und nicht plantar vom tiefen Mittelfußband gesucht wird.

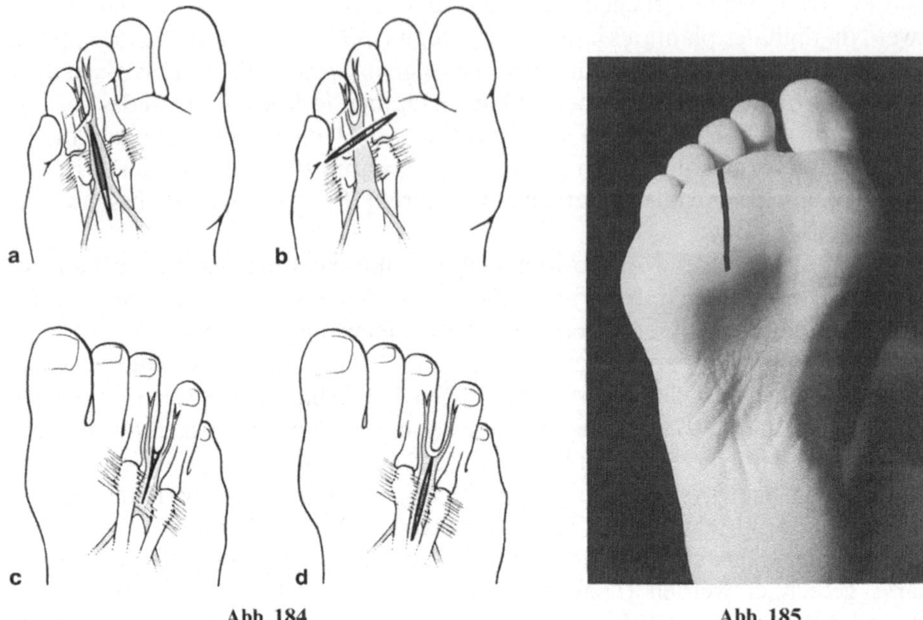

Abb. 184 Abb. 185

Abb. 184a–d. Schnittführungen zur Freilegung des N. digitalis plantaris communis im 3. Intermetatarsalraum. **a** Longitudinale plantare Inzision (ist zu bevorzugen); **b** quere plantare Inzision; **c** longitudinale dorsale Inzision durch die Schwimmhautfalte oder das Lig. natatorium (sog. „web-splitting approach"); **d** longitudinale dorsale Inzision zwischen den Ossa metatarsalia. (In Anlehnung an Miller 1981)

Abb. 185. Übliche Schnittführung zur operativen Freilegung des N. digitalis plantaris communis im 3. Intermetatarsalraum (longitudinale plantare Inzision, s. Abb. 184a)

Sind die Schmerzen nicht streng in einem der Metatarsalräume lokalisiert, empfehlen Kopell u. Thompson (1976) dieRevision weiterer Digitalnerven, insbesondere zwischen 2. und 3. Mittelfußknochen. Hierfür ist der übliche Längsschnitt ungeeignet, es muß eine quere Inzision vor der Belastungszone der Zehenballen gewählt werden.

Häufigste Komplikation nach einem solchen Eingriff ist ein schmerzhaftes Hämatom in einem durch die Operation erzeugten Totraum (Miller 1981). Es kann durch sorgfältige Blutstillung, durch zusätzliche Einlage einer Saugdrainage und durch einen festen Kompressionsverband vermieden werden. Nach dorsalem Zugang kann der Fuß sofort, nach plantarem Zugang erst nach 14 Tagen voll belastet werden. Die Schmerzen verschwinden postoperativ meist schlagartig. Schmerzhafte Amputationsneurome nach der Resektion von Digitalnerven wurden nie beobachtet, wohl aber später eine Morton-Metatarsalgie in einem anderen Zwischenfußfach. Im Gegensatz zu Seddon (1972) beobachteten Baker u. Kuhn (1944), Dick (1982), Lassmann et al. (1976) und Nissen (1948), daß nach Neurektomie des Digitalnervs entweder keine Hypästhesie bestand oder daß sich eine präoperativ bestehende Hypästhesie innerhalb von einigen Wochen nach dem Eingriff zurückbildete. Die Hälfte der Patienten von Ringertz u. Unander-Scharin (1949/1950) hatte postoperativ keine Hypästhesie, die andere Hälfte hatte sie selbst nicht bemerkt, sondern wurde erst durch die klinische Untersuchung darauf aufmerksam gemacht.

Literatur

Baker LD, Kuhn HH (1944) Morton's metatarsalgia. Localized degenerative fibrosis with neuromatous proliferation of the fourth plantar nerve. South Med J 37:123–127

Betts LO (1940) Morton's metatarsalgia: Neuritis of the fourth digital nerve. Med J Aust 1:514–515

Bickel WH, Dockerty MB (1947) Plantar neuromas: Morton's toe. Surg Gynecol Obstet 48:111–116

Bossley CJ, Cairney PC (1980) The intermetatarsophalangeal bursa. Its significance in Morton's metatarsalgia. J Bone Joint Surg [Br] 62:184–187

Claustre J, Simon L (1978) La maladie de Thomas Morton. Syndrome canalaire. Rhumatologie 45:283–287

Dawson DM, Hallett M, Millender LH (1983) Entrapment neuropathies. Little Brown, Boston Toronto, p 307

Dick W (1982) Der Morton'sche Vorfußschmerz. Orthopäde 11:235–244

Dick W, Mohler J, Morscher E, Ulrich J (1977) Zur Klinik und Pathogenese der Morton'schen Krankheit. Arch Orthop Unfallchir 88:113–125

Duncan TL, Wright JL (1958) Plantar interdigital neuroma. South Med J 51:49–51

Falck B, Hurme M, Hakkarainen S, Aarnio P (1984) Sensory conduction velocity of plantar digital nerves in Morton's metatarsalgia. Neurology (NY) 34:698–701

Gauthier G (1979) Thomas Morton's disease: A nerve entrapment syndrome. A new surgical technique. Clin Orthop 142:90–92

Gilmore WN (1973) Morton's metatarsalgia. J Bone Joint Surg [Br] 55:221

Ha'Eri GB, Fornasier BL, Schatzker J (1979) Morton's neuroma. Pathogenesis and ultrastructure. Clin Orthop 141:256–259

Hauser EDW (1971) Interdigital neuroma of the foot. Surg Gynecol Obstet 131:265–267

Hohmann G (1966) Über die Mortonsche Neuralgie am Fuß. Beitr Orthop Traumatol 13:649

Hovelacque A (1927) Anatomie des nerfs craniens et rachidiens et du système grand sympathique chez l'homme. Doin, Paris

Jones R, Tubby AG (1898) Metatarsalgia or Morton's disease. Ann Surg 28:297–328

King LS (1946) Note on the pathology of Morton's metatarsalgia. Am J Clin Pathol 16:124–128

Kite JH (1966) Morton's toe neuroma. South Med J 59:20–25

Kopell HP, Thompson WAL (1960) Peripheral entrapment neuropathies of the lower extremity. N Engl J Med 262:56–60

Kopell HP, Thompson WAL (1976) Peripheral entrapment neuropathies. Krieger, Huntington/NY

Lanz T v, Wachsmuth W (1972) Bein und Statik. In: Lang J, Wachsmuth W (Hrsg) Praktische Anatomie, Bd 1, Teil 4, 2. Aufl. Springer, Berlin Heidelberg New York

Lassmann G, Lassmann H, Stockinger L (1976) Morton's metatarsalgia. Light and electron microscopic observations and their relation to entrapment neuropathies. Virchows Arch [A] 370:307–321

Margo MK (1967) Surgical treatment of conditions of the forepart of the foot. J Bone Joint Surg [Am] 49:1665–1674

McElvenny RT (1943) The aetiology and surgical treatment of intractable pain about the fourth metatarso-phalangeal joint (Morton's toe). J Bone Joint Surg 25:675–679

McKeever DC (1952) Surgical approach for neuroma of the plantar digital nerve (Morton's metatarsalgia). J Bone Joint Surg [Am] 34:490

Meachim G, Abberton MJ (1971) Histological findings in Morton's metatarsalgia. J Pathol 103:209–217

Milgram JE (1980) Morton's neuritis and management of postneurectomy pain. In: Omer GE, Spinner M (eds) Management of peripheral nerve problems. Saunders, Philadelphia, pp 203–215

Miller SJ (1981) Surgical technique for resection of Morton's neuroma. J Am Podiatry Assoc 71:181–187

Morris MA (1977) Morton's metatarsalgia. Clin Orthop 127:203–207

Morton TG (1876) A peculiar and painful affection of the fourth metatarso-phalangeal articulation. Am J Med Sci 71:37–45

Moshein JE, Portis RB (1963) Plantar incision for plantar neuroma of the foot. J Bone Joint Surg [Am] 54:657

Mulder JD (1951) The causative mechanism in Morton's metatarsalgia. J Bone Joint Surg [Br] 33:94–95

Mumenthaler A (1974) Nervenkompressionssyndrome am Fuß. Ther Umsch 31:34–39

Mumenthaler M (1974) Charakteristische Krankheitsbilder nicht unmittelbar traumatischer peripherer Nervenschäden. Nervenarzt 45:61–66

Mumenthaler M, Schliack M, Schliack H (1982) Läsionen peripherer Nerven. Diagnostik und Therapie, 4. Aufl. Thieme, Stuttgart

Nissen KI (1948) Plantar digital neuritis. J Bone Joint Surg [Br] 30:84–94

Nissen KI (1951) The etiology of Morton's metatarsalgia. J Bone Joint Surg [Br] 33:293–294

Oh SJ, Kim HS, Ahmad BK (1984) Electrophysiological diagnosis of interdigital neuropathy of the food. Muscle Nerve 7:218–225

Rahimi H, Barz B (1975) Über die seltene Lokalisation einer Epidermoidzyste im Vorfußbereich mit Nervenkompressionssyndrom. MMW 117:1125–1126

Reed RJ, Bliss BO (1973) Morton's neuroma. Regressive and productive intermetatarsal elastofibrositis. Arch Path 95:123–129

Ringertz N, Unander-Scharin L (1949/1950) Morton's disease. A clinical and pathoanatomical study. Acta Orthop Scand 19:327–347

Rugh JT (1934) A simple method of treatment of common metatarsal disabilities. J Bone Joint Surg 16:151–154

Seddon H (1972) Surgical disorders of the peripheral nerves. Churchill Livingstone, Edinburgh London

Semm K (1980) Zur konservativen Behandlung der Morton'schen Metatarsalgie. Orthop Praxis 16:250–251

Shepard E (1974) Intermetatarso-phalangeal bursitis in the causation of Morton's metatarsalgia. J Bone Joint Surg [Br] 57:115–116

Sunderland S (1978) Nerves and nerve injuries. 2nd edn. Churchill Livingstone, Edinburgh London

Tate RP, Rusin JJ (1978) Morton's neuroma. Its ultrastructural anatomy and biomechanical etiology. J Am Podiatry Assoc 67:797–807

Thompson TC (1964) Surgical treatment of disorders of the forepart of the foot. J Bone Joint Surg [Am] 46:1117–1128

Vainio K (1979) Morton's metatarsalgia in rheumatoid arthritis. Clin Orthop 143:85–89

Vainio K, Ritama V (1956) Morton's metatarsalgia in rheumatoid arthritis. Ann Chir Gynaecol Fenn 45:197–206

Winkler H, Feltner JB, Kimmelstiel P (1948) Morton's metatarsalgia. J Bone Joint Surg [Am] 30:496–500

30 Nervus suralis

1 Anatomie

Untersuchungen über Verlaufsvariationen des N. suralis sind von Williams (1954a, b) und Gremigni (1967a, b) publiziert worden. Normalerweise geht dieser Nerv aus dem Zusammenfluß des N. cutaneus surae medialis des N. tibialis und dem R. communicans des N. cutaneus surae lateralis des N. peronaeus communis hervor. Nach Gremigni findet man eine derartige Konstellation in 79% aller Fälle; in 16% fehlte der R. communicans. In den übrigen Fällen war nur der R. communicans vorhanden.

Der N. cutaneus surae lateralis geht in der Kniekehle aus dem N. tibialis hervor und verläuft zwischen den beiden Köpfen des M. gastrocnemius unter der Fascia cruris nach caudal. Am Übergang vom mittleren zum distalen Unterschenkeldrittel durchbohrt er die Faszie und liegt dann oberflächlich, zusammen mit der V. saphena parva neben der Achillessehne. Er anastomosiert in unterschiedlicher Höhe mit dem R. communicans des N. peronaeus. Der N. suralis verläuft dann bogenförmig hinter und unter dem Malleolus lateralis als N. cutaneus dorsalis pedis lateralis am lateralen Fußrand bis zur 5. Zehe. Am Fußrand anastomosiert dieser häufig mit dem N. cutaneus dorsalis intermedius, einem Endast des N. peronaeus superficialis.

Der N. suralis innerviert laterale und dorsale Anteile der Haut des distalen Unterschenkeldrittels, der Ferse und des Fußaußenrandes mit der 5. Zehe, seltener auch den dorsalen Aspekt der 4. und der lateralen Hälfte der 3. Zehe. Ferner gibt er Äste zum oberen und unteren Sprunggelenk ab.

2 Ursachen

Kompressionssyndrome des N. suralis sind, soweit uns bekannt, bisher nur von 13 Fällen berichtet worden (Pringle et al. 1974; Carrel u. Davidson 1975; Colbert et al. 1975; Nakano 1978; Docks u. Salter 1979; Gross u. Hamilton 1980; Schuchmann 1980; Heuser 1982). In drei Fällen fand sich ein Ganglion, ausgehend von den Sehnenscheiden der Mm. peronaei bzw. dem Calcaneo-Cuboid-Gelenk. Je einmal fand sich eine Baker-Zyste und ein Lipom. Bei zwei Patienten wurde der Nerv durch narbiges Gewebe komprimiert. Bei drei Fällen war eine Kompression des Nervs von außen vorausgegangen. Gross u. Hamilton (1980) berichteten über eine Patientin, die sich eine beidseitige Kompression des N. suralis zugezogen hatte, als sie die Beine über eine Tischkante gelegt hatte und dabei eingeschlafen war.

Einer der von Schuchmann (1980) untersuchten Patienten hatte sich eine Suralis-Kompression durch zu eng geschnürte Kampfstiefel zugezogen. Bei dem von Docks u. Salter (1979) beschriebenen Patienten war ein Trauma vorausgegangen. Die zweite Patientin, über die Schuchmann (1980) berichtete, hatte eine Thrombophlebitis durchgemacht. In dem von Heuser (1982) mitgeteilten Fall muß der Beschreibung und den Abbildungen nach eine Kompression des R. communicans des N. peronaeus vorgelegen haben. Bei den übrigen Fällen blieb die Ursache unklar.

3 Symptomatik

In nahezu allen Fällen bestehen brennende, anhaltende Schmerzen im Versorgungsgebiet des N. suralis verbunden mit einer Druckschmerzhaftigkeit des Nervs. Nicht immer findet man objektivierbare neurologische Ausfälle. Das Hoffmann-Tinelsche Zeichen konnte nur bei wenigen Patienten den Ort der Kompression lokalisieren.

4 Diagnostik

Die Elektroneurographie trägt unseres Erachtens wenig zur Diagnosestellung bei. Die Nervenleitgeschwindigkeiten waren nur bei einigen Patienten reduziert (Docks u. Salter 1979; Gross u. Hamilton 1980; Schuchmann 1980).

5 Therapie

Patienten, bei denen eine von außen einwirkende Kompression bestanden hatte, bedürfen keiner Behandlung. Die spontane Besserung ist in diesen Fällen die Regel (Gross u. Hamilton 1980; Schuchmann 1980; Heuser 1982). Bei Patienten mit Ganglien oder Narben sollte dagegen immer eine operative Revision angestrebt werden. Der operative Zugang ist einfach; er entspricht dem Vorgehen wie bei der Biopsie dieses Nervs.

Literatur

Carrel JM, Davidson DM (1975) Nerve compression syndromes of the foot and ankle: A comprehensive review of symptoms, etiology and diagnosis utilizing nerve conduction testing. J Am Podiatry Assoc 65:322–341
Colbert DS, Cunningham F, Mackey D (1975) Sural nerve entrapment: Case report. J Ir Med Ass 68:544
Docks GW, Salter MS (1979) Sural nerve entrapment: an unusual report. J Foot Surg 18:42–43
Gremigni D (1967a) Sul contributo del nervo surale alla innervazione del dorso del piede. Arch Ital Anat Embriol 72:41–58

Gremigni D (1967b) Sulla constituzione del nervo surale nell'uomo. Arch Ital Anat Embriol 72:291–306
Gross JA, Hamilton WJ (1980) Isolated mechanical lesions of the sural nerve. Muscle Nerve 3:248–249
Heuser M (1982) Das exogene Kompressionssyndrom des N. suralis. Nervenarzt 53:223–224
Nakano KK (1978) Entrapment neuropathy from Baker's cyst. JAMA 239:135
Pringle RM, Protheroe K, Mukherjee SK (1974) Entrapment neuropathy of the sural nerve. J Bone Joint Surg [Br] 56:465–468
Schuchmann JA (1980) Isolated sural neuropathy. Report of two cases. Arch Phys Med Rehabil 61:329–313
Williams DD (1954a) A study of the human medial peroneal cutaneous nerve, a new name proposed for the peroneal anastomotic nerve. Anat Rec 118:415–421
Williams DD (1954b) A study of the human fibular communicating nerve. Anat Rec 120:533–537

Sachverzeichnis